Thieme

Atmen - Atemhilfen

Atemphysiologie und Beatmungstechnik

Wolfgang Oczenski

11., überarbeitete Auflage

475 Abbildungen

Georg Thieme Verlag
Stuttgart • New York

Priv.-Doz. Dr. Wolfgang Oczenski
Abteilung für Anästhesie und Intensivmedizin
Wiener Gesundheitsverbund
Klinik Floridsdorf
Brünnerstrasse 68
A – 1210 Wien

Bibliografische Information der Deutschen Nationalbibliothek
Die Deutsche Nationalbibliothek verzeichnet diese Publikation in der Deutschen Nationalbibliografie; detaillierte bibliografische Daten sind im Internet über http://dnb.d-nb.de abrufbar.

Ihre Meinung ist uns wichtig! Bitte schreiben Sie uns unter:
www.thieme.de/service/feedback.html

Printed in Germany

1. Auflage 1993: Blackwell-MVZ, Wien
2., erweiterte Auflage 1996:
Blackwell Wissenschafts-Verlag Berlin, Wien
3., unveränderte Auflage 1996:
Blackwell Wissenschafts-Verlag Berlin, Wien
4., komplett überarbeitete und erweiterte Auflage 2000:
Blackwell Wissenschafts-Verlag Berlin, Wien
5., aktualisierte Auflage 2001:
Blackwell Wissenschafts-Verlag Berlin, Wien
6., unveränderte Auflage 2003
7., vollständig überarbeitete und erweiterte Auflage 2006
8., überarbeitete Auflage 2008
9., überarbeitete und erweiterte Auflage 2012
10., überarbeitete und erweiterte Auflage 2017
1. polnische Auflage 2003

Wichtiger Hinweis: Wie jede Wissenschaft ist die Medizin ständigen Entwicklungen unterworfen. Forschung und klinische Erfahrung erweitern unsere Erkenntnisse, insbesondere was Behandlung und medikamentöse Therapie anbelangt. Soweit in diesem Werk eine Dosierung oder eine Applikation erwähnt wird, dürfen die Lesenden zwar darauf vertrauen, dass Autor*innen, Herausgeber*innen und Verlag große Sorgfalt darauf verwandt haben, dass diese Angabe dem Wissensstand bei Fertigstellung des Werkes entspricht.
Für Angaben über Dosierungsanweisungen und Applikationsformen kann vom Verlag jedoch keine Gewähr übernommen werden. Jede*r Benutzende ist angehalten, durch sorgfältige Prüfung der Beipackzettel der verwendeten Präparate und gegebenenfalls nach Konsultation eines/r Spezialist*in festzustellen, ob die dort gegebene Empfehlung für Dosierungen oder die Beachtung von Kontraindikationen gegenüber der Angabe in diesem Buch abweicht. Eine solche Prüfung ist besonders wichtig bei selten verwendeten Präparaten oder solchen, die neu auf den Markt gebracht worden sind. **Jede Dosierung oder Applikation erfolgt auf eigene Gefahr des Benutzenden.** Autor*innen und Verlag appellieren an alle Benutzenden, ihnen etwa auffallende Ungenauigkeiten dem Verlag mitzuteilen.
Marken, geschäftliche Bezeichnungen oder Handelsnamen werden nicht in jedem Fall besonders kenntlich gemacht. Aus dem Fehlen eines solchen Hinweises kann nicht geschlossen werden, dass es sich um einen freien Handelsnamen handelt.

Georg Thieme Verlag KG
Rüdigerstraße 14, 70469 Stuttgart, Germany

Printed in Germany

externe Redaktion: Kliem, Doris
Covergestaltung: © Thieme
Bildnachweis Cover: © Wolfgang Oczenski
Satz: L42 AG, Berlin
Druck: Westermann Druck Zwickau GmbH, Zwickau

DOI 10.1055/b000000496

ISBN 978-3-13-243944-3 1 2 3 4 5 6

Auch erhältlich als E-Book:
eISBN (PDF) 978-3-13-243946-7
eISBN (epub) 978-3-13-243945-0

Wo datenschutzrechtlich erforderlich, wurden die Namen und weitere Daten von Personen redaktionell verändert (Tarnnamen). Dies ist grundsätzlich der Fall bei Patient*innen, ihren Angehörigen und Freund*innen, z. T. auch bei weiteren Personen, die z. B. in die Behandlung von Patient*innen eingebunden sind.
Thieme Publikationen streben nach einer fachlich korrekten und unmissverständlichen Sprache. Dabei lehnt Thieme jeden Sprachgebrauch ab, der Menschen beleidigt oder diskriminiert, beispielsweise aufgrund einer Herkunft, Behinderung oder eines Geschlechts. Thieme wendet sich zudem gleichermaßen an Menschen jeder Geschlechtsidentität. Die Thieme Rechtschreibkonvention nennt Autor*innen mittlerweile konkrete Beispiele, wie sie alle Lesenden gleichberechtigt ansprechen können. Die Ansprache aller Menschen ist ausdrücklich auch dort intendiert, wo im Text (etwa aus Gründen der Leseleichtigkeit, des Text-Umfangs oder des situativen Stil-Empfindens) z. B. nur ein generisches Maskulinum verwendet wird.

Vorwort zur 11. Auflage

30 Jahre sind seit dem Erscheinen der 1. Auflage im Jahr 1993 vergangen. Mittlerweile hat sich das Buch von einem kleinen „Beatmungskompendium" zu einem Standardwerk der Atemphysiologie und Beatmungstechnik entwickelt, welches seit vielen Jahren als Lehrbehelf für die Vorbereitung auf die Facharztprüfung für Anästhesiologie und Intensivmedizin von der Österreichischen Gesellschaft für Anästhesiologie, Reanimation und Intensivmedizin (ÖGARI) empfohlen wird.

Neue Entwicklungen auf dem Gebiet der Intensiv- und Narkosebeatmung sowie des extrakorporalen Gasaustausches, aber auch die große Nachfrage des Buches machten innerhalb von nur wenigen Jahren eine komplette Überarbeitung dieses Lehrbuches notwendig, um es auf den neuesten wissenschaftlichen Stand zu bringen.

Das bewährte Konzept des Buches wurde aber auch in der 11. Auflage beibehalten, nämlich ein didaktisch klar strukturiertes, übersichtliches sowie leicht verständliches kompaktes Lehrbuch zu schreiben, untermauert mit klaren Rechenbeispielen und konkreten Therapievorschlägen sowie Handlungsempfehlungen. Das Buch orientiert sich am klinischen Praxisalltag und beantwortet wesentliche Fragen zur Atemphysiologie, perioperativen Lungenfunktion und maschinellen Beatmung im Intensiv- und Anästhesiebereich. Es zeichnet sich vor allem durch seine Praxisnähe im Sinne eines „Hands-on-Buches" aus (Motto: *„Aus der Praxis für die Praxis"*). Mehrfarbige übersichtlich gezeichnete Schemata ergänzen den kompakten Text, wichtige Formeln, Textstellen sowie Respiratoreinstellungen, Therapievorschläge und Algorithmen sind grafisch hervorgehoben und farblich hinterlegt.

Folgende neue technische Entwicklungen und intensivmedizinische Erkenntnisse auf dem Beatmungssektor wurden als zusätzliche Kapitel in die Neuauflage aufgenommen:

- neue Systematik der Beatmungsformen nach DIN EN ISO 19223
- volumetrische Kapnometrie
- SARS-CoV-2-induziertes Lungenversagen
- zwerchfellprotektive Beatmung
- Spontanatmung beim ARDS
- P-SILI (Patient self-inflicted Lung Injury)
- Muskelrelaxierung beim ARDS
- Sonografie des Zwerchfells
- inhalative Analgosedierung
- Flow controlled Ventilation (FCV)
- pulsatile BiLevel-Hochfrequenz-Jet-Ventilation (p-BLV)

Folgende Kapitel wurden komplett überarbeitet und umfassend erweitert:

- Ösophagusdruckmessung
- transpulmonales Druckmonitoring
- elektrische Impedanztomografie
- proportionale druckunterstützte Spontanatmung
- Patient-Respirator-Asynchronie
- lungenprotektive Beatmung und deren Zielgrößen
- Beatmungsstrategien bei intensivmedizinischen Krankheitsbildern
- extrakorporale Membranoxygenierung (ECMO)

Dieses Fachbuch soll dem Behandlungsteam auf der Intensivstation und im Operationssaal gleichermaßen pathophysiologische Grundlagen und praktische Verfahrensweisen bieten: Dem Medizinstudenten bietet das Buch einen leicht verständlichen Überblick über die Physiologie und Pathophysiologie der Lunge sowie über das Funktionsprinzip der verschiedenen maschinellen Atemhilfen. Die jungen Assistenzärzte in der Anästhesie/Intensivmedizin, Inneren Medizin, Pulmologie, Kardiologie, Neonatologie/Pädiatrie, Neurologie sowie Chirurgie und Neurochirurgie sowie das diplomierte Fachpflegepersonal und Atmungstherapeuten finden in *„Atmen – Atemhilfen"* einen praxisorientierten Begleiter zu dem komplexen Thema der maschinellen Beatmung. Dem Facharzt dient das Buch als Refresher, in dem das Funktionsprinzip neuer Beatmungsverfahren erklärt wird, ergänzt durch eine Aktualisierung der weiterführenden wissenschaftlichen Literatur.

„Atmen – Atemhilfen" mit seinen 475 Farbabbildungen stellt somit einen zuverlässigen und unentbehrlichen Ratgeber in Fragen der maschinellen Beatmung auf der Intensivstation und im Operationssaal dar und nimmt in der Bibliothek vieler Intensivstationen einen festen Platz ein.

Über Rückmeldungen in Form von Hinweisen, Kritik und Vorschlägen, die zu einer weiteren Optimierung dieses Lehrbuches beitragen, würde ich mich sehr freuen.

Wien, im Mai 2023
Priv.-Doz. Dr. Wolfgang Oczenski

Aus Gründen der Übersichtlichkeit wird auf die Nennung der männlichen/weiblichen Form verzichtet. Entsprechende Begriffe gelten im Sinne der Gleichbehandlung für beide Geschlechter.

Danksagung

An dieser Stelle möchte ich Herrn Dr. Peter Kremeier für seine fachliche Mitarbeit sowie für seine Unterstützung bei der Erstellung der Farbgrafiken danken.

Außerdem möchte ich mich bei Herrn Univ.-Doz. Dr. Martin Wald für den fachlichen Beirat auf dem Gebiet der maschinellen Beatmung in der Neonatologie bedanken.

Dank gebührt auch allen Mitarbeitern des Thieme-Verlages für die gute Kommunikation und hervorragende Zusammenarbeit.

Verlag und Autor wünschen *„Atmen-Atemhilfen"* auch in Zukunft eine weite Verbreitung und freuen sich über Rückmeldungen und Anregungen für eine nächste Auflage.

Wien, im Mai 2023
Priv. Doz. Dr. Wolfgang Oczenski

Geleitwort zur 11. Auflage

In den letzten 60 Jahren hat sich die maschinelle Beatmung von einem vorwiegend universitären Behandlungsverfahren zu einer unersetzlichen Standardtherapie im Klinikalltag der Intensivstationen entwickelt, die in Europa zu mehr als 70 % anästhesiologisch durchgeführt wird. Grundlegende Kenntnisse über Pathophysiologie, Funktionsprinzipien der einzelnen Beatmungsverfahren sowie deren Indikationen bei der Behandlung der verschiedenen Formen der respiratorischen Insuffizienz sind Voraussetzungen für eine erfolgreiche Intensivtherapie.

Seit mittlerweile 30 Jahren hat *„Atmen – Atemhilfen"* als praxisbezogenes und umfassendes Werk zu allen aktuellen Fragen der Beatmungstherapie diesen Entwicklungsprozess begleitet und gilt mittlerweile als das Standardwerk in der Beatmungsmedizin. Auch in der 11. Auflage ist es wieder gelungen, schwierige Zusammenhänge verständlich darzustellen, Beatmungsstrategien nachvollziehbar zu erläutern und deren konkrete Umsetzung am Patientenbett mit hilfreichen Beispielen und aussagekräftigen Bildern anschaulich aufzuzeigen. Die stetige Zunahme des Buchumfangs dokumentiert den Fortschritt in der Gerätetechnologie der maschinellen Beatmung sowie den kontinuierlichen Wissenszuwachs, der für den Klinikalltag relevant ist.

Nicht zuletzt hat auch die COVID-19-Pandemie diesbezüglich ihre Spuren hinterlassen. Das neue intensivmedizinische Krankheitsbild unterscheidet sich deutlich von den bisher bekannten beatmungspflichtigen Pneumonien. Aufbauend auf der COVID-19-Erkrankung werden deren pathophysiologische Zusammenhänge beschrieben und hilfreiche Behandlungsoptionen für die Intensivbeatmung dargelegt.

Ich beglückwünsche den Autor und seine Mitarbeiter zu diesem unersetzlichen Ratgeber zur Beatmungsmedizin.

Frankfurt, im Januar 2023
Professor Dr. med. Dr. phil. Kai Zacharowski, ML FRCA
Präsident der European Society of Anaesthesiology & Intensive Care (ESAIC)

Abkürzungen

$AaDO_2$ alveoloarterielle Sauerstoffpartialdruckdifferenz
A/C Assist/Control Ventilation
ALPV Adaptive Lung Protection Ventilation
AMV Atemminutenvolumen
APRV Airway Pressure Release Ventilation
APV Adaptive Pressure Support Ventilation
ARDS Acute Respiratory Distress Syndrome
ASB Assisted Spontaneous Breathing
ASV Adaptive Support Ventilation
ATP Adenosintriphosphat
BiLevel VG Biphasic Positive Airway Pressure-Level Volume Guarantee
BIPAP Biphasic Positive Airway Pressure
C Compliance
cAMP zyklisches Adenosinmonophosphat
CaO_2 Arterial Oxygen Content
$Ca\text{-}vDO_2$ arteriovenöse Sauerstoffgehaltsdifferenz
CC Closing Capacity
cGMP zyklisches Guanosinmonophosphat
CHFJV Combined High Frequency Jet Ventilation
CMV Controlled Mechanical Ventilation
COPD Chronic Obstructive Pulmonary Disease
CPAP Continuous Positive Airway Pressure
CPPV Continuous Positive Pressure Ventilation
C_{RS} Compliance des respiratorischen Systems
CT Computertomografie
CV Closing Volume
CvO_2 Mixed Venous Oxygen Content
DO_2I Oxygen Delivery Index
DP Driving Pressure
$ECCO_2\text{-}R$ Extracorporeal CO_2-Removal
ECMO Extracorporeal Membrane Oxygenation
Edi Electrical Activation of Diaphragmatic Impulse
EELI Endexpiratory Lung Impedance
E_L Elastance der Lunge
EPAP Expiratory Positive Airway Pressure
$etCO_2$ Endtidal CO_2
E_{tot} Elastance des respiratorischen Systems
E_{TW} Elastance der Thoraxwand
EzPAP Easy Positive Airway Pressure
f, AF Atemfrequenz
FdO_2 Fractional delivered Oxygen Concentration
FEF Forced Expiratory Flow
FEV_1 Forciertes exspiratorisches Volumen in einer Sekunde
FGE Frischgasentkopplung
FiO_2 Fraction of Inspired Oxygen
FRC Functional Residual Capacity
HBO hyperbare Oxygenierung
HFOT High Flow Oxygen Therapy
HFOV High Frequency Oscillation Ventilation
HFV High Frequency Ventilation
HLS Heart Lung Support
HME Heat and Moisture Exchanger
HPS hepatopulmonales Syndrom
HPV hypoxische pulmonale Vasokonstriktion
HPS-Ventil High Pressure Servo-Ventil
HZV Herzzeitvolumen
IBW Ideal Body Weight
iLA Interventional Lung Assist
ILV Independent Lung Ventilation
IMV Intermittent Mandatory Ventilation
IPAP Inspiratory Positive Airway Pressure
IPPB Intermittent Positive Pressure Breathing
IPPV Intermittent Positive Pressure Ventilation
IPPV-Assist Intermittent Positive Pressure Ventilation-Assist
IPS Inspiratory Pressure Support
IRV Inverse Ratio Ventilation
ISB intermittierende Selbstbeatmung
ISO International Organisation for Standardization
LIP Lower Inflection Point
LSM Laser Safety Mode
MAP Mean Airway Pressure; Mean Arterial Pressure
MEF Midexpiratory Flow
MIP Maximal Inspiratory Pressure
MMV Mandatory Minute Ventilation
MPG Medizinproduktegesetz
NAVA Neurally Adjusted Ventilatory Assist
nCPAP Nasal Continuous Positive Airway Pressure
NIV Non-Invasive Ventilation
NO Nitric Oxide
NYHA New York Heart Association
OI Oxygenierungsindex
ORC Oxygen Ratio Controller
$P_{0,1}$ Airway Occlusion Pressure, Atemwegsokklusionsdruck
PA, Palv Alveolar Pressure, Alveolardruck
$PaCO_2$ arterieller Kohlendioxidpartialdruck
PaO_2 arterieller Sauerstoffpartialdruck
PAPS Proportional Adaptive Pressure Support
Patm Atmosphärendruck

PAV Proportional Assist Ventilation
PAVK periphere arterielle Verschlusskrankheit
p-BLV Pulsatile BiLevel Ventilation
PC-CMV Pressure Controlled Continuous Mandatory Ventilation
PC-SIMV Pressure Controlled-Synchronized Intermittent Positive Pressure Ventilation
PCV Pressure-Controlled Ventilation
pECLA Pumpless Extracorporeal Lung Assist
PEEP Positive Endexpiratory Pressure
PEF Peak Expiratory Flow
PEP Positive Expiratory Pressure
Peso Ösophagusdruck
PGI_2 Prostaglandin I_2, Prostazyklin
pH negativer dekadischer Logarithmus der Wasserstoffionenkonzentration
PHC Permissive Hypercapnia
Pinsp Inspiratory Pressure
PIP Peak Inspiratory Pressure
PLV Pressure-Limited Ventilation; Partial Liquid Ventilation
Pmax Maximal Pressure
P_{Peak} Peak Inspiratory Pressure
Ppl Pleural Pressure, intrapleuraler Druck
Pplat Plateaudruck
$P_{Plateau}$ Plateau Pressure
PPS Proportional Pressure Support
PRVC Pressure Regulated Volume-Controlled Ventilation
P-SILI Patient self-inflicted Lung Injury
PSV Pressure Support Ventilation
Ptp transpulmonaler Druck
PvO_2 Gemischt-venöser Sauerstoffpartialdruck
$\dot{Q}$ Perfusion
$\dot{Q}s/\dot{Q}t$ Intrapulmonaler Rechts-Links-Shunt
R Resistance
RDS Respiratory Distress Syndrome
RM Rekruitmentmanöver
ROX Ratio of Oxygen Saturation
RQ Respiratorischer Quotient
RR Respiratory Rate
RSBI Rapid Shallow Breathing Index
SaO_2 Arterielle Sauerstoffsättigung
S-CMV Synchronized Continuous Mandatory Ventilation
S-CPPV Synchronized Continuous Positive Pressure Ventilation
$ScVO_2$ Zentral-venöse Sauerstoffsättigung
SHFJV Superimposed High Frequency Jet Ventilation
SHT Schädel-Hirn-Trauma
SIMV Synchronized Intermittent Mandatory Ventilation
S-IPPV Synchronized Intermittent Positive Pressure Ventilation
SIRS Systemic Inflammatory Response Syndrome
SMI Sustained Maximal Inspiration
S-ORC Sensitive Oxygen Ratio Controller
SPN spontaneous
SSW Schwangerschaftswoche
SVC Smart Ventilation Control
SvO_2 gemischt-venöse Sauerstoffsättigung
TC Tube Compensation
$tcPO_2$ transkutaner Sauerstoffpartialdruck
TGI tracheale Gasinsufflation
TLC Total Lung Capacity
TTI Tension Time Index
UIP Upper Inflection Point
$\dot{V}$ Flow
$\dot{V}A$, $\dot{V}alv$ alveoläre Ventilation
VALI Ventilator Associated Lung Injury
VC Vital Capacity
VC-A/C Volume Controlled-Assist Control Ventilation
VC-CMV Volume Controlled Continuous Mandatory Ventilation
VC-SIMV Volume Controlled-Synchronized Intermittent Positive Pressure Ventilation
VCV Volume Controlled Ventilation
VD/VT Totraumquotient
VG Volumengarantie
VIDD Ventilator Induced Diaphragmatic Dysfunction
VILI Ventilator Induced Lung Injury
VIVE Variable Inspiratory and Variable Expiratory Flow
VO_2I Oxygen Consumption Index
VPS Variable Pressure Support
VS Volume Support
VT Tidal Volume
WHO World Health Organisation
WOBOV Work of Breathing Optimized Ventilation

Inhaltsverzeichnis

1 Anatomie des Respirationstrakts

Das respiratorische System besteht aus
- dem Respirationstrakt und
- der Atemmuskulatur = Atempumpe (Zwerchfell, Rippenmuskulatur).

Der *Respirationstrakt* wird unterteilt in das Luftleitungssystem (= Luftwege zwischen der Umwelt und den Lungenbläschen) und dem Gasaustauschsystem (Lunge) (▶ Abb. 1.1). Das Luftleitungssystem gliedert sich topografisch in die oberen und unteren Atemwege:

Obere Atemwege (extrathorakale Luftwege):
- Nase mit Nasennebenhöhlen
- Rachen (Pharynx)
- Kehlkopf (Larynx)

Untere Atemwege (intrathorakale Luftwege):
- Luftröhre (Trachea)
- Bronchialbaum (baumartig verzweigtes Röhrensystem)

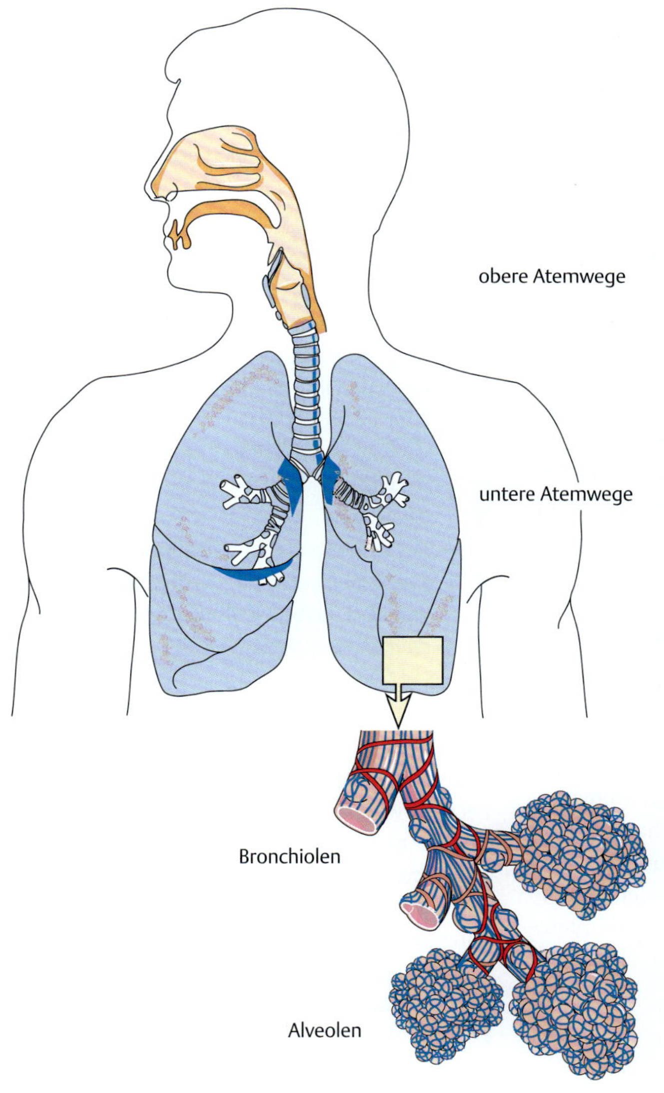

Abb. 1.1 Respirationstrakt.

> **Merke**
>
> **Symptome bei Atemwegsstenosen**
> - Typisches klinisches Symptom bei Stenosen im Bereich der oberen Atemwege ⇨ inspiratorischer Stridor
> - Typisches klinisches Symptom bei Stenosen im Bereich der unteren Atemwege ⇨ exspiratorischer Stridor

Die *Lunge* besteht aus der Gesamtheit der Lungenbläschen (Alveolen), den Lungengefäßen und dem Bindegewebe (Interstitium). Die rechte Lunge wird in einen Ober-, Mittel- und Unterlappen, die linke Lunge in einen Ober- und Unterlappen unterteilt. Die Lungenlappen sind durch Furchen voneinander getrennt und bestehen aus den einzelnen Lungensegmenten. Die Bezeichnung erfolgt entsprechend der Zuordnung zum versorgenden Bronchialast. Zehn Segmente finden sich in der rechten Lunge. Im linken Flügel gibt es nur 9 Segmente, da das 7. Segment fehlt.

1.1 Luftleitungssystem

Die *Nasenhöhle* trägt durch ihre große Oberfläche (Nasenmuscheln), die mit einer gut durchbluteten Schleimhaut bedeckt ist, wesentlich zur *Erwärmung* und *Anfeuchtung* der Einatemluft bei. Flimmerhaare sorgen für das Abfangen und den Abtransport von kleinen Fremdkörpern.

Der *Kehlkopf* verschließt beim Schluckakt die intrathorakalen Luftwege durch Verschluss der Stimmritze (Glottis). Die engste Stelle außerhalb der Lungen liegt beim Erwachsenen in Höhe der Stimmbänder, wo jede weitere Verengung eine beträchtliche Behinderung des Atemgasstroms zur Folge hat. So kann die Larynxschleimhaut im Rahmen von Entzündungen, anaphylaktischen Reaktionen oder nach Extubation anschwellen und dadurch unter Umständen lebensbedrohende Atembeschwerden verursachen.

> **Merke**
>
> Ein Larynxödem im Rahmen von anaphylaktischen Reaktionen kann zu einer lebensbedrohlichen Verengung der Stimmritze (Glottis) führen!

Die *Trachea* ist beim Erwachsenen 10–12 cm lang und hat einen Durchmesser von 11–12,5 mm. Sie besteht aus 16–20 hufeisenförmigen Knorpelspangen, die dorsal durch eine Membran aus Bindegewebe und glatter Muskulatur (Pars membranacea) verbunden sind.

Die Luftröhre teilt sich in die beiden Hauptbronchien, diese teilen sich in weitere Verzweigungen (= „Generationen"), welche Lappen- und Segmentbronchien genannt werden. Die Innendurchmesser der beiden Hauptbronchien betragen zwischen 8,5 und 10 mm.

> **Merke**
>
> - Während beim Kind die Abgänge der beiden Hauptbronchien etwa gleichwinkelig sind, verläuft beim Erwachsenen der rechte Hauptbronchus steiler. Dies hat zur Folge, dass aspiriertes Sekret, Magensaft, Blut oder Fremdkörper meistens in die rechte Lunge gelangen!
> - Aus demselben Grund findet sich beim Erwachsenen bei zu tiefer einseitiger Intubation der Endotrachealtubus fast immer im rechten Hauptbronchus!

Der *Bronchialbaum* verzweigt sich baumartig über insgesamt 23 Verzweigungsgenerationen. Die 23. Generation wird von den Alveolen gebildet. Bis zur Peripherie nimmt der Gesamtquerschnitt des Bronchialsystems stark zu (► Abb. 1.2).

Die *Bronchiolen* beginnen ab der 10. Verzweigungsgeneration. Ihr Durchmesser beträgt zwischen 0,5 und 1 mm. Die Wand ist knorpelfrei und reich an glatten Muskelfasern. Das Epithel enthält keine schleimproduzierenden Zellen mehr. Bis in die 16. Verzweigungsgeneration sind die Bronchio-

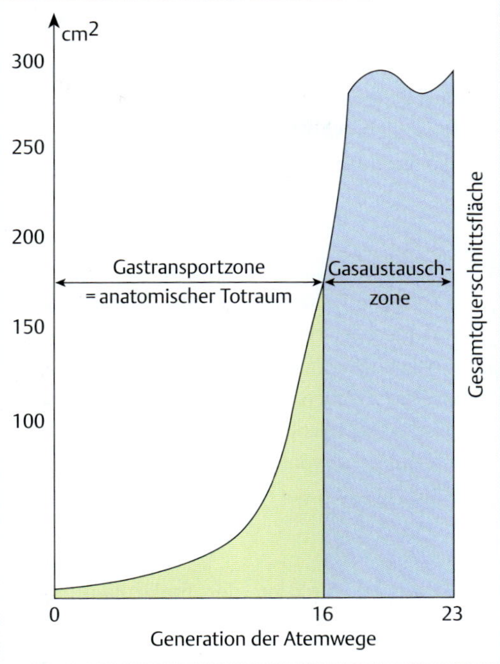

Abb. 1.2 Luftleitungssystem. Gastransportzone – Gasaustauschzone.

len nicht am Gasaustausch beteiligt, sie dienen lediglich dem Lufttransport. Mit den *Bronchioli respiratorii* beginnt die Gasaustauschzone. Die Muskelfasern werden spärlicher und es gibt zunehmend alveoläre Ausbuchtungen (s. ▶ Abb. 1.2). Bronchoalveoläre Verbindungen werden als „Lambertsche Kanäle“ bezeichnet und ermöglichen eine „Kollateralventilation“. Dieser Ventilationsmechanismus ist v. a. bei peripherer Atemwegsobstruktion von klinischer Bedeutung.

M!

Merke

Bei einem Status asthmaticus kommt es zu einer hochgradigen, mitunter lebensbedrohlichen Verengung der Bronchiolen infolge Kontraktion der glatten Bronchiolenmuskulatur!

Die *Schleimhaut* des Bronchialsystems enthält

- Flimmerepithelzellen (⇨ kinozilientragende Zellen) und
- sekretorische Zellen (Becherzellen, Drüsenepithel ⇨ schleimproduzierende Zellen).

Der Schleim der Becherzellen fängt Fremdkörper ab. Die beweglichen Flimmerhärchen des Flimmerepithels transportieren den Schleim kontinuierlich aus dem Bronchialsystem heraus in Richtung Luftröhre.

Unter physiologischen Bedingungen beträgt die Schleimproduktion des Bronchialepithels etwa 10–20 ml/Tag [1]. Der gebildete Schleim (Mukus) besteht überwiegend aus Wasser (95 %), der Rest sind Proteine, Muzine (= Glykoproteine mit hohem Zuckermolekülanteil) und Lipide. Der Proteinanteil ist für die Viskosität des Schleimes verantwortlich. Die Menge und die Zusammensetzung des Schleimes (= viskoelastisches Profil) sind für die Funktionstüchtigkeit der mukoziliären Clearance von wesentlicher Bedeutung.

Unter *Sputum* versteht man ein Bronchialsekretgemisch aus dem unteren und oberen Respirationstrakt.

Die *mukoziliäre Clearance* ist der wichtigste Reinigungsmechanismus für die peripheren Atemwege und spielt somit eine wesentliche Rolle im pulmonalen Abwehrsystem [2]. Die ziliendeckende *Schleimschicht* ist zweischichtig aufgebaut, bestehend aus einer die Kinozilien (ca. 200 Flimmerhaare pro Zelle) umgebenden flüssigen *Solschicht* (= periziliäre dünnflüssige Schleimschicht) und einer oberflächlichen *Gelschicht* (= zähflüssige, klebrige Schleimschicht), in der Fremdpartikel und Mikroorganismen „kleben“ bleiben *(Adhäsivität)* (▶ Abb. 1.3). Die flüssige Solschicht ist notwendig für die freie Beweglichkeit der 5–7 µm langen Kinozilien. Der Flimmerschlag ist oralwärts gerichtet und sorgt für den Abtransport von produziertem, nicht resorbiertem Schleim, Fremdkörpern und Mikroorganismen *(Rolltreppeneffekt)*. Die Gelschicht ist der Solschicht inselförmig aufgelagert. Der Feuchtigkeitsgehalt bzw. die Höhe der Mukusschicht sind entscheidend für die Transportkapazität der mukoziliären Clearance *(= viskomechanische Kopplung)* [3]. Die *Transportgeschwindigkeit* des Mukus beträgt in den unteren kleinen Luft-

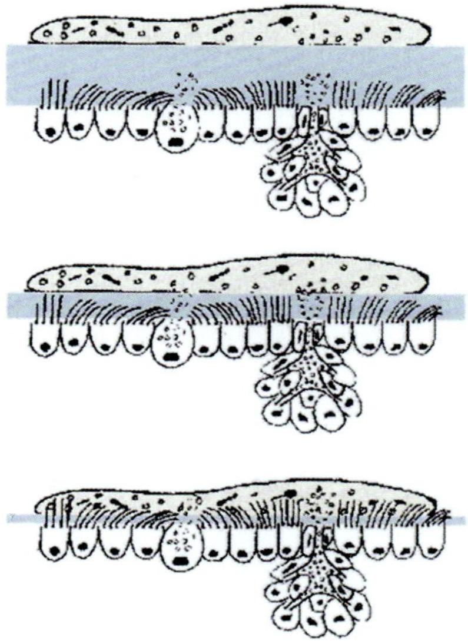

Abb. 1.3 Bronchialschleimhaut. Schematische Darstellung der Bronchialschleimhaut.
a Viskomechanische Entkopplung von den Schleimplaques, weil die periziliäre Flüssigkeit zu tief ist.
b Physiologische viskomechanische Kopplung („optimale“ periziliäre Flüssigkeitstiefe).
c Viskomechanische Entkopplung wegen zu geringer periziliärer Flüssigkeitstiefe. Die Zilien stecken im viskösen Schleim.

wegen etwa 1 mm/min, in den oberen großen Atemwegen etwa 2 cm/min und ist proportional der Schlagfrequenz der Kinozilien, welche zwischen 5 und 25/s variiert [4], [5].

Definition

Mukoziliäre Clearance
Oralwärts gerichteter Schleimtransport durch die Kinozilien des respiratorischen Flimmerepithels.

Eine *viskomechanische Entkopplung* entsteht, wenn

- die periziliäre dünnflüssige Schleimschicht (Solschicht) zu tief ist (z. B. Lungenödem, Überdosierung mit Mukolytika),
- die periziliäre dünnflüssige Schleimschicht (Solschicht) zu flach ist (Dehydratation, mangelnde Befeuchtung des Atemgases während maschineller Beatmung) oder wenn
- die Schleimzusammensetzung pathologisch verändert ist (Dyskrinie = abnorm zäher Schleim aufgrund eines zu geringen Wassergehalts – z. B. Mukoviszidose).

Cave

Unkritische Therapie mit Mukolytika führt zur viskomechanischen Entkopplung durch überproportionale Zunahme der Solschicht. Die Kinozilien schlagen in der zu tiefen periziliären Flüssigkeitsschicht, sodass der pharynxgerichtete Transport von viskösem Schleim (Gelschicht) nicht mehr möglich ist!

Eine optimale Funktion der mukoziliären Clearance setzt eine Temperatur von 37 °C und eine absolute Feuchtigkeit von 44 mg/l entsprechend einer relativen Feuchtigkeit von 100 % voraus (vgl. Kap. 8) [6].

Durch *inadäquate Atemgaskonditionierung* (⇨ unzureichende Befeuchtung und Erwärmung der Atemgase) stellt das Flimmerepithel seine Transportfunktion innerhalb kurzer Zeit ein. In gleicher Weise wirken Umweltschadstoffe (z. B. toxische Gase NO_2, SO_2) und *Zigarettenrauch*. Auch *Narkotika* (z. B. Thiopental) und andere Pharmaka (z. B. β-Blocker, Atropin) führen zu einer Abnahme der mukoziliären Clearance. Mikroorganismen (z. B. Pseudomonas aeruginosa, Haemophilus influenzae, Streptococcus pneumoniae) wirken über einen ziliostatischen Faktor hemmend auf die mukoziliäre Clearance. Aber auch hohe inspiratorische Sauerstoffkonzentrationen (⇨ *O_2-Toxizität*) sowie die Freisetzung proinflammatorischer Mediatoren (z. B. *Interleukine*, *Granulozytenelastase*) führen zu einer Funktionsbeeinträchtigung der mukoziliären Clearance (vgl. Kap. 6). Stimulierend auf den mukoziliären Transport wirken hingegen *betaadrenerge Substanzen (β2-Sympathomimetika)*, *Theophyllin* sowie *Kortison*.

Unterstützt wird der mukoziliäre Transport durch den *Hustenmechanismus (= Tussive Clearance)*, bei dem es nach Drucksteigerung unter Glottisschluss und nachfolgender plötzlicher Glottisöffnung am Druckmaximum zu hohen lokalen Stromstärken in den großen Atemwegen kommt und dadurch das Abhusten von Schleimmassen ermöglicht wird.

Info

Beim Husten werden Atemwegsspitzendrücke bis zu 200 mbar erzeugt!

Merke

Die „mukoziliäre“ und die „tussive“ Clearance sind wesentliche Komponenten der pulmonalen Infektabwehr!

Praxis

Unzureichende Atemgaskonditionierung während der maschinellen Beatmung führt zur Dehydratation der Schleimhaut mit konsekutiver Funktionseinschränkung der mukoziliären Clearance!

1.2 Gasaustauschendes System

Die *Alveolen* bestehen aus dem Alveolarepithel, der epithelialen Basalmembran und dem Kapillarendothel. Die Gesamtheit dieser Schichten wird als *„alveolokapilläre Membran“* bezeichnet, die im Mittel eine Dicke von 0,5 µm aufweist und damit einen kurzen Diffusionsweg für den Gasaustausch zwischen Alveolarraum und Kapillarraum darstellt (▶ Abb. 1.4).

Beim Erwachsenen beträgt der Alveolardurchmesser in der Inspiration 0,3–0,5 mm, in der Exspiration 0,1–0,2 mm. Das Alveolarepithel beginnt in den Alveolargängen und besteht aus flachen Epithelzellen (Typ-I-Alveolarzellen) und den alveolaren Granulozyten oder Typ-II-Alveolarzellen, die den Surfactant produzieren und eine mehr rundliche Form haben.

Benachbarte Alveolen sind durch schmale Alveolarsepten voneinander getrennt, in denen sich feinste Poren (= Kohn'sche Poren) befinden, die benachbarte Alveolen miteinander verbinden. Diese interalveolären Verbindungskanäle ermöglichen eine gleichmäßige Belüftung der Alveolen (= „Kollateralventilation“). Dieser Ventilationsmechanismus ist v. a. bei peripherer Atemwegsobstruktion von klinischer Bedeutung. Des Weiteren dienen die Poren der gleichmäßigen Verteilung des Surfactants sowie der Migration von Alveolarmakrophagen.

Fremdpartikel und Mikroorganismen, die trotz aller „Verteidigungslinien“ des Luftleitungssystems bis in die Alveolen vorgedrungen sind, werden durch Alveolarmakrophagen phagozytiert.

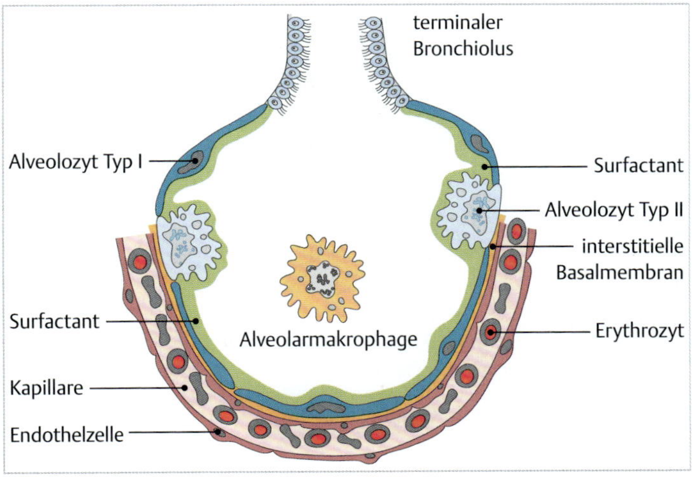

Abb. 1.4 Alveolarstruktur.

Info

Komponenten der bronchopulmonalen Infektabwehr

- Mukoziliäre Clearance (Schleimhaut mit Flimmerepithel und sekretorischen Zellen ⇨ viskomechanische Kopplung)
- Tussive Clearance (⇨ Abhusten von Sekret)
- Immunglobulin A (⇨ Antikörper, von Schleimhautzellen gebildet und sezerniert)
- Alveolarmakrophagen (⇨ Phagozytose)
- Surfactant (⇨ Opsonierung von Bakterien)

Die gesamte innere Oberfläche der Alveolen (= Gasaustauschfläche) beträgt in Abhängigkeit von der Körpergröße ca. 80–120 m^2, die Gesamtzahl an Alveolen wird auf ungefähr 300 Mio. geschätzt.

Die Alveolarepithelzellen (Pneumozyten) Typ I haben Zellfortsätze (= Zytoplasmaausläufer), die die Kapillaren und die Bindegewebssepten überziehen. Die Zytoplasmaausläufer der Epithelzellen sind durch *„Tight Junctions"* (= Verschmelzung der Zellmembranen benachbarter Zellen) fest miteinander verbunden, wodurch der interstitielle Raum gegen den Alveolarraum abgedichtet wird (s. ► Abb. 1.4).

Merke

Eine maschinelle Beatmung mit zu hohen endinspiratorischen bzw. zu niedrigen endexspiratorischen Lungenvolumina führt zum Auftreten von *Scherkräften* zwischen unterschiedlich belüfteten Lungenarealen und in der Folge zu einer Schädigung der alveolokapillären Membran mit Aufbrechen der interzellulären „Tight Junctions".

Der *Surfactant* (= Antiatelektasefaktor), welcher von den Alveolarepithelzellen (Pneumozyten) Typ II produziert wird, ist ein Phospholipid mit einem Lipidanteil von etwa 90 % und einem Proteinanteil von etwa 10 %, welches das Alveolarepithel als monomolekularen Film auskleidet. Der Name leitet sich aus dem Englischen ab (= Surface Active Agent).

Die Funktion des Surfactants besteht in der *Herabsetzung der Oberflächenspannung* an der Grenzfläche zwischen Alveolargewebe und Luft, wodurch ein endexspiratorischer Alveolarkollaps verhindert wird. Oberflächenspannungen entstehen an Grenzflächen zwischen flüssiger und gasförmiger Phase. Die Alveolen lassen sich im Modell als Blasen in einer Flüssigkeit betrachten, sodass die auftretenden Oberflächenkräfte der Dehnung der Alveolen entgegengerichtet sind.

Der für das Offenhalten von Alveolen notwendige Druck (P) ist von der Oberflächenspannung (T) und vom Radius der Alveole (R) abhängig und wird durch das *Laplace-Gesetz* definiert (► Abb. 1.5):

Formel

Laplace-Gesetz

$$P = \frac{2T}{R}$$

Aus dem Gesetz von Laplace folgt, dass die Oberflächenspannung einen erheblichen Einfluss auf die Retraktionskräfte der Lunge hat. Das Surfactant-System vermindert diese Oberflächenspannung in einer gesunden Lunge und verhindert auf diese Weise einen endexspiratorischen Alveolarkollaps. Erst dadurch wird eine Spontanatmung mit niedrigen intrapleuralen Druckgradienten ermöglicht.

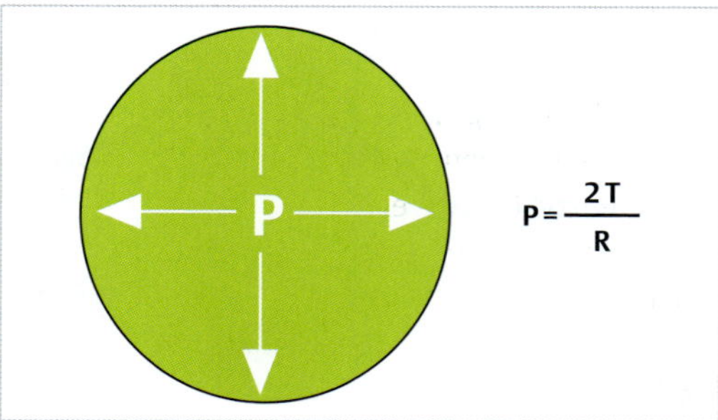

Abb. 1.5 Laplace-Gesetz. Je kleiner der Alveolardurchmesser, desto höhere PEEP-Werte sind unter maschineller Beatmung zum Offenhalten der Alveolen notwendig.

Aus dem Gesetz von Laplace ist ersichtlich, dass bei großer Oberflächenspannung und damit hoher Kollapsgefährdung der Alveolen ein höherer Druck aufzubringen ist, um kollabierte Lungenkompartimente wieder zu öffnen und offen zu halten.

Die Dichte der Surfactant-Moleküle ist von der Phase des Atemzyklus abhängig: Bei der Inspiration nimmt infolge Vergrößerung des Alveolardurchmessers die Dichte an Surfactant-Molekülen ab, bei der Exspiration infolge Verkleinerung des Alveolardurchmessers zu. Dies hat zur Folge, dass die Oberflächenspannung bei Verkleinerung des Alveolardurchmessers verstärkt reduziert wird (▶ Abb. 1.6). Der Surfactant ist somit ein wesentlicher Faktor für die Stabilisierung der Alveolen.

Die Surfactant-Konzentration kann u. a. durch 2 Faktoren abnehmen, wodurch die Ausbildung von Atelektasen (= Alveolarkollaps) begünstigt wird:

- Abnahme der funktionellen Residualkapazität
- maschinelle Beatmung mit endinspiratorischer Überdehnung bzw. endexspiratorischem Kollaps von Alveolen (⇨ atemzyklischer Alveolarkollaps)

Neben der mechanischen Stabilisierung der Alveolen besteht eine weitere wichtige Funktion des Surfactant-Systems in der Aufrechterhaltung des pulmonalen Flüssigkeitshaushalts (Flüssigkeitsaustausch zwischen den Lungenkapillaren und dem Interstitium). Die Surfactant-bedingte Herabsetzung der Oberflächenspannung hat eine Abnahme des *„Sogdrucks"* zwischen Alveolen und Lungenkapillaren zur Folge. Bei einem intakten Surfactant-System beträgt der Normalwert des oberflächenspannungsbedingten Sogdrucks etwa 3–4 mmHg. Bei Schädigung des Surfactant-Systems infolge eines akuten Lungenversagens (ARDS) kann dieser Sogdruck auf 30 mmHg ansteigen. Die Ausbildung eines interstitiellen Lungenödems ist die Folge ([7], [8]).

Ein atemzyklisches endexspiratorisches Kollabieren und inspiratorisches Öffnen während der maschinellen Beatmung (= Atelektatrauma) infolge eines zu niedrigen endexspiratorischen Drucks (PEEP) führt zum fortwährenden Verlust an Surfactant, da durch den endexspiratorischen Alveolarkollaps die Alveolaroberfläche endexspiratorisch kleiner wird als die Ausbreitungsfläche des Surfactant-Filmes, sodass ein erheblicher Anteil der komprimierten Surfactant-Moleküle aus den

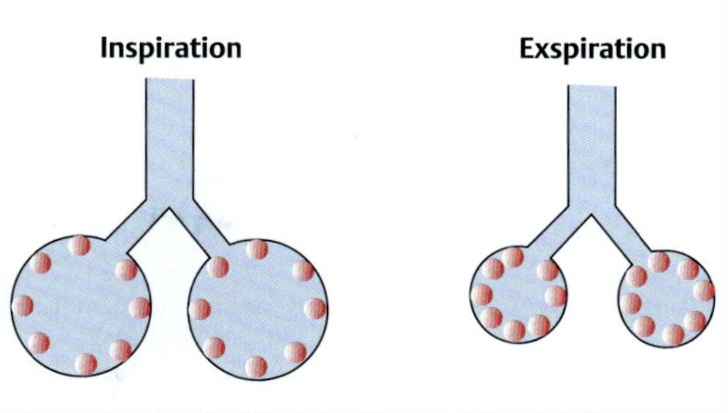

Abb. 1.6 Alveolardurchmesser. Beziehung zwischen Surfactant und Oberflächenspannung in Abhängigkeit vom Alveolardurchmesser.

Alveolen in die Bronchiolen hinausgepresst wird [9]. Die erhöhte Oberflächenspannung an der Luft-Flüssigkeit-Grenzschicht der Alveolen führt zur Ausbildung von Atelektasen *(= Loss of Surfactant Atelectasis)* mit konsekutivem intrapulmonalem Rechts-Links-Shunt und Hypoxämie.

Das Surfactant-System erfüllt auch eine wichtige *immunologische Funktion*, indem es eine Teilkomponente der alveolären Abwehrmechanismen darstellt: Der Surfactant stimuliert die Alveolarmakrophagen und begünstigt die Phagozytose durch *Opsonierung* von Bakterien (= Bedeckung der Bakterienoberfläche).

Info

Klinische Effekte des Surfactant-Systems

- Herabsetzung der Oberflächenspannung ⇨
- Stabilisierung der Alveolen und der kleinen Atemwege *(„Surfactant keeps the Lung open")*
- Regulation des Flüssigkeitsaustauschs zwischen Lungenkapillaren und Interstitium *(„Surfactant keeps the Lung dry")*
- Aktivierung der Alveolarmakrophagen
- Opsonierung von Bakterien
- Unterstützung der mukoziliären Clearance *(„Surfactant helps to keep the Lung clean")*

Die Bedeutung des Surfactant-Mangels bzw. einer Surfactant-Dysfunktion im Rahmen des akuten

Lungenversagens beim Neugeborenen und beim Erwachsenen wird im Kap. 12.3 besprochen.

Weiterführende Literatur

[1] Van der Schaans CP. Bronchial mucus transport. Resp Care 2007; 52: 1150–1156

[2] Fahy JV, Dickey BF. Airway mucus function and dysfunction. N Engl J Med 2010; 363: 2233–2247

[3] Matthys H. Clearancemechanismen der Bronchialschleimhaut. Atemw Lungenkrkh 1988; 6: 280–284

[4] Konrad F. Die mukoziliäre Klärfunktion und ihre medikamentöse Beeinflussung. Anästhesiol Intensivmed Notfallmed Schmerzther 1996; 31: 404–408

[5] Teff Z, Priel Z, Gheber LA. The forces applied by cilia depend linearly on their frequency due to constant geometry of the effective stroke. Biophys J 2008; 94: 298–305

[6] Kilgour E, Rankin N, Ryan S et al. Mucociliary function deteriorates in the clinical range of inspired air temperature and humidity. Intensive Care Med 2004; 30: 1491–1494

[7] Lachmann B. Open up the lung and keep the lung open. Intensive Care Med 1992; 18: 319–321

[8] Gommers D, Lachmann B. Surfactant therapy: Does it have a role in adults? Clin Intensive Care 1993; 4: 284–295

[9] Houmes RJM, Bos JAH, Lachmann B. Effect of different ventilator settings on lung mechanics: with special reference to the surfactant system. Appl Cardiopulm Pathophysiol 1994; 5: 117–127

2 Physiologie des Respirationstrakts

2.1 Äußere und innere Atmung

Atmung heißt *Gasaustausch* zwischen Organismus und Umwelt. Die *äußere Atmung* umfasst die Ventilation und den Gasaustausch, d. h. die Aufnahme von Sauerstoff aus den Alveolen ins Blut und die Abgabe von Kohlendioxid aus dem Blut in die Alveolen. Als *innere Atmung* bezeichnet man die *biologische Oxydation* („Verbrennung") von Glucose ($C_6H_{12}O_6$) mittels Sauerstoff (O_2) zu Kohlendioxid (CO_2) und Wasser (H_2O). Im Rahmen dieses *„oxydativen Metabolismus"* wird energiereiches Adenosintriphosphat (ATP) gebildet *(= aerober Stoffwechsel).*

$$C_6H_{12}O_6 + 6\ O_2 \rightarrow 6\ CO_2 + 6\ H_2O + 18\ ATP$$

2.2 Zusammensetzung der Atemgase

Die *eingeatmete Raumluft* stellt ein Gasgemisch dar und hat folgende prozentuale Zusammensetzung:

• Sauerstoff (O_2):	20,9	Vol.-%
• Stickstoff (N_2):	79,0	Vol.-%
• Kohlendioxid (CO_2):	0,04	Vol.-%
• Wasserdampf (H_2O):	0,06	Vol.-%
	∑ 100,00	Vol.-%

Die inerten Edelgase sind im prozentualen Stickstoffanteil miterfasst.

Unter Ruheatmung weist das *alveoläre Gasgemisch* (wasserdampfgesättigt bei 37 °C) folgende prozentuale Zusammensetzung auf:

• Sauerstoff (O_2):	13,1	Vol.-%
• Stickstoff (N_2):	75,4	Vol.-%
• Kohlendioxid (CO_2):	5,3	Vol.-%
• Wasserdampf (H_2O):	6,2	Vol.-%
	∑ 100,00	Vol.-%

Die *ausgeatmete Raumluft* hat folgende prozentuale Zusammensetzung:

• Sauerstoff (O_2):	16,0	Vol.-%
• Stickstoff (N_2):	79,0	Vol.-%
• Kohlendioxid (CO_2):	4,5	Vol.-%
• Wasserdampf (H_2O):	0,5	Vol.-%
	∑ 100,00	Vol.-%

Die alveoläre Sauerstoff- und Kohlendioxidkonzentration sind von folgenden Faktoren abhängig:

- O_2-Aufnahme
- CO_2-Abgabe
- alveoläre Ventilation

Unter Ruhebedingungen verbraucht der gesunde Erwachsene etwa 300 ml/min Sauerstoff und produziert gleichzeitig etwa 250 ml/min Kohlendioxid.

Formel

O_2-Aufnahme und CO_2-Abgabe

- O_2-Verbrauch (VO_2): 3–4 ml/kg KG/min
- CO_2-Produktion (VCO_2): 3 ml/kg KG/min

Davon beträgt der O_2-Verbrauch der Atemmuskulatur (VO_2resp) unter Ruhebedingungen etwa 5 ml/min, dies entspricht 1–2 % des Gesamt-O_2-Verbrauchs. Körperliche Belastung führt zu einem exponentiellen Anstieg des O_2-Verbrauchs der Atemmuskulatur.

2.3 Respiratorischer Quotient

Der respiratorische Quotient (RQ) ist definiert als das Verhältnis von CO_2-Produktion (VCO_2) zu O_2-Aufnahme (VO_2).

Formel

Respiratorischer Quotient

$$RQ = \frac{VCO_2\,(ml/min)}{VO_2\,(ml/min)}$$

Normalwert: ≈ 0,8

Das heißt, es wird mehr Sauerstoff aus den Alveolen über die alveolokapilläre Membran ins Blut aufgenommen als Kohlendioxid aus dem Blut in die Alveolen abgegeben. Da unter physiologischen Bedingungen die O_2-Aufnahme (O_2-Verbrauch) größer ist als die CO_2-Produktion – und damit die CO_2-Abgabe –, ist folglich das exspiratorische Atemminutenvolumen etwas kleiner als das inspiratorische Atemminutenvolumen, zumal auch ein geringer Teil der CO_2-Elimination über die Nieren erfolgt.

Die Höhe des respiratorischen Quotienten ist jedoch keine konstante Größe, sondern von der Zusammensetzung der *Ernährung* abhängig. So kann der RQ durch eine *fettreiche, kohlenhydratarme* Ernährung auf 0,7 gesenkt werden, d. h., es wird weniger CO_2 im Stoffwechsel gebildet, während durch eine *kohlenhydratreiche, fettarme* Ernährung der RQ bis auf 1,0 ansteigt.

Bei Patienten mit respiratorischer Globalinsuffizienz bzw. im Rahmen einer schwierigen (protrahierten) Respiratorentwöhnung ist daher die Deckung des Energiebedarfs durch ein fettreiches, kohlenhydratarmes Energieregime mit einem Kohlenhydrat-Fett-Verhältnis bis 1 : 1 anzustreben (vgl. Kap. 5).

2.4 Atemmechanik

2.4.1 Definition

Die Atemmechanik beschreibt die pulmonalen Funktionsgrößen Druck, Volumen und Atemgasfluss und deren Beziehung zueinander während eines Atemzyklus.

Bei Patienten mit pathologischer Atemmechanik arbeitet die Atemmuskulatur (= Atempumpe) insuffizient. Die Ursachen für eine Atempumpschwäche bzw. ein Atempumpversagen werden im Kap. 3 besprochen.

Die *Ventilation* beschreibt den Vorgang der Inspiration und der Exspiration und damit den Atemgastransport zwischen den Alveolen und der Atmosphäre. Die *treibende Kraft* für die Ventilation ist der *Druckgradient* zwischen den Alveolen und der Atmosphäre während der Inspiration und der Exspiration. Bei der Inspiration ist der *Alveolardruck (= intrapulmonaler Druck)* niedriger als der atmosphärische Druck, bei der Exspiration besteht ein umgekehrt gerichteter Druckgradient. Am Ende der Exspiration bzw. vor Beginn der Inspiration ist der Druck in den Alveolen gleich dem *atmosphärischen Druck (= Umgebungsdruck).* Setzt man den atmosphärischen Druck gleich null, ergeben sich für den intrapulmonalen Druck während der Inspiration negative, während der Exspiration positive Werte (▶ Abb. 2.1).

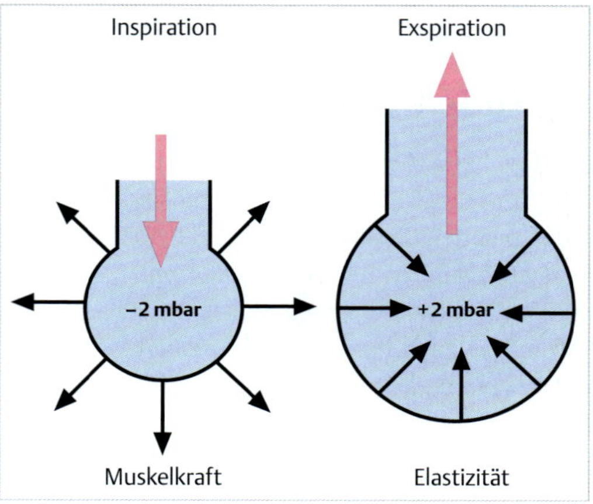

Abb. 2.1 Atemmechanik. Kraftquellen für In- und Exspiration und Alveolardruckverhältnisse.

Info

- **Inspiration:** atmosphärischer Druck > Alveolardruck ⇨ Luftstrom in die Alveolen
- **Exspiration:** Alveolardruck > atmosphärischer Druck ⇨ Luftstrom aus den Alveolen

Die physikalische Grundlage der Atemmechanik bildet das *„Boyle-Mariotte-Gasgesetz"*, welches aussagt, dass das Produkt aus Druck (P) × Volumen (V) konstant ist:

Formel

Boyle-Mariotte-Gasgesetz

$$P \times V = \text{konstant}$$

Die Vergrößerung des intrathorakalen Volumens bei der Inspiration hat eine Abnahme des intrathorakalen Drucks zur Folge, die Verkleinerung des in-

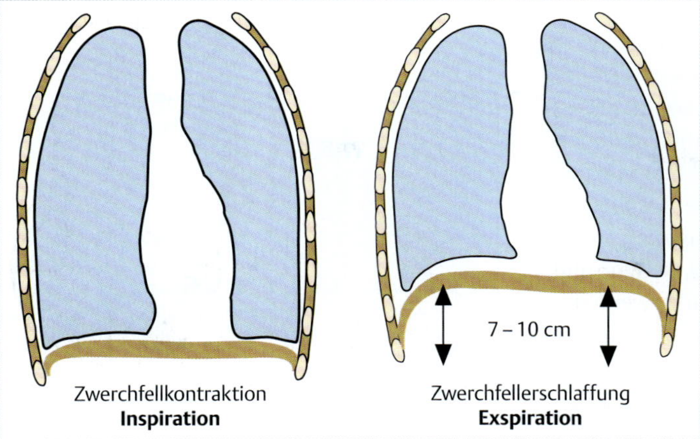

Abb. 2.2 Zwerchfell. Lungenventilation.

trathorakalen Volumens bei der Exspiration oder durch einen Zwerchfellhochstand führt zu einer Zunahme des intrathorakalen Drucks.

2.4.2 Zwerchfell

Das Zwerchfell ist der wichtigste Inspirationsmuskel und wird über den N. phrenicus (entspringt aus dem Plexus cervicalis und setzt sich aus den Zervikalnerven C3 bis C5 zusammen) innerviert. Es stellt eine Muskelplatte dar, die kuppelförmig in den Brustraum ragt, an Wirbelsäule, Rippen und Brustbein befestigt ist und in der Mitte aus einer bohnenförmigen Sehnenplatte aufgebaut ist.

Die Kontraktion des Zwerchfells führt zu seiner Abflachung. Das Volumen des Brustraums wird vergrößert, der Druck in den Alveolen (= intrapulmonaler Druck) sinkt unter den atmosphärischen Druck. Es entsteht ein Druckgradient in Richtung Alveolen, der die *Inspiration* ermöglicht. Unter Ruhebedingungen macht diese Volumenänderung ⅔ eines Atemzugs aus. Der Rest wird durch die Mm. intercostales externi, die als Inspirationsmuskeln (Rippenheber) fungieren, besorgt. Bei der Einatmung müssen von der Inspirationsmuskulatur folgende Widerstände überwunden werden:

- elastische Widerstände (Retraktionskräfte) der Lungen und des Thorax
- Strömungswiderstände innerhalb der Atemwege
- Reibungswiderstände durch Bewegungen des Lungen- und Thoraxgewebes

Die *elastischen Retraktionskräfte* von Lunge und Thorax werden bei der Exspiration wieder frei, sodass die *Exspiration* unter ruhiger Spontanatmung als *passiver Vorgang* abläuft, der nur bei vertiefter und/oder beschleunigter Ausatmung (forcierte Spontanatmung) durch die Exspirationsmuskeln (Mm. intercostales interni, Mm. recti abdomines und Mm. obliqui abdomines) unterstützt wird (▸ Abb. 2.2).

Info

Exspiration

- Unter ruhiger Spontanatmung: *passiver Vorgang* ⇨ erfolgt durch die elastischen Retraktionskräfte von Lunge und Thorax.
- Unter forcierter Spontanatmung: *passiver* und *aktiver Vorgang* ⇨ zusätzliche Kontraktion der Exspirationsmuskeln.

Nach ruhiger Exspiration ist die Retraktionskraft der gedehnten Lunge gleich groß wie die Expansionskraft der Thoraxwand, die in entgegengesetzter Richtung wirkt. Es besteht also ein *Kräftegleichgewicht* zwischen den in der Lunge bzw. in der Thoraxwand wirksamen Kräften *(= Atemruhelage)*. Das Luftvolumen, das sich endexspiratorisch in der Lunge befindet, bezeichnet man als *funktionelle Residualkapazität (FRC)*.

Rippenatmung (Brustatmung) und *Zwerchfellatmung (Bauchatmung)* sind in ihren Anteilen unterschiedlich stark auf die Gesamtventilation verteilt, je nach Konstitutionstyp und Alter.

Ein 3. Typ der Atembewegung bedient sich der sog. *Atemhilfsmuskulatur*: Diese tritt bei gesteigerter Atmung oder erschwerter Inspiration in Aktion (z. B. chronisch obstruktive Lungenerkrankung [COPD], Bronchospasmus, drohende respiratorische Erschöpfung). Die Atemhilfsmuskulatur umfasst die Mm. sternocleidomastoidei, scaleni und pectorales. Ihre Wirkung wird verstärkt, wenn der Schultergürtel durch Aufstützen der Arme fixiert wird.

Definition

Atempumpe
Gesamtheit der in- und exspiratorischen Atemmuskulatur.

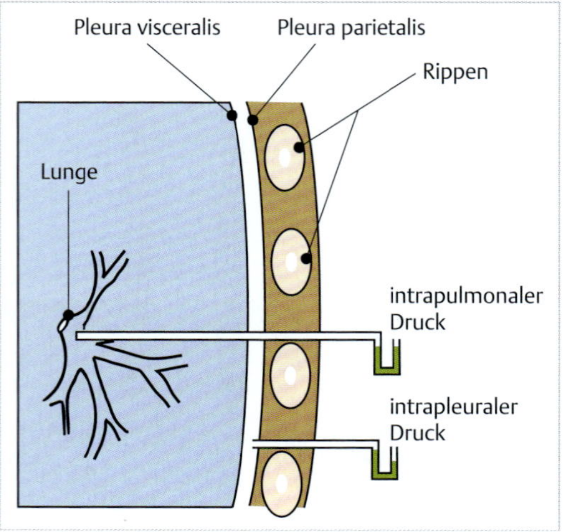

Abb. 2.3 Thoraxraum und Lunge. Intrapleuraler Druck bei Spontanatmung.

2.5 Übertragungen der Volumenänderungen des Thoraxraums auf die Lunge

Die von der Pleura umgebene Lunge liegt der Thoraxwand vollständig an. Einzige Verbindung bildet eine sehr dünne Flüssigkeitsschicht in einem kapillären Spalt zwischen den beiden Pleurablättern. Durch diese Flüssigkeitsschicht können die beiden Pleurablätter nicht voneinander abgehoben werden. Sie können jedoch leicht gegeneinander verschoben werden, ähnlich wie 2 wasserbenetzte Glasplatten. Damit kann die Lunge den ungleichmäßigen Dimensionsveränderungen des Thoraxraums bei der Ventilation leicht folgen (▶ Abb. 2.3).

Der Druck zwischen den beiden Pleurablättern *(= intrapleuraler Druck)* ist bei ruhiger Spontanatmung kleiner als der atmosphärische Druck (⇨ endinspiratorisch: etwa –8 mbar, endexspiratorisch: etwa –4 mbar). Bei Inspiration sinkt er, und zwar umso mehr, je tiefer der Atemzug ist (bis –40 mbar in Abhängigkeit von der Stärke der Inspiration). Bei forcierter Exspiration kann der intrapleurale Druck auch positive Werte (bis + 10 mbar) erreichen.

Gelangt Luft in den 10 µm dicken Pleuraspalt, wird der Kontakt zwischen den Pleurablättern aufgehoben. Die Lunge folgt nicht mehr den Bewegungen des Thorax. Sie kollabiert aufgrund ihrer Eigenelastizität (⇨ elastischer Retraktionsdruck), es kommt zum Auftreten eines *Pneumothorax* (vgl. Kap. 6.6).

2.6 Unterschiede zwischen Spontanatmung und Beatmung

Die Ventilation kann entweder durch Spontanatmung oder durch Beatmung (maschinell oder manuell) erfolgen. In beiden Fällen resultiert die Belüftung der Alveolen aus periodischen Veränderungen der intrathorakalen Druckverhältnisse.

2.6.1 Druck-Zeit-Diagramm

Unter *Spontanatmung* kommt die Inspiration durch primäre Expansion von Thorax und Lunge zustande. Dadurch entsteht ein Unterdruck in den Lungenalveolen gegenüber der Atmosphäre mit konsekutiver Luftströmung in Richtung Alveolen. Bei der Inspiration wird der intrapleurale (= intrathorakale) Druck negativer. Dies begünstigt den venösen Rückstrom zum Herzen.

Bei der *maschinellen Beatmung* wird ein Überdruck (in Bezug auf den atmosphärischen Druck) in den

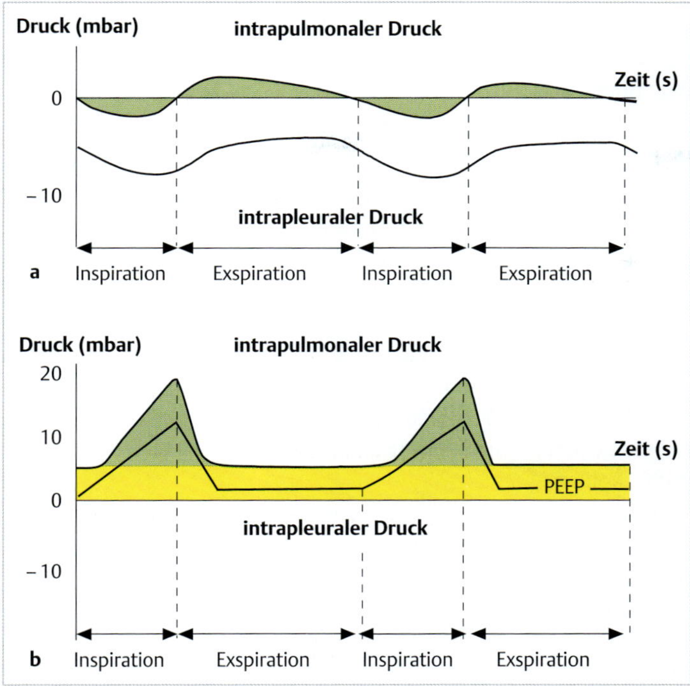

Abb. 2.4 Spontanatmung und Beatmung. Druck-Zeit-Diagramm bei Spontanatmung und Beatmung.
a Spontanatmung.
b Beatmung.

Atemwegen erzeugt *(=Überdruckbeatmung)*. Dadurch entsteht ein Druckgefälle (Druckgradient) in Richtung Alveolen. Durch den Überdruck steigt am Ende der Inspiration der Pleuradruck (=intrathorakaler Druck) an (▸ Abb. 2.4). Es kommt zur Verminderung des venösen Rückstroms zum Herzen. Die Atemmittellage kann angehoben werden, indem der Patient nicht bis zum Druckausgleich null ausatmet, sondern am Respirator ein positiver endexspiratorischer Druck (PEEP) eingestellt wird. Dadurch wird bei verminderter Compliance die funktionelle Residualkapazität (FRC) erhöht bzw. wieder normalisiert (vgl. ▸ Abb. 2.14). Die *Exspiration* ist sowohl unter Spontanatmung als auch bei der maschinellen Beatmung ein *passiver* Vorgang, hervorgerufen durch die elastischen Retraktionskräfte von Lunge und Thorax.

Merke

M!

Bei der *maschinellen Beatmung* besteht im Gegensatz zur Spontanatmung eine intrathorakale Druckerhöhung während des gesamten Atemzyklus, d. h., es liegen *unphysiologische Druckverhältnisse* vor!

2.7 Druckgrößen in der Atemphysiologie und Beatmungstherapie

2.7.1 Druckgrößen

Die treibende Kraft für den Atemgastransport im Bronchialsystem und Gasaustausch durch die alveolokapilläre Membran sind Druckgradienten (Druckdifferenzen). In der Atemphysiologie und Beatmungstherapie sind folgende Drücke bzw. Druckgradienten von Bedeutung:

2.7.2 Partialdruck

Nach dem *Gesetz von Dalton* ist der Gesamtdruck eines Gasgemischs (Pgesamt) gleich der Summe aller Partialdrücke (= Teildrücke).

Formel

Dalton-Gasgesetz

$$Pgesamt = P1 + P2 + P3 \ldots Pn$$

Beispiel:
Gesamtdruck des Gasgemischs Luft = Summe der Partialdrücke von Sauerstoff, Stickstoff, Kohlendioxid, Edelgasen.

Der Partialdruck eines (trockenen) Gases errechnet sich durch Multiplikation seines prozentualen Volumenanteils (= fraktionelle Konzentration [Fx]) mit dem herrschenden Gesamtdruck. Beim Gasgemisch Luft entspricht der Gesamtdruck dem atmosphärischen Druck (Patm).

$$\text{Partialdruck} = \text{Patm} \times \text{Fx}$$

Die Inspirationsluft wird in den oberen Atemwegen erwärmt und mit Wasserdampf (= Wasser in Gasform) gesättigt. Die Aufnahme von Wasserdampf führt zu einer Volumenexpansion mit konsekutiver Abnahme der eingeatmeten Sauerstoffkonzentration um den Betrag des Wasserdampfdrucks („Verdünnungseffekt"). Der Wasserdampfdruck beträgt bei einer Körpertemperatur von 37 ° C 47 mmHg (vgl. Kap. 8).

Info

Der Wasserdampfdruck ist nur von der Temperatur abhängig, nicht vom Luftdruck.

Der Partialdruck eines Gases in der mit Wasserdampf gesättigten Inspirationsluft errechnet sich demnach aus der Differenz zwischen dem atmosphärischen Druck (Patm) und dem Wasserdampfdruck (PH_2O) multipliziert mit der fraktionierten inspiratorischen Gaskonzentration (FIgas [1 % = 0,01]):

$$\text{Partialdruck} = (\text{Patm} - PH_2O) \times \text{FIgas}$$

Mit zunehmender Höhe über dem Meeresspiegel nimmt der atmosphärische Druck (Luftdruck) nicht linear ab. Die Abnahme ist deshalb nicht linear, da die unteren Luftschichten infolge der Kompressibilität der Luft spezifisch schwerer sind. Als Richtwert für die unteren Schichten der Atmosphäre, also bis etwa 1000 m über dem Meeresspiegel, gilt, dass pro 11 m Höhenzunahme der atmosphärische Druck um 1 mmHg abnimmt.

Info

Faustregel (gültig bis etwa 1000 Meter über Meeresspiegel):

Eine Höhenzunahme um 11 m führt zu einer Abnahme des atmosphärischen Drucks um 1 mmHg.

Beispiel:
Wien liegt etwa 155 m über Meeresniveau.
⇨ Patm in Wien = 760 – (155 : 11) ≈ 746 mmHg

Die Abnahme des atmosphärischen Drucks wird aber bei gleichbleibender Höhenzunahme in größeren Höhen immer kleiner, da die Höhe der drückenden Luftsäule immer kleiner wird.

Beispiele:
Patm = 760 mmHg (auf Meeresniveau)
525 mmHg (3 000 m über Meeresniveau)
416 mmHg (Mont Blanc: 4 810 m über Meeresniveau)
360 mmHg (6 000 m über Meeresniveau)
250 mmHg (Mount Everest: 8 848 m über Meeresniveau)
PH_2O = 47 mmHg bei 37 °C (Körpertemperatur)

Beispiele

Einfluss der Höhe auf den Druck

Meeresniveau

In der mit Wasserdampf gesättigten Inspirationsluft ergeben sich für den Sauerstoffpartialdruck (PIO_2), den Kohlendioxidpartialdruck ($PICO_2$) und den Stickstoffpartialdruck (PIN_2) folgende Werte:

$$PIO_2 = (760\text{-}47) \times 0,21 \approx 150 \text{ mmHg}$$

$$PICO_2 = (760\text{-}47) \times 0,0004 \approx 0,28 \text{ mmHg}$$

$$PIN_2 = (760\text{-}47) \times 0,79 \approx 563 \text{ mmHg}$$

Mont Blanc (4 810 m über Meeresniveau)

Am Mont Blanc beträgt der Sauerstoffpartialdruck (PIO_2) der befeuchteten und erwärmten Inspirationsluft 77,5 mmHg.

$$PIO_2 = (416\text{-}47) \times 0,21 = 77,5 \text{ mmHg}$$

Mount Everest (8 848 m über Meeresniveau)

Am Mount Everest beträgt der Sauerstoffpartialdruck (PIO_2) der befeuchteten und erwärmten Inspirationsluft knapp 43 mmHg.

$$PIO_2 = (250\text{-}47) \times 0,21 = 42,6 \text{ mmHg}$$

Als *Faustregel* zur Umrechnung von Vol.-% in Partialdruck (mmHg) gilt folgende Formel:

$$\text{Gaskonzentration in Vol.-\%} \times 7 = \text{Partialdruck in mmHg}$$

Beispiel:

Sauerstoffgehalt der Raumluft: 21 Vol.-%

⇨ 21 × 7 = 147

⇨ Sauerstoffpartialdruck: 147 mmHg

In den Alveolen befindet sich aber auch das aus den Kapillaren diffundierte CO_2. Da nach dem Gesetz von Dalton die Summe der Partialdrücke konstant ist, muss zur Berechnung des alveolären O_2-Partialdrucks (PAO_2) auch noch der arterielle CO_2-Partialdruck ($PACO_2$) abgezogen werden. Der alveoläre CO_2-Partialdruck entspricht beim Lungengesunden unter Spontanatmung etwa dem arteriellen $PaCO_2$ und beträgt ca. 40 mmHg ($PACO_2 \approx PaCO_2$).

Der effektive alveoläre Sauerstoffpartialdruck (PAO_2) berechnet sich anhand der Alveolargasgleichung:

Formel

Alveolargasgleichung

$$PAO_2 = PIO_2\text{-}PaCO_2/RQ$$

$$PIO_2 = (Patm\text{-}PH_2O) \times FiO_2$$

Dabei gilt:

PAO_2	= Sauerstoffpartialdruck in den Alveolen
PIO_2	= Sauerstoffpartialdruck in der befeuchteten und erwärmten Inspirationsluft
Patm	= atmosphärischer Druck (760 mmHg auf Meeresniveau)
PH_2O	= Wasserdampfdruck bei Körpertemperatur von 37 °C (= 47 mmHg)
FiO_2	= Sauerstoffkonzentration der Inspirationsluft (= 21 Vol.-% bei Raumluft)
$PaCO_2$	= arterieller Kohlendioxidpartialdruck (= 40 mmHg unter Normoventilation)
RQ	= respiratorischer Quotient (≈ 0,8)

In den Alveolen wird der aufgenommene Sauerstoff nicht im Verhältnis 1:1 gegen das abzuatmende CO_2 ausgetauscht, sondern für 100 ml O_2 werden nur etwa 80 ml CO_2 abgeatmet (80 ml CO_2:100 ml O_2 = 0,8). Das Verhältnis von aufgenommenem Sauerstoff (VO_2) zur Kohlendioxidproduktion (VCO_2) wird als respiratorischer Quotient (RQ) bezeichnet. In der Alveolargasgleichung muss daher der $PaCO_2$ noch durch den RQ dividiert werden.

Hieraus ergibt sich für die klinische Praxis, dass einerseits

- eine alveoläre Hyperkapnie infolge Hypoventilation zu einer Abnahme des alveolären Sauerstoffpartialdrucks und in der Folge auch des arteriellen Sauerstoffpartialdrucks führt (⇨ Gesetz von Dalton)

  und andererseits eine
- Hyperventilation als Kompensationsmechanismus einer Hypoxämie zu einer Abnahme des al-

veolären Kohlendioxidpartialdrucks und in der Folge auch des arteriellen Kohlendioxidpartialdrucks führt.

Beispiele:

1. Alveolärer Sauerstoffpartialdruck (PAO_2) auf **Meeresniveau:** ⇨ Patm = 760 mmHg, PH_2O = 47 mmHg, $PaCO_2$ = 40 mmHg, RQ = 0,8

$$PIO_2 = (760\text{-}47) \times 0,21 \approx 150 \text{ mmHg}$$

$$PAO_2 = 150\text{-}(40/0,8) = 100 \text{ mmHg}$$

2. Alveolärer Sauerstoffpartialdruck (PAO_2) auf dem **Mont Blanc:** ⇨ Patm = 416 mmHg, PH_2O = 47 mmHg, RQ = 0,8
   a) $PaCO_2$ = 40 mmHg,
   b) $PaCO_2$ = 25 mmHg

$$PIO_2 = (416\text{-}47) \times 0,21 \approx 77,5 \text{ mmHg}$$

$$\text{a) } PAO_2 = 77,5\text{-}(40/0,8) = 27,5 \text{ mmHg}$$

Unter Normoventilation (hypothetisches Beispiel!) würde der PAO_2 nur mehr 27,5 mmHg betragen, dies entspricht einer schweren Hypoxämie. Die Hypoxämie führt jedoch durch physiologische Regelmechanismen zu einer kompensatorischen Steigerung der alveolären Ventilation (= kompensatorische Hyperventilation) infolge Stimulation des Atemzentrums (= hypoxämische Atemstimulation), wodurch der $PaCO_2$ gesenkt wird (vgl. Kap. 2.27).

$$\text{b) } PAO_2 = 77,5\text{-}(25/0,8) = 46 \text{ mmHg}$$

In unserem Zahlenbeispiel bewirkt die kompensatorische Hyperventilation eine Steigerung des PAO_2 von 27,5 auf 46 mmHg.

Info

Hyperventilation ist der wichtigste *Kompensationsmechanismus* zur Steigerung des alveolären Sauerstoffpartialdrucks (PAO_2) und zur Vermeidung einer Hypoxämie in großen Höhen.

3. Am **Mount Everest** würde der PAO_2 trotz einer kompensatorischen Hyperventilation mit einem ⇨ $PaCO_2$ von z. B. 15 mmHg nur mehr etwa 24 mmHg betragen!

$$\text{c) } PAO_2 = 42,6\text{-}(15/0,8) = 23,8 \text{ mmHg}$$

Die treibende Kraft für den Gasaustausch durch die „alveolokapilläre Membran" ist der *Partialdruckgradient* ΔP von Sauerstoff und Kohlendioxid zwischen Alveolen (PAO_2 bzw. $PACO_2$) und Lungenkapillaren (PvO_2 bzw. $PvCO_2$).

Beispiel:
Partialdruckgradient (= Partialdruckdifferenz) für Sauerstoff:

$$\Delta P = PAO_2 - PvO_2$$

$$\Delta P = 100 - 40 = 60 \text{ mmHg}$$

Aufgrund des physiologischen intrapulmonalen Rechts-Links-Shunts beträgt der arterielle Sauerstoffpartialdruck „nur" etwa 90 mmHg (vgl. Kap. 2.16).

▸ Tab. 2.1 gibt eine Zusammenfassung der Partialdrücke von Sauerstoff und Kohlendioxid in der Inspirations- und Exspirationsluft, der Alveolarluft sowie im arteriellen und venösen Blut. Aufgrund der besseren Löslichkeit von Kohlendioxid im Blut diffundiert Kohlendioxid bei einer Partialdruckdif-

Tab. 2.1 Partialdrücke von Sauerstoff und Kohlendioxid in der Inspirations- und Exspirationsluft, der Alveolarluft sowie im arteriellen und venösen Blut.

Gas	Inspirationsluft	Alveolarluft	Blut arteriell	Blut venös	Exspirationsluft
O_2 (mmHg)	150	100	90	40	115
CO_2 (mmHg)	0,3	40	40	45	30

ferenz von 6 mmHg etwa 2,5-mal schneller durch die alveolokapilläre Membran als Sauerstoff bei einer Partialdruckdifferenz von 60 mmHg.

2.7.3 Transmurale Druckdifferenz

Unter transmuraler Druckdifferenz (Ptm) versteht man die Differenz zwischen dem in einem Organ herrschenden Innendruck und dem Umgebungsdruck (► Abb. 2.5):

$$\text{Transmurale Druckdifferenz} = \text{Innendruck minus Außendruck}$$

Im Respirationstrakt sind verschiedene transmurale Druckdifferenzen wirksam, die durch folgende Drücke zustande kommen:

- Alveolardruck (= intrapulmonaler Druck)
- intrathorakaler Druck (= intrapleuraler Druck)
- atmosphärischer Druck (= Luftdruck)

In der Atemmechanik werden alle Drücke auf den atmosphärischen Druck bezogen, den man artifiziell gleich null setzt. Es gilt demnach:

$$\text{Atmosphärischer Druck} = \text{Barometerdruck} = \text{Nulldruck}$$

$$\text{positiver Druck} > \text{atmosphärischer Druck}$$

$$\text{negativer Druck} < \text{atmosphärischer Druck}$$

2.7.4 Alveolardruck (= intrapulmonaler Druck)

Der intrapulmonale Druck (= Alveolardruck [Palv]) ist der in den Alveolen herrschende Druck.

Unter maschineller Beatmung wird als Surrogatparameter (= Ersatzmessgröße) für den Alveolardruck unter volumenkontrollierter Beatmung der inspiratorische Plateaudruck (Pplat), unter druckkontrollierter Beatmung der Inspirationsdruck (Pinsp) genommen.

2.7.5 Intrapleuraler Druck (= intrathorakaler Druck)

Der Druck im Pleuraspalt (Ppl), d. h. zwischen der Pleura visceralis und der Pleura parietalis, wird als intrapleuraler (= intrathorakaler Druck) bezeichnet. Genau genommen handelt es sich um die *transthorakale Druckdifferenz*, definiert als die Differenz von intrapleuralem Druck (Ppl) minus dem atmosphärischen Druck (Patm). Der intrapleurale Druck ist negativ (subatmosphärisch) und schwankt unter ruhiger Spontanatmung zwischen –4 und –8 mbar.

Da der intrapleurale Druck (auch *Pleuraldruck* oder *Pleuradruck* genannt) direkt nur schwer messbar ist, wird als Maß für den Pleuraldruck der Druck im distalen Ösophagus (Peso) herangezogen, da Schwankungen des intrapleuralen Drucks direkt auf die schlaffe Ösophaguswand übertragen werden. Der *Ösophagusdruck* wird mit einer speziellen nasal eingeführten modifizierten Magensonde, in die ein aufblasbarer Ballon integriert ist, gemessen. Der Ballon wird zwischen dem unteren und mittleren Ösophagusdrittel platziert und für die Ösophagusdruckmessung – je nach Hersteller – mit einigen Millilitern Luft gefüllt. Die Ballonsonde kann auch zur gastralen Ernährung verwendet werden.

Ein Druckanschluss zur Messung des Ösophagusdrucks ist mittlerweile in den meisten Intensivrespiratoren verfügbar. Ösophagusdrucksonden sind kommerziell erhältlich (z. B. Nutrivent).

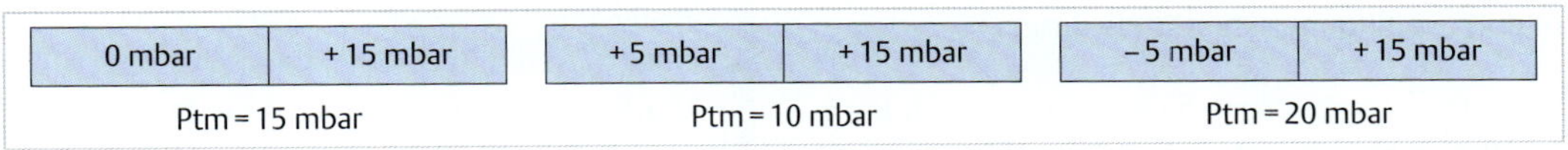

Abb. 2.5 Transmurale Druckdifferenz. Zahlenbeispiele für transmurale Druckdifferenzen anhand eines Zweikompartmentmodells.

2.7.6 Transpulmonaler Druck

Beim transpulmonalen Druck handelt es sich um eine Druckdifferenz (= transpulmonale Druckdifferenz = transalveoläre Druckdifferenz).

Der transpulmonale Druck (Ptp) ist demnach die Druckdifferenz zwischen Alveolardruck (Palv) und Intrapleuraldruck (Ppl) (▶ Abb. 2.6).

Formel

Transpulmonaler Druck

$$Ptp = Palv - Ppl$$

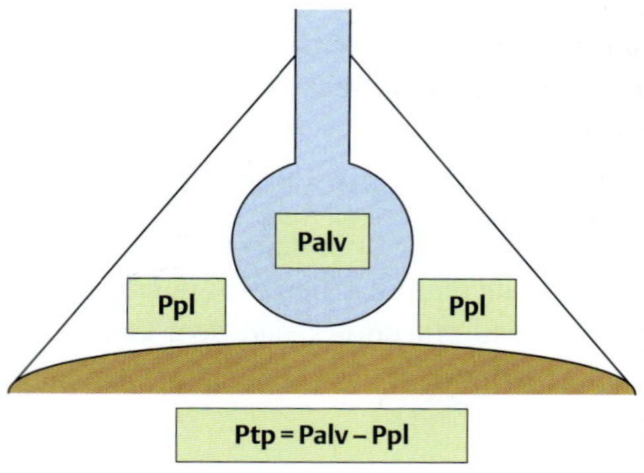

Abb. 2.6 Transpulmonaler Druck.

Die Höhe des transpulmonalen Drucks bestimmt das Füllvolumen und damit die Dehnung der Alveolen. Für das „Offenhalten" der Alveolen ist ein positiver transpulmonaler Druck notwendig. Wird der transpulmonale Druck negativ, kommt es zum Alveolarkollaps (Atelektasen).

Unter Spontanatmung und unter maschineller Beatmung gilt:

- während der Inspiration ⇨ Erhöhung des transpulmonalen Drucks
- während der Exspiration ⇨ Erniedrigung des transpulmonalen Drucks

Veränderungen des transpulmonalen Drucks können prinzipiell durch 2 Faktoren verursacht werden:

- Veränderungen des Alveolardrucks
- Veränderungen des intrapleuralen (intrathorakalen) Drucks

Eine intrapleurale (intrathorakale) Druckerhöhung infolge eines erhöhten intraabdominellen Drucks (z. B. Adipositas, Ileus, Aszites) führt zu einer Abnahme des transpulmonalen Drucks. Wird der transpulmonale Druck negativ, kommt es zur Ausbildung von Kompressionsatelektasen.

Der intrapleurale Druck hängt beim kritisch kranken Patienten von mehreren Faktoren ab:

- Körperlage
- Druckübertragung des Alveolardrucks auf den Pleuraraum
- Elastance der Lunge
- Elastance der Thoraxwand
- Gewicht der intrathorakalen Organe und der Thoraxwand
- intraabdomineller Druck

Für das Ausmaß der mechanischen Druckbelastung (= mechanischer Stress) auf die Alveolen und damit für die beatmungsinduzierte Lungenschädigung ist nicht der am Respirator eingestellte Plateaudruck (Inspirationsdruck) entscheidend, sondern der transpulmonale Druck(-gradient).

Info

Der **transpulmonale Druck** ist die entscheidende Druckgröße

- für das „Offenhalten" der Alveolen und
- für die mechanische Druckbelastung, die auf die Alveolen wirkt (= mechanischer Stress).

Merke

Der entscheidende Parameter für eine *beatmungsinduzierte Lungenschädigung (Baro-/Volutrauma)* ist nicht die Höhe des Inspirationsdrucks (Plateaudruck), sondern der *transpulmonale Druck*!

Unter maschineller Beatmung werden als Surrogatparameter für die Berechnung des inspiratorischen bzw. exspiratorischen Alveolardrucks der inspiratorische Plateaudruck (Pplat = Pinsp) bzw. der endexspiratorische Druck (PEEP), für den intrapleuralen Druck der Ösophagusdruck (Esophageal Pressure [Peso]) herangezogen.

Der Ösophagusdruck wird über einen kommerziell erhältlichen, nasal eingeführten Ballonkatheter (Drucksonde), der auch als Ernährungssonde fungiert, gemessen (► Abb. 2.7). Die Ösophagusdrucksonde kann an den Intensivrespirator, an ein „Stand alone-Gerät" (Optivent) oder an einen elektrischen Impedanztomografen (PulmoVista 500)

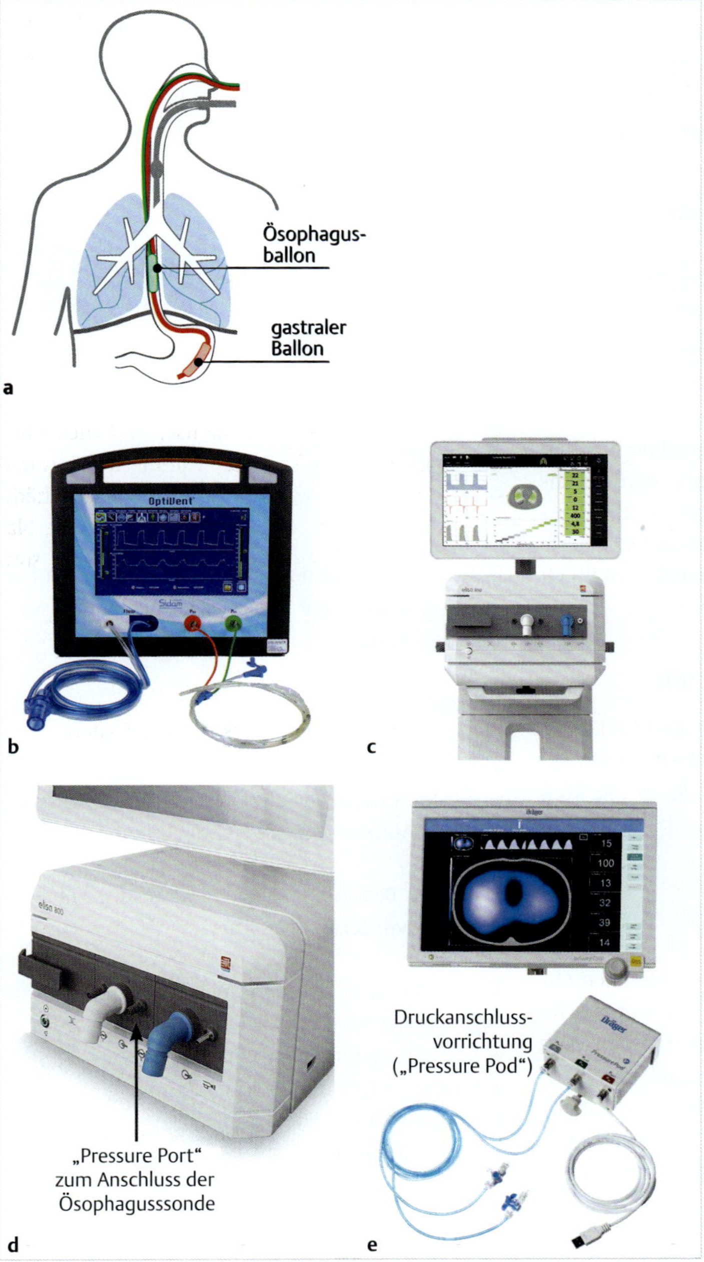

Abb. 2.7 Zwei-Ballon-Ösophagusdrucksonde. Prinzip und Anschlussmöglichkeiten.

- **a** Schematische Darstellung.
- **b** Stand-alone-Gerät: Optivent (Carl Reiner). (Quelle: Mit freundlicher Genehmigung der Carl Reiner GmbH)
- **c** Respirator: Elisa 800 (Löwenstein Medical). (Quelle: Mit freundlicher Genehmigung von Löwenstein Medical Austria GmbH)
- **d** Druckanschlussvorrichtung beim Respirator Elisa 800 – „Pressure Port". (Quelle: Mit freundlicher Genehmigung von Löwenstein Medical Austria GmbH)
- **e** Druckanschlussvorrichtung beim elektrischen Impedanztomograf PulmoVista 500 (Dräger Medical) – „Pressure Pod". (Quelle: Mit freundlicher Genehmigung von © Drägerwerk AG & Co. KGaA, Lübeck)

über eine Druckanschlussvorrichtung („Pressure Pod") angeschlossen werden.

2

Praxis

Transpulmonale Druckmessung unter maschineller Beatmung

Berechnung des endinspiratorischen transpulmonalen Drucks (Ptp*insp*):

$$Ptp_{insp} = P_{insp} - Peso_{insp}$$

Berechnung des endexspiratorischen transpulmonalen Drucks (Ptp*exp*):

$$Ptp_{exp} = PEEP - Peso_{exp}$$

Berechnung des transpulmonalen „Driving Pressure" (ΔPtp):

$$\Delta Ptp = Ptp_{insp} - Ptp_{exp}$$

Als Surrogatparameter für den intraabdominellen Druck (IAP = Intraabdominal Pressure) wird der intragastrale Druck (Pga = Gastric Pressure) herangezogen. Für die Messung des intragastralen Drucks sind 2-Ballon-Katheter kommerziell erhältlich (s. ▶ Abb. 2.7a).

2.7.7 Transthorakaler Druck

Der transthorakale Druck (Pth) ist die Druckdifferenz zwischen Intrapleuraldruck (= Pleuradruck) und dem atmosphärischen Druck. Er ist ein Maß für die Kraft der Atemmuskulatur.

$$Pth = Ppl - Patm$$

Da man in der klinischen Praxis ausschließlich mit Relativdrücken rechnet, kann der atmosphärische Druck in der Formel weggelassen werden. Der transthorakale Druck entspricht somit der Pleuradruckdifferenz (ΔPpl) während eines (augmentierten) Spontanatmungszyklus (ΔPpl = Ppl*exp* – Ppl*insp*) oder während eines mandatorischen Atemzyklus (ΔPpl = Ppl*insp* – Ppl*exp*).

Unter mandatorischer Beatmung ist der inspiratorische Pleuradruck immer höher als der exspiratorische Pleuradruck, unter Spontanatmung ist der exspiratorische Pleuradruck höher als der inspiratorische Pleuradruck.

2.7.8 Transrespiratorischer Druck

Der transrespiratorische Druck (Ptresp) ist die Druckdifferenz zwischen dem Druck im Alveolarraum (Palv) und dem atmosphärischem Druck (Patm). Er ist unter Spontanatmung bei der Inspiration negativ, bei der Exspiration positiv.

$$Ptresp = Palv - Patm$$

Merke

Atemwegsdrücke und Ösophagusdrücke sind immer Relativdrücke, d. h., diese Drücke werden immer auf den atmosphärischen Druck bezogen, welcher artifiziell auf 0 mbar gesetzt wird.

Daher kann der atmosphärische Druck in den Formeln, in denen eine Druckgröße vorkommt, weggelassen werden.

Beispiel:

- atmosphärischer Druck (Patm) = 760 mbar
- Atemwegsdruck (Paw) = 20 mbar
- absoluter Atemwegsdruck (Paw) = 780 mbar, relativer Atemwegsdruck (Paw) = 20 mbar

⇨ In der Beatmungsmedizin wird ausschließlich mit Relativdrücken gerechnet!

In der Medizin werden mehrere Einheiten für Druck verwendet. Für die Umrechnung gilt:

- 1 cmH_2O = 0,981 mbar = 98,1 Pa
- 1 mmHg = 1,33 mbar = 133,3 Pa
- 1 mbar = 100 Pa = 0,75 mmHg
- 1 kPa = 7,5 mmHg

2.7.9 Volumenmessbedingungen

Nach der Zustandsgleichung idealer Gase hängt das Volumen (V) eines Gases einerseits von der Anzahl der Gasmoleküle (n), andererseits von den Umgebungsbedingungen Druck (P) und Temperatur (T) ab. Zusätzlich wird das Gasvolumen vom Wasserdampfpartialdruck beeinflusst. Die Beziehung dieser Größen zueinander wird im „idealen Gasgesetz" beschrieben:

Formel

Zustandsgleichung „idealer Gase"

$$V = \frac{n \times T}{P} \times R$$

Die Konstante R ist eine Naturkonstante, die allgemeine Gaskonstante.

Um nun unter verschiedenen Bedingungen gemessene Atemgasvolumina vergleichbar zu machen, müssen die Gasvolumina auf Standardbedingungen, d. h. auf gleichen Druck, gleiche Temperatur und gleiche Feuchtigkeit (Wasserdampfsättigung), umgerechnet werden.

Man unterscheidet 3 definierte Volumenmessbedingungen:

1. **STPD-Bedingungen**
   (Standard Temperature Pressure Dry)

Darunter versteht man die physikalischen Normalbedingungen. Diese sind:

- Temperatur: 0 °C (= 273 Kelvin [K]),
  ⇨ 0 K = absoluter Nullpunkt = –273 °C
  ⇨ 373 K = Siedepunkt von Wasser = 100 °C
- atmosphärischer Druck (auf Meeresniveau): 760 mmHg (1013 mbar)
- Wasserdampfdruck (trockenes Gas): 0 mmHg

Merke

Temperatur in Kelvin (K) = Temperatur in °C + 273.

2. **ATPS-Bedingungen**
   (Ambient Temperature Pressure Saturated)

Darunter versteht man die aktuellen Messbedingungen außerhalb des Körpers unter Umgebungstemperatur, z. B. bei der Spirometrie. Diese sind:

- Umgebungstemperatur: 20 °C (= 293 K)
- aktueller Barometerdruck minus Wasserdampfdruck: P = Patm – 47 mmHg
- Wasserdampfdruck in der Lunge (100 % Wasserdampfsättigung bei 37 °C): 47 mmHg

3. **BTPS-Bedingungen**
   (Body Temperature Pressure Saturated)

Darunter versteht man die physiologischen Bedingungen in der Lunge. Diese sind:

- Temperatur: 37 °C (= 310 K)
- aktueller Barometerdruck minus Wasserdampfdruck: P = Patm – 47 mmHg
- Wasserdampfdruck in der Lunge (100 % Wasserdampfsättigung bei 37 °C): 47 mmHg

Die Ausatemluft eines Menschen hat unter physiologischen Bedingungen eine Temperatur von 37 °C und eine relative Luftfeuchtigkeit von 100 % (volle Wasserdampfsättigung). Der Wasserdampfdruck ist in einem Gasgemisch unabhängig vom Luftdruck, aber abhängig von der Temperatur. So beträgt der Wasserdampfdruck bei einer Körpertemperatur von 37 °C 47 mmHg (PH_2O = 47 mmHg).

Info

Der Wasserdampfdruck in der Lunge beträgt 47 mmHg bei einer Körpertemperatur von 37 °C.

Merke

Unter maschineller Beatmung wird das applizierte *Atemhubvolumen* vom Respirator so dosiert, dass es unter *BTPS-Bedingungen* in der Lunge wirksam wird, d. h., das am Respirator eingestellte Atemhubvolumen entspricht dem unter Körperbedingungen gemessenen Atemhubvolumen (bei 37 °C und 100 % relativer Feuchtigkeit).

Da mit abnehmender Temperatur das Volumen eines Gases ebenfalls abnimmt, gelten für die 3 Bedingungen folgende Größenbeziehungen in Bezug auf die Volumina:

Formel

Größenbeziehungen zwischen den Volumenmessbedingungen

$$V_{BTPS} > V_{ATPS} > V_{STPD}$$

2.7.10 Umrechnung zwischen den einzelnen Volumenmessbedingungen

Eine Umrechnung von Gasvolumina unter den einzelnen Volumenmessbedingungen erfolgt über die ideale Gasgleichung. Setzt man die STPD-Bedingungen und die BTPS-Bedingungen in die ideale Gasgleichung ein, erhält man:

$$V_{STPD} = \frac{n \times 273}{760} \times R$$

und

$$V_{ATPS} = \frac{n \times 293}{(760 - 47)} \times R$$

bzw.

$$V_{BTPS} = \frac{n \times 310}{(760 - 47)} \times R$$

Für die Umrechnung von STPD-Volumina in BTPS-Volumina gilt:

$$\frac{V_{STPD}}{V_{BTPS}} = \frac{273}{310} \times \frac{(Patm - 47)}{760}$$

d. h.,

$$V_{STPD} = V_{BTPS} \times \frac{273}{310} \times \frac{(Patm - 47)}{760}$$

Für die Umrechnung von ATPS-Volumina in BTPS-Volumina gilt:

$$\frac{V_{ATPS}}{V_{BTPS}} = \frac{293}{310} \times \frac{(Patm - 47)}{(Patm - 47)} = \frac{293}{310}$$

d. h.,

$$V_{ATPS} = V_{BTPS} \times \frac{293}{310} = V_{BTPS} \times 0,94$$

Beispiel 1:
Ein unter STPD-Bedingungen gemessenes Gasvolumen von 500 ml ergibt bei einem atmosphärischen Druck von 760 mmHg ein Gasvolumen von 605 ml unter BTPS-Bedingungen.

$$\frac{V_{BTPS}}{V_{STPD}} = \frac{310}{273} \times \frac{760}{(Patm - 47)}$$

$$V_{BTPS} = V_{STPD} \times \frac{310}{273} \times \frac{760}{(Patm - 47)}$$

$$V_{BTPS} = 500 \text{ ml} \times 1,21 = 605 \text{ ml}$$

Beispiel 2:
Bei einem atmosphärischen Druck von 760 mmHg ergibt ein unter Körperbedingungen gemessenes BTPS-Volumen von 500 ml ein STPD-Volumen von 415 ml.

$$\frac{V_{STPD}}{V_{BTPS}} = \frac{273}{310} \times \frac{(Patm - 47)}{760}$$

$$V_{STPD} = 500 \text{ ml} \times \frac{273}{310} \times \frac{(760 - 47)}{760}$$

$$V_{STPD} = 500 \text{ ml} \times 0,83 = 415 \text{ ml}$$

Beispiel 3:
Ein Gasvolumen von 500 ml unter ATPS-Bedingungen (Patm = 760 mbar) entspricht einem Gasvolumen von 530 ml unter BTPS-Bedingungen.

$$\frac{V_{BTPS}}{V_{ATPS}} = \frac{310}{293} \times \frac{(760 - 47)}{(760 - 47)} = 1,06$$

$$V_{BTPS} = V_{ATPS} \times 1,06$$

$$V_{BTPS} = 500 \times 1,06 = 530 \text{ ml}$$

Vereinfacht können zur Umrechnung folgende Korrekturfaktoren verwendet werden:

- von BTPS-Bedingungen ⇨ STPD-Bedingungen: Gasvolumen (BTPS) × 0,83
- von BTPS-Bedingungen ⇨ ATPS-Bedingungen: Gasvolumen (BTPS) × 0,94
- von ATPS-Bedingungen ⇨ BTPS-Bedingungen: Gasvolumen (ATPS) × 1,06
- von STPD-Bedingungen ⇨ BTPS-Bedingungen: Gasvolumen (STPD) × 1,21
- von ATPS-Bedingungen ⇨ STPD-Bedingungen: Gasvolumen (ATPS) × 0,89

2.8 Atemmechanische Größen

2.8.1 Physikalische Grundlagen

In der Atemphysiologie werden die mechanischen Eigenschaften des respiratorischen Systems durch einfache physikalische Modelle erklärt [1]. Das einfachste Modell des respiratorischen Systems besteht aus einer zylindrischen Röhre mit einem Strömungswiderstand R (R = Resistance) und einem elastischen Balg mit einer bestimmten Dehnbarkeit C (C = Compliance) (▶ Abb. 2.8). Um einen Gasfluss (Flow) durch ein Röhrensystem (z. B. Bronchialsys-

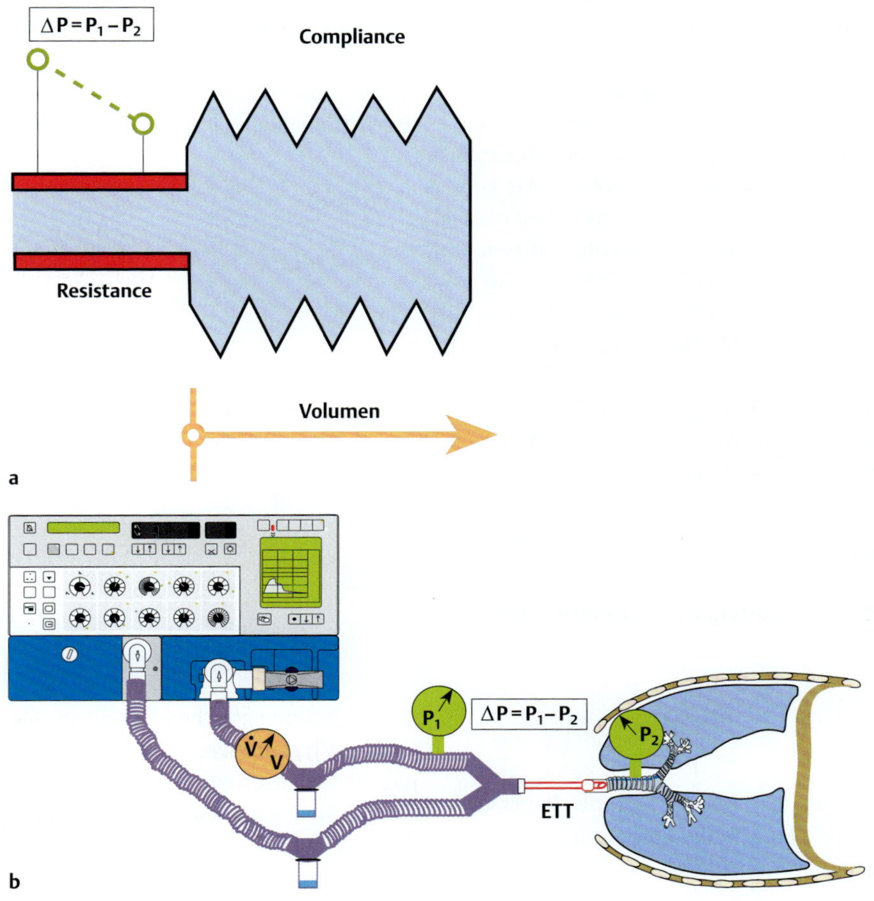

Abb. 2.8 Modell der Respiration. Physikalisches Modell des respiratorischen Systems.
a Das Modell besteht aus einer zylindrischen Röhre mit einer Resistance R und einem elastischen Balg mit einer Compliance C. Eine Druckdifferenz ΔP (P1 – P2) bewirkt eine Verschiebung von Gasvolumen (= Atemgastransport).
b Das respiratorische System wird durch ein Beatmungsgerät mechanisch beatmet. Die Messstellen für Gasfluss ($\dot{V}$), Volumen (V) und Atemwegsdruck (ΔP) liegen zwischen Beatmungsgerät und Patient. Der Endotrachealtubus (ETT) ist die Verbindung zwischen dem technischen Beatmungssystem und dem biologischen Gasaustauschsystem.

tem) zu erzeugen und aufrechtzuerhalten, ist eine treibende Druckdifferenz ΔP (P1 – P2) zwischen Anfang und Ende des Röhrensystems notwendig (s. ► Abb. 2.8). Damit ein Gasfluss ($\dot{V}$) in das System stattfinden kann, muss der Druckgradient ΔP 2 entgegengesetzte Drücke überwinden:

- den von der Röhre entgegengesetzten „resistiven" Druck (Pres) und
- den vom Balg entgegengesetzten „elastischen" Druck (Pelast).

Dieser Zusammenhang wird mathematisch durch die *Bewegungsgleichung* des respiratorischen Systems ausgedrückt, welche das statische und dynamische Verhalten der Lunge beschreibt. Diese Gleichung ist in der Atemphysiologie von zentraler Bedeutung und bildet die Basis für alle Verfahren der Atemmechanikanalysen. Damit Atemgas in die Lunge fließen kann, muss eine Druckdifferenz ΔP aufgebaut werden, wobei 2 entgegengesetzt wirkende Drücke (elastischer Druck [Pelast] und resistiver Druck [Pres]) überwunden werden müssen:

- Druck, um die Lunge zu dehnen, d. h., es muss der elastische Retraktionsdruck der Lunge überwunden werden (⇨ Überwindung der elastischen Widerstände),
- Druck, um die Strömungswiderstände in den Atemwegen zu überwinden (⇨ Überwindung der resistiven Widerstände).

Formel

Bewegungsgleichung des respiratorischen Systems

$$\text{(I)}\quad \Delta P = \text{Pelast} + \text{Pres}$$

Ausgehend von den Formeln für die Resistance (vgl. Kap. 2.8.2) und für die Compliance (vgl. Kap. 2.8.4) ergibt sich:

$$\text{(II)}\quad C = V/\Delta P \Rightarrow \Delta P\ (= \text{Pelast}) = V/C$$

$$R = \Delta P/\dot{V} \Rightarrow \Delta P\ (= \text{Pres}) = R \times \dot{V}$$

$$\text{(III)}\quad \Delta P = V/C + R \times \dot{V}$$

Die Atemmechanik des Patienten wird durch 2 Funktionsgrößen bestimmt:

- Resistance (= Maß für die Strömungswiderstände des respiratorischen Systems)
- Compliance (= Maß für die elastischen Eigenschaften des respiratorischen Systems)

2.8.2 Resistance – Maß für den Strömungswiderstand

Die *Resistance (R)* ist ein Maß für den Strömungswiderstand (Atemwegswiderstand) des respiratorischen Systems, der vom Luftstrom während der Inspiration und der Exspiration überwunden werden muss. Sie wird definiert als das Verhältnis der treibenden Druckdifferenz ΔP zwischen Atmosphäre und Alveolen und dem pro Zeiteinheit durchströmenden Atemgasvolumen (= Flow [$\dot{V}$]).

Formel

Resistance

$$R = \Delta P/\dot{V}\ (\text{mbar/l/s})$$

Die Resistance wird in *mbar/l/s* angegeben.

Definition

Resistance

Resistance = Druck-Flow-Beziehung

In der Beatmungstechnik wird der Atemgasfluss (= Flow [$\dot{V}$]) gemessen. Der Flow ist definiert als das pro Zeiteinheit strömende Atemgasvolumen und ist an allen Stellen des Röhrensystems gleich, während die Strömungsgeschwindigkeit vom Querschnitt des Röhrensystems abhängt. Dies hat zur Folge, dass die Flowmessung ortsunabhängig ist.

Beim gesunden Erwachsenen beträgt der bronchiale Strömungswiderstand *1–3 mbar/l/s.*

In der Intensivmedizin ist neben dem bronchialen Widerstand der Strömungswiderstand des Endotrachealtubus bzw. der Endotrachealkanüle von wesentlicher Bedeutung, da diese beim Lungengesunden das flusslimitierende Element darstellen.

Der Tubuswiderstand wird im Wesentlichen durch 2 Parameter bestimmt:

- Innendurchmesser (ID) des Tubus bzw. der Trachealkanüle
- Höhe des Atemgasflusses (Flow)

Nach dem *Hagen-Poiseuille-Gesetz* ist der Strömungswiderstand R umgekehrt proportional der 4. Potenz (!) des Radius r, d. h., der Widerstand steigt auf das 16-Fache bei Abnahme des Atemwegsdurchmessers auf die Hälfte:

Formel

Hagen-Poiseuille-Gesetz

$$R \approx 1/r^4$$

Der Strömungswiderstand ist direkt proportional zur *Länge* der Atemwege (⇨ 1. Potenz) und zur *Viskosität* des Atemgases. Die Länge des Endotrachealtubus bzw. der Trachealkanüle ist demnach von untergeordneter Bedeutung (Beispiele in ▶ Tab. 2.2).

Bei intubierten lungengesunden Patienten beträgt die inspiratorische Resistance demnach etwa 4–6 mbar/l/s.

Im Kindesalter sind aufgrund der anatomischen sowie physiologischen Besonderheiten der Atmungsorgane die Strömungswiderstände wesentlich höher (▶ Tab. 2.3).

Bei *obstruktiven Ventilationsstörungen* kann der Atemwegswiderstand auf das 10-Fache des Normalwerts ansteigen.

Bei *volumenkontrollierter Beatmung* (= flusskonstante Beatmung) errechnet sich die inspiratorische Resistance aus dem Quotienten der Druckdifferenz zwischen Spitzendruck (Pmax) und Plateaudruck (Pplat) und dem inspiratorischen Flow. Da beim lungengesunden Patienten der größte Anteil der Resistance auf den Endotrachealtubus entfällt, wird der vom Respirator gemessene Wert als *effektive Resistance* bezeichnet, da dieser Wert in keiner Weise eine Aussage über den tatsächlichen Atemwegswiderstand des Bronchialsystems macht. Die Werte der effektiven Resistance können demnach höchstens als Trendparameter verwendet werden.

Tab. 2.2 Strömungswiderstand und Tubusgröße.

Tubusgröße	R bei Flow 30 l/min	R bei Flow 60 l/min
ID 8 mm	≈ 4 mbar/l/s	≈ 6 mbar/l/s
ID 7 mm	≈ 6 mbar/l/s	≈ 9 mbar/l/s
ID 6 mm	≈ 12 mbar/l/s	≈ 20 mbar/l/s

Tab. 2.3 Normalwerte für die Resistance.

Lebensabschnitt	Strömungswiderstand
Neugeborene	30–50 mbar/l/s
Säuglinge	20–30 mbar/l/s
Kleinkinder	20 mbar/l/s
Schulkinder	1–3 mbar/l/s
Erwachsene	1–3 mbar/l/s

Formel

Effektive Resistance

$$\text{Reff} = \frac{\text{Spitzendruck} - \text{Plateaudruck (mbar)}}{\text{Flow (l/s)}}$$

Beispiel:

Inspiratorischer Spitzendruck: 23 mbar, inspiratorischer Plateaudruck: 20 mbar, inspiratorischer Flow: 30 l/min = 0,5 l/s

⇨ (23 – 20) : 0,5 = 6 mbar/l/s, Reff = 6 mbar/l/s

Das Hagen-Poiseuille-Gesetz gilt allerdings nur für *laminare Strömungen* (d. h., Luftmoleküle strömen geordnet, d. h. parallel), wie sie in den kleinen Atemwegen (Bronchiolen) auftreten. Bei laminaren Strömungen ist die Resistance konstant, d. h. unabhängig vom Atemgasfluss. Die Steilheit der Geraden R im Druck-Flow-Diagramm ist ein Maß für die Resistance (▶ Abb. 2.9a).

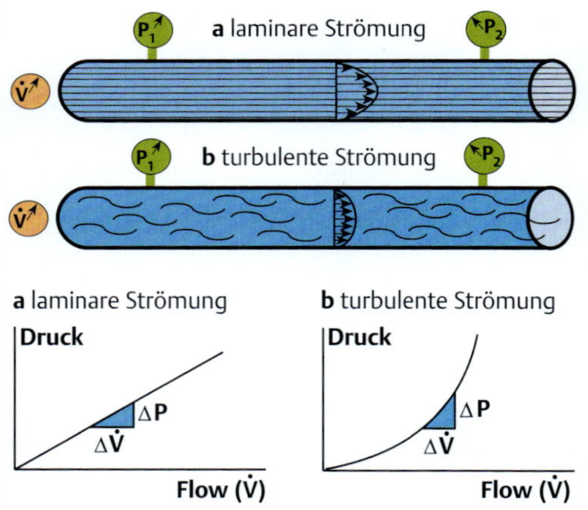

Abb. 2.9 Resistance. Druck-Flow-Diagramm bei laminarer und turbulenter Strömung.
a Laminare Strömung.
b Turbulente Strömung.

Bei *turbulenten Strömungen* (d. h., die Atemgasströmung erfolgt gänzlich ungerichtet mit auftretender Wirbelbildung), wie sie im Nasen-Rachen-Raum, in der Trachea und in den Bronchien auftritt, steigt der Strömungswiderstand zusätzlich mit dem Quadrat der Strömungsgeschwindigkeit (Flow) an [1], [2].

> **Merke**
>
> Bei *turbulenten Strömungen* steigt der Strömungswiderstand R mit dem Quadrat der Strömungsgeschwindigkeit $\dot{V}$ an.

Es gilt:

> **Info**
>
> R ist direkt proportional zu $\dot{V}^2$.

Im Druck-Flow-Diagramm steigt mit zunehmendem Atemgasfluss die Resistance exponentiell an (▶ Abb. 2.9b).

Der Wechsel von einer laminaren in eine turbulente Strömung erfolgt übergangslos (z. B. Teilungsstellen des Bronchialsystems, umschriebene Stenosen durch Schleimretention) und wird durch die sog. *„Reynolds-Zahl“ (Re)* festgelegt. Hierbei handelt es sich um eine dimensionslose Zahl, die sich aus der Strömungsgeschwindigkeit, dem Rohrdurchmesser und der Atemgasviskosität zusammensetzt. Ab einer Reynolds-Zahl von 2000 ist der Gasstrom turbulent (Re_{krit}) und bedeutet, dass die Trägheitskräfte die Reibungskräfte um den Faktor 2000 übersteigen [1].

Bei einem Endotrachealtubus mit einem Innendurchmesser (ID) von 8 mm ist ab einem konstanten Flow von 190 ml/s, entsprechend 11,4 l/min (= $\dot{V}krit$), die Reynolds-Zahl von 2000 bereits überschritten, sodass der überwiegende Teil des Atemhubvolumens mit turbulenter Strömung über den Endotrachealtubus appliziert wird [2].

Die *Ursachen* für einen erhöhten Atemwegswiderstand sind:

- Schleimhautschwellung – übermäßige Schleimsekretion (Hyperkrinie, Dyskrinie) ⇨ Bronchitis, Asthma bronchiale, Lungenödem
- Sekretretention (⇨ Bronchitis, Pneumonie, Lungenödem, Asthma bronchiale, Inhalationstrauma)
- Bronchospasmus (⇨ Asthma bronchiale, hyperreagibles Bronchialsystem, Aspiration, Pulmonalembolie)
- dynamische Atemwegskompression ⇨ Emphysem
- tumorbedingte Stenosen im Bronchialsystem
- Fremdkörperaspiration
- Endotrachealtubus/Trachealkanüle

2.8.3 Atemsynchrone Resistanceänderungen

Der Tracheobronchialbaum ist kein starres Röhrensystem. Da ab der 11.–13. Generation die Bronchien ihr stützendes Knorpelgerüst verlieren, können sie durch angreifende Kräfte stärker gedehnt oder verengt werden als die knorpelhaltigen Abschnitte des Bronchialsystems. Das Lumen der knorpelfreien Bronchiolen wird v. a. durch den elastischen Zug des umgebenden Lungengewebes offengehalten.

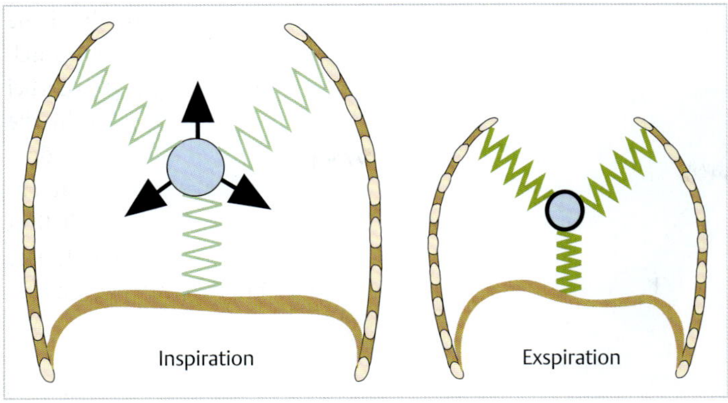

Abb. 2.10 Atemsynchrone Resistanceänderungen. Bronchiallumen in Abhängigkeit der Atemlage.

Für das Offenhalten der kleinen Atemwege sind 2 Faktoren ausschlaggebend:

- der elastische Retraktionsdruck der Lunge
- der intrapleurale Druck (= intrathorakale Druck = der auf die gesamte Lunge einschließlich der Atemwege wirkende Druck)

Bei der Inspiration nimmt durch Dehnung der elastischen Lungenfasern der elastische Retraktionsdruck zu (vergleichbar einer gespannten Feder). Die Bronchiolen werden durch den stärkeren radialen Zug gedehnt, der bronchiale Strömungswiderstand sinkt. Bei der Exspiration nimmt der elastische Retraktionsdruck ab, die Bronchiolen werden enger, der Strömungswiderstand steigt an (▸ Abb. 2.10).

Diese atemsynchronen Schwankungen des Strömungswiderstands sind die Ursache dafür, dass die Exspiration immer etwas länger dauert als die Inspiration. Daher ist bei obstruktiven Ventilationsstörungen die Exspiration immer stärker betroffen als die Inspiration. Dementsprechend wird die Exspiration verlängert und erschwert sein, exspiratorische Stenosegeräusche wie Giemen, Pfeifen oder Brummen können über den Lungen auskultiert werden.

Auch bei forcierter Exspiration kann es durch Anstieg des intrapleuralen Drucks auf über + 40 mbar zu einer *dynamischen Kompression* der kleinen Atemwege kommen. Diese besteht in einer Verengung (bis zum Verschluss) der Bronchiolen und tritt auf, wenn der intrapleurale Druck größer wird als der endobronchiale (intraluminale) Druck.

Während forcierter Ausatmung übersteigt der Alveolardruck den Intrapleuraldruck um den Wert des elastischen Retraktionsdrucks der Lunge.

Der Alveolardruck (Palv) ist die Summe aus intrapleuralem Druck (Ppl) und elastischem Retraktionsdruck der Lunge (Pelast).

$$\text{Palv} = \text{Ppl} + \text{Pelast}$$

Da innerhalb der Atemwege der intraluminale Druck oralwärts abnimmt, muss an einer bestimmten Stelle in den Atemwegen der endobronchiale Druck gleich dem intrapleuralen Druck sein *(= Equal Pressure Point)* (▸ Abb. 2.11). Bei großen Lungenvolumina liegt aufgrund der hohen elastischen Retraktionskraft und des niedrigen Atemwegswiderstands dieser Punkt im Bereich der relativ stabilen, knorpelhaltigen zentralen Atemwege. Da im Verlauf der Exspiration der elastische Retraktionsdruck abnimmt, wird daher auch der *Equal Pressure Point* mit zunehmender Exspirationsdauer distalwärts in die Lungenperipherie verlagert.

Umgekehrt begünstigt jede krankheitsbedingte Abnahme des elastischen Retraktionsdrucks (z. B. durch Rarefizierung des elastischen Fasergerüsts beim Lungenemphysem) eine dynamische Atemwegskompression durch Verlagerung des *Equal Pressure Point* in die Lungenperipherie.

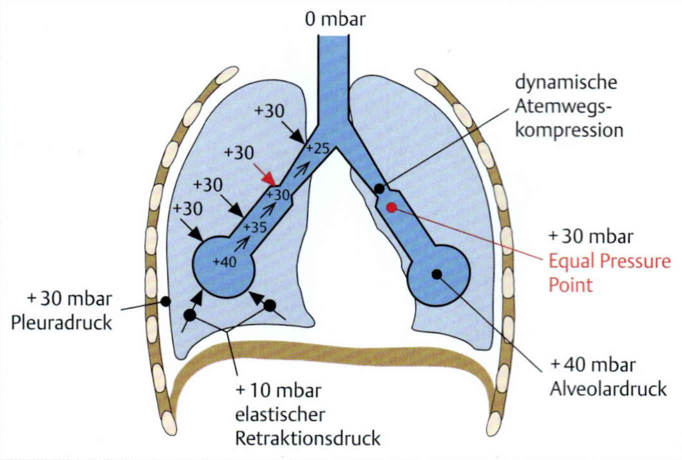

Abb. 2.11 Equal Pressure Point. Dynamische Atemwegskompression bei forcierter Exspiration (Zahlenbeispiel).

2.8.4 Compliance – Maß für die Lungendehnbarkeit

Die *Compliance (C)* ist ein Maß für die Dehnbarkeit der Lunge. Die elastischen Eigenschaften der Lunge sind von 2 Faktoren abhängig:

- vom elastischen Fasergerüst
- vom Surfactant

Die Compliance ist definiert als das Verhältnis von *Volumenänderung ΔV* zu der damit verbundenen *Druckänderung ΔP* (► Abb. 2.12 und ► Abb. 2.13).

Formel

Compliance

$$C = \frac{\Delta V\ (\text{ml})}{\Delta P\ (\text{mbar})}$$

Die Compliance wird in *ml/mbar* angegeben.

Info

Die Compliance beschreibt die druckbedingte Volumenänderung.

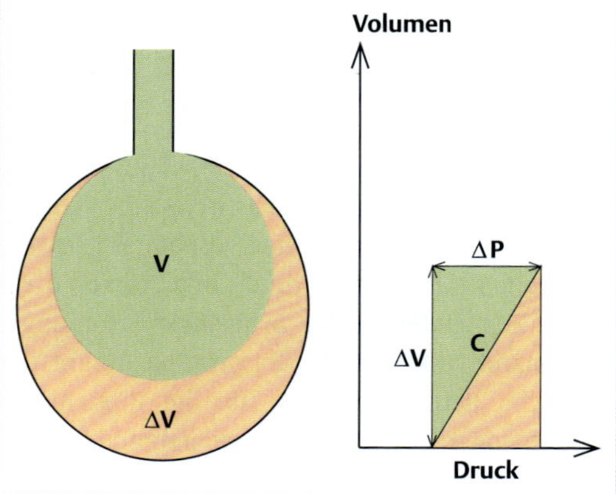

Abb. 2.12 Lungendehnbarkeit (Modell). Compliancemodell der Lunge. Die Compliance (C) ist ein Maß für die Dehnbarkeit der Lunge, vergleichbar mit der Dehnbarkeit eines Luftballons.

Wird in einen elastischen Körper, z. B. in einen Luftballon, der ein bestimmtes Volumen hat und unter gewissem Druck steht, zusätzlich Volumen hineingeblasen, so ändert sich das Volumen um den Wert ΔV und der Druck erhöht sich um den Wert ΔP. In der Atemphysiologie gilt als Volumenänderung das Atemzugvolumen bzw. Atemhubvolumen. Die Steilheit der Geraden C ist ein Maß für die Compliance. Je steiler die Gerade C, desto höher die Compliance (s. ► Abb. 2.12). Je geringer die Dehnbarkeit eines elastischen Körpers ist, umso mehr Druck muss für eine bestimmte Volumenänderung aufgebracht werden. Unter maschineller Beatmung muss demnach für die Applikation des

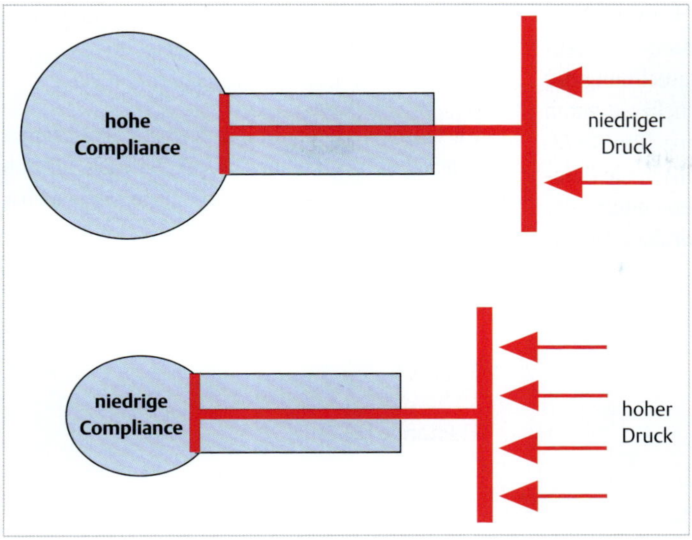

Abb. 2.13 Lungendehnbarkeit bei maschineller Beatmung. Compliancemodell der Lunge unter maschineller Beatmung.

gleichen Atemhubvolumens bei einer Lunge mit niedrigerer Compliance ein höherer Druck aufgebracht werden als bei einer Lunge mit höherer Compliance (s. ► Abb. 2.13).

> **Info**
>
> Je höher die Compliance ist, desto geringer ist der Druck bei einem bestimmten Füllvolumen.

Beispiel:
Steigt bei einem Atemhubvolumen von 500 ml (Volumenänderung ΔV = 500 ml) der Atemwegsdruck um 5 mbar (Druckänderung ΔP = 5 mbar), so beträgt die Compliance:

$$C = \frac{500\ \text{ml}}{5\ \text{mbar}} = 100\ \text{ml/mbar}$$

Die auf diese Weise berechnete Compliance enthält sowohl die Lungen- als auch die Thoraxcompliance *(= Gesamtcompliance)*, da gleichzeitig mit der Lungenfüllung auch der Thorax gedehnt wird. Thorax und Lunge können als 2 parallel geschaltete elastische Systeme aufgefasst werden.

> **Info**
>
> Die Gesamtcompliance (= Compliance des respiratorischen Systems [C_{RS}]) setzt sich zusammen aus der Compliance der Lunge und der des Thorax und beschreibt die elastischen Eigenschaften des gesamten Atemapparats.

Beim gesunden Erwachsenen beträgt die Compliance der Lunge 200 ml/mbar, die des Thorax ebenfalls 200 ml/mbar. Die Gesamtcompliance (C_{RS}) beträgt 100 ml/mbar, da sich bei parallel geschalteten Systemen die Reziprokwerte addieren *(Kirchhoff-Gesetz)*:

> **Formel**
>
> **Kirchhoff-Gesetz**
>
> $$\text{Gesamtcompliance} = \frac{1}{C_{RS}} = \frac{1}{C_{Lunge}} + \frac{1}{C_{Thorax}}$$

Für klinische Belange ist die Bestimmung der Compliance des respiratorischen Systems (C_{RS}) ausreichend.

Zur getrennten Bestimmung der Lungen- bzw. Thoraxwandcompliance ist die Messung des Pleuradrucks (Ppl) notwendig. Für die Berechnung der Lungencompliance wird für den Druckgradienten ΔP die transpulmonale Druckdifferenz [Ptp] (= Alveolardruck [Palv] – Pleuradruck [Ppl]) in die Complianceformel eingesetzt, für die Berechnung der Thoraxwandcompliance die transthorakale Druckdifferenz (= Pleuradruckdifferenz).

Formel

Compliance der Lunge (C_L)

$$C = \frac{\Delta V}{\Delta(Palv - Ppl)} = \frac{\Delta V}{\Delta(Ptp)}$$

Für die Messung der Lungencompliance ist die Messung des transpulmonalen Driving Pressure (ΔPtp) notwendig (vgl. Kap. 2.7.6). Da der Pleuradruck auf nicht-invasive Weise nicht direkt gemessen werden kann, wird als Maß für den Pleuradruck der Druck (Ppl) im unteren Drittel des Ösophagus (Peso) herangezogen, welcher mittels Ösophagusdrucksonde gemessen wird.

$$Ppl \approx Peso$$

$$\Delta Ptp = (P\mathit{insp} - Peso\mathit{insp}) - (PEEP - Peso\mathit{exp})$$

$$\Delta Ptp = Ptp\mathit{insp} - Ptp\mathit{exp}$$

Sind die Ösophagusdrücke bekannt, kann die Compliance der Thoraxwand (C_{TW}) nach folgender Formel berechnet werden:

Formel

Compliance der Thoraxwand (C_{TW})

$$C = \frac{\Delta V}{\Delta Ppl} = \frac{\Delta V}{\Delta Peso}$$

Die Compliance ist indirekt proportional dem *elastischen Retraktionsdruck* der Lunge:

$$C = 1/Pelast$$

Der Reziprokwert der Compliance wird als *Elastance E („Steifigkeit")* bezeichnet. Sie ist ein Maß für den elastischen Retraktionsdruck der Lunge, vergleichbar dem Dehnungswiderstand einer Feder.

Es gilt:

Formel

Elastance (E)

$$E = \frac{\Delta P\ (mbar)}{\Delta V\ (ml)}$$

Elastance der Lunge (E_L)

$$E = \frac{\Delta Ptp}{\Delta V}$$

Elastance der Thoraxwand (E_{TW})

$$E = \frac{\Delta Ppl}{\Delta V} = \frac{\Delta Peso}{\Delta V}$$

Sind die Ösophagusdrücke bekannt, kann die Elastance der Thoraxwand (E_{TW}) nach folgender Formel berechnet werden:

In der Praxis wird die Elastance in mbar/l angeben, d. h., der Quotient wird mit 1000 multipliziert.

Zahlenbeispiele:

Compliance: 100 ml/mbar ⇨ Elastance: 10 mbar/l
Compliance: 40 ml/mbar ⇨ Elastance: 25 mbar/l

Info

Die Elastance beschreibt die volumenbedingte Druckänderung.

Tab. 2.4 Normalwerte für Compliance: 1,5 ml/mbar/kg KG.

Lebensabschnitt	Compliance
Neugeborene	3–5 ml/mbar
Säuglinge	10–20 ml/mbar
Kleinkinder	20–40 ml/mbar
Erwachsene	100 ml/mbar

Die Dehnbarkeit der Lunge ist bei Neugeborenen sehr gering und nimmt erst mit steigendem Alter langsam zu (▶ Tab. 2.4). Deshalb erfolgt bei Neugeborenen, Säuglingen und Kleinkindern die Spontanatmung gegen eine erhöhte Resistance bei gleichzeitig erniedrigter Compliance (entsprechend einem erhöhten elastischen Retraktionsdruck).

Info

- Die Compliance eines lungengesunden Erwachsenen nimmt unter Allgemeinanästhesie um ca. 30–50 % ab.
- Beim akuten Lungenversagen (ARDS) beträgt die Compliance des respiratorischen Systems in Abhängigkeit vom Schweregrad zwischen 20 und 35 ml/mbar.

Einer Erniedrigung der Lungen- und Thoraxwandcompliance liegen folgende intra- und extrapulmonale *Ursachen* zugrunde:

1. Intrapulmonale Ursachen (⇨ pulmonale Compliance)
   - funktionelle Residualkapazität (FRC) erniedrigt
     ⇨ Atelektasen, Infiltrat, Pneumothorax
   - Dehnbarkeit des pulmonalen elastischen Fasergerüsts erniedrigt
     ⇨ Fibroproliferation
   - intrapulmonaler Flüssigkeitsgehalt erhöht
     ⇨ Transsudat (extravaskuläres Lungenwasser)
     ⇨ Exsudat (Entzündung)
   - Surfactant-Aktivität erniedrigt
     ⇨ Surfactant-Mangel und/oder Surfactant-Dysfunktion
2. Extrapulmonale Ursachen (⇨ thorakale Compliance erniedrigt)
   - erhöhter intrapleuraler Druck
     ⇨ Pleuraerguss, Hämatothorax
   - erhöhter intraabdomineller Druck (⇨ Zwerchfellhochstand)
     ⇨ Adipositas permagna, Ileus, Aszites, Peritonitis
   - Einschränkung der Thoraxwandbeweglichkeit
     ⇨ Kyphoskoliose

Demgegenüber ist beim Emphysem, bedingt durch den Substanzverlust an Lungenparenchym (und damit auch an elastischen Fasern), die Retraktionskraft der Lunge vermindert und damit die Compliance erhöht.

Eine erniedrigte Lungen- und Thoraxwandcompliance findet sich häufig bei *restriktiven Lungenerkrankungen*. Darunter versteht man Lungenerkrankungen, bei denen die gemessenen statischen Lungenvolumina (⇨ *Leitsymptom:* Abnahme der totalen Lungenkapazität [TLC]) vermindert sind.

Info

Je niedriger die Compliance des respiratorischen Systems, umso mehr Atemarbeit muss vom Patienten geleistet werden, um die elastischen Widerstände zu überwinden.

Krankheitsbilder, die mit einer Verminderung der Compliance einhergehen, sind in ▶ Tab. 2.5 zusammengefasst.

Statische Compliance

Unter volumenkontrollierter Beatmung mit konstantem inspiratorischem Atemgasfluss (Flow) errechnet sich die statische Compliance aus dem Quotienten des exspiratorisch gemessenen Atemhubvolumens und der Druckdifferenz zwischen endinspiratorischem Plateaudruck und endexspiratorischem Druck (PEEP):

Tab. 2.5 Krankheitsbilder, die mit einer Verminderung der Compliance einhergehen.

Erkrankungen des Lungenparenchyms	Surfactant-Funktionsstörung	Volumenverminderung (Thoraxraum)	Eingeschränkte Thoraxwandbeweglichkeit
• akutes Lungenversagen (ARDS) • Pneumonie • Aspiration • Lungenödem (kardiogen/nicht kardiogen) • Lungenfibrose	• akutes Lungenversagen (ARDS) • Atemnotsyndrom des Neugeborenen (RDS) • alveoläres Lungenödem • Aspiration	• Pleuraerguss • Hämatothorax • Pneumothorax • Zwerchfellhochstand infolge eines erhöhten intraabdominellen Drucks (Peritonitis, Ileus, Aszites)	• Kyphoskoliose

Formel

Statische Compliance

$$\text{Cstat.} = \frac{\text{exspiratorisches Atemhubvolumen (ml)}}{\text{Plateaudruck-PEEP (mbar)}}$$

Merke

- Unter volumenkontrollierter Beatmung ist der Plateaudruck ein Maß für die Compliance des respiratorischen Systems.
- Je höher der Plateaudruck, desto niedriger die Compliance des respiratorischen Systems.

Voraussetzung für die Berechnung der statischen Compliance ist, dass die Dauer des endinspiratorischen Plateaus ausreicht, um statische Verhältnisse für die Druckmessung herzustellen, d. h., Flow = 0 l/s. Um die statische Compliance exakt zu berechnen, sollte durch Okklusion von etwa 3–5 s kein Atemgas fließen (⇨ Wegfall der resistiven [flusslimitierenden] Komponenten [3]).

Info

Statische Compliance

Die Berechnung erfolgt unter No-Flow-Bedingungen, d. h., während der Messung fließt kein Atemgas.

Eine weitere Voraussetzung zur korrekten Messung der statischen Compliance ist das vollständige Fehlen jeglicher Muskeleigenaktivität (Spontanatmung) während der Messung, ein Zustand, der nur durch tiefe Sedierung und eventuelle zusätzliche Muskelrelaxierung erreicht werden kann.

Die statische Compliance beträgt bei intubierten lungengesunden Patienten zwischen 50 und 70 ml/mbar.

Beispiel:
Atemhubvolumen: 550 ml, Plateaudruck: 18 mbar, PEEP: 8 mbar
⇨ Cstat. = 550 : (18 – 8) = 55 ml/mbar

Dynamische Compliance

Da bei Beatmungsverfahren ohne endinspiratorische Plateauphase bzw. No-Flow-Phase statische Bedingungen, nämlich Flow = 0 l/s, nicht erfüllt werden, ist unter diesen Bedingungen lediglich die Berechnung der dynamischen Compliance *(Cdyn)* möglich. Die Messung der Compliance erfolgt unter den dynamischen Bedingungen der fortlaufenden Beatmung *(Ongoing Ventilation)* [4].

Unter volumenkontrollierter Beatmung kann die dynamische Compliance nach folgender Formel berechnet werden. Der Spitzendruck (Pmax) unter volumenkontrollierter Beatmung ist von der Höhe des inspiratorischen Flows sowie vom Atemwegswiderstand abhängig.

Formel

Dynamische Compliance (volumenkontrollierte Beatmung)

$$\text{Cdyn} = \frac{\text{exspiratorisches Atemhubvolumen (ml)}}{\text{Spitzendruck} - \text{PEEP (mbar)}}$$

Unter druckkontrollierter Beatmung wird als Druckänderung ΔP die Differenz aus Inspirationsdruck (Pinsp) und PEEP in die Formel eingesetzt.

Formel

Dynamische Compliance (druckkontrollierte Beatmung)

$$\text{Cdyn} = \frac{\text{exspiratorisches Atemhubvolumen (ml)}}{\text{Inspirationsdruck} - \text{PEEP (mbar)}}$$

Info

Dynamische Compliance
Die Berechnung der Compliance erfolgt unter fortlaufender Beatmung, d. h., während der Messung fließt Atemgas.

Bei der Interpretation der dynamischen Compliance muss betont werden, dass auch die resistiven (flussabhängigen) Widerstände miterfasst werden. Beim Lungengesunden sind statische und dynamische Compliance aufgrund der geringen flussabhängigen Widerstände und der homogenen Atemgasverteilung annähernd gleich. Bei Patienten mit Lungenerkrankungen besteht allerdings als Folge einer inhomogenen Atemgasverteilung *(kranke Lunge = Multikompartmentlunge)* eine deutliche Diskrepanz zwischen der statischen und der dynamischen Compliance (vgl. Kap. 2.17).

Bei obstruktiven Atemwegserkrankungen muss bei der Berechnung der Compliance auch ein eventuell intrinsischer PEEP (PEEPi) berücksichtigt werden (vgl. Kap. 10.2).

Unter volumenkontrollierter Beatmung sagt die Differenz aus dynamischer und statisches Compliance etwas über die Höhe der resistiven (flussabhängigen) Widerstände aus.

Effektive Compliance

Werden die Druck- und Volumenmessungen aus gerätetechnischen Gründen nicht tubusnah durchgeführt, sondern patientenfern im Respirator, wird nicht die statische Compliance, sondern die sog. effektive Compliance bestimmt. Sie umfasst zusätzlich die spezifische *innere Compliance (= Systemcompliance)* des Beatmungsgeräts und ist abhängig von der Dehnbarkeit der Beatmungsschläuche, vom Befeuchtungssystem und vom pneumatischen Teil des Respirators. Während der Inspiration führt der Beatmungsdruck zu einer Kompression des Atemgases im Beatmungssystem *(= kompressibles Volumen)*.

Die errechneten Werte erlauben daher keinesfalls eine Aussage über die tatsächliche Höhe der statischen Compliance von Lunge und Thorax, sondern können bestenfalls als *Verlaufsparameter* angesehen werden, sofern die externen Bedingungen, d. h. Respirator, Schlauch- und Befeuchtungssystem, nicht verändert werden [4].

Die Systemcompliance liegt je nach Dehnbarkeit der Beatmungsschläuche zwischen 0,5 und 3 ml/mbar, d. h., pro Millibar Druckanstieg gehen 0,5–3 ml an Atemhubvolumen (VT = Tidal Volume) im Schlauchsystem verloren.

Es gilt:

$$\text{VTeff} = \text{VTdel–Vkomp}$$

VTeff ist das dem Patienten tatsächlich zugeführte Volumen, VTdel das vom Respirator abgegebene *(„deliver")* Volumen und Vkomp das kompressible Volumen, bedingt durch die Dehnbarkeit des Schlauchsystems.

2

Zahlenbeispiele:
Für ein maschinelles Atemhubvolumen von 500 ml bei einer inneren Compliance der Beatmungsschläuche von 2 ml/mbar gilt:
Pinsp = 20 mbar ⇨ effektives Atemhubvolumen VTeff = 460 ml
Pinsp = 30 mbar ⇨ effektives Atemhubvolumen VTeff = 440 ml

Automatische Korrektur der Systemcompliance (= innere Compliance)

Funktionsprinzip

Bei Respiratoren ohne automatische Korrektur der inneren Compliance erhält der Patient immer etwas weniger Atemhubvolumen als am Respirator eingestellt. Ein Teil des Atemhubvolumens verbleibt im Schlauchsystem (= kompressibles Volumen, s. o.). Je höher die Compliance des Schlauchsystems, desto weniger Atemhubvolumen erhält der Patient. Bei Respiratoren mit Korrektur der Systemcompliance erhält der Patient das am Respirator eingestellte Atemhubvolumen unabhängig von der Compliance des Schlauchsystems.

Formel

Korrektur der Systemcompliance
„Patient gets what you set"

$$\text{Vdel} = \text{VT} + (\text{Csyst} \times \text{Pplat})$$

Dabei gilt:

- Vdel = tatsächlich vom Respirator abgegebenes Volumen *(Delivered Volume)*
- VT = eingestelltes Atemhubvolumen *(Tidal Volume)*
- Csyst = Systemcompliance (beim Hersteller zu erfragen)
- Pplat = Plateaudruck (gemessener Wert, da Freiheitsgrad unter volumenkontrollierter Beatmung)

Info

Die heutigen Generationen von Intensiv- und Narkoserespiratoren verfügen alle über eine automatische Korrektur der Systemcompliance (= innere Compliance).

Zahlenbeispiel 1 (Erwachsener):
Csyst = 3 ml/mbar, Pplat = 20 mbar (gemessen), VT = 500 ml (eingestellt)

$$\text{Vkomp} = \text{Csyst} \times \text{Pplat}$$

Vkomp = 3 × 20 = 60 ml
⇨ Das kompressible Volumen (Vkomp) in den Beatmungsschläuchen und im pneumatischen Teil des Respirators beträgt 60 ml.

$$\text{Vdel} = \text{VT} + \text{Vkomp}$$

Vdel = 500 + 60 = 560 ml
⇨ Das vom Respirator applizierte Atemgasvolumen (Vdel) beträgt 560 ml.

Zahlenbeispiel 2 (Kleinkind):
Csyst = 1,5 ml/mbar, Pplat = 10 mbar (gemessen), VT = 100 ml (eingestellt)

$$\text{Vkomp} = \text{Csyst} \times \text{Pplat}$$

Vkomp = 1,5 × 10 = 15 ml
⇨ Das kompressible Volumen (Vkomp) beträgt 15 ml.

$$\text{Vdel} = \text{VT} + \text{Vkomp}$$

Vdel = 100 + 15 = 115 ml
⇨ Das vom Respirator applizierte Atemgasvolumen (Vdel) beträgt 115 ml.

Je höher die Systemcompliance des Respirators, desto größer die Differenz zwischen eingestelltem und effektivem Atemhubvolumen.

Bei der heutigen Generation von Beatmungsschlauchsystemen für Erwachsene beträgt die Systemcompliance etwa 3–4 mbar, d. h., bei automatischer Korrektur der inneren Compliance des Beatmungssystems wird das Tidalvolumen um 3–4 ml pro Millibar Inspirationsdruck erhöht (vgl. Zahlenbeispiele).

Spezifische Compliance

Die Compliance der Lunge ist vom Lungenvolumen abhängig *(Volume Dependency)*. Sie ist im Bereich der funktionellen Residualkapazität (FRC), d. h. im Bereich der Ruheatmung, am größten.

Unter *spezifischer Compliance* versteht man die Compliance bezogen auf die funktionelle Residualkapazität (FRC).

Formel

Spezifische Compliance

Spezifische Compliance = Compliance/FRC

Die so ermittelte spezifische Compliance ist altersunabhängig und damit weitgehend unabhängig von der Größe der Lunge. Sie ist beim Säugling und Erwachsenen gleich.

Beispiel:
Bei Applikation von z. B. 500 ml Atemgasvolumen wird eine „kleine" Lunge (⇨ Kind) mehr gedehnt als eine große Lunge (⇨ Erwachsener) und ihre Elastizität wird mehr beansprucht. Daher ist auch der notwendige Druckgradient für die gleiche Volumenänderung größer.

Merke

- Die spezifische Compliance berücksichtigt die Volumenabhängigkeit der Compliance.
- Je kleiner das endexspiratorische Lungenvolumen (= FRC) ist, umso größer muss der Druckgradient für eine bestimmte Volumenänderung sein.
- Säuglinge und Kinder haben eine wesentlich niedrigere Compliance als Erwachsene.

Diese Gesetzmäßigkeiten haben nun eine wesentliche klinische Bedeutung bei der Beatmung von Patienten mit akutem Lungenversagen (ARDS). Die Höhe des Tidalvolumens (Atemhubvolumen) richtet sich nicht nur nach dem idealen Körpergewicht des Patienten, sondern auch nach dessen funktioneller Residualkapazität (FRC), d. h. nach dem funktionellen Lungenvolumen. Da bei ARDS-Patienten die FRC hochgradig erniedrigt ist, muss auch das Tidalvolumen an die FRC angepasst und dementsprechend klein gewählt werden *(Zielgröße: ≤ 6 ml/kg KG)*, um eine beatmungsinduzierte Lungenschädigung durch Überdehnung *(Volutrauma)* zu vermeiden (vgl. Kap. 10.1.2 unter „Konzept der lungenprotektiven Beatmung").

Lungendehnung (Strain) = Tidalvolumen/FRC

Druck-Volumen-Diagramm

Das *Druck-Volumen-Diagramm* beschreibt die Compliance von Lunge und Thorax unter statischen Bedingungen, d. h. unter No-Flow-Bedingungen (▶ Abb. 2.14). Man spricht auch von *Ruhedehnungskurve* oder *Relaxationskurve*. Aus diesem Diagramm kann abgeleitet werden, wie hoch der Atemwegsdruck bei einem bestimmten Lungenvolumen ist bzw. welcher Druckgradient (Druckamplitude) für eine bestimmte Volumenänderung aufgebracht werden muss.

Das Druck-Volumen-Diagramm hat einen *charakteristischen S-förmigen Verlauf*. Drei Abschnitte werden unterschieden [5]:

Flacher unterer Kurvenabschnitt

Ein zu geringes endexspiratorisches Lungenvolumen (LV*endexsp.*) führt zu einem endexspiratorischen Verschluss der kleinen Atemwege *(Airway Closure)* und zum Kollaps der nachgeschalteten Alveolarbezirke (Atelektasen). Bei jeder Inspiration muss zunächst der sog. *„Alveolaröffnungsdruck"* aufgebracht werden, um diese kollabierten Lungenareale (= Alveolarkompartimente) wieder zu öffnen.

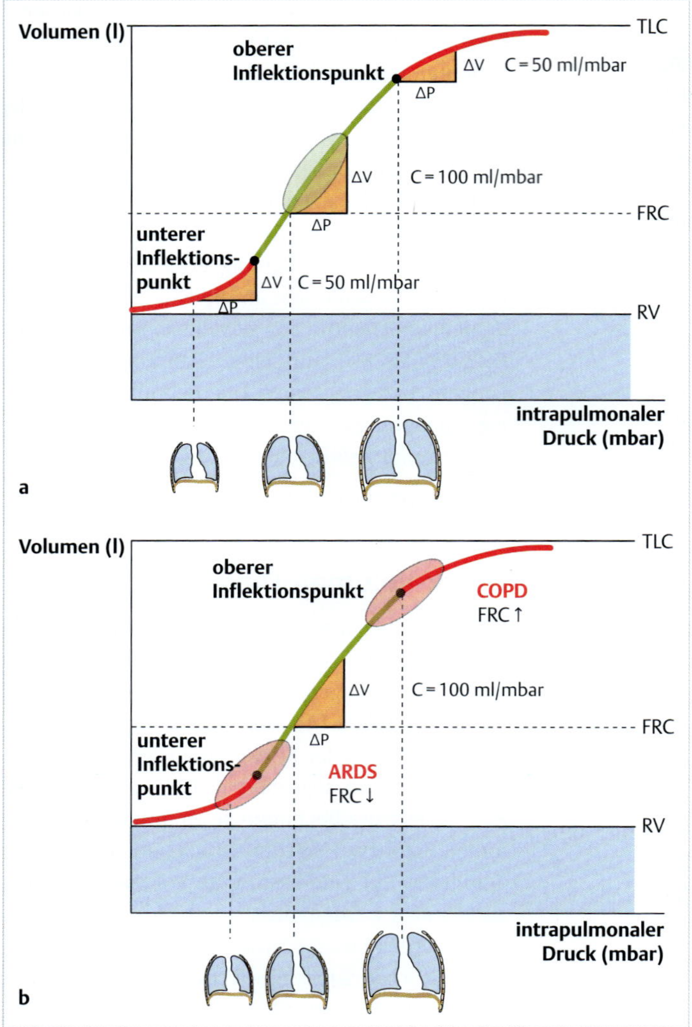

Abb. 2.14 Druck-Volumen-Diagramm.
a Schematische Darstellung der Atemschleife bei Lungengesunden (Ruheatmung).
b Schematische Darstellung der Atemschleife bei Patienten mit erhöhter und erniedrigter FRC.

Definition

- **Alveolaröffnungsdruck:** Druck, der aufgebracht werden muss, um endexspiratorisch kollabierte Alveolarkompartimente wieder zu eröffnen *(= „alveoläre Rekrutierung")*.
- **Alveolarverschlussdruck:** Druck, bei welchem Alveolarkompartimente endexspiratorisch kollabieren.

Merke

Der *Alveolaröffnungsdruck* ist aufgrund des Laplace-Gesetzes immer *höher* als der *Alveolarverschlussdruck*.

Bei zu niedrigem endexspiratorischem Lungenvolumen wird durch Anwendung eines positiv endexspiratorischen Drucks (PEEP) die Atemschleife (= Volumen-Druck-Verlauf während eines Atemzyklus) wieder in den steilen Teil der Druck-Volumen-Kurve mit besserer Compliance angehoben.

Mittlerer steiler (linearer) Kurvenabschnitt

In diesem Kurvenabschnitt ist die Atemarbeit am geringsten, die maximale Steigung ergibt die maximale statische Compliance.

Die Compliance hängt demnach vom Lungenvolumen ab, sie ist im Bereich der normalen funktionellen Residualkapazität (≈ 2,5–3 l beim Erwachsenen) am größten (vgl. Kap. 2.19). Beim Lungengesunden erfolgt die ruhige Spontanatmung im linearen Teil der Druck-Volumen-Kurve (s. ▸ Abb. 2.14a). Bei einer Senkung bzw. Erhöhung der FRC auf 2 bzw. 5 l ist die Compliance nur noch halb so groß, d. h., zur Applikation gleicher Atemvolumina benötigt man doppelt so große Druckgradienten (s. ▸ Abb. 2.14b).

Merke

Beim Lungengesunden erfolgt die ruhige Spontanatmung im linearen Teil der Druck-Volumen-Kurve.

Flacher oberer Kurvenabschnitt

Dieser Kurventeil weist auf die maximale Alveolardehnbarkeit hin. Eine weitere Druckzunahme führt zu keiner weiteren Volumenzunahme. Überdehnung der Alveolarsepten verbunden mit einem Elastizitätsverlust ist die Folge. Es besteht die Gefahr der strukturellen Schädigung der Alveolen *(Baro-/Volutrauma)* und einer Abnahme der Perfusion durch Kapillarkompression.

Um das gleiche Tidalvolumen (ΔV) zu generieren, muss im flachen Teil der Druck-Volumen-Kurve ein höherer Druckgradient (ΔP) als im steilen Teil aufgebaut werden.

Merke

Die *Atemarbeit* ist daher im steilen (linearen) Teil des Druck-Volumen-Diagramms wesentlich geringer als außerhalb der beiden Inflektionspunkte.

Die beiden Wendepunkte der Kurve werden auch als *„Inflektionspunkte“ (Inflection Points)* bezeichnet. Der untere Inflektionspunkt liegt im Bereich des Verschlussvolumens *(Closing Volume)* (vgl. Kap. 2.19).

Die Verschlusskapazität *(Closing Capacity)* ist die Summe aus Verschlussvolumen und Residualvolumen und liegt beim Lungengesunden unterhalb der funktionellen Residualkapazität (FRC), sodass es endexspiratorisch zu keinem Verschluss der kleinen Atemwege kommt.

Info

Beim Lungengesunden liegt die funktionelle Residualkapazität (FRC) oberhalb der Verschlusskapazität (Closing Capacity [CC]).

funktionelle Residualkapazität (FRC)
> Verschlusskapazität (CC)

Merke

Bei der maschinellen Beatmung sollen die Beatmungsparameter *Inspirationsdruck (Pinsp)* und *PEEP* so eingestellt werden, dass sich das endinspiratorische und das endexspiratorische Volumen (L*Vendinsp.* und L*Vendexsp.*) im *linearen (steilen) Teil der Druck-Volumen-Kurve* befinden *(= Safety Window)*.

Ermittlung der quasistatischen Compliance des respiratorischen Systems unter maschineller Beatmung

Manche Intensivrespiratoren ermöglichen die Messung einer quasistatischen Compliance. Bei diesem Messmanöver wird unter annähernd statischen Bedingungen (= „quasistatisch“), d. h. mit einem sehr niedrigen konstanten Flow von 4–6 l/min, Atemgas appliziert und der Atemwegsdruck gemessen. Unter diesem niedrigen konstanten Flow können die viskösen (resistiven) Widerstände des respiratorischen Systems praktisch vernachlässigt werden, sodass nur noch die elastischen Eigenschaften von Lunge und Thorax die Druck-Volumen-Beziehung bestimmen. Am Respiratordisplay erscheint das Druck-Volumen-Diagramm, sodass nun mittels Cursor der untere und der obere Inflektionspunkt ermittelt werden können (vgl. Kap. 10.1.2 unter „Berechnung der Inflektionspunkte“ und unter „Niedrigflussmessmanöver zur PEEP-Optimierung“).

2.8.5 Atemarbeit

Arbeit (*Work* [W]) ist physikalisch definiert als Kraft mal Weg.

$$\text{Arbeit} = \text{Kraft} \times \text{Weg}$$

Druck (*Pressure* [P]) ist physikalisch definiert als Kraft (*Force* [F]), die auf eine Fläche (*Area* [A]) einwirkt.

$$\text{Druck} = \text{Kraft}/\text{Fläche}$$

Aus der Formel kann nun die Kraft berechnet werden:

$$\text{Kraft} = \text{Druck} \times \text{Fläche}$$

Atemphysiologisch kann die *Atemarbeit* als Produkt von Druck mal Volumen definiert werden:

$$\text{Atemarbeit} = \text{Druck} \times \text{Fläche} \times \text{Weg}$$

Fläche mal Weg ergibt eine Volumendimension, sodass gilt:

Formel

Atemarbeit (Work of Breathing [WOB])

$$\text{Atemarbeit} = \text{Druck} \times \text{Volumen}$$

Der Druck wird in mbar, das Volumen in ml angegeben.

Die Atemarbeit (WOB) ist demnach das Produkt aus transpulmonalem Druck (Ptp) mal Volumenänderung (dV) [4]. Der transpulmonale Druck ist die Differenz zwischen intrapulmonalem Druck und intrapleuralem Druck. Vereinfacht wird für klinische Belange der transpulmonale Druck aus der Differenz zwischen dem Atemwegsdruck (Paw) und dem Ösophagusdruck (Peso) errechnet. Die Volumenänderung ΔV entspricht dem Tidalvolumen.

$$\text{WOB} = \int \text{Ptp} \times \Delta V \text{ (Joule)}$$

$\int$ = Flächenintegral

Die Atemarbeit (WOB) wird in *Joule (J)* angegeben und bezieht sich immer auf einen Atemzug. Da das Tidalvolumen nicht konstant ist (⇨ Variabilität des Atemmusters durch z. B. körperliche Anstrengung, Stress, Schmerzen, Fieber), wird im Allgemeinen die Atemarbeit pro Liter ventiliertes Atemgasvolumen angegeben (= *spezifische Atemarbeit* in J/l).

Normalwerte für die Atemarbeit (WOB):
- Ruheatmung: ≈ 0,25 J/Atemzug ≈ 0,5 J/l
- forcierte Atmung: ≈ 1,0 J/Atemzug ≈ 1 J/l

Wird die Atemarbeit (WOB) über die Zeit (t) bestimmt, so erfüllt sie physikalisch die Definition der „Leistung“. Die *Atemleistung* (W_L) wird demnach definiert durch den Quotienten aus Atemarbeit (WOB) pro Zeiteinheit (dt). Die Atemleistung errechnet sich aus dem Produkt aus Atemarbeit mal Atemfrequenz, die spezifische Atemleistung aus dem Produkt aus spezifischer Atemarbeit mal Atemminutenvolumen. Die Atemleistung wird in Joule pro Minute (J/min) angegeben.

$$W_L = \frac{\int(\text{Ptp} \times \Delta V)}{\Delta t} \text{ (J/min)}$$

Normalwerte für die Atemleistung (W_L):
- Ruheatmung ≈ 3–6 J/min

Eine Atemleistung größer als 15 J/min gilt als kritische Grenze, jenseits derer Patienten eine maschinelle Atemhilfe benötigen [6].

Unter Spontanatmung gliedert sich die Atemarbeit in 2 Komponenten:

- *Elastische Atemarbeit* – zur Überwindung von elastischen Widerständen, d. h. zur Überwindung der Elastance bzw. des elastischen Retraktionsdrucks der Lunge (≈ 75 % der Atemarbeit).

Info

Je „steifer" die Lunge, desto mehr elastische Arbeit muss aufgebracht werden.

Die *Atemarbeit* gegen elastische Widerstände wächst mit dem *Quadrat des Atemhubvolumens.*

- *Resistive Atemarbeit* – zur Überwindung von resistiven (viskösen) Widerständen, d. h. zur Überwindung der Strömungswiderstände in den Atemwegen (≈ 25 % der Atemarbeit).

Info

Je „enger" die Atemwege, desto mehr resistive Atemarbeit muss aufgebracht werden.

Die *Atemarbeit* gegen Strömungswiderstände ist proportional der *Atemstromstärke (Flow).* Die Atemstromstärke erhöht sich mit steigender Atemfrequenz.

Die direkte Messung der Atemarbeit (WOB) erfolgt als Druck-Volumen-Arbeit, wobei die *Fläche* im Druck-Volumen-Diagramm *(= „Campbell-Diagramm")* ein Maß für die zu leistende Atemarbeit ist (▶ Abb. 2.15).

▶ Abb. 2.15a zeigt die *dynamische Druck-Volumen-Beziehung* bei ruhiger Inspiration (AXB) und ruhiger Exspiration (BYA). Auf der Ordinate ist das Atemzugvolumen, auf der Abszisse der intrapleurale Druck aufgetragen.

Bei A (= exspiratorische Atemruhelage) sind keine druckerzeugenden Muskelkräfte wirksam. Die Steilheit der Geraden AB in der Druck-Volumen-Schleife entspricht der *dynamischen Compliance (C).*

Die *grüne Fläche* stellt die Arbeit dar, die gegen Strömungswiderstände geleistet werden muss (= resistive Atemarbeit). Die *orangefarbene Fläche* zeigt die Arbeit zur Überwindung der Compliance (= elastische Arbeit).

Die Ausatmung bei Ruheatmung erfolgt passiv, denn die Atemarbeit zur Überwindung des exspiratorischen Strömungswiderstands (Fläche ABC) wird von den bei der Inspiration gedehnten elastischen Fasern übernommen (⇨ elastischer Retraktionsdruck).

Dementsprechend wird bei *obstruktiven Ventilationsstörungen* mehr Atemarbeit zur Überwindung der Strömungswiderstände benötigt *(= resistive Atemarbeit)*: Zunahme der grünen Fläche (s. ▶ Abb. 2.15b).

Info

- Die *Breite* der *Druck-Volumen-Schleife* ist ein Maß für die *Resistance* des respiratorischen Systems.
- Je breiter („bauchiger") die Druck-Volumen-Schleife ist, desto mehr resistive Atemarbeit muss geleistet werden.

Bei *restriktiven Ventilationsstörungen* ist dagegen mehr *elastische Atemarbeit* erforderlich: Zunahme der orangefarbenen Fläche (ABC). Die zur Überwindung der Strömungswiderstände erforderliche Fläche ist unverändert (s. ▶ Abb. 2.15c).

Info

- Die *Steigung der Geraden c* zwischen den Punkten A und B ist ein *Maß für die Compliance* des respiratorischen Systems.
- Je flacher die Gerade c zwischen den Punkten A und B, desto niedriger ist die Compliance des respiratorischen Systems und desto mehr *elastische Atemarbeit* muss geleistet werden.

Unter physiologischen Bedingungen wird nur die inspiratorische Atemarbeit berechnet, da unter ruhiger Spontanatmung die Exspiration passiv erfolgt. Diese Annahme ist jedoch unter pathologischen Bedingungen (z. B. exspiratorisch wirksame Obstruktion oder bei forcierter Exspiration) nicht mehr gültig.

Die Messung der mechanischen Atemarbeit *(Work of Breathing [WOB])* erfasst nur die *„volumenbewegende" Atemarbeit* – die sog. *„isometrische" Atem-*

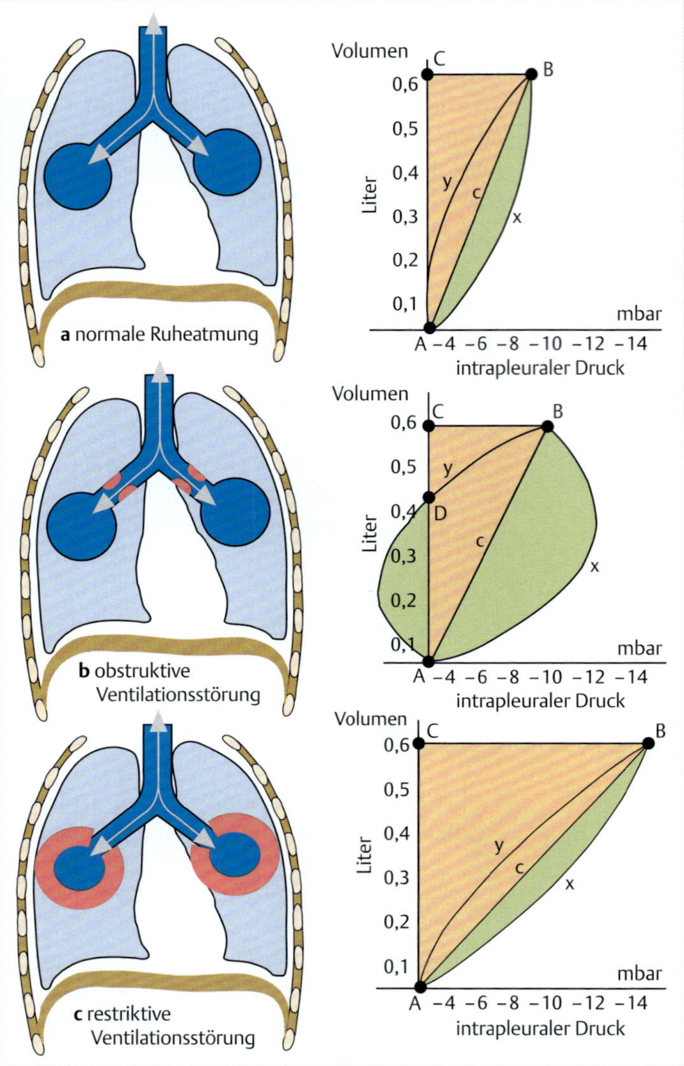

Abb. 2.15 Campbell-Diagramm. Dynamische Druck-Volumen-Beziehung und Atemarbeit.
a Normale Ruheatmung.
b Obstruktive Ventilationsstörung.
c Restriktive Ventilationsstörung.

arbeit (= aufzubringende Atemarbeit bei gleichem Lungenvolumen) geht in die Berechnung nicht ein. Darunter versteht man die vom Patienten erzeugte Druckdifferenz, die durch isovolumetrische Muskelkontraktion entsteht.

Es ist zu bedenken, dass gerade die isometrische Atemarbeit bei *obstruktiven Ventilationsstörungen* zur Überwindung eines *„intrinsischen PEEP"* einen wesentlichen Anteil der Gesamtatemarbeit ausmacht (vgl. Kap. 10.2).

Info

Bei *COPD-Patienten* führt die Messung der mechanischen Atemarbeit *(Work of Breathing [WOB])* zu einer Unterschätzung der Belastung der Atempumpe, da die isometrische Atemarbeit nicht miterfasst wird.

In der Intensivmedizin ist für eine Steigerung der Atemarbeit noch eine weitere Ursache von Bedeutung: Während unter kontrollierter Beatmung die gesamte Atemarbeit vom Respirator geleistet wird, wird die Atemarbeit bei augmentierenden Atemhilfen (z. B. PSV/ASB, CPAP) durch den Strömungswiderstand des Endotrachealtubus und des Schlauchsystems sowie durch die Demand-Ventile des Respirators erhöht *(= systembedingte oder zusätzliche Atemarbeit)*.

Die *„Gesamtatemarbeit"* eines intubierten Patienten setzt sich somit aus folgenden Komponenten zusammen:

- *volumenbewegende Atemarbeit* zur Überwindung der elastischen und resistiven Widerstände = *elastische und resistive Atemarbeit*
- *isometrische Atemarbeit* zur Überwindung eines intrinsischen PEEP bei obstruktiven Ventilationsstörungen
- *systembedingte Atemarbeit* zur Überwindung der tubusbedingten und ventilbedingten Atemarbeit

Gerade im Rahmen der Respiratorentwöhnung (Weaning) sind diese einzelnen Komponenten der Gesamtatemarbeit von entscheidender klinischer Bedeutung, da jeder dieser Faktoren Ursache für eine Erschöpfung der Atemmuskulatur mit konsekutivem Weaning-Versagen sein kann (vgl. Kap. 5).

Unter Ruhebedingungen beträgt der *O_2-Verbrauch der Atemmuskulatur (VO_2resp)* etwa 3–5 ml/min, dies entspricht 1–2 % des Gesamt-O_2-Verbrauchs. Bei vertiefter und beschleunigter Atmung kann die Atemarbeit auf ein Vielfaches des Normalwerts ansteigen und bis zu 20 % des Gesamt-O_2-Verbrauchs betragen (⇨ exponentieller Anstieg von VO_2resp unter Belastung). So kann bei schwerer COPD der O_2-Verbrauch für die Atemarbeit so hoch werden, dass die O_2-Versorgung des übrigen Organismus gefährdet wird. Die erforderliche Atemarbeit wird zum limitierenden Faktor für die körperliche Leistungsfähigkeit. Übersteigt der Energiebedarf das Energieangebot, so entsteht eine metabolische Mangelsituation, die zur Ermüdung der Atemmuskulatur *(Respiratory Muscle Fatigue)* führt. Die Atemmuskulatur ist nicht mehr in der Lage, die Pumpleistung für eine ausreichende alveoläre Ventilation zu erbringen. Die Folge ist ein *pulmonales Atempumpversagen*, das sich in der Blutgasanalyse als *pulmonale Globalinsuffizienz* mit Hypoxämie und Hyperkapnie zeigt.

Formel

O_2-Verbrauch der Atemmuskulatur

In Ruhe:	5 ml/min ⇨ entspricht etwa 1–2 % des Gesamt-O_2-Verbrauchs.
Bei Belastung:	pro Liter Anstieg des Atemminutenvolumens (AMV) ⇨ Anstieg des O_2-Verbrauchs um 1 ml/min.

Der Begriff *Atemarbeit* kann demnach unter 2 verschiedenen Gesichtspunkten betrachtet werden:

- Als *mechanische Atemarbeit (= physikalische Atemarbeit)*, die in Abhängigkeit von der Beatmungsform in unterschiedlichem Ausmaß vom Patienten und vom Respirator geleistet wird.
- Als respiratorischer Anteil am Gesamtenergieverbrauch *(= Oxygen Cost of Breathing = biologische Atemarbeit)*, wobei der tatsächliche energetische Aufwand der Atempumpe z. B. infolge isometrischer Atemarbeit wesentlich höher sein kann als die extern messbare Atemarbeit.
  Unter *Oxygen Cost of Breathing* versteht man die Differenz des O_2-Verbrauchs zwischen kontrollierter Beatmung und Spontanatmung, welche mittels indirekter Kalorimetrie gemessen werden kann.

Der entscheidende Nachteil der Messung der mechanischen Atemarbeit besteht darin, dass nur die „volumenbewegende" Atemarbeit, nicht jedoch die isometrische und die systembedingte Atemarbeit in die Berechnung eingehen. Aus diesem Grund hat sich die Berechnung der Atemarbeit auch als schlechter „Weaning-Predictor" erwiesen (vgl. Kap. 5).

Als Maß für die Anstrengung der Atemmuskulatur liefert das *Druck-Zeit-Produkt (Pressure Time Product [PTP])* zuverlässigere Ergebnisse, da in diese Messung auch die *„nicht volumenbewegende Atemarbeit"* (= isometrische Atemarbeit) eingeht. Im Gegensatz zur „volumenbewegenden" Atemarbeit (WOB – *Work of Breathing*), welche eine Volumen-Druck-Arbeit darstellt, handelt es sich beim Druck-Zeit-Produkt um eine Druck-Zeit-Arbeit. Die betrachtete Fläche ist dabei nicht mehr zwischen dem Volumen V (y-Achse) und dem Druck P (x-Achse) aufgetragen, sondern zwischen dem Druck P (y-Achse) und der Zeit s (x-Achse) (▶ Abb. 2.16). Die isovolumetrische Atemarbeit, die bei COPD-Patienten zur Überwindung eines intrinsischen PEEP aufgebracht werden muss, kann bis über 50 % der Gesamtatemarbeit betragen (vgl. Kap. 10.2).

Das PTP ist die für ein bestimmtes Atemzugvolumen notwendige Pleuradrucknegativierung (= Ösophagusdrucknegativierung) über die Inspirationszeit und ist von folgenden Faktoren abhängig (s. ▶ Abb. 2.16):

- von den resistiven und elastischen Eigenschaften des respiratorischen Systems
- vom Atemzugvolumen
- von der Inspirationszeit
- vom inspiratorischen Atemgasfluss
- vom intrinsischen PEEP (PEEPi)

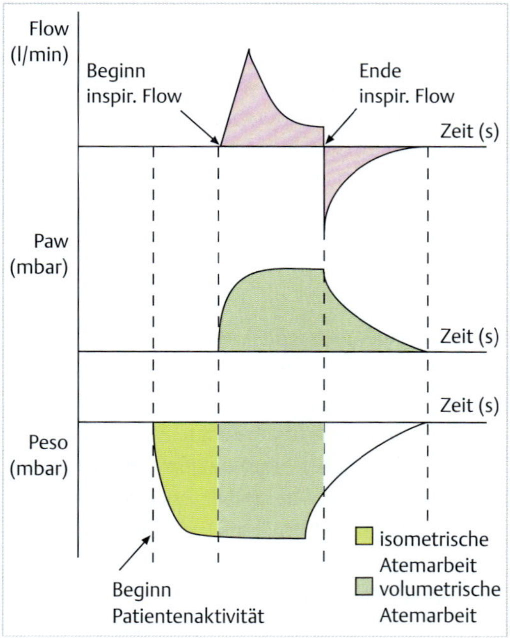

Abb. 2.16 Druck-Zeit-Produkt. Pressure Time Product (PTP): zeitlicher Verlauf von Flow ($\dot{V}$), Atemwegsdruck (Paw) und Ösophagusdruck (Peso) bei augmentierter druckunterstützter Spontanatmung (PSV).

Das PTP wird nach folgender Formel berechnet:

Formel

Pressure Time Product

$$PTP = Peso \times Tinsp\ (cmH_2O \cdot s)$$

Dabei gilt:
Peso = inspiratorische Ösophagusdrucknegativierung
Tinsp = Inspirationszeit

Normalbereich (PTP) = 50 – 150 $cmH_2O \cdot s$

Das PTP korreliert sehr gut mit dem O_2-Verbrauch der Atemmuskulatur.

2.9 Pulmonaler Gasaustausch

Der pulmonale Gasaustausch gliedert sich in 3 Teilprozesse (▶ Abb. 2.17a):

- Ventilation
- Diffusion
- Perfusion

Die Ventilation transportiert sauerstoffreiche Luft in die Lungen und entfernt das kohlendioxidreiche alveoläre Gasgemisch aus den Alveolen. Durch Diffusion vollzieht sich der eigentliche Gasaustausch zwischen dem Alveolarraum und den Blutkapillaren durch die „alveolokapilläre Membran“. Die Durchblutung der Lunge sowie die Verteilung von Ventilation und Perfusion innerhalb der Lunge bestimmen den Arterialisierungsgrad des in den linken Vorhof einströmenden pulmonalvenösen Blutes.

Eine Beeinträchtigung einer dieser 3 Komponenten führt zu pulmonalen *Gasaustauschstörungen*, die in der Blutgasanalyse (BGA) entweder zu einer alleinigen Abnahme des arteriellen Sauerstoffpartialdrucks *(= pulmonale Partialinsuffizienz)* oder zu einem zusätzlichen Anstieg des arteriellen Kohlendioxidpartialdrucks *(= pulmonale Globalinsuffizienz)* führen (vgl. Kap. 2.10).

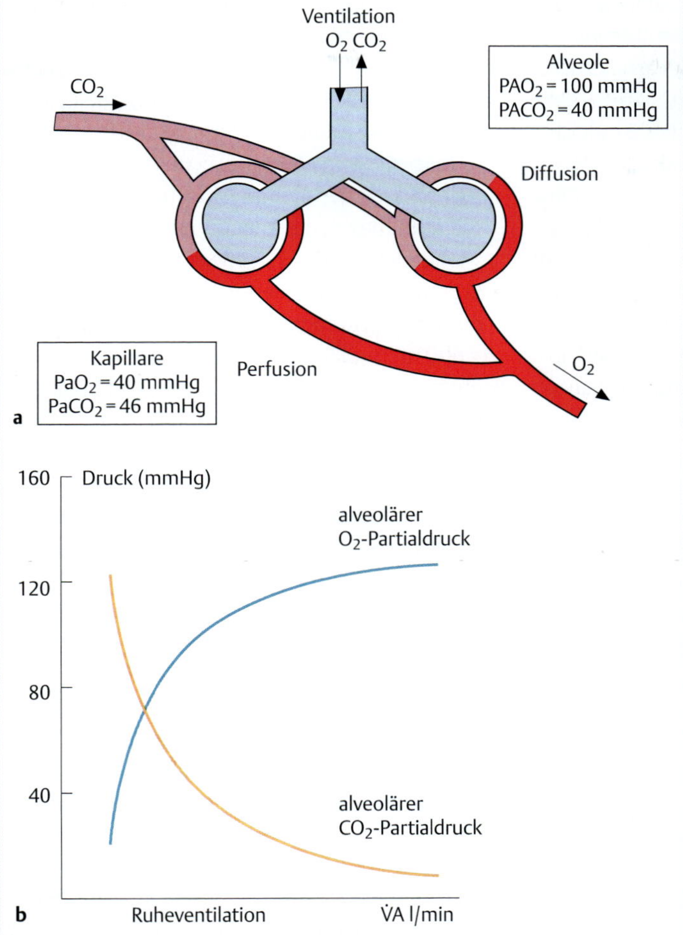

Abb. 2.17 Pulmonaler Gasaustausch.
a Komponenten des Gasaustausches.
b Abhängigkeit der alveolären O_2- und CO_2-Partialdrücke von der alveolären Ventilation.

2.9.1 Ventilation

Die Ventilation beschreibt den Vorgang der In- und Exspiration und somit den Atemgastransport zwischen Alveolen und Atmosphäre.

Ventilationsstörungen sind durch eine *alveoläre Hypoventilation* (= inadäquate Belüftung des Alveolarraums) bedingt, welche zu den häufigsten Ursachen der respiratorischen Insuffizienz beim Intensivpatienten zählt.

In der Blutgasanalyse findet sich typischerweise ein Abfall des PaO_2 und ein Anstieg des $PaCO_2$ *(= respiratorische Globalinsuffizienz)*. Diese Blutgaskonstellation zeigt sich allerdings nur unter Raumluftatmung. Wird die inspiratorische Sauerstoffkonzentration (FiO_2) erhöht, kann der PaO_2 trotz Hyperkapnie normal oder auch erhöht sein.

Merke

Der $PaCO_2$ ist ein spezifischer Parameter für die alveoläre Ventilation.

Info

Der *O_2-Transport* zu den Alveolen ist auch bei schweren Ventilationsstörungen möglich, da die O_2-Konzentration der Inspirationsluft von 21 auf 100 % erhöht werden kann.

Da die CO_2-Konzentration ventilationsabhängig ist, kommt es bei einer alveolären Hypoventilation zu einem Anstieg des arteriellen CO_2-Partialdrucks (= Hyperkapnie) und des alveolären CO_2-Partialdrucks ($PACO_2$). Da mit steigendem $PACO_2$ gleichzeitig der alveoläre Sauerstoffpartialdruck (PAO_2) sinkt, kommt es in der Folge auch zu einem herabgesetzten arteriellen O_2-Partialdruck (PaO_2), da entsprechend dem physikalischen Gesetz nach Dalton der Gesamtdruck eines Gasgemischs gleich der Summe seiner Partialdrücke ist. Die resultierende Hypoxämie ist demnach auch Folge der Hyperkapnie und nicht nur Folge des beeinträchtigten Sauerstofftransports zu den Alveolen (vgl. Kap. 2.7).

Merke M!

- Das primäre Leitsymptom der alveolären Hypoventilation in der Blutgasanalyse ist die respiratorische Globalinsuffizienz: Hypoxämie (PaO_2 ⇩) und Hyperkapnie ($PaCO_2$ ⇧).
- Keine alveoläre Hypoventilation *ohne* Hyperkapnie!
- Der Patient kann den für einen physiologischen Atemgastransport notwendigen Druckgradienten (ΔP) nicht mehr aufbauen.
- Bei alveolärer Hypoventilation ist die Hypoxämie auch Folge der Hyperkapnie ⇨ PO_2 und PCO_2 konkurrieren miteinander um den Partialdruck in den Alveolen ⇨ Zunahme des alveolären Kohlendioxidpartialdrucks ($PACO_2$) führt zu einer Abnahme des alveolären Sauerstoffpartialdrucks (PAO_2) ⇨ Gesetz nach Dalton.

Als *Ursachen* für alveoläre Hypoventilation sind primär pulmonale, aber auch eine Reihe extrapulmonaler Erkrankungen anzuführen:

- zentrale Atemregulationsstörungen
  - zerebrale Erkrankungen (Schädel-Hirn-Trauma, Blutung, Infarkt, Tumor)
  - Intoxikationen
  - zentrales Schlafapnoesyndrom
  - *Hang over* von Opioiden
- Einschränkung der Thoraxbeweglichkeit (⇨ mechanisch-ventilatorische Beeinträchtigung)
  - neuromuskuläre Erkrankungen (⇨ Myasthenia gravis, Muskeldystrophie, amyotrophe Lateralsklerose, multiple Sklerose)
  - *Hang over* von Muskelrelaxanzien
  - Ermüdung der Atemmuskulatur (⇨ COPD)
  - Erkrankungen des knöchernen Thorax (Brustwanddeformität ⇨ Kyphoskoliose)
- Erkrankungen der oberen Atemwege (⇨ Behinderung des Atemgasflusses)
  - obstruktives Schlafapnoesyndrom
- obstruktive Lungenerkrankungen (⇨ Flusslimitierung durch erhöhten Strömungswiderstand)
  - COPD, Asthma bronchiale
  - mechanische Verlegung der Atemwege
- Erkrankungen mit erniedrigter Compliance des respiratorischen Systems (pulmonal/extrapulmonal)
  - intrapulmonal: z. B. primäre und sekundäre Lungenfibrose
  - extrapulmonal intrathorakal: z. B. Pleuraerguss, Hämatothorax, Pneumothorax
  - extrapulmonal extrathorakal: Zwerchfellhochstand (⇨ erhöhter intrathorakaler Druck, z. B. Adipositas permagna, Ileus, Aszites, Peritonitis)

Die einer alveolären Hypoventilation zugrunde liegenden Störungen und Ursachen werden als *„Hypoventilationssyndrom"* zusammengefasst.

▶ Abb. 2.17b zeigt die Abhängigkeit der alveolären O_2- und CO_2-Partialdrücke von der alveolären Ventilation.

2.9.2 Diffusion

Den Übertritt von Sauerstoff aus den Alveolen in das Blut bzw. von Kohlendioxid aus dem Blut in die Alveolen erfolgt durch Diffusion durch die „alveolokapilläre Membran" (▶ Abb. 2.18).

Definition

Diffusion

Bewegung eines Stoffes durch eine durchlässige Membran vom Ort höherer Konzentration zum Ort niedriger Konzentration infolge eines Konzentrationsgefälles.

Info

Aufbau der alveolokapillären Membran

- Flüssigkeitsfilm der Alveolen (= Surfactant)
- Alveolarepithel mit Basalmembran
- interstitielle Bindegewebsschicht
- Kapillarendothel mit Basalmembran

Treibende Kräfte sind die Partialdruckdifferenzen (= Konzentrationsgradienten) zwischen dem Alveolarraum und dem Kapillarblut. Während das alveoläre Gasgemisch einen O_2-Partialdruck von 100 mmHg und einen CO_2-Partialdruck von 40 mmHg aufweist, liegen die Partialdrücke in den Lungenkapillaren, die über Äste der A. pulmonalis (enthält venöses Blut, daher pulmonalvenöser Partialdruck!) gespeist werden, bei 40 mmHg für Sauerstoff und bei 46 mmHg für Kohlendioxid.

Der O_2-Partialdruckgradient zwischen Alveole (PAO_2) und Lungenkapillare (⇨ pulmonalvenöser Partialdruck [PvO_2]) beträgt unter physiologischen Bedingungen etwa 60 mmHg (vgl. ▶ Abb. 2.17).

$$PAO_2 - PvO_2 = 100\ \text{mmHg} - 40\ \text{mmHg} = 60\ \text{mmHg}$$

Die physikalischen Gesetzmäßigkeiten der Diffusion durch die alveolokapilläre Membran werden im „Fick-Diffusionsgesetz“ beschrieben und sind von folgenden Faktoren abhängig:

Formel

Fick-Diffusionsgesetz

$$\frac{\Delta n}{\Delta t} = -K \times F \times \frac{\Delta c}{d}$$

Die treibende Kraft für den Gasaustausch durch die alveolokapilläre Membran ist der *Konzentrationsgradient (Δc)*, dessen Ausgleich durch Diffusion angestrebt wird. Die *Anzahl der Moleküle*, die pro Zeiteinheit von der Alveole in die Kapillare bzw. umgekehrt diffundieren *(Δn/Δt)*, ist eine Funktion der *Durchlässigkeit* der Membran zwischen den beiden Kompartimenten *(= Diffusionskonstante K)*, der *Dicke der Membran (d)* und der *Diffusionsfläche (F)*.

- Diffusionsfläche (= Gasaustauschfläche): Normalbereich: 80–120 m^2
- Diffusionsstrecke (= Distanz Alveole – Blutkapillare): Normalwert: ≤ 1 µm (1 µm = 10^{-6} m)
- Kontaktzeit der Erythrozyten mit der alveolokapillären Membran: Normalbereich: 0,5–0,8 s (abhängig vom Herzzeitvolumen [HZV])

Merke

- Unter hyperdynamen Kreislaufbedingungen (z. B. körperliche Belastung oder Sepsis/SIRS [Systemic Inflammatory Response Syndrome]) kann die Kontaktzeit der Erythrozyten auf 0,25 s vermindert sein!
- Der Ausgleich der Partialdrücke zwischen den Alveolen und dem Kapillarblut erfolgt unter *physiologischen Bedingungen* innerhalb von 0,25 s, sodass die Kontaktzeit der Erythrozyten selbst unter hohem Herzzeitvolumen (starke körperliche Belastung) keinen limitierenden Faktor für die Sauerstoffaufnahme darstellt, vorausgesetzt, die alveolokapilläre Membran ist intakt.
- Unter *pathologischen Bedingungen*, z. B. bei Schädigung der alveolokapillären Membran im Rahmen eines septischen Zustandsbilds, kann eine verkürzte Kontaktzeit durch ein hohes HZV zu einer Diffusionslimitation von Sauerstoff beitragen.

Diffusionsleitfähigkeit

Die Diffusionskonstante K wird auch als Diffusionsleitfähigkeit oder Diffusionskoeffizient bezeichnet und ist ein Maß für die Durchlässigkeit für einen Stoff durch eine Membran. Die Diffusionsrate eines Gases in einer Flüssigkeit wird vom Konzentrationsgradienten bestimmt. Dies hat zur Folge, dass die Diffusionsrate umso größer ist, je höher die Löslichkeit des Gases in der Flüssigkeit ist. Kohlendioxid weist eine etwa 20-mal bessere Löslichkeit im Blut auf als Sauerstoff. Dies ist der Grund, warum die Diffusionsleitfähigkeit für CO_2 etwa 20-mal größer ist als für O_2 bei gleichen Partialdruckdifferenzen.

Merke

- Die *O_2-Aufnahme* in das Blut ist diffusionsabhängig.
- Die *CO_2-Elimination* ist ventilationsabhängig.

Hyperkapnie beruht praktisch nie auf einer Diffusionsstörung durch die alveolokapilläre Membran, da CO_2 etwa 20-mal besser als Sauerstoff durch die alveolokapilläre Membran diffundiert.

Diffusionskapazität

Unter der *Diffusionskapazität (DL)* oder dem pulmonalen *Transferfaktor (TL)* versteht man die Gasmenge, die pro Minute aus dem Alveolarraum in das Blut gelangt und an Hämoglobin gebunden wird.

Formel

Diffusionskapazität

$$TLCO = V_{CO}/\Delta P_{CO}$$

Das Messverfahren beruht auf der Einatmung eines Gasgemischs bestehend aus Luft, der 0,3 % Kohlenmonoxid (CO) und ca. 10 % Helium (He) beigemischt sind. Nach maximaler Inspiration wird die Luft vom Patienten für 10 s angehalten (Apnoephase) und danach wieder abgeatmet. Nach der Einatmung enthält das Gasgemisch weniger Kohlenmonoxid als vorher, da Kohlenmonoxid – genauso wie Sauerstoff – aus der Lunge ins Blut diffundiert. Durch die Messung der Differenz der Kohlenmonoxidkonzentration im in- und exspiratorischen Gasgemisch kann die Menge an Kohlenmonoxid berechnet werden, die pro Zeiteinheit von den Alveolen in die Kapillaren diffundiert ist. Die Kohlenmonoxidaufnahme während der Apnoephase ist somit ein Maß für die Diffusionskapazität der Lunge.

Beim lungengesunden Erwachsenen beträgt die Diffusionskapazität in Ruhe für O_2 15–20 ml/mmHg/min, für CO_2 150–250 ml/mmHg/min.

Diffusionsstörungen beruhen auf pathologischen Veränderungen der *alveolokapillären Membran* (s. ▸ Abb. 2.18). Ursächlich sind v. a. chronische interstitielle Lungengerüsterkrankungen, die durch einen fibrotischen Umbau des Lungengewebes charakterisiert sind, wie z. B. primäre und sekundäre Lungenfibrosen.

In ▸ Tab. 2.6 werden die Ursachen für Diffusionsstörungen zusammengefasst.

Merke

Diffusionsstörungen betreffen praktisch ausschließlich die O_2-Aufnahme in das Blut und damit die Oxygenierung, während die Diffusion von CO_2 nicht beeinträchtigt wird.

In diesem Zusammenhang ist allerdings zu betonen, dass die erwähnten Krankheitsbilder sowohl mit Ventilationsstörungen als auch mit Perfusionsstörungen einhergehen und somit in der Folge zu schweren Störungen des Ventilations-/Perfusionsverhältnisses *(Ventilation-Perfusion-Mismatch)* führen.

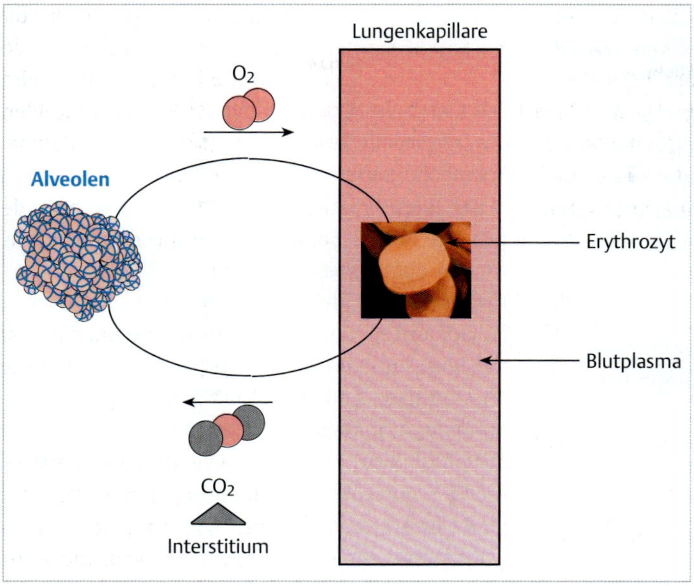

Abb. 2.18 Diffusion. Alveolokapilläre Membran.

Tab. 2.6 Ursachen für Diffusionsstörungen.

Veränderung der Diffusionsstrecke	Ausgelöst durch	Folge
Verlängerung der Diffusionsstrecke durch die alveolokapilläre Membran („Diffusionsblock") infolge von:	Transsudat (extravaskuläres Lungenwasser)	⇨ Lungenödem (kardiogen/nicht kardiogen)
	Exsudat (entzündliche Infiltrate)	⇨ Alveolitis/Pneumonie
	Fibroproliferation (Verdickung der Membran durch Zunahme an Bindegewebe im Interstitium und/oder in der Gefäßwand)	⇨ Lungenfibrose (primär/sekundär)
		⇨ fixierte pulmonale Hypertonie *(Vascular Remodelling)*
Verkleinerung der Diffusionsfläche durch Verlegung von Kapillaren oder Rarefizierung des Kapillarbetts und Verkürzung der Kontaktzeit	–	⇨ Mikrothrombosen, Lungenembolie ⇨ Lungenemphysem

2.9.3 Perfusion

Eine adäquate Perfusion der Lungenkapillaren ist Voraussetzung für die Aufrechterhaltung der Partialdruckunterschiede von Sauerstoff und Kohlendioxid und damit für einen intakten pulmonalen Gasaustausch durch die alveolokapilläre Membran.

Unter physiologischen Bedingungen ist die O_2-Aufnahme perfusionsabhängig. Steigerungen des Herzzeitvolumens führen zu einer Steigerung der Sauerstoffaufnahme. Unter pathologischen Bedingungen kann es aufgrund einer eingeschränkten Diffusionsgeschwindigkeit des Sauerstoffs zu einer Diffusionslimitation der Sauerstoffaufnahme kommen (s. o.).

M!

Merke

Unter physiologischen Bedingungen ist die O_2-Aufnahme perfusionsabhängig.

Die Lungenkapillaren umgeben netzartig die Alveolen (vgl. ► Abb. 1.1). Der Pulmonalkreislauf gehört zum Niederdrucksystem mit Blutdruckwerten von 25/10 mmHg (systolisch/diastolisch). In Ruhe werden nur etwa 50 % der Lungenkapillaren durchblutet. Bei körperlicher Belastung steigt die Anzahl der durchbluteten Gefäße durch Rekrutierung und Dilatation an (vgl. Kap. 2.14).

Info

Perfusionsstörungen betreffen die Makro- und die Mikrozirkulation.

Merke

- Das primäre Leitsymptom der pulmonalen Perfusionsstörung in der Blutgasanalyse ist die respiratorische Partialinsuffizienz: Hypoxämie (PaO_2 ⇩) und Hypokapnie ($PaCO_2$ ⇩)!
- Unter Spontanatmung führt die Hypoxämie zu einer kompensatorischen Steigerung der alveolären Ventilation mit konsekutiver Abnahme des $PaCO_2$ *(= „Bedarfshyperventilation“)*!

Bei schweren Perfusionsstörungen bzw. bei zunehmender Erschöpfung der Atemmuskulatur kommt es allerdings auch zu einem Anstieg des $PaCO_2$ (⇨ respiratorische Globalinsuffizienz).

Ursachen für Perfusionsstörungen sind:

Makrozirkulationsstörung:

- Schock unterschiedlicher Genese
  - niedriges HZV (kardiogen)
  - niedriges Blutvolumen (hypovoläm)
  - Vasodilatation (septisch, anaphylaktisch)
- Pulmonalembolie (⇨ sekundär kardiogener Schock)

Mikrozirkulationsstörung:

- Mikrothromben in der terminalen Endstrombahn
  - Sepsis/SIRS
  - ARDS
- Mediatoren mit vasokonstriktorischer Wirkung
  - Endothelin, Serotonin

Die klassische *Ursache* einer Perfusionsstörung ist die *Lungenembolie unterschiedlicher Genese* (Thromboembolie, Luftembolie, Fettembolie).

Bei Intensivpatienten treten Perfusionsstörungen v. a. infolge pulmonaler Mikrozirkulationsstörungen auf. Insbesondere in den Alveolarkapillaren lagern sich kleine Thrombozyten- und Granulozytenaggregationen sowie Fibringerinnsel ab, die die Perfusion vermindern. Solche Mikrozirkulationsstörungen finden sich häufig bei *SIRS (Systemic Inflammatory Response Syndrome)* bzw. *septischen Zustandsbildern*, bei *Peritonitis* und *akuter Pankreatitis* und führen zum klinischen Bild des *akuten Lungenversagens (ARDS)*.

Extrapulmonal bedingte Perfusionsstörungen sind durch ein vermindertes Herzzeitvolumen bei *kardialer Insuffizienz* oder aufgrund einer *Schocksituation* anderer Genese (absolute und/oder relative Hypovolämie) bedingt.

2.10 Nachweis von Gasaustauschstörungen

Mittels der Blutgasanalyse (kurz auch BGA oder „Astrup“ genannt; nach Poul Astrup, dänischer Chemiker und Erfinder der Blutgasanalyse) unterscheidet man zwischen pulmonaler Partialinsuffizienz und pulmonaler Globalinsuffizienz:

- Pulmonale Partialinsuffizienz

Definition: Abfall des arteriellen O_2-Partialdrucks (= Hypoxämie) bei normalem oder erniedrigtem CO_2-Partialdruck (= Normokapnie oder Hypokapnie [⇨ *respiratorische Alkalose*])

Merke

Pulmonale Partialinsuffizienz

- PaO_2 < 65–70 mmHg
- $PaCO_2$ 35–45 mmHg oder < 35 mmHg

Info

- Hypoxämie führt zu einer kompensatorischen Hyperventilation *(„Bedarfshyperventilation“)*, um eine adäquate Oxygenierung zu gewährleisten!
- Ist der PaO_2 unter kompensatorischer Hyperventilation im Normbereich, spricht man von *„latenter Hypoxämie“*.

Eine Bedarfshyperventilation (Erfordernishyperventilation) tritt auf, wenn der PaO_2 auf < 60 mmHg abnimmt.

Die Bedarfshyperventilation bei Hypoxämie ist von anderen Ursachen einer Hyperventilation (z. B. direkte Stimulation des Atemzentrums durch psychogene oder organische Ursachen) zu unterscheiden (vgl. Kap. 2.27).

- Pulmonale Globalinsuffizienz

Definition: Abfall des arteriellen O_2-Partialdrucks (= Hypoxämie) bei erhöhtem CO_2-Partialdruck (= Hyperkapnie [⇨ *respiratorische Azidose*])

Merke

Pulmonale Globalinsuffizienz

- $PaO_2 < 65–70$ mmHg
- $PaCO_2 > 45$ mmHg

Die respiratorische Globalinsuffizienz ist Folge einer erschöpften Atemmuskulatur (Atempumpversagen) mit konsekutiver alveolärer Hypoventilation.

Die Grundlagen des Säure-Basen-Haushalts werden im Kap. 2.28 beschrieben.

2.11 Alveoloarterielle Sauerstoffpartialdruckdifferenz

Die alveoloarterielle Sauerstoffpartialdruckdifferenz ($AaDO_2$) dient zur Beurteilung des *Schweregrads* einer *alveolokapillären Gasaustauschstörung.* Eine erhöhte $AaDO_2$ ist somit Ausdruck einer Störung des Gasaustausches von den Alveolen zu den Kapillaren bzw. umgekehrt (⇨ Schädigung der alveolokapillären Membran).

Die $AaDO_2$ ist die Differenz der O_2-Partialdrücke zwischen den Alveolen und dem arteriellen Blut.

Formel

Alveoloarterielle Sauerstoffpartialdruckdifferenz

$$AaDO_2 = PAO_2 - PaO_2$$

Der PaO_2 wird mittels Blutgasanalyse (BGA) gemessen, der PAO_2 wird aus der *Alveolargasgleichung* berechnet.

Formel

Alveolargasgleichung

$$PAO_2 = PIO_2 - PaCO_2/RQ$$

$$PIO_2 = (Patm\text{-}PH_2O) \times FiO_2$$

Dabei gilt:

PIO_2 = Sauerstoffpartialdruck in den Atemwegen (⇨ befeuchtete und erwärmte Inspirationsluft)

PH_2O = Wasserdampfdruck in den Atemwegen bei einer Körpertemperatur von 37 °C (= 47 mmHg)

PAO_2 = Sauerstoffpartialdruck in den Alveolen

$PACO_2$ = Kohlendioxidpartialdruck in den Alveolen

PaO_2 = Sauerstoffpartialdruck im arteriellen Blut

$PaCO_2$ = Kohlendioxidpartialdruck im arteriellen Blut (= 40 mmHg unter Normoventilation); es gilt: $PaCO_2 \approx PACO_2$

FiO_2 = Sauerstoffkonzentration der Inspirationsluft

Patm = Atmosphärendruck (= 760 mmHg auf Meeresniveau)

RQ = respiratorischer Quotient (= 0,8)

$$AaDO_2 = \left[(Patm - PH_2O) \times FiO_2 - \left(\frac{PaCO_2}{RQ}\right)\right] - PaO_2$$

Beispiel 1:

$PaO_2 = 90$ mmHg, $PaCO_2 = 40$ mmHg

⇨ $PAO_2 = (760 - 47) \times 0{,}21 - 40/0{,}8 \approx 100$ mmHg

⇨ $AaDO_2 = 10$ mmHg

Bei Lungengesunden lässt sich die $AaDO_2$ unter Raumluftatmung auch nach folgender Formel berechnen:

$$AaDO_2 = 145 - (PaO_2 + PaCO_2)$$

Normalwerte:

- bei $FiO_2 = 0{,}21$: ⇨ 10–40 mmHg (altersabhängig)
- bei $FiO_2 = 1{,}0$: ⇨ 25–70 mmHg

Da die $AaDO_2$ altersabhängig ist, kann der Normalwert unter Raumluftatmung auch nach folgender Formel abgeschätzt werden:

Faustregel

$$AaDO_2 = \text{Alter in Jahren}/2$$

Beispiel 2:

- 20 Jahre ⇨ Normalwert: 10 mmHg
- 80 Jahre ⇨ Normalwert: 40 mmHg

Die Größe der $AaDO_2$ ist abhängig von der inspiratorischen O_2-Konzentration (FiO_2). Je höher die FiO_2, desto größer wird auch die $AaDO_2$. Die $AaDO_2$ steigt um etwa 5–7 mmHg bei Erhöhung der FiO_2 um 10 %. Der Einfluss der FiO_2 auf die $AaDO_2$ erklärt sich durch die Abschwächung der hypoxischen pulmonalen Vasokonstriktion, die eine Blutumverteilung aus schlecht belüfteten Lungenkompartimenten in gut ventilierte Lungenareale bewirkt. Die Folge ist eine Erhöhung des intrapulmonalen Rechts-Links-Shunts (vgl. Kap. 2.14.3).

Info

Die $AaDO_2$ steigt um etwa 5–7 mmHg bei Erhöhung der FiO_2 um 10 %.

Beispiel 3:

Bei einem Patienten mit akuter respiratorischer Insuffizienz sind nach 10 min Beatmung mit einer FiO_2 von 1,0 ein PaO_2 von nur 193 mmHg und ein $PaCO_2$ von 40 mmHg gemessen worden. Die $AaDO_2$ beträgt in diesem Fall:

$$\Rightarrow AaDO_2 = PAO_2 - PaO_2 = 663 - 193 = 470 \text{ mmHg}$$

Faustregel

$$FiO_2 \times 5 = PaO_2 \text{ bei Lungengesunden}$$

Es besteht eine direkte Proportionalität zwischen der $AaDO_2$ und dem intrapulmonalen Rechts-Links-Shunt (▶ Abb. 2.19).

Annäherungsweise kann die $AaDO_2$ aus folgender Formel berechnet werden (unter der Voraussetzung, dass die $FiO_2 = 1{,}0$):

Formel

Alveoloarterielle Sauerstoffpartialdruckdifferenz

$$AaDO_2 = \dot{Q}s/\dot{Q}t \times 20$$

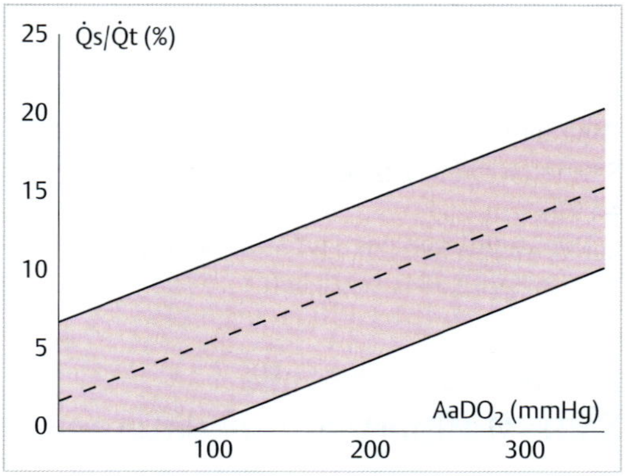

Abb. 2.19 $AaDO_2$ und intrapulmonaler Rechts-Links-Shunt. Beziehung zwischen $AaDO_2$ und intrapulmonalem Rechts-Links-Shunt ($\dot{Q}s/\dot{Q}t$).

Beispiel 4:
$\dot{Q}s/\dot{Q}t$ = 22 % (ermittelt mittels Pulmonaliskatheter)
⇨ $AaDO_2$ = 22 × 20 = 440 mmHg

Merke

- Eine *erhöhte $AaDO_2$* ist immer Ausdruck einer Störung des alveolokapillären Gasaustausches, auch wenn der PaO_2 durch kompensatorische Hyperventilation im Normbereich ist *(⇨ „latente oder maskierte Hypoxämie")*!
- Eine „latente" Hypoxämie wird durch eine erhöhte $AaDO_2$ „demaskiert"!
- Eine normale $AaDO_2$ schließt eine alveolokapilläre Gasaustauschstörung aus, auch wenn der PaO_2 erniedrigt ist!

Ursachen für eine erhöhte $AaDO_2$ sind:
- Störungen des alveolokapillären Gasaustausches infolge eines pathologischen Ventilations-/Perfusionsverhältnisses *(Ventilation-Perfusion-Mismatch)*
  - ventilatorische Verteilungsstörung (⇨ inadäquat oder nicht belüftete Alveolarkompartimente infolge von Atelektasen, Ödemen, Infiltraten)
  - zirkulatorische Verteilungsstörung (⇨ Hypoperfusion von Lungenkapillaren)
  - funktioneller Rechts-Links-Shunt
- hohe FiO_2 (⇨ Resorptionsatelektasen)

2.12 Oxygenierungsindex

Der Oxygenierungsindex (OI) stellt einen weiteren Parameter zur Beurteilung des transpulmonalen Sauerstofftransports dar. Er kann anstelle der $AaDO_2$ verwendet werden, wenn nur der PaO_2 bekannt ist. Zwei Formeln kommen zur Anwendung:

Formel

Oxygenierungsindex nach Horowitz

$$\text{P/F-Ratio} = \frac{PaO_2}{FiO_2}$$

PaO_2 = arterieller Sauerstoffpartialdruck in mmHg
FiO_2 = inspiratorische Sauerstoffkonzentration

PaO_2/FiO_2 (P/F-Ratio):
- Normalwert > 450 mmHg
- pathologisch < 350 mmHg
- mildes ARDS ≤ 300 mmHg
- mäßiges ARDS ≤ 200 mmHg
- schweres ARDS ≤ 100 mmHg

Formel

Oxygenierungsindex nach Hallmann

$$OI = (FiO_2 \times MAP \times 100)/PaO_2$$

MAP: Beatmungsmitteldruck (Mean Airway Pressure)

Diese Formel beinhaltet die Invasivität der Respiratortherapie (FiO_2, MAP) und deren Einfluss auf die Oxygenierung.

Zahlenbeispiel:
FiO_2 = 90 % (= 0,9), MAP = 23 mbar, PaO_2 = 59 mmHg
⇨ OI = (0,9 × 23 × 100) : 59 = 35

Bei einem Oxygenierungsindex > 25 ist die Indikation für eine extrakorporale Membranoxygenierung (ECMO) zu evaluieren (vgl. Kap. 12.1 und Kap. 13.3).

2.13 Ventilations-/Perfusionsverhältnis

Der Austausch der Atemgase Sauerstoff und Kohlendioxid zwischen dem Alveolarraum und dem Lungenkapillarblut ist, wie bereits erwähnt, abhängig von den absoluten Größen der Ventilation, Perfusion und Diffusion sowie von ihrer regionalen Verteilung und ihrem Verhältnis zueinander.

Da die alveoläre Ventilation 4–5 l/min beträgt und das Herzminutenvolumen ebenfalls bei ungefähr 5 l/min liegt, ist das Verhältnis von Ventilation zu Perfusion etwa 0,8.

$$\dot{V}alv/\dot{Q} \approx 0,8$$

Dabei ist $\dot{V}alv$ die alveoläre Ventilation und $\dot{Q}$ die Lungenperfusion. Bei diesem Quotienten findet ein optimaler pulmonaler Gasaustausch statt.

Jede Abweichung von diesem optimalen Quotienten, entweder in Richtung null (⇨ intrapulmonaler Shunt) oder in Richtung unendlich (⇨ Totraumventilation), bedeutet eine Beeinträchtigung des pulmonalen Gasaustausches.

Der Extremfall einer Verteilungsstörung *(Ventilation-Perfusion-Mismatch)* liegt vor, wenn

1. ein Lungenkompartiment belüftet, aber nicht durchblutet wird (= funktioneller Totraum).

$$\dot{V}alv/\dot{Q} = \infty$$

Beispiel: Lungenembolie

2. ein Lungenkompartiment durchblutet, aber nicht belüftet wird (= intrapulmonaler Rechts-Links-Shunt).

$$\dot{V}alv/\dot{Q} = 0$$

Beispiel: Atelektasen

Die Verhältniszahl 0,8 gilt nur für die Gesamtheit der Lunge, regional gibt es schon in der gesunden Lunge in Abhängigkeit von der Körperposition erhebliche Unterschiede. So beträgt das Ventilations-/Perfusionsverhältnis an der Lungenspitze 1,7–3,3, an der Lungenbasis allerdings nur 0,3–0,6 (s. ► Abb. 2.21).

Die ► Abb. 2.20 und ► Abb. 2.21 verdeutlichen, dass sowohl die Lungenventilation als auch die Lungendurchblutung von der Schwerkraft abhängig sind und in aufrechter Körperhaltung von apikal nach basal ansteigen. Der intrapleurale Druck (im Mittel –4 bis –8 mbar) nimmt gravitationsbedingt um 0,25 mbar/cm von apikal nach basal zu [10], [11]. Am stärksten negativ ist der intrapleurale Druck apikal (–10 mbar), am wenigsten negativ in den abhängigen basalen Lungenarealen (–2,5 mbar). Die Folge ist, dass in diesen Lungenabschnitten die Alveolen stärker komprimiert und deshalb in ihrem Durchmesser vergleichsweise kleiner sind als die apikalen Alveolen, da der transpulmonale Druck (= Druckdifferenz zwischen Alveolardruck und Intrapleuraldruck) apikal größer ist als basal. Vereinfacht ausgedrückt, kann man auch sagen, dass der Umgebungsdruck, der auf die Alveolen einwirkt, basal höher ist als apikal (⇨ daher Kompression von Alveolen).

Merke M!

Der ventrodorsale Pleuradruckgradient nimmt von apikal nach basal um 0,25 mbar pro Zentimeter Lungenhöhe zu.

Folge: Der transpulmonale Druck ist basal niedriger als apikal!

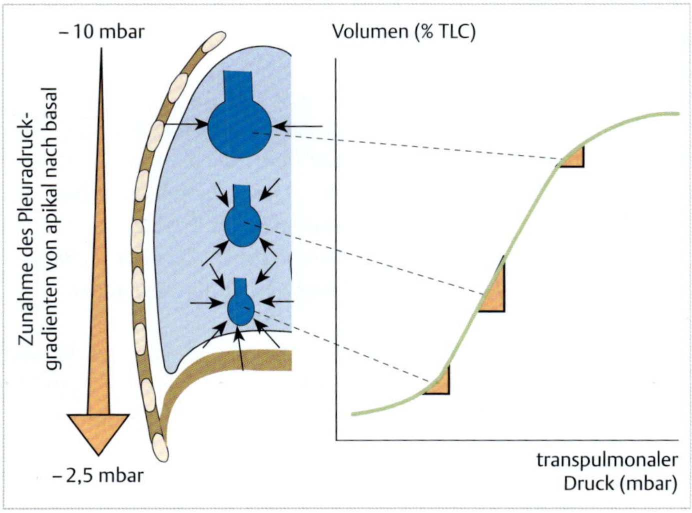

Abb. 2.20 Pleuradruckgradient. Zunahme des Pleuradruckgradienten von apikal nach basal.

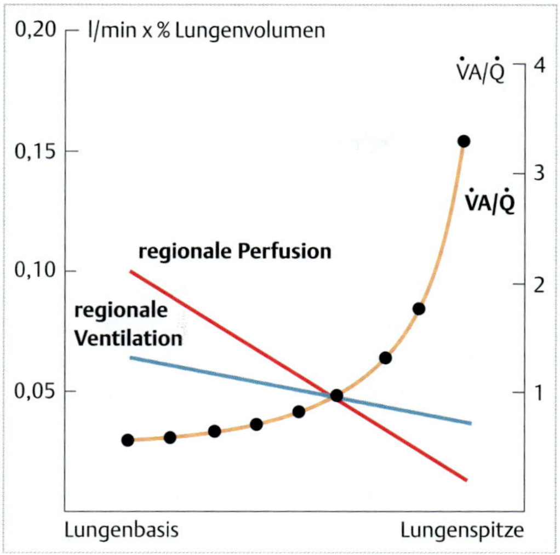

Abb. 2.21 Verteilung von Ventilation und Perfusion. Regionale Verteilung von Ventilation und Perfusion sowie des Ventilations-/Perfusionsverhältnisses in aufrechter Körperlage nach West [7].

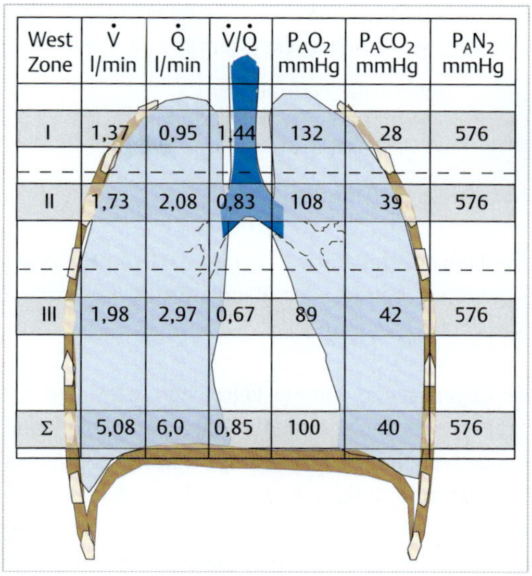

Abb. 2.22 Ventilations-/Perfusionsverhältnis und Partialdrücke. Das Ventilations-/Perfusionsverhältnis ($\dot{V}alv/\dot{Q}$) und die Partialdrücke der Alveolargase im Dreizonenmodell nach West [7].

Die ▸Abb. 2.21 und ▸Abb. 2.22 zeigen, dass die Absolutwerte von Lungenperfusion und Lungenventilation basal am höchsten, apikal am niedrigsten sind, jedoch das Ventilations-/Perfusionsverhältnis apikal am größten ist, d. h., die Lungenbasis hat ein niedriges Ventilations-/Perfusionsverhältnis mit einem niedrigeren alveolären PAO_2 und einem höheren $PACO_2$. Während der alveoläre PAO_2 in der Lungenspitze etwa 130 mmHg beträgt, fällt er in den basalen Lungenabschnitten auf etwa 90 mmHg ab [8].

2.14 Lungendurchblutung

Das Herzminutenvolumen des rechten Ventrikels wird über die Lungenarterien in die Lungenkapillaren gepumpt, wo an der alveolokapillären Membran der Gasaustausch stattfindet. Über die Lungenvenen fließt das Blut zum linken Ventrikel und wird als Herzminutenvolumen in den systemischen Kreislauf gepumpt.

▸Tab. 2.7 gibt einen Überblick über die Druckverhältnisse im Pulmonalkreislauf.

Tab. 2.7 Drücke im Pulmonalkreislauf.

Drücke im Pulmonalkreislauf (PAP)	Normalbereich
systolischer Pulmonalarteriendruck	15–25 mmHg
diastolischer Pulmonalarteriendruck	5–15 mmHg
mittlerer Pulmonalarteriendruck	10–20 mmHg
Lungenkapillardruck	7–10 mmHg

> **Info**
>
> Lungendurchblutung in Ruhe: ca. 5–6 l/min (entsprechend dem normalen Herzminutenvolumen).

Der *Pulmonalkreislauf (= kleiner Kreislauf)* ist ein sog. *Niederdrucksystem*, in dem für die Durchblutung der Lungen ein Perfusionsdruck von nur 10 mmHg erforderlich ist. Demgegenüber beträgt der Perfusionsdruck im Systemkreislauf 90–100 mmHg (= Hochdrucksystem).

$$\text{pulmonaler Perfusionsdruck} = \text{mittlerer Pulmonalarteriendruck} - \text{linker Vorhofdruck}$$

Normalwert: 10 mmHg

Der Lungenkapillardruck beträgt 7–10 mmHg. Demgegenüber beträgt der Kapillardruck im großen Kreislauf 20–25 mmHg.

Im Gegensatz zu den muskelreichen Arteriolen des großen Kreislaufs sind die Lungenarteriolen und Lungenvenolen muskelarm, dünnwandig, gut dehnbar und durch einen nur sehr niedrigen basalen Muskeltonus charakterisiert. Diese anatomischen und physiologischen Besonderheiten haben zur Folge, dass der pulmonale Gefäßwiderstand (PVR = Pulmonary Vascular Resistance) im Gegensatz zum systemischen (= peripheren) Widerstand (SVR = Systemic Vascular Resistance) um ein Vielfaches niedriger ist.

In der Hämodynamik entspricht die „Stromstärke“ dem Blutfluss (Flow) und damit dem Herzzeitvolumen (HZV).

Die treibende Kraft („Spannung“) ist im Systemkreislauf (= „großer“ Kreislauf) der Druckunterschied (Druckgradient) zwischen dem Druck in der Aorta (⇨ Bezugsgröße ist der mittlere arterielle Blutdruck) und dem Druck im rechten Vorhof (⇨ Bezugsgröße ist der zentralvenöse Druck):

$$\Delta P = MAP - ZVD$$

In der Lungenstrombahn ist die treibende Kraft der Druckgradient zwischen der Lungenarterie (⇨ Bezugsgröße ist der mittlere pulmonal-arterielle Druck) und dem Druck im linken Vorhof (⇨ Bezugsgröße ist der pulmonal-kapilläre Verschlussdruck):

$$\Delta P = mPAP - PCWP$$

MAP = mittlerer arterieller Blutdruck (Mean Arterial Pressure)
ZVD = zentralvenöser Druck
mPAP = mittlerer Pulmonalarteriendruck (Mean Pulmonary Arterial Pressure)
PCWP = pulmonal-kapillärer Verschlussdruck (Pulmonary Capillary Wedge Pressure)

Der Gefäßwiderstand wird durch folgende Faktoren bestimmt:

- Muskeltonus der Gefäßwand (Kontraktionszustand) der Arteriolen
- transmuraler Druckgradient (Außendruck minus Innendruck)

Es gilt:

- Je höher die treibende Kraft (Druckgradient), desto höher der Blutfluss.
- Je höher der Gefäßwiderstand, desto niedriger der Blutfluss.

Die physikalische Grundlage für die Berechnung des Gefäßwiderstands bildet das Ohmsche Gesetz:

Formel

Ohmsches Gesetz

$$\text{Widerstand} = \frac{\text{Spannung } (= \text{Druckdifferenz})}{\text{Stromstärke } (= \text{Flow})}$$

Pulmonaler vaskulärer Widerstand

$$\text{PVR} = \frac{\text{mittlerer Pulmonararteriendruck} - \text{linker Vorhofdruck}}{\text{Herzzeitvolumen}} \times 80^{*}$$

Normalbereich: 150–250 $\text{dyn} \cdot \text{s} \cdot \text{cm}^{-5}$

* Der Faktor 80 ist ein Korrekturfaktor aufgrund der physikalischen Einheiten.

Systemischer vaskulärer Widerstand

$$\text{SVR} = \frac{\text{mittlerer Aortendruck} - \text{rechter Vorhofdruck}}{\text{Herzzeitvolumen}} \times 80^{*}$$

Normalbereich: 900–1400 $\text{dyn} \cdot \text{s} \cdot \text{cm}^{-5}$

* Der Faktor 80 ist ein Korrekturfaktor aufgrund der physikalischen Einheiten.

„dyn“ ist die alte Einheit der Kraft; seit 1978 wird die Kraft in der SI-Einheit „Newton“ (N) angegeben. Ein Newton ist die Kraft, um einen Körper von 1 kg mit 1 m/s zu bewegen.
Es gilt:
1 dyn = 10^{-5} N = 10 µN.

2.14.1 Verteilung der Lungendurchblutung

Die Lungendurchblutung (Lungenperfusion) ist nicht über die Lunge homogen verteilt, sondern nimmt schwerkraftbedingt von apikal nach basal zu. Dieses gravitationsbedingte Verteilungsmuster wird durch das *„Dreizonenmodell nach West“* veranschaulicht (▶ Abb. 2.23 und ▶ Abb. 2.24):

Der Blutdruck im Lungenkreislauf und der Alveolardruck bestimmen die Weite der Lungenkapillaren. Die Kapillarperfusion ist gravitationsbedingt in den apikalen Lungenabschnitten geringer als in den basalen.

Entsprechend den physikalischen Gesetzmäßigkeiten der Strömungslehre ist in einem komprimierbaren Rohr (⇨ Blutgefäß) die treibende Kraft für die Strömung einer Flüssigkeit (⇨ Blutfluss) der Druckgradient (ΔP) zwischen dem Druck am Anfang des Rohres und dem Druck im Bereich einer Engstelle (⇨ Gefäßkompression), wobei der Druck im Bereich der Engstelle vom Ausmaß der Druckübertragung auf das komprimierbare Rohr (⇨ Blutgefäß) abhängt (s. ▶ Abb. 2.23 und ▶ Abb. 2.24).

Merke

In einem Blutgefäß ist die treibende Kraft für den Blutfluss der Druckgradient zwischen dem Druck am Anfang des Rohres und dem Druck im Bereich einer Gefäßkompression, wobei der intravasale Druck im Bereich der Engstelle vom Ausmaß der Druckübertragung auf das Blutgefäß abhängt.

Zone I: Bei aufrechtem Thorax ist im Bereich der Lungenspitze der kapillare Blutdruck niedriger als der alveoläre Druck. Die Folge ist eine Kompression der Kapillaren, sodass diese während der Diastole nicht perfundiert werden. Während der Systole übersteigt der Kapillardruck den Alveolardruck. Die Kapillardurchblutung erfolgt demnach *synchron* mit dem *Herzschlag.*

Es gilt:

$$PA > Ppa > Ppv$$

Hierbei ist PA der Alveolardruck, Ppa der pulmonal-arterielle Druck und Ppv der pulmonal-venöse Druck.

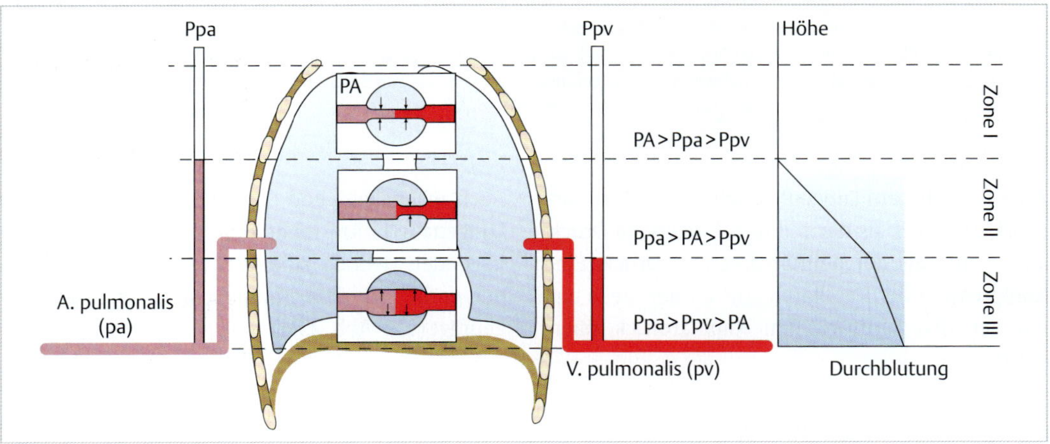

Abb. 2.23 Verteilung der Lungendurchblutung. Dreizonenmodell nach West.

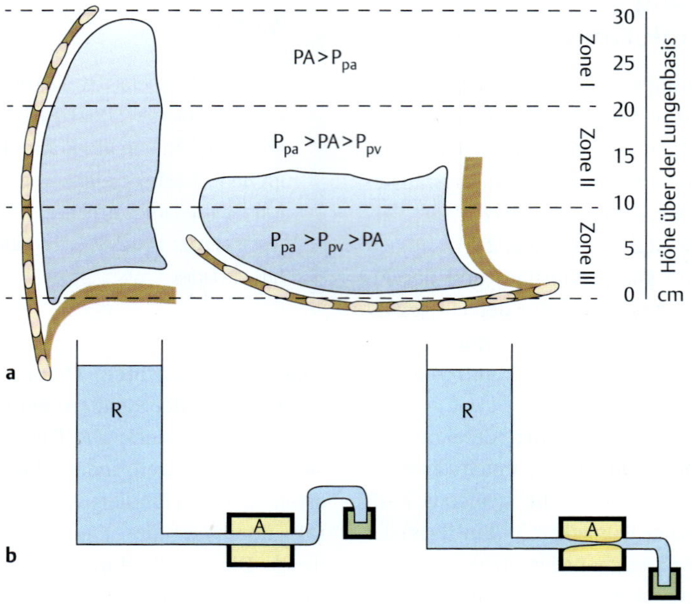

Abb. 2.24 Dreizonenmodell nach West in Seitenlage.

a Höhe der Lungenbasis in Zentimetern.
Zone I: Alveolardruck > pulmonal-arterieller Druck (PA > Ppa > Ppv)
Zone II: pulmonal-arterieller Druck > Alveolardruck (Ppa > PA > Ppv)
Zone III: beide vaskuläre Drücke > Alveolardruck (Ppa > Ppv > PA)

b Modell der Lungenzirkulation: Ein flüssigkeitsgefüllter, dünnwandiger, kollabierbarer Schlauch durchquert eine Kammer A (Alveolarraum), deren Druck frei variiert werden kann, um dann in ein Becherglas zu münden, dessen Höhe und Druck ebenfalls variabel sind. Das System wird von einem Reservoir R mit konstantem Druck durchströmt.
Links: Der Ausflussdruck im Becherglas ist > als der Druck in der Kammer A (= Zone III) ⇨ der Fluss durch das System wird durch die Druckdifferenz zwischen dem Einstromdruck des Reservoirs R und dem Ausflussdruck im Becherglas bestimmt.
Rechts: Der Druck in der Kammer A ist > als der Ausflussdruck im Becherglas (= Zone II) ⇨ Es kommt zu einer Kompression des Schlauches an seinem stromabwärts gelegenen Ende, da der Fluss durch das System durch die Druckdifferenz Druck im Reservoir R minus Druck in der Kammer A bestimmt wird.

Zone II: In diesem Lungenbereich ist der Alveolardruck niedriger als der pulmonal-arterielle Druck, aber höher als der pulmonal-venöse Druck. Eine Kompression der Kapillaren tritt an der Stelle auf, wo der Alveolardruck den Kapillardruck übersteigt.

Es gilt:

$$Ppa > PA > Ppv$$

Zone III: An der Lungenbasis sind sowohl der pulmonal-arterielle als auch der pulmonal-venöse Druck höher als der Alveolardruck.

Es gilt:

$$Ppa > Ppv > PA$$

Auch in Rücken- und Seitenlage sind die basalen Lungenabschnitte mehr durchblutet als die oben liegenden, jedoch sind die Unterschiede wegen der geringeren Höhenunterschiede weniger ausgeprägt (s. ► Abb. 2.24).

► Abb. 2.25 zeigt die gravitationsbedingten Schwankungen der Pulmonalisdrücke.

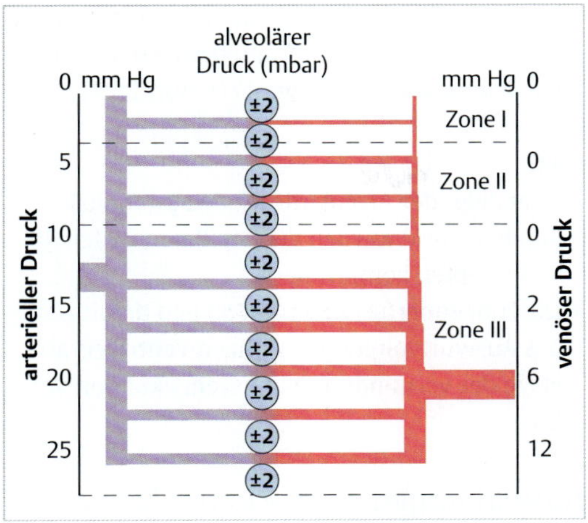

Abb. 2.25 **Gravitationsbedingte Schwankungen der Pulmonalisdrücke.**

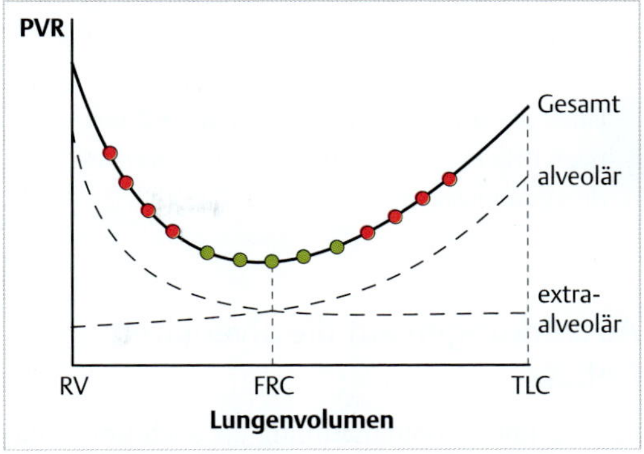

Abb. 2.26 Pulmonaler Gefäßwiderstand und FRC. Abhängigkeit des pulmonalen Gefäßwiderstands (PVR) von der funktionellen Residualkapazität (FRC). RV = Residualvolumen, TLC = totale Lungenkapazität [7].

2.14.2 Regulation der Lungendurchblutung

Die Lungendurchblutung ist von mehreren Faktoren abhängig.

Funktionelle Residualkapazität (FRC)

Der pulmonale Gefäßwiderstand ist v. a. vom Lungenvolumen abhängig [8]: Wie in ▶ Abb. 2.26 zu sehen ist, ist der pulmonale Gefäßwiderstand bei normaler FRC am niedrigsten, d. h., sowohl ein erniedrigtes als auch ein erhöhtes endexspiratorisches Lungenvolumen (FRC) führen zu einem gegenüber der normalen FRC erhöhten pulmonalen Gefäßwiderstand. Eine Abnahme der funktionellen Residualkapazität z. B. infolge von Atelektasen hat eine regionale Hypoventilation mit konsekutiver hypoxischer pulmonaler Vasokonstriktion und Zunahme des pulmonalen Gefäßwiderstands zur Folge (vgl. Kap. 2.14.3). Aber auch eine Überblähung von Aleolarkompartimenten mit konsekutiver Kompression von alveolären Kapillaren (z. B. bei COPD-Patienten oder durch Applikation zu hoher Beatmungsdrücke bzw. Atemhubvolumina unter maschineller Beatmung) führt zu einer Zunahme des pulmonalen Gefäßwiderstands.

Info

- Der pulmonale Gefäßwiderstand ist bei physiologischer FRC am niedrigsten.
- Sowohl eine Zunahme der FRC als auch eine Abnahme der FRC führen zu einem Ansteigen des pulmonalen Gefäßwiderstands.

Transpulmonaler Druck – elastischer Retraktionsdruck

Der transpulmonale Druck ist die Druckdifferenz zwischen Alveolardruck und Intrapleuraldruck:

Formel

Transpulmonaler Druck

transpulmonaler Druck (Ptp) =
Alveolardruck (Palv) – Intrapleuraldruck (Ppl)

Eine Zunahme des transpulmonalen Drucks erfolgt demnach durch:

- Erhöhung des Alveolardrucks
- Erniedrigung des intrapleuralen Drucks (= intrathorakalen Drucks)

Info

Eine zunehmende Negativierung des intrapleuralen Drucks ist einer Erhöhung des Alveolardrucks äquivalent.

Auswirkungen auf die alveolären Gefäße

Sowohl unter Spontanatmung als auch unter maschineller Überdruckbeatmung kommt es während der Inspiration infolge Zunahme des transpulmonalen Drucks zu einer Dehnung der Alveolen.

Folge:

- Kompression der umgebenden alveolären Gefäße (Arteriolen, Venolen, Kapillaren)
- Zunahme des Gefäßwiderstands der alveolären Gefäße in Abhängigkeit vom inspiratorischen Lungenvolumen

Unter *maschineller Beatmung* wird der positive Alveolardruck nahezu unmittelbar auf die alveolären Gefäße übertragen. Der pulmonal-vaskuläre Druck nimmt bis zu einem Alveolardruck von etwa 8–10 mmHg nahezu parallel zu [9]. Infolge der druckpassiven Gefäßregulation (s. u.) kommt es zu einer Dehnung der Gefäße, der Gefäßquerschnitt nimmt zu. Steigt der Alveolardruck über 10 mmHg, ist der Druckanstieg in den Gefäßen geringer als in den Alveolen, der Alveolardruck übersteigt den Kapillardruck und in weiterer Folge werden die Kapillaren in den Alveolarsepten komprimiert. Die Größe der Zonen I und II nimmt infolge des erhöhten intrapulmonalen Drucks zu und die am besten durchblutete Zone III nach West wird kleiner (▶ Abb. 2.27).

Folge:

- Übersteigt der Alveolardruck den pulmonalen Kapillardruck, werden die Kapillaren in den Alveolarsepten komprimiert.
- Die Lungenperfusion nimmt ab und damit auch das Auswurfvolumen des linken Ventrikels als Folge der verminderten linksventrikulären Vorlast.

Auswirkungen auf die extraalveolären Gefäße

Bei der Inspiration nimmt durch Dehnung der elastischen Fasern der elastische Retraktionsdruck zu (vergleichbar einer gespannten Feder). Die extraalveolären Gefäße werden durch diesen radial angreifenden Zug (wie die Bronchiolen) gedehnt.

Folge:

- Abnahme des pulmonalen Gefäßwiderstands
- Zunahme der Durchblutung in den extraalveolären Lungengefäßen

Exspiratorisch kommt es infolge Abnahme des elastischen Retraktionsdrucks (d. h. Abnahme der „Federspannung“) zu einer Zunahme des pulmonalen Gefäßwiderstands mit konsekutiver Abnahme der Durchblutung in den extraalveolären Gefäßen.

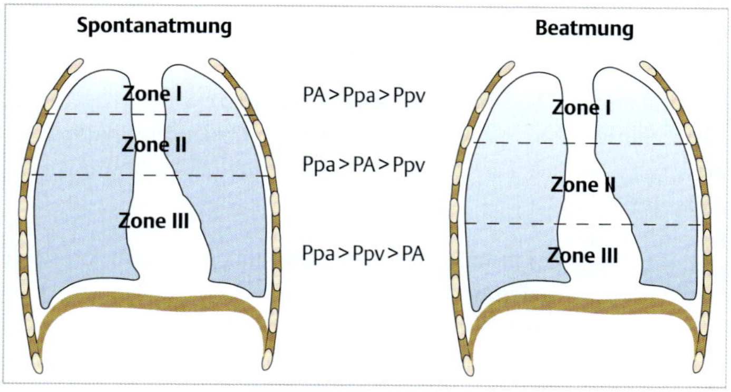

Abb. 2.27 Maschinelle Beatmung und West-Zonen. Verteilung der West-Zonen unter Spontanatmung und Beatmung.

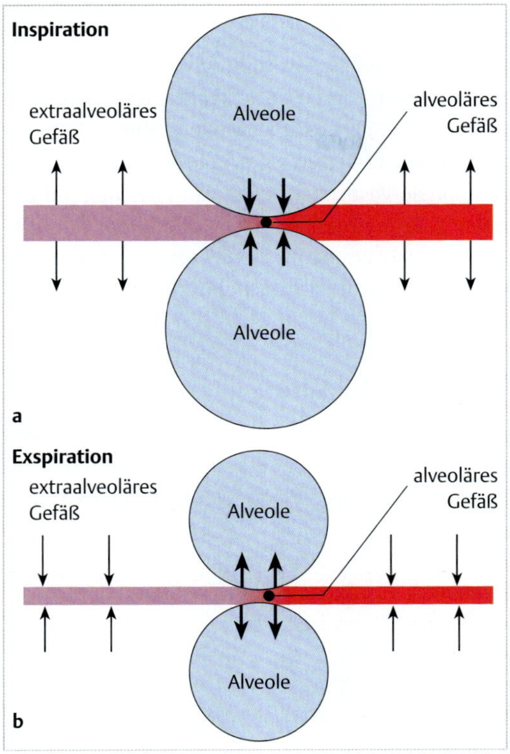

Abb. 2.28 Schwankungen des pulmonalen Gefäßwiderstands. Atemsynchrone Schwankungen des pulmonalen Gefäßwiderstands in den alveolären und extraalveolären Gefäßen.
a Inspiration.
b Exspiration.

Die ▶ Abb. 2.28 zeigt die atemsynchronen Schwankungen des pulmonalen Gefäßwiderstands in den alveolären und extraalveolären Gefäßen.

Unter *maschineller Beatmung* resultiert der Nettoeffekt der beschriebenen pathophysiologischen Auswirkungen auf die alveolären und extraalveolären Lungengefäße in einem Anstieg des *pulmonalen Gefäßwiderstands* mit konsekutiver Erhöhung der rechtsventrikulären Nachlast.

Druckpassive Durchblutungsregulation – Rekrutierung und Distension von Lungenkapillaren

Unter druckpassiver Durchblutungsregulation versteht man, dass ein Ansteigen des Blutdrucks in den Pulmonalarterien oder Pulmonalvenen aufgrund der guten Dehnbarkeit dieser Gefäße zu einer Zunahme des Gefäßquerschnitts mit konsekutiver Abnahme des pulmonalen Gefäßwiderstands führt (= druckpassive Gefäßdilatation).

Info

Bei Zunahme des pulmonal-arteriellen Drucks führt die Rekrutierung und druckpassive Gefäßerweiterung zu einer Abnahme des pulmonalen Gefäßwiderstands.

Unter physiologischen Bedingungen wird nur ein Teil des hexagonal aufgebauten pulmonalen Kapillarnetzes durchblutet, der überwiegende Teil des Kapillargebiets ist verschlossen. Bei Zunahme des pulmonal-arteriellen Drucks unterschiedlicher Ursache werden die verschlossenen Kapillaren rekrutiert und die Pulmonalgefäße druckpassiv gedehnt. Nach vollständiger Kapillarrekrutierung kommt es auch zu einer druckpassiven Distension (Gefäßerweiterung) im Bereich der Lungenkapillaren (▶ Abb. 2.29).

Beispiel:
Erhöhte körperliche Belastung hat einen erhöhten Sauerstoffbedarf zur Folge:
⇨ Aktivierung des sympathischen Nervensystems führt zu einer Zunahme des Herzminutenvolumens mit konsekutivem Anstieg des pulmonal-arteriellen Drucks. In der Folge kommt es zu einer Rekrutierung und druckpassiven Gefäßdilatation von bis dahin verschlossenen Kapillarbezirken mit konsekutiver Erhöhung der Sauerstoffaufnahme in der Lunge und Abnahme des pulmonalen Gefäßwiderstands.

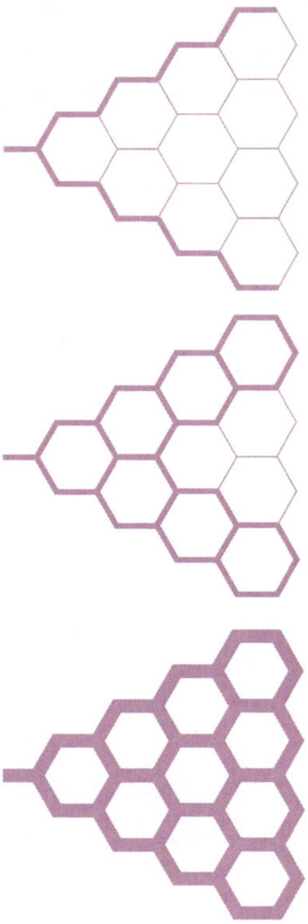

Abb. 2.29 Druckpassive Durchblutungsregulation. Abnahme des pulmonalen Gefäßwiderstands (PVR) bei Anstieg des pulmonal-arteriellen Drucks (PAP).

Druckaktive Durchblutungsregulation

Unter druckaktiver Durchblutungsregulation versteht man die Regulation der Organdurchblutung über eine Veränderung des Muskeltonus der glatten Gefäßmuskulatur. Im Gegensatz zum basalen Muskeltonus der glatten Gefäßmuskulatur des großen Kreislaufs ist der basale Muskeltonus des kleinen Kreislaufs aufgrund der anatomischen Besonderheiten gering, das bedeutet, dass unter physiologischen Bedingungen die Lungengefäße bereits annähernd maximal dilatiert sind.

Folgende Mechanismen steuern die aktive Durchblutungsregulation im Lungenkreislauf:

Neurogene Faktoren

Die Lungengefäße werden vom sympathischen Nervensystem innerviert, wobei die sympathischen Nervenfasern überwiegen. Stimulation der sympathoadrenergen α-Rezeptoren bewirken eine pulmonale Vasokonstriktion, Stimulierung pulmonaler β-Rezeptoren eine Vasodilatation. Stimulation der parasympathischen Fasern führt über den Neurotransmitter Azetylcholin zu einer Vasodilatation.

Humorale Faktoren

Bei den humoralen Faktoren können Substanzen mit pulmonal vasodilatierender und pulmonal vasokonstriktorischer Wirkung unterschieden werden:

Pulmonale Vasokonstriktoren:

- Adrenalin, Noradrenalin
- Angiotensin II
- Thromboxan (TXA_2)
- Prostaglandine (PGD_2, PGF2α)
- Leukotriene
- Almitrine
- Serotonin

Pulmonale Vasodilatatoren:

- Isoproterenol
- Phosphodiesterasehemmer (Milrinon, Aminophyllin)
- Levosimendan
- Prostaglandine (PGI_2, PGE_2)
- Stickstoffmonoxid (NO)
- Histamin
- Azetylcholin
- Bradykinin

Chemische Faktoren

Zu den chemischen Faktoren, die den pulmonalen Gefäßwiderstand beeinflussen, zählen der alveoläre Sauerstoffpartialdruck (PAO_2), der gemischt-venöse Sauerstoffpartialdruck (PvO_2), der arterielle Kohlendioxidpartialdruck ($PaCO_2$) und die Wasserstoffionenkonzentration (pH).

Alveoläre Hypoxie führt zur sog. hypoxischen pulmonalen Vasokonstriktion (s. u.). Hyperkapnie

Tab. 2.8 Unterschiede in der Regulation der pulmonalen und der systemischen Zirkulation.

Pulmonale Zirkulation	Systemische Zirkulation
hypoxische Vasokonstriktion	hypoxische Vasodilatation
Druckkonstanz (⇨ pulmonale Gefäßdilatation bei steigendem Flow [HZV ⇧])	Flowkonstanz (= Autoregulation, d. h. periphere Vasodilatation bei Abnahme des Perfusionsdrucks)
Widerstandsverteilung gleichmäßig (arteriell 30 %, kapillär 40 %, venös 30 %)	Widerstandsverteilung ungleichmäßig (arteriell 80 %, kapillär 10 %, venös 10 %)

und Azidose führen ebenfalls zu einer pulmonalen Vasokonstriktion.

Demgegenüber hat eine Hypokapnie eine pulmonale Vasodilatation zur Folge.

Pulmonale Vasokonstriktion:

- alveoläre Hypoxie
- Hyperkapnie
- Azidose

Pulmonale Vasodilatation:

- Hypokapnie

Im Systemkreislauf haben die chemischen Faktoren die gegenteilige Wirkung: Hypoxie, Hyperkapnie und Azidose haben einen vasodilatierenden Effekt.

▶ Tab. 2.8 fasst die wesentlichen Unterschiede in der Regulation der pulmonalen und der systemischen Zirkulation zusammen.

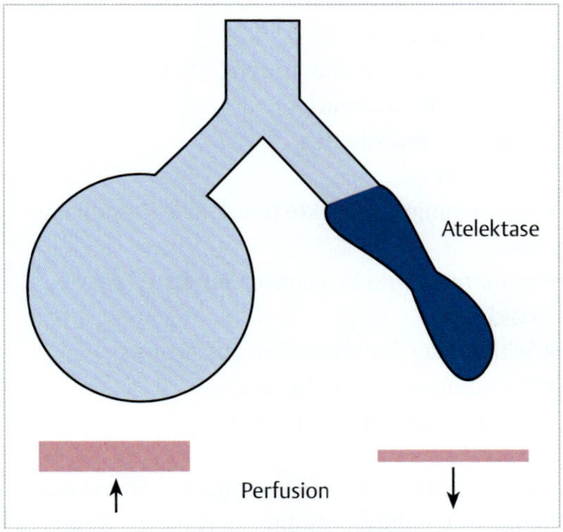

Abb. 2.30 Hypoxische pulmonale Vasokonstriktion (HPV).

2.14.3 Hypoxische pulmonale Vasokonstriktion (HPV)

Definition

Euler-Liljestrand-Mechanismus

= Hypoxische pulmonale Vasokonstriktion.

Eine *regionale alveoläre Hypoventilation* bewirkt eine reflektorische Engstellung des zugehörigen Gefäßsystems (▶ Abb. 2.30).

Folge:

Blut aus schlecht belüfteten Lungenarealen wird in gut belüftete umgeleitet. Ist jedoch der Großteil der Lunge schlecht belüftet *(globale alveoläre Hypoventilation)*, so muss zwangsläufig der Druck im Lungenkreislauf ansteigen. Die Folge ist eine pulmonale Hypertonie, in Abhängigkeit vom Zeitfaktor entwickelt sich ein akutes oder chronisches Cor pulmonale.

Info

Durch die hypoxische pulmonale Vasokonstriktion wird Blut aus schlecht belüfteten Lungenkompartimenten in besser belüftete Lungenareale umgeleitet und auf diese Weise das Ventilations-/Perfusionsverhältnis und damit die Oxygenierung verbessert.

Dieser physiologisch sinnvolle Reflex kann durch eine Reihe von Faktoren beeinträchtigt werden. Die Folge ist eine Zunahme des intrapulmonalen Rechts-Links-Shunts mit Verschlechterung der Oxygenierung (⇨ Hypoxämie).

Faktoren, die der HPV entgegenwirken:

- Vasodilatatoren
  - Prostaglandine (PGI_2, PGE_1)
  - Nitroglyzerin
  - Nitroprussidnatrium
  - Isoproterenol
  - endogene Vasodilatatoren (z. B. Prostazyklin, Stickstoffmonoxid)
  - volatile Anästhetika
  - Opioide
- Hypokapnie (⇨ direkte pulmonale Vasodilatation)
- erhöhter gemischt-venöser Sauerstoffpartialdruck
- Schädigung des alveolären Surfactants
- Pneumokokkeninfektionen
- hepatopulmonales Syndrom

Ein hoher *gemischt-venöser Sauerstoffpartialdruck (PvO_2)* (z. B. infolge erhöhter peripherer Shunts bei SIRS/Sepsis, Leberinsuffizienz) bewirkt eine Abschwächung der hypoxischen pulmonalen Vasokonstriktion, da ein erhöhter PvO_2 zu einer Zunahme des Sauerstoffpartialdrucks in schlecht belüfteten Lungenarealen führt, wodurch der HPV in diesen Lungenkompartimenten entgegengewirkt wird.

Andererseits führt eine Hyperkapnie zu einer Verstärkung der hypoxischen pulmonalen Vasokonstriktion (vgl. Kap. 10.1.2 unter „Permissive Hyperkapnie").

2.15 Totraum – Totraumventilation

2.15.1 Totraumquotient

Unter *Totraum (Dead Space)* versteht man den Teil des respiratorischen Systems (⇨ Anteil des Atemgasvolumens), der nicht am Gasaustausch teilnimmt. Dieser *„anatomische Totraum"* umfasst den Nasen-Rachen-Raum, Trachea, Bronchien und Bronchiolen. Das ihn ausfüllende Luftvolumen ist das Totraumvolumen (VD) und beträgt beim Erwachsenen etwa 150–200 ml (entspricht 2,2 ml/kg KG). Die physiologische Funktion des anatomischen Totraums besteht in der Anfeuchtung und Erwärmung der Atemluft (⇨ Atemgaskonditionierung).

Formel

Radford-Formel

Anatomischer Totraum: 2,2 ml/kg bezogen auf ideales KG.

Definition

Faustregel zur Berechnung des idealen Körpergewichts (IBW = Ideal Body Weight)

$$\text{ideales Körpergewicht (kg)} = (\text{Körpergröße (cm)} - 100) - 10\%$$

Beispiel:
Körpergröße 180 cm ⇨
(180 – 100) – 18 = 72 kg IBW

Info

Durch die endotracheale Intubation reduziert sich der anatomische Totraum beim Erwachsenen auf ca. 80 ml, durch eine Tracheotomie auf ca. 50 ml.

Ein Teil des in die Alveolen fließenden Atemgases wird aufgrund einer Minderperfusion von Alveolen nicht für den Gasaustausch genutzt. Diese Alveolen sind zwar belüftet, aber das Verhältnis aus Ventilation zu Perfusion geht gegen unendlich. Diese Lungenareale werden als *„alveolärer Totraum"* bezeichnet. Der alveoläre Totraum ist bei Lungengesunden unter Spontanatmung minimal und damit ohne klinische Bedeutung.

Die Summe von anatomischem (Tanat) und alveolärem Totraum (Talv) wird als *„physiologischer"* oder *„funktioneller Totraum"* bezeichnet (▶ Abb. 2.31).

Formel

Physiologischer (funktioneller) Totraum

$$Tphys = Tanat + Talv$$

Info

Abkürzungen – englisch:

- V_{Daw}: Volume, Dead Space, Airway
- V_{Dalv}: Volume, Dead Space, Alveolar
- V_{Dphys}: Volume, Dead Space, Physiological

- Beim Lungengesunden ist der funktionelle Totraum annähernd gleich dem anatomischen Totraum, da der alveoläre Totraum klinisch vernachlässigbar ist.
- Bei bestimmten Lungenerkrankungen sowie unter maschineller Beatmung nimmt der funktionelle Totraum in einem klinisch relevanten Ausmaß zu.

Das Verhältnis von Totraumvolumen zu Atemzugvolumen ist der *Totraumquotient (VD/VT)*. Normalerweise beträgt die Totraumventilation etwa 30 % des Atemzugvolumens und die alveoläre Ventilation etwa 70 %, d. h., der Totraumquotient beträgt 0,3.

$$VD/VT = 0,3$$

Beispiel:
Atmet ein 75 kg schwerer Erwachsener (bezogen auf Idealgewicht) mit einem Atemzugvolumen von 500 ml, so beträgt die alveoläre Ventilation 350 ml und die Totraumventilation 150 ml.

Unter maschineller Beatmung steigt die alveoläre Totraumventilation auf etwa 0,4 an.

Unmittelbar postoperativ nach Laparotomien und Thorakotomien finden sich Totraumquotienten um 0,5, welche in den ersten 24 postoperativen Stunden noch auf 0,55 ansteigen können.

Info

- Ein Anstieg des Totraumquotienten > 0,5 führt zu einer CO_2-Retention im Blut.
- Ab einem *Totraumquotienten (VD/VT)* von etwa 0,7–0,8 ist eine Spontanatmung nicht mehr möglich, da durch die vermehrte Atemarbeit mehr CO_2 produziert wird, als abgeatmet werden kann, d. h., die alveoläre Ventilation ist kleiner als die metabolisch produzierte CO_2-Menge.

Ein messbarer Anstieg des Totraumquotienten bedeutet, dass in einem bestimmten Lungenareal die Perfusion nahezu sistiert und der Bezirk dennoch ventiliert wird. Es liegt ein Ventilations-/Perfusionsmissverhältnis mit hohem $\dot{V}/\dot{Q}$ vor. Da die Lungenperfusion gestört ist, spricht man auch von einer zirkulatorischen Verteilungsstörung.

Info

Erhöhter funktioneller Totraum = Ventilations-/Perfusionsmissverhältnis mit hohem $\dot{V}/\dot{Q}$-Quotienten.

2.15.2 Totraumventilation

Die *Totraumventilation ($\dot{V}D$)*, ausgedrückt als Atemminutenventilation, ist das Produkt aus Totraumvolumen und Atemfrequenz. Die Totraumventilation wächst also linear mit der Atemfrequenz.

$$\dot{V}D = VD \times f$$

Die *alveoläre Ventilation ($\dot{V}A$)* ist folglich der Anteil der Ventilation, die pro Minute in die Alveolen gelangt und am Gasaustausch teilnimmt. Die Berechnung erfolgt nach folgender Formel:

$$\dot{V}A = (VT - VD) \times f$$

Die physiologische *Kompensation* einer erhöhten Totraumventilation besteht in der Erhöhung des Atemzugvolumens.

Merke

Die Erhöhung des Atemzugvolumens durch Vertiefung der Spontanatmung (⇨ Erhöhung der Atemamplitude) führt zu einer Steigerung der alveolären Ventilation.

2.15.3 Alveoläre Totraumventilation

Unter alveolärer Totraumventilation versteht man den Anteil der Inspirationsluft, der pro Minute in belüftete, aber schlecht bzw. nicht durchblutete Lungenkompartimente gelangt und somit nicht am Gasaustausch teilnimmt (s. ▶ Abb. 2.31).

Merke

Ventilation ohne Perfusion = erhöhter funktioneller Totraum.

Typisches Zeichen einer erhöhten alveolären Totraumventilation ist eine Zunahme des arterioendexspiratorischen CO_2-Gradienten.

$$PaCO_2 - PetCO_2 > 5 \text{ mmHg}$$

⇨ erhöhte alveoläre Totraumventilation

$PetCO_2$ = endtidaler Kohlendioxidpartialdruck

Merke

Unter maschineller Beatmung ist das Leitsymptom der alveolären Totraumventilation die Hyperkapnie ($PaCO_2$ ⇧) und Ausdruck der endinspiratorischen Überblähung von Alveolarkompartimenten mit Kapillarkompression infolge inadäquater Beatmungseinstellung.

Der Anteil des funktionellen Totraums wird nach der von Enghoff modifizierten *Bohr-Gleichung* bestimmt [10] [11]:

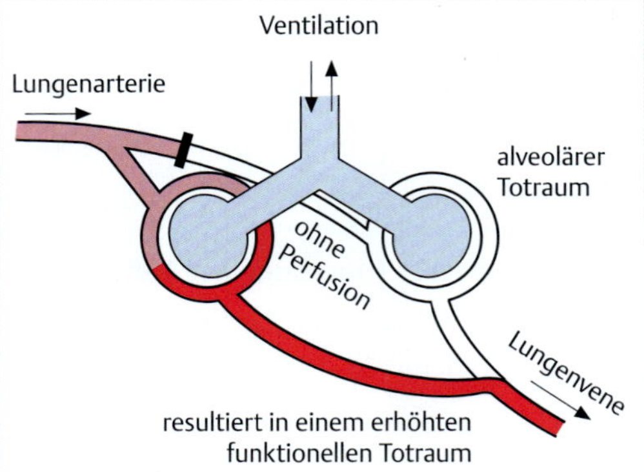

Abb. 2.31 Totraumventilation.

Formel

Bohr-Gleichung

$$VD/VT_{funkt} = \frac{PaCO_2 - PECO_2}{PaCO_2}$$

Die Berechnung des funktionellen Totraums basiert auf der Differenz zwischen dem mittleren Kohlendioxidpartialdruck in der Exspirationsluft ($PECO_2$) und dem arteriellen Kohlendioxidpartialdruck ($PaCO_2$). Zu diesem Zweck wird der Kohlendioxidgehalt der Exspirationsluft (= Summe aus der alveolären CO_2-Konzentration [CO_2-Vol_{Alv}] und der CO_2-Totraumkonzentration [CO_2-$Vol_{Totraum}$]) in einer Gasmischkammer gesammelt. Die Bestimmung der mittleren CO_2-Konzentration ($FECO_2$ = CO_2-$Vol_{exsp. Luft}$) erfolgt mittels Infrarotabsorption oder Massenspektrometrie. Für die korrekte Messung ist die exakte Trennung des inspiratorischen und des exspiratorischen Atemgases Voraussetzung. Der gemischt-exspiratorische Kohlendioxidpartialdruck wird nach folgender Formel berechnet [4]:

$$PECO_2 = (Patm - PH_2O) \times FECO_2$$

Patm = Barometerdruck in mmHg = 760 mmHg

PH_2O = Wasserdampfdruck bei Körpertemperatur = 47 mmHg

$FECO_2$ = mittlere exspiratorische CO_2-Konzentration

Beispiel:

Patm = 760 mmHg, PH_2O = 47 mmHg, $PaCO_2$ = 45 mmHg,

$FECO_2$ = 0,03 (= 3 Vol.-%; [Messergebnis aus gesammeltem CO_2-Exspirationsgemisch])

$$\Rightarrow PECO_2 = (760 - 47) \times 0{,}03 = 21{,}4 \text{ mmHg}$$

$$VD/VT_{funkt} = \frac{45 - 21{,}4}{45} = 0{,}52 = 52\%$$

Je schneller und oberflächlicher die Atmung abläuft, desto mehr nimmt die Totraumventilation auf Kosten der alveolären Ventilation zu. Gelingt es nicht, die Totraumventilation zu reduzieren, kommt es durch Steigerung der Atemfrequenz zu einer Zunahme der Atemarbeit.

Beispiele:

Patient 1: Größe/Gewicht: 183 cm, 88 kg, entsprechend IBW von etwa 75 kg

Dieser Patient atmet mit einer Atemfrequenz von 12/min und einem Atemzugvolumen von 500 ml, daraus errechnet sich ein Atemminutenvolumen von 6 l/min. Die anteilige Totraumventilation beträgt 12 × 165 ml (2,2 ml/kg), also 1980 ml/min, die alveoläre Ventilation beträgt (500 – 165) × 12, also 1480 ml/min. Der Totraumquotient errechnet sich mit 0,33.

Atmet derselbe Patient postoperativ mit einer Atemfrequenz von 20/min und einem Atemzugvolumen von 300 ml, bleibt zwar das Atemminutenvolumen mit 6 l/min gleich, allerdings erhöht sich die Totraumventilation auf 3 300 ml/min (20 × 165 ml) und die alveoläre Ventilation reduziert sich auf 2700 ml/min ([300 – 165] × 20). Der Totraumquotient ist auf 0,55 angestiegen.

Patient 2: Größe/Gewicht: 183 cm, 88 kg, entsprechend IBW von etwa 75 kg

Atmet ein Patient nur mehr 200 ml Atemzugvolumen mit einer Atemfrequenz von 30/min, bleibt zwar das Atemminutenvolumen mit 6 l/min gleich, allerdings erhöht sich die Totraumventilation bereits auf 4 950 ml/min (30 × 165 ml) und die alveoläre Ventilation reduziert sich auf 1050 ml/min ([200 – 165] × 30). Der Totraumquotient ist auf 0,82 angestiegen.

Patient 2 hat bei einem Totraumquotienten von 0,82 nur mehr eine alveoläre Ventilation von 1050 ml (physiologischer Wert: etwa 4 450 ml)

⇨ Mit diesem Atemmuster bzw. bei diesem Totraumquotienten wird fast ausschließlich der anatomische Totraum belüftet, während der nachgeschaltete Alveolarraum von der sauerstoffreichen Frischluft kaum erreicht wird. Die Folge ist eine alveoläre Hypoventilation (= insuffizienter Atemgastransport von Sauerstoff zu den Alveolen und von Kohlendioxid aus den Alveolen in die Atmosphäre) mit konsekutiver Hyperkapnie und Hypoxämie.

In Bezug auf die insuffiziente alveoläre Ventilation ist die CO_2-Produktion zu hoch, sodass das im Rahmen des Zellstoffwechsels produzierte CO_2 nicht mehr ausreichend abgeatmet werden kann.

Klinisch hat der Patient eine schnelle, oberflächliche Atmung mit einem Hechelindex (Rapid Shallow Breathing Index [RSBI = f/VT]) von 150 (vgl. Kap. 5.4.2). Mit einem solchen Atemmuster kann eine suffiziente Spontanatmung nicht lange aufrechterhalten werden. Der Patient erschöpft sich respiratorisch und entwickelt eine (postoperative) respiratorische Globalinsuffizienz mit erhöhtem $PaCO_2$ und erniedrigtem PaO_2.

Merke M!

- Das Atemminutenvolumen sagt sehr wenig über die Effektivität der Ventilation aus.
- Abnahme des Atemzugvolumens und Zunahme der Atemfrequenz bei gleichbleibendem Atemminutenvolumen führen zu einer Zunahme der Totraumventilation und Abnahme der alveolären Ventilation.

Cave

Trotz eines „normalen" Atemminutenvolumens kann es infolge hoher Atemfrequenzen („Hechelatmung") zu einer alveolären Hypoventilation kommen!

Tab. 2.9 Ursachen für erhöhte funktionelle Totraumventilation.

Vergrößerung des anatomischen Totraums als Folge von	Vergrößerung des alveolären Totraums als Folge von Perfusionsstörungen
• Maskenbeatmung (Single-Port-Masken) • HME-Filter („Künstliche Nase“) • „Gänsegurgel“ (= flexible Tubusverlängerung) • Platzierung der Kapnometriemesskammer im Hauptstrom des Beatmungssystems (⇨ Messkammer zwischen Y-Stück und Endotrachealtubus bzw. Trachealkanüle)	• Hypoperfusionssyndrom (⇨ Schock unterschiedlicher Genese) • Lungenembolie (⇨ Makro- und Mikrozirkulationsstörungen) • ARDS (⇨ Mikrozirkulationsstörung) • COPD (⇨ dynamische Überblähung von Alveolen mit konsekutiver Kapillarkompression) • maschinelle Beatmung mit inadäquat hohen Tidalvolumina (⇨ Kompression von Lungenkapillaren durch inspiratorische Überdehnung von Alveolen)

ARDS = Acute Respiratory Distress Syndrome
COPD = Chronic Obstructive Pulmonary Disease
HME = Heat and Moisture Exchanger

Ursachen für erhöhte funktionelle Totraumventilation sind in ▶ Tab. 2.9 zusammengefasst.

Beispiel:
Beatmungspflichtiger Pneumoniepatient, Größe/Gewicht: 178 cm, 82 kg entsprechend einem IBW von etwa 70 kg

Beatmungsmodus: BIPAP/Bi-Level

Beatmungsmuster: FiO_2: 55 %, Pinsp: 29 mbar, PEEP: 12 mbar, AF: 12/min, VT: 480 ml, AMV: 5,7 l/min, C_{RS}: 30 ml/mbar

Patient zeigt initial keine Spontanatmung.

Atemgasklimatisierung mittels HME, CO_2-Monitoring mittels Hauptstromverfahren, zusätzlich „Gänsegurgel“ zur Zugentlastung des Endotrachealtubus.

Bei einem Atemminutenvolumen von 5,7 l/min muss als funktioneller Totraum berücksichtigt werden:

- anatomischer Totraum (VD): 70 × 2,2 kg = 154 ml
- Totraum des HME-Filters: 60 ml
- Gänsegurgel: 18 ml
- CO_2-Küvette: Hauptstromsensor: 2 ml

⇨ Der gesamte funktionelle Totraum beträgt somit 234 ml, entsprechend einem Totraumquotienten von 0,48.

⇨ Nach Umstellung auf eine aktive Atemgasbefeuchtung reduziert sich der funktionelle Totraum auf 174 ml, entsprechend einem Totraumquotienten von 0,36.

M!

Merke

Zur Verbesserung der alveolären Ventilation und infolgedessen zur Reduzierung des Totraumquotienten VD/VT sollte der Einsatz von totraumerhöhendem Zubehör wie patientennahem HME-Filter, „Gänsegurgel“ sowie CO_2-Küvetten kritisch hinterfragt werden.

Die ▶ Tab. 7.1 (vgl. Kap. 7.2) gibt einen Überblick über Maßnahmen zur Reduktion einer erhöhten physiologischen (funktionellen) Totraumventilation.

2.16 Intrapulmonaler Rechts-Links-Shunt

Alveolarbezirke mit ungenügender Durchblutung und überwiegender Belüftung führen zur Vergrößerung des funktionellen Totraums. Aber auch die entgegengesetzte Abweichung vom normalen Ventilations-/Perfusionsverhältnis führt zu einer schweren Gasaustauschstörung.

Werden nämlich Alveolen normal durchblutet, aber nicht belüftet, so wird das an den nicht belüfteten Alveolen vorbeiströmende Blut nicht oxy-

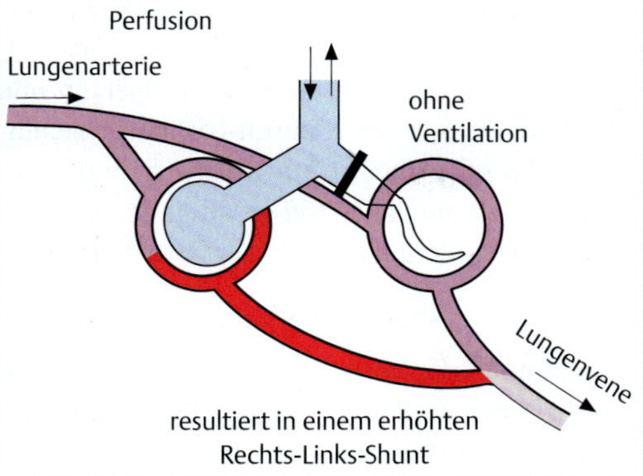

Abb. 2.32 Intrapulmonaler Rechts-Links-Shunt.

geniert. Damit fließt Blut durch die Lunge, welches am Gasaustausch nicht teilnimmt, d. h., dieses Blut fließt vom rechten zum linken Herzen wie durch einen Kurzschluss (= intrapulmonaler Rechts-Links-Shunt; ▶ Abb. 2.32).

Der intrapulmonale Rechts-Links-Shunt wird als Verhältnis von „geshuntetem" Herzzeitvolumen ($\dot{Q}s$) zu totalem Herzzeitvolumen ($\dot{Q}t$) definiert.

Normalbereich: 3–5 %

Merke

Perfusion ohne Ventilation = erhöhter intrapulmonaler Rechts-Links-Shunt ⇨ Hypoxämie durch venöse Beimischung.

Erhöhter funktioneller Rechts-Links-Shunt = Ventilations-/Perfusionsmissverhältnis mit niedrigem $\dot{V}/\dot{Q}$-Quotienten, d. h., $\dot{V}/\dot{Q}$ geht gegen null.

Der intrapulmonale Rechts-Links-Shunt kann unter Kenntnis des arteriellen (CaO_2), des gemischtvenösen (CvO_2) und des pulmonal-kapillären Sauerstoffgehalts im Blut (CcO_2) nach der *Formel von Berggren* berechnet werden:

Formel

Formel nach Berggren

$$\dot{Q}s/\dot{Q}t = \frac{CcO_2 - CaO_2}{CcO_2 - CvO_2}$$

CaO_2 = arterieller Sauerstoffgehalt (ml/100 ml Blut)
CvO_2 = gemischt-venöser Sauerstoffgehalt (ml/100 ml Blut)
CcO_2 = pulmonal-kapillärer Sauerstoffgehalt (ml/100 ml Blut)

Der arterielle und der gemischt-venöse Sauerstoffgehalt werden nach folgender Formel berechnet (vgl. Kap. 2.18):

$$CaO_2 = (Hb \times 1,39) \times SaO_2 + (PaO_2 \times 0,0031)$$

$$CvO_2 = (Hb \times 1,39) \times SvO_2 + (PvO_2 \times 0,0031)$$

Der arterielle und der gemischt-venöse Sauerstoffgehalt können einfach durch eine Blutgasanalyse bestimmt werden. Zur Bestimmung des gemischtvenösen Sauerstoffgehalts ist ein Pulmonaliskatheter notwendig. Der kapilläre Sauerstoffgehalt ist nicht direkt zugänglich und kann nur experimentell gemessen werden. Man geht jedoch davon aus, dass die kapilläre Sauerstoffspannung gleich der alveolären Sauerstoffspannung ist [12]:

$$PcO_2 = PAO_2$$

Zur Ermittlung des pulmonal-kapillären Sauerstoffgehalts wird demnach der pulmonal-kapilläre Sauerstoffpartialdruck (PcO_2) dem idealen alveolären Sauerstoffpartialdruck (PAO_2) gleichgesetzt. Der alveoläre PAO_2 wird mittels der *Alveolargasgleichung* berechnet (vgl. Kap. 2.11):

$$PAO_2 = (Patm - PH_2O) \times FiO_2 - (PaCO_2/RQ)$$

Patm = atmosphärischer Druck (= 760 mmHg)
PH_2O = Wasserdampfdruck bei Körpertemperatur von 37 °C (= 47 mmHg)
FiO_2 = Sauerstoffkonzentration der Inspirationsluft
$PaCO_2$ = arterieller Kohlendioxidpartialdruck
RQ = respiratorischer Quotient (≈ 0,8)

$$CcO_2 = (Hb \times 1,39) \times SaO_2 + (PAO_2 \times 0,0031)$$

Anmerkung: Da der PAO_2 bei einer inspiratorischen Sauerstoffkonzentration von 100 % 150 mmHg stets überschreitet, kann angenommen werden, dass die Sättigung des pulmonalen Kapillarbluts 100 % beträgt.

Beispiel 1:
Hb = 13 g/100 ml, $FiO_2 = 1{,}0$
$PaO_2 = 105$ mmHg, $PaCO_2 = 40$ mmHg, $SaO_2 = 99\,\%$
⇨ $PvO_2 = 40$ mmHg, $SvO_2 = 75\,\%$

1. Berechnung des PAO_2 entsprechend der *Alveolargasgleichung:*
   ⇨ $PAO_2 = (760 - 47) \times 1{,}0 - (40 : 0{,}8) = 663$ mmHg
2. Berechnung des arteriellen, venösen und gemischt-venösen *Sauerstoffgehalts:*
   ⇨ $CcO_2 = (13 \times 1{,}39) \times 0{,}99 + (663 \times 0{,}0031)$ = 19,9 ml/100 ml Blut = 19,9 Vol.-%
   ⇨ $CaO_2 = (13 \times 1{,}39) \times 0{,}99 + (105 \times 0{,}0031)$ = 18,2 ml/100 ml Blut = 18,2 Vol.-%
   ⇨ $CvO_2 = (13 \times 1{,}39) \times 0{,}75 + (40 \times 0{,}0031)$ = 13,7 ml/100 ml Blut = 13,7 Vol.-%
3. Berechnung von $\dot{Q}s/\dot{Q}t$ nach der Formel von Berggren:
   ⇨ $\dot{Q}s/\dot{Q}t = (19{,}9 - 18{,}2) : (19{,}9 - 13{,}7) = 0{,}274 = 27{,}4\,\%$

Dieser Wert wird durch Multiplikation mit 100 als prozentuelle Angabe geschrieben.

Da eine direkte Korrelation zwischen der alveoloarteriellen Sauerstoffdifferenz ($AaDO_2$) und dem intrapulmonalen Rechts-Links-Shunt besteht, kann die Shuntfraktion auch nach folgender Formel berechnet werden [12]:

Formel

Intrapulmonale Shuntfraktion

$$\dot{Q}s/\dot{Q}t = \frac{AaDO_2 \times 0,0031}{AaDO_2 \times 0,0031 + (CaO_2 - CvO_2)}$$

Dabei steht $AaDO_2$ für die alveoloarterielle Sauerstoffdifferenz, CaO_2 für den arteriellen und CvO_2 für den gemischt-venösen Sauerstoffgehalt und 0,0031 bezeichnet den Bunsen-Löslichkeitskoeffizienten. Diese Formel ist nur gültig, wenn das Hämoglobin voll mit Sauerstoff gesättigt ist, und lässt sich wie folgt vereinfachen:

$$\dot{Q}s/\dot{Q}t = AaDO_2/20$$

Dies gilt unter der Voraussetzung, dass die inspiratorische Sauerstoffkonzentration (FiO_2) gleich 1,0 und der $PaO_2 > 150$ mmHg ist.

Beispiel 2:
$AaDO_2 = 350$ mmHg, $CaO_2 = 18$ ml/100 ml Blut,
$CvO_2 = 13$ ml/100 ml Blut

Demnach ist:
⇨ $\dot{Q}s/\dot{Q}t = 350 \times 0{,}0031 : (350 \times 0{,}0031 + [18 - 13])$
= 0,178 = 17,8 Vol.-%

bzw. nach der vereinfachten Formel:
⇨ $\dot{Q}s/\dot{Q}t = 350 : 20 = 17{,}5$ Vol.-%

Jede einzelne kollabierte (atelektatische) Alveole verursacht durch relative Überperfusion einen Rechts-Links-Shunt. Einzelne kollabierte Alveolen sind weder mikroskopisch sichtbar noch auf dem Röntgenbild zu erkennen. Man spricht deshalb von Mikroatelektasen. Sind solche Mikroatelektasen zu vielen Tausenden über die Lunge verteilt, so besteht ein klinisch relevanter Rechts-Links-Shunt, ohne dass röntgenologisch etwas Pathologisches erkennbar wäre (► Abb. 2.33). Auch wenn im Thoraxröntgen noch keine Atelektasen sichtbar sind, lassen sich bei diesen Patienten in der Computertomografie (CT) des Thorax bereits dorsobasale Atelektasen nachweisen.

Das arterielle Blut enthält bei vergrößertem intrapulmonalem Rechts-Links-Shunt nicht mehr genug Sauerstoff, d. h., es entsteht eine *zentrale Zyanose* (⇨ Gehalt an nicht oxygeniertem (= reduziertem) Hämoglobin > 5 g-%).

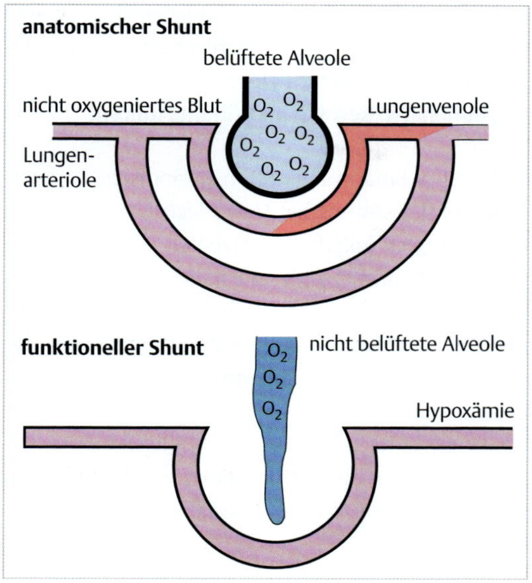

Abb. 2.33 Anatomischer und funktioneller Shunt.

Merke

Zentrale Zyanose

Übersteigt der Gehalt an nicht oxygeniertem Hämoglobin 5–g% infolge unzureichender Sauerstoffaufnahme über die alveolokapilläre Membran, kommt es zur bläulichen Verfärbung von Haut und Schleimhäuten.

Info

- Der Schweregrad der Hypoxämie korreliert mit der Höhe des intrapulmonalen Rechts-Links-Shunts!
- Die Höhe des intrapulmonalen Rechts-Links-Shunts hängt maßgebend von der Effektivität der hypoxischen pulmonalen Vasokonstriktion ab.
- Der erhöhte *intrapulmonale Rechts-Links-Shunt* gehört zu den häufigsten Ursachen der *arteriellen Hypoxämie.*

Eine Analyse des sog. *„Iso-Shuntdiagramms“*, in dem die Beziehung zwischen arteriellem Sauerstoffpartialdruck (PaO_2) und der inspiratorischen Sauerstoffkonzentration (FiO_2) aufgetragen ist, ergibt, dass ab einer Shuntfraktion > 35 % des Herzzeitvolumens eine Erhöhung der inspiratorischen Sauerstoffkonzentration nur noch einen geringen Effekt auf den arteriellen Sauerstoffpartialdruck hat. Bei einem $\dot{Q}s/\dot{Q}t$ > 50 % reagiert der PaO_2 nicht mehr auf Erhöhungen der inspiratorischen Sauerstoffkonzentration (FiO_2). In diesem Fall kann die inspiratorische Sauerstoffkonzentration (FiO_2) reduziert werden, ohne dass dies zu einem klinisch relevanten Abfall des PaO_2 im Blut führt (► Abb. 2.34 [13]).

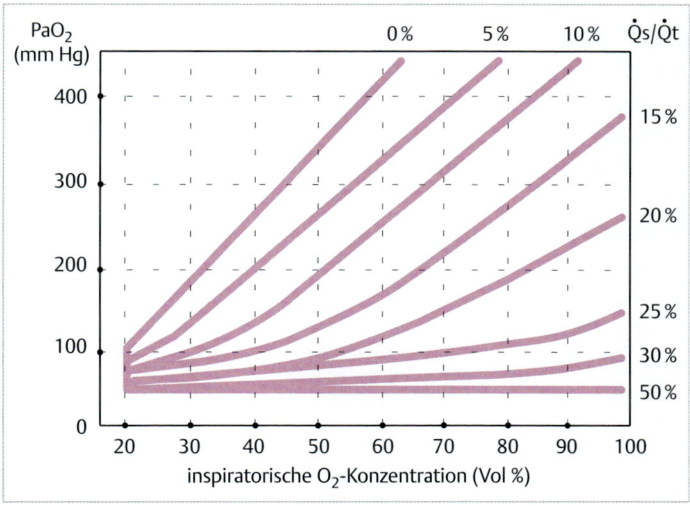

Abb. 2.34 Iso-Shuntdiagramm. [13]

Info

Ab einer *Shuntfraktion* > 35 % des HZV hat eine Erhöhung der inspiratorischen Sauerstoffkonzentration (FiO_2) nur mehr geringen Effekt auf den PaO_2.

Demgegenüber ist eine *Hyperkapnie* nur selten auf einen erhöhten intrapulmonalen Rechts-Links-Shunt zurückzuführen. Der $PaCO_2$ ist bei erhöhtem $\dot{Q}s/\dot{Q}t$ häufig infolge kompensatorischer Hyperventilation erniedrigt *(⇨ pulmonale Partialinsuffizienz).*

Während mit zunehmendem intrapulmonalem Rechts-Links-Shunt der PaO_2 annähernd linear abfällt, steigt der $PaCO_2$ erst ab einer Shuntfraktion von > 50 % an.

Info

Mit zunehmendem intrapulmonalem Rechts-Links-Shunt fällt der PaO_2 annähernd linear ab, während der $PaCO_2$ erst ab einem $\dot{Q}s/\dot{Q}t$ über 50 % zunimmt, da Kohlendioxid aufgrund seiner hohen Löslichkeit im Blut etwa 20-mal besser als Sauerstoff durch die alveolokapilläre Membran diffundiert.

Die Höhe des intrapulmonalen Rechts-Links-Shunts wird auch durch das *Herzzeitvolumen (HZV)* beeinflusst. Ein *hyperdynamer Kreislauf* mit erhöhtem HZV und erniedrigtem peripherem Gefäßwiderstand z. B. im Rahmen eines septischen Krankheitsbilds führt zu einer Erhöhung der Shuntfraktion.

Da die Höhe des intrapulmonalen Rechts-Links-Shunts vom Anteil der atelektatischen Lungenareale abhängt, ist ein vorrangiges Ziel der Beatmungstherapie die Rekrutierung solcher nicht oder schlecht ventilierter Lungenkompartimente durch entsprechende Beatmungsstrategien (vgl. Kap. 10.1).

Auch die maschinelle Beatmung mit zu hohen endinspiratorischen Drücken (⇨ Pinsp > oberer Inflektionspunkt im Druck-Volumen-Diagramm) kann über eine Erhöhung des funktionellen Totraums zu einer Blutumverteilung in schlecht belüftete Lungenareale und damit zu einer Vergrößerung des intrapulmonalen Rechts-Links-Shunts führen.

Unter Spontanatmung treten periodische, unwillkürliche tiefe Atemzüge *(Deep Sighs)* auf, die endexspiratorisch kollabierte Alveolen wieder öffnen. Der „tiefe Seufzer" findet normalerweise 8- bis 10-mal pro Stunde statt. Auch diese „Seufzeratmung" entfällt postoperativ infolge des monotonen, flachen Atemmusters mit kleiner Atemdruckamplitude.

► Tab. 2.10 gibt einen Überblick über die Ursachen eines erhöhten intrapulmonalen Rechts-Links-Shunts.

Tab. 2.10 Ursachen eines intrapulmonalen Rechts-Links-Shunts (Hypoxämie durch venöse Beimischung).

Funktioneller Shunt (Normalwert ≈ 3 % des HZV)	Anatomischer Shunt (Normalwert ≈ 3 % des HZV)
• Atelektasen unterschiedlicher Genese • kardiogenes Lungenödem • akutes Lungenversagen (ARDS) • Pneumonie • Pleuraerguss • Hämatothorax • Pneumothorax • systemische Vasodilatatoren • hyperdyname Kreislaufsituation (SIRS/Sepsis) • hepatopulmonales Syndrom • Beatmung mit zu niedrigem endexspiratorischem Druck ⇨ „Shunt in Time" • Beatmung mit zu hohem endinspiratorischem Druck ⇨ intrapulmonale Blutumverteilung infolge alveolärer Totraumventilation	• Bronchialgefäße (⇨ nutritive Lungengefäße) • Pleuralgefäße • Vv. Thebesii • arteriovenöse Kurzschlüsse (inkl. intrakardialer Shunt)

ARDS = Acute Respiratory Distress Syndrome
SIRS = Systemic Inflammatory Response Syndrome

2.16.1 Hepatopulmonales Syndrom – Sonderform eines intrapulmonalen Rechts-Links-Shunts

Das *hepatopulmonale Syndrom (HPS)* ist durch die typische Trias charakterisiert:

- Leberzirrhose
- intrapulmonale Vasodilatation mit erhöhtem funktionellem Rechts-Links-Shunt
- Hypoxämie ohne nachweisbare Herz- oder Lungenerkrankung

Die Kapillaren im Bereich der Alveolen sind extrem dilatiert, bis zu 500 µm im Durchmesser (*Normalwert:* 10–15 µm). Die Folge ist, dass die O_2-Moleküle nicht bis in das Zentrum der extrem dilatierten Kapillaren diffundieren können, um das Hämoglobin in den Erythrozyten zu oxygenieren. Das Hämoglobin des „zentralen" Blutstroms wird somit nicht oxygeniert. Es kommt zum Auftreten einer Diffusionslimitierung und eines funktionellen intrapulmonalen Rechts-Links-Shunts. Man spricht in diesem Zusammenhang auch von einem *„Diffusion-Perfusion-Impairment"*. Diese Diffusionslimitierung kann noch durch ein hohes Herzzeitvolumen (⇨ hyperdyname Kreislaufsituation bei Leberzirrhose) infolge Verkürzung der Erythrozytentransitzeit in den Kapillaren verstärkt werden.

Definition

„Diffusion-Perfusion-Impairment"
Intrapulmonaler Rechts-Links-Shunt trotz normal belüfteter Alveolen.

Als ursächlicher Mediator für die extreme kapilläre Vasodilatation wird v. a. körpereigenes Stickstoffmonoxid (NO) verantwortlich gemacht, welches bei Zirrhosepatienten in deutlich erhöhter Konzentration in der Ausatemluft nachweisbar ist und mit der Schwere der Hypoxämie korreliert.

2.17 Kompartmentmodell der Lunge

Dieses vereinfachte Modell der Lungenmechanik besteht aus 2 unterschiedlichen Komponenten: Resistance R und Compliance C. Die Resistance repräsentiert die Strömungswiderstände des jeweiligen Lungenabschnitts, während die Compliance die regionale Dehnbarkeit beschreibt. Ein Lungenkompartiment ist ein Lungenareal mit einer bestimmten Resistance und Compliance und weist eine Zeitkonstante τ auf, die sich aus dem Produkt der beiden Größen ergibt:

Formel

Zeitkonstante

$$\tau = R \times C$$

Definition

Lungenkompartiment
Als Lungenkompartimente werden Lungenareale zusammengefasst, welche dieselben atemmechanischen Eigenschaften (Resistance und Compliance) aufweisen.

Info

Die **Zeitkonstante** τ (tau) ist ein *Maß* für die *Füll-* bzw. *Entleerungsgeschwindigkeit* eines Lungenkompartiments und wird in *Sekunden* angegeben.

Die Zeitkonstante gibt somit an, wie lange es dauert, bis es zu einem Druckausgleich zwischen den proximalen Atemwegen und den Alveolen kommt und der Inspirationsflow auf null abfällt.

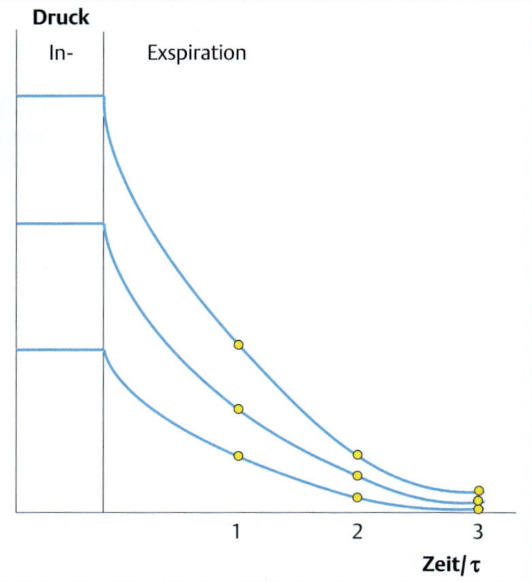

Abb. 2.35 Zeitkonstanten. Auswirkung unterschiedlicher Zeitkonstanten auf den exspiratorischen Druckverlauf.

Tab. 2.11 Zeitkonstanten und ausgeatmetes Atemzugvolumen.

Zahl der Zeitkonstanten	% ausgeatmeten Volumens
1	63
2	87
3	95
4	98
5	>99

▶ Abb. 2.35 zeigt, dass die Exspiration einer Exponentialfunktion folgt. Betrachtet man die Exspiration in Zeitschritten der Zeitkonstanten τ, so erkennt man, dass nach einer Zeitkonstante τ bereits 63 % des eingeatmeten Atemzugvolumens wieder abgeatmet sind, nach 3 Zeitkonstanten τ 95 % und nach 5 Zeitkonstanten τ über 99 % (▶ Tab. 2.11) [14].

Beispiel:
Bei einem Atemzugvolumen von 500 ml sind nach einer Zeitkonstante τ 315 ml (= 63 %), nach 3 Zeitkonstanten τ 475 ml (= 95 %) ausgeatmet.

Info

- Die *Zeitkonstante* τ gibt jene Zeit an, die benötigt wird, um 63 % des Atemzugvolumens auszuatmen.
- Eine annähernd komplette Ausatmung des eingeatmeten Atemzugvolumens benötigt Exspirationszeiten von 5 Zeitkonstanten (5 × τ).
- Beträgt die Exspirationszeit < 5 Zeitkonstanten, so kann das eingeatmete Atemzugvolumen nicht mehr vollständig ausgeatmet werden, sodass das endexspiratorische Lungenvolumen zunimmt *(⇨ Air Trapping)*.

Da die Resistance R für eine normale Lunge etwa 2 mbar/l/s und die Compliance etwa 0,1 l/mbar beträgt, errechnet sich die Zeitkonstante τ für eine gesunde Lunge mit 0,2 s. Für eine komplette Ausatmung des Atemzugvolumens ist demnach eine Exspirationszeit von mindestens 1 s (5 × τ) erforderlich.

Eine Erhöhung des Atemwegswiderstands R führt zu einer Zunahme der Zeitkonstante τ. Bei unveränderten Druckverhältnissen führt dies zu einer Verlängerung der Lungenfüll- sowie der Lungenentleerungszeit.

Zahlenbeispiele für unterschiedliche Zeitkonstanten:

- Erwachsener
  - Normalwert: 2 × 0,1 = 0,2 s
  - intubiert postoperativ: 5 × 0,06 = 0,3 s
  - COPD: 15 × 0,06 = 0,9 s
  - ARDS: 6 × 0,03 = 0,18 s
- Neugeborenes
  - Normalwert: 35 × 0,004 = 0,14 s
  - Atemnotsyndrom des Neugeborenen (RDS): 50 × 0,001 = 0,05 s

Wie aus den oben angeführten Zahlenbeispielen hervorgeht, entsprechen die Zeitkonstanten eines ARDS-Patienten denen eines gesunden Erwachsenen. Patienten mit kleinen Zeitkonstanten können daher problemlos mit hohen Atemfrequenzen beatmet werden, ohne dass ein *„Air Trapping"* induziert wird. COPD-Patienten haben deutlich größere Zeitkonstanten, sodass diese Patienten für eine komplette Exspiration mehrere Sekunden benötigen (im gezeigten Zahlenbeispiel 4,5 s). Patienten mit obstruktiven Ventilationsstörungen müssen demnach mit niedrigen Atemfrequenzen beatmet werden, damit genügend Zeit für die Exspiration zur Verfügung steht. Die Lungen eines Neugeborenen mit Atemnotsyndrom folgen dagegen aufgrund ihrer extrem kurzen Zeitkonstanten Druck- und Volumenänderungen sehr rasch, sodass diese kleinen Patienten auch mit hohen Beatmungsfrequenzen von ≥ 60/min beatmet werden können.

Info

- *Kleine Zeitkonstante* ⇨ schnelle Füllung und Entleerung eines Lungenkompartiments
- *Große Zeitkonstante* ⇨ langsame Füllung und Entleerung eines Lungenkompartiments

Die Gesamtzeitkonstante beschreibt allerdings nur das globale Verhalten der Lunge, die Zustände in den einzelnen Lungenkompartimenten sind entsprechend den *regionalen Zeitkonstanten* stark unterschiedlich.

Die Lunge besteht demnach aus einer Vielzahl von Kompartimenten mit unterschiedlichen Zeitkonstanten. Lungenareale mit gleichen atemmechanischen Eigenschaften lassen sich zu Gruppen zusammenfassen, wobei 4 Kombinationsmöglichkeiten gegeben sein können:

- Kompartimente mit hoher Compliance und hoher Resistance
- Kompartimente mit hoher Compliance und niedriger Resistance
- Kompartimente mit niedriger Compliance und hoher Resistance
- Kompartimente mit niedriger Compliance und niedriger Resistance

Für praktische Belange ist es zweckmäßig, diese Gruppierung so zu gestalten, dass das gesamte Modell auf 2 Kompartimente reduziert wird (▶ Abb. 2.36):

- ein schnelles Kompartiment mit kleiner Zeitkonstante *(= „schnelle" Alveolen)*
- ein langsames Kompartiment mit großer Zeitkonstante *(= „langsame" Alveolen)*

Merke

- Langsame Kompartimente (COPD) ⇨ hohe Atemfrequenzen werden schlecht toleriert (Gefahr von „Air Trapping").
- Schnelle Kompartimente (ARDS) ⇨ hohe Atemfrequenzen werden gut toleriert.

Je inhomogener eine Lunge belüftet ist, umso breiter ist das Spektrum der regionalen Zeitkonstanten (⇨ ARDS-Lunge, COPD-Lunge). Dies hat zur Folge, dass Füll- und Entleerungszeiten, aber auch das Füllungsvolumen in den einzelnen Kompartimenten, sehr unterschiedlich sind. Bei vorgegebenem gleichem Druck füllt sich ein Kompartiment mit hoher Resistance und hoher Compliance sehr langsam, jedoch mit großem Volumen, während sich ein Kompartiment mit niedriger Compliance und niedriger Resistance sehr schnell füllt, jedoch mit kleinem Volumen.

Bei *volumenkonstanter Beatmung mit endinspiratorischem Plateau* kommt es zwischen Kompar-

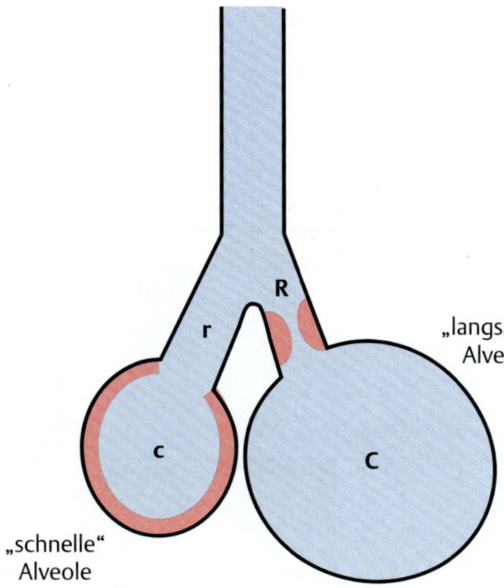

Abb. 2.36 Kompartmentmodell der Lunge. R = hohe Resistance, r = niedrige Resistance, C = hohe Compliance, c = niedrige Compliance.

timenten mit unterschiedlichen Zeitkonstanten im Verlauf der Inspiration zum Auftreten sog. *Pendelluft* (▶ Abb. 2.37). Dabei wird das applizierte Atemhubvolumen zunächst zum größten Teil vom Kompartiment mit der kleineren Zeitkonstante aufgenommen. Nach Applikation des vorgegebenen Atemhubvolumens wird der Atemgasfluss beendet. Ist die vorgegebene Inspirationszeit noch nicht abgelaufen, bleibt das Inspirationsventil offen und es erfolgt die *Pausen-* oder *No-Flow-Phase*. Der Respirator hat aufgrund der Zeitsteuerung noch nicht auf Exspiration umgeschaltet. Aufgrund der unterschiedlichen Druckgradienten zwischen den Kompartimenten findet nun eine Umverteilung des verabreichten Atemgasvolumens statt. Atemgas, das bereits am Gasaustausch teilgenommen hat, fließt vom schnelleren Kompartiment in das langsamere Kompartiment *(„intrapulmonale Gasumverteilung")* [14]. Im Extremfall füllt sich ein Kompartiment, während ein anderes noch ausatmet.

Bei *druckkontrollierter Beatmung* kommt es zu keiner intrapulmonalen Atemgasumverteilung, da in jedem Lungenkompartiment endinspiratorisch derselbe Druck herrscht und folgedessen keine Druckgradienten zwischen den einzelnen Lungenkompartimenten vorliegen (vgl. Kap. 4.3).

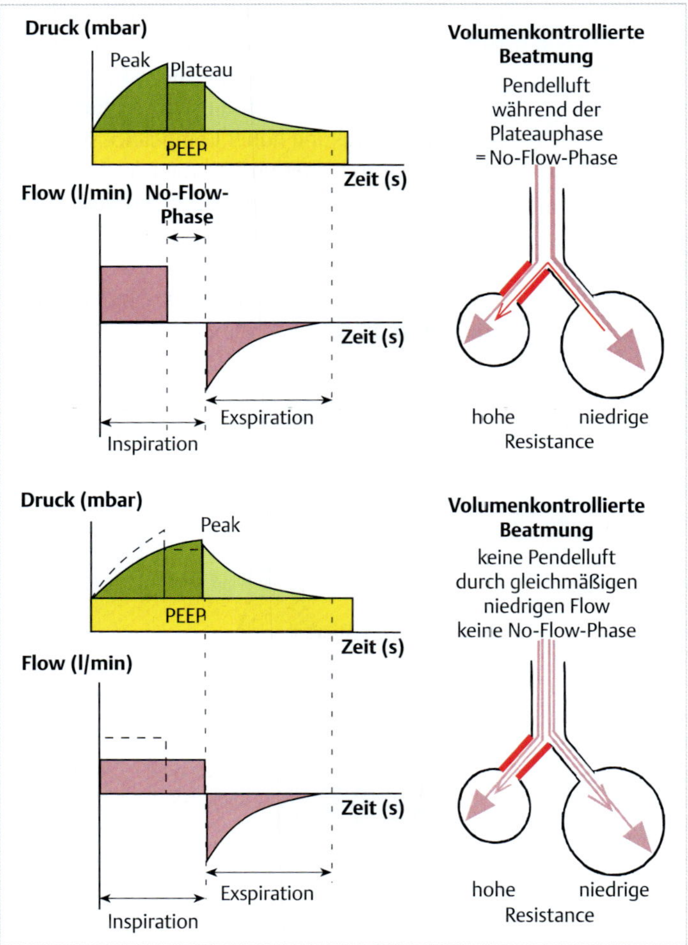

Abb. 2.37 Pendelluft.

2.18 Sauerstofftransport im Blut

Der Sauerstoff wird an den in den Erythrozyten befindlichen roten Blutfarbstoff, Hämoglobin (Hb), gebunden. Das Hämoglobin hat die Eigenschaft, Sauerstoff in Abhängigkeit von seinem Partialdruck aufzunehmen oder abzugeben; dabei wird Sauerstoff in Form einer reversiblen Bindung an das Eisenatom des Hämoglobinmoleküls angelagert.

$$Hb + O_2 \Rightarrow HbO_2$$

2.18.1 Sauerstoffsättigung

Die arterielle Sauerstoffsättigung (SaO_2) des Blutes sagt aus, zu wie viel Prozent das vorhandene Hämoglobin aktuell mit Sauerstoff gesättigt ist. Die Sättigung hängt vom Sauerstoffpartialdruck ab. Bei einem normalen arteriellen PaO_2 von 100 mmHg beträgt die arterielle Sauerstoffsättigung des Hämoglobins im arteriellen Blut etwa 97 %.

Definition

Sauerstoffsättigung (SaO_2)
Prozentualer Anteil des an Hämoglobin gebundenen Sauerstoffs im Blut.

Die Sauerstoffsättigung hängt von 2 Faktoren ab:
- Menge an Sauerstoff
- Menge an Hämoglobin

Merke

Gleiche Menge an Sauerstoff führt in Abhängigkeit des Hb-Gehalts im Blut zu unterschiedlichen Sauerstoffsättigungen:
- Anämie: höhere O_2-Sättigung infolge eines niedrigeren Hb-Gehalts
- Polyglobulie: niedrigere O_2-Sättigung infolge eines höheren Hb-Gehalts

arterieller PaO_2: 100 mmHg
⇒ O_2-Sättigung des Hb: etwa 97%

Info

Die maximale Sauerstoffsättigung ist bei einem PaO_2 von 150 mmHg erreicht.

Eine 100 %ige Sättigung ist nicht möglich, weil eine geringe Menge Blut nicht am pulmonalen Gasaustausch teilnimmt, sondern als Shuntblut in den arteriellen Kreislauf einströmt. Dieses kurzgeschlossene Blut setzt die O_2-Sättigung um etwa 1–3 % herab.

Normalwerte, arteriell:
Parameter
- PaO_2: 65–100 mmHg (altersabhängig)
- $PaCO_2$: 35–45 mmHg
- O_2-Sättigung: 95–98 %

Der PaO_2 nimmt mit zunehmendem Alter progredient ab.

Als *Faustregel* gilt:

Info

Altersabhängiger Referenzwert:

$$PaO_2\ (mmHg) = 100 - (Lebensalter : 2)$$

Als unterer Grenzwert für therapeutische Maßnahmen gelten ein Abfall des PaO_2 auf etwa 60 mmHg bzw. eine SaO_2 von 90 %.

Bei chronischer Hypoxie, z. B. bei COPD-Patienten, werden auch niedrigere PaO_2-Werte toleriert.

Info

Hypoxie = verminderter Sauerstoffpartialdruck im Blut und/oder Gewebe.

2.18.2 Sauerstoffbindungskurve

Die Sauerstoffbindungskurve beschreibt die Beziehung zwischen dem *Sauerstoffpartialdruck (PaO_2)* und der *Sauerstoffsättigung des Hämoglobins (SaO_2)*.

Zu jedem bestimmten PaO_2 gehört auch eine bestimmte Sauerstoffsättigung des Hämoglobins: Ein niedriger PaO_2 führt zur Abnahme der Sauerstoffsättigung und umgekehrt. Die O_2-Bindungskurve *(O_2-Dissoziationskurve)* hat keinen linearen, sondern einen *charakteristischen S-förmigen Verlauf* (▸ Abb. 2.38). Sie besteht aus einem unteren flachen, einem mittleren steilen und einem oberen flachen Teil, sodass in der Lunge bereits bei niedrigem O_2-Partialdruck von 60 mmHg eine hohe Sauerstoffsättigung von 90 % erreicht wird. Demgegenüber wird der Transport zum peripheren Gewebe erleichtert, da bei einem niedrigen O_2-Partialdruck von 40 mmHg die Verbindung HbO_2 in Hb und O_2 dissoziiert. Hierdurch wird die Abgabe von O_2 aus dem Hb-Molekül ins Gewebe ermöglicht.

Die O_2-Sättigung, die im arteriellen Bereich nicht-invasiv mittels Pulsoxymetrie gemessen werden kann, zeigt gemäß dem oberen flachen Teil der O_2-Bindungskurve kleine Änderungen, hinter denen große Änderungen des PaO_2 stehen. So bedeutet ein Abfall der Sauerstoffsättigung von 97 auf 94 % eine Änderung des PaO_2 von 90 auf 75 mmHg. Eine O_2-Sättigung von 85 % entspricht einem O_2-Partialdruck von etwa 50 mmHg.

▸ Tab. 2.12 gibt einen Überblick über die Zusammenhänge zwischen arteriellem O_2-Partialdruck, O_2-Sättigung bei 37 °C, pH 7,4 und $PaCO_2$ von 40 mmHg.

Es gilt:

- *Im Bereich niedriger PaO_2-Werte (periphere Gewebe)* verläuft die Kurve sehr steil, d. h., ein bereits geringer Abfall des O_2-Partialdrucks setzt eine große Menge Sauerstoff aus den Hämoglobinmolekülen frei. Je weiter rechts der steile Teil liegt, umso günstiger sind die Bedingungen für die Abgabe an die Gewebe.

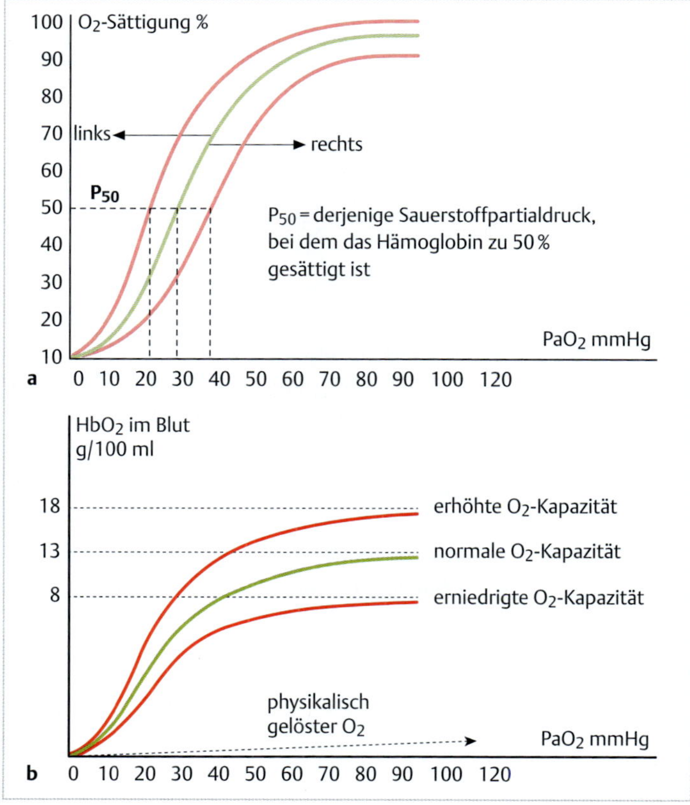

Abb. 2.38 Sauerstoffbindungskurve.
a Links-/Rechtsverschiebung.
b In Abhängigkeit von der Hämoglobinkonzentration.

Tab. 2.12 Beziehung zwischen arteriellem PaO_2 und Sättigung des Hb.

PaO_2 (mmHg)	Sättigung des Hb (%)
20	35,0
30	57,0
40	75,0
50	84,0
60	89,0
70	93,0
80	94,5
90	96,5
100	97,4

- *Im Bereich hoher PaO_2-Werte (Lunge)* nimmt die Sauerstoffsättigung nur geringfügig zu, wenn der PaO_2 ansteigt.
- *Mit unterschiedlicher Hämoglobinkonzentration* wird die Kurve insgesamt höher oder niedriger (s. ▶ Abb. 2.38b).

Die Sauerstoffbindungskurve kann durch zahlreiche Faktoren nach links oder nach rechts verschoben werden:

- *Rechtsverschiebung bedeutet:*
  Bei gleichem PaO_2 wird weniger Sauerstoff vom Hämoglobin gebunden. Allerdings wird mehr Sauerstoff aus dem Hämoglobin freigesetzt und an die peripheren Gewebe abgegeben *(= Bohr-Effekt)*.

Beispiele: Azidose, Hyperkapnie, Fieber

- *Linksverschiebung bedeutet:*
  Bei gleichem PaO_2 wird mehr Sauerstoff an Hämoglobin gebunden, sodass die Sauerstoffsättigung entsprechend höher ist. Die Bindung zwischen Sauerstoff und Hämoglobin ist verstärkt, daher wird weniger Sauerstoff aus dem Hämoglobin freigesetzt. *Folge:* Abnahme der Sauerstoffversorgung der peripheren Gewebe!

Beispiele: Alkalose, Hypokapnie, Hypothermie, 2,3-Diphosphoglyzeratmangel

Info

Verschiebung der O_2-Bindungskurve

Linksverschiebung
- Erschwerte O_2-Abgabe an das Gewebe
- Alkalose ⇨ pH > 7,45
- Hypokapnie ⇨ $PaCO_2$ < 35 mmHg
- Hypothermie
- Abfall von 2,3-Diphosphoglyzerat (DPG)

Rechtsverschiebung
- Erleichterte O_2-Abgabe an das Gewebe
- Azidose ⇨ pH < 7,35
- Hyperkapnie ⇨ $PaCO_2$ > 45 mmHg
- Fieber/Hyperthermie
- Anstieg von 2,3-Diphosphoglyzerat (DPG)

Merke

In Bezug auf die periphere O_2-Versorgung der Gewebe ist eine Azidose günstiger als eine Alkalose!

Beispiele:
SaO_2 in Abhängigkeit vom pH-Wert bei einem PaO_2 von 100 mmHg:
- pH 7,2 ⇨ SaO_2 95,2 %
- pH 7,4 ⇨ SaO_2 97,2 %
- pH 7,6 ⇨ SaO_2 98,5 %

Halbsättigungsdruck (P_{50}) = derjenige Sauerstoffpartialdruck, bei dem das Hämoglobin zu 50 % mit Sauerstoff gesättigt ist.

Normalwert: 27 mmHg (bei pH 7,4, Körpertemperatur 37 °C, $PaCO_2$ von 40 mmHg)

Der P_{50} ist ein Maß zur Beurteilung der Lage der Sauerstoffbindungskurve. Es gilt:
- Erhöhung des P_{50} ⇨ Rechtsverschiebung der Sauerstoffbindungskurve
- Erniedrigung des P_{50} ⇨ Linksverschiebung der Sauerstoffbindungskurve

2.18.3 Sauerstoffbindungskapazität

Darunter versteht man die maximale O_2-Menge, die 1 g Hämoglobin binden kann. Dieses Maximum wird bei einem O_2-Partialdruck von 150 mmHg erreicht und beträgt 1,39 ml [6].

Merke

Sauerstoffbindungskapazität

- Bezeichnet die maximale O_2-Menge, die vom Hämoglobin gebunden werden kann.
- Je höher die Hämoglobinkonzentration im Blut, desto mehr O_2 kann chemisch an Hämoglobin gebunden werden.

Info

1 g Hb kann maximal 1,39 ml O_2 chemisch binden *(= Hüfner-Zahl).*

Bei O_2-Partialdrücken > 150 mmHg wird Sauerstoff nur noch physikalisch gelöst, d. h., der O_2-Gehalt steigt linear mit dem Partialdruck an, allerdings mit sehr geringer Steilheit. Bei dem im Blut unter physiologischen Bedingungen herrschenden O_2-Partialdruck von etwa 100 mmHg ist nur eine sehr kleine Gasmenge physikalisch gelöst, im arteriellen Blut rund 0,3 ml/100 ml Blut. Dies entspricht 0,003 ml O_2 pro Millimeter Quecksilbersäule Sauerstoffpartialdruck *(= Bunsen-Löslichkeitskoeffizient).*

Beispiel:
Bei einem Patienten mit einem Hämoglobinwert von 14 g/100 ml Blut (Hb = 14g-%) können an Hämoglobin maximal 14 g/100 ml Blut × 1,39 ml O_2/g Hb = 19,4 ml O_2/100 ml Blut chemisch gebunden werden.

2.18.4 Sauerstoffgehalt

Der Sauerstoffgehalt (engl.: O_2-Content – CaO_2) im arteriellen Blut wird durch 2 Faktoren bestimmt:

- Hämoglobinkonzentration (Hb)
- arterielle Sauerstoffsättigung (SaO_2)

Der Sauerstoffgehalt bezeichnet die Menge des an Hämoglobin gebundenen Sauerstoffs pro 100 ml Blut und errechnet sich nach folgender Formel:

$$CaO_2 = (Hb \times 1,39) \times SaO_2 + (PaO_2 \times 0,0031)$$

(chemisch gebundener O_2 – physikalisch gelöster O_2)

Der physikalisch gelöste O_2-Anteil kann in der Praxis vernachlässigt werden (*Ausnahme:* hyperbare Oxygenierung; vgl. Kap. 15).

Vereinfachte Formel für den arteriellen Sauerstoffgehalt:

Formel

Sauerstoffgehalt im arteriellen Blut

$$CaO_2 = (Hb \times 1,39) \times SaO_2$$

Normalwert: 18–20 ml O_2/100 ml Blut (= 180–200 ml O_2/l Blut) = 18–20 Vol.-%

Beispiel 1:
Hb = 13 g% (= g/100 ml), SaO_2 = 99 % (= 99/100), PaO_2 = 100 mmHg
⇨ CaO_2 = (13 × 1,39) × 99/100 + (100 × 0,0031)
= 18,2 ml O_2/100 ml Blut (= 18,2 Vol.-%)

Beispiel 2: Patient im hämorrhagischen Schock
Hb = 6,3 g% (= g/100 ml), SaO_2 = 99 % (= 99/100), PaO_2 = 180 mmHg (O_2-Insufflation)
⇨ CaO_2 = (6,3 × 1,39) × 99/100 + (180 × 0,0031)
= 9,2 ml O_2/100 ml Blut (= 9,2 Vol.-%)

Trotz normaler arterieller Sauerstoffsättigung ist der arterielle Sauerstoffgehalt auf die Hälfte des Normalwerts verringert! Durch die Insufflation mit Sauerstoff wird der Sauerstoffgehalt nur um etwa 0,55 Vol.-% erhöht.

Beispiel 3: Patient mit schwerer COPD
Hb = 17 g% (= g/100 ml), SaO_2 = 82 % (= 82/100), PaO_2 = 48 mmHg
⇨ CaO_2 = (17 × 1,39) × 82/100 + (48 × 0,0031)
= 19,5 ml O_2/100 ml Blut (= 19,5 Vol.-%)

Trotz stark erniedrigter arterieller Sauerstoffsättigung (Zyanose) ist der arterielle Sauerstoffgehalt infolge kompensatorischer Polyglobulie normal. Der gelöste O_2-Anteil ist mit 0,15 Vol.-% zu vernachlässigen.

Definition

Hypoxämie
Verminderter Sauerstoffgehalt im arteriellen Blut.

Merke

- Bei schwerer Anämie kann die arterielle Sauerstoffsättigung normal sein, obwohl der arterielle Sauerstoffgehalt erniedrigt ist!
- Umgekehrt kann bei Polyzythämie die arterielle Sauerstoffsättigung trotz eines normalen arteriellen Sauerstoffgehalts erniedrigt sein!
- Bei chronischer Hypoxämie (z. B. schwere COPD) kommt es kompensatorisch zu einer Polyglobulie, um den arteriellen Sauerstoffgehalt konstant zu halten.

Die prozentuale Sättigung bezieht sich auf die Angabe eines Konzentrationsverhältnisses und kann daher nicht selbst ein Maß für eine Konzentration sein, d. h., eine niedrige Sättigung muss nicht notwendigerweise einen verminderten Sauerstoffgehalt im Blut bedeuten und umgekehrt.

Der Sauerstoffgehalt im gemischt-venösen Blut (CvO_2) wird bestimmt durch die:
- Hämoglobinkonzentration (Hb)
- gemischt-venöse Sauerstoffsättigung (SvO_2)

In Analogie zum arteriellen Sauerstoffgehalt gilt folgende Formel:

$$CvO_2 = (Hb \times 1,39) \times SvO_2 + (PvO_2 \times 0,0031)$$

Da der physikalisch gelöste O_2-Anteil vernachlässigt werden kann, ergibt sich für den Sauerstoffgehalt im gemischt-venösen Blut (CvO_2), d. h. im Pulmonalkreislauf, folgende vereinfachte Formel:

Formel

Sauerstoffgehalt im gemischt-venösen Blut

$$CvO_2 = (Hb \times 1,39) \times SvO_2$$

Normalwert: 14–15 ml O_2/100 ml Blut (= 145–150 ml/l Blut) = 14–15 Vol.-%

2.18.5 Arteriovenöse O_2-Gehaltsdifferenz (Ca-vDO_2)

Die arteriovenöse O_2-Gehaltsdifferenz ergibt sich aus der Differenz von arteriellem und gemischt-venösem Sauerstoffgehalt.

Formel

Arteriovenöse O_2-Gehaltsdifferenz

$$Ca\text{-}vDO_2 = CaO_2 - CvO_2$$

Normalwert: 4–6 ml/100 ml Blut (= 40–60 ml/l Blut) = 4–6 Vol.-%

In Abhängigkeit von der Sauerstoffextraktion in der Mikrozirkulation werden in den einzelnen Organen unterschiedliche Werte gemessen:

Beispiele:
- Herz: 11,5 %
- Gehirn: 6,5 %
- Magen/Darmtrakt: 3,5 %
- Niere: 1,5 %

Die Ca-vDO_2 ist indirekt proportional zum Herzzeitvolumen.

Merke

Eine $Ca\text{-}vDO_2 > 6\,\%$ weist auf ein vermindertes Herzzeitvolumen hin.

2.18.6 Sauerstofftransportkapazität (Sauerstoffangebot)

Die Sauerstofftransportkapazität (engl. *Oxygen Delivery – DO_2*) ist die Menge an Sauerstoff, die pro Minute von der Lunge zu den Kapillaren der peripheren Gewebe transportiert wird.

Definition

Sauerstofftransportkapazität (DO_2)
Menge an Sauerstoff, die pro Minute von der Lunge zu den Kapillaren der peripheren Gewebe transportiert wird.

Das *Sauerstoffangebot* für die Organe hängt von 3 Faktoren ab (▶ Tab. 2.13):
- Herzzeitvolumen (HZV)
- arterielle Sauerstoffsättigung (SaO_2)
- Hämoglobinkonzentration (Hb)

Die Sauerstofftransportkapazität (= Sauerstoffverfügbarkeit) kann definiert werden als das Produkt aus arteriellem Sauerstoffgehalt (CaO_2) und Herzzeitvolumen (HZV) und wird nach folgender Formel berechnet:

Formel

Sauerstoffangebot

$$DO_2 = CaO_2 \times HZV$$

$$DO_2 = (Hb \times 1{,}39 \times SaO_2) \times HZV$$

Merke

Der bestimmende Faktor für die Sauerstofftransportkapazität ist das Herzzeitvolumen.

Das HZV ist von 4 Faktoren abhängig:
- Herzfrequenz
- Kontraktilität
- Vorlast (= enddiastolisches Volumen)
- Nachlast (Surrogatparameter: peripherer Gefäßwiderstand)

Cave

Das HZV ist nicht mit Inotropie gleichzusetzen!

Merke

Die Aufrechterhaltung einer intravaskulären Normovolämie bzw. deren Wiederherstellung im Rahmen eines hypovolämen Schocks, unabhängig der Ursache, ist eine wesentliche Voraussetzung für ein adäquates Sauerstoffangebot.

In der intensivmedizinischen Praxis wird die Sauerstofftransportkapazität auf die Körperoberfläche bezogen (= DO_2I). Als *Faustregel* kann für den normalgewichtigen Erwachsenen eine Körperoberfläche von 1,74 m^2 angenommen werden.

Normalwert: $600 \pm 50\ ml/min/m^2$

Beispiel:
HZV = 5,5 l/min, CaO_2 = 18 ml/100 ml (= 180 ml/l)
⇨ $DO_2 = 5{,}5 \times 180 = 990\ ml/min$
⇨ $DO_2I = 990 : 1{,}74 = 569\ ml/min/m^2$

Tab. 2.13 O_2-Transportkapazität.

Sauerstoffangebot (ml/min)	=	Herzzeitvolumen (l/min)	×	Arterielle O_2-Sättigung (SaO_2/100)	×	Hämoglobinkonzentration (g/ml)	×	1,39	×	10
≈ 1000	=	5	×	0,96	×	15	×	1,39	×	10
≈ 500	=	2,5	×	0,96	×	15	×	1,39	×	10
≈ 125	=	2,5	×	0,48	×	7,5	×	1,39	×	10

Info

Da das HZV in l Blut/min angegeben wird, muss aus mathematischen Gründen auch der CaO_2 in ml O_2/l Blut angegeben werden. Andernfalls muss bei der Berechnung der DO_2 und der VO_2 ein Korrekturfaktor von 10 in die Formel eingesetzt werden.

Formel

Sauerstoffangebot

$$DO_2 = HZV \times (SaO_2 \times Hb \times 1,39 \times 10)$$

Wird eine der 3 variablen Größen auf die Hälfte reduziert, so halbiert sich das Sauerstoffangebot. Fallen alle 3 Größen gleichzeitig auf 50 % ihres Ausgangswerts ab, so ist das Sauerstoffangebot auf ⅛ reduziert, eine Sauerstoffmenge, die eine vitale Bedrohung darstellt, da der *kritische DO_2I-Wert (= DO_2I_{crit}) etwa 300 ml/min/m²* beträgt (s. ▶ Tab. 2.13).

Entsprechend der auslösenden Ursache, die eine der 3 Größen reduziert, spricht man von:

- Stagnationshypoxämie (verminderte Gewebeperfusion)
  ⇨ *Ursache:* kardiogener Schock
- anämischer Hypoxämie
  ⇨ *Ursache:* hämorrhagischer Schock
- hypoxischer oder respiratorischer Hypoxämie
  ⇨ *Ursache:* pulmonale Gasaustauschstörung unterschiedlicher Genese

Die genannten Hypoxämieformen treten selten isoliert auf, aber zumindest initial ist jeweils eine der 3 Ursachen dominierend. Beim Vorliegen einer Stagnationshypoxämie liegt das Problem nicht in der behinderten Sauerstoffaufnahme, sondern in der verminderten Gewebeperfusion aufgrund eines verminderten Herzzeitvolumens oder einer Schocksituation. Deshalb stellt die Behandlung des Schocks zugleich die Therapie der zellulären Hypoxie dar.

2.18.7 Sauerstoffverbrauch (Sauerstoffaufnahme)

Der Sauerstoffverbrauch (VO_2) ist die pro Minute vom Gewebe aufgenommene O_2-Menge (= O_2-Aufnahme) und ist definiert als das Produkt aus Herzzeitvolumen (HZV) und arteriovenöser Sauerstoffgehaltsdifferenz (Ca-vDO_2). Die VO_2 wird im Allgemeinen ebenfalls auf die Körperoberfläche bezogen (VO_2I) und berechnet sich nach folgender Formel:

Formel

Sauerstoffaufnahme

$$VO_2 = (CaO_2 - CvO_2) \times HZV$$

$$VO_2 = (Hb \times 1,39 \times [SaO_2 - SvO_2]) \times HZV \times 10$$

Normalwert: 120–160 ml/min/m²

Beispiel:
$HZV = 5{,}5\ l/min$, $Hb = 13{,}5\ g/100\ ml$, $SaO_2 = 98\ \%$ $(= 98/100)$, $SvO_2 = 75\ \%\ (= 75/100)$
$CaO_2 = 18{,}4\ ml/100\ ml\ (= 184\ ml/l)$,
$CvO_2 = 14{,}1\ ml/100\ ml\ (= 141\ ml/l)$
⇨ $VO_2 = 5{,}5 \times (184 - 141) = 236{,}5\ ml/min$
⇨ $VO_2I = 236{,}5 : 1{,}74 = 136\ ml/min/m^2$

2.18.8 Gemischt-venöse Sauerstoffsättigung (SvO_2)

Unter der gemischt-venösen Sauerstoffsättigung versteht man die Sauerstoffsättigung des Hämoglobins in der A. pulmonalis. Diese enthält das venöse Blut aus der V. cava superior und V. cava inferior (⇨ daher der Begriff „gemischt-venös“) sowie aus dem Sinus coronarius des Herzens.

Das gemischt-venöse Blut aus der A. pulmonalis wird über einen Pulmonaliskatheter aus dessen distalen Schenkel entnommen und ist Mischblut aus der oberen und unteren Körperhälfte.

Merke

Im Gegensatz zur zentral-venösen Sauerstoffsättigung ($ScvO_2$) wird mit der gemischt-venösen Sauerstoffsättigung (SvO_2) auch das koronar-venöse Blut im Sinus coronarius des Herzens erfasst. Bei einer Myokardischämie können demnach diese beiden Sättigungswerte deutlich voneinander abweichen.

Die gemischt-venöse Sauerstoffsättigung ist von folgenden Faktoren abhängig:
- Sauerstoffangebot (DO_2)
  - Herzzeitvolumen (HZV)
  - arterielle Sauerstoffsättigung (SaO_2)
  - Hämoglobinkonzentration (Hb)
- Sauerstoffverbrauch (VO_2)
  - Metabolismus

Definition

Gemischt-venöse Sauerstoffsättigung
Darunter versteht man die Sauerstoffsättigung des Hämoglobins in der A. pulmonalis.

Normalbereiche:
Parameter gemischt-venös
- PvO_2: 35–40 mmHg
- $PvCO_2$: 40–50 mmHg
- SvO_2: 70–75 %

Info

Die SvO_2 ist direkt proportional dem HZV.

Jede Abnahme des O_2-Angebots bzw. Zunahme des O_2-Verbrauchs hat eine Abnahme der SvO_2 zur Folge.

- *Kritischer SvO_2-Wert:* Abfall der $SvO_2 < 50\ \%$ oder $PvO_2 < 30$ mmHg
- *Gefahr des Zelltods:* Abfall der $SvO_2 < 30\ \%$

Merke

Eine normale gemischt-venöse Sauerstoffsättigung schließt ein peripheres Sauerstoffdefizit nicht aus!

Ursache: Verminderte O_2-Abgabe an die Gewebe infolge erhöhter Shuntdurchblutung in der Mikrozirkulation.

Beispiele:
SIRS/Sepsis, Leberzirrhose, intrakardialer Links-Rechts-Shunt, schwere Mitralinsuffizienz

2.18.9 Zentralvenöse Sauerstoffsättigung ($ScVO_2$)

Darunter versteht man die Sauerstoffsättigung des Hämoglobins in der oberen Hohlvene (V. cava superior). Die $ScVO_2$ korreliert gut mit der gemischt-venösen Sauerstoffsättigung (SvO_2). Unter physiologischen Bedingungen ist die $ScVO_2$ etwa 2–5 % niedriger als die SvO_2, da die Sauerstoffextraktion aus der oberen Körperhälfte (Gehirn) höher ist als aus der unteren Körperhälfte. Dieses Verhältnis kann sich allerdings unter pathologischen Bedingungen umkehren (z. B. Splanchnikusischämie im Rahmen einer abdominellen Sepsis).

Definition

Ischämie
Sauerstoffmangel eines Gewebes infolge unzureichender Durchblutung.

2.18.10 Sauerstoffextraktionsrate

Unter der Sauerstoffextraktionsrate versteht man den Anteil des vom Hämoglobin an die Zellen abgegebenen Sauerstoffs, der im Rahmen des Zellstoffwechsels verbraucht wird. Die Sauerstoffextraktionsrate errechnet sich aus der arteriovenösen Sauerstoffgehaltsdifferenz dividiert durch den arteriellen Sauerstoffgehalt und wird in Prozent (%) angegeben. Die Sauerstoffextraktionsrate ist ein Maß für das Verhältnis von Sauerstoffverbrauch (VO_2) zu Sauerstoffangebot (DO_2).

Formel

Sauerstoffextraktionsrate

$$O_2ER = (CaO_2 - CvO_2)/CaO_2 \times 100$$

$$O_2ER = VO_2/DO_2 \times 100$$

Normalbereich: 25–30 %
Vereinfacht errechnet sich die Sauerstoffextraktionsrate aus der Differenz zwischen arterieller und gemischt-venöser Sauerstoffsättigung:

$$O_2ER = SaO_2 - SvO_2$$

Beispiel:
Die SaO_2 wird mit 98 % gemessen, die SvO_2 mit 74 % Daraus errechnet sich eine O_2ER von 24 %.

Physiologischerweise werden ca. 25 % der im arteriellen Blut pro Minute transportierten O_2-Menge zur Deckung normaler metabolischer Bedürfnisse in der Peripherie extrahiert. Die restlichen 75 % verbleiben im venösen Blut und bilden die sog. „*Sauerstoffreserve*“, d. h., unter physiologischen Bedingungen ist der Sauerstoffverbrauch nicht durch das Sauerstoffangebot limitiert.

Merke

Unter physiologischen Bedingungen ist der *Sauerstoffverbrauch* nicht durch das *Sauerstoffangebot* limitiert.

Eine verminderte Sauerstoffextraktionsrate (⇨ niedriger Quotient von < 25 %) kommt vor bei:
- Zunahme des Herzminutenvolumens
- Zunahme der Shuntdurchblutung (z. B. Sepsis, SIRS)

Eine gesteigerte Sauerstoffextraktionsrate (⇨ hoher Quotient von > 30 %) mit konsekutiver Zunahme des reduzierten (= desoxygenierten) Hämoglobins auf ≥ 5 g/100 ml Blut führt zum Auftreten einer *peripheren Zyanose*.

Ein Anstieg der O_2-Extraktionsrate bedeutet:
⇨ Abnahme der SvO_2 mit konsekutiver Einschränkung der Sauerstoffreserve des Organismus!

Ursachen:
Abnahme des Sauerstoffangebots (DO_2 ⇩) infolge von
- Abnahme des Herzminutenvolumens (HZV ⇩)
- pulmonaler Gasaustauschstörung (SaO_2 ⇩)
- Anämie (Hb ⇩)

Zunahme des Sauerstoffverbrauchs (VO_2 ⇧) infolge von
- Fieber – Hyperthermie
- Sepsis – SIRS
- postoperativem Muskelzittern („*Shivering*“) – Muskelkrämpfe
- Hyperthyreose – thyreotoxische Krise
- Phäochromozytom

Der Organismus verfügt über verschiedene Kompensationsmechanismen, um das Sauerstoffangebot bei Abnahme des Herzzeitvolumens, bei Anämie oder bei pulmonalen Gasaustauschstörungen innerhalb bestimmter Grenzen konstant zu halten.

Merke

M!

Der Organismus ist auf Konstanthaltung des O_2-Angebots (DO_2) ausgerichtet.

Kompensationsmechanismen des Organismus bei Anämie oder bei Erhöhung des Sauerstoffbedarfs, um das Sauerstoffangebot konstant zu halten:

- primär durch Erhöhung des HZV
  Vorsicht: eingeschränkte kardiale Reserve (= limitierender Faktor!)
- sekundär durch Erhöhung der Sauerstoffextraktionsrate

Bei Abnahme des Herzzeitvolumens ist die Erhöhung der Sauerstoffextraktionsrate der wichtigste Kompensationsmechanismus zur Aufrechterhaltung des Sauerstoffangebots.

Ausnahmen:

- Koronarkreislauf
- Zwerchfell

Diese Gewebe extrahieren bereits unter physiologischen Bedingungen maximal Sauerstoff mit einer Sauerstoffextraktionsrate von etwa 60–70 %, d. h., das Herzminutenvolumen wird zum limitierenden Faktor für die Sauerstoffaufnahme des Herzmuskels und der Zwerchfellmuskulatur.

Bei chronischer Hypoxämie (z. B. schwere COPD) kommt es kompensatorisch zu einer *Polyglobulie*, um das Sauerstoffangebot konstant zu halten.

Beispiele:

Zielgröße: $DO_2I \geq 550$ ml/min/m²

- *Patient A* (normale Herz-/Lungenfunktion) ⇨ Kompensation durch HZV-Steigerung
  - HZV = 5,5 l/min, Hb = 13,5 g/dl, SaO_2 = 98 % ⇨ DO_2I = 581 ml/min/m²
  - Ein Hb-Abfall von 13,5 auf 9 g/dl infolge einer Blutung kann durch eine Steigerung des HZV von 5,5 l/min auf 8,0 l/min kompensiert werden:

$$DO_2I = (HZV \times SaO_2 \times Hb \times 1{,}39 \times 10)/1{,}74$$

  - $DO_2 = 8{,}0 \times 0{,}98 \times 9 \times 1{,}39 \times 10 = 981$ ml/min ⇨ DO_2I = 564 ml/min/m²
  - *Voraussetzung:* Aufrechterhaltung der Normovolämie!

- *Patient B* (eingeschränkte kardiale Funktionsreserve) ⇨ Kompensation durch Erhöhung der O_2-Extraktionsrate
  - Infolge einer Blutung fällt der Hb von 13,5 auf 8 g/dl ab. Das HZV kann jedoch aufgrund der herabgesetzten kardialen Pumpfunktion nicht adäquat gesteigert werden.
  - HZV = 5,5 l/min, Hb = 13,5 g/dl, SaO_2 = 98 %, SvO_2 = 75 %
  - DO_2I = 581 ml/min/m², VO_2I = 136 ml/min/m²

$$VO_2I = [(Hb \times 1{,}39 \times [SaO_2 - SvO_2]) \times HZV \times 10]/1{,}74$$

  - $136 = [(8 \times 1{,}39 \times [0{,}98 - SvO_2]) \times 5{,}5 \times 10] / 1{,}74$ ⇨ $SvO_2 = 0{,}59$
  - Bei gleichbleibendem Sauerstoffverbrauch von 136 ml/min/m² kommt es zu einer erhöhten O_2-Extraktion mit Abfall der SvO_2 von 75 auf 59 %.

- *Patient C* (schwere COPD) ⇨ Kompensation durch Polyglobulie
  - HZV = 5,5 l/min, SaO_2 = 83 % (entspricht einem PaO_2 von etwa 84 mmHg)
  - Ohne kompensatorische Polyglobulie hätte der Patient (bei einem angenommenen Hb von 13,5 g/dl) eine DO_2I von nur 492 ml/min/m².
  - Durch kompensatorische Polyglobulie mit einem Anstieg des Hb auf 16 g/dl erhöht sich die DO_2I auf 583 ml/min/m².

$$DO_2I = (HZV \times SaO_2 \times Hb \times 1{,}39 \times 10)/1{,}74$$

  - $DO_2 = 5{,}5 \times 0{,}83 \times 16 \times 1{,}39 \times 10 = 1015$ ml/min ⇨ DO_2I = 583 ml/min/m²

Merke

Die Steigerung des HZV ist der wichtigste Kompensationsmechanismus bei Störungen des Gleichgewichts zwischen Sauerstoffangebot und Sauerstoffverbrauch.

Zyanose

Unter Zyanose („Blausucht") versteht man die bläuliche Verfärbung der Haut und Schleimhäute. Diese tritt auf, wenn infolge gesteigerter Sauerstoffextraktionsrate der absolute Gehalt an nicht oxygeniertem (= reduziertem) Hämoglobin (Hb) im Blut 5 g/100 ml (5 g%) überschreitet.

Eine *zentrale Zyanose* tritt bei einem erhöhten pulmonalen Rechts-Links-Shunt auf, wenn Lungenkompartimente zwar durchblutet, aber nicht ventiliert werden.

Ursache: Atelektasen

Eine erhöhte Sauerstoffabgabe an die peripheren Gewebe mit konsekutiver Zunahme des reduzierten Hämoglobingehalts auf ≥ 5 g/100 ml Blut führt zum Auftreten einer *peripheren Zyanose.*

Ursache: hypodynamer Schock unterschiedlicher Genese (⇨ verminderte Blutflussgeschwindigkeit in den Kapillaren)

Info

Das Auftreten einer Zyanose ist somit vom Gesamt-Hb-Gehalt des Blutes abhängig. Bei Anämie kann das Auftreten einer Zyanose unterbleiben, wenn der absolute Gehalt an nicht oxygeniertem Hb kleiner als 5 g/100 ml (5 g%) ist. Dies hat umgekehrt zur Folge, dass eine Zyanose keine Rückschlüsse auf den Gesamt-Hb erlaubt.

2.18.11 Beziehung zwischen O_2-Angebot und O_2-Aufnahme – DO_2/VO_2-Verhältnis

Die Beziehung zwischen O_2-Angebot und O_2-Aufnahme ist in ▸ Abb. 2.39a dargestellt. Bei Patienten mit intakter Mikrozirkulation ist über einen „weiten" Bereich die *Sauerstoffaufnahme* (Sauerstoffverbrauch) vom *Sauerstoffangebot unabhängig* (horizontaler Teil der Kurve).

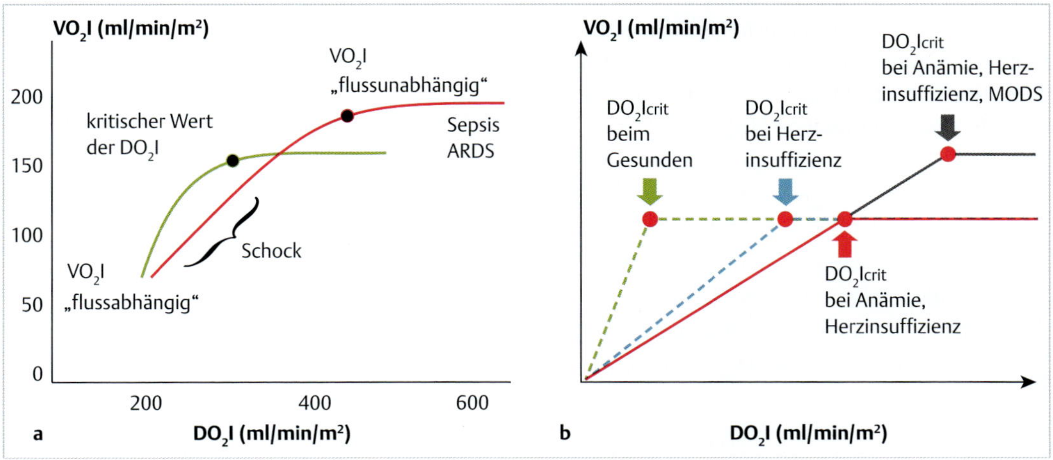

Abb. 2.39 Beziehung zwischen O_2-Angebot und O_2-Aufnahme bzw. -Verbrauch. a Beziehung zwischen Sauerstoffangebot (DO_2I) und Sauerstoffaufnahme (VO_2I) bei intakter und gestörter Mikrozirkulation.
b Ungleichgewicht zwischen O_2-Angebot (DO_2I) und O_2-Verbrauch (VO_2I) mit einer Rechtsverschiebung des kritischen Sauerstoffangebots.

Info

Bei Patienten mit intakter Mikrozirkulation ist die VO_2 von der DO_2 über einen weiten Bereich unabhängig!

Im linearen Teil der Kurve ist die Sauerstoffextraktion abhängig vom peripheren Blutfluss, d. h., jede Abnahme des Blutflusses führt zu einer verstärkten Sauerstoffextraktion, um die VO_2 konstant zu halten (= Kompensationsmechanismus).

Der Punkt, an dem die Sauerstoffaufnahme (Sauerstoffverbrauch) vom Sauerstoffangebot abhängig wird, wird als kritisches Sauerstoffangebot bezeichnet (DO_2I_{crit}).

Info

Kritischer DO_2I-Wert (DO_2I_{crit}): etwa 300 ml/min/m^2

Bei Unterschreiten dieses Wertes besteht eine direkte Abhängigkeit des Sauerstoffverbrauchs vom Sauerstoffangebot, d. h., es besteht eine lineare Beziehung zwischen der DO_2 und der VO_2 (linearer Teil der Kurve). Dieses Phänomen wird als *„flussabhängiger Sauerstoffverbrauch"* bezeichnet. Es besteht die Gefahr der Gewebehypoxie mit Ausbildung einer Laktatazidose als Ausdruck einer anaeroben Stoffwechselsituation [15].

Merke

Bei kritisch kranken Patienten kann bereits bei deutlich höheren DO_2I-Werten als 300 ml/min/m^2 eine direkte Abhängigkeit der VO_2 von der DO_2 vorliegen (s. ► Abb. 2.39a).

Ursachen:
- Herzinsuffizienz
- Anämie
- Sepsis mit
- Mikrozirkulationsstörungen infolge inadäquater Steigerung der Sauerstoffextraktion (= „fixierte" O_2ER)
  - arteriovenöse Shunts
  - Mikrothrombosierung
  - Verteilungsstörungen („Luxusperfusion" metabolisch wenig aktiver und „Minderperfusion" metabolisch aktiver Gewebe)
  - Diffusionsstörungen infolge interstitieller Ödeme
  - Therapie mit vasoaktiven Substanzen (Katecholamine, Vasodilatatoren)
  - maschinelle Beatmung
- Störungen des Zellstoffwechsels mit Beeinträchtigung der oxydativen Phosphorylierung (⇨ verminderte Bildung von ATP)

Bei Abnahme des O_2-Angebots, Zunahme des O_2-Verbrauchs bzw. bei erhöhtem Sauerstoffbedarf wird als physiologischer Kompensationsmechanismus die Sauerstoffextraktion gesteigert.

Kann eine Herzinsuffizienz oder eine Anämie nicht ausreichend kompensiert werden, kommt es zum Auftreten eines Ungleichgewichts zwischen Sauerstoffangebot und Sauerstoffverbrauch mit konsekutiver Rechtsverschiebung des kritischen Sauerstoffangebots (DO_2I_{crit}) (► Abb. 2.39b).
- Anstieg der Sauerstoffextraktionsrate auf > 50 %
- Abfall der zentral-venösen bzw. gemischt-venösen Sauerstoffsättigung auf < 60 % bzw. < 55 %

Sind die physiologischen Kompensationsmechanismen ausgeschöpft, kommt es zum Auftreten einer metabolischen Laktatazidose als Ausdruck einer insuffizienten zellulären Sauerstoffversorgung mit konsekutivem anaerobem Zellstoffwechsel.

Merke

Die Laktatazidose ist ein sensibler Parameter, der auf ein unzureichendes Sauerstoffangebot als Folge eines Schockgeschehens unterschiedlicher Genese hinweist.

Unterhalb des kritischen Wertes für das Sauerstoffangebot schaltet die Zelle auf anaeroben Stoffwechsel um, um die zelluläre Energieversorgung mit Adenosintriphosphat (ATP) aufrechterhalten zu können. Beim anaeroben Energiestoffwechsel wird durch den Abbau von Glucose Laktat und ATP produziert.

$$1 \text{ mol Glucose} \Rightarrow 2 \text{ mol ATP} + \text{Laktat}$$

Sinkt der Hämoglobinwert im Rahmen eines hämorrhagischen Schocks in einen „kritischen Bereich", hängt es maßgebend vom HZV als Kompensationsmechanismus ab, ob das Sauerstoffangebot und somit die Energieversorgung der Zelle mit ATP aufrechterhalten werden kann.

Die Indikation zur Bluttransfusion muss daher immer aus dem Blickwinkel des Sauerstoffangebots gestellt werden und hängt maßgebend von der kardiopulmonalen Funktionsreserve des Patienten ab. Auch die Auswirkungen auf die neurokognitiven Funktionen sind primär vom Sauerstoffangebot und nicht von einem bestimmten Hämoglobinwert abhängig.

Wird im Rahmen eines hämorrhagischen Schocks der kritische Hämoglobinwert (Hb*krit*) bzw. das kritische Sauerstoffangebot (DO_2*krit*) erreicht, treten klinische Symptome auf, die auch als physiologische Transfusionstrigger bezeichnet werden und auf eine anämische Hypoxie hinweisen.

Info

Physiologische Transfusionstrigger, die auf eine anämische Hypoxie hinweisen

Klinische Symptomatik
- Tachykardie/subjektiv: „Herzrasen"
- Hypotonie (trotz Normovolämie)
- (Belastungs-)Dyspnoe
- Herzrhythmusstörungen/subjektiv: „Herzstolpern"
- orthostatischer Schwindel
- Müdigkeit/Erschöpfung/eingeschränkte kognitive Leistung (⇨ Gedächtnisleistung ⇩, Konzentrationsfähigkeit ⇩)

Neu aufgetretene EKG-Veränderungen
- Herzrhythmusstörungen
- ischämietypische EKG-Veränderungen (ST-Streckenveränderungen ⇨ ST-Senkungen, ST-Hebungen)

Neu aufgetretene echokardiografische Veränderungen
- Regionale myokardiale Kontraktionsstörungen

Globale Indizes einer unzureichenden Gewebeoxygenierung
- Laktat > 2 mmol/l + metabolische Azidose
- Anstieg der globalen Sauerstoffextraktion > 50 %
- Abfall der zentralvenösen Sauerstoffsättigung < 60 %
- Abfall der gemischt-venösen Sauerstoffsättigung < 55 %
- Abfall des gemischt-venösen pO_2 < 32 mmHg

2.18.12 Kohlendioxidtransport im Blut

Kohlendioxid (CO_2) ist das Endprodukt des oxydativen (aeroben) Stoffwechsels *(oxydativer Metabolismus)*. Die Bildung von Kohlendioxid erfolgt fast ausschließlich in den Mitochondrien (⇨ oxydative Phosphorylierung, Zitronensäurezyklus). Aus den Mitochondrien diffundiert das physikalisch gelöste CO_2 durch das Zytoplasma in den Extrazellulärraum und von dort in das Kapillarblut.

Während Sauerstoff im Blut fast ausschließlich an Hämoglobin gebunden transportiert wird, kann man beim CO_2-Transport 3 Transportformen unterscheiden:

Physikalische Lösung

10 % des CO_2 werden physikalisch im Blut gelöst transportiert. Dabei gilt das Gasgesetz nach Dalton (vgl. Kap. 2.7). In diesem Zusammenhang sei auf die hohe Löslichkeit von CO_2 im Blut hingewiesen (etwa 20-mal bessere Löslichkeit als O_2).

Chemische Umsetzung zu HCO_3

80 % des CO_2 werden nach chemischer Umsetzung als HCO_3^- (Bikarbonat) im Blut gelöst transportiert. Zunächst reagiert CO_2 mit Wasser zu Kohlensäure (Hydratation):

$$CO_2 + H_2O \leftrightarrow H_2CO_3$$

Im Plasma verläuft diese Reaktion langsam, im Erythrozyten läuft sie unter dem Einfluss des Enzyms *Carboanhydrase* mit etwa 10 000-mal größerer Geschwindigkeit ab. Deshalb findet die Reaktion fast ausschließlich im Inneren der Erythrozyten statt. Die entstehende Kohlensäure dissoziiert spontan in Bikarbonat und in ein Proton:

$$H_2CO_3 \leftrightarrow HCO_3^- + H^+$$

Knapp die Hälfte des gebildeten HCO_3^- verlässt den Erythrozyten wieder in Richtung Plasma, aus Gründen der Elektroneutralität im Austausch gegen Chloridionen *(= Hamburger-Shift)*. Letztlich gelangen 45 % des produzierten HCO_3^- ins Plasma, 35 % verbleiben in den Erythrozyten.

Chemische Bindung an Hämoglobin

Weitere 10 % des CO_2 gehen eine direkte Verbindung mit Aminogruppen des Hämoglobinmoleküls ein. Dabei entsteht *Carbaminohämoglobin*. Pro gebundenes CO_2-Molekül wird ein Proton freigesetzt:

$$(Hb)NH_2 + CO_2 \leftrightarrow (Hb)NHCOO^- + H^+$$

Die CO_2-Bindungskapazität von desoxygeniertem Hämoglobin ist höher als die von oxygeniertem Hämoglobin, d. h., desoxygeniertes Blut bindet mehr CO_2 als oxygeniertes Blut. Die höhere CO_2-Bindungskapazität erklärt sich aus der besseren Pufferkapazität von desoxygeniertem Hämoglobin für die bei der Bikarbonatbildung anfallenden Protonen. Dadurch kann mehr CO_2 in Form von Bikarbonat im Blut transportiert werden. Auch kann desoxygeniertes Hämoglobin CO_2 leichter als Carbaminohämoglobin binden, wodurch ebenfalls die CO_2-Transportkapazität erhöht wird.

Definition

Haldane-Effekt
Abhängigkeit der CO_2-Transportkapazität vom Oxygenierungsgrad des Hämoglobins ⇨ Die CO_2-Bindungskapazität von desoxygeniertem Hämoglobin ist höher als die von oxygeniertem Hämoglobin.

Dieser physiologisch sinnvolle Mechanismus bewirkt, dass in den peripheren Geweben die CO_2-Aufnahme ins Blut erleichtert wird (⇨ vorwiegend desoxygeniertes Hämoglobin im venösen Teil der Mikrozirkulation), während in der Lunge eine leichtere CO_2-Abgabe aus den Erythrozyten in die Alveolen erfolgt (⇨ vorwiegend oxygeniertes Hämoglobin).

Merke

Kohlendioxid wird zu
- 80 % als Bikarbonat (45 % im Plasma, 35 % in den Erythrozyten), zu
- 10 % als Carbaminohämoglobin (Carbamat) und zu
- 10 % physikalisch gelöst transportiert.

2.19 Statische Lungenvolumina

Folgende statische Lungenvolumina werden unterschieden (▶ Abb. 2.40). Die Normalwerte beziehen sich auf einen etwa 70 kg schweren Erwachsenen (bezogen auf Idealgewicht) [16]:

- **Atemzugvolumen (AZV):** Das Volumen, das bei ruhiger Atmung ein- und ausgeatmet wird. *Normalwert:* ca. 0,4–0,5 l – entspricht 6–7 ml/kg KG (bezogen auf Idealgewicht).

- **Inspiratorisches Reservevolumen (IRV):** Das Volumen, das nach ruhiger Inspiration noch zusätzlich eingeatmet werden kann, d. h. die Differenz von normaler bis zur maximalen Einatmung. *Normalwert:* ca. 2,5–3,0 l – entspricht etwa ⅔ der VC.

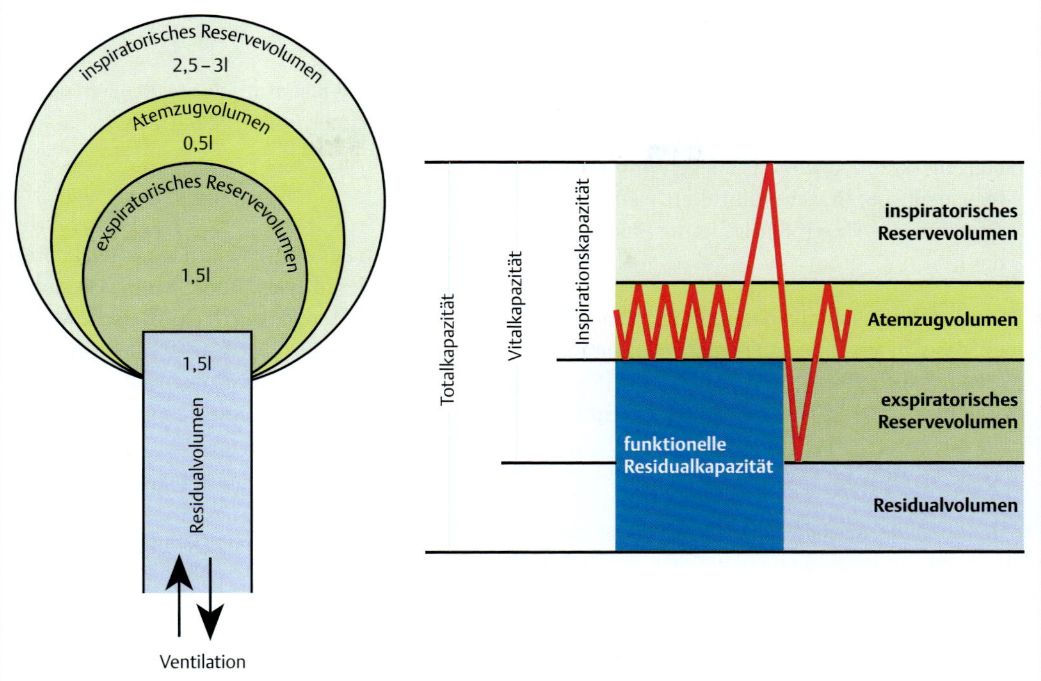

Abb. 2.40 Statische Lungenvolumina.

- **Inspiratorische Kapazität (IC):** Summe aus Atemzugvolumen (AZV) und inspiratorischem Reservevolumen (IRV).

$$IC = AZV + IRV$$

- **Exspiratorisches Reservevolumen (ERV):** Das Volumen, das man nach ruhiger Exspiration noch zusätzlich ausatmen kann, d. h. die Differenz von normaler bis zur maximalen Ausatmung.
  Normalwert: 1,0–1,5 l – entspricht etwa ⅓ der VC.
- **Vitalkapazität (VC):** Volumen, das durch willkürliche Atmung maximal mobilisierbar ist. Die VC ist ein Maß für die größtmögliche Atemexkursion.
  - *Inspiratorische Vitalkapazität (IVC):* Das Volumen, das nach maximaler Exspiration eingeatmet werden kann.
  - *Exspiratorische Vitalkapazität (EVC):* Das Volumen, das nach maximaler Inspiration ausgeatmet werden kann.
  - Die Vitalkapazität setzt sich aus der Summe von Atemzugvolumen (AZV), inspiratorischem (IRV) und exspiratorischem Reservevolumen (ERV) zusammen.
    Normalwert: 4,5–5,0 l entsprechend 60–70 ml/kg KG.

$$VC = AZV + IRV + ERV$$

- **Residualvolumen (RV):** Das Volumen, das nach maximaler Ausatmung in den Lungen verbleibt (= nicht mobilisierbares Lungenvolumen).
  Normalwert: 1,5–2 l. Unter physiologischen Bedingungen beträgt das RV etwa 25–35 % der TLC. Die Messung des RV erfolgt im Ganzkörperplethysmografen.
  Erhöhung des Residualvolumens (RV):
  - Eine Erhöhung des RV ist typisch für eine dynamische Überblähung der Lunge als Folge einer exspiratorischen Atemflusslimitierung im Rahmen obstruktiver Ventilationsstörungen. In diesem Fall ist auch die FRC erhöht.

- ◦ Ein erhöhtes Residualvolumen kann aber auch Folge eines Zwerchfellhochstands sein, z. B. bei Adipositas.
- ◦ Eine relative Erhöhung des RV (in % der totalen Lungenkapazität [TLC]) kann bei restriktiven Lungenerkrankungen (z. B. Lungenfibrosen unterschiedlicher Ursache) auftreten, wenn die Abnahme der TLC größer ist als die Abnahme des RV.

- **Funktionelle Residualkapazität (FRC):** Das Volumen, das sich am Ende einer ruhigen Exspiration in den Lungen befindet.
  Normalwert: 2,5–3,0 l (35 ml/kg KG) – entspricht etwa 40–50 % der TLC.

$$FRC = RV + ERV$$

Die funktionelle Residualkapazität (FRC) ist definiert als das Atemgasvolumen, welches nach einer ruhigen Ausatmung in den Lungen verbleibt (= endexspiratorisches Lungenvolumen [EELV]).

Die FRC kann als *Maß für die endexspiratorische Gasaustauschfläche* bzw. für das *funktionelle Lungenvolumen* angesehen werden und ergibt sich aus der Gleichgewichtslage zwischen den entgegengesetzt wirkenden elastischen Kräften von Lunge und Thorax (= Atemruhelage oder Atemmittellage).

Info

- *Restriktive Ventilationsstörungen* führen zu einer Abnahme der FRC.
- *Obstruktive Ventilationsstörungen* führen zu einer Zunahme der FRC.

Die FRC verhindert größere Veränderungen des PaO_2 während der Exspiration (⇨ Luftpufferfunktion).

Merke

Verminderung der FRC führt zur Hypoxämie!

Info

Die FRC nimmt innerhalb weniger Minuten nach Narkoseeinleitung um ca. 20–30 % ab.

Ursachen:
- Höhertreten des Zwerchfells nach kranial infolge Steigerung des intraabdominellen Drucks durch die Rückenlage sowie durch chirurgische Manipulation
- Nachlassen des Zwerchfelltonus und des Tonus der inspiratorischen Interkostalmuskulatur als Folge der Muskelrelaxierung
- Sekretretention (v. a. bei ungenügender Atemgaskonditionierung)
- Erhöhung des zentralen Blutvolumens

Folgen:
- Verschlechterung der Oxygenierung infolge Verschlechterung des Ventilations-/Perfusionsverhältnisses
- Ausbildung dorsobasaler Atelektasen
- Abnahme der Compliance
- Zunahme der Resistance
- Verschluss der kleinen Atemwege *(Airway Closure)*

Merke

Bei maschinell beatmeten Patienten ist auch bei gesunder Lunge zur *Aufrechterhaltung der physiologischen FRC* ein *PEEP von 5–10 mbar* notwendig!

- **Totale Lungenkapazität (TLC):** Die Gasmenge, die nach maximaler Inspiration im Thorax enthalten ist. Sie errechnet sich aus der Summe von Vitalkapazität (VC) und Residualvolumen (RV).

Die VC ist jener Anteil der TLC, der durch willkürliche Atmung maximal mobilisierbar ist, dies sind etwa 65–75 % der TLC, die verbleibenden 25–35 % entsprechen dem RV.

Da die TLC auch das RV enthält, kann sie nur mit der Ganzkörperplethysmografie bestimmt werden.

Normalwert: 6–6,5 l

$$TLC = VC + RV$$

Die TLC entspricht der Alveolaroberfläche bzw. Diffusionsfläche der Lunge.

Definition

Restriktive Ventilationsstörungen = Erkrankungen mit Verminderung der totalen Lungenkapazität (TLC).

Von einer restriktiven Ventilationsstörung sollte nur dann gesprochen werden, wenn eine eingeschränkte TLC mittels Ganzkörperplethysmografie gemessen wurde. Der Begriff „Restriktion" bezieht sich somit auf die ganze Lunge und nicht nur auf ein Teilvolumen. Insbesondere darf eine alleinige Einschränkung der Vitalkapazität (VC) nicht als restriktive Ventilationsstörung bezeichnet werden, wenn nur spirometrisch ermittelte Daten vorliegen oder die TLC normal ist. Des Weiteren kann auch eine eingeschränkte VC mit einer erhöhten TLC kombiniert sein (⇨ obstruktive Ventilationsstörung mit dynamischer Überblähung der Lunge) [17].

Merke

- Die alleinige Einschränkung der Vitalkapazität (VC) darf nicht mit einer restriktiven Ventilationsstörung gleichgesetzt werden!
- Eine eingeschränkte Vitalkapazität (VC) kann auch mit einer erhöhten totalen Lungenkapazität (TLC) kombiniert sein ⇨ obstruktive Ventilationsstörung mit dynamischer Überblähung!

2.20 Verschlussvolumen (Closing Volume) – Verschlusskapazität (Closing Capacity)

Das **Verschlussvolumen** (**Closing Volume = CV**) der Lunge ist definiert als jenes Lungenvolumen oberhalb des Residualvolumens, bei dem es während der Exspiration zum Verschluss der kleinen Atemwege (Bronchiolen) kommt.

Unter **Verschlusskapazität** (**Closing Capacity = CC**) versteht man die Summe aus Verschlussvolumen und Residualvolumen (RV).

$$CC = CV + RV$$

Dieser Verschluss der Bronchiolen tritt v. a. in den „abhängigen" (= dorsobasalen) Lungenabschnitten auf, wo gravitationsbedingt der extraluminale Ge-

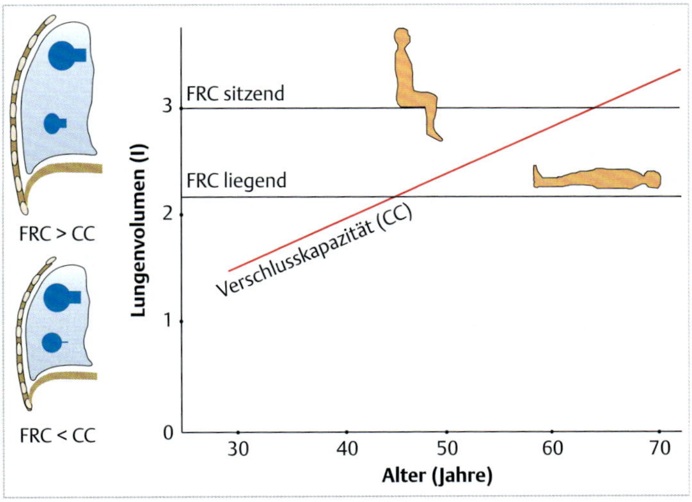

Abb. 2.41 Verschlusskapazität (CC). Verschlusskapazität (CC) und funktionelle Residualkapazität (FRC) in Abhängigkeit von Alter und Körperlage.

webedruck leicht den endobronchialen Atemwegsdruck übersteigen kann (▶ Abb. 2.41).

Solange die Verschlusskapazität (CC) kleiner ist als die funktionelle Residualkapazität (FRC) – dies ist beim gesunden Erwachsenen der Fall – kommt es bei normaler Atemmittellage zu keinem Verschluss der kleinen Atemwege (Bronchiolen).

CC > FRC ⇨ Verschluss der kleinen Atemwege

Faktoren, die zu einer Verkleinerung der FRC führen:
- Atelektasen unterschiedlicher Genese (Kompressions-, Resorptions-, Obturationsatelektasen)
- Zwerchfellhochstand infolge eines erhöhten intraabdominellen Drucks ⇨
- Adipositas
- Aszites
- Ileus
- Thoraxoperationen
- Oberbauchoperation

Faktoren, die zu einer Vergrößerung des Verschlussvolumens führen:
- chronisch obstruktive Lungenerkrankung (COPD)
- Adipositas
- Herzinsuffizienz
- Alter (FRC = CC mit etwa 65 Jahren im Stehen, mit etwa 45 Jahren im Liegen)

Unter diesen Umständen wird dann CC > FRC (oder, anders ausgedrückt, der Quotient FRC/CC < 1), d. h., am Ende der normalen Exspiration kommt es zum Verschluss der kleinen Atemwege und damit zu einem atemzyklusabhängigen intrapulmonalen Rechts-Links-Shunt *(„Shunt in Time“)*.

Therapie:
Die Aufrechterhaltung bzw. Normalisierung einer pathologisch erniedrigten FRC erfolgt durch Anwendung einer maschinellen Atemhilfe mit positivem endexspiratorischem Druck (PEEP).

2.21 Dynamische Atemvolumina

Unter dynamischen Atemvolumina versteht man *zeitabhängige* Größen, d. h., man bezieht in die Messung der Atemvolumina die Zeit mit ein *(⇨ Volumen-Zeit-Diagramm)*. Mittels eines *Spirometers*

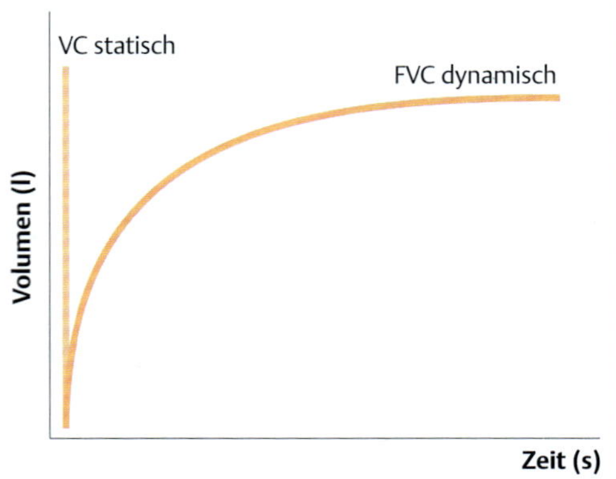

Abb. 2.42 Dynamische Lungenvolumina.

(= Gerät zur Messung und grafischen Darstellung von Atemvolumina) wird bestimmt, in welcher Zeit der Patient ein bestimmtes Volumen ein- bzw. ausatmen kann (▶ Abb. 2.42).

> **Definition**
>
> **Spirometrie**
> Messung der ventilatorisch mobilisierbaren Atemvolumina.

- **Atemminutenvolumen (AMV)**
  Das Atemminutenvolumen ist das Produkt aus Atemzugvolumen (AZV) und Atemfrequenz (AF).

$$AMV = AZV \times AF$$

Normalbereich: 6–8 l/min

- **Forcierte Vitalkapazität (FVC)**
  Das Volumen, welches man nach maximaler Inspiration unter maximaler Anstrengung ausatmen kann.
  Die FVC ist meist etwas kleiner als die VC, da die Steigerung des intrathorakalen Drucks (bis zu 60 mmHg) infolge der forcierten Exspiration zu einer *dynamischen Kompression* der kleinen Atemwege führt.

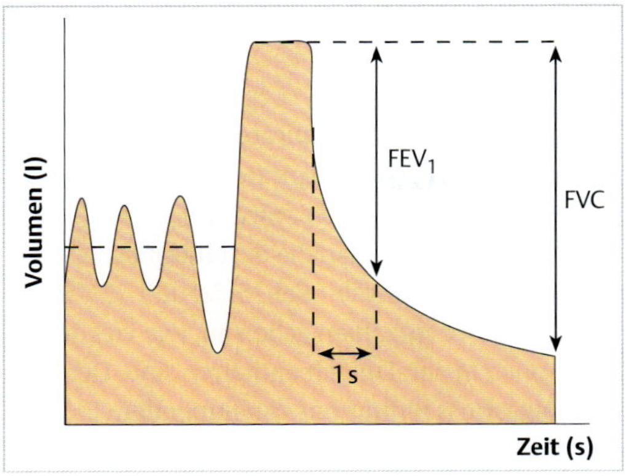

Abb. 2.43 Volumen-Zeit-Diagramm.

- **Forciertes exspiratorisches Volumen in einer Sekunde (FEV_1) – Einsekundenkapazität**
  Das forcierte exspiratorische Volumen ist das Volumen, welches nach einer maximalen Inspiration unter maximaler Anstrengung innerhalb 1 s ausgeatmet werden kann (▶ Abb. 2.43).

Normalwert: 70–80 % der VC bzw. FVC (altersabhängig) = *Tiffeneau-Wert*

Merke

Die Bestimmung des FEV_1 ist mitarbeitsabhängig!

Info

Das FEV_1 ist der entscheidende Parameter für die Diagnose einer *obstruktiven Ventilationsstörung* (s. ▶ Abb. 2.45).

Das FEV_1 ist auch bei Vorliegen einer restriktiven Ventilationsstörung erniedrigt, auch wenn keine Obstruktion der Atemwege besteht.

Vor allem bei älteren Patienten kann es während der forcierten Exspiration aufgrund des hohen intrathorakalen Drucks zu einer *dynamischen Atemwegskompression* bis hin zum *Bronchiolenkollaps* kommen, ohne dass eine bedeutsame anatomische Atemwegsobstruktion vorliegt. Das verminderte FEV_1 ist dann ein Hinweis auf einen *pulmonalen Elastizitätsverlust* (⇨ Emphysem). Der Bronchiolenkollaps wird auch anhand des Fluss-Volumen-Diagramms diagnostiziert (s. ▶ Abb. 2.46).

Info

- Der *Tiffeneau-Wert* (= FEV_1 in % der VC bzw. FVC) führt bei verminderter VC zu einer Unterschätzung des Schweregrads der obstruktiven Ventilationsstörung.
- Bei *reduzierter Vitalkapazität* erlaubt daher nur der *Absolutwert des FEV_1* eine ausreichende und zuverlässige Beurteilung des *Ausmaßes der obstruktiven Ventilationsstörung.*

Bei einem pathologischen Tiffeneau-Wert sollte die Spirometrie etwa 10 min nach Inhalation eines Bronchodilatators (β_2-Sympathikomimetikums) wiederholt werden (= Bronchospasmolysetest).

- Der *Bronchospasmolysetest* erlaubt die Differenzialdiagnose zwischen einer *entzündlichen* und einer *spastisch-myogenen Komponente* der Bronchialobstruktion.
- Bei einer Verbesserung um mindestens 15 % liegt per definitionem eine zumindest partielle Reversibilität der Bronchialobstruktion vor.

Bei einer extrathorakalen Atemwegsstenose (flusswirksame Stenose im Bereich der Trachea oder des Larynx) zeigt die FEV_1-Kurve im Volumen-Zeit-Diagramm einen typischen linearen (geradlinigen) Abfall, der bereits unmittelbar nach Beginn des FEV_1-Manövers beginnt (s. ▶ Abb. 2.48).

2.22 Atemflusswerte (Fluss-Volumen-Diagramm)

Darunter versteht man die Strömungsgeschwindigkeit des Atemgases bei einem bestimmten ein- bzw. ausgeatmeten Volumen (▶ Abb. 2.44). Das Bezugsvolumen jeder Atemflussmessung ist die FVC.

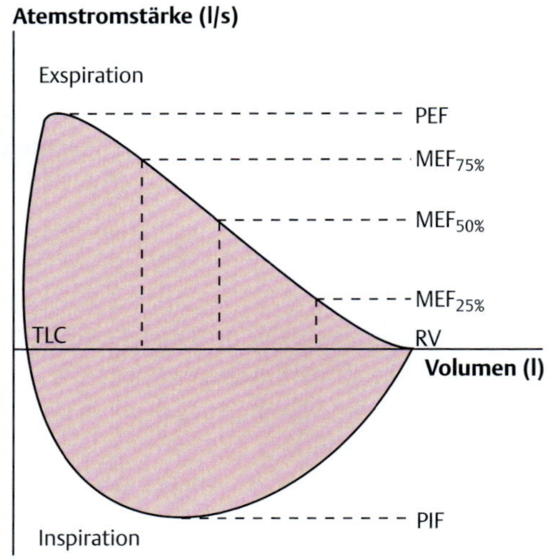

Abb. 2.44 Fluss-Volumen-Diagramm.

Die physikalische Grundlage bildet das Ohmsche Gesetz:

Formel

Ohmsches Gesetz

$$I = \Delta P / R$$

I = Atemstromstärke (Flow)

ΔP = Änderung des intrapleuralen Drucks in Abhängigkeit von der Atemanstrengung

R = Atemwegswiderstand

- *Exspiratorische Atemflusswerte* erlauben eine Aussage über die Weite der intrathorakalen Atemwege.
- *Inspiratorische Atemflusswerte* erlauben eine Aussage über die Weite der extrathorakalen Atemwege.

- **Maximaler exspiratorischer Atemgasfluss (PEF = Peak Expiratory Flow)**
Darunter versteht man die maximale Atemstromstärke bei forcierter Exspiration, die über eine Mindestdauer von 10 ms aufrechterhalten wird.
Normalwert: > 450 l/min (alters- und größenabhängig)

- **Mittlerer forcierter exspiratorischer Fluss ($MEF_{25\%,50\%,75\%}$ = Midexpiratory Flow = $FEF_{25\%,50\%,75\%}$ = Forced Expiratory Flow)**
Darunter versteht man die exspiratorische Strömungsgeschwindigkeit bei 25, 50 und 75 % der FVC. Die Prozentzahlen geben an, wie viel der FVC noch in den Lungen enthalten sind. Der Atemgasfluss nimmt mit zunehmendem Exspirationsvolumen ab.
Unter der $MEF_{25-75\%}$ ($FEF_{25-75\%}$) versteht man die mittlere Atemstromstärke zwischen 25 und 75 % der ausgeatmeten FVC.
$MEF_{50\%}$ ($FEF_{50\%}$)
Dieser Wert ist ein Indikator für die Diagnose von Atemwegsobstruktionen in den peripheren Atemwegen *(Small Airway Disease, Bronchiolitis)*. Vor allem asymptomatische Raucher zeigen eine Einschränkung der $MEF_{50\%}$ ($FEF_{50\%}$) bei noch normaler FEV_1.

- **Mittlerer forcierter inspiratorischer Fluss ($MIF_{25\%,50\%,75\%}$ = Midinspiratory Flow)**
Das inspiratorische Fluss-Volumen-Diagramm wird durch ein forciertes inspiratorisches VC-Manöver aufgezeichnet, welches unmittelbar anschließend an das exspiratorische forcierte VC-Manöver durchgeführt wird. Der maximale inspiratorische Fluss (MIF) ist die maximale Atemstromstärke bei forcierter Inspiration. Unter $MIF_{25\%,50\%,75\%}$ versteht man die inspiratorische Strömungsgeschwindigkeit bei 25, 50 und 75 % der inspiratorischen VC.

2.22.1 Quotient der Atemgasflüsse

- $PEF/MEF_{50\%} \approx 2$ ⇨ physiologisch oder auch bei restriktiver Ventilationsstörung. Differenzialdiagnose anhand der Absolutwerte leicht möglich, da diese bei restriktiver Ventilationsstörung erniedrigt sind (s. ► Abb. 2.47).
- $PEF/MEF_{50\%} > 2$ ⇨ Hinweis auf obstruktive Ventilationsstörung. Bei stark erhöhtem Quotienten Verdacht auf exspiratorischen Bronchiolenkollaps (s. ► Abb. 2.46).

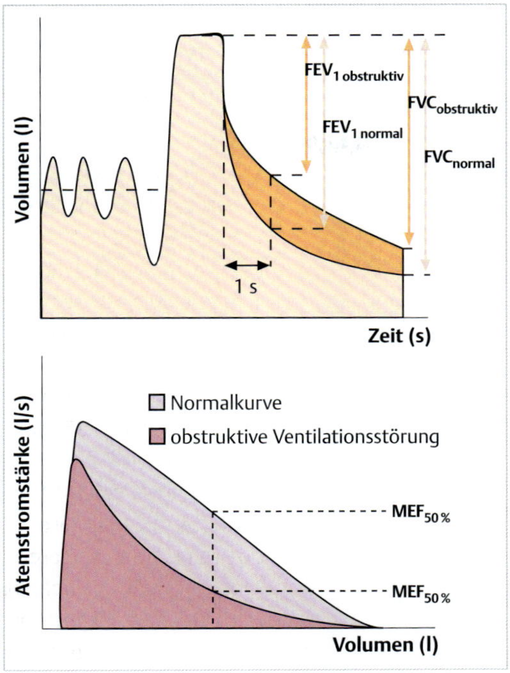

Abb. 2.45 Leichte obstruktive Ventilationsstörung. Obstruktive Ventilationsstörung ohne Bronchiolenkollaps (z. B. chronische Bronchitis).

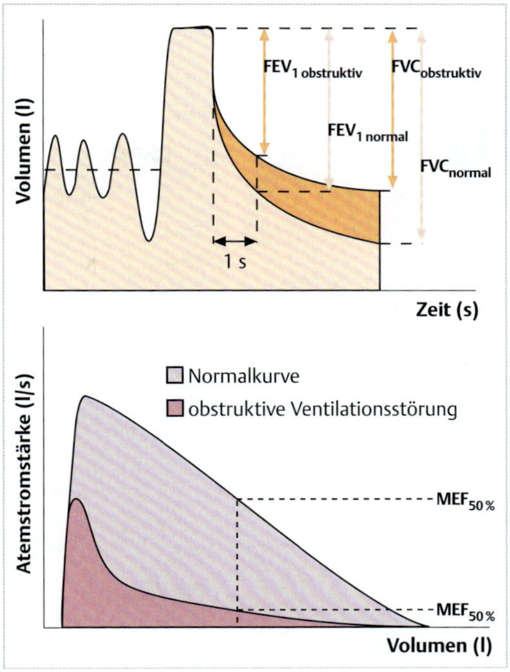

Abb. 2.46 Schwere obstruktive Ventilationsstörung. Obstruktive Ventilationsstörung mit Bronchiolenkollaps (z. B. Lungenemphysem).

Aus der Konfiguration des Fluss-Volumen-Diagramms können charakteristische Lungenfunktionsstörungen diagnostiziert werden. Die quantitative Beschreibung des Fluss-Volumen-Diagramms erfolgt durch die maximale Atemstromstärke (PEF) sowie die Atemstromstärken, wenn 25, 50 und 75 % ($MEF_{25\%,50\%,75\%}$) der FVC ausgeatmet sind (s. ▶ Abb. 2.44).

2.22.2 Konfiguration des Fluss-Volumen-Diagramms

- Leichte bis mäßige obstruktive Ventilationsstörung ohne exspiratorischen Bronchiolenkollaps: ⇨ Konkavität und kleinere Amplitude im abfallenden Schenkel des Fluss-Volumen-Diagramms („durchhängende Fluss-Volumen-Kurve“; ▶ Abb. 2.45).
    - Leichte Obstruktion: $MEF_{50\%}$ und $MEF_{25\%}$ vermindert, PEF noch annähernd normal.
    - Mäßige Obstruktion: $MEF_{50\%}$ und $MEF_{25\%}$ vermindert, PEF ebenfalls vermindert.
- Schwere obstruktive Ventilationsstörung mit exspiratorischem Bronchiolenkollaps: ⇨ kleine Amplitude und annähernd rechtwinkliger Knick im abfallenden Schenkel des Fluss-Volumen-Diagramms („Flowabbruch“). Alle Flusswerte sind deutlich erniedrigt (▶ Abb. 2.46).
- Restriktive Ventilationsstörung: ⇨ normale Kurvenform, jedoch kleinere Amplitude des Fluss-Volumen-Diagramms, da alle Flusswerte proportional zur Volumenreduktion vermindert sind (▶ Abb. 2.47).
- Extrathorakale Atemwegsstenose (flusswirksame Stenose im Bereich der Trachea oder des Larynx): ⇨ Plateaubildung im exspiratorischen und inspiratorischen Fluss-Volumen-Diagramm, da sich kein Peak-Flow ausbildet. $MEF_{50\%}$ deutlich vermindert, $MEF_{25\%}$ normal (▶ Abb. 2.48).

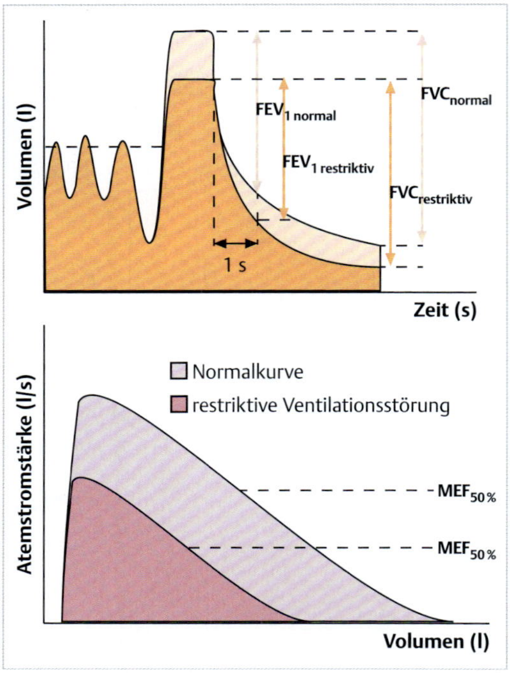

Abb. 2.47 Restriktive Ventilationsstörung. Restriktive Ventilationsstörung (z. B. Lungenfibrose).

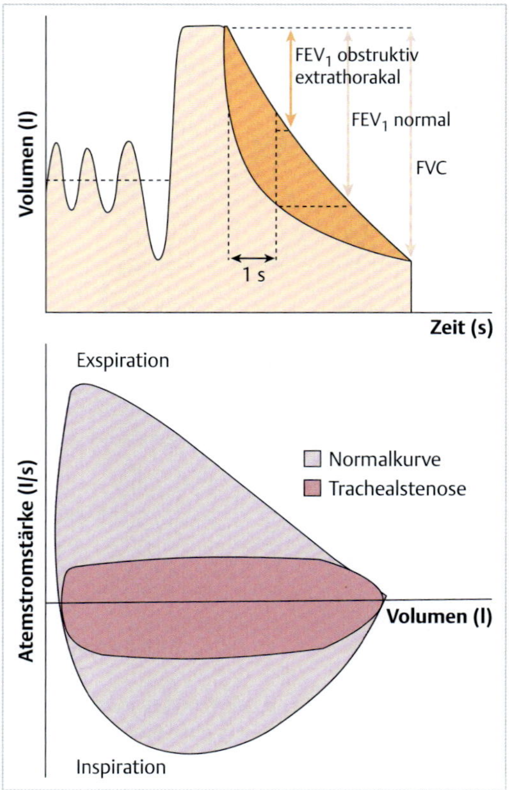

Abb. 2.48 Extrathorakale Stenose. Extrathorakale Atemwegsstenose (fixierte Trachealstenose unterschiedlicher Genese).

Merke

M!

Während bei intrathorakalen Atemwegsobstruktionen die MIF-Werte normal sein können, sind bei extrathorakalen Stenosen die MEF-Werte und die MIF-Werte immer deutlich vermindert (s. ► Abb. 2.48).

2.23 Differenzialdiagnose zwischen obstruktiven und restriktiven Ventilationsstörungen

Die *Spirometrie* ermöglicht die

- Differenzialdiagnose von obstruktiven und restriktiven Ventilationsstörungen,
- Quantifizierung einer Ventilationsstörung,
- Verlaufskontrolle und
- Beurteilung des Therapieerfolgs v. a. bei obstruktiven Lungenerkrankungen.

Tab. 2.14 Differenzialdiagnose zwischen obstruktiven und restriktiven Ventilationsstörungen.

Parameter	Obstruktive Ventilationsstörung	Restriktive Ventilationsstörung
VC	⊥ oder ⇩	⇩ ⇩
FEV_1	⇩ ⇩	⇩ ⇩
FEV_1/VC%	⇩ ⇩	⊥ bis ⇧ ⇧
PEF	⇩ ⇩	⇩ ⇩
$MEF_{50\%}$	⇩ ⇩ ⇩	⇩ ⇩

► Tab. 2.14 gibt einen Überblick über die Differenzialdiagnose zwischen obstruktiven und restriktiven Ventilationsstörungen.

Merke

- Die *Vitalkapazität (VC)* ist bei schweren *obstruktiven Ventilationsstörungen* infolge *Air Trapping* vermindert, das Residualvolumen ist erhöht!
- Ist die Vitalkapazität erniedrigt, führt die alleinige Beurteilung des FEV_1/VC% zu einer Unterschätzung des Schweregrads der obstruktiven Ventilationsstörung.
- Bei reduzierter VC erlaubt nur der Absolutwert der FEV_1 eine exakte Beurteilung des Schweregrads der Obstruktion!
- Das *FEV_1* ist bei *restriktiven Ventilationsstörungen* vermindert, das FEV_1/VC% aber normal, weil das Lungenvolumen zwar eingeschränkt, die Ausatmung aber nicht weiter behindert ist (⇨ keine Atemgasflusslimitierung)!
- Die *Atemstromstärken (PEF, $MEF_{25\%,50\%,75\%}$)* sind sowohl bei obstruktiven als auch bei restriktiven Lungenfunktionsstörungen erniedrigt!

Für die Differenzialdiagnose von *obstruktiven* und *restriktiven Ventilationsstörungen* sind mindestens 2 Lungenvolumenparameter notwendig: VC oder FVC und FEV_1!

Bei *fibrosierenden Lungenerkrankungen* – im Gegensatz zu neuromuskulären Erkrankungen oder Kyphoskoliosen – ist der *Tiffeneau-Wert (FEV_1/VC-Quotient) häufig erhöht*, da der elastische Retraktionsdruck der Lunge infolge der erniedrigten Lungencompliance erhöht ist!

Info

- Die **Spirometrie** macht eine Aussage über die Atemmechanik.
- Die **Blutgasanalyse** macht eine Aussage über den pulmonalen Gasaustausch.
- Bei pathologischer Spirometrie sollte immer eine *arterielle Blutgasanalyse* durchgeführt werden!

Tab. 2.15 Schweregrade von obstruktiven und restriktiven Ventilationsstörungen.

Grad der Ventilationsstörung	Obstruktion FEV_1/VC%	Restriktion VC (% des Sollwerts)
leicht	75–65 %	75–65 %
mäßig	50–64 %	50–64 %
schwer	35–49 %	35–49 %
sehr schwer	<35 %	<35 %

▶ Tab. 2.15 gibt einen Überblick über die Schweregrade von obstruktiven und restriktiven Ventilationsstörungen [18].

Merke

- Aus *atemphysiologischer Sicht* kann mittels *Spirometrie* nur der Verdacht auf eine *restriktive Ventilationsstörung* diagnostiziert werden, da eine restriktive Ventilationsstörung als eine Verminderung der totalen Lungenkapazität (TLC) definiert wird und dieser Parameter nur mittels Ganzkörperplethysmografie ermittelt werden kann.
- Der Begriff „Restriktion" (restriktive Ventilationsstörung) bezieht sich auf die ganze Lunge und nicht nur auf ein Teilvolumen (z. B. VC). Insbesondere darf eine alleinige Einschränkung der Vitalkapazität (VC) nicht als restriktive Ventilationsstörung bezeichnet werden, wenn nur spirometrisch ermittelte Daten vorliegen oder die TLC normal ist.
- Des Weiteren kann auch eine eingeschränkte VC mit einer erhöhten TLC kombiniert sein (⇨ obstruktive Ventilationsstörung mit dynamischer Überblähung der Lunge).

Beispiele für besondere Befundkonstellationen in der Spirometrie zeigt ▶ Tab. 2.16.

Wird in der Ganzkörperplethysmografie eine *verminderte TLC* gemessen, liegt eine *restriktive Ventilationsstörung* vor. Ergibt allerdings die Messung eine normale TLC bei erhöhtem RV (RV/TLC% ⇧),

Tab. 2.16 Besondere Befundkonstellationen in der Spirometrie.

Befundkonstellation	Parameter		Bewertung
Beispiel 1: Bronchiolitis	VC	⊥	Diese Befundkonstellation spricht für eine „Small Airway Disease" (Bronchiolitis). Diesen Befund findet man häufig bei asymptomatischen Rauchern.
	FEV_1	⊥	
	PEF	⊥	
	MEF_{50}	⇩	
	MEF_{25}	⇩	
Beispiel 2: Verdacht auf restriktive Ventilationsstörung	VC	⇩	Diese Befundkonstellation spricht für Verdacht auf restriktive Ventilationsstörung. Differenzialdiagnostisch kann auch ein Zwerchfellhochstand infolge Adipositas vorliegen. Es kann aber auch keine Lungenpathologie bestehen, der Patient hat eine gesunde, aber „kleine" Lunge. Eine exakte Differenzialdiagnose ist nur mittels Ganzkörperplethysmografie möglich.
	FEV_1	⇩	
	FEV_1/VC%	⊥	
	PEF	⇩	
	MEF_{50}	⇩	
	MEF_{25}	⇩	
Beispiel 3: extrathorakale Atemwegsstenose	VC	⊥	Diese Befundkonstellation spricht für eine extrathorakale Atemwegsstenose (z. B. Stenose im Bereich Trachea oder Larynx). Typisch ist der hochgradig reduzierte PEF bei normalem MEF_{25}.
	FEV_1	⇩	
	FEV_1/VC%	⇩	
	PEF	⇩ ⇩ ⇩	
	MEF_{50}	⇩ ⇩ ⇩	
	MEF_{25}	⊥	

liegt ein Zwerchfellhochstand infolge eines erhöhten intraabdominellen Drucks vor (z. B. Adipositas), im Gegensatz zur gesunden „kleinen" Lunge, bei der die TLC sowie alle anderen Volumina in gleicher Relation vermindert sind, d. h., die Relation RV/TLC % ist normal.

2.24 Präoperative pulmonale Risikoeinschätzung

Eine ausführliche *Anamnese* mit Erhebung von Risikofaktoren (⇨ v. a. körperliche Belastbarkeit und Dyspnoe, kardiopulmonale Vorerkrankungen, Nikotinabusus, Schadstoffexposition, Adipositas, Kyphoskoliose) sowie eine sorgfältige *klinische Untersuchung* sind die wichtigsten Eckpfeiler der präoperativen Risikoevaluierung. Ist eine Lungenerkrankung bekannt oder ist ein solche aufgrund der klinischen Untersuchung wahrscheinlich, muss eine genaue Abklärung der Lungenfunktion erfolgen.

Praxis

Bei der *Anamnese* muss gezielt nach der klinischen Belastbarkeit gefragt werden, da die funktionelle Leistungsfähigkeit eine wichtige prognostische Größe darstellt!

Merke

Die *präoperative körperliche Belastbarkeit* (z. B. Treppensteigen 1–3 Stockwerke ohne Atemnot) ist invers proportional zu der Häufigkeit postoperativer kardiopulmonaler Komplikationen!

Das *Thoraxröntgen* hat von allen Untersuchungsmethoden sicherlich die weiteste Verbreitung. Es muss jedoch betont werden, dass diese Untersuchungsmethode für die Erfassung der Lungenfunktion als Routinemaßnahme wenig beiträgt. Das Thoraxröntgen ist jedoch aus differenzialdiagnostischen Überlegungen (⇨ Abklärung einer Dyspnoe und/oder Tachypnoe) sowie bei spezifischen Fragestellungen von Bedeutung (⇨ Lungenstauung, Erguss, Infiltrate, Pneumothorax).

Eine *arterielle Blutgasanalyse* gibt hingegen Hinweise auf das Ausmaß und den Schweregrad einer bestehenden pulmonalen Gasaustauschstörung.

Die *spirometrische Messung* der Lungenfunktion gibt Hinweise auf die Atemmechanik und ermöglicht die Bestimmung der pulmonalen Reservekapazitäten des Patienten und damit eine Abschätzung des Risikos für das Auftreten von perioperativen Komplikationen.

Praxis

Eine *präoperative Lungenfunktionsdiagnostik* ist dann indiziert, wenn das Ergebnis Auswirkungen auf den operativen Eingriff, das anästhesiologische Management oder die postoperative Betreuung (z. B. Aufnahme auf eine Intensivstation) hat.

Info

Die COPD zählt zu den Hauptrisikofaktoren für das Auftreten von postoperativen pulmonalen Komplikationen, wohingegen ein medikamentös gut eingestelltes Asthma bronchiale mit keinem erhöhten Risiko einhergeht.

Für die Einschätzung der Operabilität und des Risikos für das Auftreten postoperativer pulmonaler Komplikationen bis zur postoperativen respiratorischen Insuffizienz muss zwischen thorakalen und extrathorakalen Eingriffen unterschieden werden.

2.24.1 Präoperative Funktionsdiagnostik und Risikoeinschätzung vor allgemeinchirurgischen Eingriffen

Für allgemeinchirurgische Operationen gilt eine Risikoeinschätzung, die sich an dem FEV_1 orientiert, bezogen auf das ideale Körpergewicht (▶ Tab. 2.17 und ▶ Tab. 2.18).

Merke

Das *FEV_1* ist der beste spirometrische Parameter zur *präoperativen Risikoeinschätzung* einer obstruktiven Ventilationsstörung.

Tab. 2.17 Risikoklassifizierung für allgemeinchirurgische Eingriffe.

Risiko	FEV_1 (ml/kg KG)	
	Männer	Frauen
kein erhöhtes Risiko	> 20	> 18
mäßig erhöhtes Risiko	14 bis < 20	12 bis < 18
stark erhöhtes Risiko	< 14	< 12

Cave

Bezogen auf ein ideales Körpergewicht von 70 kg besteht bei einer $FEV_1 \leq 800$ bis 1000 ml (≤ 12 bis 14 ml/kg KG) ein stark erhöhtes pulmonales Risiko!

► Tab. 2.18 zeigt die Klassifikation nach Schlick, die in die Risikoevaluierung auch den pulmonalen Gasaustausch miteinbezieht [19]. Der Schweregrad von chronisch obstruktiven Ventilationsstörungen (COPD) wird heutzutage vorwiegend nach der GOLD-Klassifikation beurteilt (s. Kap. 10.2) [20].

Tab. 2.18 Präoperative Risikoeinstufung von Patienten mit chronisch obstruktiven Ventilationsstörungen [19].

Pulmonales Risiko	Kriterium	
1. gering erhöhtes pulmonales Risiko (ein Kriterium genügt)	VC	75–60 % Soll bzw. 3,5–2,5 l
	FEV_1	75–60 % Soll bzw. 2,5–1,75 l
	$PaCO_2$	40–45 mmHg
	PaO_2	> 70 mmHg
2. mäßig erhöhtes pulmonales Risiko (ein Kriterium genügt)	VC	40–60 % Soll bzw. 1,5–2,5 l
	FEV_1	40–60 % Soll bzw. 1,0–1,75 l
	$PaCO_2$	46–50 mmHg
	PaO_2	50–70 mmHg
3. hochgradig erhöhtes pulmonales Risiko (ein Kriterium genügt)	VC	< 40 % Soll bzw. < 1,5 l
	FEV_1	< 40 % Soll bzw. < 1,0 l
	$PaCO_2$	> 50 mmHg
	PaO_2	< 50 mmHg

Merke

Bei einem *FEV_1 < 30 %* (entsprechend der GOLD-Klassifikation Grad IV) ist nach einer Allgemeinanästhesie eine *postoperative maschinelle Atemhilfe* auf der Intensivstation in vielen Fällen notwendig (⇨ abhängig von der Lokalisation und Dauer des operativen Eingriffs)!

Info

Beträgt die präoperative *Vitalkapazität < 50 % des Sollwerts* bzw. *< 2 l*, liegt die Wahrscheinlichkeit für das Auftreten einer postoperativen respiratorischen Insuffizienz nach Allgemeinanästhesie bei über 30 %.

Merke

Eine chronische Hyperkapnie ist ein wesentlicher Risikoindikator für das Auftreten postoperativer pulmonaler Komplikationen!

2.24.2 Präoperative Funktionsdiagnostik und Risikoeinschätzung vor lungenchirurgischen Eingriffen

Ein wesentlicher Eckpfeiler der präoperativen Lungenfunktionsdiagnostik vor lungenchirurgischen Eingriffen ist die Spirometrie mit Bestimmung des FEV_1 (► Abb. 2.49). Betragen die Absolutwerte des FEV_1 vor einer Pneumektomie > 2,5 l und vor einer Lobektomie > 1,5 l, ist funktionelle Operabilität gegeben. Bei Einhaltung dieser von den Deutschen Gesellschaften für Pneumologie und Herz-/Thoraxchirurgie empfohlenen Grenzwerten liegt die postoperative 30-Tages-Mortalität bei < 5 % [21].

Bei lungenresezierenden Eingriffen ist neben einer Abschätzung des perioperativen Risikos auch eine Prognose der postoperativen Lungenfunktion essenziell. Daher erfordern niedrige FEV_1-Werte zusätzliche Untersuchungen für eine differenzierte Risiko- und Prognoseabschätzung.

Die *Perfusionsszintigrafie* der Lunge unter Verwendung von ^{99m}Tc-Makroaggregaten ermöglicht eine Abschätzung der postoperativen Lungenfunktion, des sog. prognostischen oder *prädiktiven postoperativen FEV_1 (ppo-FEV_1)*:

Merke M!

- Patienten mit einem ppo-FEV_1 > 1,5 l sind ohne Vorbehalt pneumektomierbar bei einer Mortalität < 5 %.
- Als kritischer Grenzwert für die Operabilität gilt in Abhängigkeit von der Körpergröße des Patienten ein ppo-FEV_1 von 0,8–1,0 l [21].

Bei Unterschreiten dieser Werte ist mit dem Auftreten einer postoperativen pulmonalen Globalinsuffizienz, der Entwicklung eines chronischen Cor pulmonale sowie mit dem Verlust an körperlicher Leistungsfähigkeit zu rechnen [21].

Berechnung des prognostischen FEV_1 (ppo-FEV_1) mittels Perfusionsszintigrafie:

$$\text{FEV}_1\text{postOP} = \text{FEV}_1\text{präOP} \times \frac{100 - A - (k \times B)}{100} \text{(l/s)}$$

FEV_1postOP	= postoperativ zu erwartendes sog. „prognostisches FEV_1“
FEV_1präOP	= präoperativ gemessene Einsekundenkapazität
A	= Perfusion des Resektats in % der Gesamtlunge
B	= Restperfusion der zu operierenden Seite in % der Gesamtlunge
k	= 0,37 (Konstante)

▸ Abb. 2.49 gibt einen Überblick über die präoperative Risikoeinstufung und Funktionsdiagnostik vor lungenchirurgischen Eingriffen anhand von Absolutwerten des FEV_1 [21].

Merke M!

- Der prädiktive postoperative (ppo-)FEV_1-Wert ist der wesentliche Parameter zur Erfassung der pulmonalen Funktionalität nach lungenchirurgischen Eingriffen.
- Unterschreitet bei einer geplanten Pneumektomie der ppo-FEV_1 1,0 l, steigt die Mortalität auf über 15 % an, sodass dieser Wert funktionelle Inoperabilität anzeigt!

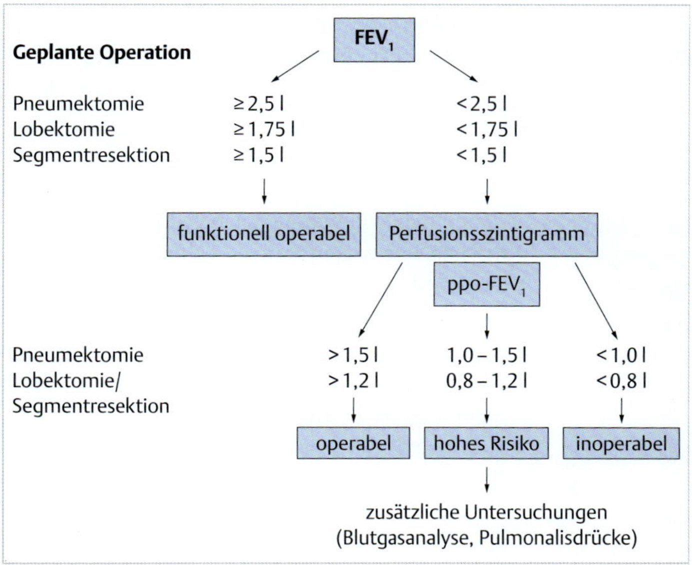

Abb. 2.49 Präoperative Funktionsdiagnostik. Flussdiagramm zur Beurteilung der Operabilität bei pulmonalen Eingriffen.

Eine wesentliche Einschränkung bzw. Gefahr bei der Verwendung von Absolutwerten liegt in der falschen Interpretation der Befunde. So kann z. B. ein FEV_1 von 1,3 l für eine ältere kleine, eher untergewichtige Frau durchaus funktionelle Operabilität bedeuten, während der gleiche Wert für einen jüngeren, groß gewachsenen Mann bereits ein deutlich erhöhtes Risiko darstellt. Aus diesem Grund ist der Bestimmung der altersabhängigen Relativwerte, ausgedrückt in % des Sollwerts, der Vorzug zu geben. So steigt bei einem ppo-FEV_1-Wert von < 35 % des Sollwerts die Mortalität bereits bis zu 50 % an [22].

Cave

- Ein ppo-FEV_1-Wert von 35 % des Sollwerts gilt als kritischer Grenzwert für Operabilität.
- Ein ppo-FEV_1-Wert < 35 % des Sollwerts ist mit einer Mortalität von bis zu 50 % assoziiert!

Die alleinige Bestimmung des FEV_1 zur Risikoklassifikation vor lungenchirurgischen Eingriffen erwies sich allerdings als nicht ausreichend, da trotz normaler Lungenvolumina auch eine Diffusionsstörung durch die alveolokapilläre Membran vorliegen kann. Aus diesem Grund ist die gleichzeitige Bestimmung der Diffusionskapazität (TLCO = Transferfaktor der Lunge für Kohlenmonoxid) erforderlich [23].

Info

Die grundsätzlichen Säulen der präoperativen Diagnostik vor lungenchirurgischen Eingriffen sind das ppo-FEV_1 und die Messung der Diffusionskapazität (TLCO) zur Bestimmung der maximalen Sauerstoffaufnahme [23].

Über das FEV_1 und die TLCO ist zunächst eine orientierende Abschätzung der postoperativ verbleibenden Funktionalität und damit auch des operativen Risikos aus pulmonaler Ursache möglich. Wie bereits erwähnt, ist der Bestimmung der relativen Werte (% des Sollwerts) und der prädiktiven postoperativen Werte (ppo-Werte) gegenüber den Absolutwerten der Vorzug zu geben.

Tab. 2.19 Schweregrade einer Diffusionsstörung.

Grad der Diffusionsstörung	TLCO (% Sollwert)
leicht	> 60 %
mittel	40–60 %
schwer	< 40 %

► Tab. 2.19 gibt einen Überblick über die Schweregradeinteilung einer Diffusionsstörung.

Betragen das FEV_1 und die TLCO > 80 % des Sollwerts, ist entsprechend den Empfehlungen mehrerer Fachgesellschaften (Deutsche Gesellschaft für Pneumologie und Beatmungsmedizin [DGP], European Respiratory Society/European Society of Thoracic Surgeons [ERS/ESTS]) sowie dem American College of Chest Physicians (ACCP) ein operativer Eingriff bis zur Pneumektomie mit geringem Risiko möglich und eine Ausweitung der pulmonalen Funktionsdiagnostik nicht erforderlich ([22], [23], [24], [25], [26]).

Merke

Betragen das FEV_1 und die TLCO > 80 % des Sollwerts, ist ein operativer Eingriff bis zur Pneumektomie mit geringem Risiko möglich und eine weiterführende Funktionsdiagnostik nicht erforderlich.

Höhergradige Einschränkungen von FEV_1 und TLCO machen eine weiterführende pulmonale Funktionsdiagnostik mittels Spiroergometrie zur Berechnung der maximalen Sauerstoffaufnahme (VO_2max) und Lungenperfusionsszintigrafie zur Berechnung der prädiktiven Werte von FEV_1 (ppo-FEV_1) und TLCO (ppoTLCO) erforderlich.

Betragen die relativen Werte von FEV_1 und TLCO < 80 % des Sollwerts, wird als nächster Schritt die Berechnung der *maximalen Sauerstoffaufnahme (VO_2max)* in die Risikoabschätzung miteinbezogen ([21], [22]).

Eine maximale Sauerstoffaufnahme VO_2max von > 20 ml/kg/min oder > 75 % des Sollwerts erlaubt eine Lungenresektion bis zur Pneumektomie.

Bei einer maximalen Sauerstoffaufnahme (VO_2max) von 10–20 ml/kg/min bzw. 35–75 % des Sollwerts besteht ein erhöhtes pulmonales Risiko. Die Größe des lungenresezierenden Eingriffs richtet sich nach dem Ausmaß des errechneten unteren funktionellen Grenzwerts.

Bei einer maximalen Sauerstoffaufnahme (VO_2max) von < 10 ml/kg/min bzw. < 35 % des Sollwerts besteht eine Kontraindikation für einen lungenresezierenden Eingriff [23].

Cave

Eine ppo-VO_2max < 10 ml/kg/min bzw. < 35 % des Sollwerts stellt eine Kontraindikation für einen lungenchirurgischen Eingriff dar (= funktionelle Inoperabilität).

▶ Abb. 2.50 gibt einen Überblick über die aktuellen Leitlinien der European Respiratory Society/European Society of Thoracic Surgeons (ERS/ESTS) sowie des American College of Chest Physicians (ACCP). Gemeinsam ist allen genannten Empfehlungen ein stufenweises adaptiertes Vorgehen [22], [26].

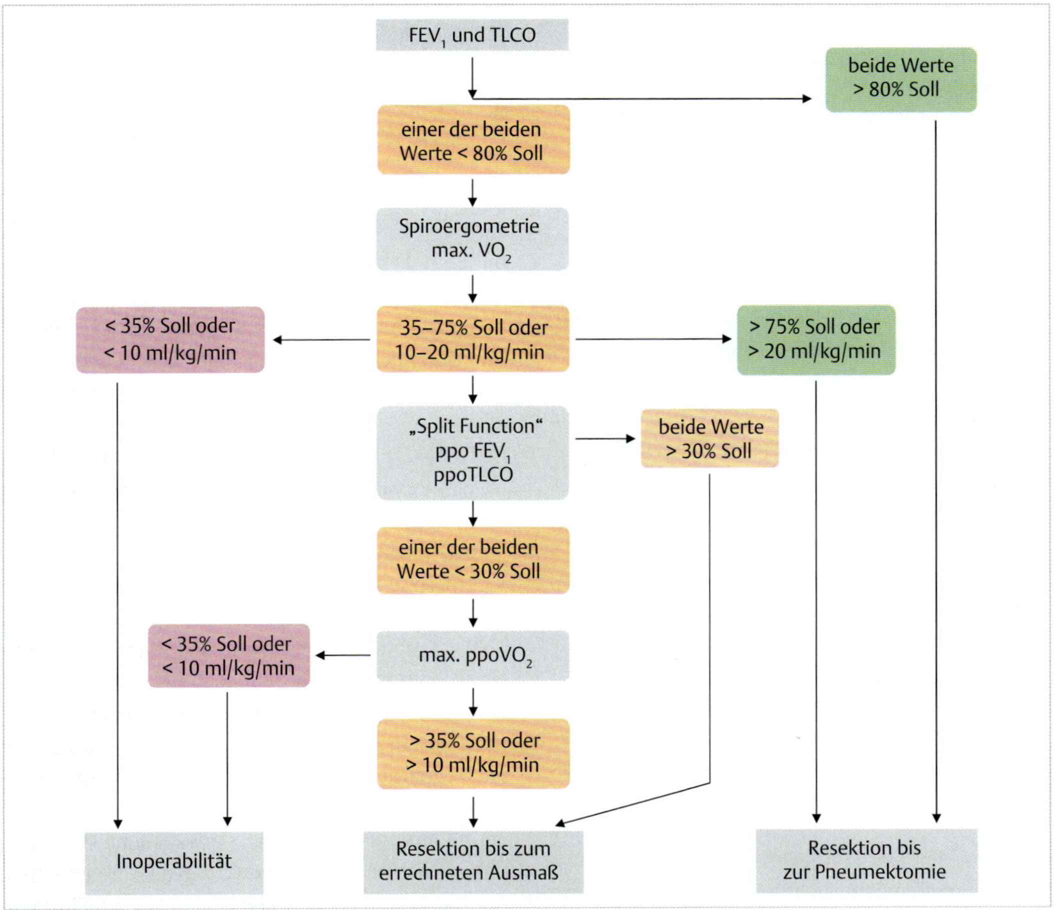

Abb. 2.50 Präoperative Risikoeinschätzung. Algorithmus zur Risikoeinschätzung vor lungenresezierenden Eingriffen (nach ERS/ESTS [26]).

Neben der Spirometrie müssen auch der *pulmonale Gasaustausch* und die *pulmonale Hämodynamik* in die Risikoabschätzung miteinbezogen werden:

Bei Vorliegen folgender Befundkonstellationen ist von einem lungenchirurgischen Eingriff Abstand zu nehmen [21]:

- respiratorische Globalinsuffizienz
- respiratorische Partialinsuffizienz in Ruhe mit $PaO_2 \leq 55$ mmHg
- respiratorische Partialinsuffizienz in Ruhe mit $PaO_2 > 55$ mmHg bei Übergang in Globalinsuffizienz unter Belastung
- Pulmonalismitteldruck > 25 mmHg in Ruhe und > 40 mmHg unter Belastung (Kontraindikation: Pneumektomie)
- Pulmonalismitteldruck > 30 mmHg in Ruhe und > 45 mmHg unter Belastung (Kontraindikation: Lobektomie)
- kardiale Insuffizienz oder maligne Herzrhythmusstörungen

2.25 Allgemeinanästhesie und Lungenfunktion

Eine Allgemeinanästhesie mit kontrollierter Beatmung und Muskelrelaxation führt zu ausgeprägten Veränderungen des pulmonalen Gasaustausches [27]. Diese äußern sich in einer

- Erhöhung der alveoloarteriellen Sauerstoffpartialdruckdifferenz ($AaDO_2$ ⇧)
- Zunahme des intrapulmonalen Rechts-Links-Shunts ($\dot{Q}s/\dot{Q}t$ ⇧)
- Zunahme des funktionellen Totraums (T_{funk} ⇧) und des Totraumquotienten (VD/VT ⇧)

Folge:

- Verschlechterung des Ventilations-/Perfusionsverhältnisses ($\dot{V}/\dot{Q}$ ⇩)
- Abnahme des arteriellen Sauerstoffpartialdrucks (PaO_2 ⇩) und der arteriellen Sauerstoffsättigung (SaO_2 ⇩)

Die Allgemeinanästhesie führt v. a. zu einer deutlichen Beeinträchtigung der Zwerchfellfunktion und Verminderung der funktionellen Residualkapazität, während andere Funktionen wie die Interkostalmuskulatur und die respiratorische Abdominalmuskulatur nur wenig beeinflusst werden [28].

2.25.1 Faktoren der pulmonalen Gasaustauschstörung

Nach Einleitung einer Allgemeinanästhesie (kontrollierte Beatmung, Muskelrelaxierung) kommt es zu einer *Abnahme der funktionellen Residualkapazität (FRC)* um etwa 20–30 %. Diese Veränderungen sind durch die Ausbildung von Atelektasen bedingt und bereits wenige Minuten nach Narkoseeinleitung computertomografisch nachweisbar [22].

M!

Merke

Eine Allgemeinanästhesie mit kontrollierter Beatmung und Muskelrelaxierung führt zu einer Abnahme der funktionellen Residualkapazität (FRC) um etwa 20–30 %.

Die Einschränkung der FRC tritt bei Adipositas, bei kardiopulmonalen Begleiterkrankungen sowie im höheren Lebensalter stärker in Erscheinung. Im Gegensatz zu den zentralen Wirkungen der Allgemeinanästhesie ist die Einschränkung der Lungenfunktion noch bis zu 7–10 Tage postoperativ nachweisbar [29].

Der Schweregrad von postoperativen Lungenfunktionsstörungen ist abhängig von:

- der Lokalisation (zwerchfellnah oder zwerchfellfern) sowie
- der Größe und Dauer des operativen Eingriffs [30].

Nach laparoskopischen Eingriffen (z. B. Cholezystektomie) ist das Ausmaß der pulmonalen Funktionseinschränkung weniger stark ausgeprägt als nach Laparotomien ([31], [32]).

Postoperative Schmerzen und Immobilisation verhindern zusätzlich eine ausreichend tiefe Atmung, die für eine Öffnung von minderbelüfteten Alveolarbezirken (Dys-/Atelektasen) und für die Wiederherstellung einer normalen FRC notwendig wäre. Bei Adipositas sowie in der Herz-Thorax-Chirurgie und Abdominalchirurgie (v. a. Oberbauchein-

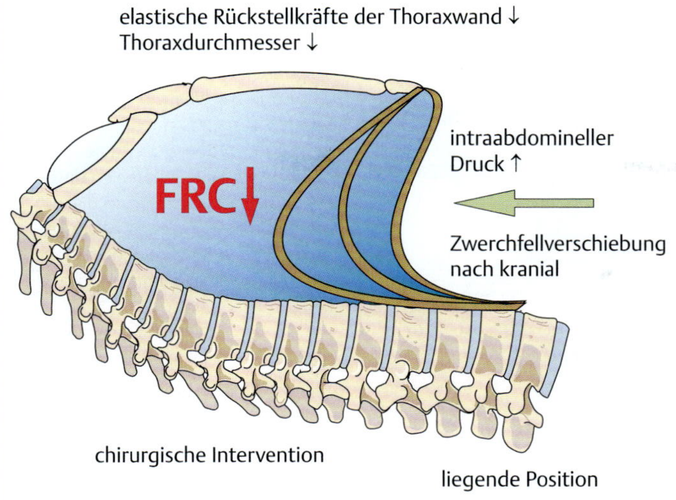

Abb. 2.51 FRC-Abnahme. Ursachen der FRC-Abnahme während einer Allgemeinanästhesie.

griffe) sind die perioperativen Lungenfunktionsstörungen besonders stark ausgeprägt [30].

Die Verminderung der FRC ist v. a. auf den in Rückenlage zunehmenden intraabdominellen Druck der Baucheingeweide mit Verlagerung des Zwerchfells nach kranial zurückzuführen. Der im Wachzustand auch endexspiratorisch bestehende Tonus der Atemmuskulatur verhindert eine weitere Verlagerung der intraabdominellen Organe in den Thoraxraum und trägt somit etwa 400–800 ml zur FRC bei [33].

Die Veränderungen der Lungenfunktion sind weitgehend unabhängig von der Auswahl der gewählten Narkotika bzw. der Narkoseform (Inhalationsanästhesie oder intravenöse Anästhesie) [27]. Demgegenüber führt die Verabreichung von Ketamin infolge Tonuserhaltung der Atemmuskulatur zu keiner Abnahme der FRC [34].

Ursachen der FRC-Abnahme unter Allgemeinanästhesie (▸ Abb. 2.51):

- Abnahme des Muskeltonus der Atemmuskulatur (Zwerchfell und inspiratorisch wirksame Interkostalmuskulatur) ⇨
- Abnahme der nach außen wirkenden elastischen Rückstellkräfte der Thoraxwand und des Zwerchfells ⇨

Pathophysiologische Folgen:

- Änderung des Thoraxdurchmessers und der Beweglichkeit der Thoraxwand
- Zunahme der nach innen gerichteten elastischen Rückstellkräfte der Lunge durch die veränderte Thorax- und Lungenmechanik
- Verschiebung des Zwerchfells nach kranial infolge Zunahme des abdominothorakalen Druckgradienten
- Abnahme der Zwerchfellbewegung in den dorsobasalen Lungenkompartimenten unter kontrollierter Beatmung (▸ Abb. 2.52) [35]
- Umverteilung des intrathorakalen Blutvolumens nach extrathorakal durch die maschinelle Überdruckbeatmung

Klinische Folgen:

- Ausbildung dorsobasaler Atelektasen mit konsekutiver
- Abnahme der Compliance
- Zunahme der Resistance (⇨ Abnahme des nach außen gerichteten radiären Zuges an den kleinen Atemwegen) ⇨
- Kollapsneigung der peripheren Atemwege *(Airway Closure)*
- Änderung der inspiratorischen Atemgasverteilung ⇨ schlechtere Belüftung der dorsobasalen Lungenkompartimente und Zunahme der Ventilation in den ventralen Lungenarealen (s. ▸ Abb. 2.52) mit konsekutiver

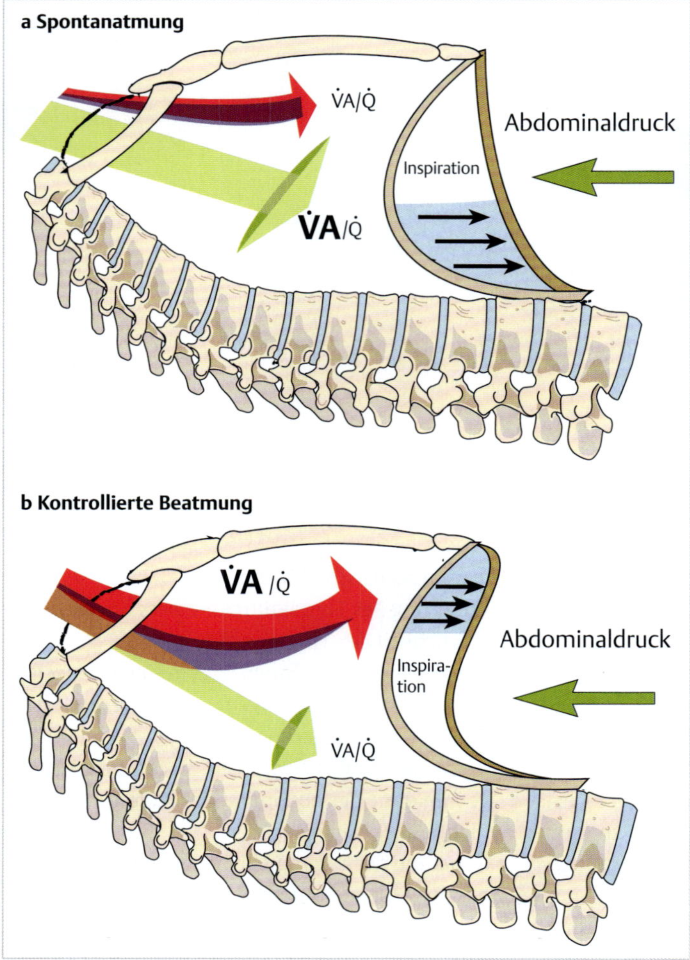

Abb. 2.52 Bewegung des Zwerchfells während der Inspiration.
a Spontanatmung.
b Kontrollierte Beatmung.
Beachte die Abnahme der Zwerchfellbewegung in den wirbelsäulennahen, dorsobasalen Lungenarealen unter kontrollierter Beatmung. In diesem Fall ist die passive Zwerchfellbewegung mit den Bewegungen des Kolbens einer Kolbenpumpe vergleichbar.

- Zunahme des intrapulmonalen Rechts-Links-Shunts
- Zunahme des funktionellen Totraums in den ventralen Lungenarealen
- Verschlechterung des Ventilations-/Perfusionsverhältnisses

Die Reduktion der FRC führt infolge der Abnahme des nach außen gerichteten radiären Zuges des elastischen Fasergerüsts an den kleinen Atemwegen zu einem *Anstieg des Atemwegswiderstands*, der durch die endotracheale Intubation, durch bronchokonstriktorische Reflexe sowie durch intravenöse Narkotika, die zur Freisetzung von Histamin führen können, noch weiter zunehmen kann. Auch intraoperative Sekretretention führt zu einer weiteren Erhöhung der Resistance.

Einhergehend mit der Reduktion der FRC kommt es nach Narkoseeinleitung zu einer *Abnahme der Compliance* des respiratorischen Systems, da die Retraktionskräfte des Thorax vermindert sind. Der Thorax ist im Durchmesser verkleinert und in seiner Konfiguration abgeflacht. Außerdem wird die intraalveoläre Oberflächenspannung durch Störung des pulmonalen Surfactant-Systems aufgrund von Inhalationsanästhetika und Sekretretention erhöht [28]. Ob das ausgewählte Narkoseverfahren, insbesondere der Einsatz von Opioiden, die eine zusätzliche Thoraxrigidität auslösen können, eine Rolle bei den Veränderungen der Lungenmechanik spielt, ist unklar [36].

Durch die Verminderung der FRC nimmt v. a. im höheren Lebensalter die Kollapsneigung der peripheren Atemwege zu. Die Folge ist eine *Zunahme des Verschlussvolumens* und der *Verschlusskapazität* (vgl. Kap. 2.20). Das pulmonale Verschlussvolumen entspricht dem Lungenvolumen, bei dem es durch Abnahme des transpulmonalen Drucks zu einem intermittierenden oder permanenten Verschluss der kleinen Atemwege in den basalen Lungenarealen kommt. Zur Verlegung und zum Verschluss der kleinen Atemwege trägt zusätzlich die Retention von Sekret durch die unter Allgemeinanästhesie gestörte mukoziliäre Clearance bei. In den nachgeschalteten Alveolen führt dies zum Einschluss von Atemgas *(Air Trapping)* mit konsekutiver Ausbildung von *Obturations- bzw. Resorptionsatelektasen*.

Die Herabsetzung des basalen Zwerchfelltonus durch Anästhetika und Muskelrelaxanzien begünstigt die Kompression dorsobasaler Lungenkompartimente. Die konsekutive Erniedrigung des transpulmonalen Druckgradienten hat die Ausbildung von Atelektasen zur Folge. Durch computertomografische Untersuchungen vor und nach Narkoseeinleitung konnte das Auftreten von dorsobasalen Kompressionsatelektasen auch morphologisch nachgewiesen werden. Die Verdichtungen des Lungenparenchyms korrelieren dabei gut mit der Höhe des intrapulmonalen Rechts-Links-Shunts [30]. Sie stellen die Hauptursache des gestörten intraoperativen Gasaustausches v. a. bei adipösen Patienten dar.

Neben dem Konzept der Kompression ist auch die Resorption von Atemgas infolge hoher inspiratorischer Sauerstoffkonzentrationen (⇨ $FiO_2 \geq 80\,\%$) ein weiterer Entstehungsmechanismus für das Auftreten intraoperativer Atelektasen. Bereits die bei Narkoseeinleitung aus Sicherheitsgründen praktizierte Präoxygenierung mit 100 % Sauerstoff begünstigt infolge Denitrogenisierung den Kollaps von Alveolen. Eine aus klinischen Erfordernissen notwendige prolongierte Beatmung mit 100 % Sauerstoff fördert zusätzlich die Ausbildung von Resorptionsatelektasen [37].

Der alveoläre Totraum entsteht durch die Ventilation von belüfteten, aber schlecht oder nicht durchbluteten Alveolen und ergibt zusammen mit dem anatomischen Totraum den sog. funktionellen (physiologischen) Totraum (vgl. Kap. 2.15). Während einer Allgemeinanästhesie kommt es zu einem Anstieg des *Totraumquotienten* von etwa 0,3 auf 0,4–0,5, verursacht durch eine Vergrößerung des alveolären Totraumanteils.

> **Merke** M!
>
> Während einer Allgemeinanästhesie kommt es zu einem Anstieg des Totraumquotienten von 0,3 auf etwa 0,4–0,5.

Die Ursache liegt in der Änderung der regionalen Ventilationsverteilung mit vermehrter Belüftung der schlechter perfundierten ventralen Lungenareale (⇨ *„Ventilationsshift“* nach ventral unter kontrollierter Beatmung; s. ▶ Abb. 2.52). Beim Lungengesunden hat die zunehmende Totraumventilation auf die Oxygenierung keinen Einfluss und auch die CO_2-Elimination stellt aufgrund der in Narkose um bis zu 30 % reduzierten Kohlendioxidproduktion beim Lungengesunden kein klinisches Problem dar [36].

Die *hypoxische pulmonale Vasokonstriktion (HPV)* ist eine physiologische Reaktion zur Optimierung der Ventilations-/Perfusionsverhältnisse in minderbelüfteten Lungenarealen. Durch die reflektorische Abnahme der Durchblutung in schlecht ventilierten Lungenkompartimenten mit konsekutiver Blutumverteilung in besser belüftete Lungenareale kommt es zu einem Anstieg des arteriellen Sauerstoffpartialdrucks (PaO_2) und einer Abnahme des intrapulmonalen Rechts-Links-Shunts. Inhalationsanästhetika hemmen die hypoxische pulmonale Vasokonstriktion um etwa 25–30 %, ohne dass dies bei pulmonal gesunden Patienten zu einem Abfall des PaO_2 führt [36].

> **Merke** M!
>
> Inhalationsanästhetika hemmen die hypoxische pulmonale Vasokonstriktion um etwa 25–30 %, ohne dass dies bei pulmonal gesunden Patienten zu einem Abfall des PaO_2 führt.

Tab. 2.20 Ursachen des Ventilations-/Perfusionsmissverhältnisses unter Allgemeinanästhesie.

Ventilation/ Atemmechanik	Perfusion
• FRC ⇩	• HZV ⇩
• Verschlussvolumen ⇧	• Kompressionsatelektasen ⇧
• Compliance ⇩	• Resorptionsatelektasen ⇧
• Resistance ⇧	• Obturationsatelektasen ⇧
• Dysfunktion der Atemmuskulatur	• HPV-Hemmung durch Anästhetika und hohe FiO_2 ⇧
• maschinelle Beatmung (⇨ „Ventilationsshift" nach ventral)	• maschinelle Beatmung (⇨ Zunahme der West-Zonen I und II, Abnahme der West-Zone III)

▸Tab. 2.20 fasst die Ursachen des Ventilations-/Perfusionsmissverhältnisses unter Allgemeinanästhesie zusammen.

2.25.2 Prävention intraoperativer Atelektasen

Die Ausbildung intraoperativer Atelektasen kann durch mehrere therapeutische Behandlungskonzepte vermindert werden. Dabei steht v. a. die Stabilisierung kollapsgefährdeter Alveolen durch die Applikation eines ausreichend hohen *endexspiratorischen Drucks (PEEP)* und die Rekrutierung kollabierter Alveolen durch intermittierendes kurzzeitiges „Blähen" der Lunge im Vordergrund *(=„Rekruitmentmanöver")*. Eine möglichst *niedrige inspiratorische Sauerstoffkonzentration*, d. h. eine $FiO_2 \leq 60\,\%$ trägt zur Vermeidung von Resorptionsatelektasen bei.

Die pathophysiologischen Veränderungen der Lungenfunktion unter Allgemeinanästhesie treten bei *adipösen Patienten* besonders in den Vordergrund. Bei Adipositas ist im Vergleich zum Normalgewichtigen die FRC durch Abnahme des exspiratorischen Reservevolumens um 40 bis zu 75 % erniedrigt. Da die FRC bereits vor Narkoseeinleitung hochgradig erniedrigt ist, addieren sich jedoch beide Effekte nach Narkoseeinleitung und das Auftreten einer Hypoxämie ist möglich, da trotz Präoxygenierung die Sauerstoffreserve stark vermindert ist. Dieser Umstand ist v. a. im Rahmen der Narkoseeinleitung und während der endotrachealen Intubation (⇨ zusätzlich erhöhte Inzidenz eines schwierigen Atemwegs bei Adipositas!) zu bedenken. Intraoperativ sollten adipöse Patienten zur Stabilisierung kollapsgefährdeter Alveolarkompartimente mit einem *PEEP von mindestens 10 mbar* druckkontrolliert beatmet werden [38].

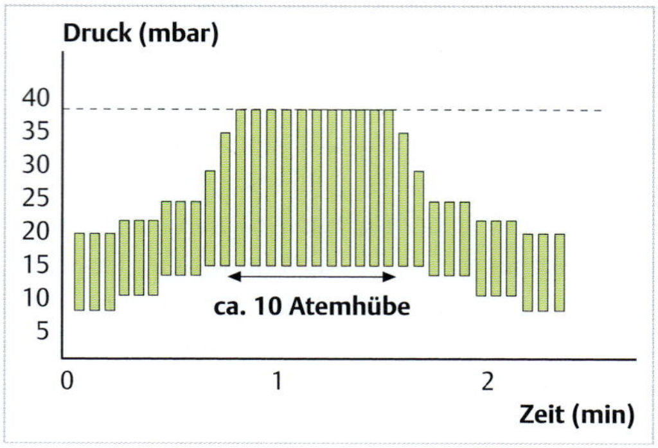

Abb. 2.53 Rekruitmentmanöver. Intraoperatives Rekruitmentmanöver [40].

> **Merke**
>
> Bei *adipösen Patienten* wird durch die Applikation eines *PEEP von ≥ 10 mbar* einem endexspiratorischen Kollaps von dorsobasalen Lungenkompartimenten entgegengewirkt!

Als adjuvante Beatmungsstrategie zum Öffnen von intraoperativen Dys- und Atelektasen kann die Anwendung eines Rekruitmentmanövers empfohlen werden (vgl. Kap. 10.1.2 unter „Rekruitmentmanöver – Konzept der offenen Lunge"). Unter einem *Rekruitmentmanöver (RM)* oder *„Vital Capacity Manoeuvre" (VCM)* versteht man die kurzfristige Anwendung eines hohen Beatmungsdrucks von etwa 40 mbar, um entsprechend dem Laplace-Gesetz ($P = 2\,T/R$) kollabierte Alveolen zu öffnen und offenzuhalten (▸ Abb. 2.53) ([39], [40]).

Merke

M!

Alveoläre Rekrutierung ist ein inspiratorisches Phänomen, abhängig vom Druck-Zeit-Produkt:

- transpulmonaler Druck (⇨ transpulmonaler Druck > Alveolaröffnungsdruck)
- Zeit (⇨ alveoläre Rekrutierung ist zeitabhängig)

Für das Offenhalten zuvor kollabierter Alveolen ist die Anwendung eines adäquat hohen PEEP essenziell (⇨ PEEP > kritischer Alveolarverschlussdruck) [39]. In der Praxis wurden unterschiedliche Techniken von Rekruitmentmanövern beschrieben (vgl. Kap. 10.1.2 unter „Rekruitmentmanöver – Konzept der offenen Lunge“).

Definition

[ ]

Intraoperatives Rekruitmentmanöver
Maschinelle oder manuelle Applikation (⇨ Handbeatmungsbeutel) eines kontinuierlichen Atemwegsdrucks von 40 mbar über 10–15 s.

Der Atemwegsdruck wird am Display des Narkoserespirators sowohl numerisch als auch grafisch am Druck-Zeit-Diagramm angezeigt.

Alternativ kann eine kurzfristige druckkontrollierte Beatmung mit erhöhtem Inspirationsdruck (schrittweise Erhöhung auf bis zu 40 mbar) und erhöhtem PEEP (schrittweise Erhöhung bis 15 mbar) über etwa 10–15 Atemhübe durchgeführt werden (*intraoperatives Rekruitmentmanöver modifiziert nach Tusmann* [40]).

Ein Rekruitmentmanöver geht allerdings – in Abhängigkeit vom intraoperativen Volumenstatus – mit zum Teil erheblichen hämodynamischen Nebenwirkungen einher, denen durch Volumenloading und den kurzzeitigen Einsatz eines Vasopressors entgegengewirkt werden kann.

Indikationen für ein intraoperatives Rekruitmentmanöver

Vor dem Hintergrund der derzeit verfügbaren Literatur kann ein intraoperatives Rekruitmentmanöver (RM) in folgenden klinischen Situationen empfohlen werden ([41], [42], [43], [44], [45], [46], [47], [48]):

- laparoskopische Eingriffe in der Abdominalchirurgie – Trendelenburg-Lagerung, v. a. bei Adipositas
- Kardiochirurgie nach Abgang von der Herz-Lungen-Maschine *(„Post-Bypass-Atelektasen“)*
- nach Diskonnektion und endotrachealer Absaugung *(„Post Suctioning-RM“)*
- wenn eine intraoperative Beatmung mit hoher inspiratorischer Sauerstoffkonzentration erforderlich ist

Info

Durch ein Rekruitmentmanöver mit einem Post-RM-PEEP von ≥ 10 mbar kann bei adipösen Patienten der Anteil der schlecht belüfteten Lungenkompartimente nachhaltig reduziert werden [42].

Kontraindikationen für ein intraoperatives Rekruitmentmanöver

- Hämodynamische Instabilität (⇨ Hypovolämie)
- Lungenemphysem (⇨ Ruptur von Emphysemblasen)
- erhöhter Hirndruck (⇨ Hirndrucksteigerung)
- Rechtsherzinsuffizienz (⇨ Rechtsherzversagen)

Nach erfolgtem Rekruitmentmanöver spielt die Zusammensetzung des Inspirationsgases eine wichtige Rolle. Bei einer Beatmung mit einer inspiratorischen Sauerstoffkonzentration (FiO_2) von 100 % Sauerstoff lassen sich innerhalb kurzer Zeit erneut Resorptionsatelektasen nachweisen, während dies bei einer FiO_2 von 40 % nicht der Fall ist [49]. Ist eine Beatmung mit einer FiO_2 von ≥ 60 % infolge einer intraoperativen Gasaustauschstörung unumgänglich, kann durch die Anwendung eines PEEP von 10 mbar der Entstehung von Atelektasen wirkungsvoll entgegengewirkt werden [50].

M!

Merke

- Ein intraoperatives Rekruitmentmanöver kann bei progredienter Verschlechterung des Gasaustausches und bei hämodynamischer Stabilität *nach Ausschluss* von Sekretretention, einer Dislokation des Endotrachealtubus oder eines Pneumothorax durchgeführt werden.
- Ein intraoperatives Rekruitmentmanöver sollte aufgrund der potenziell hämodynamischen Nebenwirkungen zeitlich auf 15–20 s limitiert sein.
- Nach einem Rekruitmentmanöver muss ein ausreichend hoher PEEP *(= Post-RM-PEEP)* eingestellt werden, um alveoläre Derekrutierung zu vermeiden.
- Sind repetitive Rekruitmentmanöver zur Aufrechterhaltung eines adäquaten Gasaustausches erforderlich, sollte die Höhe der PEEP-Einstellung reevaluiert werden (⇨ *„Re-Setting"* des PEEP).

2.25.3 Messung der FRC beim beatmeten Patienten

Die Messung der FRC am beatmeten Patienten ermöglicht den direkten Nachweis von alveolärer Rekrutierung.

Methoden der FRC-Messung

Die FRC kann grundsätzlich mit 2 unterschiedlichen Verfahren gemessen werden:

- Dilutionsmethode im geschlossenen System
- Auswaschmethode im offenen System *(Multiple Breath Method)*

Dilutionsmethode im geschlossenen System

Das Messprinzip beruht auf dem *Massenerhaltungsgesetz*, nach dem das Produkt von Konzentration [C] und Volumen [V] eines Gases unter dem gleichen Druck und der gleichen Temperatur konstant bleibt. Als Testgase werden schwer lösliche Inertgase (Edelgase wie z. B. Helium, Argon) verwendet, die nicht durch die alveolokapilläre Membran in den Blutkreislauf diffundieren und somit in den Lungen bleiben.

$$M_{\text{Gasmoleküle}} = [C] \times [V]$$

Eine bekannte Menge des Testgases wird durch Rückatmung im geschlossenen System im Lungenvolumen vermischt, wobei die Rückatmung unter Spontanatmung mit einem Spirometer oder unter mechanischer Beatmung mit einer großen Spritze mit einem Füllvolumen von 500–1000 ml erfolgt [51].

Zur Messung füllt man ein Rückatmungssystem mit dem Volumen V1 (Spirometer bzw. Spritze) mit Luft und einer bestimmten Menge Helium. Die Heliumkonzentration C 1 ergibt sich aus dem Quotienten aus der Heliummenge M und dem Volumen V1 (▶ Abb. 2.54a). Wenn man nun am Ende einer normalen Exspiration den Patienten an das Rückatmungssystem anschließt und dieser mehrmals ein- und ausatmet, wird sich das Helium auf den nun größeren Raum V2 (= V1 + Lungenvolumen [FRC]) gleichmäßig verteilen, bis sich ein Konzentrationsgleichgewicht zwischen Lunge und Messsystem einstellt, wobei die Heliumkonzentration auf den Wert C2 abfällt (▶ Abb. 2.54b). Die Heliumkonzentration wird während des Äquilibrierungsvorgangs kontinuierlich mit einem entsprechenden Analysator gemessen (Heliumanalysator, Massenspektrometer).

Nach Äquilibrierung kann das unbekannte Lungenvolumen (V2 = FRC) aus der Gaskonzentration vor (C 1) und nach der Dilution (C 2) sowie aus dem Ausgangstestvolumen (V1) berechnet werden (s. ▶ Abb. 2.54). Da die Menge an Gasmolekülen (M) aufgrund des Massenerhaltungsgesetzes gleichbleibt, kann man die Heliummenge vor der Verdünnung (Helium nur im Spirometer) und nach der Verdünnung, also nach Durchmischung im Gesamtsystem (Spirometer und Lunge) gleichsetzen. Die FRC kann somit nach folgender Formel berechnet werden [52]:

$$M = V1 \times C1 = V2 \times C2$$

$$V1 \times C1 = (FRC + V1) \times C2$$

$$FRC = \frac{V1 \times (C1 - C2)}{C2}$$

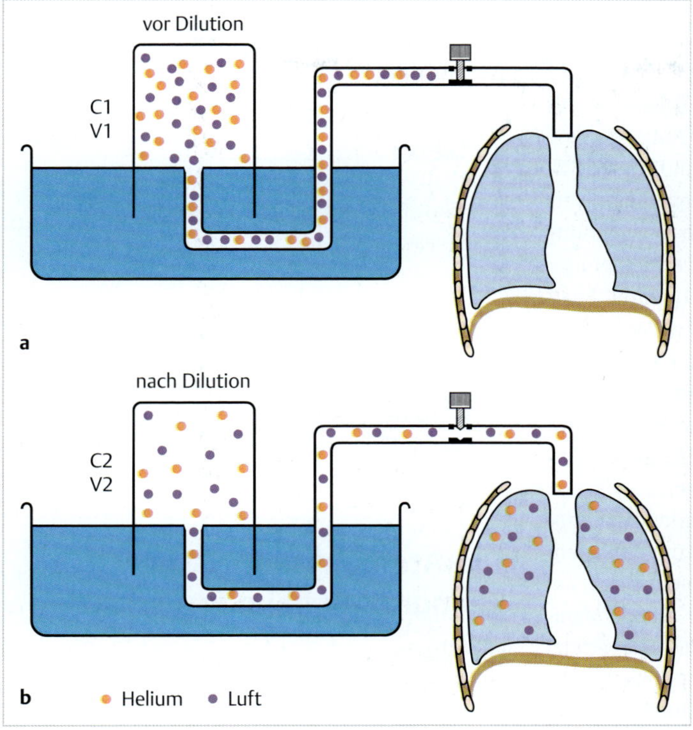

Abb. 2.54 Dilutionsmethode. Messung der FRC mittels der Dilutionsmethode.
a Vor Dilution (C 1 = Heliumkonzentration vor dem Einwaschen, V1 = Volumen des Messsystems).
b Nach Dilution (C 2 = Heliumkonzentration nach dem Einwaschen, V2 = Volumen des Messsystems + Lungenvolumen).

> **Merke**
>
> Die FRC ist direkt proportional der Konzentrationsabnahme, d. h., je höher die Konzentrationsabnahme (⇨ je kleiner die Heliumkonzentration C 2), desto größer ist die FRC.

Auswaschmethode im offenen System (Multiple Breath Method)

Das Messprinzip beruht auf der Auswaschung des in der Lunge vorhandenen Stickstoffs (N_2) durch Atmung eines N_2-freien Gasgemischs (100 % O_2 oder Austausch von N_2 gegen das Edelgas Argon).

Die Berechnung der FRC erfolgt über die Messung der Menge des ausgewaschenen Indikatorgases und seiner Konzentration in der Lunge vor und nach dem Auswaschvorgang.

$$\text{FRC} = \frac{\text{ausgewaschenes Indikatorgasvolumen}}{\text{Gaskonzentration vor Auswasch} - \text{Gaskonzentration nach Auswasch}}$$

Das klassische Stickstoffauswaschverfahren beruht auf der Auswaschung des in der Lunge vorhandenen Stickstoffs (N_2) durch Atmung mit 100 % Sauerstoff (O_2). Vor Beginn der Messung befindet sich in der Lunge eine bestimmte N_2-Konzentration ($[C]_{N2,Anfang}$). Am Ende einer normalen Exspiration wird auf das N_2-freie Gemisch umgeschaltet und das ausgewaschene N_2-Volumen ($V_{N2,wash}$ = Sammelvolumen × N_2-Konzentration) gemessen. Die Abnahme der Stickstoffkonzentration in der Ausatemluft ermöglicht die Berechnung der FRC (⇨ Aufzeichnung einer *N_2-Auswaschkurve*). Hierfür wird die stickstoffhaltige Ausatemluft in einem Spirometer gesammelt. Nach einigen Minuten reiner Sauerstoffatmung kann angenommen werden, dass fast der gesamte Stickstoff in der Lunge ausgewaschen ist und sich im Spirometer befindet. Ein minimaler Restanteil von Stickstoff bleibt zwangsläufig in der Lunge ($V_{N2,Ende}$) [53].

Die FRC wird durch Messung der N_2-Konzentration vor ($[C]_{N2,Anfang}$) und nach dem Auswaschen ($[C]_{N2,Ende}$) sowie des ausgewaschenen Indikatorgasvolumens ($V_{N2,wash}$) berechnet.

$$FRC = \frac{V_{N2,wasch}}{[C]_{N2,Anfang} - [C]_{N2,Ende}}$$

Durch Verwendung von reinem Sauerstoff als „Auswaschgas" wird allerdings das Auftreten von Resorptionsatelektasen begünstigt und in der Folge kann das zu bestimmende Lungenvolumen verfälscht werden. Dies lässt sich durch Verwendung eines Argon-Sauerstoff-Gemischs vermeiden (⇨ *Vorteil:* keine Veränderung der FiO_2 unter Beatmung notwendig). Andererseits kann das Auftreten von Resorptionsatelektasen unter O_2-Atmung durch Anwendung von PEEP minimiert werden [50]. Durch die Messung einer Edelgaskonzentration anstatt der N_2-Konzentration wird dieses Verfahren zum Edelgasaustauschverfahren.

Im GE-Intensivrespirator *Carestation/Carescape R860* kann die FRC erstmals am beatmeten Patienten unter klinischen Routinebedingungen direkt am Krankenbett gemessen werden *(⇨ Online-Monitoring der FRC)*. Die Berechnung der FRC erfolgt über das *FRC INview-Menü*. Das Messprinzip basiert auf der Stickstoffauswaschmethode durch kurzfristige Änderung der FiO_2 um 10 % und unter Verwendung der volumetrischen O_2- und CO_2-Messungen (indirekte Kalorimetrie), wobei die Erhöhung der FiO_2-Konzentration eine „Auswaschung" von Stickstoff, die Erniedrigung der FiO_2 eine „Einwaschung" von Stickstoff bewirkt [53].

Die FRC-Messung kann als einzelnes Messmanöver oder als eine Serie von Messmanövern durchgeführt werden, wobei eine Messung ungefähr 20 Atemhübe dauert. Die FRC-Werte werden sowohl numerisch als auch grafisch am Respiratordisplay angezeigt (vgl. ▶ Abb. 4.46).

Vorteile des FRC-Monitorings beim beatmeten Patienten

- *„PEEP-Optimierung"* durch repetitive Messungen der FRC (= automatisierte aufsteigende oder absteigende PEEP-Reihe).
- Nachweis der Effektivität von Rekruitmentmanövern: Die Differenz der FRC vor und nach einem Rekruitmentmanöver kann als Maß für das rekrutierte Lungenvolumen gewertet werden (vgl. Kap. 10.1.2 unter „Rekruitmentmanöver – Konzept der offenen Lunge").
- Zyklische automatische Messungen der FRC als Trendparameter (⇨ Adaptierung der Respiratoreinstellung).

Merke

M!

„Best-PEEP" = größte ΔFRC zwischen 2 PEEP-Niveaus.

Info

FRC-Messung ⇨ Nachweis von alveolärer Rekrutierung.

2.26 Atemphysiologische Kenngrößen beim Erwachsenen

Eine Zusammenfassung der atemphysiologischen Kenngrößen beim Erwachsenen zeigt ▶ Tab. 2.21.

Tab. 2.21 Zusammenfassung der atemphysiologischen Kenngrößen beim Erwachsenen.

Kenngröße	Normalwert
Atemfrequenz (AF)	12–20/min
Atemzugvolumen (AZV)	6–7 ml/kg
Resistance (R)	1–3 ml/l/s
Compliance (C)	70–100 ml/mbar
anatomischer Totraum (VD/VT)	2,2 ml/kg KG
intrapulmonaler Rechts-Links-Shunt ($\dot{Q}s/\dot{Q}t$)	3–5 %
alveoloarterielle Sauerstoffdifferenz ($AaDO_2$)	10–20 mmHg bei FiO_2 0,21 25–65 mmHg bei FiO_2 1,0
Vitalkapazität (VC)	4,5–5 l
funktionelle Residualkapazität (FRC)	2,5–3 l
Einsekundenkapazität (FEV_1)	≥ 75 % der VC
Sauerstoffangebot (DO_2I)	550–650 ml/min/m²
Sauerstoffverbrauch (VO_2I)	120–160 ml/min/m²

2.27 Atemregulation

2.27.1 Physiologische Regelmechanismen

Die *Aufgabe* der Atemregulation ist es, die Ventilation den jeweiligen *metabolischen Bedürfnissen* anzupassen, um eine weitgehende Konstanz der Blutgasparameter pH, PaO_2, $PaCO_2$ zu gewährleisten.

Dabei werden das *Atemzugvolumen* und die *Atemfrequenz* derart aufeinander abgestimmt, dass die für eine bestimmte Stoffwechselsituation erforderliche Ventilation mit einem minimalen energetischen Aufwand zur Verfügung gestellt wird.

Eine Erhöhung des peripheren Sauerstoffbedarfs führt zu einer Steigerung der Ventilation und damit zu einer erhöhten Sauerstoffaufnahme.

Die *Steuerung* erfolgt im *Atemzentrum*, welches in der Medulla oblongata lokalisiert ist und in räumlich getrennte inspiratorische und exspiratorische Neurone unterteilt wird. Die Rhythmik der Ventilation erfolgt durch die alternierende Aktivierung der beiden Neuronengruppen.

Das Atemzentrum empfängt Impulse von:

- Hirnrinde (supranukleäre Zentren wie Stirnhirn, limbisches System und Hypothalamus)
- Dehnungsrezeptoren (Mechanorezeptoren) der Lunge und der Thoraxwand
- Chemorezeptoren (peripher und zentral)
- Dehnungsrezeptoren der Atemmuskulatur

Weitere Einflussgrößen für die Atemregulation sind:

- Dehnungsrezeptoren (Propriorezeptoren) in Muskeln und Sehnen
- Barorezeptoren
- Körpertemperatur
- Hormone

Steuerung über Chemorezeptoren

Die *peripheren (arteriellen) Chemorezeptoren* befinden sich

- im Aortenbogen (Glomera aortica) und
- an der Teilungsstelle der A. carotis communis (Glomus caroticum).

Die *zentralen Chemorezeptoren* sind lokalisiert in der Medulla oblongata

- am Boden des IV. Ventrikels.

Die *peripheren Chemorezeptoren* werden stimuliert durch

- Abfall des arteriellen PaO_2 (= *hypoxämische Atemstimulation*),
- Anstieg des arteriellen $PaCO_2$ (= *hyperkapnische Atemstimulation*),
- Abfall des pH-Wertes im Blut.

Die *zentralen Chemorezeptoren* werden stimuliert durch

- Anstieg des arteriellen $PaCO_2$ (= *hyperkapnische Atemstimulation*),
- Abfall des pH-Wertes im Liquor.

Die Stimulierung der Chemorezeptoren führt über einen *Feedback-Mechanismus* zu einer Stimulierung des Atemzentrums mit konsekutiver Steigerung des Atemzugvolumens und der Atemfrequenz.

M!

Merke

Die *wichtigste Regelgröße* in der Atemregulation ist der *$PaCO_2$*!

Ein PaO_2-Abfall < 60 mmHg führt zur hypoxämischen Atemstimulation (⇨ kompensatorische Bedarfshyperventilation), wodurch der alveoläre Sauerstoffpartialdruck gesteigert werden kann.

Info

- Beim hyperkapnischen *COPD-Patienten* ist infolge der chronisch erhöhten $PaCO_2$-Werte die *Empfindlichkeit der Chemorezeptoren* gegenüber dem $PaCO_2$ *vermindert*.
- Die Atemregulation über den $PaCO_2$ bleibt jedoch auch bei chronischer Hyperkapnie erhalten, allerdings auf einem höheren $PaCO_2$-Niveau.

Steuerung über Mechanorezeptoren (Propriozeptoren)

Dehnungsrezeptoren in der *Lunge* und in der *Thoraxwand* begrenzen reflektorisch die Inspiration mit zunehmendem Lungenvolumen *(= Hering-Breuer-Reflex)* und verhindern eine Überdehnung der Alveolen. Der Hering-Breuer-Reflex bewirkt darüber hinaus eine Bronchodilatation.

Dehnungsrezeptoren in *Muskeln* und *Sehnen* werden bei körperlicher Arbeit stimuliert und führen zu einer Ventilationssteigerung, sodass der erhöhte Sauerstoffbedarf der Muskulatur gedeckt werden kann.

Definition

Hering-Breuer-Reflex (= Lungendehnungsreflex)
(nach den Physiologen Carl Ewald Hering [1834–1918] und Josef Breuer [1842–1925])

Der Hering-Breuer-Reflex ist ein Schutzreflex, der durch Begrenzung des inspiratorischen Lungenvolumens eine Überdehnung der Lunge verhindert. Bei zunehmender Dehnung der Lunge werden alveoläre Dehnungsrezeptoren (= viszeroafferente Nervenendigungen) stimuliert, die über den N. vagus zu einer reflektorischen Hemmung von inspiratorischen Neuronen im Atemzentrum führen.

Steuerung über Barorezeptoren

Die Barorezeptoren sind nicht nur an der Kreislaufregulation, sondern auch an der Atemregulation beteiligt. Stimulierung der Barorezeptoren durch Blutdruckanstieg führt zu einer Dämpfung des Atemantriebs, Blutdruckabfall führt zu einer Erhöhung des Atemantriebs mit konsekutiver Hyperventilation.

Weitere Einflussgrößen für die Atemregulation

Schmerzreize, *Stress* und *Angst* sowie andere Formen der psychischen Erregung führen zu Hyperventilation.

Merke

- *Postoperative Schmerzen* v. a. nach Herz-Thorax- bzw. Oberbauchoperationen können zu einer reflektorischen *Schonatmung* und *Hypoventilation* führen!
- Ein *„Hang over"* von Narkotika und/oder Opioiden kann eine lebensbedrohliche Atemdepression zur Folge haben!

Der Atemantrieb wird des Weiteren durch *Wärme-/Kältereize* sowie durch die *Körpertemperatur* beeinflusst: Sowohl eine Erhöhung der Körpertemperatur *(Fieber, Hyperthermie)* als auch ein Absinken *(Hypothermie)* haben eine Stimulierung der Atmung zur Folge.

Die *Hormone Adrenalin* und *Thyroxin* sowie das weibliche Sexualhormon *Progesteron* führen zu einer Stimulierung des Atemzentrums.

2.27.2 Pathologische Atmungstypen

Bestimmte Krankheitszustände führen zu Störungen der Atemregulation mit Auftreten von pathologischen Atmungstypen:

Tachypnoe

- Erhöhte Atemfrequenz (> 20/min) von gleicher Atemtiefe (Amplitude)

Vorkommen:

- drohende oder manifeste respiratorische Insuffizienz
- „Stress" (⇨ erhöhter Sympathikotonus)
- Schmerzen
- Fieber
- Schwangerschaft (⇨ Progesteron)

Merke

Ein tachypnoischer Patient kann unter maschineller Atemhilfe
- hyperventiliert ($PaCO_2$ erniedrigt ⇨ respiratorische Alkalose),
- normoventiliert ($PaCO_2$ normal) oder
- hypoventiliert ($PaCO_2$ erhöht ⇨ respiratorische Azidose) sein.

Bradypnoe

- Erniedrigte Atemfrequenz (< 10/min) von gleicher Atemtiefe (Amplitude) (⇨ „Kommandoatmung")

Vorkommen:
- „Hang over" von Narkotika (v. a. Opioide)
- Drogenintoxikation (Opiate)

Merke

Ein bradypnoischer Patient muss nicht zwangsläufig hypoventiliert sein (⇨ abhängig vom metabolischen Grundumsatz).

Kußmaul-Atmung

(nach Adolf Kußmaul [1822–1902], Arzt und Biologe)

- rhythmische (regelmäßige) Atmung
- abnorm tiefe Atmung (Amplitude ⇧) mit normaler oder erniedrigter Atemfrequenz ⇨ führt zur Hyperventilation mit Hypokapnie in der Blutgasanalyse

Vorkommen:
- respiratorische Kompensation (vermehrte CO_2-Abatmung) einer metabolischen Azidose (⇨ Azidoseatmung)
  - Laktatazidose (⇨ Gewebshypoxie bei Sepsis, Schock)
  - Ketoazidose (⇨ diabetische Stoffwechselentgleisung)

Cheyne-Stokes-Atmung

(nach John Cheyne [1777–1836] und William Stokes [1804–878], irländische Ärzte)

- Form der periodischen Atmung (unregelmäßige oder intermittierende Atmung)
- Atemzüge mit rhythmisch wechselnder, zu- und abnehmender Atemfrequenz und Atemtiefe (Amplitude ⇧ und ⇩) sowie Atempausen

Vorkommen:

Schädigung des bulbären Atemzentrums (Unterbrechung hemmender Nervenbahnen) bei
- zerebralen Durchblutungsstörungen
- Enzephalitis
- Herzinsuffizienz (verlangsamte Blutzirkulation)
- Intoxikation
- Entwöhnung vom Respirator (Weaning)
- Analgosedierung mit Hemmung des Atemzentrums (Atemdepression)
- gelegentlich auch bei Gesunden nach kurzfristigem Aufstieg in großer Höhe oder im Schlaf (Abnahme des PaO_2 bei gleichzeitiger Dämpfung des Atemantriebs)

Biot-Atmung

(nach Camille Biot [1850–1918], französischer Arzt)

- Form der periodischen Atmung (intermittierende Atmung)
- Atemzüge von gleicher Atemtiefe (Amplitude), die von plötzlich auftretenden Atempausen (Apnoen) unterbrochen werden
- Schädigung der atemregulatorischen Neurone

Vorkommen:

Direkte Schädigung des Atemzentrums infolge
- einer direkten Hirnverletzung (Contusio cerebri)
- eines erhöhten intrakraniellen Drucks (Blutung, Hirnödem)
- einer Meningoenzephalitis
- gelegentlich auch bei gesunden Früh- oder Neugeborenen

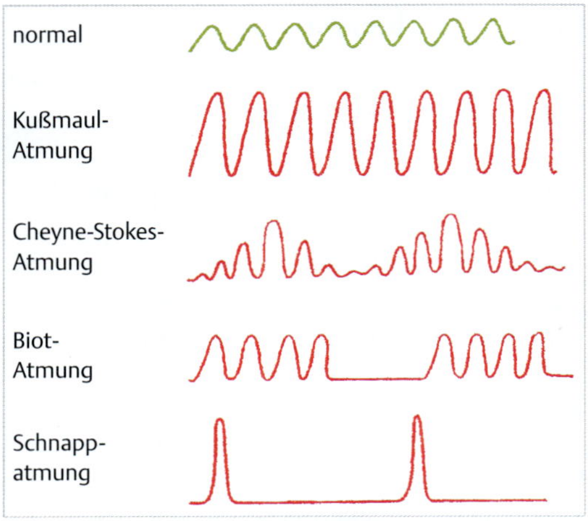

Abb. 2.55 Pathologische Atmungstypen.

Schnappatmung

- Kurze, krampfartige Atemexkursionen

Vorkommen:

- präterminal, unmittelbar vor Eintreten des Atemstillstands (Apnoe)

▶ Abb. 2.55 gibt einen Überblick über pathologische Atmungstypen.

2.28 Grundlagen des Säure-Basen-Haushalts

2.28.1 Mathematische Grundlagen

Unter Logarithmus versteht man eine Hochzahl (= Exponent) x. Es gilt folgende mathematische Beziehung:

$$a^x = b$$

Logarithmieren ist demnach eine umgekehrte Potenzrechnung, wobei der Exponent die unbekannte Größe ist.

Zahlenbeispiel:
Durch welchen Exponenten wird die Zahl 4 zur Zahl 64?

Die Antwort ist 3, da 4^3 (4 × 4 × 4) die Zahl 64 ergibt. Die mathematische Ausdrucksweise lautet: Der Logarithmus zur Basis 4 von 64 ist 3 und wird folgendermaßen geschrieben: $\log_4 64 = 3$.

In der Chemie werden logarithmische Zahlen durch ein vorangestelltes *p* gekennzeichnet.

Beispiel: pH-Wert

2.28.2 Definitionen und Normalbereiche

pH-Wert

Der pH-Wert ist ein Maß für die Wasserstoffionenkonzentration im Blut, in den Gewebeflüssigkeiten und in den Körperzellen. Im klinischen Alltag wird die H^+-Konzentration als pH-Wert angegeben.

Der pH-Wert ist definiert als der negative dekadische (= auf die Zahl 10 bezogene) Logarithmus der H^+-Ionenkonzentration (Protonenkonzentration).

$$\text{pH-Wert} = -\log\left[H^+\right]$$

Der arterielle pH von 7,4 entspricht somit einer H^+-Ionenkonzentration von $10^{-7,4}$ mol/l.

In 1 l Wasser befinden sich 1×10^{-7} mol Wasserstoffionen (= pH-neutrale Lösung) und ebenso viele Hydroxidionen. In einer sauren Lösung ist die Wasserstoffionenkonzentration größer als 1×10^{-7} mol, in einer basischen Lösung kleiner als 1×10^{-7} mol.

> **Merke** M!
>
> Der pH-Wert einer pH-neutralen Flüssigkeit wie z. B. Wasser beträgt 7,0. Blut und Gewebeflüssigkeiten mit einem pH-Wert von 7,4 sind somit physiologischerweise schwach alkalisch.

Die normale Plasmakonzentration von Wasserstoffionen (H^+) im Blut beträgt 40 nmol/l.

Eine Verdopplung oder Halbierung der H^+-Konzentration führt zu einer Abnahme oder Zunahme des pH-Wertes um ca. 0,3 (▶ Tab. 2.22).

Die Konstanthaltung des physiologischen pH-Bereichs (Homöostase) spielt eine wesentliche Rolle für die intakte Enzymfunktion in den Körperzellen.

Tab. 2.22 Beziehung zwischen Wasserstoffionenkonzentration und pH-Wert.

pH-Wert	H^+ (nmol/l)
7,1	80
7,4	40
7,7	20

Info

pH-Werte von < 7,0 bzw. > 7,7 führen zu schweren Störungen der intrazellulären Enzymfunktion und des Zellmetabolismus.

- **PaO_2:** Sauerstoffpartialdruck im arteriellen Blut. Die Normalwerte sind altersabhängig (s. u.).
- **$PaCO_2$:** Kohlendioxidpartialdruck im arteriellen Blut. Der $PaCO_2$ ist abhängig vom Verhältnis aus CO_2-Produktion (Stoffwechsel) und CO_2-Elimination über die Lungen (alveoläre Ventilation). Die CO_2-Produktion eines gesunden Erwachsenen beträgt unter Ruhebedingungen etwa 200 ml CO_2/min.
- **H_2CO_3:** Chemische Bezeichnung für Kohlensäure. Kohlensäure liegt im Wasser hauptsächlich als gelöstes CO_2 (99,9 %) vor, d. h., das Gleichgewicht liegt auch auf der Seite von CO_2 und Wasser (s. u., chemische Gleichung).
- **HCO_3^-:** Chemische Bezeichnung für Bikarbonat. HCO_3^- ist das Anion der Kohlensäure (s. u., chemische Gleichung). Im Gegensatz zur aktuell gemessenen Bikarbonatkonzentration bei Raumtemperatur und aktuellem $PaCO_2$ versteht man unter der Standardbikarbonatkonzentration die In-vitro-Bikarbonatkonzentration des vollständig oxygenierten Plasmas bei 37 °C und einem CO_2-Partialdruck von 40 mmHg. Diese mathematische Korrektur ermöglicht, dass die Standardbikarbonatkonzentration aufgrund der $PaCO_2$-Unabhängigkeit für die Beurteilung der metabolischen Komponente des Säure-Basen-Haushalts geeignet ist.

Tab. 2.23 Blutgasanalyse.

Parameter	Normalbereich
arterieller pH-Wert	7,35–7,45
arterieller PO_2 (PaO_2)	65–100 mmHg (altersabhängig)
arterieller PCO_2 ($PaCO_2$)	40 ± 5 mmHg
arterielle Konzentration an HCO_3^- [HCO_3^-]	24 ± 2 mmol/l
arterieller Base Excess (BE)	± 2 mmol/l

- **BE:** Basenüberschuss *(Base Excess)*: Gibt die Menge an Säure (= Protonendonator) oder Base (= Protonenakzeptor) an, die dem Blut zugesetzt werden muss, um wieder einen pH-Wert von 7,4 zu erreichen. Ein positiver BE (mit „+" gekennzeichnet) zeigt einen Überschuss an Basen oder Mangel an Säuren an, während ein negativer BE (mit „–" gekennzeichnet) einen Mangel an Basen oder Überschuss an Säuren anzeigt.
- **Azidämie:** Blut-pH-Wert < 7,35.
- **Alkaliämie:** Blut-pH-Wert > 7,45.
- **Azidose:** Pathologischer Prozess, der zu einer Abnahme des pH-Wertes führt.
- **Alkalose:** Pathologischer Prozess, der zu einer Zunahme des pH-Wertes führt.

▶ Tab. 2.23 gibt Normwerte für verschiedene Blutgase an.

Merke

Faustregel

altersabhängiger unterer Normwert des PaO_2:

$$PaO_2 = 86 - (Alter/4)$$

Zahlenbeispiele:

20 Jahre: ⇨ 86 – (20 : 4) = 81 mmHg
40 Jahre: ⇨ 86 – (40 : 4) = 76 mmHg
60 Jahre: ⇨ 86 – (60 : 4) = 71 mmHg
80 Jahre: ⇨ 86 – (80 : 4) = 66 mmHg

Info

Hypoxämie

PaO_2 kleiner als der altersabhängige untere Referenzwert des PaO_2 ⇨ Sauerstoffmangel im arteriellen Blut.

Info

- pH-Wert ⇨ direkte Proportionalität zu HCO_3^- und positivem BE
- pH-Wert ⇨ indirekte Proportionalität zu $PaCO_2$

Der *Kohlendioxidpartialdruck* im arteriellen Blut ist von folgenden Determinanten abhängig:

- Kohlendioxidproduktion im Stoffwechsel
  - Stress, Schmerzen (⇨ Erhöhung der CO_2-Produktion)
  - Körpertemperatur (pro Grad Anstieg der Körpertemperatur ⇨ Zunahme der CO_2-Produktion um 13 %)
  - Ernährung (kohlenhydratreiche Kost erhöht, fettreiche Kost erniedrigt die CO_2-Produktion)
- Kohlendioxidelimination über die Lunge
  - alveoläre Ventilation

Die alveoläre Ventilation ist abhängig von:

- Atemminutenvolumen (= Atemzugvolumen × Atemfrequenz)
- Totraumventilation (= Totraumvolumen × Atemfrequenz)

Um den *pH-Wert* konstant zu halten, ist es notwendig, dass die im Rahmen des Stoffwechsels anfallenden Säuren und Basen abgefangen (= gepuffert) und aus dem Körper über die Lunge oder über die Niere eliminiert werden.

Das wichtigste Puffersystem des extrazellulären Raumes (Blut und interstitielle Flüssigkeit) ist das Bikarbonat-Puffersystem. Es gilt:

Merke

Bikarbonat-Puffersystem

$$CO_2 + H_2O \leftrightarrow H_2CO_3 \leftrightarrow HCO_3^- + H^+$$

Vermehrte Bildung von Protonen (H^+) im Stoffwechsel (z. B. Laktatazidose, Ketoazidose) führt zu einer Linksverschiebung des chemischen Gleichgewichts, d. h., über die Reaktion mit H_2CO_3 kommt es zu einer vermehrten Bildung von CO_2, welches über die Lungen abgeatmet wird.

Umgekehrt führt die vermehrte Bildung von CO_2 im Stoffwechsel (z. B. Fieber, Sepsis/SIRS) oder eine verminderte CO_2-Abatmung (alveoläre Hypoventilation) zu einer Rechtsverschiebung des chemischen Gleichgewichts, d. h., die vermehrt anfallenden Protonen (H^+) werden über die Niere ausgeschieden.

Das wichtigste Nicht-Bikarbonat-Puffersystem im Blut ist das Hämoglobin. Rund 88 % des anfallenden CO_2 werden vom Hämoglobin aufgenommen. Damit erfüllt das Hämoglobin neben dem O_2- und CO_2-Transport eine wichtige Funktion bei der Regulation des Säure-Basen-Haushalts.

2.28.3 Beurteilungen von Störungen des Säure-Basen-Haushalts

Die primäre Störung des Säure-Basen-Haushalts wird durch den auslösenden Prozess definiert. Dieser kann entweder

- metabolisch (pathologische Veränderung von HCO_3^-/BE) oder
- respiratorisch (pathologische Veränderung von $PaCO_2$)

verursacht sein (▸ Tab. 2.24).

Tab. 2.24 Störungen des Säure-Basen-Haushalts.

Ursache	Azidose	Alkalose
respiratorisch	$PaCO_2$ ⇧	$PaCO_2$ ⇩
metabolisch	HCO_3^-/BE ⇩	HCO_3^-/BE ⇧

Für die Beurteilung von Störungen des Säure-Basen-Haushalts müssen zusätzlich die klinischen Gegebenheiten und die Plasmaelektrolytwerte berücksichtigt werden.

- $PaCO_2$ ⇨ respiratorische Komponente des Säure-Basen-Haushalts
- HCO_3^- bzw. BE ⇨ metabolische Komponente des Säure-Basen-Haushalts

Bei einem pH-Wert < 7,35 (Azidämie) spricht ein $PaCO_2$ > 45 mmHg für eine primär respiratorische Störung, während ein $PaCO_2$ < 35 mmHg die respiratorische Gegenregulation (Kompensation) einer primären metabolischen Störung anzeigt.

Bei einem pH-Wert von > 7,45 (Alkaliämie) spricht ein $PaCO_2$ < 35 mmHg für eine primäre respiratorische Alkalose, während ein $PaCO_2$ > 45 mmHg die respiratorische Gegenregulation einer primär metabolischen Alkalose anzeigt.

Merke

Faustregel

- Eine $PaCO_2$-Änderung von ± 12 mmHg bzw. eine BE-Änderung von ± 6 führt zu einer pH-Änderung von ± 0,1.
- Eine pH-Änderung von 0,1 bewirkt eine Änderung des Serumkaliums um etwa 0,4 mmol/l.

Referenzwerte:
pH-Wert: 7,4; $PaCO_2$: 40 mmHg; BE ± 0 mmol/l

Zahlenbeispiele:

$PaCO_2$: 64 mmHg	⇨ ΔpH: –0,2	⇨ pH-Wert: 7,2
$PaCO_2$: 28 mmHg	⇨ ΔpH: + 0,1	⇨ pH-Wert: 7,5
BE: –18 mmol/l	⇨ ΔpH: –0,3	⇨ pH-Wert: 7,1

Eine Kombination aus respiratorischer und metabolischer Azidose führt zu einer Azidämie, die Kombination aus respiratorischer und metabolischer Alkalose führt zu einer Alkaliämie.

2.28.4 Physiologische Gegenregulationsmechanismen

Pulmonale Gegenregulation

Die Lunge hat 2 Funktionen:

- Aufrechterhaltung des pulmonalen Gasaustausches (Aufnahme von Sauerstoff aus den Alveolen ins Blut und Abgabe von Kohlendioxid aus den Kapillaren in die Alveolen)
- Aufrechterhaltung des Säure-Basen-Gleichgewichts (Aufrechterhaltung eines physiologischen pH-Wertes)

Die Lunge eliminiert pro Tag etwa 15 mol CO_2, das bei der Energiegewinnung im Rahmen des Stoffwechsels produziert wird.

Merke

Das respiratorische System ist auf die Aufrechterhaltung des physiologischen pH-Wertes (Homöostase) und nicht auf die Aufrechterhaltung einer konstanten Ventilation (= konstantes Atemminutenvolumen) ausgerichtet!

Die physiologische Gegenregulation metabolischer Störungen erfolgt über Veränderungen der alveolären Ventilation:

Ein Anstieg bzw. ein Abfall des pH-Wertes wird von den zentralen Chemorezeptoren im Hirnstamm registriert. Das Atemzentrum reagiert mit einer Steigerung bzw. Abnahme des zentralen Atemantriebs mit konsekutiver Veränderung der alveolären Ventilation.

Die physiologische Gegenregulation der metabolischen Azidose besteht in einer alveolären Hyperventilation, wodurch es zu einer Abnahme des $PaCO_2$ und zu einem Anstieg des pH-Wertes kommt.

Die physiologische Gegenregulation der metabolischen Alkalose besteht in einer alveolären Hypoventilation, wodurch es zu einem Anstieg des $PaCO_2$ und zu einem Abfall des pH-Wertes kommt. Dieser Mechanismus der pulmonalen Gegenregulation gelangt allerdings bei einem $PaCO_2$-Wert von etwa 55 mmHg an seine kritische Grenze, da es bei zunehmender alveolärer Hypoventilation auch zu einer Hypoxämie kommt. Die Hypoxämie führt wiederum über Stimulierung der peripheren Chemorezeptoren des Aortenbogens und der A. carotis communis zu einer Stimulierung des Atemzentrums (⇨ hypoxämische Atemstimulation).

Bei Patienten mit pulmonalen oder kardialen Erkrankungen und konsekutiver Bedarfshyperventilation ist diese Form der pulmonalen Gegenregulation nicht möglich.

> **Definition**
>
> **Bedarfshyperventilation**
> Kompensatorische Steigerung des Atemminutenvolumens zur Aufrechterhaltung einer adäquaten Oxygenierung.

> **Merke**
>
> Die pulmonale Gegenregulation bei metabolischen Störungen des Säure-Basen-Haushalts ist innerhalb von Minuten möglich.

Renale Gegenregulation

Die Niere eliminiert pro Tag etwa 50 mmol H^+-Ionen (Protonen) durch aktive (d. h. unter Energieverbrauch) Sekretion in das Tubulussystem. Diese Protonenausscheidung ist an die Rückresorption von Bikarbonat (HCO_3^-) gekoppelt.

Die renale (= metabolische) Gegenregulation einer respiratorischen Azidose besteht in einer vermehrten H^+-Ausscheidung in die Nierentubuli. Durch die Kopplung der Protonenausscheidung an die Rückresorption von HCO_3^- kommt es zu einem Anstieg des pH-Wertes.

Um die Elektronenneutralität aufrechtzuerhalten, werden im Rahmen dieser Gegenregulation vermehrt Chloridionen (Cl^-) ausgeschieden, wodurch es zu einer Hypochlorämie kommt (⇨ hypochlorämische Alkalose).

> **Merke**
>
> Die renale Gegenregulation einer respiratorischen Azidose verläuft langsam und setzt erst innerhalb von Stunden nach Beginn der respiratorischen Störung ein. Die maximale Kapazität der renalen H^+-Ausscheidung wird erst nach 2–3 Tagen erreicht.

Tab. 2.25 Zusammenfassung von Störungen des Säure-Basen-Haushalts.

Säure-Basen-Haushalt	pH-Wert	$PaCO_2$	HCO_3^-/BE
respiratorische Azidose	⇩	⇧	⊥
metabolische Azidose	⇩	⊥	⇩
respiratorische Alkalose	⇧	⇩	⊥
metabolische Alkalose	⇧	⊥	⇧
respiratorische Azidose mit inkompletter renaler Kompensation	⇩ *	⇧	⇧
respiratorische Alkalose mit inkompletter renaler Kompensation	⇧ *	⇩	⇩
metabolische Azidose mit inkompletter respiratorischer Kompensation	⇩ *	⇩	⇩
metabolische Alkalose mit inkompletter respiratorischer Kompensation	⇧ *	⇧	⇧
gemischte Azidose	⇩	⇧	⇩
gemischte Alkalose	⇧	⇩	⇧

*Bei kompletter Kompensation durch pulmonale oder renale Gegenregulation ist der pH-Wert im Normbereich.

▶ Tab. 2.25 gibt eine Zusammenfassung über die Störungen des Säure-Basen-Haushalts.

Beispiele:

Eine respiratorische Azidose kann durch eine metabolische Alkalose neutralisiert werden.

Eine metabolische Azidose kann durch eine respiratorische Alkalose neutralisiert werden.

M!

Merke

Ein normaler Blut-pH-Wert schließt eine Störung des Säure-Basen-Haushalts nicht aus.

Klinische Beispiele

Beispiel 1:

akute respiratorische Azidose (z. B. akute Exazerbation einer COPD)

- pH-Wert: 7,11
- $PaCO_2$: 82 mmHg
- HCO_3^-: 27,4 mmol/l
- BE: 3,2 mmol/l

Beispiel 2:

akute respiratorische Alkalose (z. B. Hyperventilationssyndrom organisch oder psychogen bedingt)

- pH-Wert: 7,56
- $PaCO_2$: 20 mmHg
- HCO_3^-: 21 mmol/l
- BE: –3,1 mmol/l

Beispiel 3:

akute metabolische Azidose (z. B. Ketoazidose bei entgleistem Diabetes mellitus)

- pH-Wert: 7,19
- $PaCO_2$: 26 mmHg
- HCO_3^-: 14 mmol/l
- BE: –19 mmol/l

Beispiel 4:

gemischte respiratorische und metabolische Azidose (z. B. alveoläre Hypoventilation bei chronischer Niereninsuffizienz)

- pH-Wert: 7,16
- $PaCO_2$: 53 mmHg
- HCO_3^-: 16 mmol/l
- BE: –9,2 mmol/l

Weiterführende Literatur

[1] Guttmann J. Grundlagen der Lungenmechanik unter Beatmung. Intensivmed 1999; 36 (Suppl. 1): 1–8

[2] Wolff G, Fabry B, Guttmann J et al. Automatische Tubuskompensation mit volumen- und flußproportionaler Druckunterstützung – ATC with VPPS and FPPS. INA 1994; 84: 79–99

[3] Jürgens E, Kuhlen R, Max M et al. Beatmungsstrategien beim akuten Lungenversagen. Intensivmed 2001; 38: 601–610

[4] Loring S. Mechanics of the lungs and chest wall. In: Marini JJ, Slutsky AS, eds. Physiological basis of ventilatory support (lung biology in health and disease). 3 rd ed. New York: Informa Healthcare; 1998

[5] Rathgeber J. Beatmungsgeräte in der Intensivmedizin. Anaesthesist 1993; 42: 396–417

[6] Benzer H, Bergmann H, Mutz N. Die künstliche Beatmung auf Intensivstationen. In: Beiträge zur Anaesthesiologie und Intensivmedizin. Band 25. Berlin: Wilhelm Maudrich; 1988

[7] West JB. Respiratory physiology; the essentials. 8th ed. Philadelphia: Lippincott Williams & Wilkins; 2008

[8] West JB. Pulmonary physiology and pathophysiology. An integrated, case-based approach. Philadelphia: Lippincott Williams & Wilkins; 2001

[9] Taeger K. Die Lunge. 3. Aufl. Balingen: PERIMED-spitta Med; 1994

[10] Bourbonin P, Budin F, Brossier D et al. Assessment of Bohr and Enghoff Dead Space Equations in Mechanically Ventilated Children. Respir Care 2017; 62: 468–474

[11] Gogniat E, Ducrey M, Dianti J et al. Dead space analysis at different level of positive end-expiratory pressure in acute respiratory distress syndrome patients. J Crit Care 2018; 45: 231–238

[12] West JB. Pulmonary pathophysiology. 7th ed. Philadelphia: Lippincott Williams & Wilkins; 2007

[13] Lumb AB. Nunn's applied respiratory physiology. 7th ed. London: Churchill Livingstone; 2010

[14] Weiler N, Heinrichs W. Moderne Beatmungsformen. Anaesthesist 1993; 42: 813–832

[15] Marino BL. Das ICU Buch – praktische Intensivmedizin. 5. Aufl. Amsterdam: Elsevier; 2017

[16] Bösch D, Crieè CP. Lungenfunktionsprüfung. 2. Aufl. Berlin: Springer; 2009

[17] Haber P. Lungenfunktion und Spiroergometrie – Interpretation und Befunderstellung. 2. Aufl. Wien: Springer; 2007

[18] Raßler B, Waurik S, Meinecke CD. Die prognostische Relevanz präoperativer Lungenfunktionsdiagnostik. Anästhesist 1994; 43: 73–81

[19] Schlick W. Erkrankung der Atmungsorgane. Intern 1997; 2: 13

[20] Rabe KF, Hurd S, Anzueto A et al. Global strategy for the diagnosis, management, and prevention of chronic obstructive pulmonary disease – GOLD executive summary. Am J Respir Crit Care Med 2007; 176: 532–555

[21] Schulz V, Jackowski M, Wiebel M. Präoperative Funktionsdiagnostik bei thoraxchirurgischen Eingriffen. Anästhesiol Intensivmed Notfallmed Schmerzther 1993; 28: 433–437

[22] Westhoff M. Präoperative Funktionsdiagnostik vor lungenresezierenden Eingriffen. Pneumologie 2007; 61: 256–263

[23] Kammerer T, Speck E, von Dossow V. Anästhesie in der Thoraxchirugie. Anaesthesist 2016; 65: 397–412

[24] Mutlak H, Czerner S, Winter H et al. Präoperative Evaluation und Risikoeinschätzung in der Thoraxchirurgie. Anaesthesist 2010; 59: 918–928

[25] Prävention, Diagnostik, Therapie und Nachsorge des Lungenkarzinoms: Interdisziplinäre S3-Leitlinie der Deutschen Gesellschaft für Pneumologie und Beatmungsmedizin und der Deutschen Krebsgesellschaft. Pneumologie 2010; 64; S2e1–S2e164

[26] Brunelli A, Charloux A, Bolliger CT et al. The European Respiratory Society and European Society of Thoracic Surgeons. Clinical guidelines for evaluating fitness for radical treatment (surgery and chemoradiotherapy) in patients with lung cancer. Eur J Cardiothorac Surg 2009; 36: 181–184

[27] Strandberg A, Tokics L, Brismar B et al. Atelectasis during anaesthesia and in the post-operative period. Acta Anaesthesiol Scand 1986; 30: 154–158

[28] Hachenberg T, Pfeiffer B. Pulmonale Veränderungen während der Narkose. Intensivmedizin 1999; 36 (Suppl. 1): 13–16

[29] Lindberg P, Gunnarsson L, Tokics L et al. Atelectasis and lung function in the postoperative period. Acta Anaesthesiol Scand 1992; 36: 546–553

[30] Böhm SH, Bangert K. Prävention und Therapie anästhesiebedingter Atelektasen. Anaesthesist 2000; 49: 345–348

[31] Putensen-Himmer G, Putensen C, Lammer H et al. Comparison of postoperative respiratory function after laparoscopy or open laparotomy for cholecystectomy. Anesthesiology 1992; 77: 675–680

[32] Gunnarsson L, Lindberg P, Tokics L et al. Lung function after open versus laparoscopic cholecystectomy. Acta Anaesthesiol Scand 1995; 39: 302–306

[33] Hedenstierna G, Strandberg A, Brismar B et al. Functional residual capacity, thoracoabdominal dimensions, and central blood volume during general anaesthesia with muscle paralysis and mechanical ventilation. Anesthesiology 1985; 62: 247–254

[34] Tokics L, Strandberg A, Brismar B et al. Computerized tomography of the chest and gas exchange measurements during ketamine anaesthesia. Acta Anaesthesiol Scand 1987; 31: 684–692

[35] Froese AB, Bryan AC. Effects of anesthesia and paralysis on diaphragmatic mechanics in man. Anesthesiology 1974; 41: 242–255

[36] Max M, Dembinski R. Pulmonaler Gasaustausch in Narkose. Anaesthesist 2000; 49: 771–783

[37] Rothen HU, Sporre B, Engberg G et al. Influence of gas composition on recurrence of atelectasis after a re-expansion maneuver during general anesthesia. Anesthesiology 1995; 82: 832–842

[38] Pelosi P, Ravagnan I, Giurati G et al. Positive endexpiratory pressure improves respiratory function in obese, but not in normal subjects during anesthesia and paralysis. Anesthesiology 1999; 91: 1221–1231

[39] Lachmann B. Open up the lung and keep the lung open. Intensive Care Med 1992; 18: 319–321

[40] Tusman G, Böhm SH, Vazquez de Anda GF et al. „Alveolar recruitment strategy“ improves arterial oxygenation during general anaesthesia. Br J Anaesth 1999; 82: 8–13

[41] Lewandowski K, Turinsky S. Beatmung von Patienten mit Adipositas per magna in Anästhesie und Intensivmedizin. Anästhesist 2008; 57: 1015–1034

[42] Reinius H, Jonsson L, Gustafsson S et al. Prevention of atelectasis in morbidly obese patients during general anesthesia and paralysis: a computerized tomography study. Anesthesiology 2009; 111: 979–987

[43] Reis M, Gommers D, Struijs A et al. Ventilation according the open lung concept attenuates pulmonary inflammatory response in cardiac surgery. Eur J Cardiothorac Surg 2005; 28: 889–895

[44] Maggiore SM, Lellouche F, Pigeot J et al. Prevention of endotracheal suctioning-induced alveolar derecruitment in acute lung injury. Am J Respir Crit Care 2003; 167: 1215–1224

[45] Dyhr T, Nygard E, Laursen N et al. Both lung recruitment and PEEP are needed to increase oxygenation and lung volume after cardiac surgery. Acta Anaesthesiol Scand 2004; 48: 187–197

[46] Murphy GS, Szokol JW, Curran RD et al. Influence of vital capacity maneuver on pulmonary gas exchange after cardiopulmonary bypass. J Cardiothorac Vasc Anesth 2001; 15: 336–340

[47] Oczenski W, Schwarz S, Fitzgerald RD. Vital capacity manoeuvre in general anaesthesia: useful or useless? Eur J Anaesthesiol 2004; 21: 253–259

[48] David M, Bodenstein M, Markstaller K. Protektive Beatmungstherapie – auch für den OP relevant? Anaesthesist 2010; 59: 595–606

[49] Rothen HU, Sporre B, Engberg G et al. Prevention of atelectasis during general anesthesia. Lancet 1995; 345: 1387–1391

[50] Neumann P, Rothen HU, Berglund JE et al. Positive endexpiratory pressure prevents atelectasis during general anaesthesia even in the presence of a high inspired oxygen concentration. Acta Anaesthesiol Scand 1999; 43: 295–301

[51] Stokke T, Hensel I, Burchardi H. Eine einfache Methode zur Bestimmung der funktionellen Residualkapazität während der Beatmung. Anaesthesist 1981; 30: 124–130

[52] Wauer HJ, Lorenz BA, Kox WJ. FRC-Messung bei beatmeten Intensivpatienten – eine Standortbestimmung. Anaesthesist 1998; 47: 844–855

[53] Olegard C, Sondegaard S, Houltz E et al. Estimation of functional residual capacity at the bedside using standard monitoring equipment: a modified nitrogen washout/washin technique requiring a small change of the inspired oxygen fraction. Anesth Analg 2005; 101: 206–212

3 Respiratorische Insuffizienz

3.1 Respiratorisches System

Das respiratorische System wird in 2 Kompartimente unterteilt, in das *Gasaustauschorgan* Lunge und die sie ventilierende *Atempumpe*.

Info

Respiratorisches System (Zweikompartmentsystem)

Lunge
- Gasaustauschfläche

Atempumpe
- Atemzentrum
- Nerven
- Thorax
- Atemmuskulatur

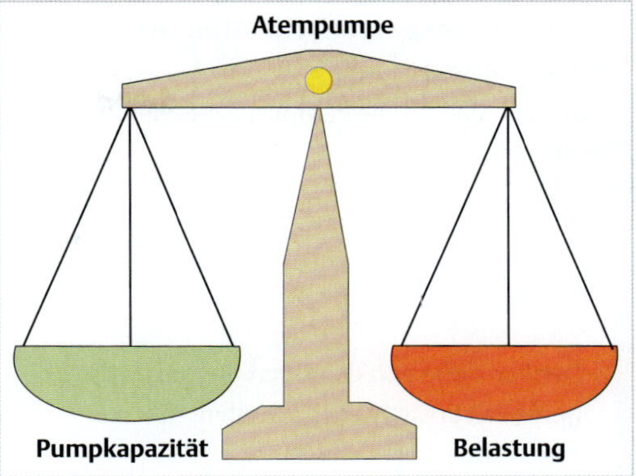

Abb. 3.1 Atempumpe. Gleichgewicht zwischen Pumpkapazität und Belastung (= Last) der Atempumpe.

3.2 Atempumpe

Die Atempumpe bewirkt den Atemgastransport (= Ventilation) und umfasst folgende Komponenten:
- Atemzentrum im Hirnstamm
- zentrale und periphere Nerven
- knöcherner Thorax
- Gesamtheit der in- und exspiratorischen Atemmuskulatur

Die in- und exspiratorische Atemmuskulatur umfasst:
- Zwerchfell
- Interkostalmuskulatur
- Teile der Bauch- und Halsmuskulatur (⇨ Atemhilfsmuskulatur)
- große Rückenmuskulatur

Unter *ventilatorischer Insuffizienz* versteht man die Ermüdung der Atemmuskulatur als Folge eines ausgeprägten Ungleichgewichts zwischen der Atempumpkapazität und der Belastung (= Last) der Atemmuskulatur [1]. Der Patient kann die für die Aufrechterhaltung eines adäquaten Gasaustausches erforderliche *Atemarbeit* nicht mehr leisten (▶ Abb. 3.1).

Ursachen für Störungen der Atempumpe:
- Störungen des zentralen Atemantriebs (z. B. atemdepressive Pharmaka, Hirnstammläsion)
- Störungen der neuromuskulären Kopplung (z. B. neuromuskuläre Erkrankungen)
- Störungen der Übertragung von Muskelkraft in Alveolardruck (z. B. Kyphoskoliose)
- Störungen der Übertragung von Alveolardruck in Ventilation (z. B. obstruktive und restriktive Ventilationsstörungen)

Ein valider Indikator für eine drohende Erschöpfung der Atemmuskulatur ist das Verhältnis aus Inspirationsdruck (Pi) unter ruhiger Spontanatmung zum maximal möglichen Inspirationsdruck (Pimax) bei maximal forcierter Inspiration.

Der inspiratorische Druck Pi ist ein Maß für die Last der Atempumpe unter ruhiger Spontanatmung. Der Pimax ist ein Maß für die maximale inspiratorische Atemmuskelkraft (= Pumpkapazität der Atempumpe). Der Pi ist die für einen Atemzug notwendige Pleuradrucknegativierung unter ruhiger Spontanatmung. Der Pimax ist die während eines Atemzugs maximal mögliche Pleuradrucknegativierung.

Definition

Maximale inspiratorische Atemmuskelkraft (Pimax)

Pimax ⇨ Maß für die Pumpkapazität der Atempumpe.

Merke

Der *Normalbereich* des Pimax liegt beim gesunden Erwachsenen zwischen –80 und –120 mbar.

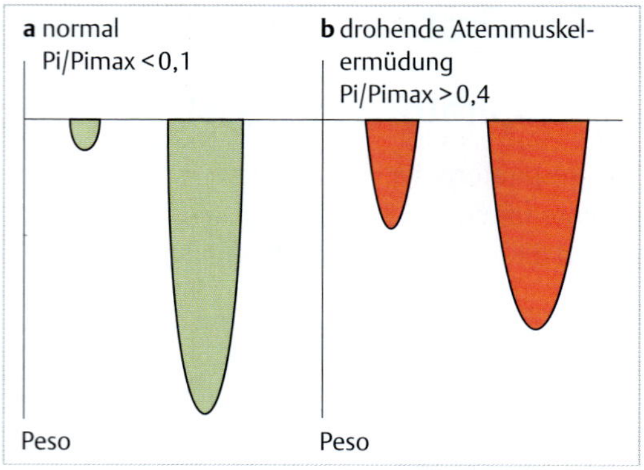

Abb. 3.2 Verhältnis von Pi/Pimax. a Normal. **b** Bei drohender Erschöpfung der Atemmuskulatur.

Beim Lungengesunden beträgt das Verhältnis Pi/Pimax < 0,1. Dies bedeutet, dass unter ruhiger Spontanatmung zur Generierung des Atemzugvolumens inspiratorische Drücke benötigt werden, die weniger als 10 % der maximalen Pumpkapazität betragen. Ein Pi/Pimax-Verhältnis > 0,4 ist ein valider Indikator für eine drohende Erschöpfung der Atemmuskulatur und korreliert gut mit dem subjektiven Empfinden von Atemnot (Dyspnoe).

Merke

- Pi/Pimax < 0,1 ⇨ normal
- Pi/Pimax > 0,4 ⇨ drohende Erschöpfung der Atemmuskulatur

Da der Ösophagusdruck (Peso) dem Pleuradruck äquivalent ist, können diese beiden Druckgrößen mittels einer Ösophagusdrucksonde gemessen werden (▶ Abb. 3.2).

3.2.1 Stille Hypoxämie

Im Zusammenhang mit der Covid-19-Pneumonie wurde auch der Begriff der „stillen Hypoxämie" *(„Silent/Happy Hypoxemia")* geprägt. Darunter versteht man Patienten, die trotz einer pathologisch niedrigen Sauerstoffsättigung kaum das Symptom der Atemnot (Dyspnoe) verspüren. Auch wenn dieses Phänomen gehäuft bei Covid-19-Patienten auftritt, gibt es dieses Phänomen auch bei anderen Formen einer respiratorischen Insuffizienz.

Als pathophysiologische Erklärung kann angeführt werden, dass das subjektive Symptom der Atemnot (Dyspnoe) primär von der Atemarbeit abhängt, die für die Generierung des Atemzugvolumens notwendig ist, und nicht vom Sauerstoffpartialdruck (PaO_2) bzw. von der Sauerstoffsättigung (SaO_2). Der pathophysiologisch bedeutsame Parameter für das Gefühl von Dyspnoe ist das Verhältnis aus der Last der Atempumpe (Pi) zur Pumpkapazität der Atempumpe (Pimax) (s. ▶ Abb. 3.1 und ▶ Abb. 3.2).

Merke

- Das Symptom der Atemnot (Dyspnoe) korreliert mit der Atemarbeit pro Atemzug!
- Hypoxämie ohne erhöhte Atemarbeit ist nur ein schwacher Impuls für Dyspnoe!

Beim phänotypischen L-Typ einer COVID-19-Pneumonie ist die Hypoxämie das führende klinische Leitsymptom, während die Lungencompliance noch normal oder nur gering erniedrigt ist. Die Ursache der Hypoxämie ist eine ausgeprägte Vasoplegie aufgrund einer Dysfunktion der hypoxischen pulmonalen Vasokonstriktion mit einem niedrigen $\dot{V}/\dot{Q}$-Quotienten als Ausdruck eines schweren Ventilation-/Perfusionsmissverhältnisses. Zusätzlich werden direkte Einflüsse des SARS-CoV-2-Virus auf die Empfindlichkeit der Chemorezeptoren diskutiert [2].

Ein intrakardialer Rechts-Links-Shunt führt zu einer ausgeprägten Hypoxämie, jedoch zu keiner erhöhten Atemarbeit, und geht daher auch nicht mit dem Symptom Dyspnoe einher. Gleiches gilt für einen intrapulmonalen Recht-Links-Shunt unterschiedlicher Ursache, solange die atemmechanischen Größen Compliance und Resistance nicht pathologisch verändert sind.

3.3 Definition und Klinik der respiratorischen Insuffizienz

Eine respiratorische Insuffizienz liegt dann vor, wenn die für die Aufrechterhaltung eines suffizienten Gasaustausches notwendige *Atemarbeit* vom Patienten nicht mehr aufgebracht werden kann. Die pulmonale O_2-Aufnahme ist in der Folge so stark beeinträchtigt, dass eine ausreichende O_2-Versorgung der Gewebe bzw. eine ausreichende Elimination von Kohlendioxid nicht mehr gewährleistet sind. Der Ruhemetabolismus einschließlich des für die Atemarbeit bedingten O_2-Bedarfs kann nicht mehr gedeckt werden.

Eine (drohende) respiratorische Insuffizienz lässt sich anhand folgender klinischer Symptome feststellen:

Info

Klinische Symptome der (drohenden) respiratorischen Insuffizienz

- Tachypnoe (Atemfrequenz > 35/min) – Leitsymptom!
- Abnahme des Atemzugvolumens
- Hechelatmung (Atemfrequenz ⇧/Atemzugvolumen ⇩)
- paradoxe Atmung („Schaukelatmung“, „Froschbauchatmung“)
- Einsatz der Atemhilfsmuskulatur
- Dyspnoe (fakultativ)
- Zyanose (fakultativ)
- psychomotorische Unruhe ⇨ erhöhter Sympathikotonus ⇧
- Schwitzen ⇨ erhöhter Sympathikotonus ⇧
- Tachykardie, Hypertonie ⇨ erhöhter Sympathikotonus ⇧
- respiratorische Alkalose (PaO_2 ⇩, $PaCO_2$ ⇩) ⇨ respiratorische Partialinsuffizienz
- respiratorische Azidose (PaO_2 ⇩, $PaCO_2$ ⇧) ⇨ respiratorische Globalinsuffizienz

Über das Ausmaß und die Art der respiratorischen Insuffizienz lässt sich anhand der Blutgasanalyse eine exakte Aussage machen. Sie liefert mit dem PaO_2 und dem $PaCO_2$ valide Parameter für die Indikation und den Einsatz der unterschiedlichen maschinellen Atemhilfen.

Definition

- Als **Hypoxämie** wird ein verminderter arterieller Sauerstoffgehalt infolge eines Abfalls des PaO_2 auf < 65 mmHg unter Raumluft bezeichnet.
- **Hypoventilation** ist definiert als unzureichende Belüftung der Alveolen infolge eines insuffizienten Atemgastransports. Da die CO_2-Elimination ventilationsabhängig ist, findet sich in der Blutgasanalyse eine arterielle Hyperkapnie mit einem $PaCO_2$ > 45 mmHg.

Obwohl es schwierig ist, allgemeingültige Grenzwerte für die Definition einer *akuten respiratorischen Insuffizienz* anzugeben, gilt als *Leitsymptom* ein PaO_2-Abfall auf unter 50 mmHg unter Raumluft sowie ein PaO_2 < 60 mmHg bei einer inspiratorischen Sauerstoffkonzentration (FiO_2) > 50 % bei gleichzeitiger Tachypnoe von > 35/min [3].

Merke

Als *Leitsymptom* der *akuten respiratorischen Insuffizienz* gilt ein PaO_2-Abfall auf < 50 mmHg unter Raumluftatmung bei gleichzeitiger Tachypnoe von > 35/min.

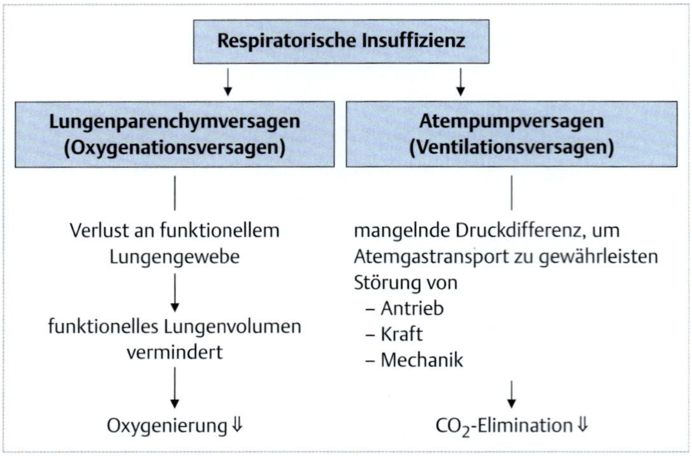

Abb. 3.3 Respiratorische Insuffizienz.

Auch bei $PaCO_2$-Werten > 55 mmHg ist eine Indikation zur maschinellen Atemhilfe gegeben (*Ausnahme:* chronische Hyperkapnie bei COPD-Patienten).

Die *Indikation* zur *maschinellen Atemhilfe* stellt sich demnach aufgrund zweier pathophysiologischer Mechanismen:

- Störung der Ventilation
- Störung der Oxygenierung

Die akute respiratorische Insuffizienz wird unterteilt in ein

- pulmonales Pumpversagen (Ventilationsversagen) und ein
- Lungenparenchymversagen (Oxygenationsversagen).

Eine Insuffizienz der Gasaustauschfläche wird als *Parenchymversagen*, eine Insuffizienz der Atempumpe als *Atempumpversagen* (= ventilatorische Insuffizienz) bezeichnet (▶ Abb. 3.3).

Beim *pulmonalen Parenchymversagen (Oxygenationsversagen)* steht die Störung der Oxygenierung (PaO_2 ⇩, $AaDO_2$ ⇧) im Vordergrund.

Das *pulmonale Pumpversagen (Ventilationsversagen)* ist durch eine insuffiziente Elimination von Kohlendioxid ($PaCO_2$ ⇧) gekennzeichnet.

Die Ursachen für ein Lungenparenchymversagen sind im Folgenden zusammengestellt:

Info

Ursachen für ein Lungenparenchymversagen

- ARDS (pulmonal-extrapulmonal)
- Pneumonie
- kardiogenes Lungenödem
- Lungenfibrose (primär-sekundär)
- Pneumothorax/Spannungspneumothorax

Die verschiedenen Ursachen für ein pulmonales Pumpversagen sind im Folgenden aufgelistet.

Info

Ursachen für eine Atempumpschwäche bzw. ein Atempumpversagen

1. Zentrale Ursachen

- Störung im Atemzentrum (z. B. Schädel-Hirn-Trauma, Intoxikation)
- Störung im zervikalen oder thorakalen Rückenmark (z. B. traumatischer Querschnitt, Tetanus)

2. Periphere Ursachen

a Störungen der Atemmechanik:

- obstruktive und restriktive Ventilationsstörungen
- Störung der Thoraxwandintegrität (z. B. Serienrippenfraktur bei Thoraxtrauma)
- Kyphoskoliose
- Zwerchfellhernie

b neuromuskuläre Störungen:

- Störung der neuromuskulären Überleitung (z. B. Myasthenia gravis, degenerative Muskelerkrankungen, „Hang over“ von Opioiden und/oder Muskelrelaxanzien, Botulismus)
- Polyneuritiden (z. B. Guillain-Barré-Syndrom, toxisch, infektiös)
- Muskelschwäche nach Langzeitbeatmung (Muskelatrophie, beatmungsinduzierte diaphragmale Dysfunktion, Critical-Illness-Polyneuropathie)

M!

Merke

Die häufigste Ursache für ein Atempumpversagen ist die akute exazerbierte COPD (AE-COPD).

3.4 Pathophysiologie der postoperativen pulmonalen Funktionseinschränkung

Operative Eingriffe führen sowohl zu einer Beeinträchtigung der Atemmechanik als auch zu einer Verschlechterung des pulmonalen Gasaustausches. Durch diese postoperativ auftretenden Lungenveränderungen kommt es zu einer Verminderung des Atemzugvolumens, zu einer Erhöhung der Atemfrequenz, zu einer Verminderung der statischen und dynamischen Lungenvolumina sowie zu einer Erniedrigung des Sauerstoffpartialdrucks.

Postoperative pulmonale Komplikationen (PPC) gehören zu den Haupttodesursachen innerhalb der ersten Woche nach einem chirurgischen Eingriff [3]. Die wichtigsten Risikofaktoren für das Auftreten von postoperativen pulmonalen Komplikationen sind [4]:

M!

Merke

Risikofaktoren für postoperative pulmonale Komplikationen (PPC)

- Pulmonale Vorerkrankung (v. a. COPD)
- Nikotinabusus
- Mangelernährung (Kachexie)
- Adipositas permagna
- Alter > 70 Jahre
- zwerchfellnahe Eingriffe
- Dauer des operativen Eingriffs > 4 h

Insbesondere nach Oberbauchlaparotomien und Thorakotomien kommt es zu einer klinisch bedeutsamen Herabsetzung der Lungenfunktion, die sich am besten als „akute Restriktion aller Lungenvolumina“ beschreiben lässt. Das Ausmaß dieser pulmonalen Funktionseinbuße ist in erster Linie gekennzeichnet durch eine

- Abnahme der Vitalkapazität um 50–75 % (!)
- Abnahme der funktionellen Residualkapazität um bis zu 35 %
- Reduktion des inspiratorischen Reservevolumens bis auf 10 % des Ausgangswerts

Die Herabsetzung der statischen Lungenvolumina ist bedingt durch:

- operationsbedingte, v. a. dorsobasale Atelektasen
- Wundschmerzen mit konsekutiver „Schonatmung“ (⇨ kleine Atemamplitude)
- Verminderung des Hustenstoßes (Tussive Clearance ⇩)
- erhöhten intraabdominellen Druck unterschiedlicher Genese
- Nachwirkung („Hangover“) von Narkotika und Muskelrelaxanzien

Praxis

Der Patient atmet oberflächlich und hustet nicht ab, da für einen wirksamen *Hustenstoß* die *Vitalkapazität* mindestens das *Dreifache des Atemzugvolumens* (Normalwert: 6–7 ml/kg KG) betragen muss.

⇨ Gefahr von Sekretretention mit Atelektasenbildung und sekundären pneumonischen Infiltraten!

Pathophysiologisch hat die Abnahme der funktionellen Residualkapazität (FRC) zur Folge, dass diese kleiner als die Verschlusskapazität (⇨ FRC < CC) wird. Durch den Abfall der FRC unter dieses *„kritische Lungenvolumen“* kommt es während der Exspiration zum Verschluss der kleinen Atemwege *(=„Airway Closure“)*. Der intermittierende Verschluss der Bronchiolen führt funktionell zu einer Zunahme des intrapulmonalen Rechts-Links-Shunts *(=„Shunt in Time“)* mit Verschlechterung der Oxygenierung.

Demzufolge ist es notwendig, die funktionelle Residualkapazität über dem Verschlussvolumen zu halten, sodass inspiratorisch und exspiratorisch die gasaustauschende Oberfläche erhalten bleibt.

Die postoperativen Einschränkungen der Lungenfunktion normalisieren sich erst nach 1–3 Wochen in Abhängigkeit von der Größe und der Lokalisation des operativen Eingriffs.

Merke

Eine adäquate *perioperative Schmerz- und Atemtherapie* ist daher von besonderer Wichtigkeit, um postoperative pulmonale Funktionseinschränkungen zu reduzieren.

Der *Schweregrad* der *perioperativen Lungenfunktionseinschränkung* ist im Wesentlichen von 2 Faktoren abhängig (▶ Tab. 3.1) ([5], [6]):

- Lokalisation des operativen Eingriffs (zwerchfellnah/zwerchfellfern)
- Dauer der Operation (< oder > 4 h)

In der Literatur finden sich unterschiedliche *Definitionen* für *postoperative pulmonale Komplikationen (PPC)* (⇨ bis dato keine standardisierte Definition für PPC!) [7].

Kriterien für die Diagnose postoperativer pulmonaler Komplikationen, klinische Symptome und radiologische Zeichen sind in ▶ Tab. 3.2 zusammengefasst (modifiziert nach Scuderi [8]).

Tab. 3.1 Schweregrad der perioperativen Lungenfunktionseinschränkung.

Lokalisation	Schweregrad der Lungenfunktionseinschränkung
Abnahme der VC	
Oberbaucheingriffe/Herz-Thorax-chirurgische Eingriffe	50–60 %
Unterbaucheingriffe	25–30 %
periphere Eingriffe (Kopf, Extremitäten)	< 10–20 %
Abnahme des PaO_2	
Oberbaucheingriffe/Herz-Thorax-chirurgische Eingriffe	20–30 %
Unterbaucheingriffe	10–20 %
periphere Eingriffe (Kopf, Extremitäten)	5–10 %

Tab. 3.2 Postoperative pulmonale Komplikationen [8].

Komplikationen	Klinische Symptome	Radiologische Zeichen
Segmentatelektasen Pneumonie Hypoxämie Hypoventilation Bronchospasmus Pleuraerguss Pneumothorax respiratorische Insuffizienz	flache, frequente Atmung gedämpfter Klopfschall vermehrte Expektoration Temperatur > 38,5 °C feuchte Rasselgeräusche trockene Rasselgeräusche (Giemen, Pfeifen, Brummen)	Verschattung • Atelektase • Infiltrat • Erguss Aerobronchogramm Verlagerung des Mediastinums Zwerchfellhochstand

Tab. 3.3 Inzidenz an perioperativen pulmonalen Komplikationen (PPC).

Lokalisation	PPC
Oberbaucheingriffe/Herz-Thorax-chirurgische Eingriffe	40 %
Unterbaucheingriffe	10 %
periphere Eingriffe (Kopf, Extremitäten)	2 %

Tab. 3.4 Inzidenz an perioperativen pulmonalen Komplikationen bei COPD-Patienten.

Dauer der Operation	PPC
< 1 h	4 %
1–2 h	23 %
2–4 h	38 %
> 4 h	73 %

Die Inzidenz an perioperativen pulmonalen Komplikationen korreliert mit der Lokalisation des operativen Eingriffs (▸ Tab. 3.3 [9]).

Vor allem bei Patienten mit schwerer COPD (FEV_1 < 50 % des Sollwerts) korreliert die Operationsdauer mit der Inzidenz an perioperativen pulmonalen Komplikationen (PPC) (▸ Tab. 3.4 [6]):

3.4.1 Prophylaxe perioperativer pulmonaler Komplikationen

Die PPC-Prophylaxe sollte idealerweise ausreichend lange vor der geplanten Operation beginnen, sodass das perioperative Risiko zum Zeitpunkt der Operation möglichst niedrig ist. Dies gilt insbesondere für Patienten mit pulmonalen Vorerkrankungen und für Patienten mit Nikotinabusus.

Dem Auftreten perioperativer pulmonaler Komplikationen kann durch eine Reihe von prä-, intra- und postoperativen Maßnahmen entgegengewirkt werden ([3], [4], [10]):

Präoperative Maßnahmen:

- Infektfreiheit
- antiobstruktive Therapie inklusive Sekretmobilisation
- präoperative Atemtherapie und Physiotherapie
- präoperative Nikotinabstinenz (mindestens 8 Wochen, kurzfristige Nikotinkarenz von 24 h führt zumindest zu einer Abnahme des CO-Hämoglobins mit konsekutiver Steigerung des O_2-Angbots)
- Vermeidung unnötiger präoperativer Immobilisation
- Vermeidung unnötiger Nüchternphasen ⇨ katabole Stoffwechselsituation
- adäquater Hämoglobinwert (⇨ bei COPD-Patienten höherer Transfusionstrigger)
- kardiale Stabilisierung – Rekompensation einer Herzinsuffizienz

3

Merke

Präoperative Optimierung des klinischen Zustands des Patienten reduziert die Inzidenz an postoperativen Komplikationen!

Intraoperative Maßnahmen:

- bei pulmonalen Hochrisikopatienten regionalanästhesiologische Verfahren, wann immer möglich (⇨ z. B. thorakale Periduralanästhesie in der Thorax- und Abdominalchirurgie)

Postoperative Maßnahmen:
Multimodales Fast-Track-Konzept ⇨

- adäquate Schmerztherapie (!)
- frühzeitige Extubation, v. a. bei COPD-Patienten großzügige Indikation für nicht-invasive Atemhilfen (⇨ NIV)
- 30°-Oberkörperhochlagerung (*Voraussetzung:* hämodynamische Stabilität)
- frühe Mobilisierung
- postoperative Atemtherapie zur Sekretmobilisation (⇨ CPAP-Atmung, HFOT, maschinelle extrapulmonale Perkussion [z. B. Vibrax], inzentive Spirometrie [z. B. CliniFlow], Hilfe beim Abhusten [Hustentechniken], Inhalationstherapie, Lagerungsdrainage)
- frühzeitiger enteraler Kostaufbau (⇨ Vermeidung von Darmatonie)
- intestinale Motilitätssteigerung
- bilanzierte Flüssigkeitstherapie – Normovolämie

Cave

Hypovolämie ⇨ Sekreteindickung – Sekretretention ⇨ Atelektasen, Infektion.
Hypervolämie ⇨ pulmonale Stauung bis Lungenödem.

Merke

- Suffiziente Schmerztherapie ist eine wesentliche Voraussetzung für eine frühzeitige postoperative Mobilisation!
- Frühe postoperative Mobilisation beugt Atelektasen, Muskelatrophie, hypostatischen Ödemen, Thrombosen sowie Darmatonien vor und ermöglicht eine effektive Mukolyse (⇨ mukoziliäre und tussive Clearance ⇧).

3.5 Pathomechanismen der postoperativen und posttraumatischen respiratorischen Insuffizienz

Der wesentliche Unterschied zwischen diesen beiden Formen der respiratorischen Insuffizienz besteht darin, dass *posttraumatisch* häufig die Pathophysiologie des akuten Lungenversagens mit Aktivierung von körpereigenen *Kaskaden- und Mediatorsystemen* abläuft (vgl. Kap. 10.1), während *postoperativ* überwiegend *mechanische Faktoren* zur respiratorischen Insuffizienz führen (▶ Abb. 3.4).

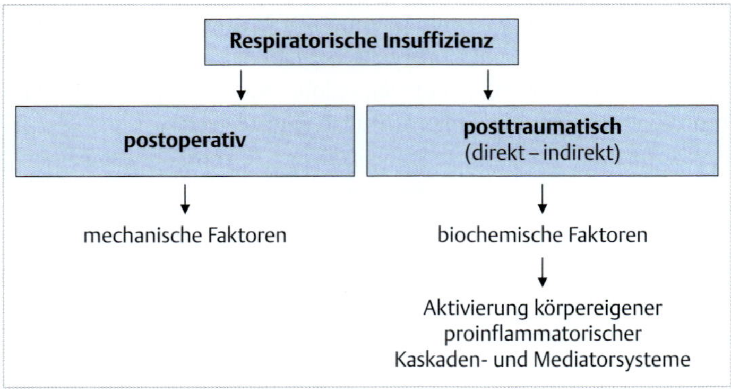

Abb. 3.4 Postoperative und posttraumatische respiratorische Insuffizienz.

Die wichtigsten Ursachen der postoperativen respiratorischen Insuffizienz sind in ▶ Tab. 3.5 zusammengefasst.

Unmittelbar postoperativ kann es zu einer Mischform zwischen pulmonalem Pumpversagen und Parenchymversagen kommen, die eine Indikation für den Einsatz von maschinellen Atemhilfen darstellt.

3.6 Kenngrößen für die Indikation zur maschinellen Atemhilfe bei akuter respiratorischer Insuffizienz

Die Kenngrößen für die Indikation zur maschinellen Atemhilfe bei akuter respiratorischer Insuffizienz sind in ▶ Tab. 3.6 zusammengefasst.

Tab. 3.5 Ursachen der postoperativen respiratorischen Insuffizienz.

Ursachen	Merkmale
Verminderung des Lungenvolumens	Atelektasenbildung durch • Obturation im Bereich des Bronchialsystems (z. B. Schleimpfropf, Fremdkörper) • erhöhter intraabdomineller Druck (z. B. Darmparalyse, Aszites) • Pleuraerguss • Zwerchfellhochstand (z. B. Adipositas permagna; abdominelles Kompartmentsyndrom)
Verminderung der Zwerchfell- und Thoraxwandexkursionen	• Schonatmung infolge Schmerzen (!) • zentrale Dämpfung (z. B. „Hang over“ von Narkotika, Muskelrelaxanzien) • erhöhter intraabdomineller Druck (z. B. Darmparalyse, Aszites)
Verminderung des Hustenstoßes	• Schonatmung infolge Schmerzen (!) • zentrale Dämpfung (z. B. „Hang over“ von Narkotika, Muskelrelaxanzien) • zähflüssiges Bronchialsekret (Dyskrinie) • erhöhter intraabdomineller Druck
Herz-Kreislauf-Insuffizienz	Kreislaufschock unterschiedlicher Genese • Blutung • kardiale Dekompensation • Sepsis/SIRS • Lungenembolie

Tab. 3.6 Indikationen zur maschinellen Atemhilfe.

Parameter	Normalbereich	Indikation zur maschinellen Atemhilfe
Oxygenierung		
• PaO_2 (mmHg)	65–100 (Raumluft); altersabhängig	< 50 (Raumluft)
		< 60 (O_2-Insufflation)
Ventilation		
• $PaCO_2$ (mmHg)	35–45	> 55 (*Ausnahme:* COPD)
• VD/VT	0,25–0,4	> 0,6

Tab. 3.6 Fortsetzung

Parameter	Normalbereich	Indikation zur maschinellen Atemhilfe
Atemmechanik		
• Atemfrequenz (min^{-1})	12–20	> 35
• Atemfrequenz/Atemzugvolumen (= „Rapid Shallow Breathing Index")	< 50	> 80–100
• Vitalkapazität (ml/kg KG)	60–70	< 15
• Pimax (mbar)	> 80	< 25
• FEV_1 (ml/kg KG)	50–60	< 10

Weiterführende Literatur

[1] Criée CP, Laier-Groeneveld G. Die Atempumpe. Stuttgart: Thieme; 1995

[2] Dhont S, Derom E, Braeckel EV et al. The pathophysiology of „happy" hypoxemia in COVID-19. Respir Res 2020; 21 (1): 198. doi:10.1186/s12 931-020-01 462-5

[3] Hofer S, Plachky J, Fantl R et al. Postoperative pulmonale Komplikationen – Prophylaxe nach nicht-kardiochirurgischen Eingriffen. Anästhesist 2006; 55: 473–484

[4] Pappert D, Thomaschewski S. Anästhesie bei Lungenerkrankungen – Postoperative pulmonale Komplikationen: Pathophysiologie und Prophylaxe. Anästhesiol Intensivmed Notfallmed Schmerzther 2008; 3: 204–211

[5] Jackson MCV. Preoperative pulmonary evaluation. Arch Intern Med 1988; 148: 2120–2127

[6] Kroenke K, Lawrence V, Theroux JF et al. Operative risk in patients with severe obstructive pulmonary disease. Arch Intern Med 1992; 152: 967–971

[7] Warner D. Preventing postoperative pulmonary complications. The role of the anaesthesiologist. Anesthesiology 2000; 92: 1467–1472

[8] Scuderi J. Respiratory therapy in the management of postoperative complications. Resp Care 1989; 116: 281–291

[9] Pedersen T, Eliasen K, Henriksen E. A prospective study of risk factors and cardiopulmonary complications associated with anaesthesia and surgery: risk indicators of cardiopulmonary morbidity. Acta Anaesthesiol Scand 1990; 34: 144–155

[10] Squadrone V, Coha M, Cerutti E et al. Continuous positive airway pressure for treatment of postoperative hypoxemia: a randomized controlled trial. JAMA 2005; 293: 589–595

4 Beatmungstechnik

Unter maschineller Atemhilfe *(Mechanical Ventilation)* versteht man die vollständige *(Full ventilatory Support)* oder teilweise Übernahme *(Partial ventilatory Support)* der Atemarbeit durch einen Respirator. Der Respirator ersetzt somit entweder vollständig die Atemmuskulatur oder er hat die Funktion eines zusätzlichen Atemmuskels.

Info

Ziele der maschinellen Beatmung

- Sicherstellung des *pulmonalen Gasaustausches* durch teilweise oder komplette Übernahme der Atemarbeit.
- *„Lungenprotektive" Beatmung* (= Vermeidung einer beatmungsinduzierten Lungenschädigung durch organschonende Beatmung), d. h. Beatmung mit möglichst *niedrigem Inspirationsdruck (Pinsp < oberer Inflektionspunkt)* und adäquat *hohem PEEP (PEEP > kritischer Alveolarverschlussdruck)* ⇨ Beatmung mit der *kleinstmöglichen Druckamplitude* (vgl. ▶ Abb. 2.14).
- Vermeidung von Sauerstofftoxizität ⇨ Beatmung mit möglichst *niedriger* FiO_2, d. h. $FiO_2 < 60\,\%$.
- Beatmung mit möglichst geringen hämodynamischen Nebenwirkungen ⇨ Optimierung des Volumenstatus.
- Intubation und Beatmung: *Sicherung der Atemwege* bei unzureichenden Schutzreflexen (⇨ Schutz vor Aspiration).

Merke

- Jede Beatmungsstrategie muss individuell auf den Patienten abgestimmt werden und ist wichtiger als der Respirator, mit dem sie umgesetzt wird!
- Der Respirator muss an die ventilatorischen Bedürfnisse des Patienten angepasst werden und nicht umgekehrt!

Maschinelle Atemhilfe erfordert nicht zwangsläufig die Intubation. Die Atemhilfe kann auch nichtinvasiv über eine Maske erfolgen (s. Kap. 4.5).

4.1 Atemzyklus

Unter einem *Atemzyklus (= Ventilationszyklus)* versteht man die Zeitdauer vom Beginn der Inspiration bis zum Ende der Exspiration. Die Dauer eines Atemzyklus (T) ist die Summe von Inspirationszeit (TI) und Exspirationszeit (TE).

$$T = TI + TE$$

Die *Atemfrequenz* bzw. *Beatmungsfrequenz* (f) gibt die Atemzüge bzw. maschinellen Atemhübe pro Minute an.

$$f = 60/T$$

Bei einer Atemzyklusdauer von T = 5 s beträgt die Atemfrequenz 12/min.

Wird die Atemfrequenz (f) mit dem Atemhubvolumen (engl. *Tidal Volume* [VT]) multipliziert, so erhält man das *Atemminutenvolumen* (AMV).

$$AMV = VT \times f$$

Das *Atemzeitverhältnis* oder *I:E-Verhältnis* ist der Quotient aus Inspirations- zu Exspirationszeit.

$$I : E\text{-Verhältnis} = TI : TE$$

Beispiel:
Bei einer Inspirationszeit (TI) von 2 s und einer Exspirationszeit (TE) von 4 s beträgt die Atemzykluszeit (T) 6 s, die Atemfrequenz (f) 10/ min und das I:E-Verhältnis 1 : 2.

Der Quotient aus Inspirations- zu Exspirationszeit (I:E-Verhältnis) beträgt 0,5. Bei einem Quotienten > 1 spricht man von einem inversen Atemzeitverhältnis.

4.1.1 Phasenvariable

Entsprechend der Einteilung der Consensus Conference der American Association for Respiratory Care (AARC-CC) wird ein Atemzyklus in Phasenvariable unterteilt.

Die einzelnen Phasenvariablen werden durch die physikalischen Größen Druck, Volumen, Flow und Zeit bestimmt. Daher kann jede einzelne Variable durch die Interaktion von Patient und Respirator beeinflusst werden.

Es werden 6 Phasenvariablen definiert:

1. *Kontrollvariable (= inspiratorische Zielgröße)*

Die Kontrollvariable ist jene Variable, mit der der Respirator eine Inspiration aufbaut. Diese Variable wird am Respirator eingestellt und kann der Druck, das Volumen oder der Flow sein sowie deren zeitlicher Verlauf.

Beispiele:
Bei volumenkontrollierter Beatmung ist die Kontrollvariable das vorgegebene Atemhubvolumen, bei druckkontrollierter Beatmung der eingestellte Inspirationsdruck.

Bei mikroprozessorgesteuerten Respiratoren steht eine optimale Umsetzung der Begrenzungsvariablen (z. B. Druck) im Vordergrund. Die Kontrollvariable fällt daher meistens mit der Begrenzungsvariablen zusammen.

2. *Triggervariable (= Auslösung der Inspiration)*

Die Triggervariable definiert den Beginn der Inspiration. Wie jede Phasenvariable kann auch die Triggervariable vom Respirator oder vom Patienten ausgelöst werden.

Bei einer patienteninduzierten Inspiration kann die Inspiration durch Messung eines Flow-, Druck- oder Volumensignals ausgelöst werden (= Flow-, Druck-, Volumentrigger).

Bei einer maschineninduzierten Auslösung der Inspiration (= Maschinensteuerung bei kontrollierter Beatmung) kann von einer Triggerung wie bei einer augmentierenden Beatmungsform nicht gesprochen werden, da der Inspirationsbeginn vom Respirator und nicht vom Patienten ausgelöst wird. In diesem Fall legt der Parameter Zeit den Inspirationsbeginn bzw. das Ende der Exspiration fest (= Zeitsteuerung).

Beispiel:
Druckunterstützte Spontanatmung (PSV/ASB): Die Triggervariable ist entweder der Flow oder der Druck (= Flow- oder Drucktriggerung).

3. *Begrenzungsvariable (= Alarm- und Sicherheitsparameter)*

Unter Begrenzungsvariable versteht man einen Alarm- und Sicherheitsparameter. Mit der Begrenzungsvariable wird die 1. Phase der Inspiration (= Flowphase) bestimmt. Darunter versteht man eine obere Grenze (Maximalwert) für Druck, Volumen oder Flow, die vom Respirator nicht überschritten wird. Das Erreichen dieser Grenze führt definitionsgemäß jedoch nicht zum Umschalten auf Exspiration. Auch kommen mehrere Begrenzungsvariable zur Anwendung.

Beispiele:
Volumenkontrollierte Beatmung: Die Begrenzungsvariablen sind Volumen, Flow und Zeit. Ist das vorgegebene Atemhubvolumen appliziert, bleibt das Inspirationsventil offen, es fließt allerdings kein Atemgas vom Respirator zum Patienten (= No-Flow-Phase). Erst nach Ablauf der eingestellten Inspirationszeit öffnet das Exspirationsventil (= Zeitsteuerung).

Stenosealarm: Wird ein bestimmter Druck (z. B. 10 mbar über dem eingestellten Inspirationsdruck) im Beatmungssystem überschritten, öffnet der Respirator automatisch das Exspirationsventil (= übergeordnete Drucksteuerung).

4. *Zyklusvariable (= Umschaltung von In- auf Exspiration und umgekehrt)*

Die Zyklusvariable beendet die Inspiration und schaltet auf Exspiration durch Absenken des Atemwegsdrucks auf PEEP-Niveau. Als Umschaltparameter fungiert eine der 4 Zyklusvariablen, nämlich Druck, Flow, Volumen oder Zeit. Wird ein bestimmter vorgegebener Zielwert erreicht, erfolgt die Umschaltung.

Die Zyklusvariable ist bei den meisten Beatmungsformen die Inspirationszeit (= Zeitsteuerung), bei der druckunterstützten Spontanatmung (PSV/ASB) der Flow (= Flowsteuerung).

Beispiele:
Druckkontrollierte Beatmung (BIPAP-Modus): Die Zyklusvariable ist die Inspirationszeit (Tinsp).

Druckunterstützte Spontanatmung (PSV/ASB): Das Unterschreiten eines bestimmten inspiratorischen Flows in Bezug auf den maximalen Flow (z. B. 25 % des Spitzenflows) beendet die Inspiration (vgl. dazu Kap. 4.3.6 unter „Druckunterstützte Spontanatmung“).

In anderen Klassifikationen wird die Zyklusvariable unter dem Begriff „Steuerung“ des Respirators dargestellt, d. h., die Zyklusvariable „Zeit“ entspricht dem Steuerprinzip „zeitgesteuert“, die Zyklusvariable „Flow“ entspricht dem Steuerprinzip „flowgesteuert“ (vgl. Kap. 14.3).

5. *Grundlinienvariable (= exspiratorische Zielgröße)*

Die Grundlinienvariable bestimmt den Ablauf der mandatorischen Exspirationsphase. Bei den heute angewendeten Atemhilfen handelt es sich praktisch ausschließlich um den positiven endexspiratorischen Druck (PEEP), entweder bei einem Flow von 0 l/min oder in Kombination mit einem Basisflow (Biasflow) zur Erleichterung der nachfolgenden Inspiration.

Beispiel:
Positiver endexspiratorischer Druck (PEEP) mit oder ohne Biasflow.

6. *Bedingungsvariable (= Wechsel von einer Ventilationsform zu einer anderen)*

Die Bedingungsvariable entscheidet, nach welchen Kriterien der nächste Atemhub erfolgt.

Setzt sich eine Beatmungsform z. B. aus 2 Beatmungsformen zusammen (z. B. BIPAP/BiLevel mit PSV/ASB), wird durch die Steuerung des Respirators anhand des Erreichens eines bestimmten Parameters (Flow oder Zeit) entschieden, welche Beatmungsform zur Anwendung kommt. Bei der Kombination von BIPAP/BiLevel mit PSV/ASB legt die Zeit (⇨ Inspirationsbemühung innerhalb des Erwartungszeitfensters) den mandatorischen Beatmungshub fest (⇨ Zeitsteuerung).

4.2 Grafische Darstellung des Atemzyklus

Intensiv- und Narkoserespiratoren ermöglichen die grafische Darstellung des zeitlichen Verlaufs von Beatmungsdruck, Atemgasfluss (Flow) und Atemgasvolumen. In Abhängigkeit vom Respiratortyp können mehrere Kurven gleichzeitig am Display abgebildet werden.

Die grafische Darstellung von Druck, Zeit und Volumen ermöglicht die frühzeitige Erkennung von atemmechanischen Veränderungen, sodass eine Optimierung der Respiratoreinstellung anhand der Diagramme durchgeführt werden kann.

Der Kurvenverlauf („Kurvenform“) der Diagramme ist von folgenden Faktoren abhängig:

- Beatmungsform (volumenkontrolliert – druckkontrolliert/druckunterstützt)
- Beatmungsmuster
- Atemmechanik des Patienten (Resistance – Compliance)

Merke M!

Die grafisch dargestellten Beatmungskurven (⇨ Druck-Zeit-Diagramm und Flow-Zeit-Diagramm) sind klinisch bedeutsame Komponenten des Beatmungsmonitorings!

4.2.1 Druck-Zeit-Diagramm bei volumenkontrollierter Beatmung

Im Druck-Zeit-Diagramm ist der Atemwegsdruck gegen die Zeit aufgetragen (▶ Abb. 4.1). Der Druck wird in mbar, die Zeit in s (Sekunden) angegeben. Höhe und Verlauf des Atemwegsdrucks in der Inspirationsphase sind bei vorgegebenem Volumen von den atemmechanischen Eigenschaften der Lunge (Resistance und Compliance) abhängig.

$$\Delta P = R \times \dot{V}$$

Einen geringen Druckanstieg erhält man entweder bei niedrigem Inspirationsflow ($\dot{V}$) oder bei kleiner Resistance bzw. hoher Compliance. Ein großer Druckanstieg resultiert entweder bei hohem Inspi-

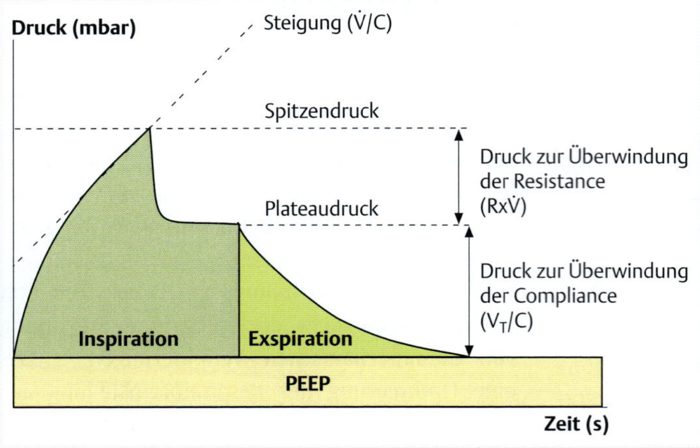

Abb. 4.1 Volumenkontrollierte Beatmung. Druck-Zeit-Diagramm

rationsflow oder bei hoher Resistance bzw. niedriger Compliance.

Die weitere Zunahme des linearen Druckanstiegs wird durch den Quotienten von Flow ($\dot{V}$) zu Compliance (C) bestimmt.

$$\Delta P/\Delta t = \dot{V}/C$$

Je höher der Inspirationsflow und je niedriger die Compliance des respiratorischen Systems sind, desto größer wird der Druckanstieg.

Die Differenz aus *Spitzendruck* und *Plateaudruck* entspricht dem durch die Resistance verursachten Druckanstieg zu Beginn der Inspiration. Die Höhe des inspiratorischen Plateaudrucks wird durch die Compliance und das Tidalvolumen bestimmt. Die Differenz aus Plateaudruck und endexspiratorischem Druck (PEEP) ist ein Maß für die Compliance des respiratorischen Systems.

Während der *Plateauphase* fließt kein Atemgas vom Respirator in die Lungen *(= No-Flow-Phase)*. Während dieser Phase kommt es jedoch zu einer *intrapulmonalen Gasumverteilung (= Pendelluft)* aufgrund der unterschiedlichen Zeitkonstanten der einzelnen Lungenkompartimente.

Der *Spitzendruck (Pmax)* ist von 4 Faktoren abhängig:
- Resistance
- Compliance
- Inspirationsflow
- Hubvolumen

Der Spitzendruck (Pmax = Ppeak) ist der maximale Druck vor dem Endotrachealtubus bzw. in den oberen Atemwegen. Er hat nur geringe Auswirkungen auf den Alveolardruck und ist daher für die Entstehung eines Baro-/Volutraumas von untergeordneter Bedeutung.

Der *endinspiratorische Plateaudruck (Pplat)* ist ein Maß für die Compliance des respiratorischen Systems. Er ist der
- entscheidende Druck zum Öffnen kollabierter Alveolarkompartimente und
- der maßgebende Druck für die Entstehung eines Baro-/Volutraumas.

M!

Merke

- Differenz aus Spitzendruck und Plateaudruck ⇨ Maß für die Resistance des respiratorischen Systems
- Differenz aus Plateaudruck und PEEP ⇨ Maß für die Compliance des respiratorischen Systems

Der *Beatmungsmitteldruck (MAP = Mean Airway Pressure)* ist das zeitliche Mittel des Beatmungsdrucks über einen ganzen Atemzyklus und resultiert aus folgenden Parametern:
- Inspirationsdruck (Pinsp)
- Inspirationsdauer (Tinsp) bzw. Atemzeitverhältnis I:E
- PEEP

Näherungsweise kann der MAP nach folgender Formel berechnet werden:

$$MAP = \frac{[(Pinsp \times TI) + (PEEP \times TE)]}{TI + TE}$$

Der MAP ist der entscheidende Parameter für
- die Oxygenierung und
- die hämodynamischen Nebenwirkungen.

Merke

- Je höher der Beatmungsmitteldruck, desto höher der intrathorakale Druck.
- Je höher der intrathorakale Druck, desto ausgeprägter die hämodynamischen Nebenwirkungen der Beatmung.

Druck-Zeit-Diagramm bei Variation des Inspirationsflows

Bei volumenkontrollierter Beatmung wird die Höhe des Inspirationsflows am Respirator entweder direkt oder indirekt über die endinspiratorische Pausenzeit (je nach Gerätetyp angegeben in % der Inspirationszeit oder der Atemzykluszeit) eingestellt.

Der Inspirationsflow ist ein *Maß für die Geschwindigkeit* (= applizierte Atemgasmenge pro Zeiteinheit), mit der das Atemgas verabreicht wird. Der Inspirationsflow wird in l/min angegeben.

Bei geringem Inspirationsflow erfolgt der Druckanstieg flach. Die Ausbildung einer Druckspitze ist bei einem konstanten Flow von etwa 30 l/min und einem I:E-Verhältnis von 1 : 2 kaum noch erkennbar. Das endinspiratorische Plateau ist gerade noch sichtbar. Es würde bei noch niedrigerem Inspirationsflow völlig verschwinden. Bei zunehmendem Inspirationsflow nimmt die Steilheit des Druckanstiegs zu, gleichzeitig wird die inspiratorische Druckspitze (Atemwegsspitzendruck) höher und die endinspiratorische Pausenzeit (Plateauphase) länger (► Abb. 4.2).

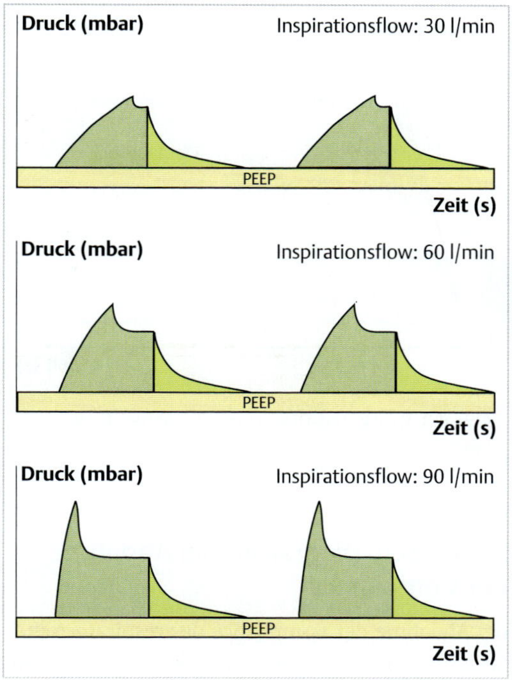

Abb. 4.2 Druck-Zeit-Diagramm, Inspirationsflow. Änderung des Beatmungsspitzendrucks in Abhängigkeit vom Inspirationsflow bei volumenkontrollierter Beatmung.

Interpretation typischer Druck-Zeit-Diagramme bei volumenkontrollierter Beatmung

Druck-Zeit-Diagramm bei Zunahme der Resistance

Bei Zunahme der Resistance des respiratorischen Systems steigt der Spitzendruck und der Plateaudruck bleibt gleich, d. h., die Differenz aus Spitzendruck minus Plateaudruck nimmt zu (► Abb. 4.3) [1].

Info

- Zunahme der Resistance ⇧
  ⇨ Zunahme des Spitzendrucks ⇧, Plateaudruck =
- Abnahme der Resistance ⇩
  ⇨ Abnahme des Spitzendrucks ⇩, Plateaudruck =

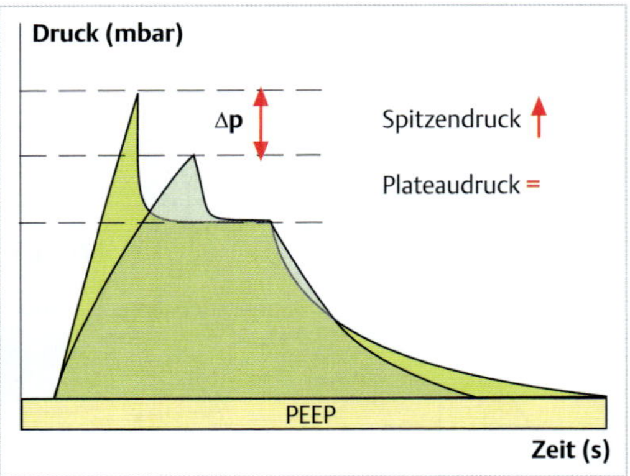

Abb. 4.3 Druck-Zeit-Diagramm. Zunahme der Resistance.

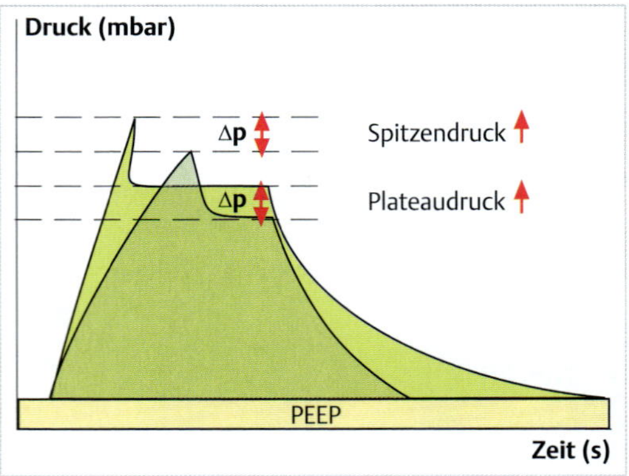

Abb. 4.4 Druck-Zeit-Diagramm. Abnahme der Compliance.

Druck-Zeit-Diagramm bei Abnahme der Compliance

Bei Abnahme der Compliance des respiratorischen Systems steigen der Spitzendruck und der Plateaudruck um den gleichen Wert der Druckdifferenz Δp, da der Plateaudruck ein Maß für die Compliance darstellt (▶ Abb. 4.4) [1].

Info

- Abnahme der Compliance ⇩
  ⇨ Zunahme von Spitzendruck *und* Plateaudruck ⇧
- Zunahme der Compliance ⇧
  ⇨ Abnahme von Spitzendruck *und* Plateaudruck ⇩

Druck-Zeit-Diagramm bei zusätzlicher Spontanatmung

Der Patient versucht, während eines mandatorischen Beatmungshubs spontan zu atmen. Er „presst" gegen den Respirator *(„Fighting the Respirator")*, da bei kontrollierten Beatmungsformen aufgrund des geschlossenen Exspirationsventils keine spontanen Exspirationsbemühungen des Patienten möglich sind. In diesem Fall sollte auf eine augmentierende Beatmungsform gewechselt (z. B. BIPAP, PSV/ASB) bzw. die Analgosedierung adaptiert werden, um den Respirator an die Ventilationsbedürfnisse des Patienten anzupassen (▶ Abb. 4.5).

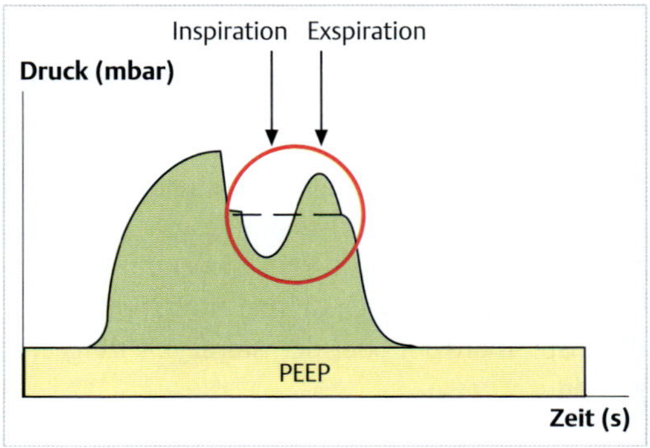

Abb. 4.5 Druck-Zeit-Diagramm. Druck-Zeit-Diagramm bei zusätzlicher Spontanatmung unter kontrollierter Beatmung.

4.2.2 Druck-Zeit-Diagramm bei druckkontrollierter Beatmung

Bei druckkontrollierter Beatmung wird ein bestimmter Inspirationsdruck (Pinsp) am Respirator eingestellt. Das Druck-Zeit-Diagramm zeigt einen annähernd rechteckigen Kurvenverlauf, d. h., der Druck steigt vom unteren Druckniveau (PEEP) rasch auf den Wert des oberen Druckniveaus an (⇨ abhängig von der Druckanstiegsgeschwindigkeit) und bleibt über die am Respirator eingestellte Inspirationszeit (Tinsp) konstant. Der Druckabfall

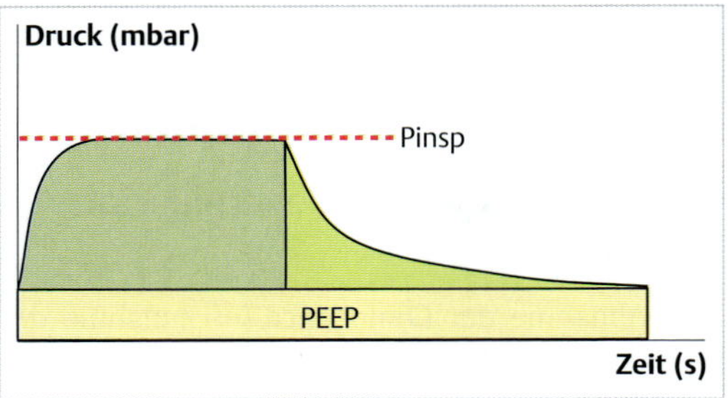

Abb. 4.6 Druck-Zeit-Diagramm. Druckkontrollierte Beatmung.

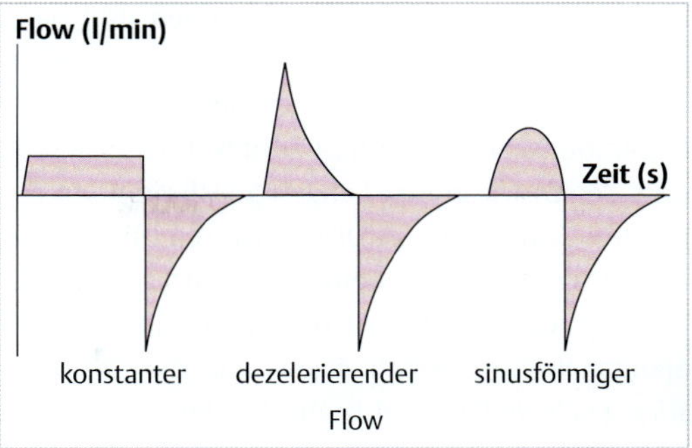

Abb. 4.7 Flow-Zeit-Diagramme.

in der Exspirationsphase entspricht dem Verlauf der volumenkontrollierten Beatmung, da die Exspiration ein passiver Vorgang ist und von den atemmechanischen Eigenschaften der Lunge abhängt (▶ Abb. 4.6).

Merke

M!

- Es muss ausdrücklich betont werden, dass die gemessenen und grafisch dargestellten *„Atemwegsdrücke"* vor dem Endotrachealtubus bzw. der Trachealkanüle gemessen werden und daher nicht die in der Lunge tatsächlich wirksamen Alveolardrücke widerspiegeln!
- Der für die Patientenlunge atemmechanisch wirksame Druck ist der transpulmonale Druck!

4.2.3 Flow-Zeit-Diagramm

Im Flow-Zeit-Diagramm ist der inspiratorische und exspiratorische Atemgasfluss (Flow; $\dot{V}$) gegen die Zeit aufgetragen (▶ Abb. 4.7). Der Atemgasfluss (Flow) ist definiert als das *pro Zeiteinheit strömende Atemgasvolumen* und wird in l/min oder l/s, die Zeit in s angegeben.

Vereinfacht kann der Inspirationsflow auch als *Maß für die Geschwindigkeit*, mit der das Atemgas verabreicht wird, definiert werden. Das applizierte Atemhubvolumen ergibt sich aus dem Flächeninhalt (Flächenintegral) unter der inspiratorischen Flowkurve.

Inspiratorische Flowkurven

Je nach der am Respirator eingestellten Beatmungsform unterscheidet man zwischen verschiedenen Flowformen (s. ▶ Abb. 4.7):

- konstanter Flow: volumenkontrollierte Beatmung (VCV)
- dezelerierender Flow:
  - druckkontrollierte Beatmung (PCV, BIPAP/APRV)
  - druckunterstützte Spontanatmungsformen (PSV/ASB, VS, PPS-Vol$_{Assist}$, NAVA)
  - druckregulierte, volumenkonstante Beatmungsformen (PRVC, Autoflow, BiLevel VG)
- sinusförmiger Flow:
  - druckunterstützte flowproportionale Spontanatmung (PPS-Flow$_{Assist}$)
  - Spontanatmung mit und ohne CPAP

Bei *volumenkontrollierter Beatmung* wird das Atemgas mit konstantem Flow appliziert, d. h., die Strömungsgeschwindigkeit ist im Verlauf der Inspiration gleich. Die Höhe des inspiratorischen Flows wird am Respirator direkt oder indirekt über die endinspiratorische Pausenzeit eingestellt (angegeben – je nach Gerätetyp –in % entweder der Inspirationszeit oder der Atemzykluszeit).

- Intensivrespiratoren: direkte Einstellung des Inspirationsflows
- Narkoserespiratoren: indirekte Einstellung des Inspirationsflows (es wird eine endinspiratorische Pausenzeit eingestellt)

Druckkontrollierte und *druckunterstützte Spontanatmungsformen* zeigen einen dezelerierenden

Flow, der durch einen initialen hohen und dann rasch abnehmenden Kurvenverlauf gekennzeichnet ist. Im Normalfall geht der Flow im Laufe der Inspirationszeit bis auf null zurück. Dies bedeutet, dass der Druck in den Lungen gleich dem am Respirator eingestellten Druck ist, es fließt kein Atemgas mehr zum Patienten (⇨ Druckausgleich).

Bei druckkontrollierten oder druckunterstützten Spontanatmungsformen kann nur die *Druckanstiegsgeschwindigkeit*, d. h. die Steilheit des Druckanstiegs, bis zum Erreichen des vorgegebenen Inspirationsdrucks eingestellt werden (= „Rampe").

Merke

Die Höhe des maximalen inspiratorischen und exspiratorischen Flows ($\dot{V}max$) ist bei druckkontrollierter bzw. druckunterstützter Spontanatmung von den atemmechanischen Eigenschaften der Lunge (Resistance und Compliance) abhängig.

Druckunterstützte flowproportionale Spontanatmung sowie *Spontanatmung* ohne Druckunterstützung sind durch einen sinusförmigen Flow charakterisiert, bei welchem der inspiratorische Atemgasfluss in der Mitte der inspiratorischen Flowphase sein Maximum erreicht.

Exspiratorische Flowkurven

Die exspiratorische Flowkurve ermöglicht unabhängig von der Beatmungsform (volumenkontrolliert oder druckkontrolliert/druckunterstützt) Rückschlüsse auf die *atemmechanischen Eigenschaften* (Resistance und Compliance) der Lunge und des Thorax, da der Exspirationsflow nur von den resistiven und elastischen Widerständen der Lunge und des Beatmungssystems bestimmt wird.

Interpretation typischer Flow-Zeit-Diagramme bei volumenkontrollierter Beatmung

Flow-Zeit-Diagramm bei erniedrigter Compliance

Eine Abnahme der Compliance (⇨ Zunahme der Elastance) des respiratorischen Systems führt zu einer Erhöhung des exspiratorischen Spitzenflows sowie zu einer steiler verlaufenden exspiratorischen Flowkurve infolge des erhöhten elastischen Retraktionsdrucks am Beginn der Exspiration (► Abb. 4.8a) [2].

Die Höhe des inspiratorischen Flows ist bei volumenkontrollierter Beatmung konstant und wird am Respirator eingestellt. Eine Änderung der Atemmechanik ist daher an der inspiratorischen Flowkurve nicht erkennbar.

Info

Abnahme der Compliance ⇩

- Zunahme des elastischen Retraktionsdrucks ⇧
- Zunahme des exspiratorischen Spitzenflows ⇧
- steiler verlaufende exspiratorische Flowkurve (dezelerierender Schenkel)

Flow-Zeit-Diagramm bei erhöhter Resistance

Eine Zunahme der Resistance des respiratorischen Systems führt zu einer Erniedrigung des exspiratorischen Spitzenflows sowie zu einer flacher verlaufenden exspiratorischen Flowkurve infolge Limitierung des exspiratorischen Atemgasflusses (► Abb. 4.8b). Im Extremfall zeigt die exspiratorische Flowkurve einen fast rechtwinkligen Verlauf als Ausdruck eines endexspiratorischen Bronchiolenkollapses mit konsekutivem „Air Trapping". Ein eventuell auftretender endexspiratorischer Restflow infolge zu kurzer Exspirationszeit bewirkt die Generierung eines intrinsischen PEEP (PEEPi) (vgl. ► Abb. 4.11) [2].

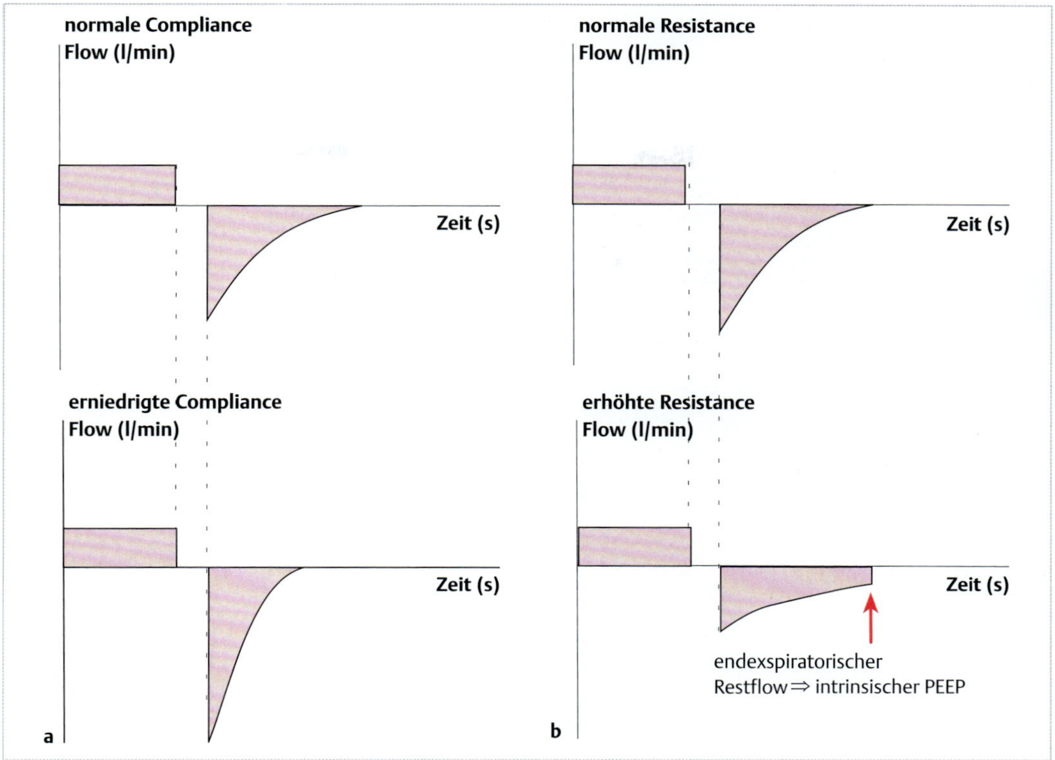

Abb. 4.8 Flow-Zeit-Diagramm. Volumenkontrollierte Beatmung.
a Bei erniedrigter Compliance.
b Bei erhöhter Resistance.

> **Info**
>
> **Zunahme der Resistance ⇧**
> - große Zeitkonstante ⇨ langsame Entleerung der obstruktiven Lungenkompartimente
> - Abnahme des exspiratorischen Spitzenflows
> - flacher verlaufende exspiratorische Flowkurve (dezelerierender Schenkel)
> - endexspiratorischer Restflow (⇨ PEEPi)

Interpretation typischer Flow-Zeit-Diagramme bei druckkontrollierter Beatmung

Da bei druckkontrollierter Beatmung die Höhe des inspiratorischen Flows eine variable Größe (Freiheitsgrad) ist und von den atemmechanischen Eigenschaften der Lunge abhängt, lassen sich Veränderungen von Compliance und Resistance sowohl an der inspiratorischen als auch an der exspiratorischen Flowkurve nachweisen.

Flow-Zeit-Diagramm bei erniedrigter Compliance

Eine Abnahme der Compliance (= Zunahme der Elastance) des respiratorischen Systems führt aufgrund der kleinen Zeitkonstante wenig dehnbarer Lungenkompartimente zu einem steileren Anstieg des aszendierenden Schenkels und zu einem steileren Abfall des deszendierenden Schenkels der inspiratorischen und exspiratorischen Flowkurve mit konsekutivem Auftreten einer endinspiratorischen und endexspiratorischen Pause. Aufgrund des hohen elastischen Retraktionsdrucks zu Beginn der Exspiration erhöht sich der exspiratorische Spitzenflow (▸ Abb. 4.9a) [2].

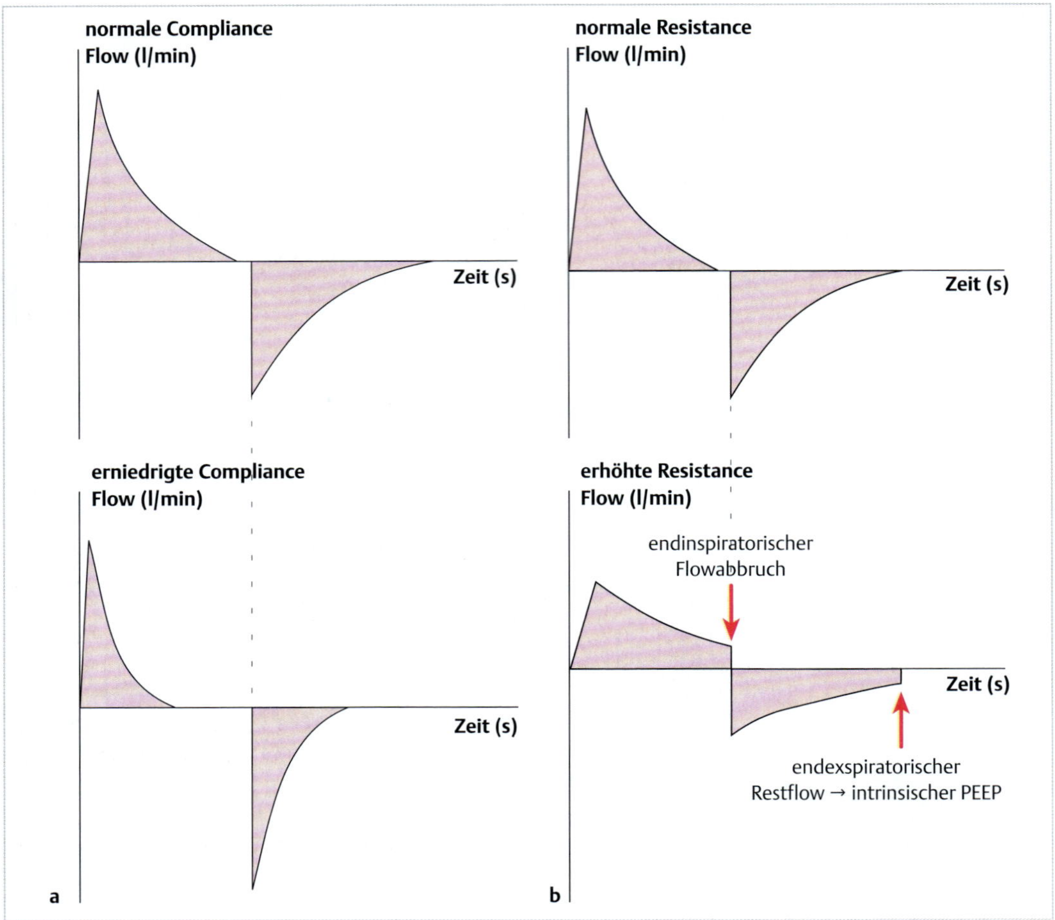

Abb. 4.9 Flow-Zeit-Diagramm. Druckkontrollierte Beatmung.
a Bei erniedrigter Compliance.
b Bei erhöhter Resistance.

Info

Abnahme der Compliance ⇩

- Zunahme des elastischen Retraktionsdrucks ⇧
- kleine Zeitkonstante ⇨ schnelle Füllung und Entleerung der Lungenkompartimente
- steilerer Anstieg des aszendierenden und steilerer Abfall des deszendierenden Schenkels der inspiratorischen und exspiratorischen Flowkurve
- Zunahme des exspiratorischen Spitzenflows, da zu Beginn der Exspiration ein hoher elastischer Retraktionsdruck (⇨ hoher Druckgradient) vorliegt
- endinspiratorische und endexspiratorische Pause

Flow-Zeit-Diagramm bei Erhöhung der Resistance

Eine Zunahme der Resistance des respiratorischen Systems führt aufgrund der großen Zeitkonstante zu einer flacher verlaufenden inspiratorischen und exspiratorischen Flowkurve (verzögerter Anstieg des aszendierenden und verzögerter Abfall des deszendierenden Schenkels) und zu einer Abnahme des inspiratorischen und exspiratorischen Spitzenflows (▶ Abb. 4.9b) [2].

Im Extremfall zeigt die exspiratorische Flowkurve einen fast rechtwinkligen Verlauf als Ausdruck eines endexspiratorischen Bronchiolenkollapses mit konsekutivem *„Air Trapping"*. Ein eventuell auftretender endexspiratorischer Restflow infolge zu kurzer Exspirationszeit bewirkt die Generierung eines intrinsischen PEEP (PEEPi) (s. ▶ Abb. 4.9b) [2].

Info

Zunahme der Resistance ⇧

- große Zeitkonstante ⇨ langsame Füllung und Entleerung der obstruktiven Lungenkompartimente infolge Flusslimitierung
- flacher verlaufende inspiratorische sowie exspiratorische Flowkurve (aszendierender und deszendierender Schenkel)
- endinspiratorischer Flowabbruch
- endexspiratorischer Restflow (⇨ PEEPi).

Flow-Zeit-Diagramm bei zu kurzer Inspirationszeit

Geht ein dezelerierender Flow während der Inspirationszeit nicht auf null zurück, so kommen folgende Ursachen in Betracht ([1], [2]):

- Die Inspirationszeit ist für Lungenkompartimente mit großer Zeitkonstante zu kurz (Respirator ist zeitgesteuert!), um das mit dem eingestellten Inspirationsdruck erreichbare Atemgasvolumen zu applizieren. Die Folge ist, dass diese langsamen Lungenkompartimente nur unzureichend belüftet werden. Bei Patienten mit akutem Lungenversagen (ARDS) ist daher eine solche Flowkurve unbedingt zu vermeiden. In diesem Fall muss die Inspirationszeit verlängert werden (▶ Abb. 4.10; vgl. auch ▶ Abb. 4.53).
- Es wurde eine Beatmungsform mit *Flowsteuerung* gewählt, bei der der Respirator bei Unterschreiten eines bestimmten Flows in Bezug auf den Spitzenflow auf Exspiration umschaltet. In diesem Fall ist nicht die Inspirationszeit zu kurz, sondern es kommt aufgrund der Flowsteuerung zu einem inspiratorischen Flowabbruch.

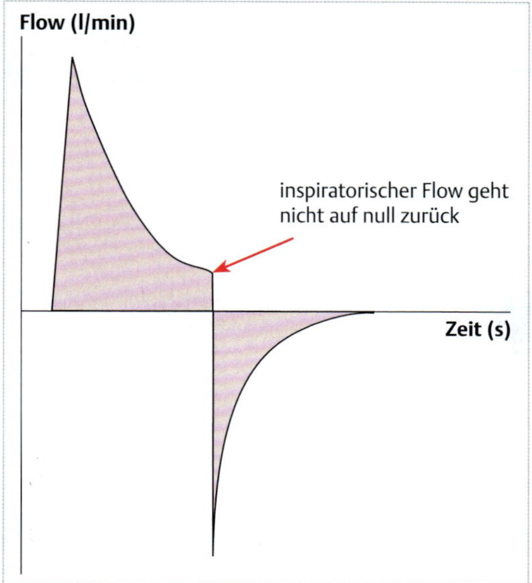

Abb. 4.10 Flow-Zeit-Diagramm. Zu kurze Inspirationszeit.

Beispiel:
PSV/ASB ⇨ Öffnen des Exspirationsventils bei Unterschreiten von z. B. 25 % des Spitzenflows.

Flow-Zeit-Diagramm bei zu kurzer Exspirationszeit

Geht bei einer druckkontrollierten oder volumenkontrollierten Beatmung der exspiratorische Flow nicht auf null zurück, reicht die Exspirationszeit nicht aus (Respirator ist zeitgesteuert!), um das applizierte Atemhubvolumen aus den langsamen Lungenkompartimenten abzuatmen. Dieser *endexspiratorische Restflow* baut einen regional unterschiedlich hohen *„intrinsischen PEEP"* auf (▶ Abb. 4.11) ([1], [2]).

Für die Generierung eines PEEPi kommen folgende Ursachen in Betracht:

- obstruktive Ventilationsstörungen ⇨ exspiratorische Flusslimitierung bei COPD
- Erhöhung der Atem- bzw. Beatmungsfrequenz (v. a. bei Frequenzen > 25–30/min)
- Änderung des I:E-Verhältnisses auf Inverse-Ratio-Ventilation (IRV) beim ARDS

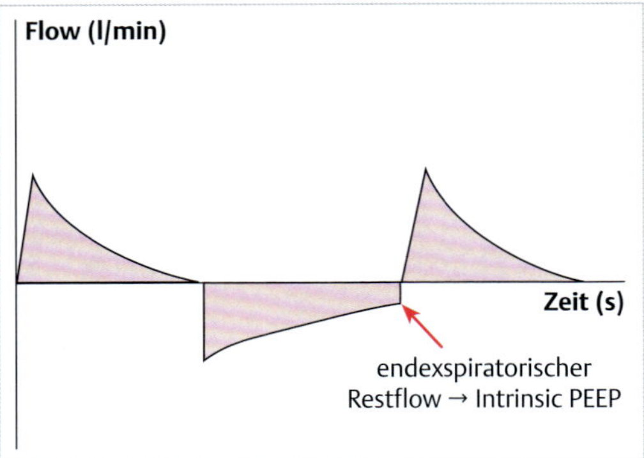

Abb. 4.11 Flow-Zeit-Diagramm. Zu kurze Exspirationszeit.

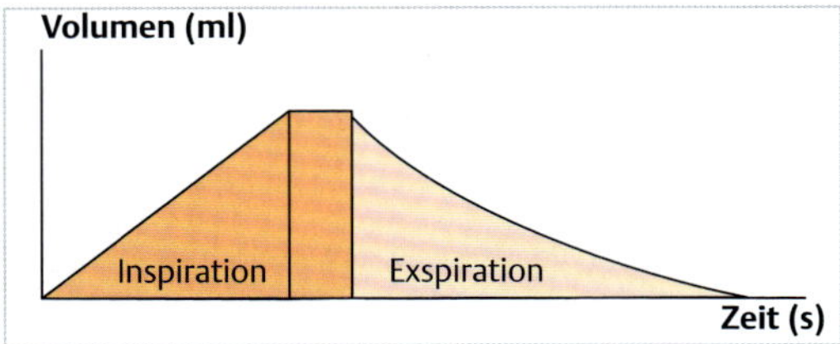

Abb. 4.12 Volumen-Zeit-Diagramm. Volumenkontrollierte Beatmung.

4.2.4 Volumen-Zeit-Diagramm

Im Volumen-Zeit-Diagramm wird der zeitliche Verlauf des inspiratorisch applizierten und exspiratorisch abgeatmeten Volumens dargestellt. Das Volumen wird in ml, die Zeit in s angegeben.

Bei volumenkontrollierter Beatmung nimmt während der inspiratorischen Flowphase das Volumen kontinuierlich zu, während der Pausen- bzw. No-Flow-Phase bleibt das Volumen konstant, da kein Atemgas in die Lungen fließt. Der maximale Volumenwert ist ein Maß für das verabreichte Atemhubvolumen. Während der Exspiration zeigt die Kurve durch die passive Abatmung des Tidalvolumens einen abfallenden Verlauf (▸ Abb. 4.12).

In ▸ Abb. 4.13 sind Druck-, Flow- und Volumendiagramm bei volumenkontrollierter und druckkontrollierter Beatmung einander nochmals zusammenfassend gegenübergestellt.

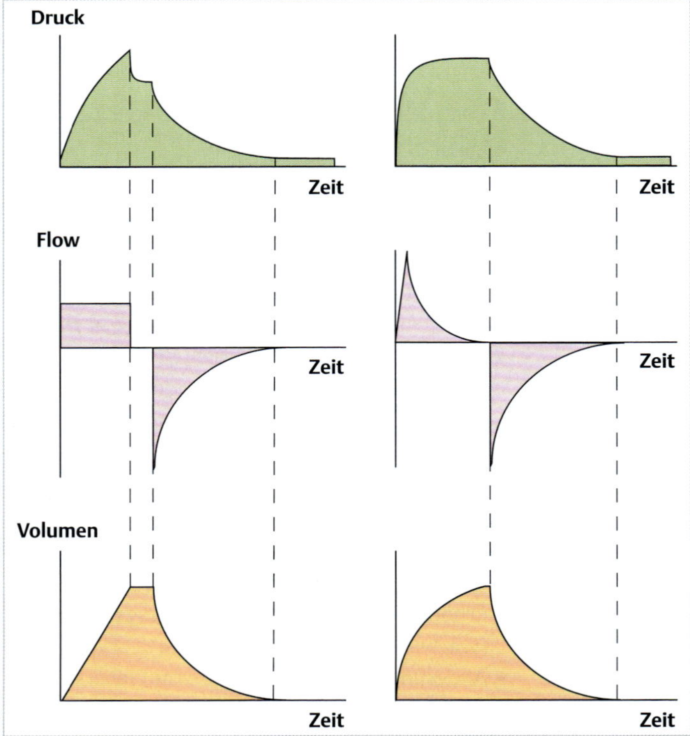

Abb. 4.13 Druck-, Flow- und Volumen-Zeit-Diagramm. Volumenkontrollierte und druckkontrollierte Beatmung.

4.2.5 Druck-Volumen-Schleife (Pressure-Volume-Loop)

Die Druck-Volumen-Schleife dokumentiert kontinuierlich den Zusammenhang zwischen Atemwegsdruck und Atemvolumen.

Die *statische Druck-Volumen-Schleife* wird mit der *„Supersyringe-Technik“* ermittelt und wird v. a. für wissenschaftliche Fragestellungen angewendet. Für die Erstellung einer statischen Druck-Volumen-Schleife darf der Patient nicht spontan atmen und es ist eine Diskonnektion vom Respirator erforderlich. Die einzelnen Messpunkte werden unter statischen Bedingungen ermittelt, d. h. bei einem Atemgasflow von 0 l/min. Mit einer überdimensionalen Spritze *(„Supersyringe“)* wird das Lungenvolumen in 100-ml-Stufen erhöht. Nach jeder Volumenapplikation wird der Atemwegsdruck gemessen. Durch Verbinden der einzelnen Messpunkte entsteht die statische Druck-Volumen-Schleife ([3], [4]).

Da die Compliance eine Druck-Volumen-Beziehung ist ($C = \Delta V / \Delta P$), spiegelt die Druck-Volumen-Schleife den Complianceverlauf bei steigendem Lungenvolumen wider. Mit der Supersyringe-Methode lassen sich demnach der *untere* und *obere Inflektionspunkt (Inflection Point)* ermitteln (▶ Abb. 4.14). Im unteren Bereich steigt der Druck nach Volumenapplikation bis zum Überschreiten des Alveolaröffnungsdrucks relativ stark an *(⇨ unterer Inflektionspunkt)*. Nach Überschreiten dieses kritischen Drucks steigt der Druck linear mit dem applizierten Volumen an. Für eine Zunahme des Lungenvolumens ist nur ein geringer Druckgradient erforderlich. Erreichen die Alveolen die Grenzen ihrer Dehnbarkeit, führt bereits eine kleine Volumenänderung zu einem überproportionalen Druckanstieg *(⇨ oberer Inflektionspunkt)*.

Praxis

Die Beatmungsparameter Inspirationsdruck (Pinsp) und PEEP sollen am Respirator so eingestellt werden, dass sie zwischen den Inflektionspunkten, d. h. im linearen Teil der Druck-Volumen-Kurve (⇨ beste Compliance), liegen.

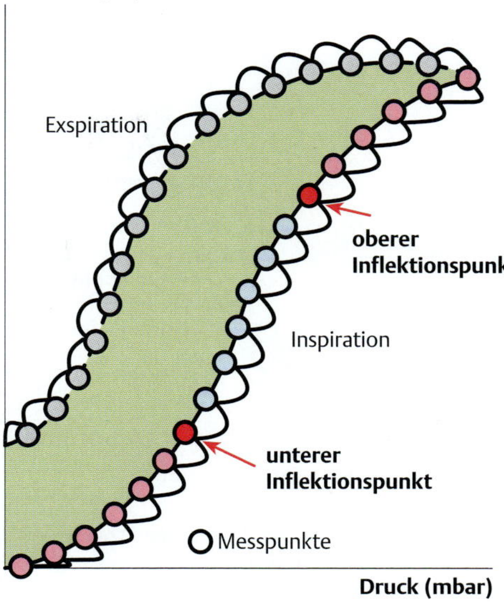

Abb. 4.14 Statische Druck-Volumen-Schleife. Mittels „Supersyringe-Technik“ ermittelter unterer und oberer Inflektionspunkt.

Die *dynamische Druck-Volumen-Schleife* erfüllt nicht mehr die Bedingung, dass zum Messzeitpunkt der Atemgasfluss 0 l/min ist, sodass durch den Atemgasfluss (Flow) zusätzliche Druckgradienten am Tubus und in den Atemwegen aufgebaut werden. Die dynamische Druck-Volumen-Schleife gibt somit den Complianceverlauf nicht mehr unverfälscht wieder, da auch resistive Widerstände miterfasst werden.

Je höher der konstante inspiratorische Flow, desto größer ist der zusätzliche Druckgradient und folglich die Verfälschung des Complianceverlaufs.

Je höher der konstante inspiratorische Flow, desto *„bauchiger“* wird die dynamische Druck-Volumen-Schleife, behält aber ihre Form (⇨ *Rechtsverschiebung* der inspiratorischen Druck-Volumen-Schleife; ▶ Abb. 4.15).

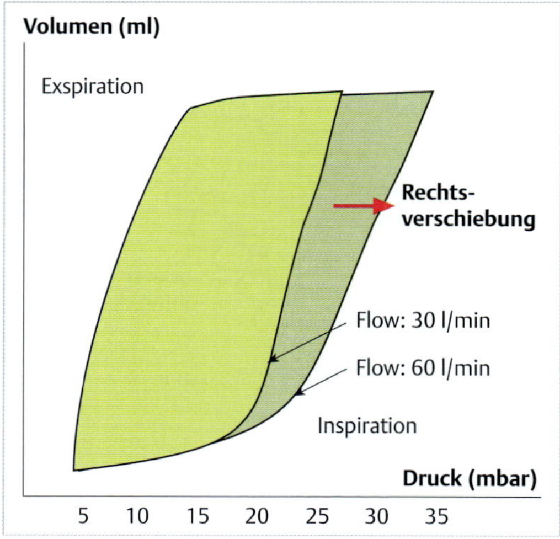

Abb. 4.15 Dynamische Druck-Volumen-Schleife. Verfälschung des Complianceverlaufs in Abhängigkeit von der Höhe des konstanten Flows bei volumenkontrollierter Beatmung.

Interpretation der Druck-Volumen-Schleife bei volumenkontrollierter Beatmung

Während der Inspiration wird die Lunge mit einem *konstanten Flow* mit Atemgas gefüllt. Der Druck in der Lunge steigt dabei allmählich an und erreicht endinspiratorisch einen Plateaudruck. Während der Exspiration sinkt der Beatmungsdruck bis auf das eingestellte PEEP-Niveau.

Aussagen über atemmechanische Veränderungen aus der Druck-Volumen-Schleife können nur bei einer volumenkontrollierten Beatmung mit konstantem Flow gemacht werden. Studien zeigten, dass der unter dynamischen Bedingungen aufgenommene Pressure-Volume-Loop (PV-Loop) gut mit dem von Standardverfahren („Supersyringe-Methode") korreliert, solange der inspiratorische Flow konstant ist ([5], [6], [7], [8], [9]). Die Studien basieren auf der Annahme, dass bei konstantem Flow auch die Druckabfälle an den inspiratorischen Widerständen konstant sind und somit die Anstiegssteilheit des inspiratorischen Schenkels der Druck-Volumen-Schleife nur noch die elastischen Widerstände von Lunge und Thorax widerspiegelt.

Bei *Abnahme der Compliance* bei ansonsten unveränderter Einstellung der Beatmungsparameter verläuft die Druck-Volumen-Schleife flacher (▶ Abb. 4.16a).

Info

- Je flacher die Anstiegssteilheit des Inspirationsschenkels der Druck-Volumen-Schleife, desto niedriger ist die Compliance.
- Die *Steigung der Geraden C* zwischen den Punkten A und B ist ein *Maß für die Compliance* des respiratorischen Systems. Je flacher die Gerade C zwischen den Punkten A und B, desto niedriger die Compliance des respiratorischen Systems.

Eine *Erhöhung der Resistance* bei ansonsten unveränderter Einstellung der Beatmungsparameter führt zu einer Rechtsverschiebung des Inspirationsschenkels der Druck-Volumen-Schleife. Die Steilheit des Inspirationsschenkels bleibt unverändert (▶ Abb. 4.16b).

Info

Die Breite der Druck-Volumen-Schleife ist ein Maß für die Resistance des respiratorischen Systems. Je *breiter („bauchiger")* die *Druck-Volumen-Schleife* ist, desto *höher* ist die *Resistance* des respiratorischen Systems.

Überdehnungsindikator C_{20}/C-Quotient

Wie bereits oben ausgeführt, wird die Druck-Volumen-Schleife endinspiratorisch flacher, wenn die Alveolen die Grenzen ihrer Dehnbarkeit erreicht haben. In diesem abgeflachten Bereich der Druck-Volumen-Schleife bewirkt bereits eine kleine Volumenänderung einen überproportionalen Druckanstieg.

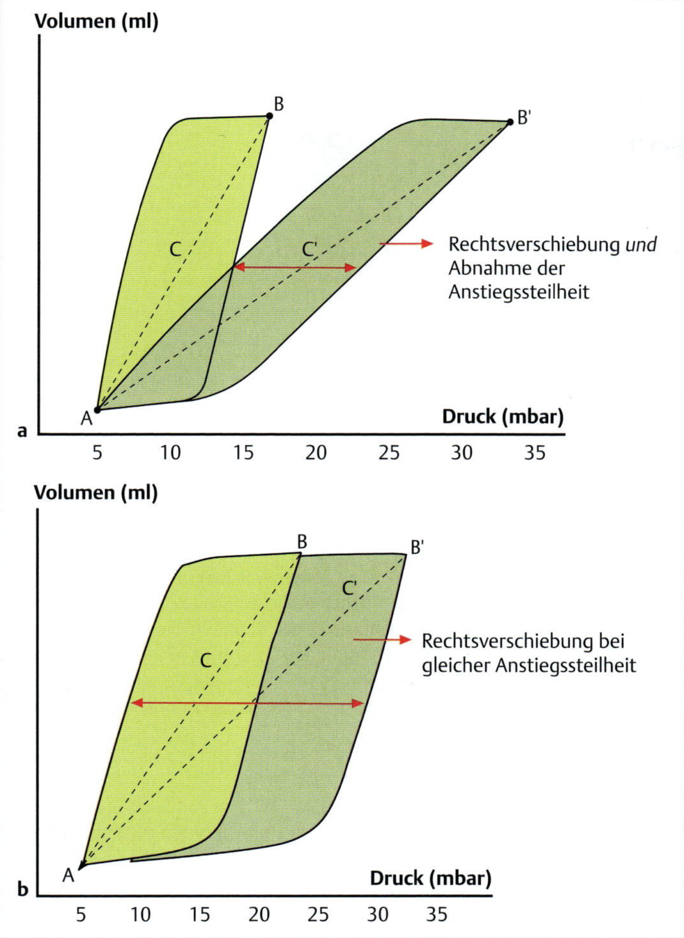

Abb. 4.16 Druck-Volumen-Schleife.
a Unter volumenkontrollierter Beatmung bei normaler und erniedrigter Compliance.
b Unter volumenkontrollierter Beatmung bei normaler und erhöhter Resistance.

4

Info

Der C_{20}/C-Quotient beschreibt das Verhältnis der Compliance der letzten 20 % (C_{20}) während eines Beatmungshubs im Verhältnis zur Gesamtcompliance des respiratorischen Systems.

Folgende Befundkonstellationen sind möglich:

- $C_{20}/C = 1$: Während der letzten 20 % eines Beatmungshubs kommt es zu keiner Änderung der Compliance des respiratorischen Systems. Dieser Befund zeigt, dass PEEP und inspiratorischer Plateaudruck adäquat eingestellt sind.
- $C_{20}/C > 1$: Während der letzten 20 % eines Beatmungshubs kommt es zu einer Zunahme der Compliance des respiratorischen Systems. Dieser Befund deutet auf tidale Rekrutierung von Alveolarkompartimenten hin.
- $C_{20}/C < 1$: Während der letzten 20 % eines Beatmungshubs kommt es zu einer Abnahme der Compliance des respiratorischen Systems. Dieser Befund ist ein Indikator für die Überdehnung von Alveolarkompartimenten (⇨ Volutrauma) [10].

Info

Ein C_{20}/C-Quotient < 1 ist ein Indikator für die Überdehnung von Alveolarkompartimenten (▶ Abb. 4.17).

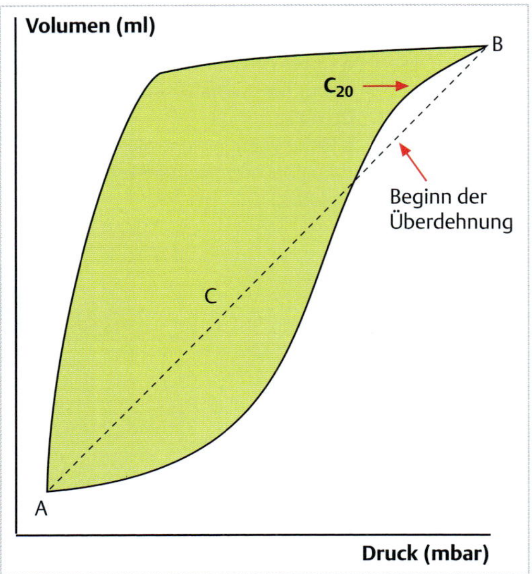

Abb. 4.17 Überdehnungsindikator C_{20}/C-Quotient.

> **Merke**
>
> Der C_{20}/C-Quotient gibt nur eine Auskunft über die globale Compliance des respiratorischen Systems. Eine Differenzierung in regionale Complianceunterschiede ist nicht möglich!

Die Respiratoren Babylog 8 000plus und VN 500/800 (Dräger), FabianPlus (Acutronic) sowie die Produktlinie Elisa (Löwenstein Medical) verfügen über diese Messoption.

Interpretation der Druck-Volumen-Schleife bei druckkontrollierter Beatmung

Unter druckkontrollierter Beatmung baut sich in der Lunge ein *dezelerierender Flow* auf. Am Beginn der Inspiration wird das Atemgas mit hohem Flow appliziert. Mit zunehmender Füllung der Lunge wird der Druckgradient zwischen Respirator und Lunge kleiner, der Flow wird dezelerierend. Da der Druck während der gesamten Inspiration konstant

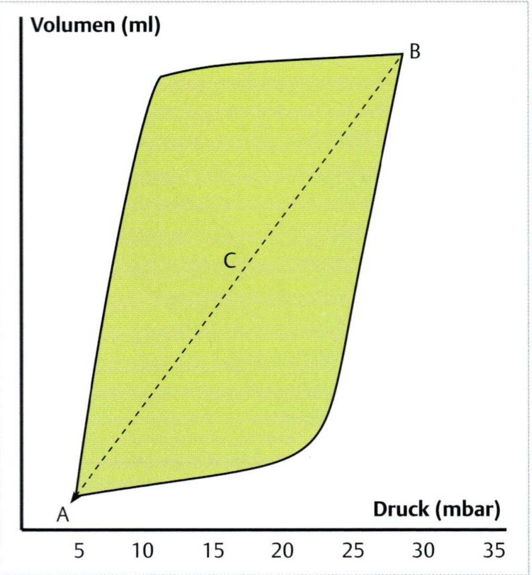

Abb. 4.18 Druck-Volumen-Schleife, dynamische Compliance. Druck-Volumen-Schleife unter druckkontrollierter Beatmung. Die Steigung der Geraden C zwischen den Punkten A und B ist ein Maß für die dynamische Compliance unter der Voraussetzung einer endinspiratorischen und endexspiratorischen No-Flow-Phase.

ist, hat die *Druck-Volumen-Schleife* eine annähernd *rechteckige Form* (▶ Abb. 4.18).

> **Merke**
>
> Unter druckkontrollierter Beatmung kann aus der Druck-Volumen-Schleife *nicht* auf die Compliance des respiratorischen Systems geschlossen werden!

Ist allerdings am Ende der Inspiration und am Ende der Exspiration der Flow gleich null (= endinspiratorische und endexspiratorische No-Flow-Phase), kann die Steigung der Verbindungspunkte A (= endexspiratorisch) und B (= endinspiratorisch) als ein Maß für die dynamische Compliance interpretiert werden (s. ▶ Abb. 4.18).

Unter einer druckkontrollierten Beatmung führt eine Verschlechterung der atemmechanischen Eigenschaften der Lunge (Compliance/Resistance) oder eine Steigerung des PEEP-Niveaus bei unver-

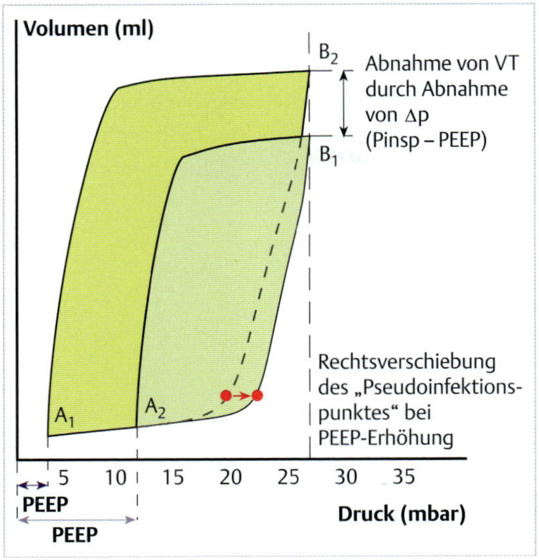

Abb. 4.19 Dynamischer „Pseudoinflektionspunkt“. Druck-Volumen-Schleife unter druckkontrollierter Beatmung.

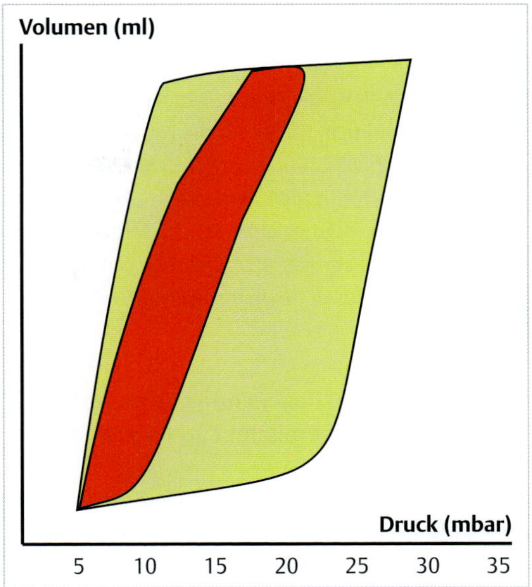

Abb. 4.20 SpiroDynamics Loop. Vergleich zwischen einer Druck-Volumen-Schleife (abgenommen am Y-Stück; grüne Fläche) und einer trachealen Druck-Volumen-Schleife (SpiroDynamics Loop; rote Fläche).

ändertem Inspirationsdruck zu einer Verkleinerung der Druck-Volumen-Schleife infolge Abnahme des Atemhubvolumens (= Freiheitsgrad). Die rechteckige Form bleibt unverändert, da Inspirationsdruck (Pinsp) und PEEP vorgegeben sind (▸ Abb. 4.19).

Bei druckkontrollierter Beatmung darf der *Knick in der Druck-Volumen-Schleife* nicht als unterer Inflektionspunkt fehlinterpretiert werden, da es sich hierbei um ein rein *zeitabhängiges (dynamisches) Phänomen* infolge der Trägheit des respiratorischen Systems handelt (s. ▸ Abb. 4.19). Der rasche Druckaufbau führt nur mit gewisser Verzögerung zu einer Ausdehnung von Lungen und Thorax.

Tracheale Druck-Volumen-Schleife – SpiroDynamics

Unter *SpiroDynamics* versteht man ein Atemmechanikmonitoring durch direkte kontinuierliche Messung des Trachealdrucks mittels eines Druckkatheters ([4], [11], [12]).

Ähnlich wie bei einem geschlossenen Absaugsystem wird ein Druckkatheter über einen Konnektor, welcher zwischen dem Endotrachealtubus und dem Y-Stück angebracht wird, in die Trachea eingeführt. Die exakte Platzierung des Katheters wird durch eine numerische Skalierung ermöglicht. Der gemessene Trachealdruck wird sowohl grafisch als auch numerisch auf dem Respiratordisplay angezeigt.

Aufgrund der Druckmessung am Tubusende erhält man eine tracheale Druck-Volumen-Schleife *(Tracheal P-V Loop = SpiroDynamics Loop)* während jedes einzelnen Atemzyklus (▸ Abb. 4.20) ([4], [11], [12]). Der gemessene Trachealdruck wird sowohl grafisch als auch numerisch auf dem Respiratordisplay angezeigt.

Ein wesentlicher Vorteil der direkten Messung des Trachealdrucks liegt in der Ausschaltung des Widerstands des Endotrachealtubus bei der Berechnung der dynamischen Compliance, da in die Complianceformel nicht der Inspirationsdruck, welcher am Y-Stück (also *vor* dem Tubus!) gemessen wird, sondern der Trachealdruck eingeht (vgl. Kap. 2.8.4) [4].

Merke

Der transpulmonale Druck (Alveolardruck minus Pleuraldruck) ist der für die Lunge atemmechanisch wirksame Druck und nicht der am proximalen Tubusende gemessene „Atemwegsdruck" (= Druck am Y-Stück). Mittels SpiroDynamics kann der Alveolardruck während des Atemzyklus abgeschätzt werden.

Die Monitoringfunktion *SpiroDynamics* ist im GE-Healthcare Intensivrespirator Carescape R 860 verfügbar.

Eine Aussage über den klinischen Stellenwert dieses Monitoringverfahrens kann zum momentanen Zeitpunkt nicht gemacht werden.

4.3 Beatmungsmuster – Beatmungsformen

4.3.1 Definition: Beatmungsmuster

Für die Effektivität der Beatmungstherapie ist von entscheidender Bedeutung, auf welche Weise der Respirator

- in einer vorgegebenen Zeit (Tinsp) und mit welchem Druck (Pinsp) ein bestimmtes Atemgasvolumen (VT) in die Lungen appliziert,
- eine weitgehend gleichmäßige Verteilung des Atemgases in den Lungen gewährleistet und
- zu einem definierbaren Zeitpunkt die Exspiration über einen ausreichend langen Zeitraum (Texp) ermöglicht.

Definition

Das **Beatmungsmuster** beschreibt den zeitlichen Verlauf von Druck, Volumen und Flow und damit die intrapulmonale Gasverteilung innerhalb eines Atemzyklus.

Merke

Das **Beatmungsmuster** wird durch folgende Einstellgrößen am Respirator bestimmt:

- Inspirationsdruck (Pinsp) bzw. Atemhubvolumen (VT)
- Frequenz (f)
- PEEP
- I:E-Verhältnis
- FiO_2

Bei der Einstellung des Beatmungsmusters muss zwischen Oxygenationsparametern und Ventilationsparametern unterschieden werden (▶ Tab. 4.1).

Bei volumenkonstanter Beatmung wird die Ventilation und damit das Atemminutenvolumen über das Atemhubvolumen (VT) und die Atemfrequenz (f) reguliert, bei druckkontrollierter bzw. druckunterstützter Beatmung über den Inspirationsdruck (Pinsp) und die Atemfrequenz (f).

Merke

- Atemzugvolumen = das spontan vom Patienten eingeatmete Volumen
- Atemhubvolumen = das vom Respirator applizierte Volumen
- Tidalvolumen (engl. *Tidal Volume* [VT]) = gemeinsamer Begriff für Atemzug- und Atemhubvolumen

Tab. 4.1 Ventilations- und Oxygenationsparameter unter maschineller Beatmung.

Ventilationsparameter	Oxygenationsparameter
Steuerung des $PaCO_2$	**Steuerung des PaO_2**
• Atemhubvolumen (VT) • Inspirationsdruck (Pinsp) • Atemfrequenz (f)	• FiO_2 • PEEP • I:E-Verhältnis

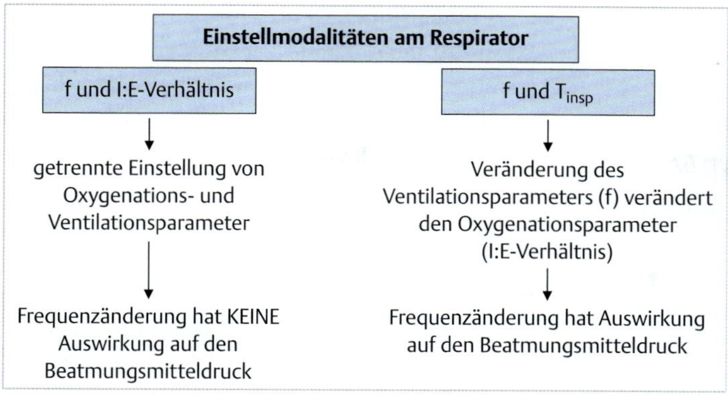

Abb. 4.21 Einstellmodalitäten am Respirator.

Einstellung der Inspirations- und Exspirationszeit am Respirator

In Abhängigkeit vom Respiratortyp und von der Software wird entweder das I:E-Verhältnis oder die Inspirationszeit am Beatmungsgerät eingestellt (▶ Abb. 4.21). In diesem Fall errechnet sich das I:E-Verhältnis aus Inspirationsdauer und Atemfrequenz.

- *Direkte Einstellung der Inspirationszeit (TI) und der Exspirationszeit (TE):*

Werden die Inspirationsdauer mit 0,6 s und die Exspirationszeit mit 1,2 s am Respirator eingestellt, so betragen die Atemzykluszeit 1,8 s, die Atemfrequenz 33/min und das I:E-Verhältnis 1 : 2.

Beispiele:
Getinge/Maquet Typ Servo (BiVent-Modus), Dräger Typ Evita (APRV-Modus), Dräger Babylog 8 000/8 000 plus.

- *Direkte Einstellung des I:E-Verhältnisses und der Atemfrequenz (f):*

Bei einer Atemfrequenz von 10/min und einem I:E-Verhältnis von 1 : 2 betragen die Inspirationszeit 2 s und die Exspirationszeit 4 s.

Beispiele:
Getinge/Maquet Servo, Hamilton G5/C6, GE-Healthcare Carestation R860.

- *Direkte Einstellung der Inspirationszeit (Tinsp) und der Atemfrequenz (f):*

Wird die Inspirationsdauer mit 2 s am Respirator eingestellt, die Atemfrequenz mit 15/min, so beträgt die Atemzykluszeit 4 s, die Exspirationsdauer ist demnach ebenfalls 2 s, entsprechend einem I:E-Verhältnis von 1 : 1.

Beispiele:
Dräger Typ Evita V300–V800, Löwenstein Medical Elisa 300–800.

Cave

Werden am Respirator die Inspirationszeit (Tinsp) und die Frequenz (f) eingestellt, so hat jede Frequenzänderung bei unveränderter Inspirationszeit (Tinsp) eine Änderung des I:E-Verhältnisses und damit des Beatmungsmitteldrucks (MAP) zur Folge.

Beispiele:
- eingestellte Frequenz: f = 12/min, Tinsp = 2 s ⇨ I:E-Verhältnis = 1 : 1,5
- Frequenzerhöhung auf f = 15/min, Tinsp = 2 s ⇨ I:E-Verhältnis = 1 : 1
- Frequenzerhöhung auf f = 20/min, Tinsp = 2 s ⇨ I:E-Verhältnis = 2 : 1

Merke

Bei jüngeren Gerätegenerationen *(z. B. Gerätetyp Evita V300–V800)* ist eine *Kopplung von Inspirationszeit (Tinsp) und Beatmungsfrequenz (f)* einstellbar, d. h., bei einer Veränderung des Ventilationsparameters Frequenz wird automatisch die Inspirationszeit nachreguliert, sodass der Oxygenationsparameter I:E-Verhältnis und damit der Beatmungsmitteldruck konstant bleibt.

Einstellung des Inspirationsdrucks am Respirator

Je nach Gerätetyp und Software gibt es 2 Einstellmodalitäten (▶ Abb. 4.22):

- Der Inspirationsdruck (Pinsp) wird als absoluter Druck (bezogen auf Atmosphärendruck) eingestellt, d. h. unabhängig vom PEEP-Niveau.
- Der Inspirationsdruck (Pinsp) wird als Druck *über* PEEP-Niveau eingestellt.

Merke

Der effektive Inspirationsdruck ist immer die Druckamplitude (= Druckdifferenz)!

Beispiele:
Inspirationsdruck unabhängig vom PEEP-Niveau:
Pinsp = 20 mbar, PEEP = 8 mbar: Während der Inspiration wird vom Respirator ein absoluter Inspirationsdruck von 20 mbar aufrechterhalten
⇨ Druckamplitude (Pinsp minus PEEP) = *effektiver Inspirationsdruck* = 12 mbar.

Inspirationsdruck über PEEP:
Pinsp = 20 mbar, PEEP = 8 mbar: Während der Inspiration wird vom Respirator ein absoluter Inspirationsdruck von 28 mbar aufrechterhalten
⇨ Druckamplitude = *effektiver Inspirationsdruck* = 20 mbar.

Cave

Bei allen Gerätetypen jüngerer Bauart wird bei der Beatmungsform BIPAP (= BiLevel, Bi-Vent) der Inspirationsdruck als absoluter Druck eingestellt, bei Umschalten auf PSV/ASB wird der Inspirationsdruck als Druck *über* PEEP eingestellt! Dies ist unbedingt zu beachten, um hämodynamische und pulmonale Nebenwirkungen infolge eines unbeabsichtigten erhöhten Atemwegsdrucks zu vermeiden!

Auch bei manchen Narkoserespiratoren wird für die druckkontrollierte Beatmung der Inspirationsdruck als Druck *über* PEEP eingestellt. Dies ist bei Operationen (z. B. Revisionen) von Intensivpatienten zu bedenken, da es ansonsten durch die unbeabsichtigte Erhöhung des intrathorakalen Drucks zu schwerwiegenden hämodynamischen und pulmonalen Nebenwirkungen kommen kann!

Beispiel:
Intensivrespirator, z. B. Dräger Typ Evita oder Getinge/Maquet Typ Servo

Beatmungsform BIPAP/Bi-Vent ⇨ Einstellung des Inspirationsdrucks als absoluter Druck ⇨ Pinsp = 24 mbar, PEEP = 10 mbar.

Diese Einstellung entspricht am Narkoserespirator (z. B. GE-Healthcare Aisys) in der Beatmungsform

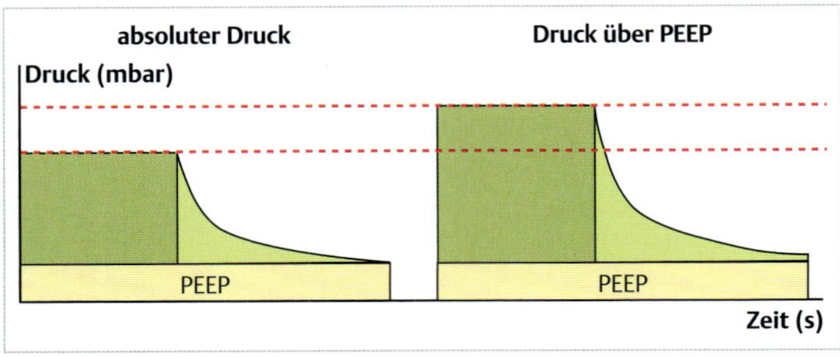

Abb. 4.22 Einstellung des Inspirationsdrucks am Respirator.

PCV einem Inspirationsdruck (Pinsp) von 34 mbar, da der Druck *über* PEEP eingestellt wird.

Cave

Auch Narkoserespiratoren haben für die Einstellung des Inspirationsdrucks unterschiedliche Einstellmodalitäten. Dies ist unbedingt zu bedenken, um eine unbeabsichtigte Erhöhung des intrathorakalen Drucks mit schwerwiegenden hämodynamischen und/oder pulmonalen Nebenwirkungen zu vermeiden!

4.3.2 Systematik der Beatmungsformen (Atemhilfen)

Für die Behandlung der respiratorischen Insuffizienz steht eine Reihe unterschiedlicher Beatmungsformen (Atemhilfen) in den Intensivrespiratoren zur Verfügung.

Definition

Die **Beatmungsform (Atemhilfe)** beschreibt

- den Anteil der *Atemarbeit*, die der Patient leisten muss, bzw. den Anteil, welcher vom Respirator übernommen wird *(kontrolliert oder augmentiert)*, d. h.
- die *Interaktion* zwischen Patient und Respirator sowie
- die Freiheitsgrade (Druck oder Volumen) während der Beatmung.

Klassifizierung der Beatmungsformen nach der Atemarbeit

Bei der Klassifizierung der Beatmungsformen kann man 2 Standpunkte einnehmen, einmal die Beurteilung vom Standpunkt des Patienten und zum anderen vom Standpunkt des Beatmungsgeräts aus.

Betrachtet man die Beatmung vom Standpunkt des Patienten aus, stellen sich folgende Fragen:

- Inwieweit ist der Patient in der Lage, sich am Ablauf des Atmungs- bzw. Beatmungsprozesses zu beteiligen?
- Ist der Patient in der Lage, die Inspiration durch einen Triggermechanismus auszulösen?
- Kann er die erforderliche Atemarbeit leisten?

Die Antworten auf diese Fragen führen zur Wahl einer entsprechenden Atemhilfe. Das entscheidende Kriterium ist die *Atemarbeit* (▸ Abb. 4.23).

Der Anteil der Atemarbeit, die der Patient aufbringen muss, variiert zwischen den Extremen 0 % *(= kontrollierte oder mandatorische Beatmung)* und 100 % *(= Spontanatmung)*.

Übernimmt der Patient einen Teil der Atemarbeit, spricht man von *augmentierter* oder *assistierter Atemhilfe* (▸ Abb. 4.24). *Augmentierende Atemhilfen* (auch als *spontane Beatmungsmodi* bezeichnet) können als Kombination von maschineller Atemhilfe und Spontanatmung zur Unterstützung einer insuffizienten Spontanatmung definiert werden. Der Respirator fungiert als zusätzlicher Atemmuskel.

Vielfältige Bemühungen, eine einheitliche Systematik bzw. Nomenklatur der verschiedenen Beatmungsmodi zu schaffen, waren bis dato leider

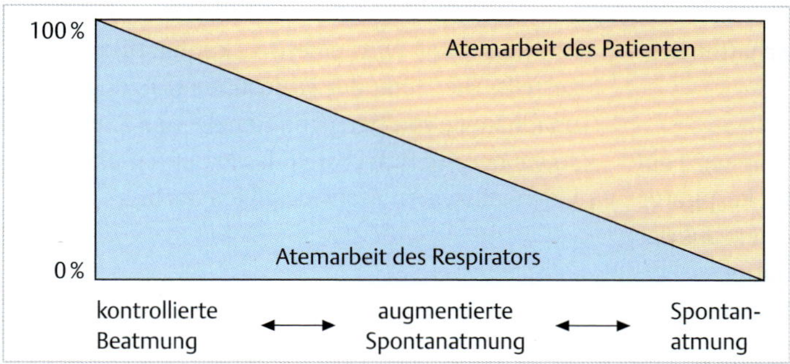

Abb. 4.23 Atemhilfe. Klassifizierung nach der Atemarbeit.

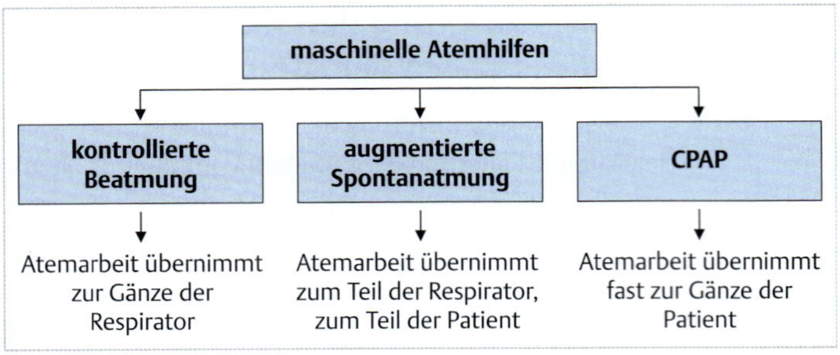

Abb. 4.24 Maschinelle Atemhilfen.

nicht erfolgreich. Die Gründe hierfür mögen vielschichtig sein, sodass auf diese Problematik im Rahmen dieses Buchs nicht näher eingegangen wird.

Im Bemühen, für den Praxisalltag geeignete und praktikable Kategorien zu finden, wurde folgendes Klassifikationsschema gewählt.

A) Kontrollierte Beatmung

Definition

Bei der kontrollierten Beatmung wird die Inspiration unabhängig von einer bestehenden Eigenatemaktivität des Patienten eingeleitet *(= ungetriggerte Atemhilfe)*.

Formen der kontrollierten Beatmung:

1. **Volumenkontrollierte Beatmung**
   Bei der volumenkontrollierten Beatmung wird ein *Atemhubvolumen (Tidalvolumen)* unabhängig von den atemmechanischen Eigenschaften des respiratorischen Systems (Compliance, Resistance) dem Patienten verabreicht. Die Höhe der Beatmungsdrücke resultiert aus den eingestellten Parametern (Tidalvolumen, Flow) sowie aus den atemmechanischen Eigenschaften des respiratorischen Systems.
2. **Druckkontrollierte Beatmung**
   Bei der druckkontrollierten Beatmung wird ein *Inspirationsdruck (Plateaudruck)* am Respirator eingestellt. Das Tidalvolumen resultiert aus der Höhe der Druckamplitude (= Inspirationsdruck minus PEEP) sowie aus den atemmechanischen Eigenschaften des respiratorischen Systems (Compliance, Resistance).

B) Augmentierte Beatmung (= druckunterstützte Spontanatmung)

Definition

Zur Unterstützung einer insuffizienten Spontanatmung stehen mehrere druckunterstützte Spontanatmungsverfahren mit oder ohne Volumengarantie zur Verfügung. Der Patient muss einen Trigger auslösen, um die maschinelle Druckunterstützung zu erhalten *(= getriggerte Atemhilfe)*.

Formen der druckunterstützten Spontanatmung:

1. **Breath to Breath Support**

Jede spontane Einatembemühung des Patienten resultiert in einer maschinellen Druckunterstützung durch das Beatmungsgerät. Es erfolgt eine Modulation des Tidalvolumens (VT) durch maschinelle Unterstützung eines jeden einzelnen Atemzugs (= *Breath to Breath Support*) (▶ Abb. 4.25).

Beatmungsformen (Atemhilfen):

- *Nicht proportionale konstante Druckunterstützung:*

Am Respirator wird eine Druckunterstützung eingestellt. Die Höhe der Druckunterstützung erfolgt unabhängig von der patienteneigenen Atemarbeit sowie der Atemmechanik des Patienten und ist bei jedem einzelnen Atemzug gleich hoch.

Beispiel:
Pressure Support (PSV/ASB):
Der Grad der maschinellen Druckunterstützung ist konstant.

Formen der druckunterstützten Spontanatmung („Breath to Breath Support")

nicht proportionale Druckunterstützung	proportionale Druckunterstützung
↓	↓
PSV/ASB (mit oder ohne Volumenkonstanz) variable PSV Smart Care	PPS/PAV/PAPS NAVA

Abb. 4.25 Formen der druckunterstützten Spontanatmung. „Breath to Breath Support".

- *Nicht proportionale variable Druckunterstützung:*

Die Höhe der Druckunterstützung erfolgt unabhängig von der patienteneigenen Atemarbeit und kann bei jedem Atemzug variieren, in Abhängigkeit der Atemmechanik des Patienten.

Beispiele:
Pressure Support Ventilation mit Volumengarantie: Der Grad der maschinellen Druckunterstützung ist variabel, um das eingestellte Tidalvolumen zu erreichen.

Variable PSV: Variable Druckunterstützung nach dem Zufallsprinzip mit dem Ziel, das physiologische variable Atemmuster zu imitieren.

Smart Care: Variable Druckunterstützung in Abhängigkeit von den Messgrößen Tidalvolumen, Atemfrequenz und endtidales CO_2 *(rückkoppelndes Closed-Loop-System).*

- *Proportionale Druckunterstützung:*

Die Höhe der Druckunterstützung ist variabel, abhängig (⇨ proportional) von der patienteneigenen Atemarbeit, d. h. vom ventilatorischen Bedarf des Patienten.

Beispiele:
Proportional Pressure Support (PPS/PAV/PAPS): Die Höhe der Druckunterstützung ist proportional zur patienteneigenen Atemarbeit

Neurally Adjusted Ventilatory Assist (NAVA): Die Höhe der Druckunterstützung ist proportional zur Höhe der elektrischen Zwerchfellaktivität, d. h. zur Höhe des elektrischen Zwerchfellsignals des N. phrenicus. Die Höhe des elektrischen Zwerchfellsignals ist direkt proportional dem ventilatorischen Bedarf des Patienten.

2. **Modulation der Atemminutenventilation durch maschinelle Druckunterstützung**

Augmentation der Minutenventilation durch intermittierende maschinelle Atemhübe während nicht assistierter Spontanatmung. Die einzelnen Einatembemühungen des Patienten werden nicht druckunterstützt. Daher spricht man auch von „nicht augmentierter Spontanatmung" *(„Non-assisted spontaneous Breathing").*

Beispiele:
- *BIPAP/APRV:* Maschinelle Beatmung und Spontanatmung in unabhängiger zeitlicher Abfolge; Spontanatmung während maschineller In- und Exspiration möglich (= ungehinderte [simultane] Spontanatmung).
- *SIMV:* Maschinelle Beatmung und Spontanatmung in zeitlicher Abfolge; Spontanatmung ist nur während der maschinellen Exspirationsphase auf dem unteren Druckniveau (PEEP-Niveau) möglich (= sequenzielle Spontanatmung).

M!

Merke

Generell sind die Anwendung einer Atemhilfe mit einem *„Breath to Breath Support"* für Patienten mit Atempumpversagen (⇨ COPD) und die Anwendung der Beatmungsform BIPAP/APRV bei Patienten mit Parenchymversagen (⇨ ARDS) durch klinische Studien am besten belegt.

C) Hybridbeatmung

Definition

Unter einer Hybridbeatmungsform versteht man einen druckkontrollierten Beatmungsmodus oder ein druckunterstütztes Spontanatmungsverfahren mit *Volumengarantie (Volumenkonstanz)*.

Der Hybridbeatmungsmodus verbindet die Vorteile einer druckkontrollierten Beatmung (⇨ homogenere Atemgasverteilung durch den dezelerierenden inspiratorischen Flow) mit denen einer volumenkonstanten Beatmung (⇨ geringere Gefahr der Überdehnung von gut belüfteten Lungenkompartimenten, v. a. bei Verbesserung der Atemmechanik).

Innerhalb eines vom Anwender vorgegebenen sicheren „Druckfensters" reguliert der Respirator selbstständig den für ein eingestelltes Ziel-Tidalvolumen notwendigen Beatmungsdruck in Abhängigkeit der atemmechanischen Eigenschaften der Lunge (Compliance, Resistance).

D) Closed-Loop-Beatmung

Definition

Unter einem Closed-Loop-Beatmungsverfahren versteht man einen komplexen rückkoppelnden Beatmungsmodus basierend auf einem hinterlegten Algorithmus, welcher Beatmungsparameter kontinuierlich an die vom Anwender vorgegebenen Zielwerte anpasst.

Diese Beatmungsoption ermöglicht, dass der Grad der Ventilationshilfe (Beatmungsdruck) in Abhängigkeit vom Atemmuster (Tidalvolumen und Atemfrequenz) sowie von der Atemmechanik (Compliance, Resistance) des Patienten automatisch reduziert oder erhöht wird. Es erfolgt eine kontinuierliche Anpassung der inspiratorischen Druckunterstützung in Abhängigkeit der atemmechanischen Eigenschaften des respiratorischen Systems (vgl. Kap. 5.6).

Beispiele:
IntelliVent-ASV (Adaptive Spontaneous Ventilation), ALPV (Adaptive Lung Protection Ventilation), Smart Care, Automode.

E) Kombination von Beatmungsformen

Sowohl in Intensiv- als auch in Narkoserespiratoren kommt die Kombination von kontrollierten (= nicht getriggerten) Beatmungsformen und augmentierten Beatmungsverfahren (= getriggerten Atemhilfen) zur Anwendung.

Beispiele:

- druckkontrollierte Beatmung plus druckunterstützte Spontanatmung
- druckkontrollierte Beatmung plus druckunterstützte Spontanatmung mit Volumengarantie
- druckkontrollierte Beatmung plus proportionale druckunterstützte Spontanatmung
- druckkontrollierte Beatmung mit Volumengarantie plus druckunterstützte Spontanatmung
- druckkontrollierte Beatmung mit Volumengarantie plus druckunterstützte Spontanatmung mit Volumengarantie
- druckkontrollierte Beatmung mit Volumengarantie plus proportionale druckunterstützte Spontanatmung
- volumenkontrollierte Beatmung plus druckunterstützte Spontanatmung
- volumenkontrollierte Beatmung plus druckunterstützte Spontanatmung mit Volumengarantie

Die Kombination aus kontrollierter und augmentierter Beatmung oder die Kombination aus 2 augmentierten Beatmungsformen kann auf mehrere Arten erfolgen:

1. Fixe Kombination aus nicht getriggerter (= kontrollierter) Druckunterstützung und getriggerter (= augmentierter) Druckunterstützung.
   Beispiel: druckkontrollierte Beatmung plus Druckunterstützung (PCV plus PSV/ASB).
2. Fixe Kombination aus 2 getriggerten druckunterstützenden (augmentierenden) Spontanatemverfahren.
   Beispiele: BIPAP/BiLevel plus PSV/ASB, SIMV plus PSV/ASB.

3. Je nach Eigenatemaktivität des Patienten erfolgt eine automatische Umschaltung zwischen getriggerter Druckunterstützung (= augmentiert) und nicht getriggerter (= kontrollierter) Druckunterstützung.
   Beispiele: ST-Modus, Automode.
4. Intermittierende mandatorische Beatmung: Bei unzureichender Spontanatmung (d. h., das vorgegebene Ziel-Atemminutenvolumen wird nicht erreicht) werden zwischendurch mandatorische Atemhübe mit einem voreingestellten Tidalvolumen appliziert, um das vorgegebene Ziel-Atemminutenvolumen zu erreichen.
   Bei vollkommenem Ausbleiben der Spontanatmung werden die mandatorischen Atemhübe mit der eingestellten Beatmungsfrequenz und dem eingestellten Tidalvolumen appliziert, um das vorgegebene Ziel-Atemminutenvolumen zu gewährleisten.
   Beispiel: MMV.
5. Automatische Umschaltung auf kontrollierte Beatmung: Nach Ablauf einer entweder fix vorgegebenen oder frei wählbaren Apnoezeit erfolgt eine automatische Umschaltung auf einen kontrollierten Beatmungsmodus (druckkontrolliert oder volumenkontrolliert). Die kontrollierte Beatmungsform fungiert als „Back-up-Ventilation". Auch bei Wiedereinsetzen der Spontanatmung erfolgt keine automatische Umschaltung auf einen augmentierenden Beatmungsmodus.
   Beispiel: Apnoeventilation

Ob die Kombination aus 2 oder mehr Beatmungsformen Vorteile hinsichtlich Weaning-Dauer oder Überlebensrate bringt, lässt sich zum momentanen Zeitpunkt *„evidenzbasiert"* nicht belegen

Klassifizierung der Beatmungsformen nach der Chatburn-Taxonomie

Robert L. Chatburn hatte 2014 eine umfassende Taxonomie (= Klassifikationsschema; [altgriechisch; *„taxis"* = *„Ordnung"*, *„nomos"* = *„Gesetz"*]) zur leichteren Klassifizierung von Beatmungsmodi veröffentlicht. Anhand von 10 Kriterien soll der Anwender die unterschiedlichen Beatmungsformen leichter vergleichen und den für den Patienten passendsten Modus auswählen sowie die wirksame Steuerung im Hinblick auf das angestrebte Therapieziel beurteilen können (▶ Abb. 4.26) [13]:

1. Der Zyklus eines Atemzugs besteht aus einem positiven (Inspiration) und einem negativen Fluss (Exspiration), definiert als Fluss-Zeit-Kurve.
2. Ein Atemzug gilt als assistiert, wenn der Patient diesen innerhalb eines Zeitfensters mittels eines eingestellten Triggers auslöst.
3. Der Respirator realisiert die Beatmung entweder druck- oder volumenkonstant.
4. Atemzüge werden durch die Kriterien definiert, die eine Inspiration auslösen (Triggerung) und beenden (Steuerung).
5. Trigger- und Steuerungsereignisse können entweder patientenseitig (Triggerung) oder respiratorseitig (z. B. Zeitsteuerung) initiiert werden.
6. Basierend auf den Trigger- und Steuerungskriterien werden Beatmungsmodi als spontan oder als mandatorisch klassifiziert.
7. Beatmungsmodi basieren auf 3 Grundbeatmungsformen (s. ▶ Abb. 4.26):
   - CMV,
   - IMV,
   - CSV.
8. Die Grundbeatmungsformen können in 5 Grundbeatmungsmustern realisiert werden (s. ▶ Abb. 4.26):
   - PC-IMV,
   - PC-CMV,
   - VC-IMV,
   - VC-CMV,
   - PC-CSV.
9. Innerhalb der einzelnen Beatmungsmuster gibt es verschiedene Typen, die nach ihren Zielwertschemata unterschieden werden können.
10. Ein Beatmungsmodus wird gemäß seiner Kontrollvariable, der Beatmungsform und den Zielwertschemata klassifiziert.

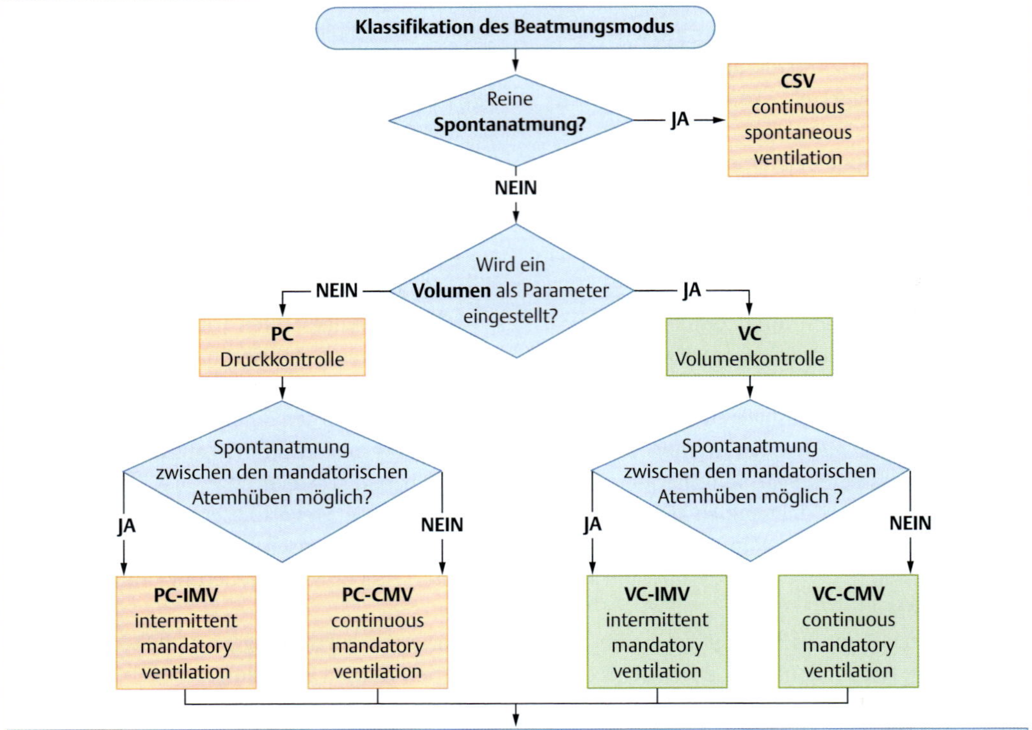

Beatmungsmodus um die jeweilige Charakteristik ergänzen:

Sollwert	s	Durch Einstellung der Druckrampe (druckkontrollierte Modi) oder des Flowmusters (volumenkontrollierte Modi)
Dual	d	Automatische Umschaltung zwischen Volumenkontrolle und Druckkontrolle
Servo	r	Die Druckunterstützung ist proportional zu den inspiratorischen Atemanstrengungen.
Adaptiv	a	In Abhängigkeit von dem sich verändernden Zustand des Patienten passt das Beatmungsgerät zwischen zwei Atemhüben automatisch einen oder mehrere Zielwerte an.
Biovariabel	b	Das Beatmungsgerät regelt den Inspirationsdruck und das Tidalvolumen nach dem Zufallsprinzip (Simulation der Variabilität der normalen Atmung).
Optimal	o	Das Beatmungsgerät passt die Zielwerte der Steuerung des Beatmungsmusters so an, dass ein Gesamtleistungsmerkmal (z.B. Optimierung der Atemarbeit) erreicht wird.
Intelligent	i	Die Steuerungsalgorithmen umfassen künstliche Intelligenz wie beispielsweise regelbasierte Expertensysteme oder künstliche neuronale Netzwerke.

Abb. 4.26 Klassifikation des Beatmungsmodus nach Chatburn. Aus Kronberger-Liste der Beatmungsmodi [13]. (Quelle: Mit freundlicher Genehmigung von Peter Kremeier)

Klassifizierung der Beatmungsformen nach der Norm DIN EN ISO 19 223

Die derzeitige Benennung der Beatmungsmodi in der Anästhesiologie und Intensivmedizin ist geprägt von herstellerspezifischen und somit uneinheitlichen Bezeichnungen. Dies ist nicht nur für die Anwender verwirrend, sondern kann in der klinischen Praxis auch potenziell lebensgefährlich werden. Eine einheitliche Klassifizierung sowie eine entsprechende Nomenklatur, welche die zugrunde liegenden Prinzipien und die funktionalen Unterschiede zwischen verschiedenen Beatmungsmodi berücksichtigen, werden seit Jahren gefordert.

In der neuen Norm DIN EN ISO 19 223 werden Beatmungsmodi in 4 Schritten klassifiziert [14].

Schritt 1

Im ersten Schritt wird anhand der Charakteristik eine Vorsilbe (ein Präfix) ausgewählt, die der normkonformen Bezeichnung vorangestellt wird. Zu dem jeweiligen Präfix sind Definitionen hinterlegt (▶ Abb. 4.27).

Das 1. Präfix unterscheidet zwischen

- kontrollierter Beatmung mit und ohne Triggeroption (CMV oder A/C),
- augmentierender Beatmung (IMV, SIMV, MMV, S/T) und
- Spontanatmung (CSV).

Bei der ausschließlich kontrollierten (= mandatorischen) Beatmung übernimmt das Beatmungsgerät die gesamte Ventilation, sodass der Patient keinerlei Atemarbeit erbringt und somit auch keinen maschinellen Beatmungshub triggert. Alle rein kontrollierten Beatmungsmodi werden mit dem Präfix **„CMV“** (Continuous Mandatory Ventilation) versehen.

Beispiele:

- volumenkontrollierte Beatmung (VC)
- druckkontrollierte Beatmung (PC)
- druckkontrollierte Beatmung mit Volumengarantie (vtPC)

Können mandatorische Beatmungshübe getriggert werden, so wird der Modus mit dem Präfix **„A/C“** (Assist/Control Ventilation) versehen. Eine Spontanatmung zwischen den mandatorischen Beatmungshüben ist allerdings nicht möglich.

Beispiel:
Assistierte kontrollierte Beatmung (A/C) ⇨ volumenkontrolliert (VC) oder druckkontrolliert (PC).

Die Klassifizierung mit dem Präfix **„IMV“** (Intermittent Mandatory Ventilation) erfolgt nur, wenn die mandatorisch eingestellte Atemfrequenz nicht durch Triggeraktivitäten synchronisiert oder erhöht werden kann, jedoch uneingeschränkte Atemaktivitäten zumindest in der Exspirationsphase möglich sind. In der klinischen Praxis sind Beatmungsmodi ohne Triggeroption für die mandatorischen Anteile eher selten anzutreffen.

Beispiele:

- (intermittierende mandatorische Beatmung [IMV] ⇨ nur mehr von historischer Bedeutung)
- Airway Pressure Release Ventilation (APRV)

Im Unterschied hierzu kann der Patient bei Beatmungsmodi mit dem Präfix **„SIMV“** (Synchronized Intermittent Mandatory Ventilation) durch Triggerung die eingestellten mandatorischen Atemhübe auslösen und sowohl *zwischen* den mandatorischen Atemhüben (SIMV) als auch *während* der mandatorischen Atemhübe, quasi „superponiert“, ungehindert frei spontan atmen (verschiedene Formen von BIPAP/BiLevel).

Beispiele:

- synchronisierte intermittierende mandatorische Beatmung (SIMV)
- druckkontrollierte Beatmung mit der Möglichkeit der ungehinderten Spontanatmung (BIPAP/BiLevel) ⇨ mit oder ohne Volumengarantie (PC oder vtPC)

Eine Vielzahl von modernen Beatmungsmodi basiert nicht auf einer Kombination von fest eingestellten mandatorischen Atemfrequenzen und Spontanatemphasen. Maschinelle Beatmungshübe werden nur im Bedarfsfall appliziert, wenn in einem definierten Zeitfenster (⇨ Atemminutenvolumen fungiert als Steuergröße) ein vorgewähltes Mindest-Spontanatemminutenvolumen unterschritten wird.

Die Bandbreite reicht von punktueller mandatorischer Ergänzung der Spontanatmung bis zu vollständiger Übernahme der Ventilation. Diese Modi werden mit der Präfix **„MMV"** (Minimum Minute Volume Ventilation) versehen.

Beispiele:

- Minimum Minute Volume Ventilation (MMV) kann als „Back-up-Ventilation" mit anderen augmentierenden Beatmungsformen kombiniert werden.
- Generalistische Beatmungsmodi mit Steueralgorithmen zur Vermeidung von intrinsischen PEEP und einem energetisch optimierten Beatmungsmuster (WOBOV/ASV) .

Wird als Steuergröße die Atemzykluszeit und somit eine vorgewählte Mindest-Atemfrequenz pro Minu-

Präfix		
CMV	continuous mandatory ventilation	kontrollierte Beatmung
A/C	assist/control ventilation	kontrollierte Beatmung mit Triggeroption
IMV	intermittent mandatory ventilation	kontrollierte Beatmung ohne Triggeroption, jedoch uneingeschränkte Atemaktivitäten mindestens in der Exspirationsphase möglich
SIMV	synchronized intermittent mandatory ventilation	augmentierende Beatmung mit vorgegebenem mandatorischem Anteil (f)
MMV	mindest mandatory ventilation	augmentierende Beatmung mit mandatorischem Anteil in Abhängigkeit des spontan erzielten Minutenvolumens (f x VT oder f x (ΔP x C)
S/T	spontaneous/timed ventilation	augmentierende Beatmung mit mandatorischem Anteil in Abhängigkeit der Spontanatemaktivität innerhalb der Zykluszeit (60/f)
CSV	continuous spontaneous ventilation	Spontanatmung

S/T – **PS** \ **PC** **(*q*)**

Anteil der Spontanatmung	
PS	Druckunterstützung
vtPS	Druckunterstützung mit Volumengarantie
es	proportionale Druckunterstützung
CPAP	Spontanatmung auf PEEP-Niveau
TC	Tubuskompensation

Mandatorischer Anteil	
PC	druckkontrolliert
VC	volumenkontrolliert
vtPC	druckkontrolliert mit Volumengarantie

Varianten	
[*p*Lim]	Volumenkontrollierte Modi mit Druckbegrenzung
{S}	Druckunterstützung mit synchronisierter Beendigung
(*q*)	Beendigung der Inspirationsphase eines druckkontrollierten Beatmungsmodus durch Exspirationstrigger
(*v*)	Beendigung der Inspirationsphase eines druckkontrollierten Beatmungsmodus durch Erreichen eines eingestellten Inspirationsvolumens
[*v*]	proportionale Druckunterstützung auf Basis des inspiratorischen Volumens
[*q*]	proportionale Druckunterstützung auf Basis des Flows
[*q*+*v*]	proportionale Druckunterstützung auf Basis von Flow und inspiratorischem Volumen
[EMG]	proportionale Druckunterstützung auf Basis von elektromyografischer Aktivität der Membran und der Zwischenrippenmuskeln

Abb. 4.27 Klassifizierung der Beatmungsformen nach Norm DIN EN ISO 19 223. Präfixe gemäß Klassifizierung. (Quelle: Mit freundlicher Genehmigung von Peter Kremeier und Sven Pulletz)

te verwendet, wird der Beatmungsmodus mit dem Präfix **„S/T"** (Spontaneous/Time cycled) versehen.

Im Gegensatz zu SIMV-klassifizierten Beatmungsformen wählen auch diese einen alternativen Algorithmus zur fakultativen Auslösung von mandatorischen Atemhüben. Erfolgt während der eingestellten Atemzykluszeit (= 60/f)) kein spontaner Atemzug, so wird vom Respirator ein mandatorischer Atemhub verabreicht.

Beispiele:
BiLevel ST, NIV-ST.

Eine Ausnahme in der Reihenfolge der Klassifizierung von augmentierenden Beatmungsformen bilden die S/T-Modi. Hier gibt es eine abweichende Position des Inflationstypen bei der Darstellung der Anteile des mandatorischen Anteils und des Spontanatemanteils, indem hier normkonform zuerst der Spontanatemanteil klassifiziert wird.

Schritt 2

In einem 2. Schritt wird bei allen Modi mit mandatorischen Anteilen die Art des Inflationstypen angegeben (= 2. Präfix). Unter Inflationstyp versteht man die einstellbaren Zielgrößen wie *Volumen* (Tidalvolumen), *Druck* (Inspirationsdruck, PEEP) sowie Druckeinstellungen mit Volumengarantie. In der Literatur wird der Inflationstyp auch als *„Kontrollvariable"* bezeichnet, die vom Anwender eingestellt und während der Inspiration seitens des Geräts automatisch geregelt und damit kontrolliert wird.

Das 2. Präfix unterscheidet zwischen dem mandatorischen Anteil und dem Anteil der druckunterstützten Spontanatmung

Definition

Inflationstyp

- Der Inflationstyp beschreibt die einstellbaren Zielgrößen wie *Volumen* (Tidalvolumen), *Druck* (Inspirationsdruck, PEEP) sowie Druckeinstellungen mit Volumengarantie.
- Der Inflationstyp wird auch als *„Kontrollvariable"* bezeichnet.

Schritt 3

In einem 3. Schritt wird die Art der druckunterstützten Spontanatmung klassifiziert. Reine Spontanatmungsformen erhalten das Präfix **„CSV"** (Continuous Spontaneous Ventilation). Anhand der Art der Druckunterstützung wird nun die Art der druckunterstützten Spontanatmung ausgewählt.

Entsprechend steht „CSV-PS" (Pressure Support) für die fix vorgegebene Druckunterstützung, während die Bezeichnung „CSV-vtPS" (Tidal Volume) für die Druckunterstützung mit Volumengarantie und „CSV-ES" (Effort Support) für alle Arten der proportionalen Druckunterstützung steht.

Die Kombination aus Tubuskompensation und Spontanatmung auf CPAP-Niveau wird als „CSV-TC" (Tube Compensation) klassifiziert.

Beispiele:

- druckunterstützte nicht proportionale Spontanatmung (CSV-PS)
- druckunterstützte nicht proportionale Spontanatmung mit Volumengarantie (CSV-vtPS)
- druckunterstützte proportionale Spontanatmung (CSV-ES)
- Spontanatmung auf CPAP-Niveau mit aktivierter Tubuskompensation (CSV-TC)

Eine Ausnahme bei den Beatmungsmodi mit reiner Spontanatmung bildet die CPAP-Atmung ohne Druckunterstützung, die unverändert mit dem Präfix **„CPAP"** (Continuous Positive Airway Pressure) bezeichnet wird. Sie wird alternativ auch als **„ACAP"** (Assured Constant Airway Pressure) bezeichnet.

Schritt 4

In einem letzten Schritt werden mögliche Varianten durch Hinzufügung eines nachgestellten Codes angegeben. So signalisiert die Variante „(v)" mit runden Klammern, dass die Inspirationsphase eines druckkontrollierten Modus durch das Erreichen eines vorgegebenen Inspirationsvolumens beendet wird. Demgegenüber kennzeichnet die Variante „[v]" mit eckigen Klammern, dass eine proportionale Druckunterstützung auf Basis des inspiratorischen Tidalvolumens geregelt wird. Die Form der Klammer ist also für die eindeutige Zuordnung der Varianten entscheidend.

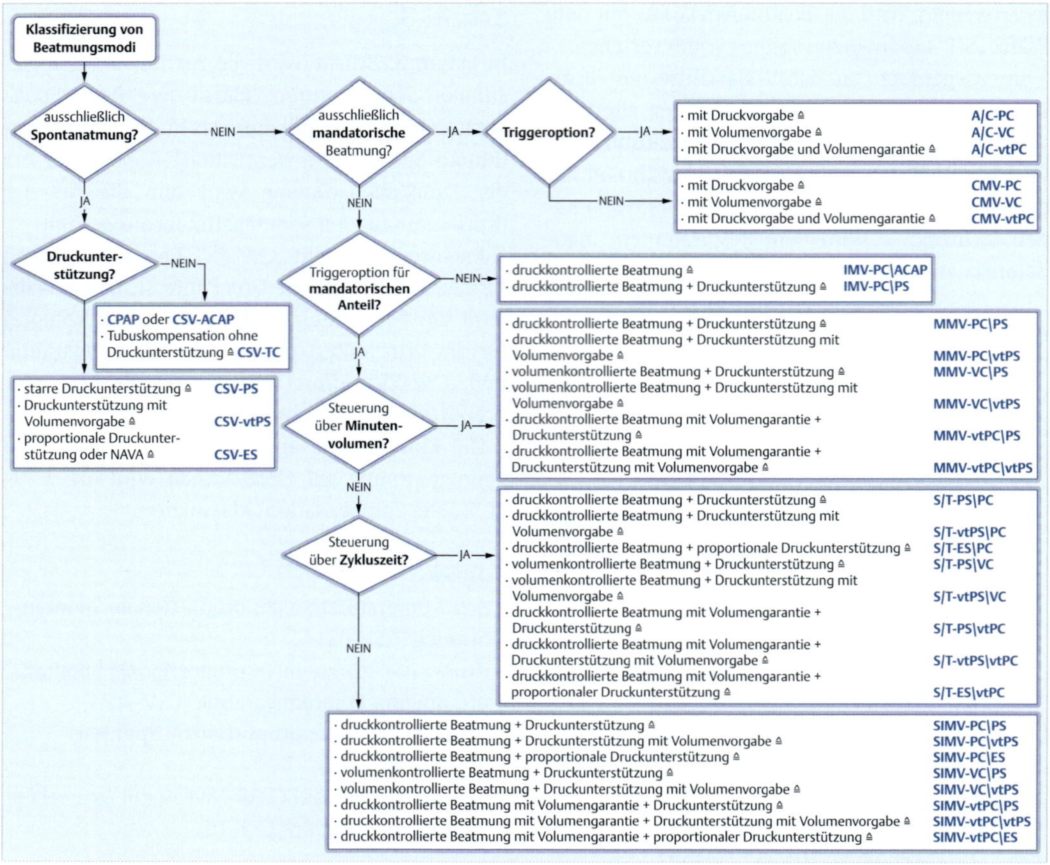

Abb. 4.28 Klassifizierung der Beatmungsformen nach Norm DIN EN ISO 19 223. Übersicht über die Klassifizierung. (Quelle: Mit freundlicher Genehmigung von Peter Kremeier und Sven Pulletz)

► Abb. 4.28 gibt einen zusammenfassenden Überblick über die Klassifizierung der Beatmungsformen gemäß Norm DIN EN ISO 19 223.

Mit der vorliegenden EN ISO-Norm 19 223:2021 hat man versucht, sich des Problems der herstellerseitigen individuellen Benennung von Beatmungsmodi und der damit verbundenen Verwirrung anzunehmen. Eine klinisch sinnvolle Klassifizierung von Beatmungsmodi muss jedoch für den klinischen Nutzer so transparent sein, dass die Funktionsweisen sofort erkannt, die Folgen für den Patienten konkret eingeschätzt und notwendige Einstellungen folgerichtig gewählt werden können. Ob die neue EN ISO-Norm 19 223:2021 dazu beitragen kann, wird die Zukunft zeigen und kann zum momentanen Zeitpunkt (Erscheinungstermin der aktuellen Buchauflage) nicht abgeschätzt werden.

Vorteile augmentierender Atemhilfen in der Intensivbeatmung

- Erhaltene Zwerchfellmotilität:
  - geringere Atrophie der Atemmuskulatur
  - physiologische Verteilung des inspiratorischen Atemgases
  - bessere Belüftung der dorsobasalen Lungenkompartimente
  - Atelektasenprophylaxe durch Belüftung und Rekrutierung von dorsobasalen Alveolarkompartimenten
  - Verbesserung des Ventilations-/Perfusionsverhältnisses (⇒ BIPAP/APRV)
  - Verbesserung des Gasaustausches

- geringerer Bedarf an Analgosedierung ⇨
- geringere hämodynamische Nebenwirkungen ⇨
- geringerer Bedarf an Katecholaminen
- schnellere Entwöhnung vom Respirator

In Analogie zur Beatmung des Intensivpatienten hat die Erhaltung der Spontanatmung auch für den narkotisierten Patienten während eines operativen Eingriffs zahlreiche Vorteile. Die Auswirkungen einer Allgemeinanästhesie auf die Lungenfunktion sind im Kap. 2.25 beschrieben.

Vorteile augmentierender Atemhilfen in der Narkosebeatmung

- Erhaltene Zwerchfellmotilität:
  - physiologische Verteilung des inspiratorischen Atemgases
  - bessere Belüftung der dorsobasalen Lungenkompartimente
  - Verbesserung des Ventilations-/Perfusionsverhältnisses
  - Verbesserung des Gasaustausches
- niedrigere Beatmungsdrücke:
  - geringere Gefahr der Luftinsufflation des Magens bei Beatmung über Larynxmaske
  - geringere Druckbelastung der Lunge (Gefahr von Barotrauma ⇩)
  - geringere hämodynamische Nebenwirkungen
- Vermeidung von Muskelrelaxanzien
- schnelleres Aufwachen aus der Narkose (Recovery ⇧)

Strategie beim Einsatz von Atemhilfen (Step by Step Approach)

In der intensivmedizinischen Praxis haben sich die schrittweise Anwendung von Atemhilfen sowie die stufenweise Steigerung der Beatmungsinvasivität *(Step by Step Approach)* bewährt, wie sie das *„Innsbrucker Programm“* (modifiziert nach Benzer) vorsieht:

- Phase A: Atemphysiotherapie
- Phase B: Stufenplan – *„Step by Step Approach“:*
  - Schritt 1: Atemhilfe *ohne* druckunterstützte Ventilationshilfe (HFOT, CPAP)
  - Schritt 2: Atemhilfe *mit* druckunterstützter Ventilationshilfe (z. B. PSV/ASB, BIPAP/APRV)
    - Schritt 2a: maschinelle Beatmung mit PEEP (z. B. PSV/ASB, BIPAP/BiLevel, PCV)
    - Schritt 2b: maschinelle Beatmung mit PEEP und Veränderung des I:E-Verhältnisses (z. B. PCV-IRV, IR-BIPAP/BiLevel, APRV)
- Phase C: additive Methoden:
  - Lagerungstherapie
  - Inhalationstherapie (Prostaglandine, Stickstoffmonoxid)
  - Hochfrequenzbeatmung (SHFJV, HFOV)
  - extrakorporale Gasaustauschverfahren (ECMO, $ECCO_2$-R)

In klinischen Studien konnte bei Patienten mit akutem Lungenversagen (ARDS) gezeigt werden, dass die Erhaltung der Spontanatmung unter der Beatmungsform BIPAP/APRV selbst bei einer nach atemmechanischen Kriterien optimierten druckkontrollierten Beatmung (⇨ Beatmungsdrücke zwischen den Inflektionspunkten der Druck-Volumen-Kurve) zu einer weiteren Verbesserung des Gasaustausches und der Hämodynamik führt (vgl. Kap. 4.3.6 unter „BIPAP“).

4.3.3 Auswahl der Atemhilfe (Beatmungsform)

Die *Indikation* zum Einsatz einer Atemhilfe ist gegeben (▶ Abb. 4.29), wenn

- entweder ein pulmonales Pumpversagen bzw. eine Pumpschwäche (Zwerchfellermüdung)
- oder ein pulmonales Parenchymversagen vorliegt.

Der Patient ist nicht mehr imstande, die für einen adäquaten Gasaustausch notwendige *Atemarbeit* zu leisten.

Beim pulmonalen Pumpversagen ist primär die CO_2-Elimination gestört. Diese ist eine Funktion der alveolären Ventilation. Bei einem Lungenparenchymversagen ist primär die Oxygenierung gestört, die eine Funktion der Gasaustauschoberfläche (FRC) und der inspiratorischen Sauerstoffkonzentration (FiO_2) ist.

Liegt ein *pulmonales Pumpversagen* vor, muss der Patient zunächst *kontrolliert* beatmet werden, um die Atempumpe vollständig zu entlasten und eine metabolische Erholung zu ermöglichen.

Bei einer *pulmonalen Pumpschwäche* (d. h. bei vorhandener, jedoch nicht ausreichender Spontanatmung) ist es besser, die Spontanatmung zu erhal-

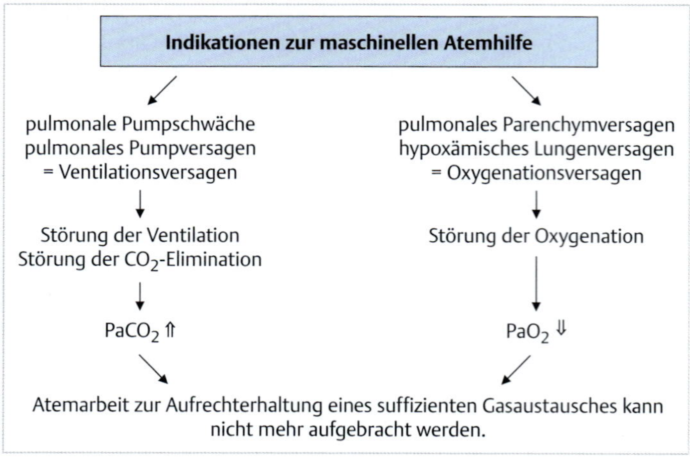

Abb. 4.29 Indikationen zur maschinellen Atemhilfe.

ten und durch eine geeignete Atemhilfe zu unterstützen *(zu „augmentieren“)*. Die augmentierende Atemhilfe fungiert als „zusätzlicher“ Atemmuskel (⇨ PSV/ASB).

Bei *Störungen der Oxygenierung* kann die Gasaustauschfläche (FRC) durch folgende Maßnahmen erhöht werden:

- *Bei suffizienter Spontanatmung:*
  Erhöhung der funktionellen Residualkapazität (FRC) durch Anwendung von PEEP (⇨ Masken-CPAP).
- *Bei insuffizienter Spontanatmung:*
  Liegt neben der Oxygenationsstörung auch eine Atempumpschwäche oder ein Atempumpversagen vor, erfolgt die Erhöhung der funktionellen Residualkapazität (FRC) durch Anwendung *augmentierender* oder *kontrollierter Beatmungsformen* (⇨ z. B. BIPAP, PSV/ASB) mit einem adäquat hohen PEEP.

4.3.4 Kontrollierte Beatmungsformen (CMV = Controlled Mechanical Ventilation = Continuous Mandatory Ventilation)

Bei der kontrollierten Beatmung wird die Inspiration unabhängig von einer eventuell bestehenden Eigenatmung des Patienten eingeleitet, d. h., es erfolgt keinerlei Synchronisation. Der Respirator übernimmt die gesamte Atemarbeit und steuert Zeitablauf und Größe eines jeden verabreichten Atemhubs.

> **Merke** M!
>
> **Kontrollierte Beatmung**
> Der Respirator übernimmt die gesamte Atemarbeit.

Historische Bezeichnungen

- IPPV = Intermittent Positive Pressure Ventilation (= intermittierende Beatmung mit positivem Druck): Darunter verstand man jede Form der kontrollierten Beatmung ohne die Anwendung von PEEP (▶ Abb. 4.30a).
- CPPV = Continuous Positive Pressure Ventilation (= Beatmung mit kontinuierlichem positivem Druck): Darunter verstand man jede Form der kontrollierten Beatmung mit Anwendung von PEEP (▶ Abb. 4.30b).

Die Bezeichnungen IPPV und CPPV für kontrollierte Beatmung mit und ohne PEEP sind historisch begründet, aus pathophysiologischer Sicht allerdings nur teilweise korrekt, da es sich auch bei augmentierenden Atemhilfen um Formen der Überdruckbeatmung mit intermittierendem oder kontinuierlichem positivem Druck handelt.

In diesem Zusammenhang muss betont werden, dass es sich bei der Bezeichnung von manchen Be-

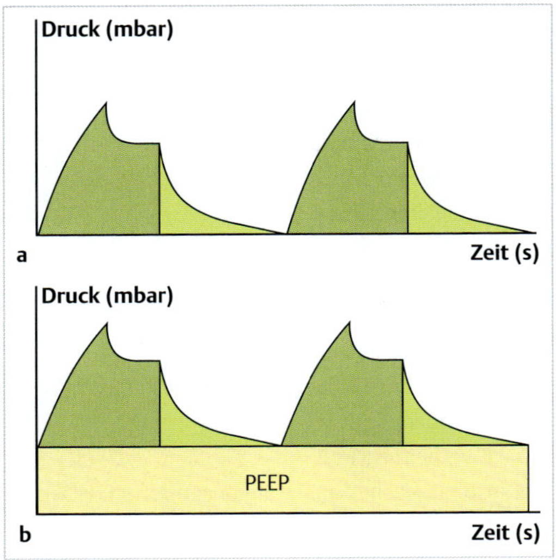

Abb. 4.30 Kontrollierte Beatmung.
a Ohne PEEP (IPPV).
b Mit PEEP (CPPV).

atmungsformen um eingetragene Markenzeichen handelt, sodass die Firmen für dieselbe Beatmungsform jeweils eine andere Bezeichnung wählen müssen.

Beispiele:

- BIPAP: eingetragenes Markenzeichen der Firma Dräger
- BiVent: eingetragenes Markenzeichen der Firma Getinge/Maquet
- BiLevel: eingetragenes Markenzeichen der Firma Löwenstein Medical

Formen der kontrollierten Beatmung

Kontrollierte Beatmungsformen werden unterteilt in

- volumenkontrollierte (= volumengeregelte) Beatmung:
  ⇨ vorgegebene Einstellgrößen am Respirator (= *Kontrollvariable*): Atemhubvolumen, Flow,
- druckkontrollierte Beatmung (= druckgeregelte) Beatmung:
  ⇨ vorgegebene Einstellgröße am Respirator (= *Kontrollvariable*): Beatmungsdruck
- Hybridbeatmung (= Mischformen), basierend auf einer Volumenregelung:
  ⇨ vorgegebene Einstellgröße am Respirator (= *Kontrollvariable*): Atemhubvolumen.

Definition

Kontrollvariable
Einstellparameter am Respirator, um ein bestimmtes Atemhubvolumen zu verabreichen:

- Druck
- Volumen
- Flow

Volumenkontrollierte Beatmung (VCV = Volume Controlled Ventilation)

Synonyma

- VC = Volume Controlled Ventilation
- VC-CMV = Volume Controlled Continuous Mandatory Ventilation
- VC-CMV (nach Chatburn-Taxonomie)
- CMV-VC (nach Norm EN ISO 19 223)

Beatmungsparameter

Das einfachste Modell eines volumenkontrollierten (= volumengeregelten) Respirators ist eine Kolbenpumpe. Ein vorgewähltes Atemhubvolumen wird mit konstantem Flow (= flusskontrollierte Beatmung) dem Patienten appliziert, d. h., der Beatmungsdruck ist eine variable Größe (= Freiheitsgrad) und direkt proportional zur Resistance bzw. indirekt proportional zur Compliance des respiratorischen Systems.

Bei einer volumenkontrollierten Beatmung wird ein bestimmtes Atemhubvolumen bezogen auf das Idealgewicht des Patienten am Respirator eingestellt. Da mit jedem maschinellen Atemhub immer das gleiche Atemhubvolumen (= Tidalvolumen) appliziert wird, spricht man auch von einer *volumenkonstanten Beatmung.*

Das applizierte Atemminutenvolumen (AMV) errechnet sich aus dem Tidalvolumen (VT) multipliziert mit der Atemfrequenz (f).

$$AMV = VT \times f$$

Die gesamte Atemarbeit wird vom Respirator übernommen.

Definition

Als **Freiheitsgrade** bezeichnet man jene Parameter des Beatmungsmusters, die sich einer direkten Einstellung am Respirator entziehen und deren Größe sich als Folge der gewählten Einstellungen in Abhängigkeit von der Atemmechanik des Patienten ergibt.

4

Freiheitsgrade beschreiben somit die Reaktionsmöglichkeiten, die einem Respirator bei Veränderungen von Einstellgrößen bzw. der Atemmechanik zur Verfügung stehen. Bei einer volumenkontrollierten Beatmung ist der *Beatmungsdruck* der *Freiheitsgrad*, bei einer druckkontrollierten Beatmung ist das *Atemhubvolumen* der *Freiheitsgrad*.

Definition

Die **Begrenzung** stellt das Sicherheitsnetz für Freiheitsgrade dar. Sie wird erst bei Erreichen von vorwählbaren, für den Patienten bedrohlichen Werten wirksam und verhindert ihr Überschreiten (⇨ Alarmgrenzen).

Merke

Einstellgrößen am Respirator bei volumenkontrollierter Beatmung

- Atemhubvolumen (VT)
- Atemfrequenz (f)
- positiver endexspiratorischer Druck (PEEP)
- I:E-Verhältnis oder Inspirationszeit (Tinsp)
- inspiratorische Sauerstoffkonzentration (FiO_2)
- inspiratorischer Flow ($\dot{V}$)
- obere Druckbegrenzung

Praxis

Grundeinstellung des Respirators bei volumenkontrollierter Beatmung

- Atemhubvolumen: 6–8 ml/kg KG (bezogen auf Idealgewicht)
- Atemfrequenz: 10–15/min (nach $PaCO_2$ bzw. $PetCO_2$)
- inspiratorischer Flow: 30–40 l/min (kurze endinspiratorische Pause)
- positiver endexspiratorischer Druck (PEEP): 5–8 mbar
- I:E-Verhältnis: 1 : 2
- inspiratorische Sauerstoffkonzentration (FiO_2): 50 % bzw. nach PaO_2
- obere Druckbegrenzung: 30 mbar

Faustregel zur Berechnung des Idealgewichts:

$$\text{Idealgewicht} = (\text{Körpergröße [cm]} - 100) - 10\%$$

Bei der initialen PEEP-Einstellung muss berücksichtigt werden, ob der Patient

- hypovoläm oder normovoläm,
- adipös oder normalgewichtig,
- lungenkrank oder lungengesund ist.

Praxis

Zielgrößen bei volumenkontrollierter Beatmung anhand der Blutgasanalyse

- Normoventilation ⇨
- pH: 7,35–7,45
- PaO_2: 80–100 mmHg (altersabhängig)
- $PaCO_2$: 35–45 mmHg

Eine Abweichung von diesen Zielgrößen, d. h. von einer „Normoventilationsbeatmung“, wird im Kap. 10 besprochen.

Beatmung mit niedrigem Inspirationsflow

Der Inspirationsflow ist ein Maß für die Geschwindigkeit (= applizierte Atemgasmenge pro Zeiteinheit), mit der das Atemgas verabreicht wird. Wird mit hohem Inspirationsflow beatmet, wird das vorgewählte Atemhubvolumen vor Ablauf der Inspirationszeit appliziert (Respiratoren sind zeitgesteuert!). Nach Applikation des vorgegebenen Atemhubvolumens wird der Atemgasfluss beendet. Ist die vorgegebene Inspirationszeit noch nicht abgelaufen, bleibt das Inspirationsventil offen und es folgt die *Pausen-* oder *No-Flow-Phase*, da der Respirator aufgrund der Zeitsteuerung noch nicht auf Exspiration umgeschaltet hat. Im Druck-Zeit-Diagramm kommt es zur Ausbildung eines inspiratorischen Druckplateaus (= endinspiratorische Pause).

Aufgrund der unterschiedlichen Druckgradienten zwischen den Lungenkompartimenten findet nun eine Umverteilung des verabreichten Atemgasvolumens statt *(= „Pendelluft")*. Atemgas, das bereits am Gasaustausch teilgenommen hat, fließt vom schnelleren Kompartiment mit der kleineren Zeitkonstante in das langsamere Kompartiment mit der größeren Zeitkonstante *(„intrapulmonale Gasumverteilung")* (vgl. Kap. 2.17).

Ein hoher *Inspirationsflow* hat folgende negative Auswirkungen:

- Anstieg des inspiratorischen Spitzendrucks
- inhomogene (ungleichmäßige) Verteilung des Atemgases ⇨
- Überblähung gesunder Lungenkompartimente, während langsame Lungenkompartimente mit großer Zeitkonstante nur ungenügend belüftet werden

Klinische Folgen:

- Zunahme der Totraumventilation
- Verschlechterung des Ventilations-/Perfusionsverhältnisses mit Zunahme des intrapulmonalen Rechts-Links-Shunts infolge Blutflussumverteilung
- während der inspiratorischen Pause als Folge der Druckdifferenzen zwischen den einzelnen Lungenkompartimenten Auftreten von *„Pendelluft"* (vgl. ▶ Abb. 2.37)

Die volumenkontrollierte Beatmung soll demnach mit möglichst niedrigem Inspirationsflow durchgeführt werden. Man spricht auch von *„Volume Controlled Minimal Flow Ventilation"* (▶ Abb. 4.31).

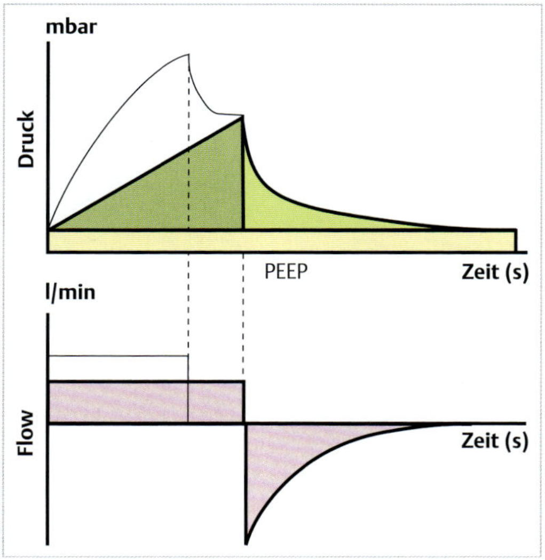

Abb. 4.31 Volumenkonstante „Minimal Flow Ventilation". Druck-Zeit-Diagramm und Flow-Zeit-Diagramm bei volumenkonstanter „Minimal Flow Ventilation".

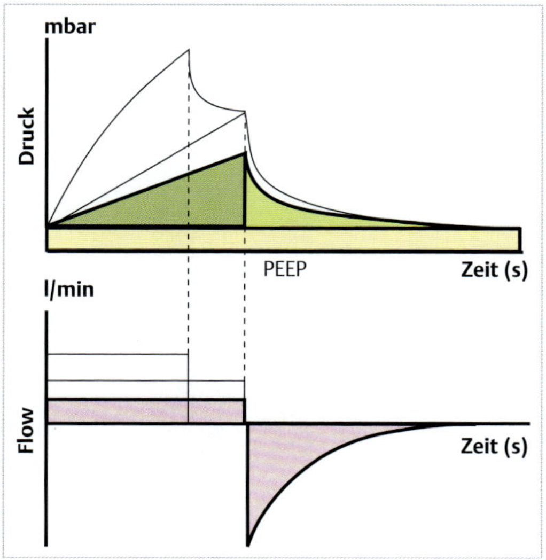

Abb. 4.32 Volumeninkonstante „Minimal Flow Ventilation". Druck-Zeit-Diagramm und Flow-Zeit-Diagramm bei volumeninkonstanter *„zeitlimitierter"* „Minimal Flow Ventilation".

Wird der Inspirationsflow zu gering gewählt, kann bei volumenkonstanter Beatmung das vorgegebene Volumen in der vorgegebenen Zeit nicht verabreicht werden, der Respirator gibt Alarm und am Display erscheint die *Alarmmeldung „zeitlimitiert“*, d. h., die Beatmung ist *volumeninkonstant* geworden (► Abb. 4.32).

Vorteile der volumenkontrollierten Beatmung

- Einfacher und sicherer Beatmungsmodus („Transportbeatmungsmodus“)
- ermöglicht eine Beatmung mit konstanter Ventilation ⇨ konstantes Atemhubvolumen ⇨ $PaCO_2$-Konstanz

Nachteile und Kontraindikationen der volumenkontrollierten Beatmung

- Verschlechterung der Atemmechanik führt zu einer Erhöhung des Beatmungsdrucks und in der Folge zu einer Erhöhung des intrathorakalen Drucks.
- ⇨ Zunahme der hämodynamischen Nebenwirkungen ⇨ Gefahr der *hämodynamischen Instabilität*, v. a. bei Hypovolämie.
- Bei Verteilungsstörungen der Lunge *(„Multikompartmentlunge“)*: inhomogene Atemgasverteilung mit *Gefahr der Überblähung gesunder Lungenkompartimente* (vgl. ► Abb. 4.36 und ► Abb. 4.37).
- Bei Zunahme des Atemwegswiderstands infolge exspiratorischer Flusslimitierung: Gefahr des *„Aufschaukelns“ eines intrinsischen PEEP* durch die sich addierenden Restvolumina (► Abb. 4.33); die Lungenüberblähung infolge des progressiven *Air Trapping* verschlechtert einerseits den pulmonalen Gasaustausch infolge der erhöhten Totraumventilation (⇨ Kompression von Lungenkapillaren), andererseits besteht die Gefahr eines *Baro-/Volutraumas (⇨ Pneumothorax/Spannungspneumothorax).*

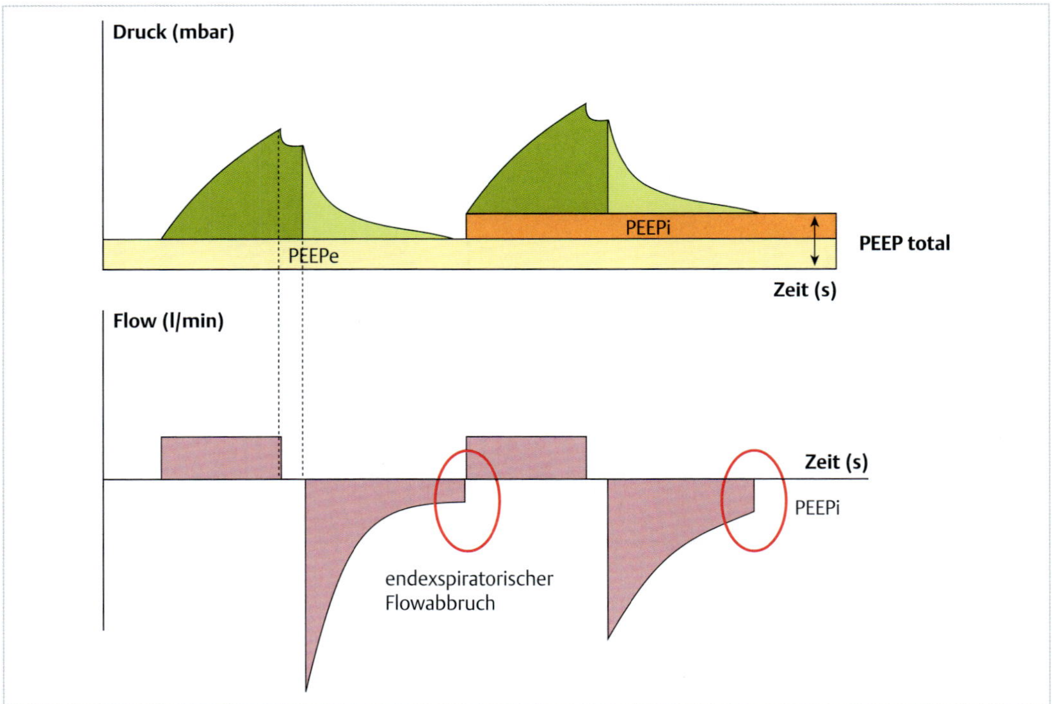

Abb. 4.33 „Aufschaukeln“ eines intrinsischen PEEP. Volumenkontrollierte Beatmung: „Aufschaukeln“ eines intrinsischen PEEP (PEEPi) bei obstruktiver Ventilationsstörung und Erhöhung des Atemwegswiderstands (Resistance).

Cave

Eine volumenkonstante Beatmung ist bei *obstruktiven Ventilationsstörungen* kontraindiziert, da bei Verschlechterung der Atemmechanik (Erhöhung der Resistance) die Gefahr des *„Aufschaukelns" eines intrinsischen PEEP* besteht.
⇨ Gefahr der Überblähung gut ventilierter Lungenkompartimente mit konsekutiver Zunahme des funktionellen Totraums infolge Kompression von Lungenkapillaren!
⇨ Gefahr des Volu-/Barotraumas (⇨ Pneumothorax/Spannungspneumothorax)!

Zahlenbeispiel:
Wird vom Patienten aufgrund einer Resistance-Erhöhung um z. B. 100 ml weniger Atemgas ausgeatmet, wird bei der darauffolgenden Inspiration trotzdem das gleiche Atemhubvolumen (Volumenkonstanz!) appliziert, jedoch mit einem höheren Beatmungsdruck.

Indikationen für volumenkontrollierte Beatmung

- Notfallbeatmung (⇨ einfache, „sichere" Beatmungsform)
- intraoperative Beatmung der gesunden Lunge (⇨ Überbrückung des narkosebedingten Ventilationsausfalls)
- isoliertes Schädel-Hirn-Trauma (⇨ CO_2-Konstanz)

In der Anästhesie, der Notfall- und der Intensivmedizin wird die volumenkontrollierte Beatmung dann gewählt, wenn die Volumenkonstanz und damit die konstante Ventilation (⇨ $PaCO_2$-Konstanz) das primäre Beatmungsziel darstellen.

Da die volumenkontrollierte Beatmung ein einfacher und sicherer Beatmungsmodus ist, kommt er bevorzugt sowohl in der *Notfallmedizin* als auch für die *intraoperative Beatmung der gesunden Lunge* zur Anwendung (⇨ Überbrückung des narkosebedingten Ventilationsausfalls).

Auch in der Akutphase eines isolierten *Schädel-Hirn-Traumas* gewährleistet die volumenkonstante Beatmung eine sichere Applikation des eingestellten Atemhubvolumens und ermöglicht somit eine exakte Einstellung und Konstanthaltung des $PaCO_2$ (vgl. Kap. 10.3).

Drucklimitierte Beatmung (PLV = Pressure Limited Ventilation

Die drucklimitierte Beatmung (PLV) ist eine Sonderform der klassischen volumenkontrollierten Beatmung. Eine drucklimitierte Beatmung liegt dann vor, wenn im Rahmen einer volumenkontrollierten Beatmung (⇨ CMV-VC nach ISO-Norm) die obere Druckbegrenzung erreicht wird. Der Atemwegsdruck kann die am Respirator eingestellte obere Druckbegrenzung nicht übersteigen. Auf diese Weise können inspiratorische Druckspitzen vermieden werden. Bei Erreichen der eingestellten Drucklimitierung kommt es zur Ausbildung eines Druckplateaus am Druck-Zeit-Diagramm, am Flow-Zeit-Diagramm erscheint ein dezelerierender Flow. Das Tidalvolumen bleibt konstant, solange sich noch ein kurzes Druckplateau erkennen lässt (▶ Abb. 4.34).

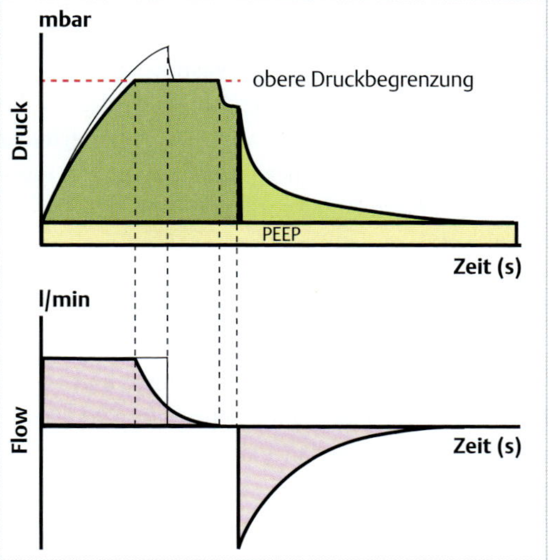

Abb. 4.34 Drucklimitierte Beatmung (PLV).

Info

Volumenkonstanz ist gewährleistet, solange die obere Druckbegrenzung über dem endinspiratorischen Plateaudruck (Pplat) der volumenkontrollierten Beatmung liegt.

Druckkontrollierte Beatmung (PCV = Pressure Controlled Ventilation)

Synonyma

- PC = Pressure Controlled Ventilation
- PC-CMV = Pressure Controlled Continuous Mandatory Ventilation
- PC-CMV (Chatburn-Taxonomie)
- CMV-PC (Norm EN ISO 19 223)

Beatmungsparameter

Bei der druckkontrollierten Beatmung fließt Atemgas mit *konstantem Druck* während der eingestellten Inspirationszeit in die Lunge. Da der Beatmungsdruck konstant ist, resultiert ein *dezelerierender Flow*, d. h., der Flow ist am Beginn der Inspiration hoch (Druckgradient ⇧) und nimmt mit zunehmender Atemgasfüllung der Lungen rasch ab (Druckgradient ⇩). Der Atemgasfluss in die Lunge sistiert, wenn die Höhe des Atemwegsdrucks die Höhe des eingestellten Beatmungsdrucks erreicht hat und somit kein Druckgradient zwischen Beatmungsgerät und Lunge vorliegt (► Abb. 4.35).

Das applizierte Atemhubvolumen ist abhängig von
- der Höhe des effektiven Inspirationsdrucks (= Druckamplitude: Pinsp minus PEEP),
- der Dauer der Inspirationszeit (Tinsp) und
- den atemmechanischen Eigenschaften von Lunge und Thorax (Compliance und Resistance).

Der für ein adäquates Atemhubvolumen (*Ziel-Tidalvolumen:* 6–8 ml/kg KG bezogen auf Idealgewicht) benötigte Inspirationsdruck (Pinsp) hängt von den atemmechanischen Eigenschaften der Lunge ab. Der *Inspirationsdruck* sollte allerdings ≤ 30 mbar sein und die Druckamplitude

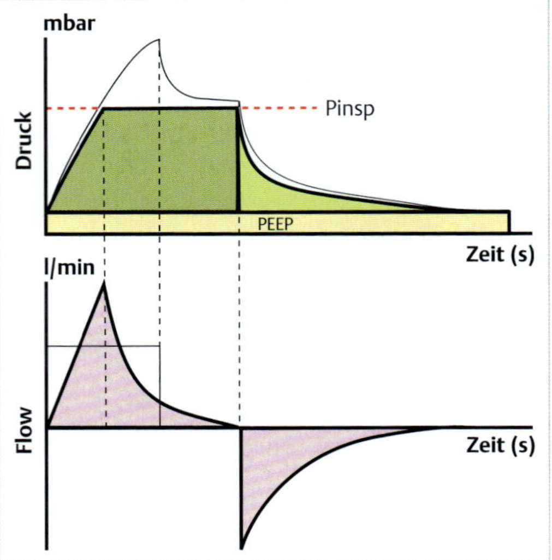

Abb. 4.35 Druckkontrollierte Beatmung (PCV).

(„Driving Pressure") sollte ≤ 15 mbar sein, um die Gefahr einer beatmungsinduzierten Lungenschädigung *(Baro-/Volutrauma, Scherkräftetrauma)* möglichst gering zu halten.

Jede Änderung der atemmechanischen Größen Compliance oder Resistance führt zu einer Änderung des *Atemhubvolumens*, welches bei dieser Beatmungsform der *Freiheitsgrad* ist. Die Ventilation muss daher durch eng eingestellte Alarmgrenzen überwacht werden.

Merke

- Abnahme der Compliance ⇩
  ⇨ Abnahme des Atemhubvolumens ⇩
- Zunahme der Resistance ⇧
  ⇨ Abnahme des Atemhubvolumens ⇩

Je nach Gerätetyp und Software wird der *Inspirationsdruck (Pinsp)* als absoluter Druck (bezogen auf Atmosphärendruck), d. h. unabhängig vom PEEP-Niveau, oder als Druck über PEEP-Niveau eingestellt (s. ► Abb. 4.22).

Die *Druckanstiegsgeschwindigkeit* (= Steilheit des Druckanstiegs ausgehend vom PEEP-Niveau bis zum Erreichen des vorgegebenen Inspirationsdrucks) soll möglichst hoch sein, damit der am Respirator eingestellte Inspirationsdruck möglichst rasch erreicht wird. Um dies zu erreichen, wird am Respirator mit dem „Rampenregler" eine kurze Druckanstiegszeit von 0,2 s eingestellt.

Info

Die Druckanstiegsgeschwindigkeit und damit der maximale inspiratorische Flow ist umso höher, je kürzer die Druckanstiegszeit, d. h. je steiler die „Rampe" eingestellt wird.

Merke

Bei der druckkontrollierten Beatmung ist die Höhe des maximalen inspiratorischen Flows von den atemmechanischen Eigenschaften der Lunge abhängig und somit ein Freiheitsgrad!

Die druckkontrollierte Beatmung erfolgt wie die volumenkontrollierte Beatmung zeitgesteuert, d. h., der Ablauf der vorgegebenen Inspirationszeit bewirkt das Öffnen des Exspirationsventils (vgl. Kap. 14.3).

Merke

Einstellgrößen am Respirator bei druckkontrollierter Beatmung

- Inspirationsdruck (Pinsp)
- positiver endexspiratorischer Druck (PEEP)
- Atemfrequenz (f)
- Druckanstiegsgeschwindigkeit („Rampe")
- I:E-Verhältnis oder Inspirationszeit (Tinsp)
- inspiratorische Sauerstoffkonzentration (FiO_2)

Praxis

Grundeinstellung des Respirators bei druckkontrollierter Beatmung

- Inspirationsdruck: 10–12 mbar *über* PEEP (abhängig von der Atemmechanik)
- *Zielgröße:* Tidalvolumen 6–8 ml/kg KG (bezogen auf Idealgewicht)
- positiver endexspiratorischer Druck (PEEP): 5–8 mbar
- Atemfrequenz: 10–15/min (nach $PaCO_2$ bzw. $PetCO_2$)
- Druckanstiegsgeschwindigkeit („Rampe"): 0,2 s
- I:E-Verhältnis: 1 : 2
- inspiratorische Sauerstoffkonzentration (FiO_2): 50 % bzw. nach PaO_2

Bei der initialen PEEP-Einstellung muss berücksichtigt werden, ob der Patient

- hypovoläm oder normovoläm,
- adipös oder normalgewichtig,
- lungenkrank oder lungengesund ist.

Praxis

Zielgrößen bei druckkontrollierter Beatmung anhand der Blutgasanalyse

- Normoventilation ⇨
- pH: 7,35–7,45
- PaO_2: 80–100 mmHg (altersabhängig)
- $PaCO_2$: 35–45 mmHg

Eine Abweichung von diesen Zielgrößen, d. h. von einer „Normoventilationsbeatmung", wird im Kap. 10 besprochen.

Merke

Die druckkontrollierte Beatmung ist die *Beatmungsform der Wahl der kranken Lunge* (= inhomogene Lunge mit Verteilungsstörung = Multikompartmentlunge).

Beispiele:
Akutes Lungenversagen (ARDS), Pneumonie, kardiogenes Lungenödem, chronisch obstruktive Lungenerkrankung (COPD), Status asthmaticus

Für die *Narkosebeatmung* lungengesunder Patienten genügt meist ein Inspirationsdruck von 10 mbar *über* PEEP, um ein Atemhubvolumen von etwa 7 ml/kg KG zu generieren.

Merke

Für die Narkosebeatmung lungengesunder normalgewichtiger Patienten werden am Respirator eine *initiale* Druckunterstützung von 10 mbar *über* PEEP, eine Atemfrequenz von 10–12/min und ein PEEP von 5–7 mbar eingestellt.

Die weitere Adaptierung des Inspirationsdrucks erfolgt anhand des resultierenden Tidalvolumens und des endexspiratorischen CO_2 (*Zielgröße:* 35–40 mmHg).

Zahlenbeispiel:
Bei einer physiologischen Compliance von 100 ml/mbar würde mit einem Druckgradienten von 5 mbar ein Tidalvolumen von 500 ml resultieren (⇨ $C = \Delta V/\Delta P$ bzw. $\Delta V = C \times \Delta P$). Da die Compliance des respiratorischen Systems eines lungengesunden Erwachsenen unter Narkosebedingungen allerdings nur etwa 50–60 ml/mbar beträgt, muss der effektive Inspirationsdruck etwa 10 mbar betragen, um ein Tidalvolumen von 500 ml zu applizieren (⇨ $500 = 50 \times 10$).

Merke

Bei Patienten mit pulmonalen Erkrankungen gelten auch für die Narkosebeatmung die Richtlinien der lungenprotektiven Beatmungsstrategie.

Druckkontrollierte und volumenkontrollierte Beatmung bei obstruktiven und restriktiven Ventilationsstörungen

Liegt eine *obstruktive Ventilationsstörung* vor, werden bei einer *volumenkontrollierten Beatmung* die gesunden Lungenkompartimente überdehnt (⇨ Gefahr des *Baro-/Volutraumas*), da das Atemgas den Weg des geringsten Widerstands nimmt. Das schnellere Kompartiment mit der kleineren Zeitkonstante wird verstärkt druck- und volumenbelastet (▶ Abb. 4.36). Während der No-Flow-Phase kommt es zu einer intrapulmonalen Atemgasumverteilung (= Pendelluft) zwischen den einzelnen Lungenkompartimenten mit unterschiedlichen Zeitkonstanten (vgl. Kap. 2.17).

Bei der druckkontrollierten Beatmung erfolgt keine vermehrte Druck- bzw. Volumenbelastung der nicht obstruktiven Lungenkompartimente (= schnelle Lungenkompartimente), da alle Kompartimente mit demselben Beatmungsdruck beatmet werden *(⇨ „lungenprotektive Beatmung“)*. Aufgrund der unterschiedlichen Zeitkonstanten wird der vorgegebene Beatmungsdruck im schnelleren Kompartiment früher erreicht (s. ▶ Abb. 4.36). Eine Überdehnung von Alveolen ist auch bei der druckkontrollierten Beatmung möglich, wenn der eingestellte Inspirationsdruck (= Pinsp) oberhalb des oberen Inflektionspunkts der Druck-Volumen-Kurve liegt (vgl. ▶ Abb. 2.14).

Liegt eine *restriktive Ventilationsstörung* vor, werden bei einer volumenkontrollierten Beatmung die Lungenkompartimente mit der kleinen Zeitkonstante (= Kompartimente mit niedrigerer Compliance) schneller, jedoch mit weniger Atemgas gefüllt als die Kompartimente mit großer Zeitkonstante (= Kompartimente mit höherer Compliance). Die Folge ist, dass auch jene Kompartimente mit höherer Compliance vermehrt druck- und volumenbelastet und somit überdehnt werden, da sich das Atemgas ungleichmäßig auf die beiden Lungenkompartimente verteilt (⇨ Gefahr des *Baro-/Volutraumas*; ▶ Abb. 4.37).

Bei der druckkontrollierten Beatmung werden die langsameren Lungenkompartimente (= Kompartimente mit höherer Compliance) nicht vermehrt druck- bzw. volumenbelastet, da alle Kompartimente mit demselben Beatmungsdruck beat-

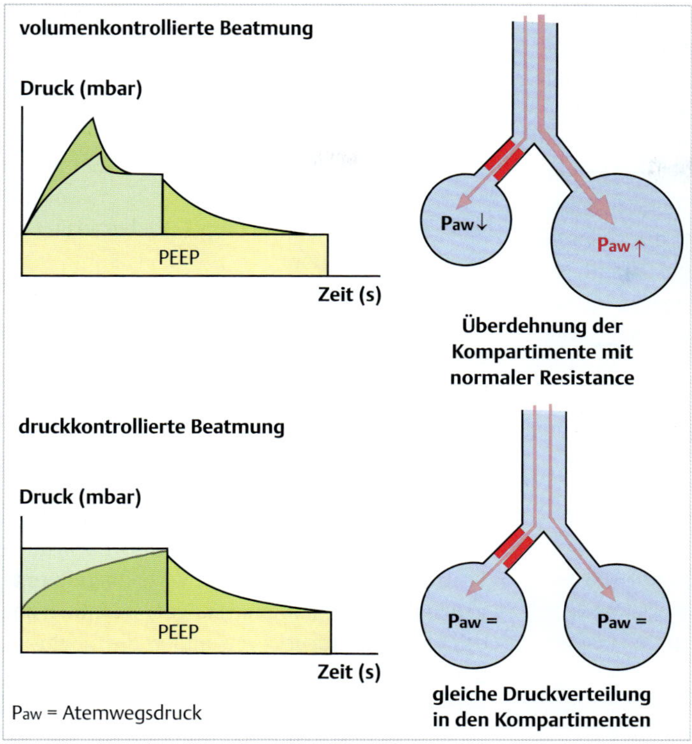

Abb. 4.36 Beatmung bei obstruktiven Ventilationsstörungen. Auswirkungen einer volumen- und einer druckkontrollierten Beatmung an einem Zweikompartmentmodell bei obstruktiven Ventilationsstörungen.

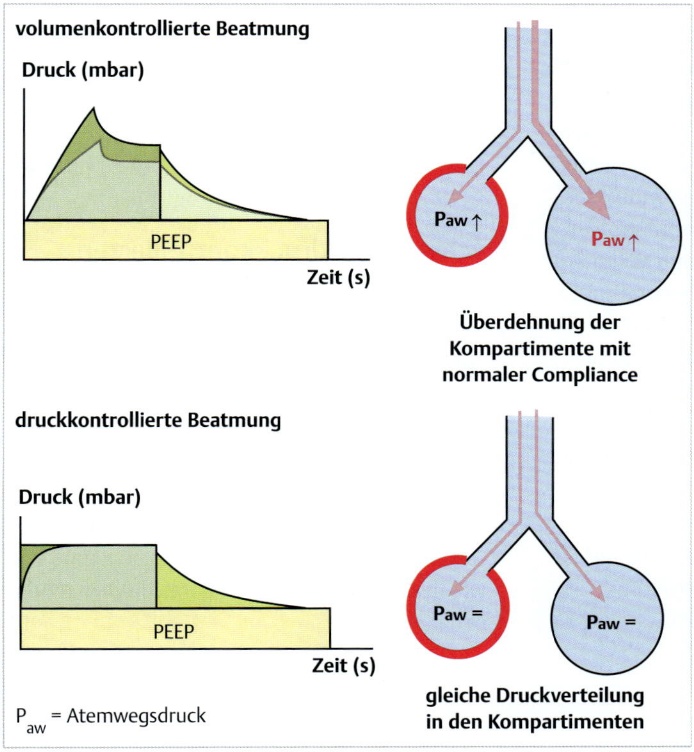

Abb. 4.37 Beatmung bei restriktiven Ventilationsstörungen. Auswirkungen einer volumen- und einer druckkontrollierten Beatmung an einem Zweikompartmentmodell bei restriktiven Ventilationsstörungen.

met werden *(⇨ „lungenprotektive Beatmung“)*. Aufgrund der unterschiedlichen Zeitkonstanten wird der vorgegebene Beatmungsdruck im schnelleren Kompartiment früher erreicht (s. ▶ Abb. 4.37). Das Kompartiment mit der niedrigeren Compliance wird schneller, jedoch mit weniger Atemgas gefüllt als das Kompartiment mit großer Zeitkonstante. Eine Überdehnung von Alveolen tritt ein, wenn – wie bereits oben erwähnt – der eingestellte Beatmungsdruck (= Pinsp) oberhalb des oberen Inflektionspunkts der Druck-Volumen-Kurve liegt (vgl. ▶ Abb. 2.14).

Vorteile der druckkontrollierten Beatmung

- Vermeidung hoher Beatmungsdrücke in der Lunge (Druckkonstanz):
  - Die Lunge wird mit dem am Respirator eingestellten Inspirationsdruck beatmet. Der Beatmungsdruck ist während der gesamten Inspirationszeit konstant.
- Verbesserung der Oxygenierung:
  - In dys- bzw. atelektatischen Lungenarealen wird der Inspirationsdruck (entspricht dem Plateaudruck der volumenkontrollierten Beatmung) bereits zu Beginn der Inspiration erreicht. Übersteigt der Inspirationsdruck den Alveolaröffnungsdruck, kommt es zur alveolären Rekrutierung (= Öffnen von dys- bzw. atelektatischen Lungenarealen). Demgegenüber wird bei der volumenkontrollierten Beatmung der Plateaudruck erst am Ende der Inspiration erreicht. Dies hat zur Folge, dass unter volumenkontrollierter Beatmung der Alveolaröffnungsdruck erst endinspiratorisch oder überhaupt nicht erreicht wird (abhängig von der Höhe des endinspiratorischen Plateaudrucks). *Folge:* Unter druckkontrollierter Beatmung steht mehr Zeit für alveoläre Rekrutierung zur Verfügung!
  - Aus demselben Grund ermöglicht eine druckkontrollierte Beatmung eine Beatmung mit höherem Mitteldruck (MAP) bei gleich hohen Inspirationsdrücken (Plateaudrücken).

M!

Merke

Die Oxygenierung ist primär eine Funktion des Beatmungsmitteldrucks (MAP).

- Verbesserung der Ventilation ⇨ Verbesserung der CO_2-Elimination.
- Dezelerierender Flow bewirkt homogenere Atemgasverteilung in der Lunge (kontroverse Diskussion!).
- Beatmungsform der Wahl bei Leckagen (bronchopleurale Fisteln, nicht blockbarer Tubus in der Pädiatrie) ⇨ Atemgasverluste werden durch automatische Flowerhöhung zur Aufrechterhaltung des eingestellten Inspirationsdrucks vom Respirator kompensiert.
- Beatmungsform der Wahl bei Verteilungsstörungen in der Lunge („kranke Lunge“) ⇨ Limitierung des Inspirationsdrucks vermindert die Gefahr der Überdehnung gut belüfteter Alveolen und verhindert das nachfolgende Überströmen von „Pendelluft“ in langsame Lungenkompartimente mit größerer Zeitkonstante.

M!

Merke

Druckkontrollierte Beatmung = lungenprotektive Beatmung.

Nachteile der druckkontrollierten Beatmung

- Verbesserung der Atemmechanik führt zu einer Zunahme des Atemhubvolumens mit der Gefahr der Überdehnung gesunder Lungenkompartimente *(Volutrauma)* sowie des Auftretens einer respiratorischen Alkalose.
- Verschlechterung der Atemmechanik führt zu einer Abnahme des Atemhubvolumens mit der Gefahr der Hypoventilation und Hypoxämie sowie des Auftretens einer respiratorischen Azidose.

Tab. 4.2 Zusammenfassung: volumenkontrollierte und druckkontrollierte Beatmung.

Beatmungsform	Freiheitsgrad	inspiratorischer Atemgasfluss
volumenkontrollierte Beatmung	Beatmungsdruck	konstant
druckkontrollierte Beatmung	Atemhubvolumen	dezelerierend

Indikationen für druckkontrollierte Beatmung

- Beatmung der kranken Lunge (⇨ obstruktive und restriktive Ventilationsstörungen)
- Schädel-Hirn-Trauma mit Thoraxtrauma (⇨ ARDS)
- isoliertes Schädel-Hirn-Trauma (⇨ Konstanz des venösen Rückflusses)
- postoperative Nachbeatmung
- intraoperative Beatmung der gesunden Lunge

Eine Zusammenfassung der wichtigsten Parameter für die volumenkontrollierte und die druckkontrollierte Beatmung gibt ▶ Tab. 4.2.

Druckregulierte, volumenkontrollierte Beatmung (PRVC = Pressure Regulated Volume Controlled Ventilation)

Synonyma

- APV = Adaptive Pressure Ventilation
- PC-CMV (Chatburn-Taxonomie)
- CMV-vtPC (Norm DIN EN ISO 19 223)

Definition

Die druckregulierte, volumenkontrollierte Beatmung ist eine druckkontrollierte Beatmung mit Volumengarantie (⇨ Hybridbeatmungsform).

Definition

Hybridbeatmung

Darunter versteht man eine druckkontrollierte Beatmungsform oder ein druckunterstütztes Spontanatmungsverfahren *mit Volumenkonstanz* (Volumengarantie [VG]):

- druckkontrollierte Beatmung mit VG: PRVC, Autoflow, APV, BiLevel VG
- druckunterstützte Spontanatmung mit VG: Volume Support (VS), dynamische Druckunterstützung (Dyn PSV)

Die Getinge/Maquet-Intensivrespiratoren vom Typ Servo verfügen über diese Beatmungsform. Bei den Hamilton-Respiratoren G5/C6 wird diese Atemhilfe *„Adaptive Pressure Support" (APV)* genannt. Diese Beatmungsverfahren arbeiten alle nach dem gleichen Regelprinzip.

Bei den Getinge/Maquet-Intensivrespiratoren vom Typ Servo ist die Kombination mit der Beatmungsoption „Automode" möglich, da bei einsetzender Spontanatmung der Respirator automatisch auf die augmentierende Atemhilfe „Volume Support" (VS) umschaltet (vgl. dazu Kap. 4.3.6).

Funktionsprinzip

Ziel dieser Beatmungsform ist es, Volumenkonstanz bei möglichst niedrigem Inspirationsdruck zu gewährleisten.

Das Funktionsprinzip basiert auf einer volumengeregelten Technik, bei der der Inspirationsflow und der Inspirationsdruck automatisch so geregelt werden, dass unter Aufrechterhaltung eines vorgegebenen Atemhubvolumens ein möglichst niedriger Inspirationsdruck (Pinsp) resultiert. Der Inspirationsdruck passt sich den atemmechanischen Veränderungen der Lunge (Compliance, Resistance) innerhalb bestimmter, vom Anwender vorgegebener Druckgrenzen („Sicherheitsfenster") automatisch an.

Der Patient kann bei eingestelltem Trigger die mandatorischen Atemhübe selbst auslösen. Löst der Patient den Triggermechanismus (Druck- oder Flowtriggerung) aus, kann PRVC (in Analogie zur AC-Ventilation) auch zu den augmentierenden Beatmungsformen gezählt werden (vgl. Kap. 4.3.6).

Merke

PRVC ermöglicht zwar eine patientengetriggerte Beatmung, aber keine ungehinderte Spontanatmung unabhängig vom mandatorischen Atemzyklus.

Dies ist auch der wesentliche Unterschied zu den augmentierenden Beatmungsformen *Autoflow* (Dräger-Intensivrespiratoren vom Typ Evita) und *BiLevel-VG* bzw. *Dynamic BiLevel* (GE Healthcare Carestation/Carescape R860 bzw. Löwenstein Medical Intensivrespirator Elisa), welche eine ungehinderte Spontanatmung unabhängig vom mandatorischen Atemzyklus zulassen.

Atemhubvolumen (= Zielvolumen) und *Atemfrequenz* werden am Respirator eingestellt. Der *Inspirationsdruck* ist *variabel (⇨ automatische Druckadaptierung)* und wird während der gesamten Inspirationsdauer konstant gehalten. Der *inspiratorische Flow* verläuft dezelerierend.

Merke

Einstellgrößen am Respirator bei druckregulierter, volumenkontrollierter Beatmung

- Atemhubvolumen (VT)
- Atemfrequenz (f)
- positiver endexspiratorischer Druck (PEEP)
- I:E-Verhältnis oder Inspirationszeit (Tinsp)
- Druckanstiegsgeschwindigkeit („Rampe")
- inspiratorische Sauerstoffkonzentration (FiO_2)
- Triggerschwelle

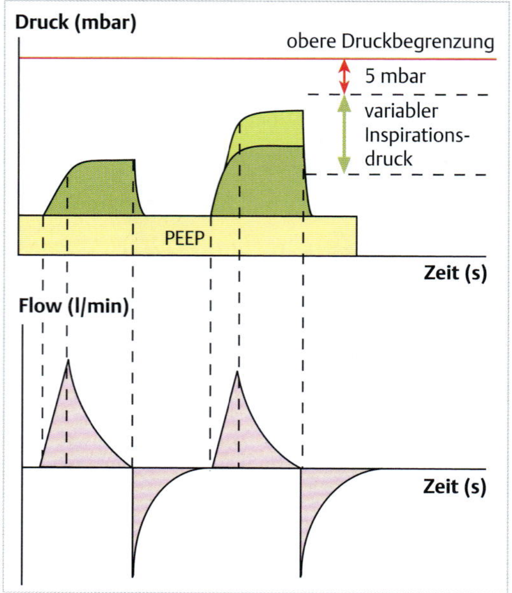

Abb. 4.38 Druckregulierte, volumenkontrollierte Beatmung (PRVC).

Die Höhe des Inspirationsdrucks ist indirekt proportional zur Compliance bzw. direkt proportional zur Resistance. Bei einer Abnahme der Compliance ist demnach ein höherer Druck notwendig, um das eingestellte Atemhubvolumen zu applizieren. Der Respirator stimmt die Höhe des Inspirationsdrucks kontinuierlich auf Compliance- bzw. Resistanceveränderungen ab. Fällt das gemessene Atemhubvolumen *(= „Istwert")* unter das voreingestellte Volumen *(= „Sollwert")*, wird automatisch das inspiratorische Druckniveau in kleinen Schritten von maximal 3 mbar so lange nachgeregelt, bis das voreingestellte Atemhubvolumen wieder verabreicht wird. Dabei liegt der *maximale Inspirationsdruck* 5 mbar unter der voreingestellten „oberen Druckbegrenzung" (▶ Abb. 4.38).

Die obere Druckbegrenzung wird üblicherweise auf 35 mbar eingestellt, d. h., der maximal erreichbare Inspirationsdruck beträgt demnach 30 mbar. Ab diesem Druckniveau besteht wieder eine „druckkontrollierte Beatmung" mit dem Atemhubvolumen als Freiheitsgrad. Der Respirator gibt Alarm, am Display erscheint die Alarmmeldung *„Begrenzter Druck"*. Der Atemhub wird zwar verabreicht, aber das Atemhubvolumen ist niedriger als voreingestellt.

Bei Erreichen der oberen Druckbegrenzung schaltet der Respirator auf Exspiration (übergeordnete Drucksteuerung!) und gibt die Alarmmeldung *„Hoher Beatmungsdruck"*.

Vorteile der druckregulierten, volumenkontrollierten Beatmung

Der Vorteil dieser Beatmungsform besteht in der Applikation eines konstanten Atemhub- bzw. Atemminutenvolumens (CO_2-Konstanz) bei möglichst niedrigen Inspirationsdrücken.

Bei Verbesserung der Atemmechanik wird die Druckunterstützung automatisch reduziert, sodass eine unbeabsichtigte Überdehnung gut belüfteter Lungenkompartimente durch zu hohe Tidalvolumina vermieden wird (⇨ lungenprotektiver Effekt).

Nachteile der druckregulierten, volumenkontrollierten Beatmung

Die Gefahr der automatischen Druckanpassung besteht darin, dass auf pathologische Veränderungen der Atemmechanik (z. B. durch Sekretretention) aufgrund der Eigendynamik des Respirators erst verzögert reagiert werden kann, insbesondere wenn die obere Druckbegrenzung nicht entsprechend niedrig eingestellt ist.

Zur Erhöhung der Patientensicherheit ist die *„obere Druckbegrenzung"* immer möglichst eng einzustellen (vgl. Kap. 7)!

Der klinische Stellenwert einer solchen Beatmungsform ist eine Frage der Beatmungsphilosophie.

4.3.5 Maßnahmen zur Verbesserung der Oxygenierung

PIF: Maß für die Beatmungsinvasivität

Die Oxygenierung kann durch Modifikation des Beatmungsmusters verbessert werden. Folgende 3 Oxygenationsparameter können verändert werden:

1. FiO_2 (symptomatische Therapie!)
2. PEEP
3. I:E-Verhältnis ⇨ IRV (= Inverse Ratio Ventilation)

PEEP und IRV führen zu einer Erhöhung des *Beatmungsmitteldrucks (MAP)* und stellen ein kausales Behandlungskonzept in der Therapie von Atelektasen dar.

Die Beatmungsinvasivität wird durch die 3 Parameter PEEP, I:E-Verhältnis und FiO_2 bestimmt:

$$PIF = PEEP \times I : E \times FiO_2$$

Beispiele:

10 × 2 (entspricht einem I:E von 2:1) × 1,0 = 20
5 × 0,5 (entspricht einem I:E von 1:2) × 0,4 = 1

Inspiratorische Sauerstoffkonzentration (FiO_2)

Die Erhöhung der inspiratorischen Sauerstoffkonzentration (FiO_2 = inspiratorische Sauerstofffraktion) stellt eine symptomatische Substitutionstherapie dar.

> **Merke**
>
> Die inspiratorische Sauerstoffkonzentration soll so hoch wie erforderlich und so gering wie möglich gewählt werden!

Inspiratorische Sauerstoffkonzentrationen > 60 % (0,6) über einen längeren Zeitraum (> 24 h) können *infolge Sauerstofftoxizität* (⇨ Bildung freier Sauerstoffradikale) zu einer beatmungsinduzierten Lungenschädigung führen. Die Auswirkungen der O_2-Toxizität werden im Kap. 6 besprochen.

Beatmung mit erhöhtem positivem endexspiratorischem Druck (PEEP = Positive Endexpiratory Pressure)

Definition

Unter einem positiven endexspiratorischen Druck (PEEP) versteht man den unter maschineller Atemhilfe am Ende der Exspiration in den Atemwegen herrschenden positiven Druck.

Der Patient atmet nicht mehr bis zum Druckausgleich null aus, sondern es wird mittels eines PEEP-Ventils ein in Bezug zum atmosphärischen

Druck positiver Druck während der gesamten Exspirationsdauer in der Lunge aufrechterhalten (s. ▶ Abb. 4.30b).

Der Begriff PEEP wird meistens im Zusammenhang mit kontrollierter oder augmentierter Beatmung verwendet. Spontanatmung mit kontinuierlich positivem Atemwegsdruck wird als CPAP (= Continuous Positive Airway Pressure) bezeichnet.

Die Höhe des PEEP-Niveaus wird am Respirator durch die Einstellgröße „PEEP" reguliert. Dieser am Beatmungsgerät eingestellte externe PEEP-Wert ist eine statische Druckgröße, die gleichmäßig über der ganzen Lunge wirkt *(= „All over PEEP")*.

Wirkungen von PEEP

Verbesserung der Oxygenierung (PaO_2 ⇧) durch

- Verbesserung des Ventilations-/Perfusionsverhältnisses,
- Vermeidung des endexspiratorischen Alveolarkollapses *(„Airway Closure")*.
- Offenhalten kollapsgefährdeter Lungenkompartimente (⇨ Vermeidung von alveolärer Derekrutierung),
- Vergrößerung der funktionellen Residualkapazität (FRC) ⇨ Vergrößerung der Gasaustauschfläche,
- Abnahme des intrapulmonalen Rechts-Links-Shunts.

> **Merke**
>
> Aus atemphysiologischen Überlegungen sollte bei jedem beatmeten Patienten, auch bei gesunder Lunge (⇨ Narkosebeatmung), zur Aufrechterhaltung der funktionellen Residualkapazität ein PEEP von 5–10 mbar am Respirator eingestellt werden.

Bei der initialen PEEP-Einstellung muss berücksichtigt werden, ob der Patient

- hypovoläm oder normovoläm,
- adipös oder normalgewichtig,
- lungenkrank oder lungengesund ist.

Initiale PEEP-Werte ≥ 8–10 mbar sind bei jenen Patienten indiziert, bei denen eine klinisch relevante herabgesetzte funktionelle Residualkapazität (FRC) vorliegt (z. B. Adipositas, ARDS). Die pathophysiologische Erklärung einer solchen Beatmungsstrategie besteht darin, dass der weiteren Ausbildung v. a. dorsobasaler Atelektasen entgegengewirkt wird. In diesem Fall bewirkt der initial höhere PEEP die Aufrechterhaltung von Gasaustauschfläche (FRC). Bei Besserung des pulmonalen Gasaustausches wird der PEEP in 2-mbar-Schritten wieder reduziert.

Vor allem nach *zwerchfellnahen Operationen* (Oberbaucheingriffen sowie herz-/thoraxchirurgischen Eingriffen) besteht eine erhöhte Atelektasenneigung. Die postoperative Anwendung von PEEP/CPAP stellt eine Beatmungsstrategie dar, um kollabierte Alveolarkompartimente durch den erhöhten Atemwegsmitteldruck zu rekrutieren und offenzuhalten [15].

Beim *akuten Lungenversagen (ARDS)* besteht die Wirkung von PEEP im *Offenhalten* von Alveolen. In computertomografischen Untersuchungen konnte gezeigt werden, dass bei der ARDS-Lunge ein von ventral nach dorsal zunehmender Atemwegsdruck notwendig ist, um die Alveolen gegen die darüber liegenden Lungenstrukturen offenzuhalten. Dieser notwendige Gegendruck liegt für die basalen Lungenabschnitte bei 12–15 mbar ([15], [16]). Für das Öffnen *(= alveoläre Rekrutierung)* von Atelektasen benötigt man entsprechend hohe Inspirationsdrücke (vgl. Kap. 10.1) [17].

> **Merke**
>
> „Inspirationsdruck öffnet die Lunge,
> PEEP hält die Lunge offen."

Der PEEP ist der niedrigste Druck in der Lunge während des gesamten Atemzyklus.

> **Info**
>
> In der intensivmedizinischen Praxis kommen PEEP-Werte bis zu 20 mbar (in Einzelfällen auch > 20 mbar) zur Anwendung.

Indikationen für eine Atemhilfe mit erhöhtem PEEP

Narkosebeatmung:

- laparoskopische und andere Operationen mit erhöhtem intraabdominellem Druck unterschiedlicher Genese (⇨ Adipositas, Ileus, Aszites)
- Oberbauchchirurgie
- Herz-/Thoraxchirurgie
- Operationen am Hals (Schilddrüsenoperationen, Karotis-Desobliterationen ⇨ Vorbeugung einer Luftembolie bei unbeabsichtigter Eröffnung von Halsvenen)

Intensivbeatmung:

- postoperative Gasaustauschstörungen (⇨ Oberbaucheingriffe, Herz-/Thoraxchirurgie)
- posttraumatische Gasaustauschstörungen (⇨ Lungenkontusionen)
- Thoraxtrauma – instabiler Thorax (⇨ „pneumatische Schienung“)
- Pneumonien
- kardiogenes Lungenödem (⇨ „Nitroeffekt“)
- akutes Lungenversagen (ARDS) unterschiedlicher Genese
- Respiratory Distress Syndrome (RDS) des Neugeborenen

Krankheitsbilder, bei denen ein erhöhter PEEP nur mit Vorsicht angewendet werden darf

- Hypovolämie (⇨ zuerst hämodynamische Stabilisierung!)
- obstruktive Ventilationsstörungen (⇨ PEEPe muss < PEEPi sein!)
- Bronchopleurale Fistel
- Schädel-Hirn-Trauma (⇨ Hirndrucksteigerung unter höherem PEEP möglich!)
- Pulmonalembolie (⇨ Zunahme der rechtsventrikulären Nachlast!)
- akute pulmonale Hypertonie anderer Genese (⇨ Zunahme der rechtsventrikulären Nachlast!)
- intrakardiale Herzvitien (⇨ Shuntumkehr mit akuter Hypoxämie unter PEEP möglich!)

Kontraindikationen für eine maschinelle Atemhilfe mit PEEP

- Hämorrhagischer Schock (⇨ zuerst hämodynamische Stabilisierung!)

Nebenwirkungen von PEEP

Die Nebenwirkungen einer Atemhilfe mit PEEP können in pulmonale und hämodynamische Nebenwirkungen unterteilt werden (vgl. Kap. 6) ([15], [18]).

4

Hämodynamische Nebenwirkungen

- Erhöhung des intrathorakalen Drucks ⇨
- Erhöhung des zentralvenösen Drucks (ZVD ⇧)
- Verminderung des venösen Rückstroms zum Herzen (Vorlastsenkung ⇩)
- Abfall des Schlagvolumens (SV ⇩)
- Abfall des Herzzeitvolumens (HZV ⇩)
- Abnahme der Organperfusion (Nieren-, Leber-, Splanchnikusdurchblutung ⇩)
- Anstieg des intrakraniellen Drucks ⇧ (Verminderung des venösen Abstroms aus den Jugularvenen)

Die hämodynamischen Nebenwirkungen einer Atemhilfe mit PEEP sind v. a. abhängig

- vom Volumenstatus (Vorliegen einer Hypo-, Normo- oder Hypervolämie) und
- von der Compliance des respiratorischen Systems.

Dem Abfall des Herzzeitvolumens kann durch folgende Maßnahmen entgegengewirkt werden:

- Durch Gabe von *Volumen* kann der venöse Rückstrom zum Herzen erhöht werden, wodurch das Herzzeitvolumen (HZV) wieder ansteigt (⇨ *Frank-Starling-Kurve*).
- Bei herabgesetzter kardialer Pumpfunktion kann durch die Gabe von *positiv inotropen Substanzen* (z. B. Dobutamin, Levosimendan, Phosphodiesterasehemmer) das HZV zusätzlich gesteigert werden.

Pulmonale Nebenwirkungen

Für die pulmonalen Nebenwirkungen ist die Höhe des PEEP-Niveaus von entscheidender Bedeutung, wobei nicht ein zu hoher PEEP, sondern v. a. ein *zu niedriger PEEP* zu einer beatmungsinduzierten Schädigung des Lungenparenchyms führt (vgl. Kap. 6).

Beim ARDS versteht man unter einem *zu niedrigen PEEP* einen PEEP unterhalb des *kritischen Alveolarverschlussdrucks* auf dem exspiratorischen Schenkel der Druck-Volumen-Schleife. Dies führt zu einem atemzyklischen endexspiratorischen Kollabieren und inspiratorischen Öffnen von Alveolarkompartimenten *(„tidale Rekrutierung")* mit Auftreten von *Scherkräften* zwischen ventilierten und nicht ventilierten Lungenarealen mit konsekutiver Lungenschädigung *(Atelektatrauma)* [19]. Der atemzyklusabhängige endexspiratorische Alveolarkollaps führt funktionell zu einem *„Shunt in Time"* mit Verschlechterung der Oxygenierung.

Merke M!

- Unter druckkontrollierter Beatmung kann die alleinige Erhöhung des PEEP-Niveaus zu keiner Überdehnung von Alveolen *(„Overstrain")* führen, da der PEEP der niedrigste Druck in der Lunge während des gesamten Atemzyklus ist!
- Eine *Überdehnung* von Alveolen ist immer auf einen *zu hohen Inspirationsdruck (Plateaudruck)* zurückzuführen, d. h. auf einen Inspirationsdruck, der oberhalb des oberen Inflektionspunkts auf der Druck-Volumen-Kurve liegt.

Die Auswirkungen eines hohen PEEP-Niveaus auf das Lungenparenchym sind demnach von der Beatmungsform und den atemmechanischen Eigenschaften der Lunge abhängig:

- Bei *volumenkontrollierter Beatmung* führt jede Erhöhung des PEEP-Werts auch zu einer Erhöhung des endinspiratorischen Spitzen- und Plateaudrucks (⇨ Freiheitsgrad!). Wird dabei der endinspiratorische Plateaudruck in den flachen Teil des Druck-Volumen-Diagramms verlagert, kommt es zu einer Überdehnung von Alveolen mit konsekutiver Zunahme der Totraumventilation und Parenchymschädigung der Lunge (▶ Abb. 4.39a) [20].

Als Faustregel kann empfohlen werden, dass bei Erhöhung des PEEP über 10 mbar das Atemhubvolumen pro Millibar PEEP-Steigerung um ein Zehntel gesenkt und die Atemfrequenz kompensatorisch erhöht wird [21].

Auch anhand der *Druck-Volumen-Schleife* können bei volumenkontrollierter Beatmung Überdehnungsphänomene infolge endinspiratorischer Abflachung des inspiratorischen Schenkels erkannt werden (▶ Abb. 4.39b) [22].

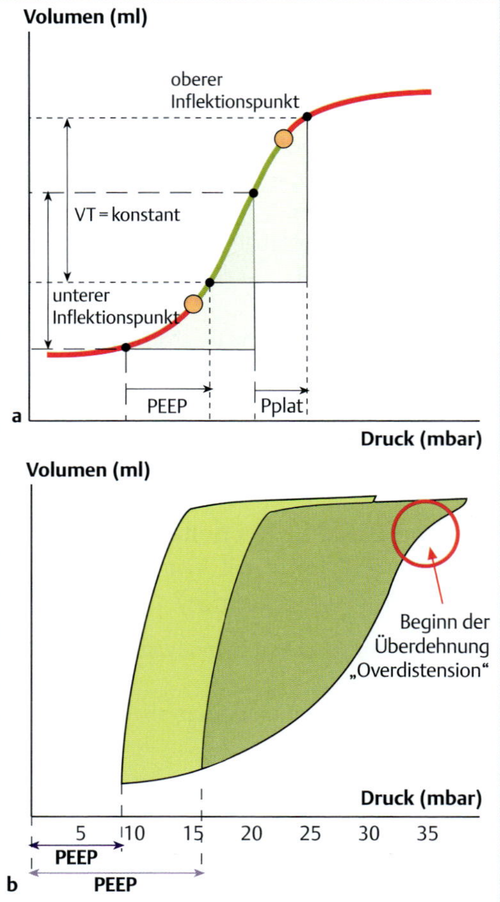

Abb. 4.39 Druck-Volumen-Beziehung unter volumenkontrollierter Beatmung.
a Druck-Volumen-Diagramm: Alveolarüberdehnung durch PEEP-Steigerung.
b Dynamische Druck-Volumen-Schleife (Pressure-Volume-Loop) bei unterschiedlichen PEEP-Niveaus: Alveolarüberdehnung durch PEEP-Steigerung.

- Bei *druckkontrollierter Beatmung* führt die *alleinige Erhöhung des PEEP-Niveaus* zu *keiner Überdehnung der Alveolen*, da bei dieser Beatmungsform der Inspirationsdruck konstant bleibt. Jede PEEP-Erhöhung führt bei gleich bleibendem Inspirationsdruck jedoch zu einer Veränderung der Ventilation infolge Abnahme des Atemhubvolumens (▶ Abb. 4.40).

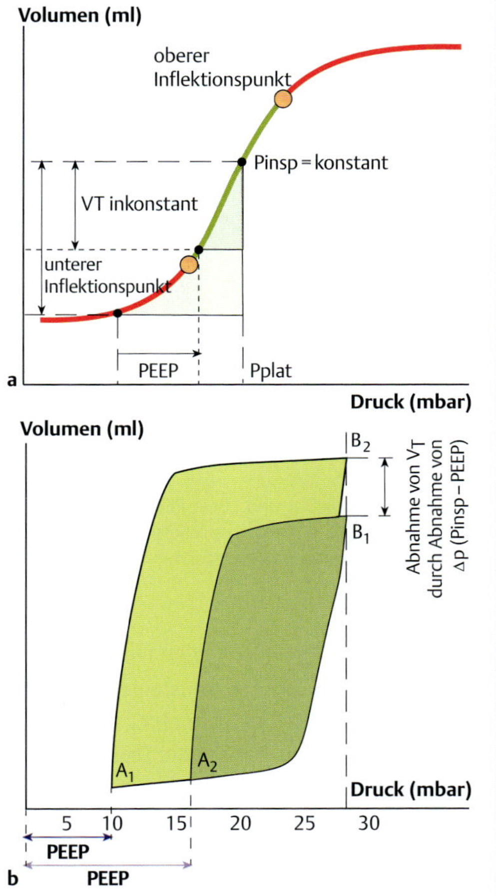

Abb. 4.40 Druck-Volumen-Beziehung unter druckkontrollierter Beatmung.
a Druck-Volumen-Diagramm: keine Alveolarüberdehnung durch PEEP-Steigerung.
b Dynamische Druck-Volumen-Schleife (Pressure-Volume-Loop) bei unterschiedlichen PEEP-Niveaus: keine Alveolarüberdehnung durch PEEP-Steigerung.

Methoden der PEEP-Optimierung („Best-PEEP-Konzepte")

Die PEEP-Optimierung kann nach mehreren Kriterien erfolgen:

- Sauerstofftransportkapazität (⇨ O_2-Angebot)
- Gasaustausch (⇨ PaO_2 und $PaCO_2$)
- Atemmechanik (⇨ Compliance des respiratorischen Systems)
- transpulmonaler Druck
- endexspiratorisches Lungenvolumen (⇨ funktionelle Residualkapazität)
- Elektrische Impedanztomografie (EIT)
- Stress-Index

Bei der PEEP-Optimierung werden 2 Verfahren unterschieden:

- aufsteigende PEEP-Reihe *(„Incremental PEEP-Trial")*:
  - Ausgehend von einem niedrigen PEEP-Niveau erfolgt die Erhöhung des PEEP-Niveaus in 2- bis 3-mbar-Stufen in Abhängigkeit von der hämodynamischen Stabilität und dem Schweregrad des akuten Lungenversagens.
  - Ermittlung des besten Gasaustausches und der besten Compliance des respiratorischen Systems.
  - Ermittlung des unteren Inflektionspunkts am inspiratorischen Schenkel der Druck-Volumen-Schleife.
- Absteigende PEEP-Reihe *(„Decremental PEEP-Trial")*:
  - Ausgehend von einem hohem PEEP-Niveau > 20 mbar wird der PEEP in 2-mbar-Stufen erniedrigt.
  - Ermittlung des besten Gasaustausches und der besten Compliance des respiratorischen Systems.
  - Ermittlung des kritischen Alveolarverschlussdrucks am exspiratorischen Schenkel der Druck-Volumen-Schleife.

> **Merke**
>
> - Der „optimale PEEP" muss für jeden Patienten individuell ermittelt werden.
> - Vor einem *„PEEP-Trial"* muss der Patient hämodynamisch stabilisiert werden!

4

PEEP-Optimierung nach Sauerstofftransportkapazität

Bei dieser Methode orientiert sich die Höhe des PEEP-Niveaus an der Sauerstofftransportkapazität (DO_2 = Oxygen Delivery). Bei Erhöhung des PEEP-Werts in Stufen von 2–3 mbar steigt die Sauerstofftransportkapazität infolge Zunahme des arteriellen Sauerstoffgehalts zunächst an, fällt jedoch bei weiterer Erhöhung infolge PEEP-induzierter Abnahme des Herzminutenvolumens wieder ab.

Als *„Best-PEEP"* ist jener PEEP-Wert definiert, bei dem die *Sauerstofftransportkapazität* das *Maximum* durchläuft. Bei diesem Wert ist meistens auch die Compliance des respiratorischen Systems am höchsten (► Abb. 4.41) [23].

> **Merke**
>
> „Best-PEEP" = PEEP, bei dem die DO_2 am höchsten ist.

PEEP-Optimierung nach Gasaustauschkriterien

Bei dieser Methode erfolgt die PEEP-Optimierung entweder als auf- oder absteigende PEEP-Reihe (*Incremental* oder *Decremental PEEP-Trial*). Nach Erhöhung oder Erniedrigung des PEEP-Niveaus in 2- bis 3-mbar-Stufen wird der Effekt auf den PaO_2 *und* den $PaCO_2$ in der Blutgasanalyse gemessen.

Der *arterielle Sauerstoffpartialdruck (PaO_2)* sollte nicht als alleiniger „Goldstandard" für die PEEP-Optimierung verwendet werden, da die Oxygenierung nicht nur von der alveolären Rekrutierung, sondern auch maßgeblich von der Hämodynamik (⇨ Herzzeitvolumen, Volumenstatus) und der hypoxischen pulmonalen Vasokonstriktion abhängt [24].

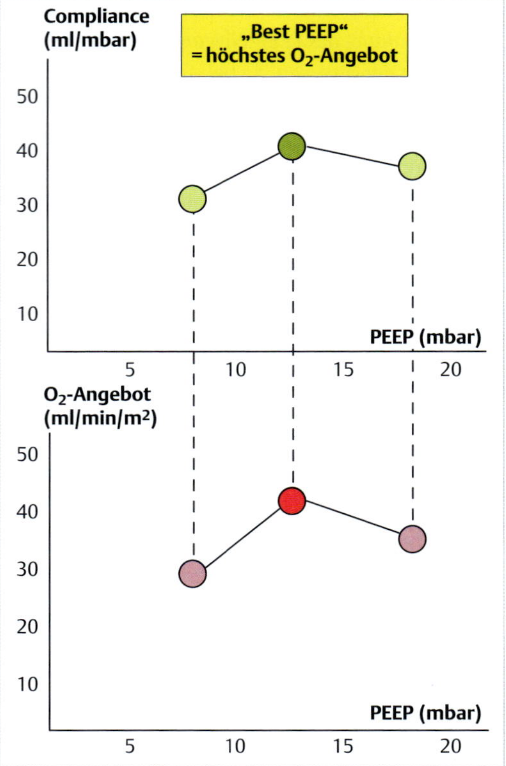

Abb. 4.41 O_2-Angebot und „Best-PEEP". Beziehung zwischen PEEP, Sauerstofftransportkapazität und Compliance des respiratorischen Systems.

Voraussetzung für einen *„PEEP-Trial"* nach Gasaustauschkriterien ist eine konstante Ventilation, um den $PaCO_2$ als Surrogatparameter für Totraumventilation anwenden zu können. Dies hat für die Praxis folgende Konsequenzen:

Wird die PEEP-Optimierung unter druckkontrollierter Beatmung (PCV) durchgeführt, muss mit jeder Veränderung des PEEP-Niveaus auch der Inspirationsdruck (Pinsp) um denselben Wert verändert werden, um die Druckamplitude (= Pinsp minus PEEP) und damit die Ventilation konstant zu halten (⇨ Kopplung von Pinsp und PEEP). Wird am Respirator der Inspirationsdruck als absoluter Druck eingestellt (z. B. BIPAP-Modus), kann bei Gerätetypen der jüngeren Bauart die Kopplung von Pinsp und PEEP manuell am Respirator aktiviert werden.

Führt eine PEEP-Erhöhung zu einem Abfall des $PaCO_2$, so ist dies ein Zeichen für eine gesteigerte alveoläre Ventilation *(⇨ „alveoläre Rekrutierung“)*. Steigt hingegen durch eine PEEP-Erhöhung der $PaCO_2$ an, ist dies Ausdruck einer gesteigerten Totraumventilation durch Überblähung von belüfteten Alveolen mit konsekutiver Minderperfusion infolge Kapillarkompression.

Merke

Ein Anstieg des $PaCO_2$ bzw. des arterioendexspiratorischen CO_2-Gradienten ($PaCO_2$ minus $PetCO_2$) während eines *„PEEP-Trials“* ist Ausdruck einer gesteigerten funktionellen Totraumventilation durch Überblähung belüfteter Lungenkompartimente bei gleichzeitiger alveolärer Minderperfusion infolge Kapillarkompression.

Cave

Beste Oxygenierung darf nicht mit bester Lungenprotektion gleichgesetzt werden!

Merke

„Best-PEEP“ = höchster PaO_2 bei niedrigstem $PaCO_2$ unter konstanter Druckamplitude.

PEEP-Einstellung nach einer FiO_2/PEEP-Tabelle

Bei leichtem Lungenversagen mit einem Oxygenierungsindex (PaO_2/FiO_2) zwischen > 200 und < 300 mmHg kann die initiale orientierende PEEP-Einstellung nach einer ***Low-PEEP/FiO_2-Tabelle*** entsprechend den amerikanischen ARDS-Network-Studien erfolgen (▶ Tab. 4.3) ([25], [26]).

Bei moderaten oder schwerem Lungenversagen mit Oxygenierungsindizes (PaO_2/FiO_2) < 200 bzw. < 100 mmHg kann die initiale orientierende PEEP-Einstellung nach einer ***„High-PEEP/FiO_2-Tabelle“*** erfolgen (▶ Tab. 4.4).

Info

Für eine individualisierte PEEP-Optimierung ist das Konzept einer fixen Kombination von PEEP und FiO_2 nicht geeignet, da diese Tabellen nicht auf pathophysiologischen Prinzipien beruhen und infolgedessen weder atemmechanische Eigenschaften noch einen erhöhten intraabdominellen Druck berücksichtigen.

Tab. 4.3 Low-PEEP-FiO_2-Tabelle [26], [27].

Parameter	Kombination aus FiO_2 und PEEP													
FiO_2 (%)	0,3	0,4	0,4	0,5	0,5	0,6	0,7	0,7	0,7	0,8	0,9	0,9	0,9	1,0
PEEP (mbar)	5	5	8	8	10	10	10	12	14	14	14	16	18	20–24

Tab. 4.4 High-PEEP-FiO_2-Tabelle [26].

Parameter	Kombination aus FiO_2 und PEEP													
FiO_2 (%)	0,3	0,3	0,3	0,3	0,3	0,4	0,4	0,5	0,5	0,5–0,8	0,8	0,9	1,0	1,0
PEEP (mbar)	5	8	10	12	14	14	16	16	18	20	22	22	22	24

4

PEEP-Optimierung nach atemmechanischen Kriterien

Bei der aufsteigenden PEEP-Reihe wird der PEEP in 2- bis 3-mbar-Schritten (⇨ Titration des PEEP-Werts zwischen 5 und 20 mbar) in regelmäßigen Zeitabständen erhöht und bei jeder PEEP-Stufe die Compliance des respiratorischen Systems berechnet (⇨ repetitive Complianceberechnungen). Man spricht daher auch von einem *„Best-of-Compliance-Manöver"*.

Auf der *Druck-Volumen-Kurve* liegt der *„Best-PEEP"* oberhalb des unteren Inflektionspunkts, d. h. etwa 2–4 mbar darüber, im steilen (linearen) Abschnitt. Bei diesem PEEP-Wert ist auch die Compliance des respiratorischen Systems am höchsten (▶ Abb. 4.42) ([24], [28], [29]).

> **Merke** M!
>
> „Best-PEEP" = PEEP > unterer Inflektionspunkt (= beste Compliance des respiratorischen Systems).

Bei der absteigenden PEEP-Reihe wird der PEEP in 2-mbar-Schritten (*Titration des PEEP-Werts* beginnend bei 20–25 mbar) erniedrigt. Dabei wird idealerweise unter kontinuierlichem Blutgasmonitoring die Oxygenierung beobachtet. Ein plötzlicher Abfall des PaO_2 deutet auf ein Unterschreiten des kritischen Alveolarverschlussdrucks *(Derecruitment Pressure)* am *exspiratorischen Schenkel* der Druck-Volumen-Schleife hin [30].

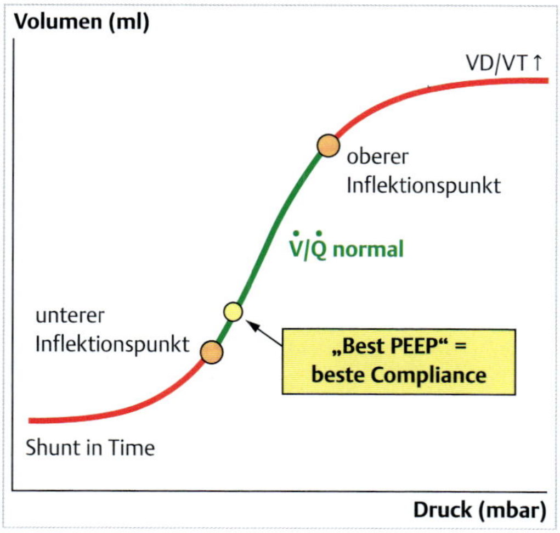

Abb. 4.42 Compliance und „Best-PEEP". PEEP-Optimierung nach atemmechanischen Kriterien. Der „Best-PEEP" liegt etwa 2–4 mbar über dem unteren Inflektionspunkt auf der Druck-Volumen-Kurve.

> **Merke** M!
>
> „Best-PEEP" = PEEP > kritischer Alveolarverschlussdruck.

Eine Methode zur Berechnung des unteren und des oberen Inflektionspunkts sowie das Niedrigflussmessmanöver zur PEEP-Optimierung (Low-Flow-Technik) werden im Kap. 10.1 genau beschrieben.

Die Frage, in welchen Zeitabständen die PEEP-Steigerung im Rahmen eines „PEEP-Trials" erfolgen soll, kann nicht eindeutig beantwortet werden und hängt von folgenden Faktoren ab:

- Hämodynamische Stabilität (⇨ „je stabiler, umso kürzer").
- Schweregrad des akuten Lungenversagens (⇨ „je schwerer, umso kürzer").
- *„PEEP-Response":* Während die Auswirkungen einer PEEP-Steigerung auf die Hämodynamik sofort beobachtet werden können (⇨ Vorsicht bei Hypovolämie), treten die pulmonalen Auswirkungen (⇨ alveoläre Rekrutierung) erst zeitverzögert ein *(⇨ Time depending Effect)*.

In der klinischen Praxis hat sich beim hämodynamisch stabilen Patienten eine PEEP-Steigerung in Zeitabständen von 15–30 min mit anschließender Blutgasanalyse bewährt.

> **Merke** M!
>
> - Solange sich während eines *„PEEP-Trials"* der Gasaustausch und die Compliance des respiratorischen Systems bessern sowie die Hämodynamik stabil bleibt, kann der PEEP weiter erhöht werden *(⇨ alveoläre Rekrutierung)*.

- Hat eine PEEP-Steigerung keinen Effekt auf den Gasaustausch und auf die Compliance des respiratorischen Systems, sollte vor einer neuerlichen PEEP-Reduktion länger als die oben erwähnten 30 min abgewartet werden, da der PEEP-Effekt *(⇨ alveoläre Rekrutierung)* erst zeitverzögert eintreten kann *(⇨ Time depending Effect)*.
- Führt die PEEP-Steigerung zu einer Verschlechterung des Gasaustausches und der Compliance des respiratorischen Systems *(⇨ alveoläre Überdehnung)* und/oder wird der Patient hämodynamisch instabil, muss der PEEP wieder erniedrigt werden (⇨ Überprüfung des Volumenstatus).

PEEP-Optimierung nach transpulmonalem Druck

Der transpulmonale Druck (Ptp; korrekterweise transpulmonaler Druckgradient) ist die Differenz zwischen dem Alveolardruck (Palv) und dem Pleuraldruck (Ppl).

$$Ptp = Palv - Ppl$$

Für das Offenhalten von Alveolen ist ein positiver transpulmonaler Druck notwendig. Eine intrapleurale (intrathorakale) Druckerhöhung infolge eines erhöhten intraabdominellen Drucks (z. B. bei Adipositas, Ileus, Aszites) führt zu einer Abnahme des transpulmonalen Drucks. Wird der transpulmonale Druck negativ, kommt es zum Alveolarkollaps (Atelektasen).

Merke

Der transpulmonale Druck ist die entscheidende Druckgröße für das Offenhalten von Alveolarkompartimenten.

Der *Ösophagusdruck* wird mit einer speziellen, kommerziell erhältlichen, nasal eingeführten Ballonsonde gemessen, die auch als Ernährungssonde verwendet werden kann (z. B. *Nutrivent*). Die Drucksonde wird entweder an den Respirator oder über einen Drucktransducer an den Hämodynamikmonitor angeschlossen.

Info

Der Ösophagusdruck ist ein valider Surrogatparameter für den Pleuraldruck [27].

Berechnung des endexspiratorischen transpulmonalen Drucks:

$$Ptp_{exp} = PEEP - Peso_{exp}$$

Voraussetzungen für die bettseitige Anwendung:

1. adäquate Lagerung des Patienten, d. h.:
   - Oberkörperhochlagerung von ≥ 30° ersatzweise möglich:
   - Rechts- oder Linksseitenlagerung
   - Bauchlagerung
2. Lagekontrolle des Messballons (Baydur-Test)
3. Austestung der adäquaten Ballonfüllung

Die Lagekontrolle des Messballons (▸ Tab. 4.4, ▸ Tab. 4.5 und ▸ Abb. 4.43) sowie die Austestung der individuellen notwendigen Ballonfüllung sind Grundvoraussetzungen für eine valide und reproduzierbare Ösophagusdruckmessung.

Der *Baydur-Test* dient der Kontrolle der adäquaten Positionierung des Ballons der Ösophagusdrucksonde durch Erfassung der Übertragung des Pleuradrucks auf das untere Drittel des Ösophagus. Ziel des Tests ist die Beurteilung der Qualität der Druckübertragung zwischen den Beatmungsdrücken und der indirekten Druckübertragung des Pleuradrucks auf den Ballon der Ösophagusdrucksonde (= Dämpfungsfaktor) [31].

Während eines „exspiratorischen Hold-Manövers" (Okklusionsmanöver) für etwa 10 Atemzyklen erfolgt ein Vergleich der atemzyklischen Druckschwankungen in den Atemwegen (ΔPaw) und im Ösophagus (ΔPeso) [32]. Als ein ideales Druckverhältnis gilt ein ΔPaw/ΔPeso von 1:1, d. h., die atemzyklischen Druckschwankungen im Ösophagus und in den Atemwegen sind gleich hoch, wobei Abweichungen von ± 20 % als tolerabel gelten.

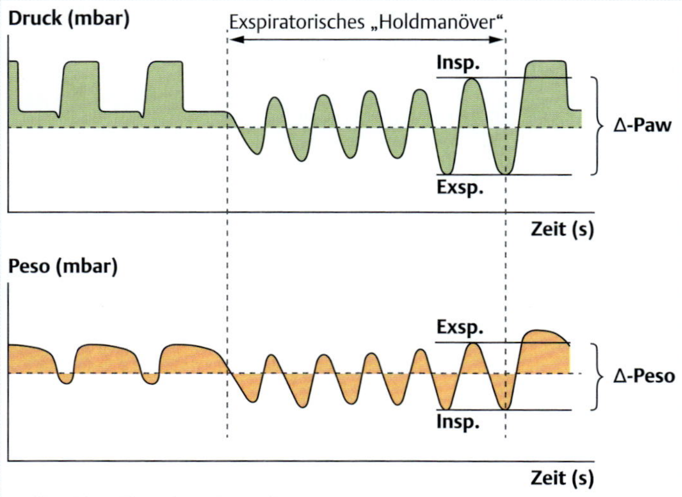

Abb. 4.43 Lagekontrolle des Messballons mittels eines exspiratorischen „Hold-Manövers“ (Baydur-Test).

Tab. 4.5 Lagekontrolle des Messballons mittels Baydurtest: Vorgehensweise.

bei Spontanatmung	bei mandatorischer Beatmung
• exspiratorisches „Hold-Manöver“ (Okklusionsmanöver) für etwa 10 Atemzüge ausführen • Spontanatmung hinsichtlich der Druckamplitude in den Atemwegen (ΔPaw) und und im Ösophagus (ΔPeso) beurteilen ⇨ • Vergleich der atemzyklischen Druckschwankungen in den Atemwegen (ΔPaw) und im Ösophagus (ΔPeso) • Höhe und Umfang der beiden Druckamplituden müssen ähnlich sein (⇨ maximaler Dämpfungsfaktor 20 %) oder • Verhältnis von ΔPeso zu ΔPaw von 0,8-1,2	• exspiratorisches „Hold-Manöver“ (Okklusions-Manöver) für etwa 10 Atemhübe ausführen • leichte manuelle Thoraxkompressionen (Drucktiefe des Brustbeins maximal 1 cm) durchführen • Druckamplituden in den Atemwegen (ΔPaw) und und im Ösophagus (ΔPeso) beurteilen ⇨ • Vergleich der atemzyklischen Druckschwankungen in den Atemwegen (ΔPaw) und im Ösophagus (ΔPeso) • Höhe und Umfang der beiden Druckamplituden müssen ähnlich sein (⇨ maximaler Dämpfungsfaktor 20 %) oder • Verhältnis von ΔPeso zu ΔPaw von 0,8-1,2

Als Zielbereich für das ΔPaw/ΔPeso-Verhältnis gelten somit Werte zwischen 0,8 und 1,2.

Beispiel:
ΔPaw/ΔPeso-Verhältnis: 0,9

Dieser Wert entspricht einer Abweichung der atemzyklischen Druckschwankungen in den Atemwegen und im Ösophagus von 10 %.

Praxis

Vorgehensweise zur Ermittlung des idealen Füllvolumens des Peso-Ballons der Ösophagusdrucksonde

Ziel:

Vermeidung falsch hoher oder falsch niedriger Ösophagusdruckwerte aufgrund einer inadäquaten Ballonfüllung und infolgedessen inadäquaten Druckweiterleitung

Vorgehensweise:

- Peso-Ballon entleeren
- Peso-Ballon mit 2 ml füllen
- nach 5 Atemzügen/Atemhüben ΔPeso ($Peso_{insp}$ minus $Peso_{exp}$) notieren
- Peso-Ballon jeweils in 0,5 ml-Stufen weiter befüllen, bis maximales Ballonvolumen von 5 ml erreicht wurde
- nach jeweils 5 weiteren Atemzügen/Atemhüben ΔPeso ($Peso_{insp}$ minus $Peso_{exp}$) notieren
- jene 2 ΔPeso-Werte markieren, bei denen durch weitere Ballonfüllung *keine* ΔPeso-Erhöhung von mehr als 10 % erzielt wird
- **ideales Füllvolumen** = Füllvolumen des zweiten ΔPeso-Wertes, bei dem durch eine weitere Ballonfüllung keine signifikante ΔPeso-Erhöhung von mehr als 10 % erzielt wurde

Beispiel:

- Ballonfüllung: 1 ml ⇨ ΔPeso = 2,8 mbar
- Ballonfüllung: 2 ml ⇨ ΔPeso = 3,3 mbar
- **Ballonfüllung: 3 ml ⇨ ΔPeso = 3,4 mbar = ideale Ballonfüllung**
- Ballonfüllung: 4 ml ⇨ ΔPeso = 3,4 mbar
- Ballonfüllung: 5 ml ⇨ ΔPeso = 3,5 mbar

Die PEEP-Titration (*„PEEP-Trial“*) erfolgt als aufsteigende PEEP-Reihe (*„Incremental PEEP-Trial“*), indem der PEEP solange erhöht wird, bis der endexspiratorische transpulmonale Druck positiv wird (*Zielgröße:* ≥ 1 mbar) (▶ Abb. 4.44) [27].

Ein wesentliches Argument für die PEEP-Optimierung nach transpulmonalem Druck besteht darin, dass die Auswirkungen eines erhöhten intraabdominellen Drucks auf den Pleuraldruck berücksichtigt werden.

Merke

„Best-PEEP“ = PEEP, bei dem der endexspiratorische transpulmonale Druck positiv ist.

Merke

Ein klinisch relevanter Aspekt der PEEP-Optimierung nach transpulmonalem Druck besteht darin, dass die Auswirkungen eines erhöhten intraabdominellen Drucks (IAP = Intraabdominal Pressure) auf den Pleuraldruck berücksichtigt werden.

▶ Abb. 4.45 zeigt das Konzept der PEEP-Optimierung nach transpulmonalem Druck anhand von 2 Patienten, die mit gleich hohem PEEP beatmet werden.

In einer klinischen Studie an ARDS-Patienten wurde gezeigt, dass unter einer lungenprotektiven Beatmungsstrategie eine PEEP-Einstellung nach transpulmonalem Druck im Vergleich zu einer FiO_2-PEEP-Tabelle (= fixe Kombinationen aus FiO_2 und PEEP; s. ▶ Tab. 4.3) zu deutlich höheren „optimierten“ PEEP-Werten führte (17 vs. 10 mbar). Darüber hinaus wurde nachgewiesen, dass bei einem auf diese Weise „optimierten“ PEEP „sekundäre Outcomeparameter“ wie die Oxygenierung und die Compliance des respiratorischen Systems verbessert wurden. Bezogen auf den Schweregrad des ARDS fand sich ein klinisch signifikanter Zusammenhang zwischen der PEEP-Optimierung nach transpulmonalem Druck und der Überlebensrate der Patienten (17 vs. 39 %) [27]. Basierend auf diesen Daten kann daher eine FiO2-PEEP-Tabelle zur individualisierten PEEP-Optimierung nicht empfohlen werden, da pathophysiologische Kriterien wie die Atemmechanik oder der intraabdominelle Druck in keiner Weise Beachtung finden.

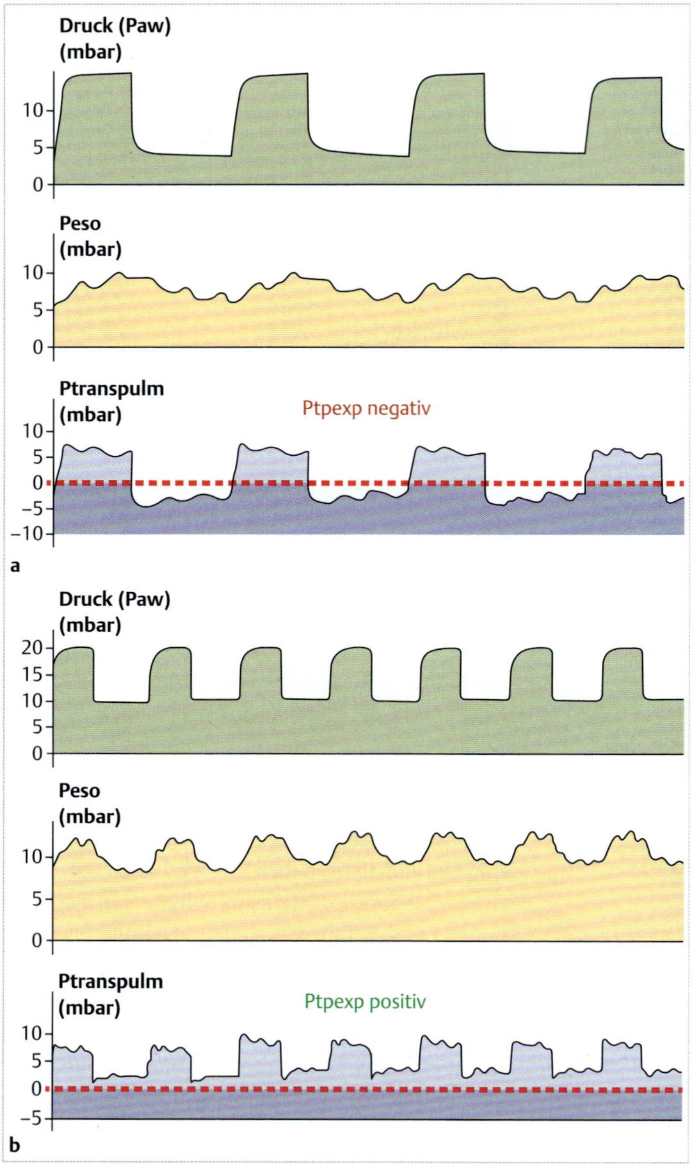

Abb. 4.44 PEEP-Optimierung nach transpulmonalem Druck.
- **a** Vor PEEP-Optimierung: Der endexspiratorische transpulmonale Druck ist negativ.
- **b** Nach PEEP-Optimierung: „Best-PEEP" ist der PEEP, bei dem der endexspiratorische transpulmonale Druck positiv ist.

Die transpulmonale Druckmessung ermöglicht es, das Risiko sowohl eines Atelektatraumas als auch eines Volu-/Barotraumas besser abzuschätzen, da nicht nur die atemmechanischen Größen Resistance und Compliance, sondern auch der intraabdominelle Druck bei der Einstellung der Beatmungsdrücke berücksichtigt werden [27].

PEEP-Optimierung nach funktioneller Residualkapazität (FRC)

Die Bestimmung der FRC am beatmeten Patienten ermöglicht den direkten Nachweis von alveolärer Rekrutierung.

Im GE-Healthcare Intensivrespirator *Carestation/Carescape R860* kann die FRC unter klinischen

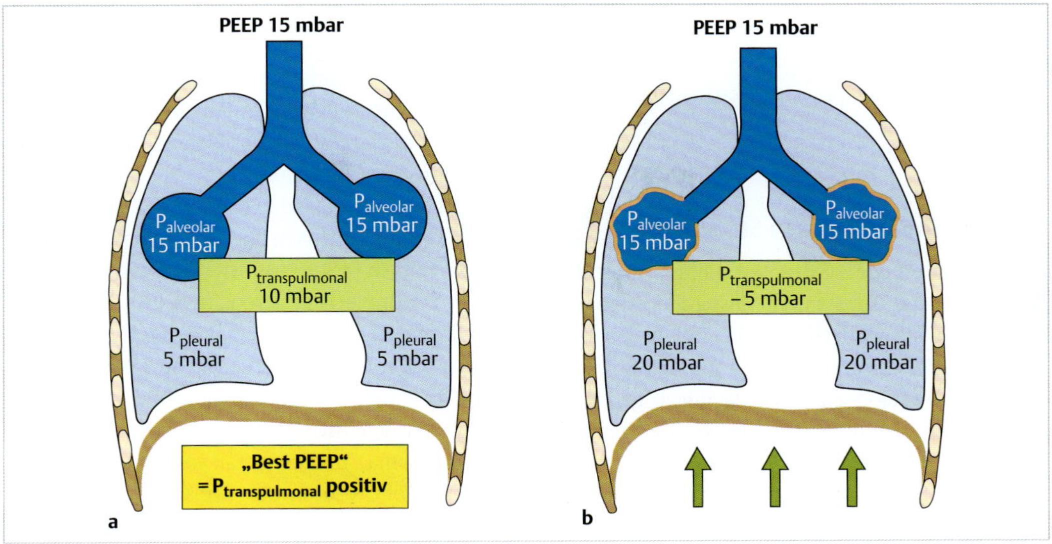

Abb. 4.45 Transpulmonaler Druck und „Best-PEEP". PEEP-Optimierung nach transpulmonalem Druck am Beispiel von 2 Patienten, die mit gleich hohem PEEP beatmet werden.
a Transpulmonaler Druck bei normalem intraabdominellem Druck.
b Transpulmonaler Druck bei erhöhtem intraabdominellem Druck.

Routinebedingungen direkt am Krankenbett gemessen werden. Die Berechnung der FRC erfolgt über das *FRC INview-Menü*. Das Messprinzip basiert auf der Stickstoffauswaschmethode durch kurzfristige Änderung der FiO_2 um 10 % und unter Verwendung der volumetrischen O_2- und CO_2-Messungen (⇨ indirekte Kalorimetrie). Die FRC-Messung kann als einzelnes Messmanöver oder als eine Serie von Messmanövern durchgeführt werden, wobei eine Messung einige Minuten dauert (vgl. Kap. 2.25.3) ([33], [34]).

Für die PEEP-Optimierung wird eine Serie von FRC-Messungen bei unterschiedlichen PEEP-Niveaus durchgeführt *(= PEEP INview-Messmanöver)*. Vor Beginn des Messmanövers werden ein *„Start-PEEP"* (z. B. 5 mbar) und ein *„End-PEEP"* (z. B. 20 mbar) eingestellt. Das PEEP INview-Messmanöver kann nun entweder als aufsteigende *(„Incremental PEEP-Trial")* oder als absteigende PEEP-Reihe *(„Decremental-PEEP-Trial")* durchgeführt werden, wobei pro Messmanöver maximal 5 PEEP-Stufen durchlaufen werden. Die FRC-Werte werden am Respiratordisplay sowohl numerisch als auch als Grafik angezeigt.

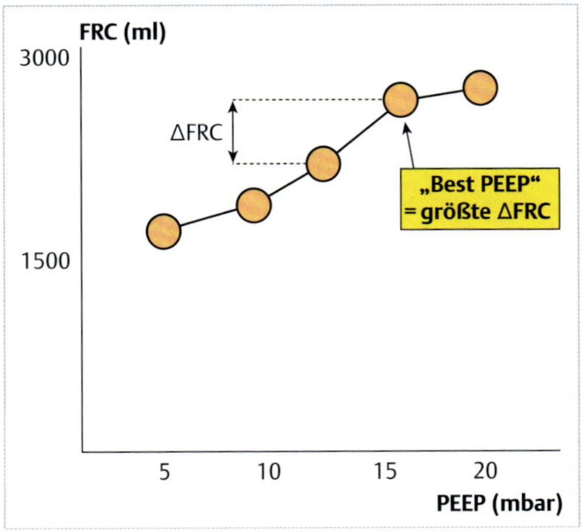

Abb. 4.46 FRC und „Best-PEEP". PEEP-Optimierung nach funktioneller Residualkapazität (FRC).

Für die PEEP-Optimierung ist nicht der Absolutwert der FRC entscheidend, sondern es wird die Volumenänderung (= ΔFRC) zwischen 2 PEEP-Niveaus berechnet. Als *„Best-PEEP"* wird der PEEP definiert, bei dem die ΔFRC zwischen 2 PEEP-Niveaus am größten ist (▶ Abb. 4.46).

> **Merke**
>
> „Best-PEEP“ = größte ΔFRC zwischen 2 PEEP-Niveaus.

PEEP-Optimierung nach Stress-Index

Bei dieser Methode wird unter volumenkonstanter Beatmung mit konstantem Inspirationsflow die Form des aufsteigenden (aszendierenden) Schenkels des Druck-Zeit-Diagramms beurteilt (▶ Abb. 4.47). Die pathophysiologischen Überlegungen gehen davon aus, dass sich der Quotient aus Druck dividiert durch Zeit (P/t) linear verhält, wenn sich die Compliance der Lunge mit zunehmendem Lungenvolumen nicht ändert. Dies entspricht einem Stress-Index von 1 [35].

> **Merke**
>
> „Best-PEEP“ = Stress-Index von 1, d. h., der aufsteigende Schenkel des Druck-Zeit-Diagramms verläuft linear.

- Zeigt der aufsteigende Schenkel des Druck-Zeit-Diagramms eine gerade Kurvenform (Stress-Index = 1), so befindet sich die Atemschleife im steilen (linearen) Teil der Druck-Volumen-Kurve. PEEP und inspiratorischer Plateaudruck sind lungenprotektiv eingestellt.
- Zeigt der aufsteigende Schenkel des Druck-Zeit-Diagramms eine nach oben gewölbte (konvexe) Kurvenform (= Stress-Index < 1), weist dies auf eine kontinuierliche alveoläre Rekrutierung während des Atemhubs hin *(= „tidale Rekrutierung“)*. Der PEEP ist zu niedrig gewählt, es besteht die Gefahr des zyklischen Öffnens und Kollabierens von Alveolarkompartimenten (= Atelektatrauma). In diesem Fall sollte der PEEP so weit erhöht werden, dass die Kurve linear verläuft.
- Bei weiterer PEEP-Steigerung mit gleicher Druckamplitude zeigt der aufsteigende Schenkel des Druck-Zeit-Diagramms schließlich eine nach unten gewölbte (konkave) Kurvenform (= Stress-Index > 1), was auf eine Überdehnung von Alveolarkompartimenten hinweist (= Überdehnungstrauma). In diesem Fall sollte der PEEP wieder erniedrigt werden, unter der Voraussetzung, dass der inspiratorische Plateaudruck < 30 mbar bei einem Tidalvolumen von ≤ 6 ml/kg KG beträgt (vgl. Kap. 10.1).

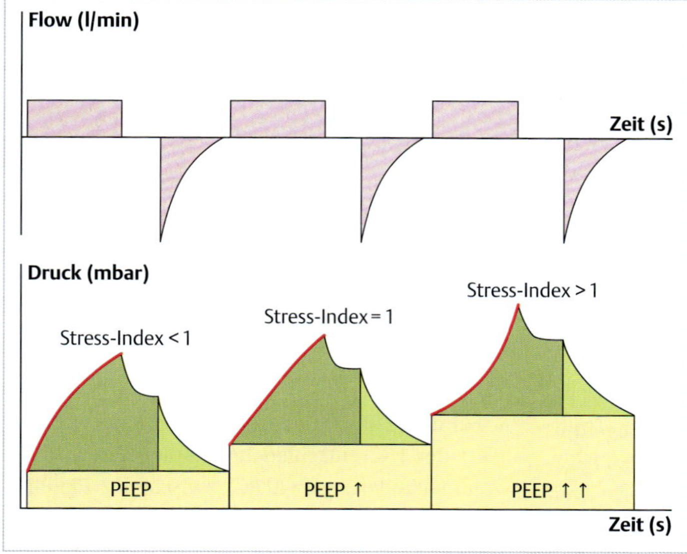

Abb. 4.47 PEEP-Optimierung nach Stress-Index. Analyse des aufsteigenden Schenkels des Druck-Zeit-Diagramms.

- Stress-Index < 1: Die nach oben konvexe Kurve deutet auf eine mit steigendem Lungenvolumen zunehmende Compliance hin und ist ein Zeichen für alveoläre tidale Rekrutierung.
- Stress-Index = 1: Lineare Druck-Zeit-Beziehung infolge gleich bleibender Compliance bei zunehmendem Lungenvolumen.
- Stress-Index > 1: Eine konkave Kurvenform deutet auf eine mit steigendem Lungenvolumen abnehmende Compliance hin und ist ein Zeichen für alveoläre Überdehnung.

Info

Ein solches Messmanöver durchzuführen, setzt voraus, die unter einer druckgeregelten Beatmungsform eingestellten Beatmungsparameter in einem volumenkonstanten Beatmungsmodus mit konstantem Inspirationsflow zu übernehmen und die Druck-Zeit-Beziehung zu analysieren.

Der Stress-Index liefert nur eine Auskunft über die globale Atemmechanik (Compliance) des respiratorischen Systems. Eine Differenzierung in regionale Complianceunterschiede ist nicht möglich. So kann beispielsweise in den dorsobasalen Lungenarealen alveoläre Rekrutierung stattfinden, während ventrale Lungenkompartimente bereits überdehnt werden, sodass folglich der Stress-Index 1 bleibt.

Merke

Der Stress-Index gibt nur eine Auskunft über die globale Atemmechanik (Compliance) des respiratorischen Systems. Eine Differenzierung in regionale Complianceunterschiede ist nicht möglich!

Das Messmanöver „Stress-Index“ ist in den Getinge/Maquet-Respiratoren der Servo-*i* und Servo-*u* sowie im Flow-*i* verfügbar.

▶ Tab. 4.6 zeigt eine für die tägliche Routine praktikable Methode der „PEEP-Optimierung“.

Open Lung Tool

Das Open Lung Tool ist eine Zusatzoption im Intensivrespirator Getinge/Maquet Servo-*i*/Servo-*u*, mit dem der Trend der dynamischen Compliance (C_{dyn}) des respiratorischen Systems und des tidalen CO_2 (VT_{CO2}) grafisch darstellt wird. Der CO_2-Analyzer misst den CO_2-Anteil, der mit jedem Atemzug ausgeatmet wird *(Breath-to-Breath-Monitoring)*. Mittels eines Cursors wird die Amplitude bestimmt, die sich aus der Differenz von C_{dyn} und dem VT_{CO2} errechnet.

So können die Effekte einer PEEP-Titration *(„PEEP-Trial“)* durch Veränderungen der Amplitude grafisch schnell erfasst und interpretiert werden:

- Eine Vergrößerung der Amplitude während der PEEP-Titration ist ein Zeichen für alveoläre Rekrutierung, während die Abnahme der Amplitude ein Indikator für eine Verschlechterung der Atemmechanik mit Überdehnung von ventralen Lungenkompartimenten ist (▶ Abb. 4.48).

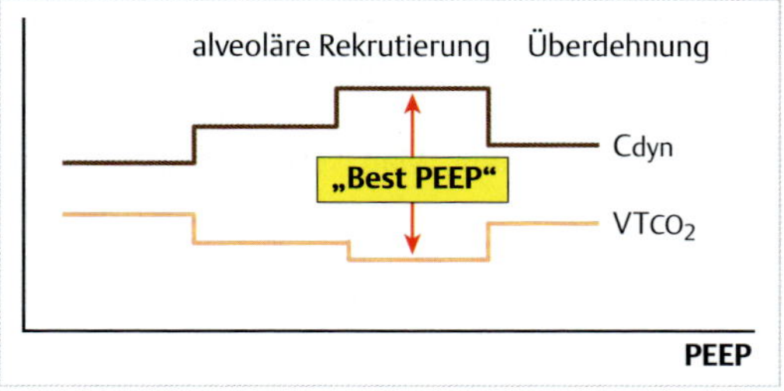

Abb. 4.48 Open Lung Tool und „Best-PEEP“. Grafische Darstellung von C_{dyn} und VT_{CO2} während eines *„PEEP-Trials“*.

Tab. 4.6 PEEP-Optimierung („PEEP-Trial“: Steigerung des PEEP in 3-mbar-Stufen alle 15–30 min bei gleicher Druckamplitude).

Gasaustausch	Atemmechanik	Pathophysiologie
PaO_2 ⇧, $PaCO_2$ = oder ⇩ $PaCO_2 - etCO_2$ = oder ⇩	$C_{resp.\ System}$ ⇧ bzw. VT ⇧ bei konstantem ΔP	⇨ alveoläre Rekrutierung
PaO_2 ⇩, $PaCO_2$ ⇧ $PaCO_2 - etCO_2$ ⇧	$C_{resp.\ System}$ ⇩ bzw. VT ⇩ bei konstantem ΔP	⇨ alveoläre Überdehnung VD/VT ⇧
C_{resp} = respiratorische Compliance $etCO_2$ = endexspiratorisches CO_2		

> **Merke**
>
> Beste Lungenprotektion *(„Best-PEEP")* liegt vor, wenn die Amplitude, die sich aus der Differenz von C_{dyn} und dem VT_{CO2} errechnet, am größten ist.

Statische versus dynamische Compliance zur PEEP-Optimierung

Erfolgt die PEEP-Optimierung unter statischen Bedingungen (⇨ Supersyringe-Methode, Low-Flow-Technik), werden für den „Best-PEEP" höhere PEEP-Werte ermittelt als unter dynamischen Bedingungen (⇨ Best-of-Compliance-Manöver, Open Lung Tool). Dies ist dadurch erklärbar, dass alveoläre Rekrutierung und Derekrutierung nicht nur vom Lungenvolumen abhängig, sondern auch zeitabhängig sind *(„Time dependent Effect")*.

Unter statischen bzw. annähernd statischen Bedingungen haben die Alveolarkompartimente mehr Zeit, um endexspiratorisch zu kollabieren, als unter den dynamischen Bedingungen der fortlaufenden Beatmung. Man spricht in diesem Zusammenhang auch von *intratidaler*, d. h. volumenabhängiger Rekrutierung (⇨ Rekrutierung durch PEEP) und *extratidaler*, d. h. zeitabhängiger Rekrutierung. Unter diesem Gesichtspunkt scheint eine PEEP-Optimierung unter dynamischen Bedingungen die angemessenere Methode der PEEP-Optimierung zu sein [36]. Andererseits muss betont werden, dass bei der Messung der dynamischen Compliance auch resistive Komponenten erfasst werden, sodass vor dem Hintergrund der derzeit verfügbaren Literatur keine Empfehlung gegeben werden kann, ob die Ermittlung der „besten" Compliance unter statischen oder unter dynamischen Bedingungen durchgeführt werden soll (vgl. auch Kap. 10.1).

Limitierende Faktoren der „Best-PEEP-Konzepte"

Als *limitierender Faktor* dieser Methoden muss angeführt werden, dass das ARDS eine Multikompartmentlunge darstellt und jedes einzelne Lungenkompartiment seine eigene Druck-Volumen-Beziehung hat. Anhand der Druck-Volumen-Kurve lassen sich allerdings nur individuelle *globale* Druck-Volumen-Verhältnisse ableiten. Da die pathophysiologischen Veränderungen einer durch ARDS geschädigten Lunge regional sehr unterschiedlich sind und ein inhomogenes Schädigungsmuster vorliegt, ist eine regionale Differenzierung anhand der globalen Druck-Volumen-Beziehung nicht möglich. So kann beispielsweise im Rahmen einer PEEP-Steigerung bei konstanter Druckamplitude in einem Bereich der Lunge tidale Rekrutierung stattfinden, während benachbarte Lungenkompartimente bereits durch den zwangsläufig auch höheren Plateaudruck überdehnt werden. Diese für das Lungengewebe mit besonderem mechanischem Stress verbundene und somit schädliche Situation bleibt im Rahmen eines *„Best-of-Compliance-Manövers"* unerkannt, da sich die Effekte einer durch alveoläre Rekrutierung bedingten Zunahme der regionalen Compliance in den dorsobasalen Lungenkompartimenten bei gleichzeitiger Abnahme der regionalen Compliance in den ventralen Lungenkompartimenten infolge Überdehnung gegenseitig aufheben, sodass die Gesamtcompliance des respiratorischen Systems unverändert bleibt. Diesen Umstand findet man v. a. bei einer sog. morphologischen Zweikompartment-ARDS-Lunge in der Computertomografie (vgl. ► Abb. 10.7a).

Als ein valider Hinweis für regionale Überdehnung belüfteter Alveolen im Rahmen eines *„PEEP-Trials"* gilt ein Anstieg des $PaCO_2$ bzw. des arterio-endexspiratorischen CO_2-Gradienten (*Voraussetzung:* konstante Druckamplitude!).

> **Merke**
>
> Als „Best-PEEP" kann der PEEP definiert werden, bei dem es bei maximaler Rekrutierung in den dorsobasalen Alveolarkompartimenten zu einer minimalen Überdehnung in den ventralen Lungenarealen kommt.

Bis dato gibt es keinen allgemeinen Konsens, welche Methode der PEEP-Optimierung als Methode der Wahl anzusehen ist, sodass dieses Thema nach wie vor kontrovers in der Literatur diskutiert wird [28]. In klinischen Studien wird allerdings einer PEEP-Optimierung nach atemmechanischen Kriterien („Best-of Compliance-Strategie“) der Vorzug gegeben ([29], [30], [37]).

Info

Unabhängig von der Methode der PEEP-Optimierung ist das Ziel jeder PEEP-Einstellung, eine maschinelle Beatmung mit einer $FiO_2 < 60\,\%$ bei adäquatem Gasaustausch (*Zielgröße:* $SaO_2 = 92–95\,\%$) und stabiler Hämodynamik zu erreichen.

Effektivität von PEEP

Die Effektivität eines *„PEEP-Trials“ („PEEP-Response“)* hängt maßgeblich vom pathomorphologischen Substrat der ARDS-Lunge ab ([38], [39], [40], [41]):

- ARDS mit überwiegend kollabierten Lungenkompartimenten („mechanische Atelektasen“):
  ⇨ hohes Rekrutierungspotenzial ⇨ hohe Effektivität von PEEP („PEEP-Response“ ⇧)
- ARDS mit hohem Anteil an konsolidierten Lungenkompartimenten infolge
  - alveolärer Flüssigkeitsansammlung (Ödem und/oder entzündliches Exsudat [„inflammatorische Atelektasen“]) oder
  - struktureller Schädigung des Lungenparenchyms

  ⇨ niedriges Rekrutierungspotenzial ⇨ niedrige Effektivität von PEEP („PEEP-Response“ ⇩)

Praxis

Erforderlicher PEEP beim ARDS

PEEP ≥ 12–20 mbar – in Abhängigkeit vom
- Schweregrad des ARDS und
- Rekrutierungspotenzial des ARDS (= Ausmaß an mechanischen Atelektasen).

Merke

Bei schwerem ARDS mit überwiegend kollabierten Lungenkompartimenten („mechanische Atelektasen“) sind PEEP-Werte zwischen 15 und 20 mbar zum Offenhalten der Lunge und damit zur Minimierung eines Atelektatraumas (= atemzyklisches Kollabieren und Öffnen von Alveolen) erforderlich [41].

Bei Patienten mit niedrigem Rekrutierungspotenzial ist die Anwendung „hoher“ PEEP-Werte kontraproduktiv, da die Gefahr der Überdehnung und Minderperfusion v. a. ventral gut belüfteter Lungenkompartimente besteht (⇨ Überdehnungstrauma). Die Folge wäre eine Verschlechterung des Gasaustausches (PaO_2 ⇩, $PaCO_2$ ⇧) infolge erhöhter funktioneller Totraumventilation ([38], [39], [40]).

Beim akuten Lungenversagen ist oft trotz „optimaler PEEP-Einstellung“ eine hohe inspiratorische Sauerstoffkonzentration (FiO_2) von > 60 % vorübergehend erforderlich. Der individuelle „Best-PEEP-Wert“ muss in regelmäßigen zeitlichen Abständen neu ermittelt werden (vgl. Kap. 10.1).

▸ Tab. 4.7 fasst die lungenprotektiven Wirkungen von PEEP und dessen Effekte auf die Oxygenierung zusammen.

Tab. 4.7 Lungenprotektive Wirkungen von „Best-PEEP-Konzepten“ und die Effekte auf die Oxygenierung.

positiver endexspiratorischer Druck (PEEP)	
Lungenprotektion	**Oxygenierung**
Vermeidung des atemzyklischen Alveolarkollapses ⇨ Atelektatrauma ⇩	PaO_2 ⇧ FRC ⇧
Vermeidung von Scherkräften ⇨ Scherkräftetrauma ⇩	$\dot{Q}s/\dot{Q}t$ ⇩
Vermeidung einer sekundären Entzündungsreaktion ⇨ Biotrauma ⇩ ⇨ antiinflammatorischer Effekt ⇩	$\dot{V}/\dot{Q}$ ⇧

Das PEEP-Niveau darf nach klinischer Besserung des pulmonalen Zustandsbilds auch nur wieder schrittweise in 2- bis 3-mbar-Stufen erniedrigt werden. Jede Reduktion des PEEP-Niveaus beinhaltet die Gefahr des erneuten Auftretens eines endexspiratorischen Alveolarkollapses *(⇨ alveoläre Derekrutierung)* mit konsekutiver Hypoxämie bei nur partieller Ausheilung der pulmonalen Pathologie.

> **Merke** M!
>
> - Das PEEP-Niveau sollte nur dann reduziert werden, wenn bei einer $FiO_2 < 60\,\%$ ein adäquater pulmonaler Gasaustausch vorliegt.
> - Bei zu rascher Erniedrigung des PEEP-Niveaus können infolge der plötzlichen Abnahme des intrathorakalen Drucks Pleuraergüsse auftreten.

Ursächlich werden hierfür Adaptationsvorgänge des pulmonalen Lymphgefäßsystems diskutiert, die durch den plötzlich abnehmenden intrathorakalen Druck infolge zu rascher PEEP-Reduktion zu einer vermehrten Extravasation führen [18].

Nach schrittweiser Reduktion des PEEP-Werts kann eine Extubation des Patienten bei einem PEEP von 5–8 mbar vorgenommen werden, sofern der Patient die Extubationskriterien erfüllt (vgl. Kap. 5).

Seufzerbeatmung

Die Ausstattung von Intensivrespiratoren mit einer Seufzerfunktion beruht auf Beatmungskonzepten, die vom sog. physiologischen Seufzer *(„Deep Sigh"* = periodisch unwillkürlich tiefe Atemzüge) ausgehen, welcher beim Lungengesunden etwa 8- bis 10-mal pro Stunde auftritt, um endexspiratorisch kollabierte Alveolen wieder zu eröffnen. In der Alltagssprache benutzt man den Begriff Seufzer als Synonym für „ein großes Luftvolumen einatmen".

Die Möglichkeit der alveolären Rekrutierung durch Seufzen und Gähnen fällt beim intubierten und beatmeten Patienten weg.

Die Überlegung der Seufzerbeatmung besteht darin, die Monotonie der kontrollierten Beatmung zu unterbrechen, um kollabierte Alveolen zu öffnen und offenzuhalten.

Um kollapsgefährdete Alveolarkompartimente zu öffnen und offenzuhalten, ist für eine kurze Zeitdauer ein erhöhter Inspirationsdruck (Plateaudruck) erforderlich. Zum Offenhalten dieser kollapsgefährdeten Alveolen ist ein PEEP notwendig, der über dem Alveolarverschlussdruck liegt (vgl. Kap. 10.1).

Exspiratorischer Seufzer

Am Respirator wird ein *„intermittierender erhöhter PEEP" (= Δint PEEP)* eingestellt. Je nach Gerätetyp können die Seufzerphasen individuell eingestellt werden (⇨ Einstellung der Zahl der Atemzyklen mit erhöhtem PEEP) oder sind fix vorgegeben (⇨ intermittierende PEEP-Erhöhung alle 3 min für 2 Atemzyklen).

Beispiel:
Dräger Respiratoren Produktreihe Evita.

Bei druckkontrollierter Beatmung erhöhen sich die Inspirationsdrücke um den Betrag der intermittierenden PEEP-Erhöhung *(= Δint PEEP)*. Um eine Überdehnung von Lungenkompartimenten zu vermeiden, ist auf eine „adäquate" Einstellung der Druckbegrenzung (Alarmgrenze) zu achten.

Um bei volumenkontrollierter Beatmung eine Überdehnung von Lungenkompartimenten mit der Gefahr des Baro-/Volutraumas zu vermeiden, kann der endinspiratorische Plateaudruck (⇨ Freiheitsgrad) während der Seufzerzyklen mit der Drucklimitierung Pmax begrenzt werden.

Inspiratorischer Seufzer

Das Prinzip des inspiratorischen Seufzers bestand in der intermittierenden Erhöhung des Atemhubvolumens. Der (nicht mehr produzierte) Maquet Respirator Servo 300 verfügte über diese Zusatzfunktion.

Die Beatmungsoption „Seufzer" hat in der Beatmungsstrategie des akuten Lungenversagens (ARDS) keinen klinischen Stellenwert, da andere Maßnahmen wie lungenprotektive Beatmungsstrategien *(„Baby Lung Concept")* die pathophysiologischen Veränderungen der erkrankten Lunge besser berücksichtigen. Auch konnte in Untersuchungen an ARDS-Patienten gezeigt werden, dass die kontinuierliche Anwendung eines adäquat hohen PEEP effektiver ist als die intermittierende Steigerung des PEEP-Werts im Rahmen eines Rekruitmentmanövers [42].

Beatmung mit umgekehrtem Atemzeitverhältnis (IRV = Inverse Ratio Ventilation)

Der Mensch atmet physiologisch in einer kürzeren Zeit ein als aus, nämlich etwa im Verhältnis 1 : 1,5.

Definition

Unter Inverse Ratio Ventilation (IRV) versteht man ein Beatmungsmuster, bei dem am Respirator unter kontrollierter Beatmung eine längere Inspirationszeit als Exspirationszeit eingestellt wird:

$$\text{IRV} = \text{Tinsp} > \text{Texp}$$

Wirkprinzip

Durch Umkehr des Atemzeitverhältnisses kommt es zu einer

- Verlängerung der Inspirationszeit und
- Verkürzung der Exspirationszeit.

Folgen:

- Steigerung des Beatmungsmitteldrucks (⇨ hämodynamische Nebenwirkungen ⇧)
- homogenere Verteilung des Atemgases mit
- Verbesserung des Ventilations-/Perfusionsverhältnisses in zuvor schlecht belüfteten Lungenkompartimenten
- bessere Belüftung von langsameren Lungenkompartimenten (⇨ Tinsp ⇧)
- Generierung eines intrinsischen PEEP in langsameren Lungenkompartimenten (⇨ Texp ⇩)

Klinische Effekte

Verbesserung der Oxygenierung (PaO_2 ⇧) durch

- Rekrutierung von Gasaustauschfläche *(alveoläre Rekrutierung).*

Die Wahl des I:E-Verhältnisses muss unter engmaschiger Kontrolle der Beatmungsdrücke und der exspiratorischen Flowkurve erfolgen. In der intensivmedizinischen Praxis kommen I:E-Verhältnisse zwischen 1,5 : 1 und 4 : 1 zur Anwendung.

Die IRV-Beatmung kann sowohl *druckkontrolliert (PC-IRV)* als auch *volumenkontrolliert (VC-IRV)* durchgeführt werden (▶ Abb. 4.49). Die klinischen Effekte einer IRV-Beatmung sind maßgeblich davon abhängig, ob der Patient druckkontrolliert oder volumenkontrolliert beatmet wird.

Verlängerung der Inspirationszeit bei volumenkontrollierter Beatmung

- Längere Inspirationszeit (⇨ Druck-Zeit-Produkt ⇧) bedeutet mehr Zeit zum Öffnen von dys- und atelektatischen Lungenkompartimenten ⇨ alveoläre Rekrutierung ⇨ Verbesserung der Oxygenierung.
- Eine weitere Reduktion des inspiratorischen Flows bei gleichem Atemhubvolumen ist möglich ⇨ Abnahme des Beatmungsspitzendrucks bei gleichzeitiger Zunahme des Beatmungsmitteldrucks (s. ▶ Abb. 4.49a) ⇨ vermindertes Risiko einer Überblähung gesunder (v. a. ventraler) Lungenkompartimente.
- Es kommt zu einer besseren Belüftung langsamer Lungenkompartimente durch homogenere Verteilung des Atemgases bei niedrigerem Inspirationsflow [43].

Verlängerung der Inspirationszeit bei druckkontrollierter Beatmung

- Der Beatmungsmitteldruck nimmt zu bei gleichem Inspirationsdruck.
- Längere Inspirationszeit (⇨ Druck-Zeit-Produkt ⇧) bedeutet mehr Zeit zum Öffnen von atelektatischen Lungenkompartimenten ⇨ alveoläre Rekrutierung ⇨ Verbesserung der Oxygenierung (s. ▶ Abb. 4.49b).
- Es kommt zu einer besseren Belüftung „langsamer“ Lungenkompartimente (Lungenareale mit größerer Zeitkonstante), v. a. wenn durch Verlängerung der Inspirationszeit der dezelerierende Flow bis auf null zurückgeht (▶ Abb. 4.50).

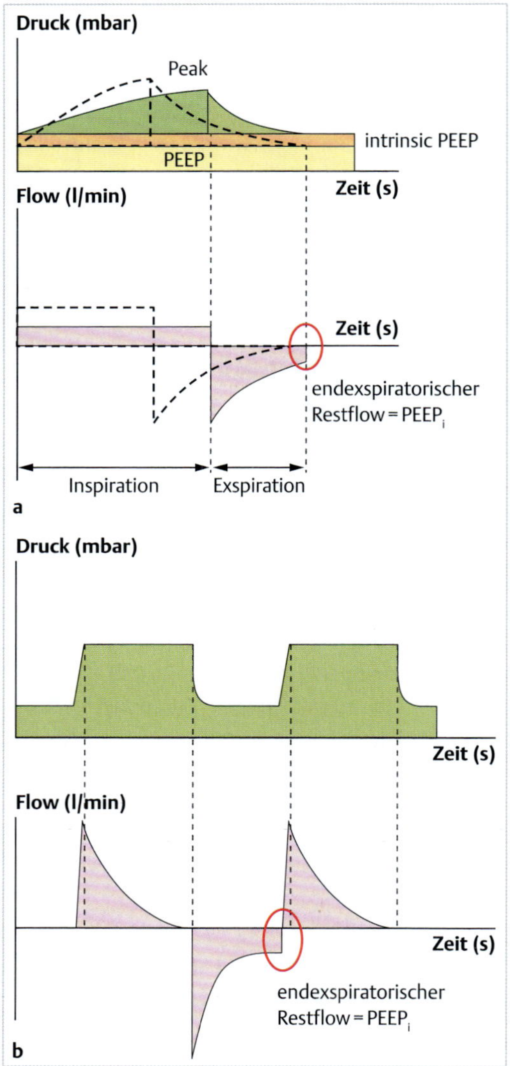

Abb. 4.49 IRV-Beatmung.
a Inverse Ratio Ventilation bei volumenkontrollierter Beatmung (VC-IRV).
b Inverse Ratio Ventilation bei druckkontrollierter Beatmung (PC-IRV).

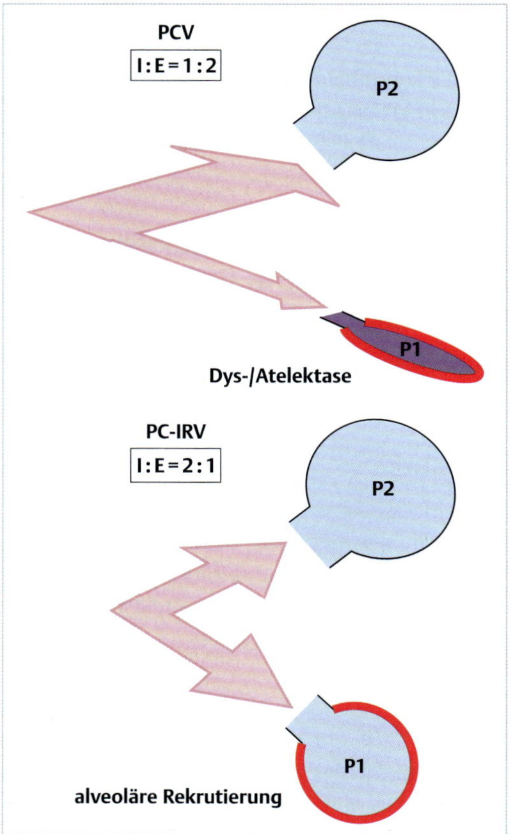

Abb. 4.50 Effekt einer PC-IRV auf inhomogen belüftete Alveolarkompartimente. Durch die längere Inspirationszeit steht mehr Zeit zum Öffnen von dys- und atelektatischen Lungenkompartimenten zur Verfügung (⇨ alveoläre Rekrutierung).

Verkürzung der Exspirationszeit bei druck- und volumenkontrollierter Beatmung

- Generierung eines regional unterschiedlich hohen *intrinsischen PEEP (= „Auto-PEEP“ = „dynamischer PEEP“)* in den langsameren Lungenkompartimenten, da nicht das ganze Atemhubvolumen bis zum Ende der Exspirationszeit abgeatmet werden kann (Respirator ist zeitgesteuert!). Da ein intrinsischer PEEP unter IRV-Beatmung primär nur in langsamen Lungenkompartimenten generiert wird, wird er auch als *„selektiver PEEP“* oder *„dynamischer PEEP“* bezeichnet (▶ Abb. 4.51).

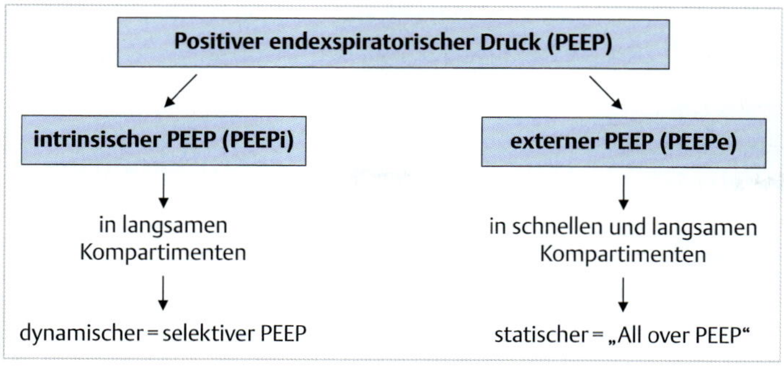

Abb. 4.51 Intrinsischer und externer PEEP.

- Es besteht ein *endexspiratorischer Restflow*, der sich am Flow-Zeit-Diagramm als endexspiratorischer Flowabbruch darstellt (s. ▶ Abb. 4.49). Durch den intrinsischen PEEP wird während der Exspiration ein endexspiratorischer Alveolarkollaps vermieden. Der qualitative Nachweis eines endexspiratorischen Restflows am Flow-Zeit-Diagramm erlaubt *keine* quantitative Aussage über die Höhe des intrinsischen PEEP!

Folgen:

- Verbesserung der Oxygenierung durch
  - Zunahme der funktionellen Residualkapazität durch Offenhalten von kollapsgefährdeten Alveolarkompartimenten mit konsekutiver
  - Abnahme des intrapulmonalen Rechts-Links-Shunts und
  - Verbesserung des Ventilations-/Perfusionsverhältnisses.

Info

- Der *intrinsische PEEP* ist ein okkulter positiver endexspiratorischer Druck, der in den langsameren Lungenkompartimenten mit größerer Zeitkonstante entsteht (▶ Abb. 4.51).
- Eine *IRV-Beatmung ohne* Generierung eines *intrinsischen PEEP* (⇨ kein Restflow im Flow-Zeit-Diagramm nachweisbar) ist nur bedingt wirksam.

Voraussetzungen für alveoläre Rekrutierung:

- Der Inspirationsdruck muss den Alveolaröffnungsdruck während der Inspiration überschreiten.
- Der Inspirationsdruck muss lange genug wirken können (⇨ Druck-Zeit-Produkt ⇧), um kollabierte Alveolen und terminale Bronchiolen zu öffnen ⇨ daher *druckkontrollierte Beatmung*.
- Während der Exspiration darf eine kritische Zeit nicht überschritten werden bzw. der Gesamt-PEEP muss hoch genug sein (PEEPtotal > Alveolarverschlussdruck), um zu verhindern, dass endinspiratorisch eröffnete Alveolen endexspiratorisch wieder kollabieren ⇨ Vermeidung eines Atelektatraumas (vgl. auch Kap. 6).

Merke

- Der effektive Rekrutierungsdruck ist der transpulmonale Druck (Alveolardruck minus Pleuradruck).
- Der effektive Rekrutierungsdruck darf daher nicht mit dem Inspirationsdruck gleichgesetzt werden.

Der Inspirationsdruck muss einerseits während der Inspiration den Alveolaröffnungsdruck übersteigen und andererseits lange genug wirken, um

- die Adhäsionskräfte kollabierter Alveolen und terminaler Bronchiolen,
- die Kapillarkräfte in den kleinen mit Flüssigkeit gefüllten Alveolen sowie
- die Viskosität der intrapulmonalen Flüssigkeit (⇨ hohe Oberflächenspannung)

zu überwinden.

Info

Die Generierung eines *intrinsischen PEEP* in Lungenkompartimenten mit unterschiedlicher Zeitkonstante ist auch maßgeblich von der *Atemfrequenz* abhängig.
⇨ Je höher die Atemfrequenz, desto kürzer die Exspirationszeit!

Die *Generierung eines intrinsischen PEEP* kann erfolgen durch

- schrittweise Änderung des I:E-Verhältnisses von 1 : 2 bis auf maximal 4 : 1,
- Erhöhung der Atemfrequenz bei vorgegebenem I:E-Verhältnis (v. a. bei Frequenzen ≥ 25–30/min) und
- schrittweise Änderung des I:E-Verhältnisses und Erhöhung der Atemfrequenz (bei „steifen" Lungen hohe Atemfrequenz notwendig ⇨ kleine Zeitkonstante!).

Der intrinsische PEEP addiert sich zu dem am Respirator eingestellten externen PEEP (= Gesamt-PEEP oder PEEPtotal) (▸ Abb. 4.51):

Gesamt-PEEP = externer PEEP + intrinsischer PEEP

Die klinischen Auswirkungen einer IRV-Beatmung auf die Oxygenierung sind zeitabhängig *(„Time depending Effect")* und können daher auch erst nach Stunden zum Tragen kommen ([44], [45]).

Merke

- Alveoläre Rekrutierung ist ein zeitabhängiges Phänomen *(„Time depending Effect")*!
- Der intrinsische PEEP ist kein externer PEEP-Ersatz!

Erklärung:
Die schnellen kollapsgefährdeten Lungenkompartimente, die sich unter IRV-Beatmung fast vollständig entleeren, benötigen zu ihrer Stabilisierung *(⇨ „Keep the Lung open")* ebenfalls einen entsprechenden endexspiratorischen Druck, der durch Einstellung eines externen PEEP gewährleistet werden muss. Dieser am Respirator eingestellte externe PEEP legt den niedrigsten in der Lunge auftretenden endexspiratorischen Druck fest.

Unterschied zwischen druckkontrollierter (PC-IRV) und volumenkontrollierter (VC-IRV) Beatmung

Bei der *VC-IRV* führt eine Erhöhung des Atemwegswiderstands zu einem Ansteigen des intrinsischen PEEP. Um das Atemhubvolumen konstant zu halten, muss der Respirator in der darauffolgenden Inspiration mit einem erhöhten Beatmungsdruck beatmen. Die Folge ist ein *„Aufschaukeln" des intrinsischen PEEP* durch die sich addierenden Restvolumina (▸ Abb. 4.52). Die Gefahr der Lungenüberblähung mit progressivem *Air Trapping* und Auftreten eines *Baro-/Volutraumas* ist gegeben. Der pulmonale Gasaustausch verschlechtert sich infolge erhöhter Totraumventilation (⇨ Kompression von Lungenkapillaren).

Zahlenbeispiel:
Werden vom Patienten aufgrund einer Resistanceerhöhung z. B. 100 ml weniger Atemgas ausgeatmet, wird bei der darauffolgenden Inspiration trotzdem das gleiche Atemhubvolumen (Volumenkonstanz!) appliziert, jedoch mit einem höheren Beatmungsdruck (s. ▸ Abb. 4.52).

Merke

Eine *Volume Controlled IRV* darf daher wegen der Gefahr des *Aufschaukelns des intrinsischen PEEP nicht* angewendet werden! Das Atemvolumen, das endexspiratorisch nicht mehr abgeatmet werden kann, führt zum progressiven *„Air Trapping"*.

Bei *PC-IRV*, also bei konstantem Inspirationsdruck, wird ein unkontrolliertes *„Aufschaukeln"* des intrinsischen PEEP auch bei einer Verschlechterung der Atemmechanik (z. B. Erhöhung der Resistance durch Sekretretention und/oder Schwellung der Bronchialschleimhaut) *vermieden*, da in der darauffolgenden Inspiration ein geringeres Atemhubvolumen appliziert wird. Daher müssen bei PC-IRV

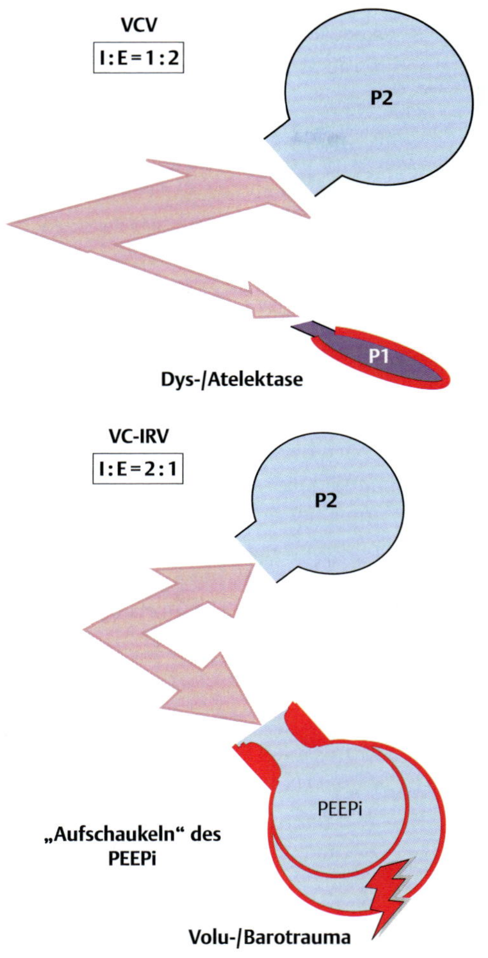

Abb. 4.52 „Aufschaukeln“ des intrinsischen PEEP unter VC-IRV. Trotz Zunahme des Atemwegswiderstands wird unabhängig von den sich addierenden Restvolumina bei den darauffolgenden Inspirationen immer das gleiche Atemhubvolumen appliziert.

stets enge Alarmgrenzen für das Atemhubvolumen eingestellt werden.

Zahlenbeispiel:
Werden vom Patienten aufgrund einer Resistanceerhöhung z. B. 100 ml weniger Atemgas ausgeatmet, wird bei der darauffolgenden Inspiration aufgrund der Drucklimitierung und der kleiner werdenden Druckamplitude auch um 100 ml weniger Atemhubvolumen appliziert.

Tab. 4.8 Unterschiede zwischen Pressure Controlled IRV und Volume Controlled IRV.

Pressure Controlled IRV (PC-IRV)	Volume Controlled IRV (VC-IRV)
• konstanter Inspirationsdruck • *kein „Aufschaukeln“ des intrinsischen PEEP* bei Erhöhung des Atemwegswiderstands • stark schwankende Ventilation (Atemhubvolumen) bei Veränderungen der Atemmechanik • bessere Oxygenierung bei niedrigeren Inspirationsdrücken	• Schwankungen der Atemmechanik führen zu keiner Ventilationsänderung • Erhöhung des Atemwegswiderstands ⇨ *„Aufschaukeln“ des intrinsischen PEEP* mit konsekutivem Ansteigen von Spitzendruck und inspiratorischem Plateaudruck ⇨ *Gefahr:* Baro-/Volutrauma • gleichmäßige initiale Atemgasverteilung durch niedrigen Inspirationsflow • „Pendelluft“ während der inspiratorischen Plateauphase möglich • verglichen mit PC-IRV bis zu 30 % höhere Beatmungsspitzendrücke bei gleich hohen Plateaudrücken erforderlich, um die gleiche Oxygenierung zu erzielen

Tab. 4.9 Lungenprotektive Effekte und die Auswirkungen auf die Oxygenierung unter Pressure Controlled IRV.

Pressure Controlled IRV	
Lungenprotektion	**Oxygenierung**
• Senkung von Pinsp ⇩ • geringere Überblähung „gesunder“ Lungenkompartimente • geringere Inzidenz an Volutrauma • geringere Inzidenz an Barotrauma [46] • geringere Inzidenz an Atelektatrauma	• MAP ⇧ ⇨ PaO_2 ⇧ • homogenere Ventilation von „langsamen“ Lungenkompartimenten mit großer Zeitkonstante • alveoläre Rekrutierung • regional unterschiedlich hoher „selektiver“ PEEP (PEEPi) • atemzyklischer Alveolarkollaps ⇩ • „Shunt in Time“ ⇩

► Tab. 4.8 gibt einen zusammenfassenden Überblick über die Unterschiede zwischen Pressure Controlled IRV (PC-IRV) und Volume Controlled IRV (VC-IRV).

4

▶ Tab. 4.9 fasst die lungenprotektiven Effekte und die Effekte auf die Oxygenierung unter Pressure Controlled IRV zusammen.

Indikationen

Akutes Lungenversagen (ARDS), v. a. bei Vorliegen eines endinspiratorischen Flowabbruchs im Flow-Zeit-Diagramm (▶ Abb. 4.53) [47].

Kontraindikationen

Obstruktive Ventilationsstörungen (COPD).

Nebenwirkungen

Die *hämodynamischen Nebenwirkungen* einer IRV sind auf eine weitere Zunahme des Atemwegsmitteldrucks mit konsekutiver Steigerung des intrathorakalen Drucks zurückzuführen.

Die Zunahme des Beatmungsmitteldrucks (MAP ⇧) ist bedingt durch

- Verlängerung der Inspirationszeit und
- Aufbau eines intrinsischen PEEP.

Merke

M!

- Je höher der Atemwegsmitteldruck, umso ausgeprägter die hämodynamischen Nebenwirkungen.
  Folge: Abnahme des arteriellen Mitteldrucks.
- Die hämodynamischen Nebenwirkungen sind von der Druckübertragung des Alveolardrucks auf die intrathorakalen Gefäße abhängig ⇨ je niedriger die Lungencompliance (*„Stiffy Lung"*), umso geringer ist die Druckübertragung auf die intrathorakalen Gefäße und umso geringer sind infolgedessen die hämodynamischen Auswirkungen.

Eine Zunahme der hämodynamischen Nebenwirkungen mit Abnahme des Herzzeitvolumens ist die Folge. Wird den hämodynamischen Nebenwirkungen nicht durch eine entsprechende Volumen- bzw. Katecholamintherapie suffizient entgegengewirkt, kommt es unter IRV-Beatmung zu einer Abnahme der Lungenperfusion mit konsekutiver Verschlechterung des Ventilations-/Perfusionsverhältnisses und Verschlechterung der Oxygenierung.

Merke

M!

Der hämodynamisch wirksame PEEP ist immer der Gesamt-PEEP:

$$\text{PEEPtotal} = \text{PEEPe} + \text{PEEPi}$$

Dem *Monitoring* des Herzzeitvolumens und des Volumenstatus mittels Echokardiografie, PiCCO (Pulse Contour Cardiac Output) oder Pulmonaliskatheter ist daher unter IRV-Beatmung besondere Aufmerksamkeit zu widmen.

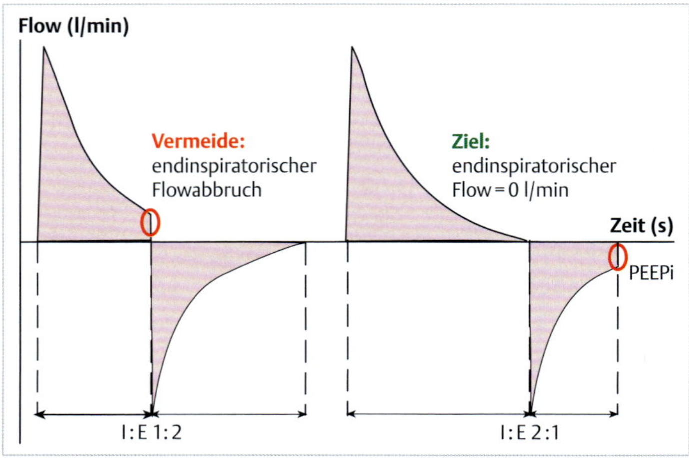

Abb. 4.53 Indikation zur IRV. Endinspiratorischer Flowabbruch unter druckkontrollierter Beatmung bei Patienten mit ARDS.

Die IRV-Beatmung kann auf die *Oxygenierung* folgende unterschiedliche Auswirkungen haben ([43], [48], [49], [50], [51]):

Unter IRV-Beatmung kann es zu einer

- Verbesserung der Oxygenierung (PaO_2 ⇧),
- Verschlechterung der Oxygenierung (PaO_2 ⇩) oder
- zu keiner Veränderung der Oxygenierung (PaO_2 =) kommen.

Folgende pathophysiologische *Erklärungen* werden diskutiert:

- Der Beobachtungszeitraum für die IRV-Beatmung wurde zu kurz gewählt (in einigen Studien nur 30 bzw. 60 min), da ein Effekt erst nach Stunden nachweisbar sein kann *(„Time depending Effect“)*.
- Der intrinsische PEEP wurde nicht gemessen. Daraus ergeben sich 2 Konsequenzen:
    - Durch Addition des intrinsischen PEEP zum externen PEEP ist es möglich, dass der Gesamt-PEEP nun in mehr Lungenkompartimenten über dem kritischen Alveolarverschlussdruck liegt. Die Folge wäre in diesem Fall eine *Verbesserung der Oxygenierung.*
    - Andererseits kann durch die Addition des intrinsischen PEEP zum externen PEEP der Gesamt-PEEP und damit der Beatmungsmitteldruck so ansteigen, dass die hämodynamischen Nebenwirkungen bedeutsam zunehmen, v. a. bei Vorliegen einer Hypovolämie, sodass es zu einer Abnahme der Lungenperfusion mit konsekutiver Verschlechterung des Ventilations-/Perfusionsverhältnisses kommt. Die Folge wäre in diesem Fall eine *Verschlechterung der Oxygenierung.*

Messmanöver „intrinsischer PEEP“

Das Funktionsprinzip dieses Messmanövers beruht darauf, dass während einer kompletten maschinellen Inspiration das Inspirations- und das Exspirationsventil geschlossen sind, sodass weder Inspirationsgas in das Beatmungssystem fließen noch Atemgas aus dem Beatmungssystem entweichen kann (Messphase 1). Im Verlauf dieser Verschlusszeit findet ein Druckausgleich zwischen der Lunge und dem Beatmungssystem statt, der Respirator misst diesen Druckverlauf.

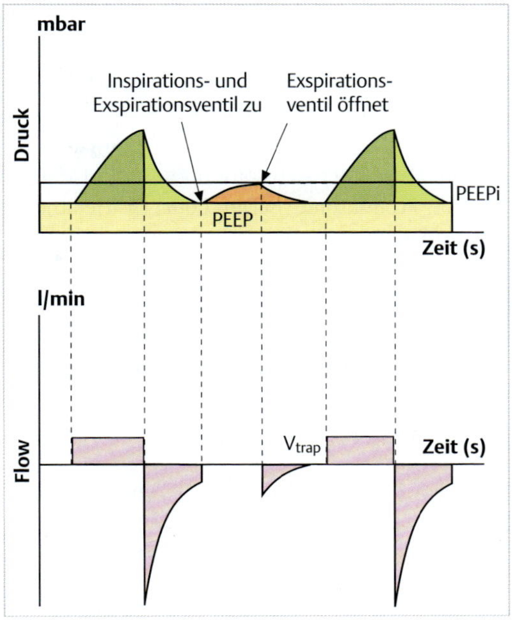

Abb. 4.54 Messmanöver „intrinsischer PEEP“.

Der Anfangswert entspricht dem PEEP, der Wert zum Ende der Verschlusszeit ist der Gesamt-PEEP (= PEEPtotal) (▶ Abb. 4.54).

Nach Ablauf der Inspirationsphase öffnet der Respirator das Exspirationsventil und misst den Exspirationsflow, der durch den intrinsischen PEEP generiert wird. Die Lunge wird dabei bis auf PEEP entlastet (= Messphase 2).

Bei den Dräger-Intensivrespiratoren vom Typ Evita wird die Messung beendet, wenn

- der Exspirationsflow auf null zurückgegangen ist,
- spätestens nach 7 s bei der Einstellung „Erwachsenenbeatmung“ bzw.
- spätestens nach 3,5 s bei der Einstellung „Pädiatriebeatmung“.

Bei älteren Geräten vom Typ Dräger Evita wird die Messung nach Ablauf der eingestellten Inspirations- und Exspirationszeit beendet, die sich aus Atemfrequenz und I:E-Verhältnis ergeben. In diesem Fall kann die Exspirationszeit für den Patienten zu kurz sein, um das gesamte *„Trapped Volume"* abatmen zu können. Der integrierte Flow entspricht dem durch den intrinsischen PEEP in der Lunge gefangenen Volumen *(Vtrap = Trapped Volume)*.

Bei anderen Intensivrespiratoren (z. B. Getinge/Maquet Produktlinie Servo oder GE-Healthcare CarescapeR860) erfolgt die Messung des intrinsischen PEEP über die Taste *„Exspiratorischer Halt"* *(„Expiration Hold")*. In dieser Schalterstellung sind das Inspirationsventil und das Exspirationsventil nach der Exspiration so lange geschlossen, wie der Knopf in dieser Position gehalten wird, jedoch mit einer eingebauten Zeitgrenze von 30 s.

Der intrinsische PEEP (PEEPi) errechnet sich aus der Differenz von Gesamt-PEEP (= PEEPtotal) und dem am Respirator eingestellten PEEP (= PEEPe).

$$\text{PEEPi} = \text{PEEPtotal} - \text{PEEPe}$$

> M!
> **Merke**
>
> Der am Respiratordisplay angezeigte intrinsische PEEP kann je nach Hersteller der Gesamt-PEEP (z. B. Dräger Evita) oder der intrinsische PEEP (z. B. Löwenstein Elisa) sein!

Messwert „exspiratorische Zeitkonstante"

Mit der Ermittlung der exspiratorischen Zeitkonstante (RCexsp) steht eine weitere Messmethode zum Erkennen eines intrinsischen PEEP (⇨ Air Trapping) zur Verfügung.

Die exspiratorische Zeitkonstante wird als manöverfreies Verfahren aus dem Quotienten zwischen dem exspiratorischen Tidalvolumen und dem exspiratorischen Flow ermittelt und die notwendige Ausatemzeit (Exspirationszeit) wird in s errechnet (vgl. Kap. 2.17).

Exspiratorische Zeitkonstante:

$$\text{RCexsp} = \frac{0,75 \times \text{VT (ml)}}{\text{Flow (ml/s)}}$$

Mit der exspiratorischen Zeitkonstante kann der prozentuale Umfang der Ausatmung abgeschätzt und bei der Einstellung der Atemfrequenz bzw. des Atemzeitverhältnisses berücksichtigt werden:

- RCexp × 1 entspricht ca. 63 % des tatsächlich ausgeatmeten Tidalvolumens
- RCexp × 2 entspricht ca. 86,5 % des tatsächlich ausgeatmeten Tidalvolumens
- RCexp × 3 entspricht ca. 95 % des tatsächlich ausgeatmeten Tidalvolumens
- RCexp × 4 entspricht ca. 98 % des tatsächlich ausgeatmeten Tidalvolumens

Aufgrund der Nichtlinearität der Ausatmung wird in der Praxis oft die notwendige Exspirationszeit wie folgt abgeschätzt:

- RCexp × 3 = Exspirationszeit bei Patienten ohne COPD
- RCexp × 4 = Exspirationszeit bei Patienten mit COPD

4.3.6 Augmentierende Beatmungsformen

Definition

Augmentierende Beatmungsformen sind eine Kombination von maschinellen Atemhilfen und Spontanatmung zur Unterstützung einer insuffizienten Spontanatmung. Der Respirator fungiert als ein zusätzlicher Atemmuskel. Um die maschinelle Druckunterstützung zu erhalten, muss der Patient einen Trigger auslösen.

> **Merke**
>
> - **Kontrollierte Beatmung:**
>   - Die mandatorischen Beatmungshübe sind ausschließlich maschinengesteuert.
> - **Augmentierte Beatmung:**
>   - Die mandatorischen Beatmungshübe sind sowohl patientengetriggert als auch – in Abhängigkeit von der eingestellten Beatmungsform – maschinengesteuert.
>   - Bei Ausbleiben der Patiententriggerung erfolgt in Abhängigkeit der eingestellten Beatmungsform die Umschaltung von Inspiration auf Exspiration und umgekehrt entsprechend der Zeitsteuerung des Respirators (= „Maschinensteuerung").
>   - Bei druckunterstützten Spontanatmungsverfahren (PSV/ASB, VS, PPS, NAVA) erfolgt bei Ausbleiben der Patiententriggerung nur dann eine kontrollierte Beatmung, wenn ein „Back-up-Modus" (⇨ Apnoeventilation) aktiviert ist!

In der *Intensivmedizin* wird der Begriff „assistierte Beatmung" gelegentlich auch als Synonym für „augmentierte Beatmung" verwendet.

In der *Anästhesie* wird der Begriff „assistierte Beatmung" auch für die manuelle Unterstützung der Spontanatmung mittels eines Beatmungsbeutels während der Narkose gebraucht, was de facto einer manuellen druckunterstützten Beatmung (PSV/ASB) entspricht.

Assistierte kontrollierte Beatmung (A/C = Assist/Control Ventilation)

Synonyma

- VC-A/C = Volume Controlled Assist/Control Ventilation
- PC-A/C = Pressure Controlled Assist/Control Ventilation
- AVCV = Assisted Volume Controlled Ventilation
- APCV = Assisted Pressure Controlled Ventilation
- S-CMV = Synchronized Continuous Mandatory Ventilation

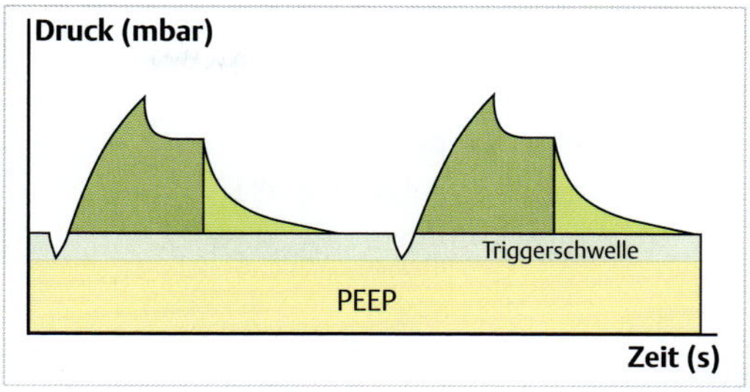

Abb. 4.55 Assistierte/kontrollierte Beatmung (VC-A/C).

- VC-CMV (Chatburn-Taxonomie)
- A/C-VC (Norm DIN EN ISO 19 223) ⇨ volumenkontrolliert
- A/C-PC (Norm DIN EN ISO 19 223) ⇨ druckkontrolliert

Beatmungsparameter

Bei der *assistierten/kontrollierten Beatmung (A/C-Ventilation)* liefert der Respirator einen mandatorischen Atemhub, der Patient kann ihn jedoch auslösen. Der Patient muss in der Lage sein, eine Einatemanstrengung (= Atemarbeit) aufzubringen, um einen *Trigger (Druck- oder Flowtrigger)* auszulösen. Er wird somit *synchron* zu seiner spontanen Einatemanstrengung beatmet, d. h., er steuert selbst den Beginn der mandatorischen Inspiration (▶ Abb. 4.55). Bei jedem patientengetriggerten Atemhub blinkt eine Kontrollleuchte auf. Löst der Patient den Trigger nicht aus, erfolgt eine zeitgesteuerte (= maschinengesteuerte) volumen- oder druckkontrollierte Beatmung entsprechend den eingestellten Parametern (vgl. Kap. 14.4).

Der *Trigger* reagiert auf den Unterdruck, den der Patient bei Beginn einer Inspiration aufbaut. Bezugspunkt für diesen Unterdruck ist der endexspiratorische Druck. Die Empfindlichkeit des Triggers ist einstellbar und wird durch die Triggerschwelle bestimmt.

Die *Triggerschwelle* ist der Betrag, um den der Druck unter den Bezugsdruck (= PEEP) abfallen muss, damit eine Inspiration ausgelöst wird *(= Drucktrigger)*. Bei einem *Flowtrigger* wird die Triggerschwelle als Flowäquivalent in l/min eingestellt.

Praxis

Empfohlene Triggerschwelle

- Drucktrigger: ≤ 1 mbar unter PEEP
- Flowtrigger: 2–5 l/min

4

Die Inspiration erfolgt mit einer gewissen zeitlichen Verzögerung, der *Triggerlatenz*. Die Triggerlatenz ist die Zeit zwischen dem Erreichen der Triggerschwelle und der Auslösung des maschinellen Atemhubs.

Die assistierte/kontrollierte Beatmung kann sowohl volumen- als auch druckkontrolliert (VC-A/C bzw. PC-A/C) erfolgen. Folgende Parameter müssen am Respirator für eine volumenkontrollierte A/C-Ventilation eingestellt werden:

Merke

Einstellgrößen am Respirator bei volumenkontrollierter A/C-Ventilation (A/C-VC)

- Atemhubvolumen (VT)
- Triggerschwelle
- Atemfrequenz (f)
- positiver endexspiratorischer Druck (PEEP)
- I:E-Verhältnis oder Inspirationszeit (Tinsp)
- inspiratorischer Flow ($\dot{V}$)
- inspiratorische Sauerstoffkonzentration (FiO_2)
- obere Druckbegrenzung

Folgende Parameter müssen am Respirator für eine druckkontrollierte A/C-Ventilation eingestellt werden:

Merke

Einstellgrößen am Respirator bei druckkontrollierter A/C-Ventilation (A/C-PC)

- Inspirationsdruck (Pinsp)
- Triggerschwelle
- Atemfrequenz (f)
- positiver endexspiratorischer Druck (PEEP)
- I:E-Verhältnis oder Inspirationszeit (Tinsp)
- Druckanstiegsgeschwindigkeit („Rampe")
- inspiratorische Sauerstoffkonzentration (FiO_2)

Die initiale Einstellung des Respirators bei A/C-Ventilation entspricht der Grundeinstellung bei volumen- bzw. druckkontrollierter Beatmung.

Merke

Der Patient kann mit einer höheren als der am Respirator eingestellten Frequenz atmen ⇨ *Gefahr der Hyperventilation* mit konsekutiver *respiratorischer Alkalose*.

Nebenwirkungen

Als Nebenwirkung dieser Beatmungsform ist die unbeabsichtigte *Hyperventilation* mit konsekutiver *respiratorischer Alkalose* anzuführen, die durch häufige Triggerung zustande kommt.

Die pathophysiologischen Auswirkungen sind:

- Linksverschiebung der Sauerstoffbindungskurve mit
- verminderter Freisetzung von Sauerstoff aus dem Hämoglobinmolekül ⇨
- verminderte Sauerstoffversorgung der peripheren Gewebe
- Hypokaliämie mit der Gefahr von Herzrhythmusstörungen
- Hypokalzämie (Abnahme des ionisierten Kalziums) mit der Gefahr von tetanischen Krämpfen
- Abnahme der Splanchnikus-, Leber- und Hirndurchblutung als Folge der Hypokapnie

Tab. 4.10 Vor- und Nachteile der Assist/Control Ventilation (A/C-Ventilation).

Vorteile	Nachteile
• Spontanatmungsaktivität des Patienten kann sofort erkannt werden ⇨ Triggerung des mandatorischen Beatmungshubs wird z. B. durch Blinken einer Leuchtdiode angezeigt • ermöglicht es dem Patienten, den Respirator auf seinen Atemrhythmus zu synchronisieren	• Der maschinell getriggerte Atemhub ist *nicht* dem Ventilationsbedürfnis des Patienten angepasst *Folgen:* ◦ schlechte Toleranz bei wachen bzw. oberflächlich sedierten Patienten ⇨ ◦ Gefahr der Patient-Respirator-Asynchronie (*„Fighting the Respirator“*) ◦ Gefahr der unbeabsichtigten Hyperventilation mit respiratorischer Alkalose bei Patienten mit erhöhtem Ventilationsbedarf (z. B. Fieber, Stress, Angst, Schmerzen) ◦ Zunahme von *Air Trapping* bei COPD-Patienten möglich

Die Assist/Control Ventilation ist heute nur mehr von historischer Bedeutung und wurde durch andere augmentierende Beatmungsformen abgelöst, die dem Patienten ein wesentlich höheres Maß an ventilatorischer Eigenaktivität ermöglichen und sich viel besser an die Ventilationsbedürfnisse des Patienten anpassen.

▸ Tab. 4.10 fasst die Vor- und Nachteile der Assist/Control Ventilation (A/C-Ventilation) zusammen.

Intermittierende mandatorische Beatmung (IMV = Intermittent Mandatory Ventilation)

IMV ist eine *Kombination* von *kontrollierter Beatmung* mit der Möglichkeit der *sequenziellen Spontanatmung*. Der Patient atmet spontan, aber nicht mit ausreichendem Atemminutenvolumen. Das fehlende Volumen wird durch das Beatmungsgerät verabreicht. Die mandatorischen Beatmungshübe gewährleisten eine gewisse Mindestventilation des Patienten. Dies geschieht, indem zwischendurch ein Beatmungshub von vorgegebenem Volumen und vorgegebener Dauer verabreicht wird. Dabei ist die

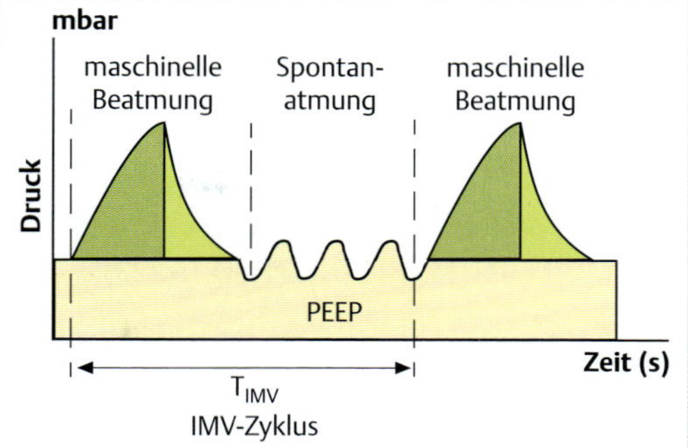

Abb. 4.56 Intermittierende mandatorische Ventilation (IMV).

Frequenz des Beatmungsgeräts zwangsläufig kleiner als die Spontanatmungsfrequenz.

In den Pausen zwischen den zeitlich durch die eingestellte Beatmungsfrequenz fest vorgegebenen mandatorischen Beatmungshüben kann der Patient auf PEEP-Niveau spontan atmen (▸ Abb. 4.56).

IMV stellt ein Beatmungsverfahren zur Entwöhnung vom Respirator dar. Da die IMV-Frequenz fix eingestellt wird und die kontrollierte Beatmung automatisch abläuft, hat dieses Verfahren den Nachteil, dass der Patient gegen die Maschine atmen kann, wenn der Respirator gerade eine mandatorische Inspiration vornimmt und der Patient ausatmen möchte *(⇨ „Fighting the Respirator“)*. Die IMV-Beatmung ohne Synchronisation der Einatembemühung des Patienten (⇨ SIMV) hat nur mehr historische Bedeutung und wird nur aus entwicklungsgeschichtlichen Gründen angeführt.

Synchronisierte intermittierende mandatorische Beatmung (SIMV = Synchronized Intermittent Mandatory Ventilation)

Synonyma

- Volume Controlled SIMV:
  - VC-SIMV
  - SIMV-VC
  - SIMV-VCV
  - V-SIMV
  - VC-IMV (Chatburn-Taxonomie)
  - SIMV-VC\PS (Norm DIN EN ISO 19223)

- Pressure Controlled SIMV:
  - PC-SIMV
  - SIMV-PC
  - SIMV-PCV
  - P-SIMV
  - PC-IMV (Chatburn-Taxonomie)
  - SIMV-PC\PS (Norm DIN EN ISO 19223)

Definition

Die SIMV-Beatmung ist eine *Kombination* von *volumen- oder druckkontrollierter Beatmung* mit der Möglichkeit der *sequenziellen Spontanatmung*, d. h., die Spontanatmung ist nur zwischen den mandatorischen Beatmungshüben möglich.

Definition

Sequenzielle Spontanatmung
Möglichkeit der Spontanatmung zwischen mandatorischen Beatmungshüben.

Die mandatorischen Beatmungshübe gewährleisten eine Mindestventilation des Patienten.

Die Spontanatmung kann mit einer einstellbaren inspiratorischen Druckunterstützung (PSV) zur Reduzierung der patienteneigenen Atemarbeit kombiniert werden.

Beatmungsparameter

Das *Mindest-Atemminutenvolumen* wird vorgegeben durch die Einstellgrößen

- Atemhubvolumen (VT) und
- SIMV-Frequenz (fIMV)

und ergibt sich aus dem Produkt VT × fIMV.

$$\text{Mindest-Atemminutenvolumen} = \text{VT} \times \text{fIMV}$$

SIMV ist die Weiterentwicklung von IMV und unterscheidet sich durch die zusätzliche Möglichkeit, den Atemhub der Maschine mit dem Atemzug des Patienten zu synchronisieren. Um zu verhindern, dass der maschinelle mandatorische Beatmungshub gerade in der exspiratorischen Spontanatemphase appliziert wird, sorgt eine *Triggervorrichtung (variabler Flow- oder Drucktrigger)* des Respirators dafür, dass innerhalb eines *Erwartungszeitfensters* (= Zeitintervall) der mandatorische Beatmungshub patientengetriggert und somit synchronisiert mit der Spontanatmung ausgelöst wird. Die Länge dieses Erwartungszeitfensters ist vom Respirator fix vorgegeben und beträgt z. B. beim Gerätetyp Dräger Evita 5 s im Erwachsenenmodus und 1,5 s im Pädiatriemodus. Bei höheren SIMV-Frequenzen erstreckt sich somit das Erwartungszeitfenster über die gesamte Spontanatemzeit (▶ Abb. 4.57).

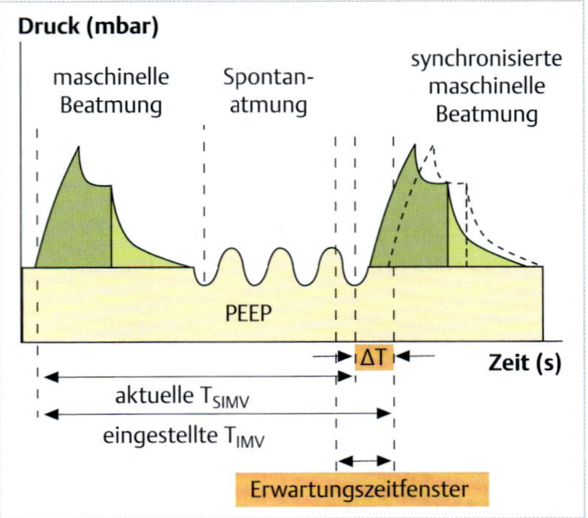

Abb. 4.57 Synchronisierte intermittierende mandatorische Ventilation (SIMV).

Der maschinelle Atemhub wird ausgelöst, wenn der Patient am Ende der Spontanatemphase innerhalb des Erwartungszeitfensters eine spontane Einatemanstrengung unternimmt und damit den Trigger auslöst. Bei Ausbleiben der spontanen Einatembemühung appliziert der Respirator am Ende des Erwartungszeitfensters den mandatorischen Beatmungshub entsprechend den eingestellten Parametern.

Info

- Bei SIMV erfolgt die Applikation eines patientengetriggerten maschinellen Beatmungshubs nur innerhalb des Erwartungszeitfensters.
- Bei Ausbleiben der Patiententriggerung erfolgt ein maschinengesteuerter Beatmungshub.

Im *Unterschied zur A/C-Ventilation* wird bei SIMV nicht jede Einatembemühung des Patienten mit einem mandatorischen Atemhub beantwortet, sondern nur jene, die innerhalb des Erwartungszeitfensters erfolgt.

Die SIMV-Beatmungshübe können volumen- oder druckkontrolliert appliziert werden (Volume Controlled SIMV [VC-SIMV], Pressure Controlled SIMV [PC-SIMV]).

Merke

Einstellgrößen am Respirator bei SIMV
- SIMV-Frequenz = mandatorische Atemfrequenz
- Inspirationsdruck (Pinsp) bei PC-SIMV *oder*
- Atemhubvolumen (VT) bei VC-SIMV
- Dauer des mandatorischen Atemhubs: Tinsp
- positiver endexspiratorischer Druck (PEEP)
- Triggerschwelle (Flow- oder Drucktrigger)
- inspiratorischer Flow ($\dot{V}$)
- inspiratorische Sauerstoffkonzentration (FiO_2)
- obere Druckbegrenzung (bei VC-SIMV)

Praxis

Grundeinstellung des Respirators bei Volume Controlled SIMV (SIMV-VC)
- SIMV-Frequenz: 8–12/min (nach $PaCO_2$ bzw. $PetCO_2$)
- Atemhubvolumen: 6–8 ml/kg KG (bezogen auf Idealgewicht)
- Dauer des mandatorischen Atemhubs: 1,5–2 s
- positiver endexspiratorischer Druck (PEEP): 5–8 mbar
- Triggerschwelle: 2–5 l/min bzw. 1 mbar unter PEEP
- inspiratorischer Flow: 30–40 l/min (⇨ kurze endinspiratorische Pause)
- inspiratorische Sauerstoffkonzentration (FiO_2): 50 % bzw. nach PaO_2
- obere Druckbegrenzung: 30 mbar

Grundeinstellung des Respirators bei Pressure Controlled SIMV (SIMV-PC)
- SIMV-Frequenz: 8–12/min (nach $PaCO_2$ bzw. $PetCO_2$)
- Inspirationsdruck: 10–12 mbar *über* PEEP (abhängig von der Atemmechanik)
- *Zielgröße:* Atemhubvolumen: 6–8 ml/kg KG (bezogen auf Idealgewicht)
- Dauer des mandatorischen Atemhubs: 1,5–2 s
- Triggerschwelle: 2–5 l/min bzw. 1 mbar unter PEEP
- Druckanstiegsgeschwindigkeit: 0,2 s
- positiver endexspiratorischer Druck (PEEP): 5–8 mbar
- inspiratorische Sauerstoffkonzentration (FiO_2): 50 % bzw. nach PaO_2
- obere Druckbegrenzung: 30 mbar

Da die Synchronisation des mandatorischen Beatmungshubs die wirksame SIMV-Zeit verkürzt und somit die wirksame IMV-Frequenz unerwünscht erhöhen würde, verlängert der Intensivrespirator die nachfolgende Spontanatemzeit um die fehlende Zeitdifferenz ΔT, um eine unbeabsichtigte SIMV-Frequenzerhöhung zu vermeiden. Der neben VT für die Mindestventilation verantwortliche Faktor *SIMV-Frequenz bleibt konstant* (s. ► Abb. 4.57).

Wenn der Patient zu Beginn des Erwartungszeitfensters ein klinisch bedeutsames Volumen eingeatmet hat, reduziert der Respirator den folgenden mandatorischen Beatmungshub, indem er die Zeit für die inspiratorische Flowphase und die Inspirationszeit verkürzt. Damit bleibt der 2. für die Mindestventilation verantwortliche Faktor, das *Atemhubvolumen (VT), konstant* und eine Überblähung der Lungen wird vermieden.

Die Beatmungsform SIMV kam früher v. a. bei der *Entwöhnung vom Respirator* zur Anwendung, indem am Beatmungsgerät die SIMV-Frequenz schrittweise reduziert wurde (SIMV-Frequenz von 10 ⇨ 8 ⇨ 6 ⇨ 4/min) und damit die mandatorischen Pausenzeiten verlängert wurden, bis schließlich das erforderliche Minutenvolumen ganz durch die Spontanatmung gedeckt wurde (vgl. Kap. 5).

In den Spontanatemphasen atmet der Patient spontan auf einem am Respirator eingestellten PEEP-Niveau *(Demand-Flow-CPAP)* und kann zusätzlich mit PSV/ASB druckunterstützt werden *(SIMV plus Pressure Support)*.

SIMV wurde früher auch zur Langzeitbeatmung bei Patienten mit unzureichender ventilatorischer Atempumpkapazität eingesetzt, da diese Atemhilfe im Vergleich zu einer ausschließlich kontrollierten Beatmung aufgrund des niedrigeren Beatmungsmitteldrucks zu einer geringeren Kreislaufbelastung führt.

Die Grundidee von SIMV besteht darin, dass der Patient im Wesentlichen spontan atmet und dass der Respirator mit einer niedrigen Sicherheitsfrequenz maschinelle Beatmungshübe abgibt, um eine Mindestventilation zu gewährleisten.

In der *Intensivbeatmung* ist SIMV zunehmend von historischer Bedeutung. Im Vergleich zu SIMV bieten andere augmentierende Beatmungsformen wie BIPAP/APRV oder PSV/ASB wesentlich mehr Vorteile für den Patienten, da sie eine bessere Anpassung an die Ventilationsbedürfnisse des Patienten ermöglichen:

So bietet die Beatmungsform BIPAP/APRV die Möglichkeit der ungehinderten Spontanatmung unabhängig vom mandatorischen Atemzyklus (= freie Durchatemmöglichkeit am Respirator; vgl. Kap. 4.3.6 unter „BIPAP“).

Atemhilfen, die auf einem „Breath to Breath Support“ basieren, wie z. B. PSV/ASB, führen zu einer Abnahme der Atemarbeit proportional zu der inspiratorischen Druckunterstützung. Unter SIMV konnte eine klinisch relevante Abnahme der Atemarbeit von ≥ 50 % erst bei SIMV-Frequenzen von ≥ 15/min nachgewiesen werden ([52], [53], [54]). Auch die Weaning-Phase ist unter der Atemhilfe PSV/ASB signifikant kürzer als im Vergleich mit SIMV (vgl. Kap. 4.3.6 unter „Druckunterstützte Spontanatmung“ und Kap. 5) ([55], [56], [57]).

In der *Narkosebeatmung* bietet SIMV im Vergleich zu den klassischen kontrollierten Beatmungsformen den Vorteil, dass Einatembemühungen des Patienten frühzeitig erkannt werden, indem die Triggerung auf dem Druck-Zeit-Diagramm farblich gekennzeichnet oder als Balken dargestellt wird (z. B. GE-Healthcare oder Dräger-Narkoserespiratoren). Ein Nachlassen der Muskelrelaxierung oder der Narkosetiefe kann auf diese Weise rasch vom Anästhesisten diagnostiziert werden.

► Tab. 4.11 fasst die Vor- und Nachteile von SIMV zusammen.

Tab. 4.11 Vor- und Nachteile von SIMV.

Vorteile von SIMV	Nachteile von SIMV
• Sicherheitsventilation (Back-up Ventilation) über SIMV-Frequenz ⇨ vorteilhaft bei unregelmäßigem oder unzureichendem Atemantrieb • maschinelle Atemhübe werden mit Einatembemühungen des Patienten synchronisiert • geringere Gefahr der Hyperventilation mit konsekutiver respiratorischer Alkalose (im Vergleich zu A/C-Ventilation)	• kein *„Breath to Breath Support“* der Atempumpe (im Vergleich zu PSV/ASB) • nur sequenzielle Spontanatmung möglich (im Vergleich zu BIPAP) • Abnahme der Atemarbeit (Entlastung der Atemmuskulatur) nicht proportional zur SIMV-Frequenz ⇨ insuffiziente Entlastung der Atemmuskulatur! ([52], [53]) • Abnahme der Atemarbeit > 50 % erst bei SIMV-Frequenzen ≥ 15/min ([53], [54]) • erhöhte Atemarbeit im Vergleich zu PSV/ASB ([55], [56]) • Verlängerung der Weaning-Phase (im Vergleich zu PSV/ASB und BIPAP) ([55], [56], [57]) • fehlende Adaptation der Ventilation an den Patienten • Gefahr von *Air Trapping* und dynamischer Überblähung (PEEPi ⇧) bei COPD-Patienten • ungeeignet für die Heimbeatmung (erhöhte Atemarbeit in der Spontanatemphase!)

Mandatorische Minutenvolumenbeatmung (MMV = Mandatory Minute Volume Ventilation)

Synonyma

- MMV = Mandatory Minute Volume Ventilation
- VC-MMV = Volume Controlled Mandatory Minute Volume Ventilation
- Opt. VCV = Optional Volume Controlled Ventilation
- VC-IMV (Chatburn-Taxonomie)
- MMV-VC\PS (Norm DIN EN ISO 19 223)

Definition

Auch MMV ist ähnlich wie SIMV eine *Kombination* von *maschineller Beatmung* und *Spontanatmung*. Im Gegensatz zu SIMV werden die mandatorischen Beatmungshübe nur dann appliziert, wenn eine zu geringe Ventilation droht. Als Regelgröße fungiert nicht die Zeit (= eingestellte Beatmungsfrequenz), sondern ein voreingestelltes *Mindest-Atemminutenvolumen* (AMV*min*).

Funktionsprinzip

Die Spontanatmung wird laufend bilanziert und mit dem eingestellten Mindest-Atemminutenvolumen (AMV*min*) verglichen (= Istwert-/Sollwert-Vergleich).

Das Funktionsprinzip von MMV besteht demnach darin, dass der Respirator kontinuierlich das aktuell geatmete Atemminutenvolumen (= Istwert) misst und es mit dem Soll-Atemminutenvolumen (= Sollwert) vergleicht. Ist das spontan geatmete Atemminutenvolumen (= Istwert) kleiner als das voreingestellte Mindest-Atemminutenvolumen (= Sollwert), erfolgt ein mandatorischer Beatmungshub innerhalb eines definierten Zeitfensters (= Zeitdauer eines SIMV-Zyklus) (▶ Abb. 4.58).

Die Häufigkeit der mandatorischen Beatmungshübe passt sich dem Ausmaß der Spontanatmung des Patienten an:

- Bei *ausreichender Spontanatmung* werden keine mandatorischen Beatmungshübe verabreicht. Der Respirator arbeitet in der Betriebsart CPAP/PSV. Der Patient atmet entweder spontan auf einem PEEP-Niveau *(CPAP-Atmung)* oder die Spontanatmung des Patienten kann zusätzlich mit PSV/ASB druckunterstützt werden. In Abhängigkeit des Respiratortyps kann die druckunterstützte Spontanatmung auch mit Volumengarantie erfolgen *(flexibles VCV)*.
- Bei *unzureichender Spontanatmung* werden zwischendurch mandatorische Beatmungshübe mit dem eingestellten Atemhubvolumen (VT) appliziert.
- *Fehlt die Spontanatmung* völlig, werden die mandatorischen Beatmungshübe mit der eingestellten Frequenz (f) und dem vorgegebenen Atemhubvolumen (VT) appliziert. Der Patient wird auf diese Weise mit einer Mindestventilation *(= Sollwert)* beatmet.
- Bei *zeitweiligem Aussetzen der Spontanatmung* fungiert der mandatorische Beatmungsanteil als Apnoeventilation.

> **M!**
> **Merke**
>
> Mandatorische Beatmungshübe werden nur dann verabreicht, wenn die Spontanatmung nicht ausreicht, um das vorgegebene Mindest-Atemminutenvolumen zu erreichen.

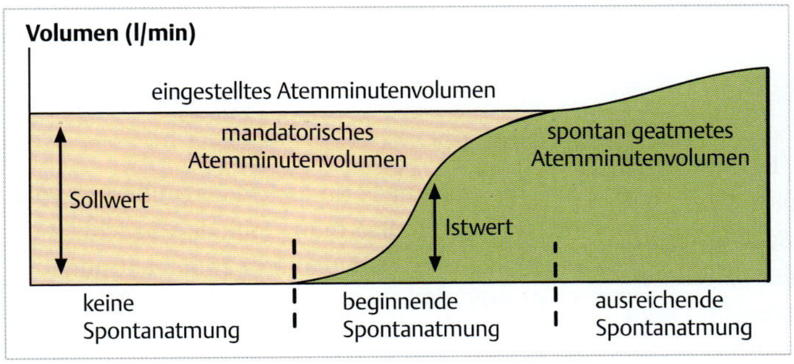

Abb. 4.58 Mandatorische Minutenvolumenbeatmung (MMV).

Beatmungsparameter

Das *Mindest-Atemminutenvolumen* (AMV*min*) wird mit den Einstellgrößen Atemhubvolumen (VT) und Frequenz (f) gesteuert und ergibt sich aus dem Produkt VT × f:

$$AMVmin = VT \times f$$

Merke

Einstellgrößen am Respirator

- Atemhubvolumen (VT)
- Atemfrequenz (f)
- I:E-Verhältnis oder Inspirationszeit (Tinsp)
- inspiratorischer Flow ($\dot{V}$)
- inspiratorische Druckunterstützung (PS)
- positiver endexspiratorischer Druck (PEEP)
- inspiratorische Sauerstoffkonzentration (FiO_2)
- Triggerschwelle
- obere Druckbegrenzung

Praxis

Grundeinstellung des Respirators bei MMV

- Atemfrequenz (f): 10–12/min
- Atemhubvolumen (VT): 6–8 ml/kg KG (bezogen auf Idealgewicht)
- Inspirationszeit (Tinsp): 1,5–2 s
- Triggerschwelle: 2–5 l/min
- inspiratorischer Flow: 30–40 l/min
- inspiratorische Druckunterstützung (PS): 10 mbar *über* PEEP
- positiver endexspiratorischer Druck (PEEP): 5–8 mbar
- inspiratorische Sauerstoffkonzentration (FiO_2): 50 % bzw. nach PaO_2
- obere Druckbegrenzung: 30 mbar

Der MMV-Modus kann mit PSV/ASB kombiniert werden. Die Kombination MMV plus CPAP/PSV kann auch als *„Sicherheitsmodus"* (*„Back-up-Ventilation"*) aufgefasst werden, da bei einer plötzlichen Hypoventilation bzw. Apnoe der Patient mit dem eingestellten Mindest-Atemminutenvolumen beatmet wird. MMV stellt für die Atemhilfe CPAP/PSV eine mögliche Alternative für die sog. Apnoeventilation dar (vgl. Kap. 7.6.4). Wie bei der Apnoeventilation ist auch bei diesem Sicherheitsnetz mit MMV zu bedenken, dass nach einer Diskonnektion des Patienten, z. B. im Rahmen der Bronchialtoilette, der Patient nach erneuter Konnektion zunächst kontrollierte Atemhübe erhält, die zu einer Patient-Respirator-Asynchronie (*„Fighting the Respirator"*) führen können und von ihm als unangenehm empfunden werden.

Info

Der MMV-Modus kann in Kombination mit CPAP/PSV als „Back-up-Modus" verwendet werden, um eine Mindestventilation zu gewährleisten.

Der große *Nachteil* dieser Beatmungsform besteht v. a. darin, dass sich der Patient sein Mindest-Atemminutenvolumen auch *„erhecheln"* kann und somit die Gefahr einer (erneuten) respiratorischen Erschöpfung besteht. Die Grenzen für die *Hechelüberwachung* müssen daher eng eingestellt werden.

Beatmungsform „Autoflow"

Synonyma

- SIMV-Autoflow
- VC-SIMV-Autoflow
- V-SIMV
- dynamisches BiLevel
- PRVC-SIMV
- PC-SIMV-VG (VG = Volumengarantie)
- APVsimv/SIMV + (APV = Adaptive Pressure Ventilation)
- SIMV-vtPC\PS (Norm DIN EN ISO 19223)

Definition

Autoflow ist eine Form der druckregulierten, volumenkonstanten Beatmung mit der Möglichkeit der ungehinderten (simultanen) Spontanatmung (⇨ SIMV-vtPC\PS nach Norm DIN EN ISO 19223).

Funktionsprinzip

Bei diesem Beatmungsmodus erfolgt eine *automatische Flowanpassung* mit dem Ziel, das eingestellte Atemhubvolumen mit dem niedrigstmöglichen Inspirationsdruck (Pinsp) zu applizieren (▶ Abb. 4.59). Während bei einer konventionellen volumenkontrollierten Beatmung ein konstanter Atemgasfluss (Flow) eingestellt wird, ist in der Betriebsart Autoflow der inspiratorische Atemgasfluss infolge der automatischen Flowanpassung dezelerierend.

Mit der Betriebsart Autoflow übernimmt der Respirator die Regelgrößen

- inspiratorischer Atemgasfluss (Flow) und
- Drucklimitierung.

Im Autoflow-Modus wird der inspiratorische Atemgasfluss (Flow) so gesteuert, dass keine Druckspitze bedingt durch die resistiven Widerstände des Endotrachealtubus und der Atemwege auftritt. Es entsteht – wie bei druckkontrollierten Beatmungsformen – ein dezelerierendes Flowmuster (s. ▶ Abb. 4.59).

Mit der Beatmungsoption Autoflow (▶ Abb. 4.60) passt sich der Respirator automatisch Veränderungen der atemmechanischen Größen Resistance und Compliance an. Verschlechtert sich die Atemmechanik des Patienten, wird der Inspirationsdruck (Plateaudruck) automatisch um den Wert erhöht, der benötigt wird, um Volumenkonstanz zu gewährleisten. Mit Autoflow erfolgen diese Druckänderungen maximal in 3-mbar-Schritten von Beatmungshub zu Beatmungshub.

Die automatische Druckanpassung erfolgt bis 5 mbar unter der manuell eingestellten Druckbegrenzung. Ist dieser Wert erreicht und kann das vorgegebene Atemhubvolumen nicht mehr appliziert werden, erfolgt der Alarm *„Volumen inkonstant“* und es liegt eine *druckkontrollierte Beatmung* vor.

Beispiel:
Bei einer oberen Druckbegrenzung von 35 mbar beträgt der maximale Inspirationsdruck 30 mbar.

Darüber hinaus kann der Patient im aktivierten Autoflow-Modus – ähnlich wie bei BIPAP – unabhängig von den mandatorischen Beatmungshüben jederzeit spontan atmen (⇨ ungehinderte Spontanatmung). Die Spontanatmungsaktivität ist auf der Flow- und auf der Druckkurve sichtbar (s. ▶ Abb. 4.59).

Der Start der mandatorischen Inspiration kann mithilfe eines variablen *Flowtriggers* mit der Einatembemühung des Patienten synchronisiert wer-

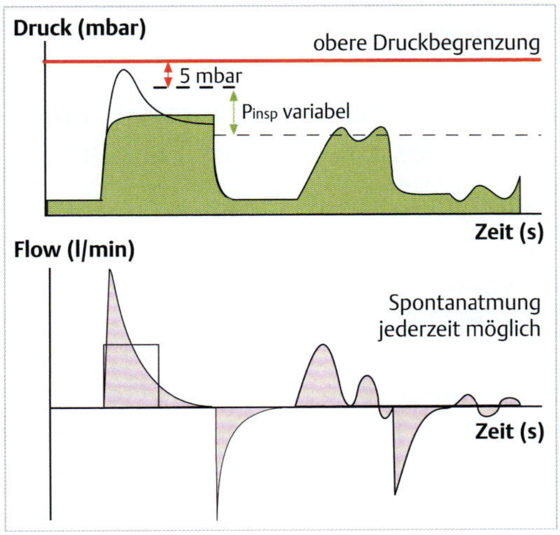

Abb. 4.59 „Autoflow“.

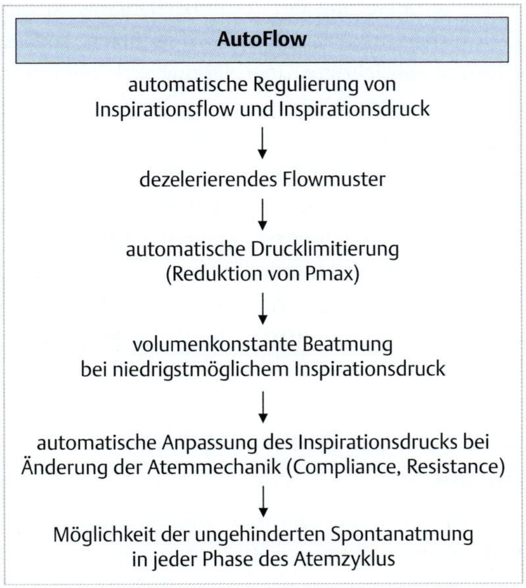

Abb. 4.60 Autoflow – Funktionsprinzip.

den. Die *Steilheit des Druckanstiegs* vom PEEP-Niveau auf Inspirationsdruck kann mit dem Beatmungsregler *„Druckanstiegszeit"* („Rampe") noch weiter an die Bedürfnisse des Patienten angepasst werden.

Info

Die Beatmungsform *Autoflow* ist gekennzeichnet durch

- „Abschneiden" von inspiratorischen Druckspitzen durch *automatische Reduktion des Inspirationsflows,*
- automatische Anpassung des Inspirationsdrucks bei Veränderungen der Atemmechanik ⇨ *druckregulierte volumenkonstante Beatmung* und
- Kombination von volumenkonstanter Beatmung und ungehinderter Spontanatmung *(⇨ augmentierte Spontanatmung).*

Vorteile der Beatmungsform Autoflow

Der Vorteil dieser Beatmungsform besteht in der Applikation einer konstanten Ventilation (⇨ konstantes $PaCO_2$) bei möglichst niedrigem Inspirationsdruck.

Bei Verbesserung der Atemmechanik wird die Druckunterstützung automatisch reduziert, sodass eine unbeabsichtigte Überblähung gut belüfteter Lungenkompartimente durch zu hohe Tidalvolumina (⇨ Volutrauma) vermieden wird. In dieser Hinsicht erfüllt Autoflow die Ziele einer lungenprotektiven Beatmungsstrategie, vereint mit den Vorteilen der ungehinderten Spontanatmung.

Umgekehrt wird durch die Volumengarantie bei Verschlechterung der Atemmechanik eine unbeabsichtigte Hypoventilation und/oder Hypoxämie vermieden.

Nachteile der Beatmungsform Autoflow

Ein wesentlicher *Nachteil* der automatischen Druckanpassung besteht darin, dass auf pathologische Veränderungen der Atemmechanik (z. B. Sekretretention) aufgrund der Eigendynamik des Respirators erst verzögert reagiert wird, insbesondere wenn die Druckbegrenzung nicht eng eingestellt ist.

Merke

Zur Erhöhung der Patientensicherheit ist die *„obere Druckbegrenzung"* möglichst eng einzustellen!

Eine weitere *Gefahr* dieser Beatmungsform besteht darin, dass der Respirator nicht auf die pathophysiologische Ursache einer Steigerung des spontanen Atemzugvolumens bzw. des Atemminutenvolumens rückschließen kann. Ist die Zunahme des spontanen Tidalvolumens Ausdruck einer zunehmenden Kräftigung der Atemmuskulatur und/oder Verbesserung der Atemmechanik, ist die Reduktion der maschinellen Druckunterstützung pathophysiologisch sinnvoll *(⇨ „automatische Entwöhnung vom Respirator").* Ist jedoch die Steigerung des spontanen Tidalvolumens auf einen *gesteigerten Ventilationsbedarf* (z. B. bei Schmerz, Fieber, Stress) zurückzuführen, so wäre eine Reduktion der maschinellen Druckunterstützung (im Sinne eines negativen Feedback-Mechanismus) kontraproduktiv, da in diesem Fall die *patienteneigene Atemarbeit* unnötigerweise zunimmt.

Der klinische Stellenwert dieser Beatmungsform ist demnach eine Frage der Beatmungsphilosophie.

Druckunterstützte Spontanatmung (PSV = Pressure Support Ventilation)

Synonyma

- ASB = Assisted Spontaneous Breathing
- SPN-PS = Spontaneous Pressure Support
- CSV-PS (CSV = Continuous Spontaneous Ventilation, PS = Pressure Support)
- IPS = Inspiratory Pressure Support
- IHS = Inspiratory Help System
- PC-CSV (Chatburn-Taxonomie)
- CSV-PS (Norm DIN EN ISO 19 223)

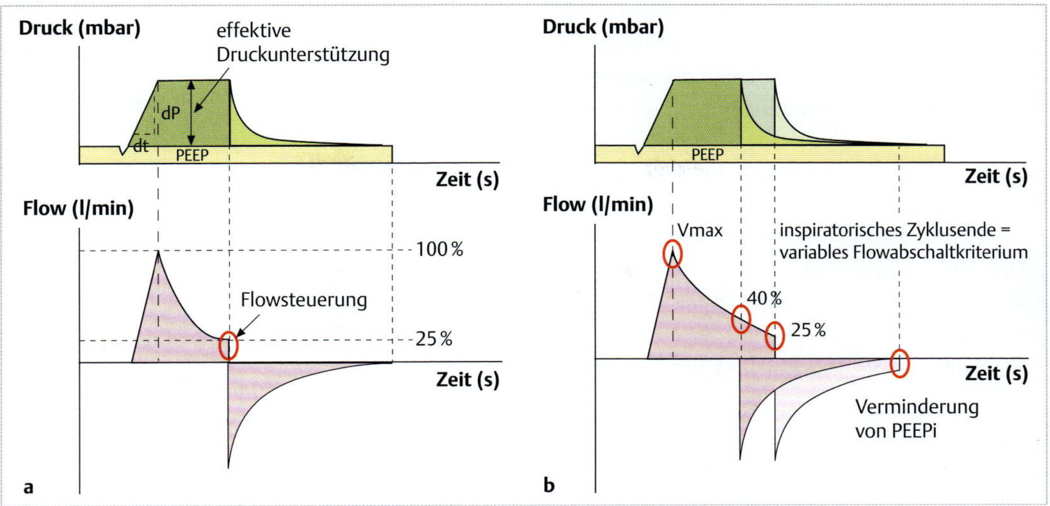

Abb. 4.61 Druckunterstützte Spontanatmung.
a Pressure Support Ventilation (PSV): fixe Flowsteuerung.
b Pressure Support Ventilation (PSV): variable Flowsteuerung.

Definition

Die druckunterstützte Spontanatmung (PSV/ASB) ist eine druckgeregelte, flowgesteuerte, patientengetriggerte augmentierende Atemhilfe, bei der jeder Atemzug des Patienten druckunterstützt wird (⇨ *„Breath to Breath Support“)*.

Jede Einatembemühung des Patienten resultiert in einem konstanten Grad an maschineller Druckunterstützung, unabhängig vom ventilatorischen Bedarf des Patienten (⇨ nicht proportionale Druckunterstützung).

Funktionsprinzip

Ähnlich wie der Anästhesist die wieder einsetzende Spontanatmung des Patienten am Beatmungsbeutel fühlt und manuell unterstützt, kann der Respirator eine insuffiziente Spontanatmung unterstützen, indem mit Beginn einer spontanen Inspiration die Druck- und Gasflussveränderungen im Respirator erfasst werden. Die maschinelle Druckunterstützung wird durch das Erreichen des Triggerkriteriums *(Druck- bzw. Flowtriggerung)* ausgelöst.

Nach Öffnen des Inspirationsventils erfolgt der inspiratorische Atemgasfluss (Flow), sodass der am Respirator eingestellte Druck (z. B. 20 mbar) erreicht wird, welcher während der gesamten Einatemphase konstant gehalten wird *(⇨ druckgeregelte Atemhilfe)* (▶ Abb. 4.61).

PSV/ASB dient zur Unterstützung einer insuffizienten Spontanatmung („Atempumpschwäche“) und verbindet die Vorteile der druckkontrollierten Beatmung und der Spontanatmung mit dem Ziel, die Atemarbeit auf ein „physiologisches Maß“ zu reduzieren.

Im *Unterschied* zu den Beatmungsformen A/C-Ventilation und SIMV, die entweder patientengetriggert oder maschinengesteuert sind, ist PSV/ASB immer patientengetriggert. Bleibt die Patiententriggerung aus, erfolgt keine Druckunterstützung vom Respirator und Apnoealarm wird ausgelöst.

M!

Merke

- PSV/ASB ist eine ausschließlich patientengetriggerte Atemhilfe.
- Bleibt die Patiententriggerung aus, erfolgt keine Druckunterstützung durch den Respirator!

PSV/ASB ist als Unterstützung der Spontanatmung konzipiert und erfordert sowohl eine intakte zentrale Atemregulation als auch eine neuromuskuläre Steuerung der Atemmuskulatur.

Das Gerät übernimmt partiell die inspiratorische Atemarbeit, der Patient steuert

- die Atemfrequenz (⇨ durch die Häufigkeit seiner Einatembemühungen),
- das Atemhubvolumen (⇨ durch aktives Einatmen) und
- die Inspirationszeit (⇨ durch aktives Einatmen).

Info

Der Patient bestimmt neben der Atemfrequenz nicht nur den Beginn, sondern auch Verlauf und Atemvolumen des maschinell unterstützten Atemhubs.

Insbesondere hilft PSV/ASB, die Strömungswiderstände des Trachealtubus und des Schlauchsystems zu überwinden *(⇨ systembedingte oder zusätzliche Atemarbeit)*.

Merke

- Für die Überwindung der tubusbedingten Atemarbeit unter (ruhiger) Spontanatmung ist eine inspiratorische Druckunterstützung von 7–10 mbar erforderlich.
- Beim intubierten Patienten ist demnach für die Unterstützung der Ventilation eine inspiratorische Druckunterstützung ≥ 7–10 mbar erforderlich.

Um die tubusbedingte Atemarbeit zu überwinden, ist es aus atemphysiologischer Sicht sinnvoll, die automatische Tubuskompensation (TC) zu aktivieren, die heutzutage in fast allen Intensivrespiratoren verfügbar ist.

Merke

Einstellgrößen am Respirator bei PSV/ASB

- Inspiratorische Druckunterstützung (ΔPsupp)
- positiver endexspiratorischer Druck (PEEP)
- Druckanstiegsgeschwindigkeit („Rampe“)
- inspiratorische Sauerstoffkonzentration (FiO_2)
- Triggerschwelle (Druck- oder Flowtrigger)
- exspiratorisches Umschaltkriterium (= inspiratorische Terminierung = PS-Endflow)
- obere Druckbegrenzung

Praxis

Grundeinstellung des Respirators bei PSV/ASB

- Inspiratorische Druckunterstützung: 10–12 mbar *über* PEEP (abhängig von der Atemmechanik)
- *Zielgröße:* Atemhubvolumen: 6–8 ml/kg KG (bezogen auf Idealgewicht)
- positiver endexspiratorischer Druck (PEEP): 5–8 mbar
- Druckanstiegsgeschwindigkeit („Rampe“): 0,2 s
- inspiratorische Sauerstoffkonzentration (FiO_2): 50 % bzw. nach PaO_2
- Triggerschwelle: 2–5 l/min bzw. 1 mbar unter PEEP
- exspiratorisches Umschaltkriterium (= PS-Endflow): 25 % des inspiratorischen Spitzenflows
- obere Druckbegrenzung: 30 mbar

Die maschinelle Druckunterstützung wird eingeleitet (je nach Respiratortyp), wenn

- der Flowtrigger ausgelöst wurde,
- der Drucktrigger ausgelöst wurde oder
- das spontan eingeatmete Volumen einen bestimmten Wert übersteigt (z. B. beim Dräger-Respirator Typ Evita: 25 ml im Erwachsenenmodus, 12 ml im Pädiatriemodus).

Empfohlene Triggerschwelle:
- Flowtrigger: 2–5 l/min
- Drucktrigger: ≤ 1 mbar unter PEEP

Höhe der inspiratorischen Druckunterstützung

Je nach Respiratortyp wird die Höhe der Druckunterstützung entweder auf
- Atmosphärendruck oder auf
- PEEP

bezogen.

Bei der heutigen Generation von Intensivrespiratoren wird die Höhe der Druckunterstützung als „Druck *über* PEEP" eingestellt. Je höher die *inspiratorische Druckunterstützung* (= Druck *über* PEEP) eingestellt ist *(meistens zwischen 10 und 20 mbar)*, desto mehr Atemgas strömt zum Patienten. Da der Druck konstant ist, nimmt der Flow ab, je mehr die Lungen mit Atemgas gefüllt werden *(„dezelerierender Flow")*.

Die patienteneigene Atemarbeit und damit der O_2-Verbrauch der Atemmuskulatur werden annähernd proportional zur Höhe der Druckunterstützung vermindert. Demgegenüber erfolgt bei SIMV keine proportionale Entlastung der Atemmuskulatur bei Steigerung der mandatorischen SIMV-Frequenz, d. h., eine Verdopplung der SIMV-Frequenz führt *nicht* zu einer Abnahme der zu leistenden Atemarbeit auf die Hälfte (▶ Abb. 4.62) ([54], [55], [56]).

Die Höhe der inspiratorischen Druckunterstützung richtet sich nach klinischen Kriterien:
- Atemfrequenz: *Zielgröße:* AF < 25–30/min
- Atemhubvolumen: *Zielgröße:* 6–8 ml/kg KG (bezogen auf Idealgewicht)
- Einsatz der Atemhilfsmuskulatur (*Ziel:* Vermeidung durch die Druckunterstützung)
- subjektives Empfinden von Atemnot (*Ziel:* Vermeidung von Dyspnoe)

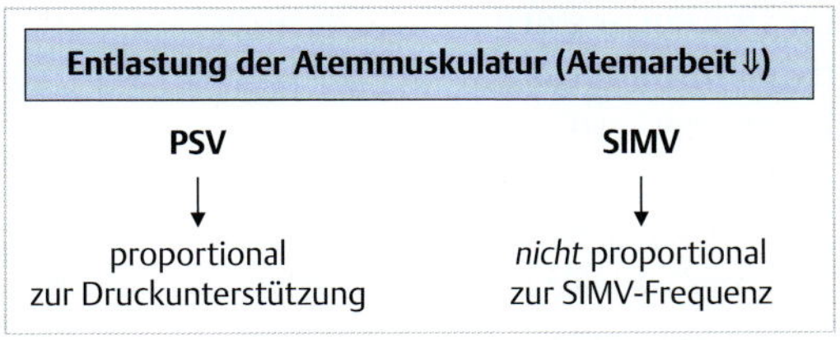

Abb. 4.62 Entlastung der Atemmuskulatur bei inspiratorischer Druckunterstützung.

Info

Die Höhe der „optimalen" inspiratorischen Druckunterstützung muss für jeden Patienten individuell in Abhängigkeit von seines ventilatorischen Bedarfs ermittelt werden.

Kann durch Steigerung der inspiratorischen Druckunterstützung keine Senkung der Atemfrequenz (Tachypnoe) erreicht werden, muss auf eine andere Atemhilfe mit höherer ventilatorischer Unterstützung gewechselt werden, um die Atemarbeit für den Patienten zu senken (z. B. BIPAP/APRV).

Die Höhe der FiO_2 und das PEEP-Niveau sind von der Oxygenierung (PaO_2) des Patienten abhängig.

Merke

Bei der augmentierenden Atemhilfe PSV/ASB soll aus Sicherheitsgründen die *Atemfrequenz* des Patienten auch mittels Impedanzmessung über die EKG-Elektroden auf dem Hämodynamikmonitor überwacht werden, um einer auftretenden *„Hechelatmung" (Tachypnoe > 35/min)* frühzeitig entgegenwirken zu können.

Druckanstiegsgeschwindigkeit

Die *Steilheit des Druckanstiegs (= Druckanstiegsgeschwindigkeit* = Zeitdauer des Druckwechsels vom PEEP-Niveau bis zum Erreichen des eingestellten Inspirationsdrucks) ist von der Höhe des inspiratorischen Flows abhängig und kann je nach Respiratortyp zwischen 0 (technisch exakt 64 ms) und 2 s variiert werden, wodurch eine bessere *Adaptation (Synchronisation)* der Druckunterstützung an die Ventilationsbedürfnisse des Patienten erreicht werden kann (⇨ höherer Patientenkomfort).

Wird die *Druckanstiegsgeschwindigkeit zu gering* gewählt (= „flache Rampe"), wird das vorgegebene Druckniveau erst später oder überhaupt nicht erreicht. Dies führt v. a. bei COPD-Patienten zu einer klinisch bedeutsamen Zunahme der Atemarbeit [58]. Der niedrige initiale Atemgasfluss („flache Rampe") führt zu einer Verlängerung der Inspiration auf Kosten der Exspiration mit konsekutiver Erhöhung des intrinsischen PEEP [59]. Die Zunahme des intrinsischen PEEP kann zur *Desynchronisation* zwischen Patient und Respirator führen, da der Patient den Trigger für die inspiratorische Druckunterstützung nicht mehr auslösen kann (⇨ triggerinduzierte Patient-Respirator-Asynchronie).

Ein *zu schneller Druckanstieg* infolge eines sehr hohen initialen Inspirationsflows (= „steile Rampe") kann bei Patienten mit niedriger Compliance *(„Stiffy Lung")* dazu führen, dass die Druckunterstützung bei unverhältnismäßig kleinem Atemhubvolumen abgebrochen wird, da das exspiratorische Umschaltkriterium (inspiratorische Terminierung) bereits erreicht wurde, obwohl der Patient seine Inspiration noch nicht beendet hat. An der Ösophagusdruckkurve zeigt sich nach Beendigung des Beatmungshubs noch eine weitere Drucknegativierung als Ausdruck aktiver Inspirationsanstrengung (▶ Abb. 4.63) [58]. In diesem Fall muss die Druckanstiegsgeschwindigkeit („Rampe") reduziert werden (vgl. Kap. 4.6).

Wird der Inspirationsflow des Respirators kleiner als der Atemgasfluss des Patienten, kann das Gefühl von Atemnot (Dyspnoe) auftreten.

In der klinischen Praxis hat sich ein steiler Druckanstieg von 0,2 s bewährt.

> **Merke**
>
> Je stärker der Patient einatmet, desto schneller sollte der Druckanstieg erfolgen, um unnötige zusätzliche Atemarbeit zu vermeiden (▶ Abb. 4.64).

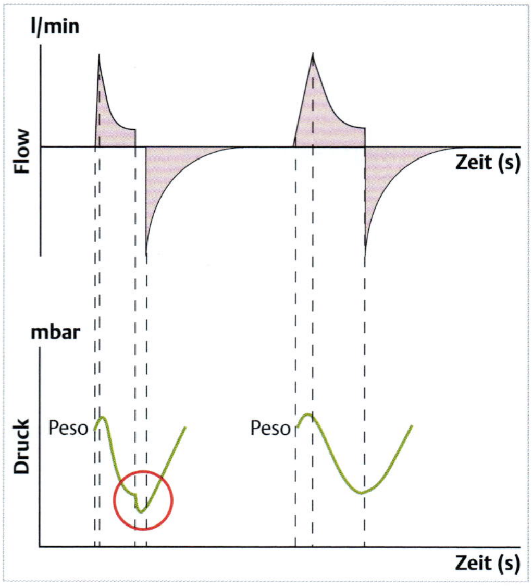

Abb. 4.63 Zu schnelle Druckanstiegsgeschwindigkeit. Patient-Respirator-Asynchronie infolge zu schneller Druckanstiegsgeschwindigkeit. Der Patient hat nach Abbruch der inspiratorischen Druckunterstützung seine Inspirationsbemühung noch nicht beendet, erkennbar an einer weiteren Zunahme der Ösophagusdrucknegativierung (Peso).

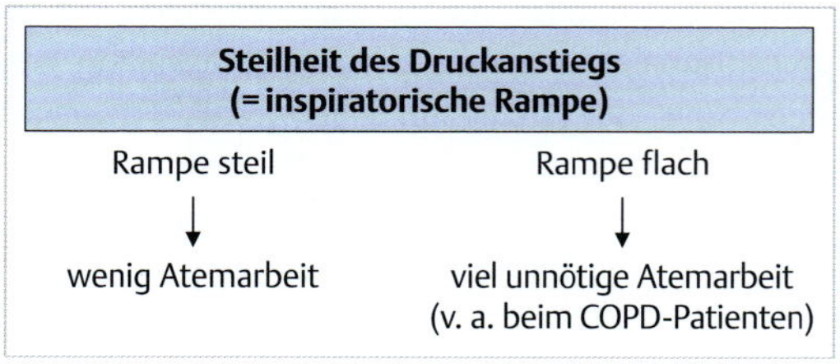

Abb. 4.64 Inspiratorische Rampe (= inspiratorische Druckanstiegsgeschwindigkeit).

Beendigung der Druckunterstützung

Die Druckunterstützung wird beendet (= inspiratorische Terminierung),

- wenn der Inspirationsflow einen vorgegebenen oder einen variabel einzustellenden Prozentwert des maximalen Spitzenflows unterschreitet ⇨ *fixe* oder *variable Flowsteuerung* bewirkt das Öffnen des Exspirationsventils.

Beispiel für fixe Flowsteuerung:
Dräger Typ Evita: Unterschreiten von 25 % des Spitzenflows.

- durch eine übergeordnete *fixe Zeitsteuerung*

Beispiele:
Dräger Evita: Umschaltung auf Exspiration nach 4 s im Erwachsenenmodus bzw. nach 1,5 s im Pädiatriemodus.

Getinge/Maquet Servo: wenn die Inspiration länger als 2,5 s beim Erwachsenen bzw. 1,5 s bei Kleinkindern dauert.

- durch die übergeordnete *Drucksteuerung* (z. B. Exspirationsbemühungen des Patienten oder bei Husten oder „Pressen"). Je nach Respiratortyp bewirkt ein Druckanstieg von 2–3 mbar über Inspirationsdruck die Umschaltung auf Exspiration.

Die heutige Generation von Intensivrespiratoren verfügt über eine *variable Flowsteuerung*, wobei das exspiratorische flowbasierte Umschaltkriterium (= inspiratorische Terminierung) zwischen 10 und 70 % des maximalen inspiratorischen Spitzenflows variiert werden kann (s. ► Abb. 4.61b).

Gerade bei COPD-Patienten ist das variable exspiratorische flowbasierte Umschaltkriterium von Vorteil, um das Auftreten einer Patient-Respirator-Asynchronie infolge zu später Öffnung des Exspirationsventils (= „Delayed Cycling") zu minimieren. Ein frühes exspiratorisches Umschaltkriterium von ≥ 50 % des inspiratorischen Spitzenflows bewirkt eine verlängerte Öffnung des Exspirationsventils und somit mehr Zeit für die patienteneigene Exspiration und in der Folge weniger *Air Trapping* (vgl. Kap. 4.6 und Kap. 10.2) [60].

Eine inspiratorische Terminierung bei einem Flow von < 5 l/min wäre pathophysiologisch nicht sinnvoll, da bereits durch das Vorliegen kleinster Leckagen eine Umschaltung auf Exspiration nicht erfolgen könnte (s. o.).

PSV/ASB kann auch über eine dicht sitzende Maske als nicht-invasive Atemhilfe appliziert werden.

> **Merke** M!
>
> Masken-PSV hat sich beim COPD-Patienten als Atemhilfe der Wahl etabliert.

Bei aktiviertem *NIV-Modus* (NIV = Non-invasive Ventilation) kann die maximale Dauer der inspiratorischen Druckunterstützung (Tmax) manuell innerhalb bestimmter Grenzen eingestellt werden *(variable Zeitsteuerung)*. Dies ermöglicht eine bessere Adaptation des Respirators an die Ventilationsbedürfnisse der Patienten, v. a. bei Vorliegen kleiner Leckagen im Bereich der Gesichtsmaske. Ist der NIV-Modus nicht aktiviert, schaltet der Respirator nach einem bestimmten Zeitfenster (z. B. bei der Produktlinie Evita nach 4s) auf Exspiration um und gibt Alarm (⇨ übergeordnete Zeitsteuerung).

Bei Vorliegen einer Leckage kann der sog. *„Leckageflow"* so hoch sein, dass der am Y-Stück gemessene Flow das exspiratorische Umschaltkriterium nicht erreicht und der Respirator daher nicht auf Exspiration umschaltet. Beim Dräger-Intensivrespirator vom Typ Evita erscheint der Alarm *„ASB > 4 Sekunden"* und die übergeordnete Zeitsteuerung wird aktiviert.

Sicherheitsnetz im Falle einer Apnoe

Der wesentliche Nachteil von PSV/ASB besteht darin, dass diese Beatmungsform keine Mindestventilation ermöglicht. Erfolgt keine Patiententriggerung, wird kein maschineller Beatmungshub ausgelöst.

Auf eine enge Einstellung des Apnoealarms ist unbedingt zu achten. Ein Sicherheitsnetz sollte ebenfalls gewährleistet sein.

Sicherheitsnetz („Back-up-Modus") im Falle einer Apnoe (je nach Gerätetyp und Software):

- Kombination mit anderen augmentierenden Atemhilfen wie BIPAP, SIMV oder MMV.
- Unterschreitet die Spontanatmungsfrequenz die eingestellte Back-up-Frequenz, wird der Patient mit der eingestellten Back-up-Frequenz druckkontrolliert beatmet.

- Erfolgt innerhalb der eingestellten Atemzykluszeit (= 60: Atemfrequenz) keine Spontanatmung, wird am Ende der rechnerischen Atemzykluszeit ein mandatorischer Atemhub ausgelöst (⇨ ST-Modus).
- Aktivierte Apnoeventilation.

Indikationen

- Akute respiratorische Insuffizienz (Ventilationsversagen bzw. Oxygenationsversagen):
  - chronisch obstruktive Lungenerkrankung (COPD)
  - kardiogenes Lungenödem
  - nicht kardiogenes Lungenödem (abhängig vom Schweregrad des ARDS)
- Entwöhnung vom Respirator (Weaning)

Der v. a. beim tachypnoischen COPD-Patienten auftretende intrinsische PEEP kann durch PSV/ASB effektiv gesenkt werden. In erster Linie ist dies auf eine Abnahme der Atemfrequenz zurückzuführen. Die Folgen sind eine Verlängerung des Atemzyklus und damit der Exspirationszeit sowie eine Abnahme der Atemarbeit und des O_2-Verbrauchs.

▶ Tab. 4.12 fasst die Vor- und Nachteile von PSV/ASB zusammen.

Druckunterstützte volumenkonstante Spontanatmung (VS = Volume Support)

Synonyma

- SPN-CPAP/VS = Spontaneous Continuous Positive Airway Pressure/Volume Support
- CSV-VA (CSV = Continuous Spontaneous Ventilation; VA = Tidal Volume Assured)
- AVAPS = Average Volume Assured Pressure Support
- dyn PSV = Dynamic Pressure Support Ventilation
- PC-CSV (Chatburn-Taxonomie)
- CSV-vtPS (Norm DIN EN ISO 19 223)

Definition

Die druckunterstützte volumenkonstante Spontanatmung ist ein Hybridbeatmungsmodus und kann als *druckgeregelte, volumenkonstante, flowgesteuerte, patientengetriggerte augmentierende* Atemhilfe definiert werden, bei der jeder Atemzug des Patienten druckunterstützt wird *(⇨ „Breath to Breath Support")*.

Jede Einatembemühung des Patienten resultiert in einem konstanten Grad an maschineller Druckunterstützung, unabhängig vom ventilatorischen

Tab. 4.12 Vor- und Nachteile von PSV/ASB.

Vorteile von PSV/ASB	Nachteile von PSV/ASB

• *„Breath to Breath Support"* der Atemmuskulatur
• Abnahme der Atemarbeit (Entlastung der Atemmuskulatur) proportional zur Druckunterstützung [54]
• viele Freiheitsgrade: Patient steuert Atemfrequenz, Atemhubvolumen, Atemgasfluss und Inspirationszeit selbst
• Kompensation der systembedingten Atemarbeit *(„Added Work of Breathing")*
• bessere Adaptation der Atemhilfe an die Ventilationsbedürfnisse des Patienten (im Vergleich zu SIMV)
• etablierte Atemhilfe bei schwieriger Entwöhnung vom Respirator [56]
• kombinierbar mit anderen augmentierenden Atemhilfen (BIPAP, SIMV, MMV)
• etablierte Atemhilfe für die nicht-invasive Beatmung (NIV)
• augmentierende Atemhilfe der Wahl bei COPD-Patienten:
  ◦ suffiziente Entlastung der Atemmuskulatur ⇨
  ◦ Abnahme der Atemfrequenz ⇨
  ◦ Verminderung von PEEPi ⇨
  ◦ Abnahme der Atemarbeit und des O_2-Verbrauchs der Atemmuskulatur
	• bei fehlender Triggerung *keine Mindestventilation* gewährleistet ⇨ ausreichender Atemantrieb erforderlich
	• Gefahr der Hypoventilation ⇨ Cave: *„Hangover"* infolge Analgosedierung
	• Patient-Respirator-Asynchronie möglich

Bedarf des Patienten (⇒ nicht proportionale Druckunterstützung).

M!

Merke

- Volume Support ist eine ausschließlich patientengetriggerte Atemhilfe.
- Bleibt die Patiententriggerung aus, erfolgt keine Druckunterstützung durch den Respirator!

Funktionsprinzip

Bei dieser augmentierenden Atemhilfe handelt es sich um eine Form der druckunterstützten Spontanatmung, welche Volumenkonstanz ermöglicht. Der Patient bestimmt Atemfrequenz und Inspirationsdauer.

- Atmet der Patient mehr als das eingestellte Atemhubvolumen, erfolgt keine Druckunterstützung durch den Respirator. Der Patient atmet spontan auf dem eingestellten PEEP-Niveau (= Demand-Flow-CPAP).
- Wird zum Erreichen des voreingestellten Atemhubvolumens (= Ziel-Tidalvolumen) eine Druckunterstützung vom Respirator benötigt, richtet sich die Höhe der inspiratorischen Druckunterstützung nach den atemmechanischen Größen Compliance und Resistance *(variable Druckunterstützung)* (▶ Abb. 4.65).

i

Info

Die Atemhilfe *Volume Support* ist gekennzeichnet durch

- *variable Druckunterstützung*, die vom Patienten getriggert werden muss (Druck- oder Flowtrigger), wobei die Höhe der inspiratorischen Druckunterstützung von den atemmechanischen Eigenschaften der Lunge abhängt, und
- Aufrechterhaltung der *Volumenkonstanz* durch Applikation eines eingestellten Ziel-Tidalvolumens.

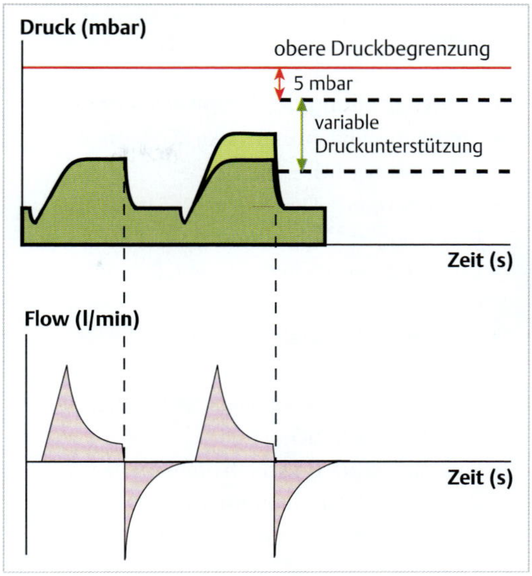

Abb. 4.65 Druckunterstützte volumenkonstante Spontanatmung – Volume Support (VS).

M!

Merke

Einstellgrößen am Respirator bei VS

- Atemhubvolumen (= Ziel-Tidalvolumen VT)
- positiver endexspiratorischer Druck (PEEP)
- Druckanstiegsgeschwindigkeit („Rampe")
- Triggerschwelle (Druck- oder Flowtrigger)
- exspiratorisches Umschaltkriterium (= inspiratorische Terminierung = PS-Endflow)
- inspiratorische Sauerstoffkonzentration (FiO_2)
- obere Druckbegrenzung (Druckalarm)
- Volumenalarm (obere und untere Alarmgrenze)

4

Praxis

Grundeinstellung des Respirators bei VS

- Atemhubvolumen: 6–8 ml/kg KG (bezogen auf Idealgewicht)
- Triggerschwelle: Flowtrigger: 2–5 l/min bzw. Drucktrigger: 1 mbar unter PEEP
- Druckanstiegsgeschwindigkeit („Rampe“): 0,2s
- positiver endexspiratorischer Druck (PEEP): 5–8 mbar
- inspiratorische Sauerstoffkonzentration (FiO_2): 50 % bzw. nach PaO_2
- Exspiratorisches Umschaltkriterium (PS-Endflow): 25 % des inspiratorischen Spitzenflows
- obere Druckbegrenzung: 30 mbar

Höhe der inspiratorischen Druckunterstützung

Die Druckunterstützung wird eingeleitet,

- wenn der Druck- oder Flowtrigger vom Patienten ausgelöst wird.

Die Höhe der Druckunterstützung ist

- variabel (= Freiheitsgrad)! Sie ist abhängig von
  - der Höhe des eingestellten Atemhubvolumens,
  - der Atemmechanik des Patienten (Resistance und Compliance) und
  - der oberen Druckbegrenzung.

Die Änderung der inspiratorischen Druckunterstützung erfolgt in

- 3-mbar-Schritten, bis das eingestellte Atemhubvolumen verabreicht wurde.

Die maximale Druckunterstützung ist erreicht bei

- 5 mbar unter der eingestellten oberen Druckbegrenzung.

Der Respirator gibt optischen und akustischen Alarm. Am Display erscheint *„Begrenzter Druck“*. Es erfolgt eine inspiratorische Druckunterstützung, doch das Atemhubvolumen ist niedriger als voreingestellt, d. h., es erfolgt eine volumeninkonstante Beatmung.

Druckanstiegsgeschwindigkeit

Die *Druckanstiegsgeschwindigkeit („Rampe“)* soll steil eingestellt werden, um die patienteneigene Atemarbeit möglichst gering zu halten.

Sicherheitsnetz im Falle einer Apnoe

Bei Überschreiten der vom Respirator vorgegebenen Apnoealarmgrenze

- erfolgt ein akustischer und optischer Alarm und
- der Respirator schaltet automatisch auf eine druckkontrollierte volumenkonstante Beatmung um.

Beendigung der inspiratorischen Druckunterstützung

Die Beendigung der Druckunterstützung (= inspiratorische Terminierung) erfolgt,

- wenn der Inspirationsflow einen bestimmten Wert des Spitzenflows unterschritten hat;
  ⇨ die variabel einstellbare *Flowsteuerung* (= exspiratorisches flowbasiertes Umschaltkriterium) bewirkt Öffnen des Exspirationsventils.
- wenn die obere Druckbegrenzung erreicht wird (z. B. Exspirationsbemühung des Patienten, Husten oder „Pressen“)
  ⇨ die übergeordnete *Drucksteuerung* bewirkt Öffnen des Exspirationsventils; der Respirator gibt optisch und akustisch Alarm, am Display erscheint *„Hoher Beatmungsdruck“*.
- nach Ablauf eines fixen Zeitfensters
  ⇨ übergeordnete *Zeitsteuerung* (je nach Respiratortyp zwischen 2,5 und 4 s beim Erwachsenen, im Pädiatriemodus kürzer).

Merke

Bei der augmentierenden Beatmungsform Volume Support soll aus Sicherheitsgründen die *Atemfrequenz* des Patienten auch mittels Impedanzmessung über die EKG-Elektroden über den Hämodynamikmonitor überwacht werden, um einer auftretenden *„Hechelatmung“ (Tachypnoe > 35/min)* frühzeitig entgegenwirken zu können.

Ein wesentlicher *Nachteil* dieser Beatmungsform besteht darin, dass der Respirator nicht auf die pathophysiologische Ursache einer Steigerung des spontanen Atemzug- bzw. Atemminutenvolumens rückschließen kann. Ist die Zunahme des spontanen Tidalvolumens Ausdruck einer zunehmenden Kräftigung der Atemmuskulatur und/oder einer Verbesserung der Atemmechanik, ist die Reduktion der maschinellen Druckunterstützung pathophysiologisch sinnvoll (⇨ *„automatische Entwöhnung vom Respirator“*). Ist jedoch die Steigerung des spontanen Tidalvolumens auf einen *gesteigerten Ventilationsbedarf* (z. B. bei Fieber, Schmerz, Stress) zurückzuführen, so wäre eine Reduktion der maschinellen Druckunterstützung im Sinne eines negativen Feedback-Mechanismus kontraproduktiv, da in diesem Fall die *patienteneigene Atemarbeit* unnötigerweise zunimmt.

Kontraindikationen

Obstruktive Ventilationsstörungen (⇨ Gefahr des „Aufschaukelns“ des intrinsischen PEEP bei Zunahme der Resistance).

Über den klinischen Stellenwert dieser Beatmungsform kann derzeit keine allgemeingültige Aussage getroffen werden, insbesondere zu der Frage, ob dieses Beatmungsverfahren Vorteile gegenüber der druckunterstützten Spontanatmung PSV/ASB bietet (⇨ Frage der Beatmungsphilosophie).

Beatmungsoption „Automode“

Synonyma

- PC-IMV (Chatburn-Taxonomie)
- S/T-PS-PC (Norm DIN EN ISO 19 223) ⇨ druckkonstant
- S/T-vtPS-vtPC (Norm DIN EN ISO 19 223) ⇨ volumenkonstant

Definition

Der Beatmungsmodus „Automode“ kann als *Kombination* von *kontrollierten* und *augmentierenden Atemhilfen* definiert werden.

Funktionsprinzip

Es erfolgt eine patientengetriggerte *automatische Umschaltung* von einer kontrollierten Beatmung auf eine augmentierende Beatmungsform und umgekehrt (*„Bedingungsvariable“*). Bei Ausbleiben der Triggerung infolge einer Apnoe schaltet der Respirator nach einer fest vorgegebenen Apnoezeit wieder auf eine kontrollierte Beatmung um.

Die Triggerung des Systems erfolgt durch 2 aufeinander folgende Einatembemühungen des Patienten.

Die in ▶ Abb. 4.66 aufgeführten Kombinationen von kontrollierter und augmentierter Beatmung sind möglich.

Diese Beatmungsoption soll eine bessere Anpassung des Respirators an die Atembemühungen des Patienten ermöglichen und dadurch den Patientenkomfort erhöhen.

Der Nachteil dieser Beatmungsoption besteht darin, dass durch Selbsttriggerung des Systems, z. B. durch externe Maßnahmen wie Physiotherapie, Bewegungen des Patientenschlauchsystems, Undichtigkeit am Endotrachealtubus oder auch bei hohem Herzzeitvolumen, Einatembemühungen des Patienten vorgetäuscht werden können.

Über den klinischen Stellenwert dieses Beatmungsverfahrens kann keine allgemeingültige Aussage getroffen werden, insbesondere zu der Frage, ob dieses Verfahren Vorteile gegenüber anderen Beatmungsverfahren wie z. B. BIPAP/BiLevel bietet. Ob mit Automode eine kürzere Beatmungs-

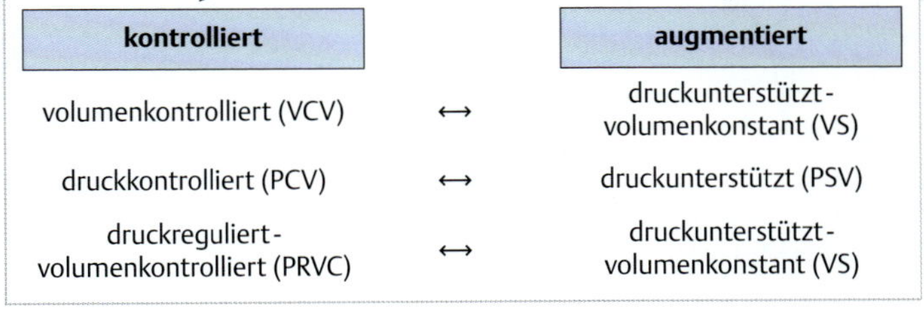

Abb. 4.66 Automode: Kombinationen von kontrollierter und augmentierter Beatmung.

dauer und ein schnelleres Weaning möglich sind, kann derzeit aufgrund fehlender Studien nicht beantwortet werden.

Spontanatmung mit kontinuierlichem positivem Atemwegsdruck (CPAP = Continuous Positive Airway Pressure)

Synonyma

- SPN-CPAP = Spontaneous-Continuous Positive Airway Pressure
- Spont./CPAP = Spontaneous/Continuous Positive Airway Pressure
- CSV = Continuous Spontaneous Ventilation
- PC-CSV (Chatburn-Taxonomie)
- CPAP (Norm DIN EN ISO 19 223)

Definition

Darunter versteht man eine Form der *Spontanatmung mit kontinuierlichem positivem Atemwegsdruck* während des gesamten Atemzyklus, d. h. während der In- und Exspiration. Der Patient atmet spontan auf einem in Bezug auf den atmosphärischen Druck erhöhten Atemwegsdruckniveau (▶ Abb. 4.67).

> **Definition**
>
> **CPAP**
>
> - Spontanatmung auf einem PEEP-Niveau
> - Atemhilfe ohne maschinelle Druckunterstützung

Voraussetzungen für CPAP-Atmung sind eine suffiziente Atempumpfunktion sowie eine intakte zentrale und periphere Atemregulation (⇨ ausreichender zentraler Atemantrieb).

> **Merke**
>
> Voraussetzung für CPAP-Atmung ist ein ausreichend hoher zentraler Atemantrieb.

CPAP kann über den Endotrachealtubus bzw. über eine Trachealkanüle *(Tuben-CPAP)*, über eine dicht sitzende Gesichtsmaske *(Masken-CPAP)* oder über eine nasale CPAP-Brille appliziert werden. Darüber hinaus kommen auch *CPAP-Helme* zum Einsatz (z. B. *CASTAR, Starmed, DIMAR, Eumedics*).

Voraussetzung für Masken-CPAP, aber auch für den CPAP-Helm, sind wache, kooperative Patienten.

Wirkprinzip

- Aufrechterhaltung bzw. Erhöhung der funktionellen Residualkapazität (⇨ Vergrößerung der Gasaustauschfläche)
- Verminderung der endexspiratorischen Kollapsneigung der Alveolen und der kleinen Atemwege *(„intrapulmonale Gerüstfunktion" – „pneumatische Schienung")*
- Wiedereröffnung und Offenhalten atelektatischer Lungenareale *(„alveoläre Rekrutierung")*
- Abnahme des intrapulmonalen Rechts-Links-Shunts

Folgen:

- Verbesserung des Ventilations-/Perfusionsverhältnisses ⇨
- Verbesserung der Oxygenierung
- Verbesserung der Ventilation
- Verminderung der Atemarbeit

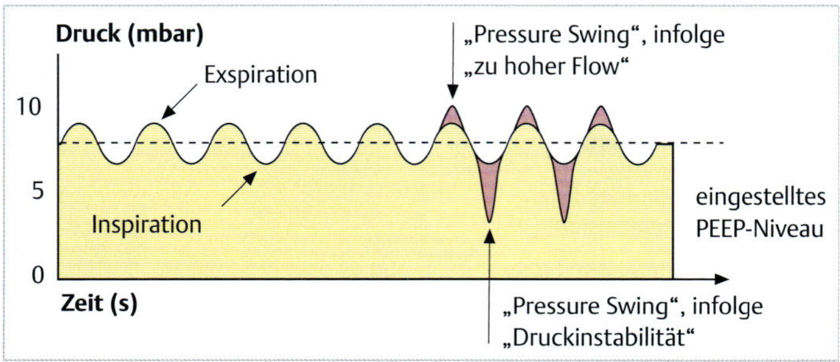

Abb. 4.67 Continuous Positive Airway Pressure (CPAP).

Restriktive Ventilationsstörungen

Bei restriktiven Ventilationsstörungen (⇨ verminderte Compliance des respiratorischen Systems) wird durch CPAP-Atmung infolge *Anhebung der funktionellen Residualkapazität (FRC)* der pulmonale Gasaustausch verbessert *(„alveoläre Rekrutierung“)*.

Die Kombination einer intraoperativen Beatmung mit PEEP (v. a. bei zwerchfellnahen Eingriffen) und einer postoperativen CPAP-Therapie hat sich in der Prophylaxe von Atelektasen bewährt (⇨ Aufrechterhaltung der FRC durch ein PEEP-Niveau von 7–10 mbar).

Bei herabgesetzter FRC kann durch die Anwendung von CPAP die Atemschleife vom unteren flachen Teil der Druck-Volumen-Kurve in den linearen (steilen) Teil mit besserer Lungencompliance angehoben werden. Die Atemarbeit nimmt ab, da für ein bestimmtes Atemzugvolumen ein geringerer Druckgradient notwendig ist (vgl. ▸ Abb. 2.13).

Obstruktive Ventilationsstörungen

Bei obstruktiven Ventilationsstörungen können durch CPAP-Atmung sowohl die inspiratorische als auch die exspiratorische Atemarbeit vermindert werden. Infolge der dynamischen Lungenüberblähung befindet sich die Atemschleife des COPD-Patienten im oberen flachen Teil der Druck-Volumen-Kurve. Er muss bei jeder Inspiration zunächst seinen intrinsischen PEEP durch eine flussunwirksame Pleuradrucknegativierung (= isometrische Atemarbeit) überwinden, bevor ein inspiratorischer Atemgasfluss zustande kommt. Durch CPAP-Atmung mit einem externen PEEP, der kleiner ist als der intrinsische PEEP, muss die *initial erforderliche intrapulmonale Druckerniedrigung* zur Überwindung des intrinsischen PEEP nicht bis auf Atmosphärendruck, sondern nur bis auf *CPAP-Niveau* erfolgen. Eine Verminderung der elastischen Atemarbeit ist die Folge (vgl. Kap. 10.2).

Ein externer PEEP unterhalb des intrinsischen PEEP wirkt der dynamischen Atemwegskompression *(„Airway Closure“)* in den kleinen Atemwegen während der Exspiration entgegen. Der externe PEEP erfüllt eine Art *intrapulmonale Gerüstfunktion (⇨ innere pneumatische Schienung)* und bewirkt auf diese Weise eine Abnahme der resistiven Atemarbeit (vgl. ▸ Abb. 10.26).

Beim obstruktiven Schlafapnoe-Syndrom bewirkt die CPAP-Therapie eine „innere pneumatische Schienung“ der extrathorakalen Atemwege (Hypopharynx).

Indikationen

- Obstruktives Schlafapnoe-Syndrom (OSAS)
- postoperative Gasaustauschstörungen infolge dorsobasaler Atelektasen, v. a. nach zwerchfellnahen Eingriffen (Oberbauch-, Herz-Thorax-Chirurgie)
- posttraumatische Gasaustauschstörungen (Lungenkontusion)
- Pneumonien
- kardiogenes Lungenödem *(„Nitro-Effekt“)*
- COPD/Asthma bronchiale *(„intrapulmonale Gerüstfunktion“)*
- Respiratorentwöhnung *(„Weaning“)* ⇨ Evaluierung der Spontanatemfähigkeit vor der Extubation *(„CPAP-Trial“)*
- Respiratory Distress Syndrome (RDS) des Neugeborenen

Nebenwirkungen

Die hämodynamischen Nebenwirkungen sind auf den erhöhten intrathorakalen Druck zurückzuführen (vgl. Kap. 6).

Bei Applikation über Maske:

- Luftansammlung im Gastrointestinaltrakt – Vorsicht bei Operationen an Ösophagus und Magen
- Entwicklung eines Pneumozephalus bei Schädelbasisfraktur
- Konjunktivitis (durch Atemgasleckage am Nasenrand)
- Druckläsionen der Gesichtshaut (bei zu straffem Sitz der Maske, schlechter Hautdurchblutung)
- Angst- und Beklemmungsgefühl

Einteilung der CPAP-Systeme

Der CPAP-Modus ist in jedem Intensivrespirator verfügbar. Er arbeitet im Allgemeinen nach dem Demand-Flow-Prinzip. Für isolierte Anwendungen der CPAP-Atmung, bei welchen eine maschinelle Druckunterstützung nicht erforderlich ist, kommen spezielle kompakte klinische Atemtherapiegeräte zum Einsatz

4

„Klassisches“ Continuous-Flow-CPAP-System

Technischer Aufbau und Funktionsprinzip:
Ein „klassisches“ Continuous-Flow-CPAP-System besteht aus folgenden Bauelementen (▶ Abb. 4.68):

- Frischgasversorgung (Sauerstoff/Luft)
- inspiratorischer Atemgasschenkel (fakultativ mit Atemgasbefeuchter, wenn CPAP-Atmung über Tubus oder Trachealkanüle)
- elastisches Atemgasreservoir
- exspiratorischer Atemgasschenkel
- PEEP-Ventil
- CPAP-Maske (Singleport- oder Doppelportmaske)

Der kontinuierlich fließende Atemgasstrom erzeugt in Verbindung mit einem PEEP-Ventil den positiven Atemwegsdruck, ohne dass der Patient zusätzliche Atemarbeit zur Triggerung des PEEP-Ventils aufbringen muss. Zur Überwachung wird der Atemwegsdruck mit einem externen oder im CPAP-Gerät integrierten Manometer gemessen.

Als *PEEP-Ventil* wird im Allgemeinen ein mechanisches federbelastetes PEEP-Ventil (Ambu-Ventil) verwendet, das auf den Exspirationsschenkel aufgesteckt wird.

Als empfehlenswerte Alternative zu den herkömmlichen federbelasteten flowabhängigen PEEP-Ventilen bieten sich *Doppelportmasken mit aufsetzbaren PEEP-Ventilen* an. Am „oberen Port“ wird über einen Adapter das CPAP-Schlauchsystem angeschlossen, über das der Patient kontinuierlich mit Atemgas versorgt wird. Am „unteren Port“ wird das PEEP-Ventil angesteckt. Diese PEEP-Ventile sind *flowunabhängig* und haben einen fest eingestellten PEEP (erhältlich von 2,5–20 mbar). Dadurch strömt Atemgas kontinuierlich durch die Maske. Der Vorteil einer CPAP-Doppelportmaske besteht darin, dass eine effektive Trennung des Inspirationsgases vom Exspirationsgas gewährleistet ist. Der Patient atmet nicht gegen den kontinuierlichen Flow aus, sondern direkt durch das auf der Maske aufgesetzte PEEP-Ventil.

Die Einstellung der Höhe des Frischgasflusses (Flow) und der Sauerstoffkonzentration erfolgt je nach Gerätetyp entweder über einen mechanischen Messröhrenmischer (O_2-Blender) oder über einen elektronischen Frischgasmischer.
Zu den Vertretern dieser CPAP-Technologie gehören beispielsweise Dräger CF 800 und Salvia F 120, die zwar seit Jahren nicht mehr produziert werden, jedoch vielfach im klinischen Alltag noch anzutreffen sind (▶ Abb. 4.69).

Je nach Gerätetyp ist unter CPAP-Atmung auch eine gleichzeitige Medikamentenvernebelung möglich (z. B. CPAP-Gerät Hurrican 200).

Continuous-Flow-CPAP-Systeme verfügen zudem über ein *Rückschlagventil* im Inspirationsschenkel, das die Rückatmung in das Atemgasreservoir bei zu geringem Frischgasflow verhindert, sowie über ein *Überdruck-Sicherheitsventil*, welches bei 30 mbar öffnet und auf diese Weise den Atemwegsdruck im System begrenzt.

Darüber hinaus kann bei diesen CPAP-Systemen bei Ausfall der Gasversorgung oder bei zu gering eingestelltem Frischgasflow der Patient über ein *Notluftventil*, welches sich bei Unterdruck öffnet, Raumluft atmen.

Für die geforderte Konstanthaltung des am PEEP-Ventil eingestellten Atemwegsdrucks ist während der inspiratorischen Flowphase zunächst das *Verhältnis* zwischen dem durch den Patienten

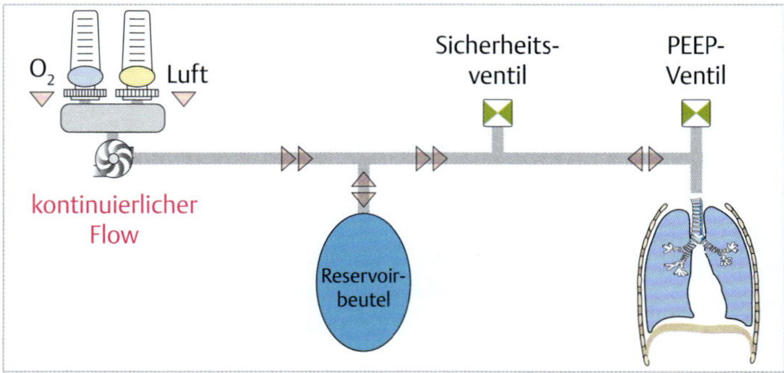

Abb. 4.68 Continuous-Flow-CPAP – Funktionsprinzip.

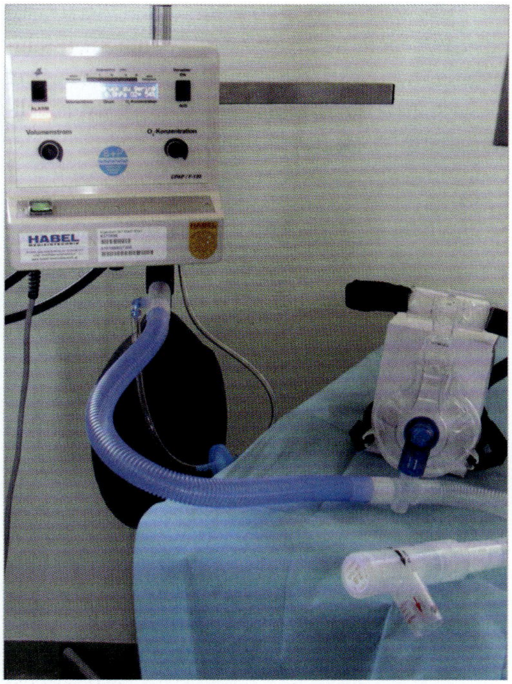

Abb. 4.69 **Continuous-Flow-CPAP-Gerät.** (Quelle: Mit freundlicher Genehmigung der Medisize Deutschland GmbH und des Vertriebspartners in Österreich, Hellmut Habel GmbH)

erzeugten *inspiratorischen Atemgasfluss* ($\dot{V}$insp) und dem eingestellten *Frischgasfluss* ($\dot{V}$F) die maßgebende Kenngröße:

Ist der inspiratorische Atemgasfluss (Flow) des Patienten kleiner als der oder gleich dem eingestellten Frischgasfluss, dann sinkt der Atemwegsdruck nur geringfügig ab (⇨ atemphasisch bedingte Druckschwankung). Ist dagegen der inspiratorische Flow ($\dot{V}$insp) des Patienten größer als der in das Atemsystem einströmende Frischgasflow, dann muss der Patient während der Inspiration zusätzlich Atemgas aus dem elastischen Atemgasreservoir entnehmen, um das CPAP-Niveau zu halten.

Info

- Bei einem CPAP-System sind die atemphasisch bedingten *Druckschwankungen* physiologisch. Der Patient atmet kontinuierlich auf einem in Bezug zum atmosphärischen Druck konstant erhöhten Druckniveau.
- Zur Aufrechterhaltung eines kontinuierlichen positiven Drucks in den Atemwegen muss daher der kontinuierliche Flow des CPAP-Systems stets größer sein als der vom Patienten generierte inspiratorische Flow.
- Zur Abdeckung inspiratorischer Spitzenflows (⇨ vertiefte Einatmung des Patienten) wird zusätzlich Atemgas aus dem elastischen *Atemgasreservoir* entnommen.

Zur optimalen Funktion eines Continuous-Flow-CPAP-Systems ist zu beachten:

Der Frischgasfluss (Flow) muss je nach Gerätetyp mindestens das 3- bis 4-Fache des Atemminutenvolumens betragen, um atemphasisch bedingte größere Druckschwankungen und Rückatmung zu vermeiden.

Zur „Glättung" der Druckschwankungen kommt dem im Inspirationsschenkel integrierten Atemgasreservoir besondere Bedeutung zu. Aufgrund der Druck-Volumen-Beziehung, die durch die elastischen Eigenschaften des Reservoirbeutels (= Compliance des Atemgasreservoirs) festgelegt ist, ergibt sich durch die Gasvolumenentnahme eine entsprechende Druckabnahme im Gerätesystem. Verfügt das Atemgasreservoir (Faltenbalg oder Atembeutel) über eine hohe Compliance (ca. 400 ml/mbar), kann eine mehr oder weniger gute Annäherung an die zu fordernde Druckkonstanz am Y-Stück auch mit einem niedrigereren Frischgasfluss (Flow) von etwa 30–40 l/min erreicht werden. Dies entspricht etwa dem 3- bis 4-fachen Atemminutenvolumen.

Unter CPAP-Atmung ist die *Atemarbeit* vermindert, da der inspiratorische Gasfluss die Atemarbeit erleichtert. Es ist darauf zu achten, dass der Druck im CPAP-System annähernd konstant bleibt, da die Atemarbeit zur Druckdifferenz (Druckamplitude) proportional ist.

Info

- Die *Atemarbeit* ist proportional zur Druckamplitude (*„Pressure Swing“*).
- Ein *„Pressure Swing“* stark in den *positiven* Bereich hinein ist ein Zeichen für einen zu hoch eingestellten Frischgasfluss (Flow).
- Ein *„Pressure Swing“* stark in Richtung *negativer* Bereich bedeutet: „Patient zieht sich den PEEP weg.“ Ursachen:
  - zu niedriger Frischgasfluss (Flow),
  - zu niedrige Compliance des Atemgasreservoirs,
  - maskenbedingte Leckage.

Formel zur Berechnung der inspiratorischen O_2-Konzentration:

$$FiO_2 = \frac{(\text{Luft [l/min]} \times 0,21) + (O_2\ \text{[l/min]})}{\text{Frischgas [l Gesamt/min]}}$$

Praxis

Grundeinstellung eines Continuous-Flow-CPAP-Systems

- Positiver endexspiratorischer Druck (PEEP): 5–8 mbar
- kontinuierlicher Flow: 40 l/min
- inspiratorische Sauerstoffkonzentration (FiO_2): 50 % bzw. nach PaO_2/SaO_2

Die heutige Generation von kompakten „Stand-alone“-CPAP-Atemtherapiegeräten generiert kontinuierliche Atemgasflüsse von > 100 l/min. Aufgrund dieser hohen kontinuierlichen Atemgasflüsse benötigen diese Geräte kein Atemgasreservoir zur Abdeckung von inspiratorischen Spitzenflows, generiert durch den Patienten infolge tiefer Einatembemühungen (▸ Abb. 4.70). Die Atemgaskonditionierung erfolgt über kommerziell erhältliche Atemgasbefeuchter. Diese Geräte ermöglichen auch den Ausgleich einer maskenbedingten Leckage mit bis zu 200 l/min (120 l Luft und 80 l Sauerstoff).

Beispiel:
CPAP-Atemtherapiegerät Charisma (Löwenstein Medical), FD 140 (Amstrong Medical).

Demand-Flow-CPAP-System

Dieses CPAP-System ist in vielen Intensivrespiratoren ohne Byflow-Technologie integriert. Vom Respirator wird der Druck im Atemsystem gemessen. Sinkt dieser Druck unter das eingestellte CPAP-Niveau, so öffnet sich ein *Demand-Ventil* und dosiert einen Frischgasfluss (Flow) in der Höhe, die erforderlich ist, um das eingestellte CPAP-Niveau zu halten. Ist das gewünschte Druckniveau erreicht, so wird kein Atemgas mehr geliefert. Es wird somit nur so viel Atemgas verbraucht, wie der Patient tatsächlich atmet (▸ Abb. 4.71).

Beispiel: Dräger Evita 4/XL (wird nicht mehr produziert).

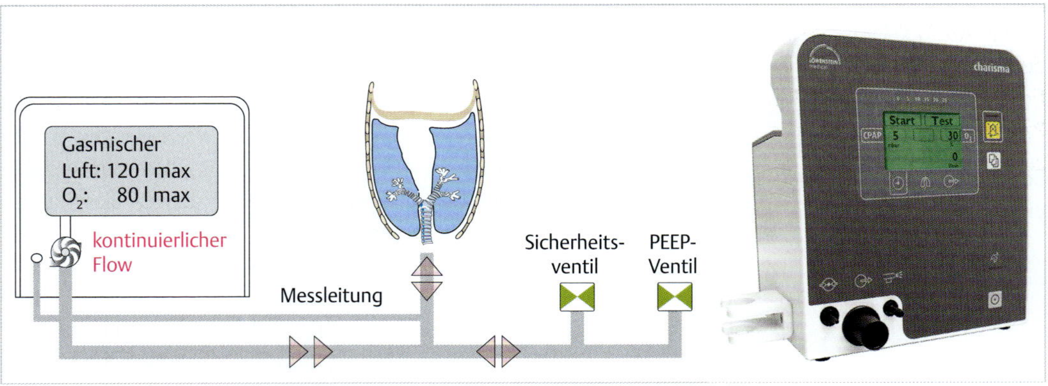

Abb. 4.70 Continuous-Flow-CPAP ohne Atemgasreservoir. Funktionsprinzip des CPAP-Atemtherapiegeräts Charisma. (Quelle: Mit freundlicher Genehmigung von Löwenstein Medical Austria GmbH)

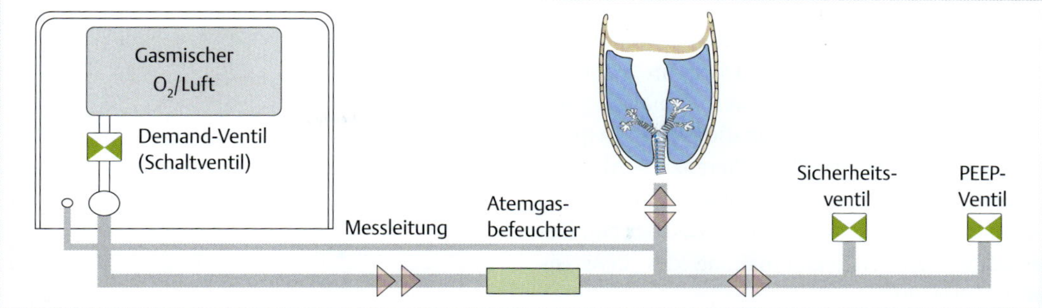

Abb. 4.71 Demand-Flow-CPAP. Funktionsprinzip.

Merke

Unter einem *Demand-Ventil* versteht man einen Regler, dessen Funktion es ist, gerade so viel Atemgas zu liefern, dass der Druck im Beatmungssystem konstant bleibt.

Während der Exspiration übersteigt der Atemwegsdruck das eingestellte Niveau, das Demand-Ventil bleibt geschlossen.

Bei Tuben-CPAP ist die Kombination mit der automatischen Tubuskompensation zur Kompensation der tubusbedingten Atemarbeit zu empfehlen (vgl. Kap. 4.3.8 unter „Tubuskompensation").

Die *Vorteile* des Demand-Flow-CPAP-Systems sind der geringere Atemgasverbrauch und die Möglichkeit der Messung des exspiratorischen Atemgasvolumens.

Der *Nachteil* des Demand-Flow-CPAP-Systems besteht darin, dass die Triggerung des Inspirationsflows nicht verzögerungsfrei erfolgen kann und der Patient bei jeder Inspiration *zusätzliche Atemarbeit* zum Öffnen des Demand-Ventils aufbringen muss.

Info

Bei der heutigen Generation von Intensivrespiratoren ist die durch das Demand-Ventil zu leistende Atemarbeit aufgrund des kontinuierlichen Basisflows (⇨ Kombinationsflow-CPAP-System) klinisch zu vernachlässigen.

Kombinationsflow-CPAP-System

Synonyma

- Byflow-CPAP
- Biasflow-CPAP
- Flowby-CPAP

Definition

Bei diesem *modifizierten Demand-Flow-CPAP-System* fließt zusätzlich während des Atemzyklus entweder ein fix vorgegebener (je nach Gerätehersteller 2–6 l/min) oder ein variabel einstellbarer Basisflow (Byflow) (z. B. Löwenstein Medical Produktlinie Elisa 3–30 ml/min). Dieser Byflow wirkt als inspiratorische Flowreserve und erlaubt eine schnellere Ansprechzeit des Demand-Ventils sowie eine weitere Abnahme der in- und exspiratorischen Atemarbeit.

Funktionsprinzip

Das Steuerprinzip beruht auf der vergleichenden Messung von inspiratorischen und exspiratorischen Flowdifferenzen [61]: Mittels Flowsensoren erfolgt eine kontinuierliche Flowmessung im Inspirations- und im Exspirationsschenkel. Jede Einatembemühung des Patienten führt zu einer Abnahme des Frischgasflusses (Flow) im Exspirationsschenkel mit konsekutiver Zunahme der Flowdifferenz zwischen Inspirations- und Exspirationsschenkel. Diese Flowdifferenz wird vom Flowtrigger registriert und bewirkt, dass der Respirator vom Basisflow aus einen zusätzlichen Demandflow zur Aufrechterhaltung des CPAP-Niveaus zuschaltet.

Der Demandflow (= inspiratorischer Frischgasfluss) wird unterbrochen, wenn mit Beginn der Exspiration der exspiratorische Flowsensor einen höheren Atemgasfluss misst als der inspiratorische Flowsensor. Mit Beginn der Exspiration wird der Basisflow auf ein Minimum von 5 l/min reduziert, um den dynamischen Ausatemwiderstand zu reduzieren und damit die exspiratorische Atemarbeit möglichst gering zu halten. Am Ende der Exspiration wird der Basisflow wieder auf den eingestellten Wert angehoben (▶ Abb. 4.72).

Der Vorteil eines Kombinationsflow-CPAP-Systems besteht darin, dass dem Patienten bereits Frischgas (= inspiratorische Flowreserve) zur Verfügung steht, wenn er seine Inspiration beginnt. Dadurch wird die ventilbedingte Verzögerung zwischen Beginn der Inspiration und Atemgaslieferung minimiert, die Flowlieferung durch verkürzte Ansprechzeit (< 30 ms) beschleunigt und die Druckkonstanz im CPAP-System verbessert [61]. Die systembedingte Atemarbeit zum Öffnen eines Demand-Ventils wird minimiert. Durch Verminderung des Basisflows während der Exspiration werden der dynamische Ausatemwiderstand und in der Folge die exspiratorische Atemarbeit geringer.

Mittels Kombinationsflow-CPAP-Systemen sollen die Vorteile des Continuous-Flow-CPAP-Systems mit denen eines Demand-Flow-CPAP-Systems kombiniert werden. Diese Technologie ist in nahezu allen Intensivrespiratoren jüngerer Bauart implementiert.

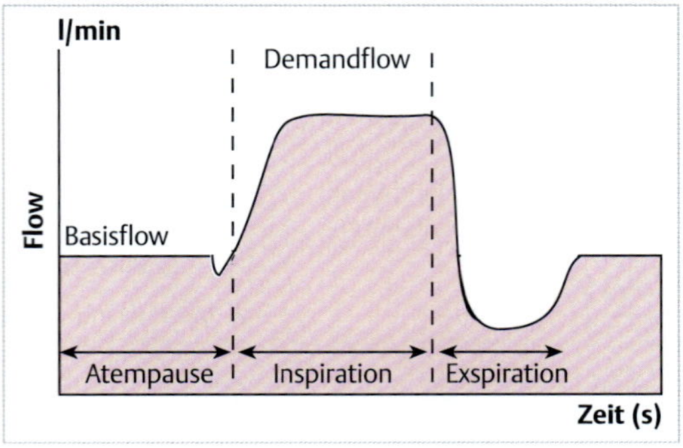

Abb. 4.72 Flow-by-CPAP. Flow-Zeit-Diagramm.

> **Merke**
>
> Aus Sicherheitsgründen sollte eine mögliche „Hechelatmung" *(Tachypnoe ≥ 35/min)* unter CPAP-Atmung auch über die Atemfrequenzerkennung des Intensivmonitorings (Impedanzmessung über die EKG-Elektroden) überwacht werden, um frühzeitig entgegenwirken zu können.

Druckkontrollierte Beatmung mit der Möglichkeit der ungehinderten Spontanatmung – Biphasic Positive Airway Pressure (BIPAP)

Synonyma

- BIPAP ⇨ Dräger Evita Produktlinie 2, 4, XL
- PC-BIPAP ⇨ Dräger Evita Produktlinie V300–800
- BiLevel ⇨ Löwenstein Medical Produktlinie Elisa GE-Healthcare Carestation/Carescape R860
- BiVent ⇨ Gelinge/Maquet Produktlinie Servo-*i* und Servo-*u*
- DuoPAP ⇨ Hamilton Galileo und G5, C 6
- PC-IMV(Chatburn-Taxonomie)
- SIMV-PC\PS (Norm DIN EN ISO 19 223)

Diese Begriffsvielfalt kommt dadurch zustande, dass es sich bei diesen Bezeichnungen für ein und dieselbe Beatmungsform um eingetragene Markenzeichen („Trademarks") handelt, sodass die Firmen für dieselbe Beatmungsform jeweils eine andere Bezeichnung wählen müssen.

Eine einheitliche standardisierte Nomenklatur bzw. Klassifizierung wird über die Chatburn-Taxonomie bzw. über die Norm DIN EN ISO 19 223 versucht (vgl. Kap. 4.3.2).

Definition

BIPAP ist eine *zeitgesteuerte, druckkontrollierte Atemhilfe* mit der Möglichkeit der *ungehinderten (simultanen) Spontanatmung* unabhängig vom mandatorischen Atemzyklus [62].

Funktionsprinzip

Bei dieser *augmentierenden Beatmungsform* wird in einem frei wählbaren Zeitfenster zwischen 2 einstellbaren Druckniveaus, deren Höhe unabhängig voneinander wählbar ist, umgeschaltet. Das Besondere an BIPAP ist, dass der Patient *zu jedem Zeitpunkt des Atemzyklus*, d. h. sowohl auf dem unteren als auch auf dem oberen Druckniveau (entsprechend 2 CPAP-Niveaus), *spontan atmen* kann, indem das Exspirationsventil (Membranventil) öffnet, wenn der Atemwegsdruck den am Exspirationsventil angelegten Steuerdruck (= Pinsp bzw. PEEP) überschreitet *(⇨ Patient atmet aus)*. Über einen Regelmechanismus gibt das Exspirationsventil gerade so viel Atemgas frei, wie für die Konstanthaltung des Atemwegsdrucks im Beatmungssystem notwendig ist *(= offenes System)*. Unterschreitet der vorgegebene Steuerdruck den Atemwegsdruck *(⇨ Patient atmet ein)*, wird vom Respirator Atemgas nachgeliefert, um den Atemwegsdruck konstant zu halten (vgl. ▸ Abb. 14.8).

Info

Die Beatmungsform BIPAP ermöglicht die *ungehinderte (simultane) Spontanatmung* am Respirator unabhängig vom mandatorischen Atemzyklus.

Der maschinelle Anteil der Ventilation ergibt sich aus der Volumenverschiebung beim Umschalten zwischen den beiden Druckniveaus. Durch die entstehende Druckdifferenz ΔP wird ein Atemgasfluss erzeugt (▸ Abb. 4.73).

Aufgrund der Möglichkeit der Spontanatmung auf beiden Druckniveaus kann man BIPAP auch als ein Spontanatemverfahren auf 2 unterschiedlichen CPAP-Druckniveaus definieren. Fehlt die Spontanatmung, liegt eine zeitgesteuerte, druckkontrollierte Beatmung vor.

Je nach Spontanatembeteiligung des Patienten können unterschieden werden (▸ Abb. 4.74) ([62], [63]):

- PC-BIPAP: Keine Spontanatmung, der Patient wird durch Umschaltung auf das obere Druckniveau druckkontrolliert und zeitgesteuert beatmet.
- IMV-BIPAP: Spontanatmung auf dem unteren Druckniveau.
- GENUINER-BIPAP („echter“ BIPAP): Spontanatmung auf beiden Druckniveaus.

Diese zusätzlichen, von den Geräteherstellern eingeführten Begriffe sind leider nicht nur missverständlich und in der Praxis in keiner Weise hilf-

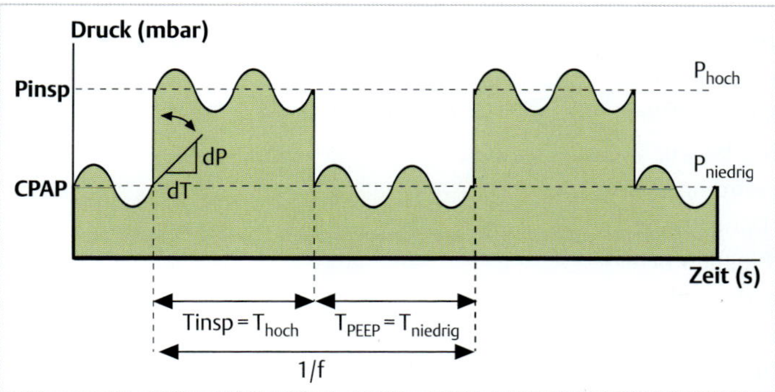

Abb. 4.73 Biphasic Positive Airway Pressure (BIPAP). Möglichkeit der Spontanatmung auf beiden Druckniveaus.

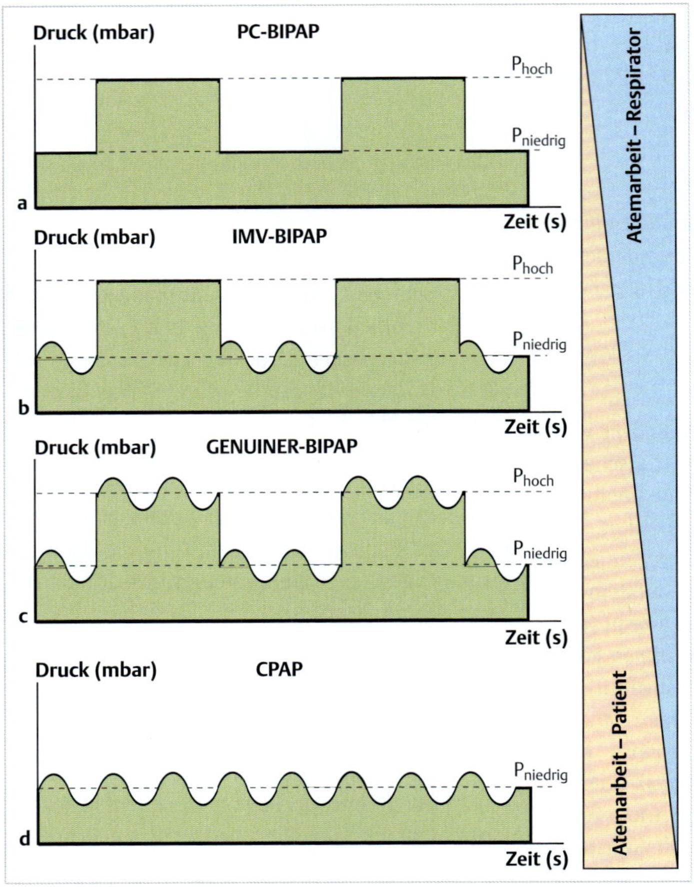

Abb. 4.74 Biphasic Positive Airway Pressure (BIPAP).
a PC-BIPAP: keine Spontanatmung.
b IMV-BIPAP: Spontanatmung auf dem unteren Druckniveau.
c GENUINER-BIPAP: Spontanatmung auf beiden Druckniveaus.
d CPAP: vollständige Angleichung der beiden Druckniveaus.

reich, sondern auch in Bezug auf die Charakterisierung des Beatmungsmodus nicht korrekt. Der wesentliche Unterschied zwischen den Beatmungsformen (S)IMV und BIPAP besteht darin, dass SIMV nur eine *sequenzielle*, BIPAP aber eine *simultane* Spontanatmung ermöglicht.

Im BIPAP-Modus wird durch den zeitlich gesteuerten Druckwechsel eine kontrollierte Beatmung erreicht, die der druckkontrollierten Beatmung PCV entspricht. Die Möglichkeit der ungehinderten Spontanatmung erlaubt einen fließenden Übergang von der kontrollierten Beatmung bis zur alleinigen Spontanatmung, *ohne* die Beatmungsform wechseln zu müssen (▶ Abb. 4.75). Damit nähert sich BIPAP einem der Ziele der maschinellen Beatmung an, nämlich der Reduzierung der zahlreichen Beatmungsmodi, die früher im Verlauf einer Beatmungstherapie angewendet wurden [63].

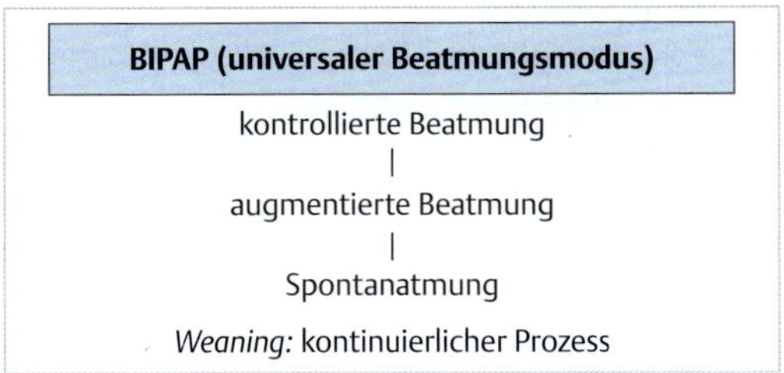

Abb. 4.75 Universaler Beatmungsmodus BIPAP.

Merke

Einstellgrößen am Respirator bei BIPAP

- Oberes (inspiratorisches) Druckniveau (Pinsp = Phoch)
- unteres (exspiratorisches) Druckniveau (PEEP = Pniedrig)
- Zeitdauer des oberen Druckniveaus (Thoch)
- Zeitdauer des unteren Druckniveaus (TPEEP = Tniedrig) *oder*
- Zeitdauer des oberen Druckniveaus (Tinsp) und Atemfrequenz (f) *oder*
- mandatorisches I:E-Verhältnis und Atemfrequenz (f)
- inspiratorische Sauerstoffkonzentration (FiO_2)
- Druckanstiegsgeschwindigkeit („Rampe")
- Triggerschwelle

Info

Aufgrund der Möglichkeit der ungehinderten Spontanatmung kann im BIPAP-Modus nicht mehr von einem *„klassischen Atemzeitverhältnis"* mit einer bestimmten Inspirations- und Exspirationszeit gesprochen werden. Anstelle des Begriffs Atemzeitverhältnis spricht man von einem maschinellen *Phasenzeitverhältnis (PhTR)*. Erfolgt keine Spontanatmung, kann auch bei der Beatmungsform BIPAP von einem mandatorischen I:E-Verhältnis im klassischen Sinn gesprochen werden (⇨ druckkontrollierte Beatmung).

Entsprechend dem I:E-Verhältnis bei konventioneller kontrollierter Beatmung wird aus der Dauer der beiden Phasen (Thoch und Tniedrig) das *Phasenzeitverhältnis (PhTR)* bestimmt:

$$\text{PhTR} = \text{Thoch} : \text{Tniedrig}$$

In Abhängigkeit von Respiratortyp und Software erfolgt die *Einstellung der Phasenzeiten* (= Dauer des oberen und unteren Druckniveaus) auf unterschiedliche Art und Weise.

Beispiele:

Dräger Evita 2:

- I:E-Verhältnis
- Atemfrequenz (f)

Dräger Evita 4/XL/V300–800; Löwenstein Medical Produktlinie Elisa; GE-Healthcare Carescape R860:

- Inspirationszeit (Tinsp.)
- Atemfrequenz (f)

Getinge/Maquet Produktlinie Servo-*i* und Servo-*u*:

- Dauer des oberen Druckniveaus: Thoch
- Dauer des unteren Druckniveaus: TPEEP

Cave

Werden am Respirator die *Inspirationszeit (Tinsp)* und die *Frequenz (f)* eingestellt, so hat jede *Frequenzänderung* bei unveränderter Inspirationszeit (Tinsp) eine Änderung des *I:E-Verhältnisses* und damit des Beatmungsmitteldrucks zur Folge (⇨ Dräger Evita 4/XL ältere Software).

Jüngere Gerätegenerationen von Intensivrespiratoren verfügen über die Möglichkeit einer Kopplung von Frequenz und Inspirationszeit, d. h., bei jeder Frequenzänderung wird automatisch die Inspirationszeit so angepasst, dass das I:E-Verhältnis und damit der Beatmungsmitteldruck konstant bleiben. In diesem Zusammenhang muss betont werden, dass diese Kopplung vom Anwender aktiviert werden muss und nicht automatisch erfolgt!

Das applizierte Atemhubvolumen ist abhängig von

- der Druckdifferenz ΔP = Pinsp minus PEEP (= effektiver Inspirationsdruck = „Driving Pressure") und
- den atemmechanischen Eigenschaften der Lunge (Compliance und Resistance).

Die *Druckanstiegsgeschwindigkeit („Rampe")*, d. h. die Steilheit des Druckanstiegs bis zum Erreichen des vorgegebenen Inspirationsdrucks, kann ebenfalls variiert werden, wodurch eine bessere Adaptation der Druckunterstützung an die *Spontanatmung* des Patienten erreicht werden kann (⇨ höherer Patientenkomfort).

4

Zur Verbesserung der Adaptation an das Spontanatemverhalten des Patienten sind die *Druckwechsel* sowohl vom unteren auf das obere Druckniveau als auch der vom oberen auf das untere Druckniveau mit der Spontanatmung des Patienten *synchronisiert*.

Der Druckwechsel vom unteren auf das obere Druckniveau wird mit einem variabel einstellbaren *Flowtrigger* innerhalb eines *Triggerzeitfensters* mit fester zeitlicher Lage (letzte 25 % der Phasenzeit) ausgelöst. Kommt es innerhalb dieses Zeitfensters zu keiner Spontanatmung, schaltet der Respirator am Ende des Zeitfensters auf das obere Druckniveau. Der Wechsel vom oberen auf das untere Druckniveau erfolgt bei beginnender Ausatmung des Patienten, wenn der Inspirationsflow auf null abgefallen ist.

Info

- Bei BIPAP erfolgt die Applikation eines patiententgetriggerten maschinellen Beatmungshubs nur innerhalb des Erwartungszeitfensters.
- Bei Ausbleiben der Patiententriggerung erfolgt ein maschinengesteuerter Beatmungshub.

Bezüglich der Einstellung des Beatmungsmusters gelten die gleichen Kriterien wie bei der druckkontrollierten Beatmung (PCV). Die initiale Einstellung des BIPAP-Beatmungsmusters kann in Abhängigkeit von der Compliance und Resistance des respiratorischen Systems folgendermaßen vorgenommen werden:

Praxis

Grundeinstellung des Respirators bei BIPAP (postoperativ)

- Oberes Druckniveau (Pinsp): 10–12 mbar *über* PEEP (abhängig von der Atemmechanik)
- unteres Druckniveau (PEEP): 5–8 mbar
- *Zielgröße:* Atemhubvolumen: 6–8 ml/kg KG (bezogen auf Idealgewicht)
- Druckamplitude („Driving Pressure“ ΔP): < 15 mbar
- Druckanstiegsgeschwindigkeit („Rampe“): 0,2s
- Phasenzeitverhältnis: 1 : 2
- Phasenzeit Thoch = Tinsp: 1,7–2 s
- Phasenzeit Tniedrig = TPEEP: 3,3–4 s *oder*
- mandatorische Atemfrequenz (f): 10–12/min (nach $PaCO_2$ bzw. $PetCO_2$)
- inspiratorische O_2-Konzentration (FiO_2): 50 % bzw. nach PaO_2
- Triggerschwelle (Flowtrigger): 3 l/min
- obere Druckbegrenzung: 30 mbar

Bei der initialen PEEP-Einstellung muss berücksichtigt werden, ob der Patient
- hypovoläm oder normovoläm,
- adipös oder normalgewichtig,
- lungenkrank oder lungengesund ist.

Wird ein Patient z. B. zur postoperativen Nachbeatmung auf die Intensivstation verlegt, so gelten für die initiale Druckeinstellung folgende Richtlinien (▶ Abb. 4.76):

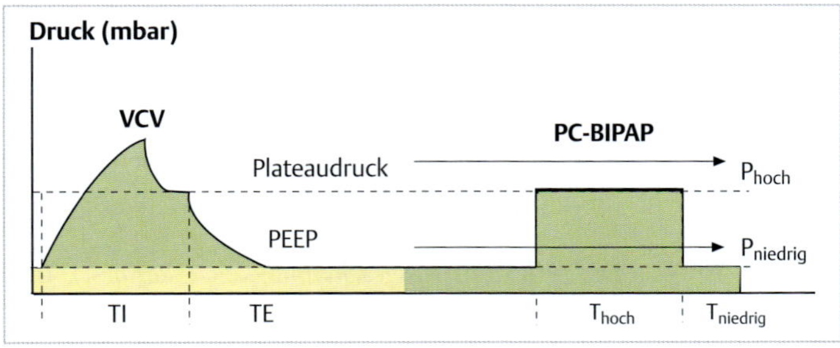

Abb. 4.76 Umstellung von VCV auf BIPAP.

Der Plateaudruck der volumenkontrollierten Beatmung (VC-CMV) wird zum oberen Druckniveau, das untere Druckniveau entspricht dem PEEP-Wert [62]. Bei einer initialen Atemfrequenz von 10/min und einem I:E-Verhältnis von 1 : 2 beträgt die Zeit für das obere Druckniveau 2 s, für das untere Druckniveau 4 s:

- Plateaudruck ⇨ Phoch (Pinsp)
- PEEP ⇨ Pniedrig (PEEP)

Anhand der Blutgasanalyse wird das Beatmungsmuster modifiziert

Praxis

Grundeinstellung des Respirators bei BIPAP beim ARDS

- Oberes Druckniveau (Pinsp): 12–15 mbar *über* PEEP (abhängig von der Atemmechanik)
- unteres Druckniveau (PEEP): 10–15 mbar
- *Zielgröße:* Atemhubvolumen: 6 ml/kg KG (bezogen auf Idealgewicht)
- Druckamplitude („Driving Pressure" ΔP): < 15 mbar
- Druckanstiegsgeschwindigkeit („Rampe"): 0,2s
- Phasenzeitverhältnis: 1 : 1
- Phasenzeit Thoch = Tinsp: 2 s
- Phasenzeit Tniedrig = TPEEP: 2 s *oder*
- mandatorische Atemfrequenz (f): 15/min (nach $PaCO_2$ bzw. $PetCO_2$)
- inspiratorische O_2-Konzentration (FiO_2): ≤ 60 % bzw. nach PaO_2
- Triggerschwelle (Flowtrigger): 3/min
- obere Druckbegrenzung: 30 mbar

Info

Die **Oxygenierung** kann durch folgende Maßnahmen verbessert werden:

- Erhöhung der FiO_2 ⇧ als symptomatische Therapiemaßnahme
- gleichgerichtete Erhöhung des unteren Druckniveaus (PEEP) und des oberen Druckniveaus (⇨ Druckamplitude bleibt gleich):
  - PEEP ⇧ und Pinsp ⇧
- gegensinnige Veränderung der Phasenzeiten und, in Abhängigkeit vom weiteren pulmonalen Gasaustausch, schrittweiser Übergang zu „Inverse Ratio-BIPAP":
  - Tinsp ⇧ und TPEEP ⇩
  - Tinsp > TPEEP (= IR-BIPAP)

Die **Ventilation** (CO_2-Elimination) kann durch folgende Maßnahmen korrigiert werden:

- $PaCO_2$ erniedrigt (Hyperventilation):
  ⇨ Reduktion des oberen Druckniveaus
  ⇨ Erniedrigung der mandatorischen Atemfrequenz
- $PaCO_2$ erhöht (Hypoventilation):
  ⇨ Erhöhung der mandatorischen Atemfrequenz
  ⇨ Erhöhung des oberen Druckniveaus

Durch Veränderung des Phasenzeitverhältnisses (PhTR) der beiden Druckniveaus kann zu *„Inverse Ratio-BIPAP" (IR-BIPAP)* übergegangen werden (► Abb. 4.77).

Merke

IR-BIPAP ermöglicht, die Vorteile der Inverse Ratio Ventilation (IRV) und der Spontanatmung zu vereinigen. Ungehinderte Spontanatmung kann trotz hoher Beatmungsinvasivität aufrechterhalten werden.

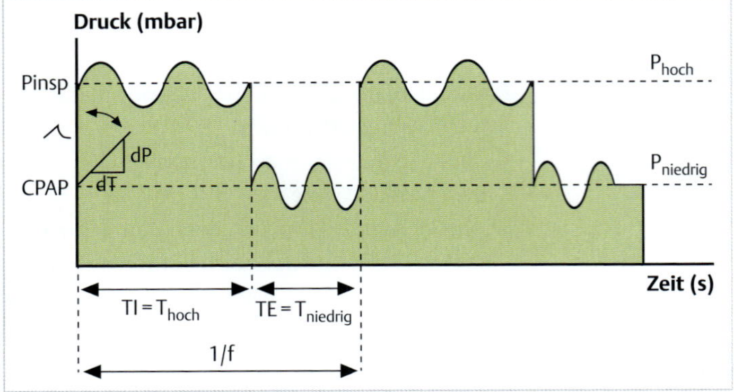

Abb. 4.77 Inverse Ratio-BIPAP.

Es besteht somit die Möglichkeit, schrittweise von IR-BIPAP auf Spontanatmung überzugehen. Üblicherweise setzt die Spontanatmung des Patienten auf dem unteren Druckniveau ein.

Es muss betont werden, dass die Verhältnisse einer konventionellen druckkontrollierten Inverse Ratio Ventilation (PC-IRV) nur bedingt auf IR-BIPAP übertragbar sind, da der unter IR-BIPAP spontan atmende Patient sein individuelles Atemzeitverhältnis (I:E-Verhältnis) selbst bestimmt.

Spontanatmung unter BIPAP

In klinischen Studien konnte gezeigt werden, dass bei Patienten mit akutem Lungenversagen (ARDS) die *Spontanatmung* auf dem *oberen Druckniveau* (spontane Atemzugvolumina zwischen 50 und 150 ml) zu einer *Verbesserung des pulmonalen Gasaustausches* führt ([63], [64], [65]). Die erhaltene Zwerchfellaktivität reduziert die Atelektasenbildung in den abhängigen Lungenarealen und kollabierte Alveolen werden wieder eröffnet *(alveoläre Rekrutierung)*. Die Verbesserung des Gasaustausches kann dadurch erklärt werden, dass sich unter Spontanatmung die posterioren muskulären Abschnitte des Zwerchfells stärker als die anterior gelegene Sehnenplatte bewegen. Daher erfolgt die Verteilung der spontanen Ventilation bevorzugt in den dorsalen (abhängigen) Lungenabschnitten, die gleichzeitig auch besser durchblutet sind ([66], [67]).

Ursachen:

- Die aktive Zwerchfellkontraktion bewirkt eine *alveoläre Rekrutierung* der dys- bzw. atelektatischen dorsobasalen Lungenkompartimente mit konsekutiver Abnahme des intrapulmonalen Rechts-Links-Shunts und eine Verbesserung des Ventilations-/Perfusionsverhältnisses (▶ Abb. 4.78).
- Wegfall des anatomischen Totraums, da der Patient beim ersten Atemzug auf dem oberen Druckniveau Frischgas einatmet *(⇨ „Missed Expiration")* (▶ Abb. 4.79).

Unter „Missed Expiration" versteht man, dass unmittelbar auf eine maschinelle Inspiration eine spontane Einatmung des Patienten auf dem oberen Druckniveau erfolgt, *ohne* dass der Patient inzwischen ausgeatmet hat (s. ▶ Abb. 4.79).

Nach der maschinellen Inspiration befindet sich im anatomischen Totraum praktisch CO_2-freies Atemgas (= Frischgas). Da der anatomische Totraum bereits im Rahmen der mandatorischen Inspiration mit Frischgas belüftet wurde, atmet der Patient mit dem darauf folgenden Atemzug reines Frischgas in die Alveolen ein, das ausschließlich dem Gasaustausch in den Alveolen zur Verfügung steht (= alveoläre Ventilation).

Daher sind selbst kleine Atemzugvolumina des Patienten im Rahmen der ungehinderten Spontanatmung anders zu bewerten als die gleichen Volumina unter einer konventionellen Beatmung, bei welcher mit Beginn der Inspiration zuerst das CO_2-haltige Atemgas der vorangegangenen Exspiration aus dem anatomischen Totraum in die Alveolen fließt [67].

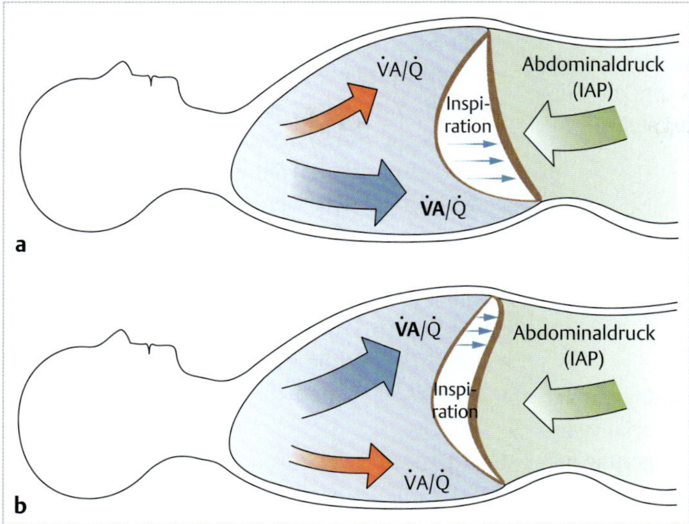

Abb. 4.78 BIPAP-Beatmung bei ARDS. Ventilations-/Perfusionsverhältnis (V̇A/Q̇) unter Spontanatmung und unter kontrollierter Beatmung.
a Spontanatmung.
b Kontrollierte Beatmung.

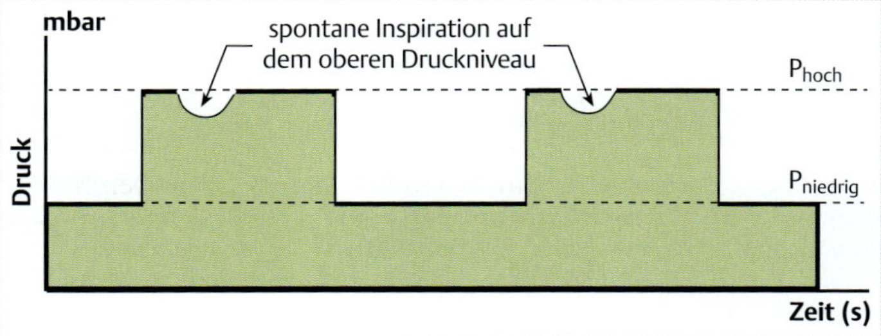

Abb. 4.79 „Missed Expiration". Auf eine mandatorische Inspiration folgt unmittelbar eine spontane Inspiration auf dem oberen Druckniveau *ohne* vorherige Exspiration. Daher atmet der Patient im Rahmen der spontanen Inspiration Frischgas ein (= alveoläre Ventilation).

Info

Klinische Effekte der ungehinderten Spontanatmung

([57], [63], [64], [65], [68], [69], [70], [71])

- Verbesserung des V̇A/Q̇-Verhältnisses ⇨
- Verbesserung der Oxygenierung (PaO_2 ⇧)
- Verbesserung der CO_2-Elimination ($PaCO_2$ ⇩)
- alveoläre Rekrutierung von dys- bzw. atelektatischen Lungenkompartimenten
- Abnahme des intrapulmonalen Rechts-Links-Shunts (Q̇s/Q̇t ⇩)
- Abnahme der Totraumventilation (VD/VT ⇩)
- Zunahme des Herzzeitvolumens (HZV ⇧) ⇨
- Zunahme der glomerulären Filtrationsrate (GFR ⇧)
- Zunahme der Splanchnikusdurchblutung ⇧
- Erhöhung der Sauerstofftransportkapazität (DO_2 ⇧)
- keine signifikante Erhöhung des Sauerstoffverbrauchs (VO_2)
- geringerer Bedarf an Analgosedierung und Katecholaminen
- geringere Atemmuskelatrophie
- Verkürzung der Weaning-Phase

Indikationen

Atemhilfe der Wahl bei allen Formen der akuten respiratorischen Insuffizienz, bei denen die *Störung der Oxygenierung* im Vordergrund steht:

- postoperative Nachbeatmung
- akutes Lungenversagen (ARDS)
- Pneumonie
- kardiogenes Lungenödem
- Entwöhnung vom Respirator

Entwöhnung vom Respirator

Die Entwöhnung vom Respirator (Weaning) erfolgt durch Annäherung der beiden Druckniveaus Phoch und Pniedrig sowie durch Verlängerung der Phasenzeit Tniedrig (TPEEP) und damit Reduzierung der Beatmungsfrequenz. Die gute Adaptierung an die Spontanatmung des Patienten führt zu einem geringeren Bedarf an Analgosedierung und damit zu einer schnelleren Rückkehr des Patienten zu einer suffizienten Spontanatmung (vgl. Kap. 5).

Durch Aktivierung der automatischen Tubuskompensation kann die tubusbedingte (systembedingte) Atemarbeit während der Entwöhnungsphase kompensiert werden (vgl. Kap. 4.3.8 unter „Tubuskompensation").

▸ Tab. 4.13 fasst die Vor- und Nachteile von BIPAP zusammen ([63], [64], [65], [68]).

▸ Tab. 4.14 fasst die Unterschiede zwischen BIPAP und PSV/ASB zusammen.

Prognose

Zwar konnte bisher keine Studie einen Überlebensvorteil für dieses augmentierende Spontan-

Tab. 4.13 Vor- und Nachteile von BIPAP.

Vorteile von BIPAP	Nachteile von BIPAP
• ungehinderte Spontanatmung in jeder Phase des mandatorischen Beatmungszyklus möglich ⇨ • verbesserte Interaktion zwischen Patient und Respirator • freie Durchatemmöglichkeit verhindert „unproduktive" Atemzüge gegen geschlossene Ventile (*„No ineffective inspiratory Efforts"*) • fließender Übergang von kontrollierter bzw. augmentierter Beatmung zur Spontanatmung • Mindestventilation auch ohne Triggerung im Vergleich zu druckunterstützten Spontanatmungsverfahren (z. B. PSV/ASB oder PPS) gewährleistet	• Atemarbeit im Vergleich zu PSV/ASB bei gleicher Druckunterstützung erhöht ⇨ • *kein „Breath to Breath Support"* der Atempumpe ⇨ • bei COPD-Patienten Gefahr der atemzyklusabhängigen dynamischen Überblähung unter Spontanatmung auf dem oberen Druckniveau (⇨ PEEPe > PEEPi)

Tab. 4.14 Unterschiede zwischen BIPAP und PSV/ASB.

BIPAP	PSV/ASB
Kombination von druckkontrollierter Beatmung und ungehinderter Spontanatmung	*„Breath to Breath Support"* ⇨ Entlastung der Atempumpe bei jeder Inspiration
Mindestventilation auch ohne Triggerung gewährleistet	Mindestventilation nur bei Triggerung gewährleistet
Steuerung des MAP über I:E und über PEEP (sowie Pinsp)	Steuerung des MAP über PEEP (und Pinsp)
fixes Phasenzeitverhältnis	Patient bestimmt selbst sein Atemzeitverhältnis
Zeitsteuerung	Flowsteuerung
Atemhilfe der Wahl bei Oxygenationsstörungen (hypoxämisches Lungenversagen)	Atemhilfe der Wahl bei Ventilationsstörungen (ventilatorisches Lungenversagen)

atmungsverfahren belegen, jedoch lassen sich durch eine frühzeitige ungehinderte Spontanatmung im BIPAP/APRV-Modus die Beatmungsdauer und der Intensivaufenthalt deutlich verkürzen [72].

Airway Pressure Release Ventilation (APRV)

Synonyma

- PC-APRV = Pressure Controlled Airway Pressure Release Ventilation
- BiVent-APRV
- PC-IMV (nach Chatburn-Taxonomie)
- IMV-PC (Norm DIN EN ISO 19223)

Definition

APRV kann als *IR-BIPAP* mit kurzer mandatorischer Exspirationszeit von < 1,5 s *(„Pressure Release")* definiert werden.

APRV kann auch als CPAP definiert werden, bei dem für kurze Zeit (< 1,5 s) das obere CPAP-Niveau auf ein niedrigeres Druckniveau (u. U. bis auf Atmosphärendruck) abgesenkt wird *(„Pressure Release")*.

Zeigt der Patient keine Spontanatemaktivität, entspricht APRV einer PC-IRV mit einer Exspirationszeit von < 1,5 s.

Funktionsprinzip

APRV und BIPAP wurden etwa zeitgleich Ende der 1980er-Jahre von verschiedenen Arbeitsgruppen entwickelt ([71], [72], [73]). Während bei BIPAP die Idee eines universellen Beatmungsmodus mit der Möglichkeit der ungehinderten Spontanatmung im Vordergrund stand [62], war APRV auf die Spontanatmung auf einem hohem CPAP-Niveau bei gleichzeitiger Reduktion der Beatmungsinvasivität ausgerichtet ([71], [72], [73]). Im angloamerikanischen Raum wird nur von APRV gesprochen.

APRV kann als modifizierter BIPAP-Modus angesehen werden, bei dem der Patient auf einem lang eingestellten oberen Druckniveau (CPAP-Niveau) bei inversem mandatorischem Atemzeitverhältnis (IRV) spontan atmen kann ([71], [72], [73]). Für kurze Zeit (< 1,5 s) wird das CPAP-Niveau auf ein niedrigeres Druckniveau abgesenkt *(„Pressure Release")* (▶ Abb. 4.80). Ist das gewählte untere Druckniveau höher als der atmosphärische Druck, kann das exspiratorische Druckniveau auch als PEEP-Niveau oder unteres CPAP-Niveau bezeichnet werden.

Die Druckanstiegsgeschwindigkeit („Rampe") ist je nach Respiratortyp entweder fest vorgegeben oder variabel einstellbar.

Die maschinelle Ventilation wird nicht durch Beatmungshübe, sondern durch kurzzeitige periodi-

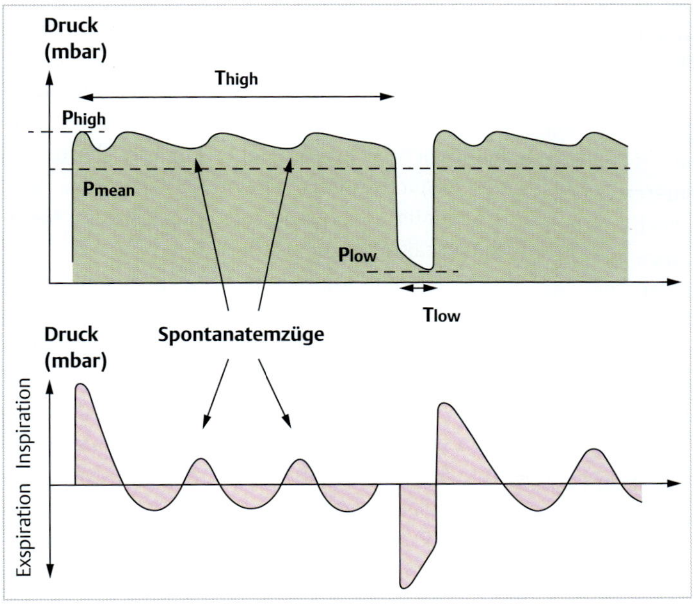

Abb. 4.80 Airway Pressure Release Ventilation (APRV).

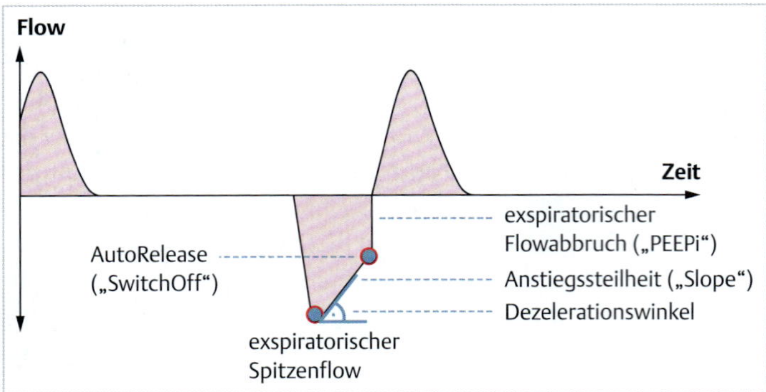

Abb. 4.81 APRV. Flow-Zeit-Diagramm.

sche Druckentlastungen erreicht, wobei die Zeitdauer des niedrigen Druckniveaus per definitionem auf < 1,5 s begrenzt wird. Diese kurzen Druckentlastungen *(„Pressure Release“)* dienen der CO_2-Elimination aus „schnellen“ Lungenkompartimenten, d. h. aus Alveolen mit kleiner Zeitkonstante. Das während der Druckentlastungszeit ausgeatmete Atemvolumen ergibt sich aus der Druckdifferenz zwischen Phoch (Phigh) und Pniedrig (Plow). Der Wechsel zwischen den beiden Druckniveaus wird zeitgesteuert maschinell ausgelöst.

Die Anstiegssteilheit der exspiratorischen Flowkurve *(„Slope“)* bis zum Beginn der nächsten Inspiration (erkennbar am exspiratorischen Flowabbruch) ist ein Maß für die Compliance des respiratorischen Systems (C_{RS}). Je steiler die exspiratorische Flowkurve bzw. je größer der Dezelerationswinkel ist, umso niedriger ist die Compliance des respiratorischen Systems (▶ Abb. 4.81).

Die Generierung eines intrinsischen PEEP ist Teil des Wirkprinzips von APRV. Die Höhe des PEEPi ist vorwiegend von der Zeitdauer des unteren Druckniveaus (Tniedrig) sowie den atemmechanischen Größen Compliance und Resistance sowie den daraus resultierenden Zeitkonstanten der Lungenkompartimente abhängig (s. ▶ Abb. 4.81).

Der intrinsische PEEP (PEEPi) ist ein dynamischer PEEP *(„Time-Controlled PEEP“ [TC-PEEP])*, welcher vorwiegend in Lungenkompartimenten mit größerer Zeitkonstante (⇨ langsamere Alveolarkompartimente) generiert wird (vgl. dazu Kap. 4.3.5 unter „Beatmung mit umgekehrtem Atemzeitverhältnis“).

> **Merke**
>
> M!
>
> - Die Generierung eines intrinsischen PEEP ist Teil des Wirkprinzips einer APRV.
> - Der intrinsische PEEP ist kein externer PEEP-Ersatz, da es sich um einen dynamischen, d. h. zeitabhängigen, PEEP *(„Time controlled PEEP“ [TC-PEEP])* handelt!
> - Der am Respirator eingestellte externe PEEP ist im Gegensatz zum intrinsischen PEEP ein *„All-over-PEEP“*, der gleichermaßen in allen Lungenkompartimenten, unabhängig von deren Zeitkonstanten, wirkt.

Der Gesamt-PEEP *(PEEPtotal)* resultiert aus der Summe aus dem externen (= am Respirator eingestellten PEEP) und dem intrinsischen PEEP *(TC-PEEP)*. Je kürzer Texp (Tlow) eingestellt wird, umso höher ist die Generierung eines intrinsischen (dynamischen) PEEP, erkennbar am Flowabbruch in der exspiratorischen Flowkurve (vgl. dazu Kap. 4.3.5 unter „Beatmung mit umgekehrtem Atemzeitverhältnis“).

Die kurzen Exspirationszeiten sollen einen endexspiratorischen Alveolarkollaps verhindern. Um einen endexspiratorischen Alveolarkollaps *(Atelektatrauma)* v. a. in Lungenkompartimenten mit niedriger Compliance und mit kurzer Zeitkonstante zu vermeiden, soll der Patient auch unter APRV trotz der kurzen Druckentlastungszeit (= Öffnungs- oder Freigabezeit) mit einem adäquat hohen externen PEEP beatmet werden.

M!

Merke

- In Lungenkompartimenten mit niedriger Compliance *(„Stiffy Alveoli")* kann ein endexspiratorischer Alveolarkollaps auch bei Exspirationszeiten von < 1 s auftreten.
- Um die Gefahr eines Atelektatraumas in diesen „steifen", kollapsgefährdeten Lungenkompartimenten zu vermeiden, soll der Patient auch im APRV-Modus mit einem adäquat hohen externen PEEP beatmet werden [74].
- Erst Exspirationszeiten von ≤ 0,6 s generieren einen adäquat hohen dynamischen PEEP, welcher auch die Lungenkompartimente mit kleiner Zeitkonstante offenhält, sodass der externe PEEP gegebenenfalls sogar bis auf null reduziert werden kann [75].

Bei Aktivierung der Respiratorfunktion *AutoRelease*, welche einer exspiratorischen Flowsteuerung entspricht, wird die Dauer der Druckentlastung aus dem exspiratorischen Flowverlauf bestimmt. Die Druckentlastung (mandatorische Exspiration = „Pressure Release") wird beendet, wenn der Exspirationsflow einen am Respirator einzustellenden Prozentwert (exspiratorische Terminierung = *„Switch-Flow"*) des maximalen exspiratorischen Spitzenflows unterschreitet. Ein *„Switch-Flow"* von z. B. 50 % bedeutet, dass bei Unterschreiten von 50 % des maximalen exspiratorischen Spitzenflows das Inspirationsventil öffnet (s. ► Abb. 4.81).

Der Rücksprung auf das ursprüngliche CPAP-Niveau (oberes Druckniveau) ist zeitgesteuert und stellt die maschinelle Inspiration dar.

M!

Merke

Einstellgrößen am Respirator bei APRV

- Inspirationsdruck (Phoch [Phigh] = Pinsp)
- positiver endexspiratorischer Druck (PEEP = Pniedrig [Plow])
- Druckanstiegsgeschwindigkeit („Rampe")
- Phasenzeit Thoch (Thigh) = TI *und*
- Phasenzeit Tniedrig (Tlow) = TE *oder*
- APRV-Frequenz
- inspiratorische Sauerstoffkonzentration (FiO_2)
- Druckanstiegsgeschwindigkeit („Rampe")
- exspiratorische Terminierung („AutoRelease"/ „Switch-Flow")

Je nach Gerätetyp und Software muss entweder die APRV-Frequenz oder die Zeitdauer für Thoch (Thigh) und Tniedrig (Tlow) am Respirator eingestellt werden. Auch im APRV-Modus können in Analogie zum BIPAP-Modus die Phasenzeiten beliebig eingestellt werden.

In technischer Hinsicht gibt es jedoch in Abhängigkeit des Herstellers einen Unterschied zwischen BIPAP/BiLevel und APRV. Bei den Intensivrespiratoren z. B. der Firma Dräger erfolgt im BIPAP-Modus eine Synchronisation mit dem Patienten, indem auf dem unteren CPAP-Niveau die letzten 25 % der Phasenzeit als Triggerzeitfenster fungieren. Bei APRV erfolgt keine Synchronisation mit dem Patienten, der Respirator arbeitet ausschließlich zeitgesteuert.

Info

Im Gegensatz zum Beatmungsmodus BIPAP erfolgt im Beatmungsmodus APRV keine Synchronisation mit dem Patienten.

M!

Merke

- APRV ermöglicht eine Beatmung mit hohem Beatmungsmitteldruck (Pmean) bei möglichst kleiner Beatmungsdruckamplitude *(Driving Pressure)* ⇨ lungenprotektive Beatmung.
- Die Oxygenierung ist primär eine Funktion des Beatmungsmitteldrucks.
- Je länger die Zeitdauer des oberen Druckniveaus ist, umso mehr Zeit steht für alveoläre Rekrutierung zur Verfügung ⇨ Verbesserung der Oxygenierung.

Info

- Je höher der Beatmungsmitteldruck, umso ausgeprägter die hämodynamischen Nebenwirkungen
  ⇨ Abnahme des arteriellen Mitteldrucks.
- Die hämodynamischen Nebenwirkungen sind von der Druckübertragung des Alveolardrucks auf die intrathorakalen Gefäße abhängig
  ⇨ je niedriger die Lungencompliance *(„Stiffy Lung")*, umso geringer ist die Druckübertragung auf die intrathorakalen Gefäße und umso geringer sind infolgedessen die hämodynamischen Auswirkungen.

Merke

APRV ist bei Patienten mit obstruktiven Ventilationsstörungen kontraindiziert!

Praxis

Grundeinstellung des Respirators bei APRV

- Oberes Druckniveau (Pinsp): 10–15 mbar *über* PEEP (abhängig von der Atemmechanik)
- unteres Druckniveau (PEEP): 12–15 mbar
- Druckamplitude („Driving Pressure" ΔP): < 15 mbar
- *Zielgröße:* Atemhubvolumen: 6 ml/kg KG (bezogen auf Idealgewicht)
- Druckanstiegsgeschwindigkeit („Rampe"): 0,2 s
- Phasenzeit Thoch (Thigh) = Tinsp: 2,0–3,0 s
- Phasenzeit Tniedrig (Tlow) = TPEEP: 1,0 s *entsprechend*
- APRV-Frequenz (f): 15–20/min (bzw. nach $PaCO_2$)
- inspiratorische O_2-Konzentration (FiO_2): ≤ 60 % (bzw. nach PaO_2)
- obere Druckbegrenzung: 30 mbar

Die APRV-Frequenz ist so einzustellen, dass ein ausreichendes Atemminutenvolumen resultiert. Atmet der Patient noch nicht spontan, ist es zielführend, eine geringe Hypoventilation anzustreben, damit bei Rücknahme der Analgosedierung der Atemantrieb und infolgedessen die Spontanatmung frühzeitig einsetzen. Je höher der Spontanatemanteil des Patienten ist, umso niedriger kann die APRV-Frequenz eingestellt werden (⇨ Augmentierung des Atemminutenvolumens).

Merke

Die Analgosedierung ist so zu adaptieren, dass der Spontanatemanteil (MV Spont %) bei schwerem ARDS zwischen 10 und 30 %, bei leichtem bis moderatem ARDS zwischen 30 und 60 % des Atemminutenvolumens beträgt.

Die spontanen Tidalvolumina ermöglichen eine Spontanatmung auf einem hohen CPAP-Niveau mit geringen intrapleuralen Druckschwankungen und möglichst niedrigem *transpulmonalen Driving Pressure*. Infolgedessen kann auch der mechanische Stress in der Lunge möglichst gering gehalten werden ⇨ lungenprotektive Beatmung (vgl. Kap. 6.5).

Info

Steuerung der Oxygenierung

- inspiratorische Sauerstoffkonzentration (FiO_2)
- unteres Druckniveau (PEEPtotal = PEEPe + PEEPi)
- oberes Druckniveau (Phigh)
- Phasenzeitverhältnis (Thigh : Tlow)
- resultierender Beatmungsmitteldruck (Pmean)

Steuerung der Ventilation (CO_2-Elimination)

- APRV-Frequenz (Phasenzeiten Thigh und Tlow)
- Beatmungsdruckamplitude *(Driving Pressure)*
- Phasenzeit Tniedrig (Tlow) = Druckentlastungszeit

Praxis

Die **Oxygenierung** kann durch folgende Maßnahmen verbessert werden:

- Erhöhung der FiO_2 (⇨ symptomatische Therapiemaßnahme)
- Erhöhung des PEEP-Niveaus in 1- bis 2-mbar-Schritten bei gleicher Druckamplitude (*„Driving Pressure“*)
- Erhöhung des oberen Druckniveaus (Phigh) in 1- bis 2-mbar Schritten (maximal 30 mbar bzw. *„Driving Pressure“* von 15 mbar)
- Verlängerung von Thoch (Thigh) bei gleichzeitiger Reduzierung von Texp (Thigh) in 0,1- bis 0,2-s-Schritten (⇨ Beibehaltung der Atemzykluszeit und infolgedessen der APRV-Frequenz)
- Verkürzung von Tniedrig (Tlow) in 0,1- bis 0,2-s-Schritten (auf minimal 0,5 s) ⇨ Generierung eines PEEPi (dynamischen PEEP) und Erhöhung des Gesamt-PEEP (PEEPtotal)
  ⇨ Beurteilung der exspiratorischen Flowkurve hinsichtlich eines endexspiratorischen Restflows (PEEPi)
- Erwägung supportiver Therapiemaßnahmen

Die **Ventilation** kann durch folgende Maßnahmen korrigiert werden:

- **$PaCO_2$ erhöht (Hypoventilation):**
  - Erhöhung des Spontanatemanteils am Atemminutenvolumen durch Anpassung der Analgosedierung
  - Erhöhung der APRV-Frequenz durch Verkürzung von Thoch (Thigh) unter Beibehaltung von Tniedrig (Tlow)
    (Cave: gleichzeitige Veränderung des Phasenzeitverhältnisses und des Beatmungsmitteldrucks)
  - Verlängerung von Tniedrig (Tlow) in 0,1- bis 0,2-s-Schritten (auf maximal 1,5 s)
    (Cave: gleichzeitige Veränderung des Phasenzeitverhältnisses und des Beatmungsmitteldrucks)
  - Erhöhung der Beatmungsdruckamplitude (*„Driving Pressure“*) durch
    1. Erhöhung des oberen Druckniveaus (Phigh) in 1- bis 2-mbar-Schritten (auf maximal 30 mbar)
    2. Erniedrigung des PEEP-Niveaus (Plow) in 1- bis 2-mbar-Schritten
       (Cave: gleichzeitige Veränderung des Beatmungsmitteldrucks)
- **$PaCO_2$ erniedrigt (Hyperventilation):**
  - Reduktion der Beatmungsdruckamplitude *(Driving Pressure)* durch Reduktion des oberen Druckniveaus (Phigh) in 1- bis 2-mbar-Schritten
    (Cave: gleichzeitige Veränderung des Beatmungsmitteldrucks)
  - Erniedrigung der APRV-Frequenz durch Verlängerung von Tinsp (Thigh) unter Beibehaltung von Texp (Tlow)
    (Cave: gleichzeitige Veränderung des Phasenzeitverhältnisses und des Beatmungsmitteldrucks)
  - Verkürzung von Texp (Tlow) in 0,1- bis 0,2s-Schritten (auf minimal 0,5 s)
    (Cave: gleichzeitige Veränderung des Phasenzeitverhältnisses und des Beatmungsmitteldrucks)

PS-BIPAP

Synonyma

- PS-BIPAP = Pressure Support BIPAP
- BIPAP-ASB = BIPAP-Assisted Spontaneous Breathing
- PC-IMV (Chatburn-Taxonomie)
- SIMV-PC\PS (Norm DIN EN ISO 19 223)

Definition

PS-BIPAP kann als *Kombination* von *druckkontrollierter, zeitgesteuerter Beatmung* mit der Möglichkeit der ungehinderten *Spontanatmung* (BIPAP/Bi-Level) und inspiratorischer *Druckunterstützung* (PSV/ASB) auf dem unteren Druckniveau (= PEEP-Niveau) definiert werden (▶ Abb. 4.82).

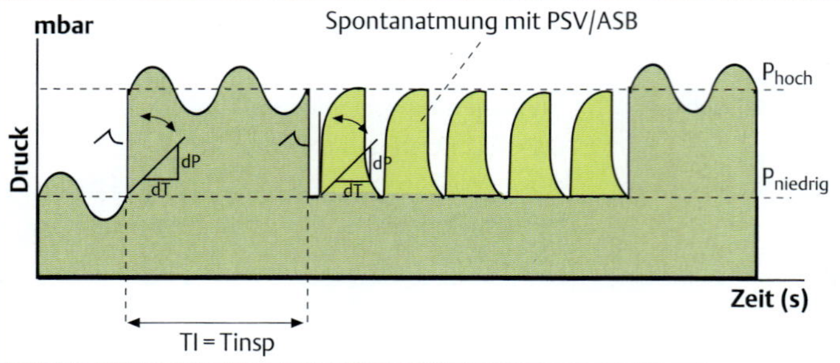

Abb. 4.82 PS-BIPAP.

Funktionsprinzip

PS-BIPAP bietet die Möglichkeit der Entwöhnung mit dem früher häufig angewandten SIMV-Konzept (⇨ SIMV plus PSV/ASB) und den erwähnten Vorteilen der simultanen Spontanatmung unter BIPAP.

> **Cave**
>
> Der *Inspirationsdruck* für den mandatorischen BIPAP-Hub wird mit dem Einstellregler Pinsp als *absoluter Druck*, der PSV/ASB-Unterstützungsdruck wird mit dem Einstellregler für den PSV-Druck aber als *Druck über PEEP* eingestellt.

Die *Druckanstiegsgeschwindigkeit („Rampe")* kann ebenfalls variiert werden. Ein automatisch angepasstes Triggererwartungszeitfenster ermöglicht die Synchronisation der druckkontrollierten Hübe.

> **Merke**
>
> **Einstellgrößen am Respirator bei PS-BIPAP**
>
> - Inspirationsdruck (Pinsp)
> - positiver endexspiratorischer Druck (PEEP)
> - Druckanstiegsgeschwindigkeit („Rampe")
> - Dauer des mandatorischen Hubs (Tinsp)
> - mandatorische Atemfrequenz (f)
> - inspiratorische Sauerstoffkonzentration (FiO_2)
> - Druckunterstützung (ΔPsupp)
> - Triggerschwelle

Durch die Druckunterstützung am unteren CPAP-Niveau kann die *tubusbedingte Atemarbeit* reduziert werden. Um die tubusbedingte Atemarbeit zu kompensieren, ist es aus atemmechanischer Sicht allerdings sinnvoller, BIPAP mit der automatischen Tubuskompensation zu kombinieren [76].

Im Rahmen der Entwöhnung vom Respirator erfolgt die schrittweise Reduktion der mandatorischen BIPAP-Hübe, bis der Patient die alleinige inspiratorische Druckunterstützung PSV/ASB erhält.

BIPAP/BiLevel mit Volumengarantie

Synonyma

- VABiLevel = Volume Adaptive BiLevel/volumenadaptives BiLevel
- BiLevel VG = BiLevel Volume Guarantee
- Dyn. BiLevel = Dynamic BiLevel/dynamisches BiLevel
- PC-IMV (Chatburn-Taxonomie)
- SIMV-vtPC\PS (Norm DIN EN ISO 19223) ⇨ Volumengarantie nur für mandatorischen Atemanteil
- SIMV-vtPC\vtPS (Norm DIN EN ISO 19223) ⇨ Volumengarantie für mandatorischen Anteil und Spontanatemanteil

Definition

Diese Beatmungsoption ist eine Form der *Hybridbeatmung* und kann als BIPAP/BiLevel mit Volumengarantie (VG) für den mandatorischen Atemanteil definiert werden.

Je nach Hersteller kann diese Beatmungsoption auch mit druckunterstützter Spontanatmung

(Pressure Support) auf dem unteren Druckniveau kombiniert werden.

Beispiele und Nomenklatur:
Keine Kombination mit Pressure Support möglich:
- VABiLevel = Volume Adaptive BiLevel/volumenadaptives BiLevel
- BiLevel VG = BiLevel Volume Guarantee

Kombination mit Pressure Support möglich:
- Dyn. BiLevel = Dynamic BiLevel/dynamisches BiLevel

Funktionsprinzip

Es handelt sich um eine Weiterentwicklung des „klassischen" BIPAP/BiLevel-Funktionsprinzips mit einer Volumengarantie für den mandatorischen Beatmungshub. Die technische Basis dieses Beatmungsmodus ist die Atemhilfe BIPAP/BiLevel. Bei dieser Beatmungsform wird ein vom Anwender eingestelltes *Ziel-Tidalvolumen* (= Volumengarantie [VG]) eingestellt, welches vom Respirator mit einem hierfür notwendigen Inspirationsdruck appliziert wird. Es handelt sich um eine Atemhilfe mit *variabler Druckunterstützung* mit dem Inspirationsdruck als Freiheitsgrad.

Wie beim klassischen BIPAP/BiLevel kann der Patient zu jedem Zeitpunkt des mandatorischen Atemzyklus auf beiden Druckniveaus (CPAP-Niveaus) spontan atmen.

Je nach Hersteller und Software werden die mandatorischen Beatmungshübe entweder zeitgesteuert durch Einstellung einer vorgegebenen mandatorischen Atemfrequenz oder durch das Auslösen der Triggerfunktion innerhalb eines vorgegebenen Triggerzeitfensters ausgelöst.

Die Höhe des Inspirationsdrucks ist abhängig von den atemmechanischen Größen Compliance und Resistance sowie von der Höhe des eingestellten Atemhubvolumens.

Bei dieser Beatmungsform erfolgt somit die selbstständige Adaptierung des Inspirationsdrucks an die wechselnden Ventilationsbedürfnisse des Patienten, indem bei Veränderungen der Atemmechanik die Druckunterstützung erhöht oder erniedrigt wird (► Abb. 4.83).

Verschlechtert sich die Atemmechanik des Patienten, so wird der Inspirationsdruck automatisch um den Wert erhöht, der benötigt wird, um das voreingestellte Mindest-Tidalvolumen zu applizieren (⇨ *Volumengarantie*), wobei die Druckadaptierung in maximal 3-mbar-Schritten erfolgt. Eine unbeabsichtigte Hypoventilation und/oder Hypoxämie kann auf diese Weise vermieden werden. Die automatische Druckanpassung erfolgt bis zur eingestellten Druckbegrenzung (Plimit/Pmax). Wird mit diesem Druck beatmet, liegt wieder eine druckkontrollierte Beatmung vor. Der Respirator arbeitet wie in der Betriebsart BIPAP/BiLevel, das voreingestellte Atemhubvolumen kann durch die erreichte Druckbegrenzung nicht mehr appliziert werden, es erfolgt die Alarmmeldung *„Volumen inkonstant"*.

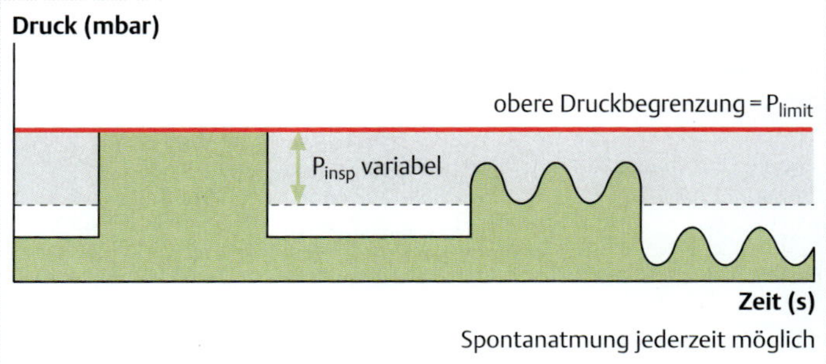

Abb. 4.83 BIPAP/BiLevel mit Volumengarantie.

M!

Merke

Einstellgrößen am Respirator bei BIPAP/ BiLevel mit Volumengarantie

- Tidalvolumen (Zielvolumen) (VT)
- mandatorische Atemfrequenz (f)
- obere Druckbegrenzung (Pmax)
- untere Druckbegrenzung (Pmin)
- positiver endexspiratorischer Druck (PEEP)
- Dauer des mandatorischen Hubs (Tinsp)
  oder
- Atemzeitverhältnis (I:E)
- Druckanstiegsgeschwindigkeit („Rampe“)
- inspiratorische Terminierung (PS Endflow)
- inspiratorische Sauerstoffkonzentration (FiO_2)
- Trigger (je nach Software)

Kombination von BIPAP/BiLevel mit Volumengarantie und druckunterstützter Spontanatmung mit oder ohne Volumengarantie

Je nach Hersteller und Software kann die Hybridbeatmungsform BIPAP/BiLevel mit Volumengarantie (VG) mit druckunterstützter Spontanatmung (Pressure Support) mit oder ohne Volumengarantie (VG) kombiniert werden.

Beispiele und Nomenklatur:

- BIPAP/BiLevel mit VG und PS ohne VG ⇨ dynamisches BiLevel (Dyn BiLevel)
- BIPAP/BiLevel mit VG und PS mit VG ⇨ duales BiLevel (Dual BiLevel)

Duales BiLevel

Definition

Duales BiLevel ist eine Hybridbeatmungsform und ermöglicht eine Volumengarantie sowohl für den mandatorischen als auch für den Spontanatemanteil.

Duales BiLevel kann als Kombination von BIPAP/ BiLevel mit Volumengarantie (VG) und *druckunterstützter Spontanatmung (Pressure Support) mit Volumengarantie* definiert werden.

Funktionsprinzip

Das eingestellte Ziel-Tidalvolumen bildet die Basis sowohl für den Wechsel vom unteren Druckniveau (PEEP) zum oberen Druckniveau (Pinsp) als auch für die Steuerung der Druckunterstützung (Pressure Support). Innerhalb eines vom Anwender eingestellten Sicherheitsfensters (Pmax und Pmin) passt sich die Höhe der Druckunterstützung automatisch atemzugweise in Schritten von maximal 3 mbar an (► Abb. 4.84).

Die Beatmungsform duales BiLevel ist in den Intensivrespiratoren der Produktlinie Elisa 300–800 (Firma Löwenstein Medical) verfügbar.

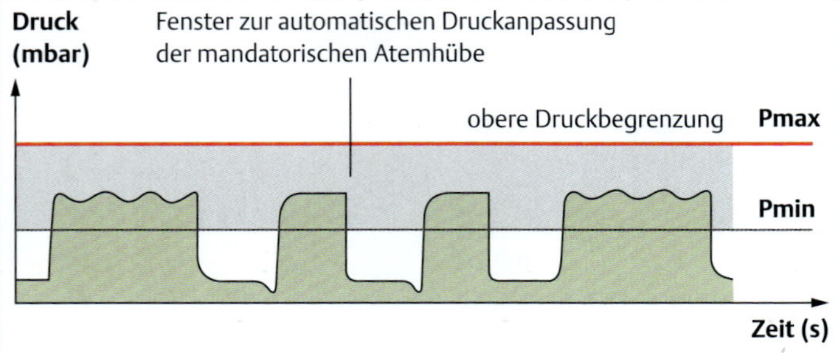

Abb. 4.84 Duales BiLevel. Volumengarantie sowohl für den mandatorischen als auch für den Spontanatemanteil.

Merke

Einstellgrößen am Respirator bei dualem BiLevel

- Tidalvolumen (Zielvolumen) (VT)
- mandatorische Atemfrequenz (f)
- obere Druckbegrenzung (Pmax)
- untere Druckbegrenzung (Pmin)
- positiver endexspiratorischer Druck (PEEP)
- Dauer des mandatorischen Hubs (Tinsp)
oder
- Atemzeitverhältnis (I:E)
- Druckanstiegsgeschwindigkeit („Rampe“)
- inspiratorische Terminierung (PS Endflow)
- inspiratorische Sauerstoffkonzentration (FiO_2)
- Triggerschwelle (Flowtrigger)

Vorteile der Volumengarantie

Der Vorteil dieser Atemhilfe besteht darin, dass durch die selbstständige Erniedrigung des Beatmungsdrucks bei Verbesserung der Atemmechanik eine unbeabsichtigte Zunahme des Tidalvolumens mit der Gefahr der Überblähung von Lungenkompartimenten *(⇨ Volutrauma)* vermieden wird. In dieser Hinsicht erfüllt die Beatmungsform BIPAP/BiLevel mit Volumengarantie die Ziele einer lungenprotektiven Beatmungsstrategie, vereint mit den Vorteilen der ungehinderten Spontanatmung.

Bei Verschlechterung der Atemmechanik wird durch die Volumengarantie eine unbeabsichtigte Hypoventilation und/oder Hypoxämie vermieden.

Info

BIPAP/BiLevel mit Volumengarantie

- Vermeidung von alveolärer Überdehnung
- *lungenprotektive Beatmungsstrategie*
- Vermeidung von Hypoventilation und/oder Hypoxämie

Nachteile der Volumengarantie

Ein wesentlicher Nachteil dieser Beatmungsform besteht darin, dass auf pathologische Veränderungen der Atemmechanik z. B. infolge von Sekretretention aufgrund der Eigendynamik des Respirators erst verzögert reagiert wird, insbesondere wenn die Alarmgrenze für den maximalen Inspirationsdruck nicht eng eingestellt ist. Es besteht die Gefahr der Lungenüberdehnung *(„Overstrain“)* mit der Gefahr eines Volu-/Barotraumas. In diesem Fall bestünde die therapeutische Maßnahme in der endotrachealen Absaugung des Patienten und nicht in einer weiteren automatischen Erhöhung des Inspirationsdrucks.

Merke

Eine Beatmungsform mit Volumengarantie ist bei COPD-Patienten kontraindiziert, da es durch die volumenkonstante Beatmung bei Verschlechterung der Atemmechanik zu einem Aufschaukeln des intrinsischen PEEP kommen kann (⇨ Gefahr des Volu-/Barotraumas).

Des Weiteren ist bei der Anwendung von Beatmungsformen mit automatischer Druckanpassung zu bedenken, dass der Respirator nicht auf die pathophysiologische Ursache einer Steigerung des spontanen Atemzug- bzw. des Atemminutenvolumens rückschließen kann. Ist die Zunahme des spontanen Tidalvolumens Ausdruck einer zunehmenden Kräftigung der Atemmuskulatur und/oder Verbesserung der Atemmechanik, ist die Reduktion der maschinellen Druckunterstützung pathophysiologisch sinnvoll *(⇨ „automatische Entwöhnung vom Respirator“)*. Ist jedoch die Steigerung des spontanen Tidalvolumens auf einen *gesteigerten Ventilationsbedarf* (z. B. infolge von Fieber, Schmerz, Stress) zurückzuführen, wäre eine Reduktion der maschinellen Druckunterstützung im Sinne eines negativen Feedback-Mechanismus kontraproduktiv, da in diesem Fall die *patienteneigene Atemarbeit* unnötigerweise zunimmt (vgl. Kap. 4.3.6 unter „Druckunterstützte volumenkonstante Spontanatmung“).

Die Frage, ob die Beatmungsform BIPAP/BiLevel mit Volumengarantie im Vergleich zu einer konventionellen Beatmung mit BIPAP/BiLevel zu einer schnelleren Entwöhnung vom Respirator und in der Folge zu einer Verkürzung des Intensivaufenthalts führt, kann zum momentanen Zeitpunkt aufgrund fehlender Studiendaten nicht beantwortet werden.

4.3.7 Kombination von augmentierenden Beatmungsformen

Technisch können verschiedene augmentierende Beatmungsformen kombiniert werden, wobei je nach Hersteller folgende Kombinationen in Intensivrespiratoren angeboten werden:

- Kombination einer druckkonstanten augmentierenden Beatmungsform *(PC-SIMV oder BIPAP/Bi-Level)* mit druckunterstützter Spontanatmung *ohne* Volumengarantie *(Pressure Support)*
  Beispiele: PS-BIPAP, BiLevel ST, PC-SIMV
- Kombination einer volumenkonstanten augmentierenden Beatmungsform *(VC-SIMV oder Dyn.Bi-Level)* mit druckunterstützter Spontanatmung *ohne* Volumengarantie *(Pressure Support)*
  ⇨ Volumengarantie nur für den mandatorischen Atemanteil
  Beispiele: BiLevel-VG, Dyn.BiLevel, VC-SIMV
- Kombination einer druckkonstanten augmentierenden Beatmungsform *mit* Volumengarantie *(VA BiLevel)* mit druckunterstützter Spontanatmung *mit* Volumengarantie *(Volume Support)*
  ⇨ Volumengarantie für den mandatorischen *und* den Spontanatemanteil
  Beispiele: duales BiLevel, flexibles BiLevel

In diesem Zusammenhang ist kritisch anzumerken, dass es für den Anwender äußerst verwirrend ist, dass von Seiten der Herstellerfirmen dieselben Kombinationen von augmentierenden Beatmungsformen mit unterschiedlichen Namen belegt werden, sodass daraus eine mittlerweile unüberschaubare Begriffsvielfalt resultiert (Meinung des Autors: „*Begriffswirrwar*“). Dies ist unter anderem darin begründet, dass es sich bei den verwendeten Begriffen um eingetragene Markenzeichen („Trademarks“) handelt, sodass jeder Hersteller für praktisch identische Kombinationen eine unterschiedliche Nomenklatur verwenden muss.

Aus intensivmedizinischer Sicht muss betont werden, dass die Anwendung solcher Kombinationen von augmentierenden Beatmungsformen eine Frage der Beatmungsphilosophie ist, für die bis dato kaum evidenzbasierte Daten vorliegen.

Im folgenden Abschnitt versucht der Autor, dem Anwender die pathophysiologische Rationale für die Kombination von bestimmten augmentierenden Beatmungsformen zu vermitteln und das Thema aus dem Blickwinkel des respiratorischen Monitorings und der Patientensicherheit (⇨ Sicherheits-Back-up-Ventilation) zu erörtern. Darüber hinaus wird dieses Thema auch aus historischer Sicht erörtert.

Frühere Gerätegenerationen hatten als Sicherheitsoption eine sog. Apnoeventilation (vgl. Kap. 7.6.4). Bei vollständig ausbleibender Spontanatmung schaltet der Respirator nach einer fix vorgegebenen oder frei wählbaren Apnoezeit auf einen druck- oder volumenkontrollierten Beatmungsmodus um. Diese Sicherheitseinrichtung ist auch in den derzeit am Markt befindlichen Intensivrespiratoren nach wie vor als Beatmungsoption integriert.

Bei den heutigen Generationen an Intensivrespiratoren hat der Anwender zusätzlich die Möglichkeit, durch die Kombination von 2 augmentierenden Beatmungsformen eine sog. *Sicherheits-Back-up-Ventilation* einzustellen. Als Steuerung für die Back-up-Ventilation wird entweder ein Mindest-Atemminutenvolumen oder die Atemzykluszeit herangezogen:

Info

Steuerkriterien für eine Sicherheits-Back-up-Ventilation

- Atemzykluszeit
- Mindest-Atemminutenvolumen

Als historische Beispiele können die MMV oder die Kombination von SIMV und PSV/ASB genannt werden. Auch die heutige Generation an Intensivrespiratoren verfügt nach wie vor über diese beiden Beatmungsoptionen. An neueren Beatmungsoptionen stehen in Intensivrespiratoren zur Verfügung:

Kombination von druckunterstützter Spontanatmung und PCV oder BIPAP/BiLevel mit dem Steuerkriterium Atemzykluszeit

In Abhängigkeit der Spontanatemaktivität innerhalb der vom Anwender eingestellten Atemzykluszeit erhält der Patient entweder eine patientengetriggerte Druckunterstützung (PSV) oder einen mandatorischen Beatmungshub (je nach Hersteller PCV oder BIPAP/BiLevel) mit oder ohne Volumengarantie (▶ Abb. 4.85, ▶ Abb. 4.86 und ▶ Abb. 4.87).

Die Höhe der Inspirationsdrücke für den kontrollierten Beatmungshub und den augmentierten Beatmungshub können getrennt voneinander eingestellt werden.

Durch die Einstellung der Beatmungsfrequenz (f) wird die Atemzykluszeit definiert:

$$\text{Atemzykluszeit} = 60/f$$

Löst der Patient während der Atemzykluszeit den Trigger aus, erfolgt ein druckunterstützter Beatmungshub (PSV). Erfolgt innerhalb der Atemzykluszeit keine Triggerung, appliziert der Respira-

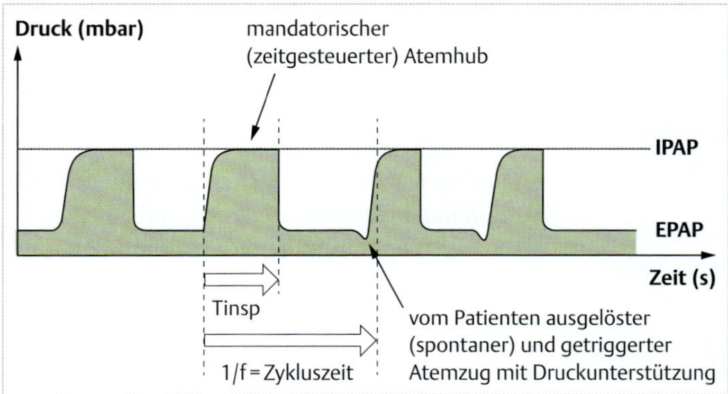

Abb. 4.85 ST-Modus. Steuerkriterium: Atemzykluszeit, die über die eingestellte Beatmungsfrequenz definiert wird. Keine Volumengarantie.

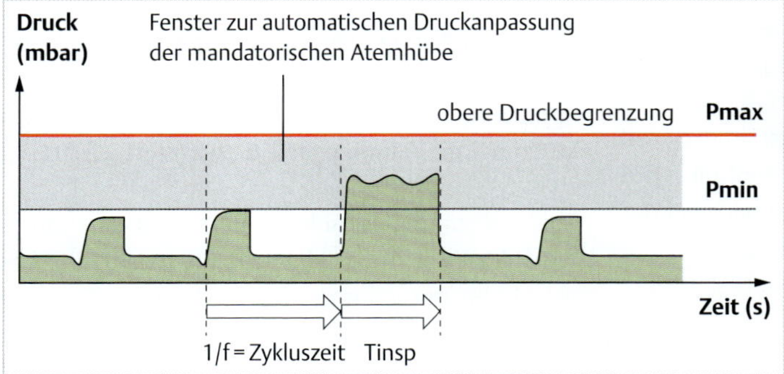

Abb. 4.86 Dynamisches BiLevel ST. Steuerkriterium: Atemzykluszeit, die über die eingestellte Beatmungsfrequenz definiert wird. Volumengarantie für den mandatorischen Atemanteil.

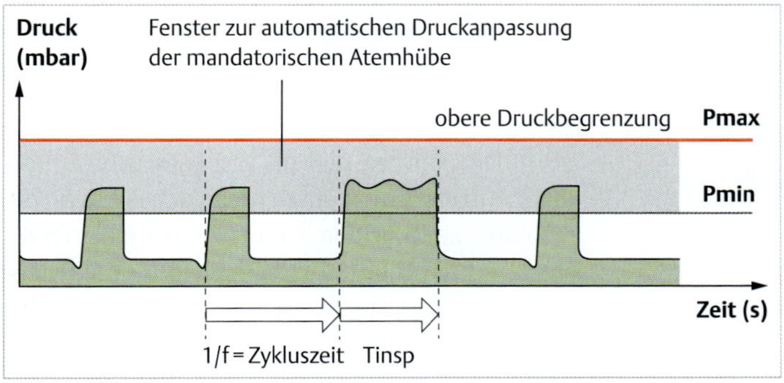

Abb. 4.87 Duales BiLevel ST. Steuerkriterium: Atemzykluszeit, die über die eingestellte Beatmungsfrequenz definiert wird. Volumengarantie für den mandatorischen und den Spontanatemanteil.

tor nach Beendigung der Atemzykluszeit einen mandatorischen druckkontrollierten Beatmungshub. Bei vollständig ausbleibender Spontanatmung wird der Patient ausschließlich druckkontrolliert mit voreingestellter Back-up-Frequenz beatmet (s. ▶ Abb. 4.85).

Info

- Laut Norm DIN EN ISO 19 223 wird bei der Kombination aus druckunterstützter Spontanatmung und vorgegebener Mindest-Atemfrequenz pro Minute die Klassifikation mit der Vorsilbe (dem Präfix) „S/T“ (Spontaneous/ Time cycled Ventilation) versehen.
- Ein *S/T-Modus* ist demnach eine augmentierende Beatmungsform mit mandatorischen Beatmungshüben in Abhängigkeit der Spontanatemaktivität innerhalb der Atemzykluszeit. Erfolgt innerhalb der Atemzykluszeit keine Triggerung, appliziert der Respirator nach Beendigung der Atemzykluszeit einen mandatorischen druckkontrollierten Beatmungshub.

Bei passageren Apnoephasen oder bei Bradypnoe wirken die mandatorischen Beatmungshübe als Apnoeventilation.

Diese als ST-Modus (Spontaneous/Time cycled Ventilation) bezeichnete Beatmungsoption wird oft bei der nicht-invasiven Beatmung oder bei der postoperativen Nachbeatmung angewendet.

Beispiele – Nomenklatur:
- ST-Modus (Philips)
- PCV ST (Löwenstein Medical)
- dynamisches BiLevel ST (Löwenstein Medical)
- duales BiLevel ST (Löwenstein Medical)
- PSV-ST (Mindray)
- NIV-ST (Hamilton)

Kombination von druckunterstützter Spontanatmung und BIPAP/ BiLevel mit dem Steuerkriterium Atemminutenvolumen

Es handelt sich um die Kombination des BIPAP/BiLevel-Modus mit Volumengarantie mit druckunterstützter Spontanatmung mit Volumengarantie. Als Steuergröße wird nicht die eingestellte Atemfrequenz (wie bei BiLevel ST), sondern das eingestellte Mindest-Atemminutenvolumen (AMV_{min}) herangezogen. Die patienteneigene druckunterstützte Spontanatmung mit Volumengarantie wird kontinuierlich mit dem eingestellten Mindest-Atemminutenvolumen verglichen („Soll-Ist-Vergleich“).

$$AMV_{min} = VT \times f$$

Wird durch die druckunterstützte Spontanatmung mit Volumengarantie das eingestellte Mindest-Atemminutenvolumen nicht erreicht, wird zusätzlich ein druckkontrollierter Beatmungshub mit einem eingestellten Tidalvolumen (VT) als Zielvolumen verabreicht. Ungehinderte Spontanatmung auf dem oberen Druckniveau ist entsprechend dem BIPAP/BiLevel-Funktionsprinzip jederzeit möglich.

Bei ausreichender Spontanatmung werden keine mandatorischen (kontrollierten) Beatmungshübe appliziert, sondern die inspiratorische Druckunterstützung mit Volumengarantie wird fortgeführt.

Bei vollständig ausbleibender Spontanatmung wird der Patient druckkontrolliert im BIPAP/BiLevel-Modus mit Volumengarantie beatmet. Das eingestellte Zielvolumen (VT) bildet sowohl die Basis für den Wechsel vom unteren Druckniveau (PEEP) zum oberen Druckniveau (Pinsp) als auch für die Steuerung der Druckunterstützung.

Innerhalb eines vom Anwender eingestellten Sicherheitsfensters (Pmax und Pmin) passen sich das obere Druckniveau und die inspiratorische Druckunterstützung automatisch atemzugweise *(„Breath to Breath“)* in Schritten von maximal 3 mbar an die atemmechanischen Gegebenheiten (Compliance und Resistance) des Patienten an, um die Volumengarantie zu gewährleisten (▶ Abb. 4.88).

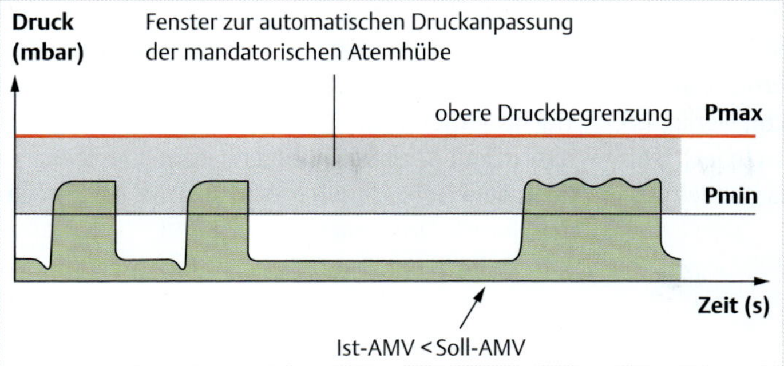

Abb. 4.88 Flexibles BiLevel. Steuerkriterium: Atemminutenvolumen. Volumengarantie für den mandatorischen und den Spontanatemanteil.

Info

- Laut Norm DIN EN ISO 19 223 wird bei der Kombination aus druckunterstützter Spontanatmung und vorgegebenem Atemminutenvolumen die Klassifikation mit der Vorsilbe (dem Präfix) „MMV“ (Mandatory Minute Volume Ventilation) versehen.
- Der *MMV-Modus* ist eine augmentierende Beatmungsform mit mandatorischen Beatmungshüben in Abhängigkeit des spontan geatmeten Atemminutenvolumens. Sinkt das atemzugsweise ermittelte Atemminutenvolumen unter das eingestellte Mindestatemminutenvolumen erhält der Patient einen mandatorischen Atemhub. In Abhängigkeit von der Fähigkeit durch druckunterstützte Spontanatmung das eingestellte Atemminutenvolumen zu erzielen, kann der MMV-Beatmungsmodus entweder lediglich den nicht erreichten Anteil des Atemminutenvolumens ausgleichen oder aber die vollständige Beatmung mandatorisch übernehmen.

Bei passageren Apnoephasen oder bei ausgeprägter Bradypnoe wirken die mandatorischen Beatmungshübe als Apnoeventilation.

Nomenklatur:

- flexibles BiLevel (Löwenstein Medical)

4.3.8 Zusätzliche Beatmungsoptionen

Tubuskompensation (TC = Tube Compensation)

Synonyma

- ARC = Automatic Resistance Compensation
- ATC = Automatic Tube Compensation
- TRC = Tube Resistance Compensation
- CSV-TC (Norm DIN EN ISO 19 223)

Definition

Die Tubuskompensation (TC) ist eine flowproportionale Druckunterstützung zur Kompensation des tubusbedingten Strömungswiderstands. Diese Beatmungsoption ermöglicht die teilweise oder komplette Kompensation der tubusbedingten Atemarbeit (= systembedingte Atemarbeit).

Die Tubuskompensation kann getrennt für die inspiratorische und die exspiratorische Atemphase aktiviert werden. Je nach Richtung des Atemgasflusses wird der Druck im Beatmungssystem während der Inspiration erhöht bzw. während der Exspiration erniedrigt.

Physikalische und pathophysiologische Grundlagen

Bei *turbulenten Strömungen*, wie sie im Nasen-Rachen-Raum, in der Trachea und in den großen Bronchien vorherrschen, steigt der Strömungswiderstand (R) mit dem Quadrat der Strömungsgeschwindigkeit ($\dot{V}$) an:

$$R \text{ ist proportional zu } \dot{V}^2$$

Der Atemgasfluss durch den Endotrachealtubus führt zu einem Druckabfall zwischen Anfang und Ende des Tubus (= ΔP_{ETT}). Da im *Endotrachealtubus* eine *turbulente Gasströmung* herrscht, verändert sich der Druckabfall über dem Endotrachealtubus oder der Trachealkanüle mit dem Quadrat des Gasflusses ([77], [78]).

Info

Bei *erhöhtem inspiratorischem Atemgasfluss (Flow)* infolge verstärkter Einatemanstrengung steigt der *dynamische Strömungswiderstand* im Endotrachealtubus oder in der Trachealkanüle überproportional an.

Bei jeder konstanten inspiratorischen Druckunterstützung (PSV/ASB) entstehen am Endotrachealtubus (ETT) flussabhängige (dynamische) Strömungswiderstände, die > 50 % der zu leistenden Atemarbeit ausmachen können [78].

Das bedeutet, dass mit einer fixen Druckunterstützung im PSV/ASB-Modus der Tubuswiderstand bei hohem inspiratorischem Atemgasfluss zu wenig *(= Unterkompensation)*, bei niedrigem Atemgasfluss zu viel *(= Überkompensation)*, aber selten gerade richtig kompensiert wird (▶ Abb. 4.89). Während bei ruhiger Spontanatmung eine inspiratorische Druckunterstützung von etwa 7–10 mbar zur Kompensation des Tubuswiderstands ausreicht, führt eine verstärkte Inspirationsanstrengung bei erhöhtem ventilatorischem Bedarf (z. B. infolge Stress, Schmerzen, Fieber) zu einem erhöhten Atemgasfluss mit überproportionalem Ansteigen des Tubuswiderstands. Eine Druckunterstützung auch von > 10 mbar ist in diesem Fall unzureichend, um den Tubuswiderstand vollständig zu kompensieren. Der Trachealdruck wird negativ als Ausdruck der inspiratorischen Muskelanstrengung, da der Druckabfall über dem Tubus größer wird als die eingestellte maschinelle Druckunterstützung [79].

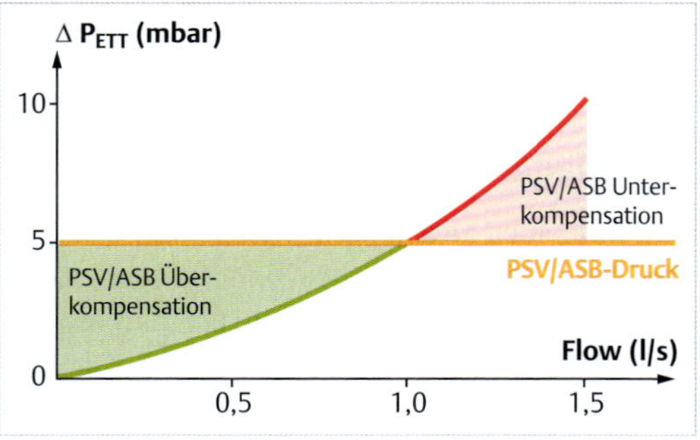

Abb. 4.89 Tubuskompensation (TC). Beziehung zwischen ΔP_{ETT} und Flow.

Patienten mit akuter respiratorischer Insuffizienz zeigen häufig verstärkte und in ihrer Intensität wechselnde Inspirationsanstrengungen. Als Folge muss der Patient vermehrt *Atemarbeit* zur Überwindung der *systembedingten Widerstände* leisten, zusätzlich zu der Atemarbeit, die zur Überwindung der resistiven und elastischen Widerstände aufgebracht werden muss ([80], [81]).

Während CPAP-Atmung führen Endotrachealtuben mit einem Innendurchmesser von 7,0–9,0 mm zu einer zusätzlichen Atemarbeit von 250–350 mJ/l. Dies entspricht fast einer Verdopplung der Atemarbeit unter ruhiger Spontanatmung [82].

Merke

Faustregel

Bei Respiratoren mit nicht verfügbarer Tubuskompensation kann die zusätzliche tubusbedingte Atemarbeit unter ruhiger Spontanatmung mit einer inspiratorischen Druckunterstützung von 7–10 mbar kompensiert werden.

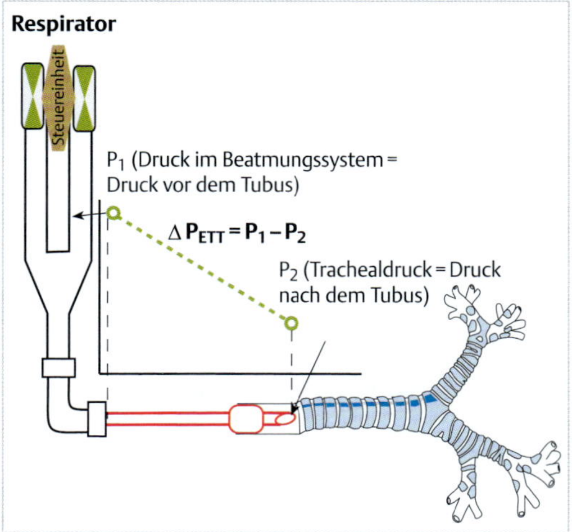

Abb. 4.90 Tubuskompensation (TC). Druckabfall (ΔP_{ETT}) über dem Tubus.

Funktionsprinzip

Der Respirator berechnet den *Druckabfall (= ΔP_{ETT}) über dem Endotrachealtubus (ETT)* bzw. über der Trachealkanüle (▶ Abb. 4.90). Dieser ist abhängig

- von Innendurchmesser und Länge des Endotrachealtubus bzw. der Trachealkanüle sowie
- vom Atemgasfluss (Flow).

Da nach dem *Hagen-Poiseuille-Gesetz* der Durchmesser mit der 4. Potenz und die Länge des Endotrachealtubus mit der 1. Potenz in die Berechnung eingehen, hat die Tubuslänge keinen klinisch relevanten Einfluss auf den Strömungswiderstand.

Ohne Tubuskompensation muss diese Druckdifferenz von der Atemmuskulatur durch Generierung eines Unterdrucks in der Lunge aufgebracht werden. Diese zusätzliche Atemarbeit kann kompensiert werden, indem der Druck vor dem Tubus genau um den Betrag der Druckdifferenz erhöht wird.

Info

Bei der Tubuskompensation (TC) erfolgt während der Inspiration eine *Erhöhung der Druckunterstützung um ΔP_{ETT}* (= flussabhängiger Druckabfall über dem Tubus).

Die Erhöhung der maschinellen Druckunterstützung wird proportional der quadratischen Abhängigkeit der Tubusresistance vom Atemgasfluss berechnet [77]:

$$\Delta P_{ETT} = KTubus \times \dot{V}^2$$

ΔP_{ETT} = flussabhängiger Druckabfall über dem Tubus

KTubus = Tubuskoeffizient, abhängig von Innendurchmesser und Länge

$$\dot{V}^2 = \text{Atemgasfluss (Flow) zum Quadrat}$$

Der Tubuskoeffizient K entspricht dem Strömungswiderstand des Endotrachealtubus bei einem Atemgasfluss von 1 l/s [83].

Die tatsächlich treibende Kraft für den Atemgastransport ist demnach nicht der Druckgradient zwischen dem tubusnah gemessenen Druck im Atemsystem (Paw) und dem Alveolardruck (Palv), sondern zwischen Trachealdruck (Ptrach) und Alveolardruck (Palv). Für den intubierten Patienten ist somit der Trachealdruck die maßgebende Druckgröße.

Am Respiratordisplay zeigen sich 2 übereinander gelagerte Druckkurven. Eine Druckkurve stellt den Druckverlauf vor dem Tubus bzw. der Trachealkanüle dar (⇨ Druckkurve am Y-Stück), die andere Druckkurve repräsentiert den Druck in der Trachea (⇨ tracheale Druckkurve).

Die Druckkurve am Y-Stück ist zu Beginn deutlich höher und zeigt einen „Buckel" im Druckverlauf (frühinspiratorischer *„Overswing"*, ▶ Abb. 4.91). Diese Druckkurve wird fälschlicherweise auch Atemwegsdruckkurve (Paw) genannt, es handelt sich jedoch um eine Druckmessung außerhalb der Atemwege des Patienten. Je nach Respiratortyp wird dieser initial erhöhte Druck auch als „Spitzendruck" (P_{Peak}) bezeichnet. Diese initiale Druckerhöhung kompensiert den tubusbedingten Strömungswiderstand und entspricht dem flussabhängigen Druckabfall über dem Tubus bzw. der Trachealkanüle (▶ Abb. 4.91).

Merke

Bei der Kombination der Tubuskompensation mit einem druckkontrollierten oder druckunterstützten Beatmungsmodus wird in der Druckkurve des Respirators die Erhöhung des Drucks vor dem Tubus (⇨ Druck am Y-Stück) angezeigt, die die tubusbedingte Atemarbeit kompensiert. Dieser zusätzliche Druck ist aber nicht der in den Atemwegen bzw. intrapulmonal wirksame Druck und kann somit im Rahmen der lungenprotektiven Beatmung ignoriert werden.

Praxis

Bei aktivierter Tubuskompensation wird am Respirator unabhängig von der maschinellen Atemhilfe der Trachealdruck eingestellt: *„Patient get what you set."*

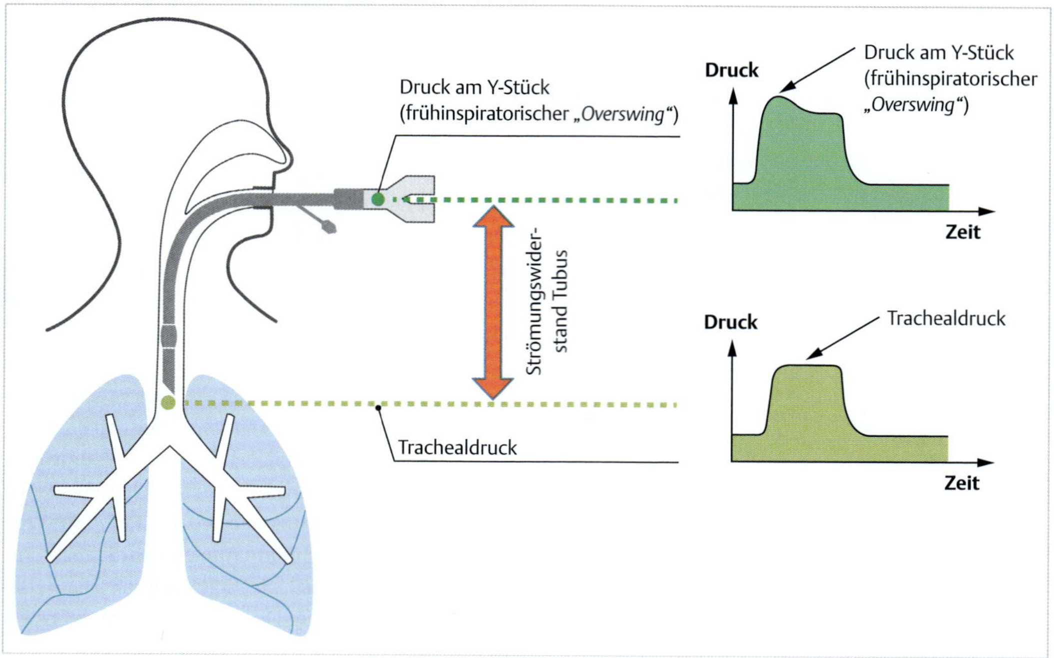

Abb. 4.91 Druckkurven bei aktivierter Tubuskompensation. Türkis: Druckkurve vor dem Tubus bzw. der Trachealkanüle (⇨ Druck am Y-Stück), hellgrün: tracheale Druckkurve (⇨ Druck distal des Tubus bzw. der Trachealkanüle).

Beispiel:
Bei aktivierter Tubuskompensation bedeutet eine am Respirator eingestellte inspiratorische Druckunterstützung (Pinsp) von z. B. 10 mbar, dass dieser Druck in der Trachea vorliegt.

► Tab. 4.15 fasst die Unterschiede zwischen TC und ASB/PSV zusammen.

Merke

M!

Einstellgrößen am Respirator

- Tubusart: „ET-Tubus“/„Trach-Tubus“
- Innendurchmesser „ID Φ“ in mm
- Grad der Tubuskompensation „Komp“ in %
- inspiratorische Kompensation „Insp-Ein/Aus“
- exspiratorische Kompensation „Exsp-Ein/Aus“
- obere Druckbegrenzung

Tab. 4.15 Unterschiede zwischen TC und PSV/ASB.

Beatmungsparameter/Klinik	TC	ASB/PSV
Druckunterstützung	variabel	fix
flowproportionale Druckunterstützung (⇨ bedarfsadaptiert)	ja	nein
Triggerung	nein	ja
Patient-Respirator-Asynchronie	nein	möglich
Patientenkomfort am Respirator	erhöht	↔

Praxis

Grundeinstellung des Respirators bei TC

- Grad der Tubuskompensation („Komp“): 100 %
- obere Druckbegrenzung: 35 mbar

Begrenzung der inspiratorischen TC:

- Die inspiratorische Druckunterstützung kann maximal auf 5 mbar unterhalb der eingestellten Druckbegrenzung angehoben werden.
- Bei Erreichen dieses Inspirationsdrucks erfolgt der Alarm: *„Drucklimitierung“.*

Begrenzung der exspiratorischen TC:

- Maximale Druckerniedrigung des eingestellten PEEP-Werts auf Atmosphärendruck, d. h., das Ausmaß der exspiratorischen TC ist von der Höhe des PEEP-Niveaus abhängig (⇨ keine Negativdruckbeatmung möglich!)

Die Aktivierung der exspiratorischen Tubuskompensation ist nur dann indiziert, wenn der Endotrachealtubus bzw. die Trachealkanüle das flusslimitierende Element darstellt.

Beim *COPD-Patienten* sollte die *exspiratorische TC nicht* aktiviert werden, da die Flusslimitierung im Bereich der Bronchiolen und Bronchien liegt. Bei ausgeschalteter exspiratorischer TC wird der Druck an der Tubusspitze länger oberhalb des am Respirator eingestellten PEEP gehalten. Durch diesen *„Auto-PEEP-Effekt“* wird einer dynamischen Kompression der kleinen Atemwege während der Exspiration entgegengewirkt (pneumatische Schienung), vergleichbar der „Lippenbremse“ beim Emphysematiker. Die Kompensation des exspiratorischen Tubuswiderstands wäre mit einem Wegfall der „Lippenbremse“ vergleichbar und würde auf diese Weise das Auftreten eines peripheren Bronchiolenkollapses begünstigen.

Eine *Zunahme des Tubuswiderstands* infolge *Sekretretention* führt zu keiner Erhöhung der inspiratorischen Druckunterstützung, da der auf diese Weise erhöhte Tubuswiderstand vom TC-Algorithmus nicht erfasst werden kann. Die Folge ist, dass trotz aktivierter TC der Druckabfall über dem (partiell verlegten) Endotrachealtubus unterschätzt wird und die Kompensation des Tubuswiderstands daher unvollständig ist.

M!

Merke

Eine Abnahme des Durchmessers des Endotrachealtubus bzw. der Endotrachealkanüle infolge *Sekretretention* führt zu einer *Unterkompensation* des Tubuswiderstands durch die TC.

Die TC stellt ein Beatmungsverfahren dar, welches sich prinzipiell mit allen anderen Beatmungsmodi kombinieren lässt, um den Einfluss des Tubuswiderstands zu eliminieren. Aus pathophysiologischer Sicht ist es demnach sinnvoll, die TC mit augmentierenden Atemhilfen wie CPAP, PSV/ASB, PPS oder BIPAP/APRV zu kombinieren, weil durch die Kombination der Beatmungsverfahren die Druckunterstützung zur Kompensation des Tubuswiderstands getrennt von der Druckunterstützung appliziert werden kann, die zur Kompensation einer pathologisch erhöhten Resistance oder erniedrigten Compliance benötigt wird.

Es ist jedoch zu bedenken, dass bei Addition der TC zum primären Unterstützungsdruck der augmentierenden Atemhilfe die Gefahr einer Überkompensation *(„Overassist“)* besteht. Der Unterstützungsdruck muss daher bei Aktivierung der TC in der Regel reduziert werden. Der Grad der Reduktion hängt dabei vom Beatmungsmodus selbst ab, des Weiteren von der Höhe des Unterstützungsdrucks, vom Tubusdurchmesser sowie vom Ventilationsbedarf des Patienten, und muss demnach für jeden Patienten individuell ermittelt werden. In der klinischen Praxis hat es sich bewährt, den Unterstützungsdruck der augmentierenden Atemhilfe so weit zurückzunehmen, bis wieder dasselbe Atemhubvolumen appliziert wird wie vor Aktivierung der TC [83].

M!

Merke

In der klinischen Praxis hat es sich bewährt, den Unterstützungsdruck der augmentierenden Atemhilfe so weit zurückzunehmen, bis wieder dasselbe Atemhubvolumen appliziert wird wie vor Aktivierung der TC.

Voraussage einer erfolgreichen Extubation:
Der Patient braucht durch die Tubuskompensation keine systembedingte Atemarbeit zu leisten (*„Added Work of Breathing“*), sondern nur jene Atemarbeit, die zur Überwindung der resistiven und elastischen Widerstände notwendig ist.

Da das unter TC beobachtete Atemmuster ähnlich dem Atemmuster nach der *physikalischen Extubation* ist, kann mit der TC eine Aussage über den Erfolg der Extubation getroffen werden (⇨ *elektronische Extubation*). Durch die Voraussage des nach der Extubation vorhandenen Atemmusters noch im Zustand der physikalischen Intubation stellt die automatische Tubuskompensation somit einen *Weaning-Predictor* dar ([84], [85]).

Merke

Die **Tubuskompensation (TC)** ermöglicht
- Kombination mit allen anderen Beatmungsformen,
- Simulation der Extubation ⇨ *„elektronische Extubation“*,
- erhöhten Patientenkomfort am Tubus ⇨ Patient fühlt sich in Bezug auf seine Atemanstrengung so, als sei er nicht intubiert,
- Voraussage des Atemmusters nach der physikalischen Extubation ⇨ *„Weaning-Predictor“*,
- *Differenzialdiagnose* einer durch den Endotrachealtubus vorgetäuschten und einer pulmonal bedingten Respiratorabhängigkeit.

Proportionale druckunterstützte Spontanatmung

Unter proportionaler druckunterstützter Spontanatmung versteht man eine augmentierende Atemhilfe, bei der die *Druckunterstützung (Pressure Support)* des Respirators *proportional* zur patienteneigenen Atemarbeit erfolgt, d. h. in Abhängigkeit von der Einatemanstrengung (*„Inspiratory Effort“*) des Patienten. Ist die Einatemanstrengung nur gering, ist auch die maschinelle Druckunterstützung gering, bei höherem inspiratorischem Kraftaufwand ist auch die Druckunterstützung proportional höher (*= „variable Druckunterstützung“*). Bei dieser Atemhilfe liegt somit ein positiver Feedback-Mechanismus vor.

Auch bei dieser Atemhilfe handelt es sich um einen *„Breath to Breath Support“*, da jede Einatembemühung des Patienten druckunterstützt wird.

Info

Voraussetzung für die Anwendung eines Beatmungsmodus mit proportionaler Druckunterstützung ist ein *ausreichend hoher Atemantrieb* des Patienten, da nur die Spontanatmung proportional verstärkt wird.

Als *Maß* für den *zentralen Atemantrieb* dient der *P 0,1* (Zielgröße: P 0,1 ≥ 0,8 mbar).

Folgende Formen der proportionalen druckunterstützten Spontanatmung können unterschieden werden:
- PPS = Proportional Pressure Support
- PAV(+) = Proportional Assist Ventilation
- PAPS = Proportional Adaptive Pressure Support
- NAVA = Neurally Adjusted Ventilatory Assist

Proportional Pressure Support (PPS)

Synonyma

- CSV-PPS (CSV = Continuous Spontaneous Ventilation)
- SPN-PPS (SPN = Spontaneous Ventilation)
- Prop. PSV = Proportional Pressure Support Ventilation
- PAV = Proportional Assist Ventilation
- PPV = Proportional Pressure Ventilation
- PC-CSV (Chatburn-Taxonomie)
- CSV-ES (ES = Effort Support) (Norm DIN EN ISO 19223)

Funktionsprinzip

Definition

Proportional Pressure Support (PPS)

- Druckunterstützung proportional zum generierten Atemzugvolumen *(= volumenproportional)* Einheit: mbar/l
- Druckunterstützung proportional zum generierten Atemgasfluss *(= flussproportional)* Einheit: mbar/l/s

Proportional Pressure Support funktioniert ähnlich wie die Servolenkung eines Autos: Jede Drehung des Lenkrads wird von einem Servoverstärker unterstützt, sodass der Fahrer weniger Kraft aufwenden muss als ohne Servolenkung.

Bei dieser Atemhilfe liegt demnach ein *positiver Rückkopplungsmechanismus* (⇨ positiver Feedback-Mechanismus) vor. Das Verhältnis von Druckunterstützung zu Einatemanstrengung ist jedoch konstant.

Der Patientenflow und das eingeatmete Volumen werden vom Respirator kontinuierlich gemessen. Der Mikroprozessor des Respirators berechnet zu jedem Zeitpunkt des Atemzyklus die proportionale Druckunterstützung für den Patienten.

Voraussetzung für Proportional Pressure Support ist ein *ausreichend hoher Atemantrieb*, da nur die Spontanatmung proportional verstärkt wird.

Als *Maß* für den *zentralen Atemantrieb* dient der *P 0,1* (*Zielgröße:* P 0,1 ≥ 0,8 mbar).

Der *Vorteil* dieser Atemhilfe besteht in einer besseren Adaptation des Respirators an den tatsächlichen Ventilationsbedarf des Patienten (⇨ Verbesserung der Interaktion zwischen Patient und Respirator). Die effektive Druckunterstützung ist nicht wie bei PSV/ASB fix vorgegeben, sondern passt sich den physiologischerweise schwankenden Atemanstrengungen des Patienten an.

Info

Da bei PPS Beginn und Ende der Druckunterstützung nicht getriggert werden müssen, sind *Fehltriggerungen* und *Desynchronisation* zwischen Patient und Respirator *nicht möglich*.

Physiologische Grundlagen

Unter Spontanatmung müssen während der Inspiration resistive (Resistance) und elastische Widerstände (Elastance) überwunden werden: Je höher die Elastance (elastischer Retraktionsdruck) und die Resistance sind, desto mehr Kraft muss von den Inspirationsmuskeln aufgebracht werden, um ein bestimmtes Atemzugvolumen zu generieren.

Der für die Ventilation der Lunge notwendige *transpulmonale Druckgradient (Ptp)* ist die Summe aus den Drücken, die notwendig sind, um die elastischen (Pelast) und die resistiven Widerstände (Pres) des respiratorischen Systems zu überwinden (⇨ Bewegungsgleichung des respiratorischen Systems Kap. 2.8) ([82], [86], [87]).

Unter *Spontanatmung* gelten demnach folgende Formeln:

$$\text{I.}\quad Ptp = Pelast + Pres$$

$$\text{II.}\quad Pmus = Ptp$$

Pmus = inspiratorische Muskelkraft
Ptp = transpulmonaler Druck(gradient)
Pelast = Druck zur Überwindung der elastischen Widerstände = Druck zur Überwindung des elastischen Retraktionsdrucks (Elastance)
Pres = Druck zur Überwindung der resistiven Widerstände (Resistance)

Unter Spontanatmung wird der transpulmonale Druckgradient durch die inspiratorische Muskelkraft aufgebaut.

Bei jeder Form der augmentierenden Beatmung setzt sich der für die Ventilation der Lunge aufzubringende transpulmonale Druck (Ptp) aus der Summe der Druckunterstützung vom Respirator (Pvent) und dem Druck, der von der Atemmuskulatur (Pmus) aufgebracht wird, zusammen.

Für die *augmentierende Spontanatmung* gelten demnach folgende Formeln:

$$\text{III.}\quad Ptp = Pmus + Pvent$$

$$\text{IV.}\quad Pmus + Pvent = Pelast + Pres$$

Ausgehend von den Formeln für *Resistance* und *Compliance* gilt:

$$\text{Resistance } (R) = \Delta P/\dot{V} (\text{mbar/l/s})$$

$$\Delta P = R \times \dot{V}$$

$$\text{Compliance } (C) = \Delta V/\Delta P \ (\text{ml/mbar})$$

$$\Delta P = 1/C \times \ \Delta V$$

$$\text{Elastance } (E) = 1/C \ (= \text{ reziproker Wert})$$

$$E = \Delta P/\Delta V \ (\text{mbar/ml})$$

$$\Delta P = E \times \Delta V$$

Da die Compliance (C) bzw. ihr reziproker Wert, die Elastance (E), eine Druck-Volumen-Beziehung und die Resistance eine Druck-Flow-Beziehung ist, kann die Gleichung IV folgendermaßen umgeschrieben werden, sodass für die aufzubringende inspiratorische Muskelkraft gilt:

$$\text{V.}\quad Pmus + Pvent = E \times \Delta V + R \times \dot{V}$$

bzw.

$$\text{V.}\quad Pmus = (E \times \Delta V + R \times \dot{V}) - Pvent$$

Während bei konventionellem PSV/ASB die Druckunterstützung konstant ist (z. B. PSV/ASB-Druck = 20 mbar), ist die Druckunterstützung bei PPS variabel, d. h. proportional zum generierten Atemzugvolumen und zum inspiratorischen Gasfluss (Flow) des Patienten.

Für die maschinelle Druckunterstützung (Pvent) gilt demnach:

$$\text{VI.}\quad Pvent = \dot{V} \times K1 + \Delta V \times K2$$

wobei K1 der flowabhängige und K2 der volumenabhängige Proportionalitätsfaktor ist.

Der Proportionalitätsfaktor K1 ist die *flussproportionale Druckunterstützung (*$Flow_{Assist}$*)*, die zur Überwindung einer bestimmten Resistance notwendig ist, der Proportionalitätsfaktor K2 ist die *volumenproportionale Druckunterstützung (*$Volume_{Assist}$*)* zur Überwindung einer bestimmten Elastance:

- $K1 = Flow_{Assist}$ (FA)
- $K2 = Volume_{Assist}$ (VA)

$$\text{VI.}\quad Pvent = \dot{V} \times FA + \Delta V \times VA$$

Die Gleichung V kann demnach folgendermaßen umgeschrieben werden:

$$\text{VII.}\quad Pmus = (E \times \Delta V + R \times \dot{V}) - (\dot{V} \times FA + \Delta V \times VA)$$

$$\text{VII.}\quad Pmus = \dot{V} \times (R\text{–}FA) + \Delta V \times (E\text{–}VA)$$

⇩

Entlastung der Atemmuskulatur getrennt nach atemmechanischen Widerständen

Die inspiratorische Druckunterstützung erfolgt über 2 Proportionalitätsregler, vergleichbar mit dem Lautsprecherregler bei einem elektronischen Gerät:

- $Volume_{Assist}$
- $Flow_{Assist}$

Info

- PPS ermöglicht die getrennte Kompensation pathologisch veränderter elastischer und resistiver Widerstände und reduziert die Atemarbeit wieder auf ein physiologisches Maß.
- Über die Einstellung *$Volume_{Assist}$ (Vol_{Assist} [VA])* wird bestimmt, wie viel an elastischer Atemarbeit der Respirator kompensieren soll. Der „Vol_{Assist}" wird in *mbar/l* angegeben (▶ Abb. 4.92 und ▶ Abb. 4.93).
- Über die Einstellung *$Flow_{Assist}$ (FA)* wird bestimmt, wie viel an resistiver Atemarbeit der Respirator kompensieren soll. „$Flow_{Assist}$" wird in *mbar/l/s* angegeben (▶ Abb. 4.94).
- Bei Proportional Pressure Support ist der Grad der Druckunterstützung demnach getrennt nach resistiven und elastischen Widerständen des respiratorischen Systems einstellbar.
- Die *effektive Druckunterstützung (Pvent)* ist die Summe von resistivem und elastischem Anteil (▶ Abb. 4.95).

$$Pvent = Vol_{Assist} + Flow_{Assist}$$

$$\text{absoluter Beatmungsdruck} = Vol_{Assist} + Flow_{Assist} + PEEP$$

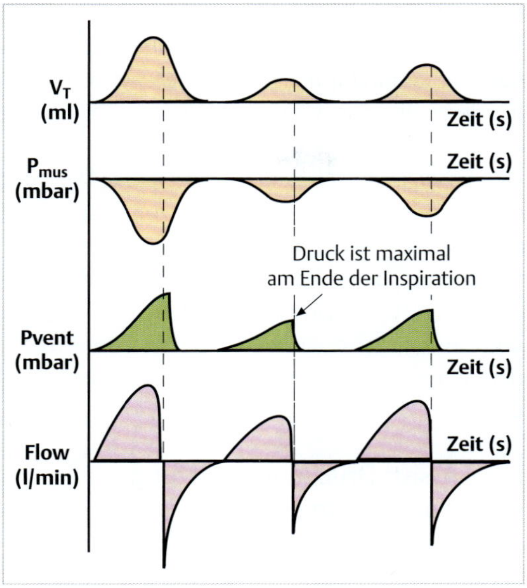

Abb. 4.92 Vol$_{Assist}$: Volumen-/Druck-/Flow-Zeit-Diagramm. Maschinelle Druckunterstützung (Pvent) proportional zur Einatemanstrengung (Pmus). Der Druck steigt bis zum Ende der Inspiration an. Die Druckunterstützung schwankt von Atemzug zu Atemzug in Abhängigkeit von der Höhe des Tidalvolumens (VT).

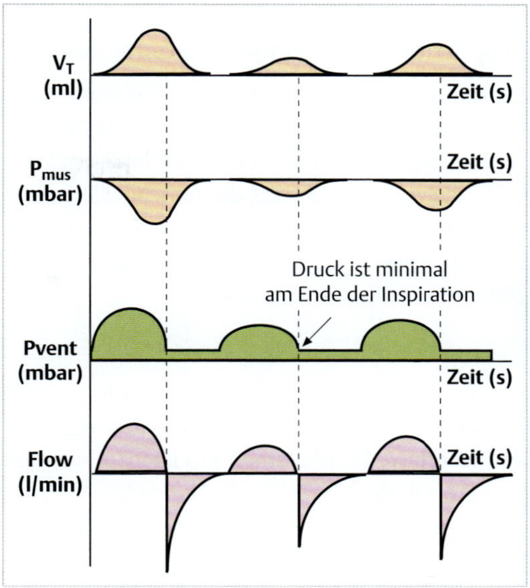

Abb. 4.94 Flow$_{Assist}$: Volumen-/Druck-/Flow-Zeit-Diagramm. Maschinelle Druckunterstützung (Pvent) proportional zum generierten Flow ($\dot{V}$). Der Druck ist am Ende der Inspiration gleich null. Die Druckunterstützung schwankt von Atemzug zu Atemzug (VT) in Abhängigkeit vom generierten Inspirationsflow.

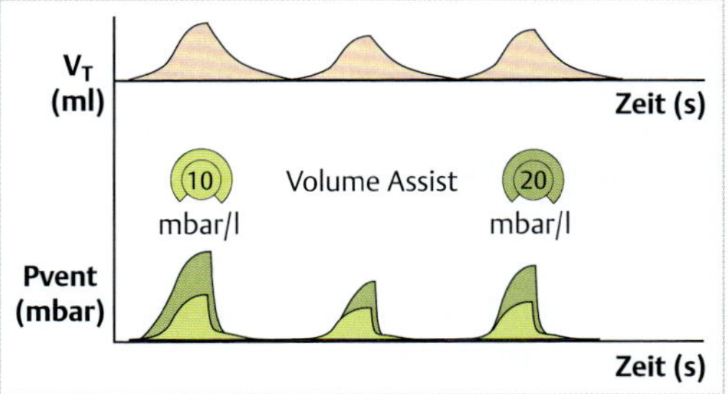

Abb. 4.93 Vol$_{Assist}$: Volumen-/Druck-Zeit-Diagramm. Ein höherer Vol$_{Assist}$ bewirkt eine höhere proportionale Druckunterstützung (Pvent) bei gleichem Tidalvolumen (VT).

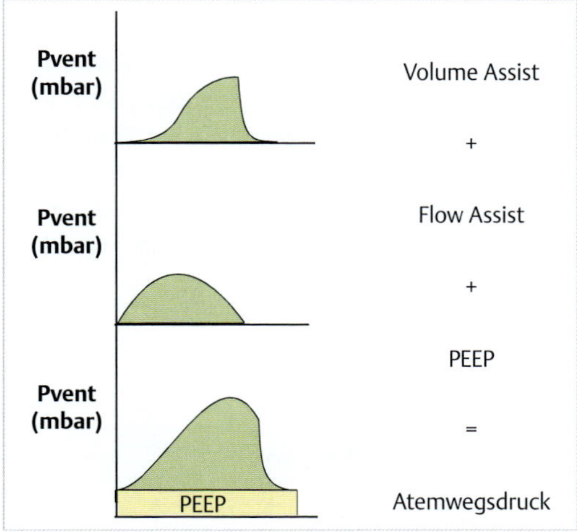

Abb. 4.95 Proportional Pressure Support (PPS). Druckkurven.

Volume Assist: Druckunterstützung proportional zum eingeatmeten Volumen

Ein Vol_{Assist} (VA) von 10 mbar/l bedeutet eine Druckunterstützung von 10 mbar bei einem generierten Tidalvolumen von 1 l. Atmet der Patient nur 0,5 l Tidalvolumen, beträgt die maschinelle Druckunterstützung nur 5 mbar. Bei einem Tidalvolumen von 1,2 l liefert der Respirator eine Druckunterstützung von 12 mbar (► Abb. 4.96).

Beispiel:
Die absolute Druckunterstützung ist variabel, die proportionale Druckunterstützung bezogen auf das generierte Tidalvolumen pro Liter ist konstant (s. ► Abb. 4.96).

Eine *höhere Vol_{Assist}-Einstellung* bedeutet eine höhere proportionale Druckunterstützung bei gleichem Tidalvolumen (s. ► Abb. 4.93).

Höhere Vol_{Assist}-Werte sind indiziert bei
- niedriger Compliance, d. h. höherem elastischem Retraktionsdruck (Elastance) und
- ventilatorischer Atempumpschwäche *(Muscle Fatigue)*.

Mit der Einstellung $Vol_{Assist} = 10$ mbar/l wird eine Elastance von 10 mbar/l kompensiert. Eine Elastance von 10 mbar/l entspricht einer Compliance des respiratorischen Systems von 100 ml/mbar. Der Respirator berechnet den elastischen Unterstützungsdruck entsprechend folgender Formel:

$$Pvent = Vol_{Assist} \times \Delta V$$

Erklärung:
Die Einstellung Vol_{Assist} von 10 mbar/l bedeutet, dass der Respirator die elastische Atemarbeit kompensiert, die zur Überwindung einer Elastance (elastischer Retraktionsdruck) von 10 mbar/l notwendig ist. Da die Elastance der reziproke Wert der Compliance ist (C = 1/Pelast), muss zunächst auf die Compliance umgerechnet werden. Da die Einheit für die Compliance bzw. Elastance in ml, die volumenproportionale Druckunterstützung (Vol_{Assist}) jedoch in mbar/l angegeben wird, muss der errechnete Compliancewert mit 1000 multipliziert werden.

Flow Assist: Druckunterstützung proportional zum generierten Flow

Beispiel:
Ein $Flow_{Assist}$ (FA) von 10 mbar/l/s bedeutet eine Druckunterstützung von 10 mbar bei einem generierten Atemgasfluss (Flow) von 1 l/s (= 60 l/min). Bei einem Inspirationsflow von 0,5 l/s (= 30 l/min) beträgt die maschinelle Druckunterstützung nur 5 mbar, bei einem Inspirationsflow von 1,5 l/s (= 90 l/min) liefert der Respirator eine Druckunterstützung von 15 mbar (► Abb. 4.97).

Die absolute Druckunterstützung ist variabel, die proportionale Druckunterstützung bezogen auf den generierten Inspirationsflow pro l/s ist konstant (s. ► Abb. 4.97).

Mit der Einstellung $Flow_{Assist} = 5$ mbar/l/s wird eine Resistance von 5 mbar/l/s kompensiert. Der Respirator berechnet den resistiven Anteil des Unterstützungsdrucks entsprechend folgender Formel:

$$Pvent = Flow_{Assist} \times \dot{V}$$

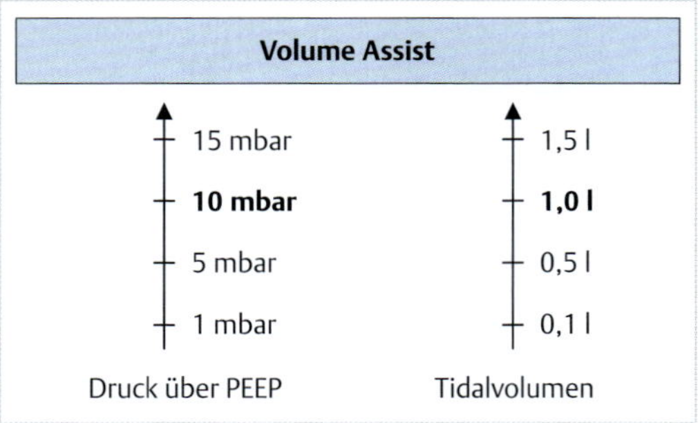

Abb. 4.96 Beispiele für Volume Assist.

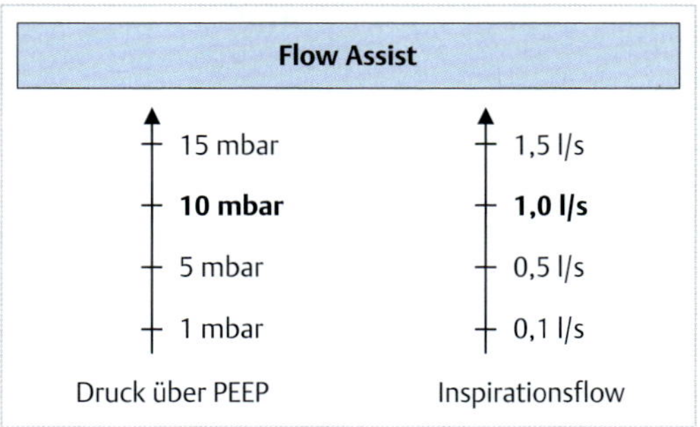

Abb. 4.97 Beispiele für Flow Assist.

Der absolute Beatmungsdruck ist die Summe von Vol_{Assist} plus $Flow_{Assist}$ plus PEEP (s. ► Abb. 4.95).

Info

- $Flow_{Assist}$: Druck ist am Ende der Inspiration auf PEEP-Niveau.
- Vol_{Assist}: Druck ist am Ende der Inspiration am höchsten.

Proportional Pressure Support (PPS) kann mit der Beatmungsoption *„Automatische Tubuskompensation“ (ATC)* kombiniert werden. Beide Beatmungsverfahren ergänzen sich in Bezug auf die Kompensation der Atemarbeit:

- systembedingte Atemarbeit (Tubuswiderstand) ⇨ Kompensation durch ATC
- resistive Atemarbeit (erhöhte Resistance) ⇨ Kompensation durch $Flow_{Assist}$
- elastische Atemarbeit (erniedrigte Compliance) ⇨ Kompensation durch Vol_{Assist}

Merke

Einstellgrößen am Respirator bei PPS

- „Vol_{Assist}“ zur Elastancekompensation
- „$Flow_{Assist}$“ zur Resistancekompensation
- positiver endexspiratorischer Druck (PEEP)
- inspiratorische Sauerstoffkonzentration (FiO_2)
- obere Druckbegrenzung
- Volumenalarm (Tidalvolumen)

Info

Um eine (prozentuale) Kompensation einer pathologischen Resistance bzw. Compliance zu ermöglichen, sollten zur initialen *Einstellung* von *PPS* die *Resistance* und die *Compliance* bzw. *Elastance* des Patienten bekannt sein.

In der Literatur wird als *Richtwert* für die initiale Einstellung von PPS in Abhängigkeit von Resistance und Compliance beispielhaft empfohlen [85]:

Resistance: 10 mbar/l/s, Elastance 20 mbar/l ≅ Compliance von 50 ml/mbar ⇨ initiale Respiratoreinstellung: FlowAssist 8 mbar/l/s, ⇨ VolAssist: 10–12 mbar/l.

Faustregeln:

- Restriktive Ventilationsstörungen: höherer Vol_{Assist} ⇧.
- Obstruktive Ventilationsstörungen: höherer $Flow_{Assist}$ ⇧.
- Bei aktivierter TC können initial niedrigere $Flow_{Assist}$-Werte eingestellt werden, wenn der Tubus das flusslimitierende Element darstellt.

In der *klinischen Praxis* hat sich im eigenen Arbeitsbereich folgender Einstellalgorithmus bewährt:

Praxis

Grundeinstellung des Respirators bei PPS

- Vol_{Assist}: 5 mbar/l (⇨ in Abhängigkeit von der Elastance bzw. Compliance)
- $Flow_{Assist}$: 5–10 mbar/l/s (⇨ in Abhängigkeit von der Resistance und davon, ob ATC aktiviert ist)
- *Zielgröße:* Tidalvolumen: 6–8 ml/kg KG (bezogen auf Idealgewicht)
- positiver endexspiratorischer Druck (PEEP): 5–8 mbar
- inspiratorische Sauerstoffkonzentration (FiO_2): 50 % bzw. nach PaO_2
- obere Druckbegrenzung: 30 mbar
- Volumenalarm (VT): 10 ml/kg KG

Adaptierung der Respiratoreinstellung

Die weitere Respiratoreinstellung erfolgt nach der *Atemmechanik* des Patienten und erfolgt primär über den $Flow_{Assist}$.

Zielgrößen:

- Tidalvolumen (VT): 6–8 ml/kg KG (bezogen auf Idealgewicht)
- Atemfrequenz (f) : < 25–30/min

Bei erhöhter Resistance:

- VT zu niedrig: $Flow_{Assist}$ schrittweise um 2 mbar/l/s erhöhen
- VT zu hoch: $Flow_{Assist}$ schrittweise um 2 mbar/l/s erniedrigen

Bei erniedrigter Compliance bzw. erhöhter Elastance:

- VT zu niedrig: $Flow_{Assist}$ schrittweise um 2 mbar/l/s erhöhen, eventuell zusätzlich Vol_{Assist}
- VT zu hoch: Vol_{Assist} schrittweise um 2 mbar/l erniedrigen

Praxis

In der klinischen Praxis hat sich auch bei erniedrigter Compliance und niedrigem VT die Erhöhung der Druckunterstützung primär über den $Flow_{Assist}$ bewährt (⇨ Vermeidung von „*Run away*“).

Die Einstellung des PEEP-Niveaus und der FiO_2 wird nach dem PaO_2 gesteuert.

Monitoring

- Der maximale Unterstützungsdruck wird begrenzt auf 5 mbar unter der oberen Druckbegrenzung. Der Hinweis „*Drucklimitiert*“ wird auf dem Display angezeigt.
- Das maximale inspiratorische Atemvolumen wird auf die obere Alarmgrenze des Atemhubvolumens beschränkt. Bei Überschreiten der Alarmgrenze wird die Druckunterstützung abgebrochen, der Alarm „*Tidalvolumen hoch*“ wird auf dem Display angezeigt.
- Apnoealarm bzw. Apnoeventilation sind als Sicherheitsnetz am Respirator einzustellen.
- Um ein „*Run away*“ frühzeitig zu erkennen, ist auf eine enge Einstellung der oberen Druckbegrenzung sowie des Volumenalarms zu achten.

Indikationen

- Ventilatorische Atempumpschwäche v. a. infolge einer erhöhten Belastung der Atempumpe durch resistive und elastische Widerstände ⇨ COPD
- postoperative Beatmung
- Entwöhnung vom Respirator (Weaning)

Kontraindikationen

- Atempumpversagen *(Muscle Fatigue)* ⇨ minimale alveoläre Ventilation (Sicherheitsventilation) nicht gewährleistet!
- Störungen der Atempumpe infolge zentraler Atemregulationsstörungen *(„Central Fatigue“)* ⇨ unzureichender Atemantrieb (P 0,1 ⇩)
- Störungen der neuromuskulären Kopplung *(„Transmission Fatigue“)*
- bronchopleurale Fistel
- Leckage durch nicht blockbaren Tubus
- periodische Atemmuster (z. B. Cheyne-Stokes-Atmung ⇨ proportionale Verstärkung!)

Nebenwirkungen

- „*Run away*“ (= Überkompensation)
- Apnoegefahr bei fehlender Spontanatmung ⇨ Apnoemonitoring obligat!

Pathophysiologische Erklärung für das Auftreten von „Run away“

Unter *Proportional Pressure Support* arbeitet der Respirator als System mit *positiver Rückkopplung* (⇨ positiver Feedback-Mechanismus)): Eine Zunahme des Tidalvolumens infolge verstärkter Muskelanstrengung führt zu einer Erhöhung der inspiratorischen Druckunterstützung, was wiederum zu einer Volumenzunahme führt.

Das *respiratorische System* ist mit einem natürlichen *negativen Rückkopplungsmechanismus* ausgestattet: So nehmen die elastischen Rückstellkräfte proportional zum eingeatmeten Volumen zu, endinspiratorisch besteht ein Gleichgewicht zwischen Inspirationskraft und elastischer Retraktionskraft (⇨ Hering Brever Reflex).

Solange die *Volumenassistenz (Vol_{Assist})* so eingestellt ist, dass bei jedem Atemvolumen die elastischen Rückstellkräfte die volumenbezogene Assistenzkomponente übersteigen, bleibt die natürliche negative Rückkopplung erhalten, sodass mit dem Ende der Einatembemühung auch die Druckunterstützung aufhört. Übersteigt jedoch die *Volumenassistenz (Vol_{Assist})* die elastischen Rückstellkräfte, setzt sich die Inspiration selbstverstärkend auch nach Ende der Einatembemühung fort, d. h., dem Patienten wird trotz Beendigung seiner Inspiration weiterhin Atemgas vom Respirator geliefert. Dieses „Weglaufen" *(„Run away")* kann als *Überkompensation der inspiratorischen Druckunterstützung* interpretiert werden. Diese Nebenwirkung von PPS ist zwar aufgrund der einzustellenden Druck- und Volumenbegrenzung nicht gefährlich, aber für den Patienten unangenehm. Das *„Run away"* kann vom Patienten jederzeit durch aktive Exspiration beendet werden.

Info

Pathophysiologische Erklärung des „Run away"

- Elastische Retraktionskräfte > Vol_{Assist}: Negative Rückkopplung bleibt erhalten, sodass mit dem Ende der Einatembemühung auch die Druckunterstützung aufhört.
- Elastische Retraktionskräfte < Vol_{Assist}: Trotz Beendigung der Inspiration des Patienten wird vom Respirator weiter Atemgas geliefert, d. h., die Inspiration setzt sich selbstverstärkend fort.

Merke

- Ein *„Run away"* ist durch *steigende Tidalvolumina und Inspirationsdrücke* gekennzeichnet. Auf eine enge Einstellung des Druck- und Volumenalarms ist daher zu achten!
- Bei Auftreten eines „Run away" ⇨ Reduktion des Vol_{Assist}.

Als weiterer Regelalgorithmus muss bedacht werden: Bei fehlender Spontanatmung entfällt auch die maschinelle Unterstützung; dies bedeutet, dass keine Mindestventilation gewährleistet ist. *Apnoe-* und *Atemvolumenmonitoring* müssen daher adäquat eingestellt sein, um eine Gefährdung des Patienten rechtzeitig zu erkennen und entsprechende therapeutische Maßnahmen einleiten zu können. Als *Sicherheitsnetz* dient die aktivierte *Apnoeventilation.*

Unterschiede zwischen PPS, PSV/ASB und SIMV

Bei allen „klassischen" Beatmungsformen kommt es zu einer *Diskrepanz* zwischen der *Einatemanstrengung* des Patienten und der *tatsächlich erreichten Ventilation* (= Höhe des Tidalvolumens). So kann zwar unter *Pressure Support (PSV/ASB)* mit einem höheren inspiratorischen Kraftaufwand der Atemmuskulatur (Pmus) ein größeres Tidalvolumen generiert werden, die Höhe der maschinellen Unterstützung bleibt jedoch gleich, sodass die notwendige zusätzliche Atemarbeit ausschließlich vom Patienten aufgebracht werden muss (▶ Abb. 4.98).

Im Gegensatz zu den klassischen augmentierenden Beatmungsverfahren SIMV und PSV/ASB, bei denen entweder die Volumenapplikation oder die Druckunterstützung konstant ist, ist PPS durch eine *variable Druckunterstützung* in *Abhängigkeit von der Inspirationsanstrengung* (Pmus) des Patienten charakterisiert (▶ Abb. 4.99). In der Betriebsart PPS kann der Respirator als ein zusätzli-

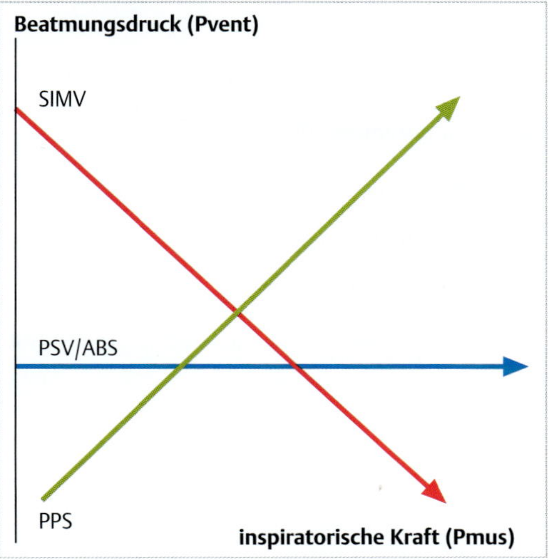

Abb. 4.98 Atemarbeit. Atemwegsdruck und inspiratorische Kraft (Pmus) bei SIMV, PSV/ASB und PPS.

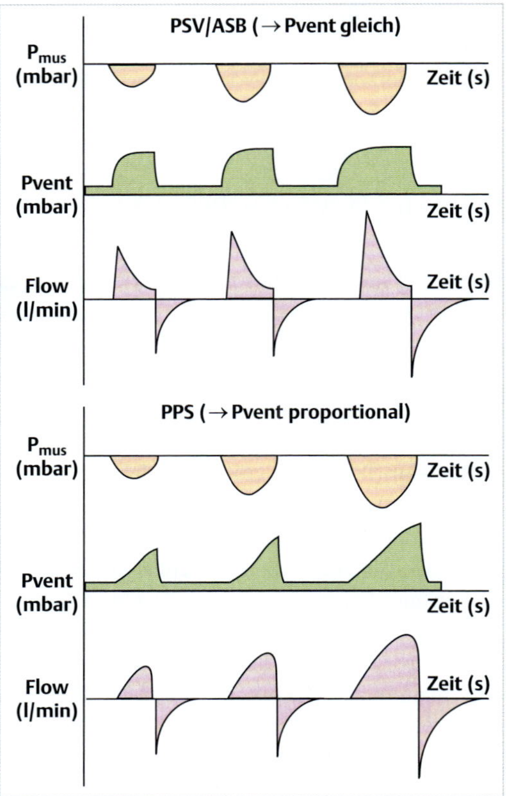

Abb. 4.99 PPS und PSV/ASB. Druck-Zeit- und Flow-Zeit-Diagramme bei unterschiedlichen Einatemanstrengungen (Pmus).

cher Atemmuskel gesehen werden, der vollständig der Steuerung durch den Patienten unterliegt, wodurch eine optimale Adaptation zwischen Patient und Respirator ermöglicht wird [88].

Im Unterschied zu PSV/ASB sind bei PPS die Druckkurven nicht konstant, sondern folgen den Einatemanstrengungen des Patienten (s. ► Abb. 4.99).

Bei *Erhöhung des ventilatorischen Bedarfs* mit konsekutiver Erhöhung der CO_2-Produktion (z. B. infolge Fieber, Schmerzen, Stress) erhöht der Patient sein Atemminutenvolumen unter PSV/ASB primär über die Atemfrequenz (⇨ *Cave:* Erhöhung des intrinsischen PEEP beim COPD-Patienten!), bei der Atemhilfe PPS primär über das Tidalvolumen (⇨ proportionale Verstärkung). Eine Erhöhung des ventilatorischen Bedarfs führt unter der Atemhilfe PPS somit zu einem geringeren Anstieg der Atemarbeit als unter PSV/ASB. Diese unterschiedlichen Auswirkungen auf die Atemregulation kommen v. a. dem COPD-Patienten zugute [89].

► Tab. 4.16 fasst die Unterschiede zwischen PSV/ASB und PPS zusammen.

► Tab. 4.17 fasst die Vor- und Nachteile von Proportional Pressure Support (PPS) zusammen.

Tab. 4.16 Unterschiede zwischen PSV/ASB und PPS.

Beatmungsparameter/Klinik	PPS	PSV/ASB
Druckunterstützung	variabel	konstant
Atemarbeit pro Atemzug	konstant	variabel
Mindestventilation bei Triggerung	nein	ja
Veränderung des Atemmusters bei Erhöhung des ventilatorischen Bedarfs	VT ⇧⇧ AF = oder ⇧ Atemarbeit ⇧	VT ⇧ AF ⇧⇧ Atemarbeit ⇧⇧

Tab. 4.17 Vor- und Nachteile von Proportional Pressure Support (PPS).

Vorteile von PPS	Nachteile von PPS

• Entlastung der Atemmuskulatur durch Reduktion der elastischen und resistiven Atemarbeit
• erhöhter Patientenkomfort durch
• Anpassung an den ventilatorischen Bedarf
• verbesserte Patienten-Ventilator-Synchronie durch
• Reduktion von ineffektiven Einatemanstrengungen („*Wasted Efforts*")
• Anpassung an die physiologische Variabilität des Atemmusters ⇨
• geringere Beatmungsdrücke
• angepasster Inspirationsflow
• geringerer Bedarf an Analgosedierung
	• keine Mindestventilation gewährleistet, da Ventilation abhängig von
	  ◦ zentralem Atemantrieb,
	  ◦ neuromuskulärer Kopplung,
	  ◦ Kontraktilität der Atempumpe
	• keine Gewährleistung einer Mindestventilation aufgrund der proportionalen Druckunterstützung trotz Auslösen eines inspiratorischen Triggers ⇨ Gefahr der Hypoventilation
	• *„Run away" („Overassist")*
	• pathologische Atemmuster des Patienten werden vom Respirator übernommen (z. B. Cheyne-Stokes-Atmung)
	• Änderung der Atemmechanik hat eine Änderung des Grads der Druckunterstützung zur Folge:
	  ◦ Verbesserung ⇨ Überkompensation *(„Run away")*
	  ◦ Verschlechterung ⇨ zu geringe Druckunterstützung ⇨ Hypoventilation
	• Gefahr der ventilatorischen Instabilität

Proportional Assist Ventilation (PAV+) und Proportional Adaptive Pressure Support (PAPS)

Synonyma

- PC-CSV (nach Chatburn-Taxonomie)
- CSV-ES (ES = Effort Support) (Norm DIN EN ISO 19223)

Funktionsprinzip

Auch bei dieser Form der proportionalen druckunterstützten Spontanatmung orientiert sich die Höhe der maschinelle Druckunterstützung an den errechneten resistiven und elastischen Widerständen. Dabei ermittelt ein spezieller Algorithmus atemzugweise die patienteneigene Atemarbeit, die zur Überwindung der Strömungs- und Dehnungswiderstände (Resistance/Compliance) aufgebracht werden muss, und regelt entsprechend die Höhe der maschinellen Druckunterstützung zur deren Kompensation (▶ Abb. 4.100).

Die Software des Respirators misst alle 5 ms Flow und Volumen, um den ventilatorischen Bedarf des Patienten anhand der Bewegungsgleichung des respiratorischen Systems zu ermitteln. Die Compliance und die Resistance des respiratorischen Systems werden alle 4–10 Atemhübe während einer endinspiratorischen Okklusion von 300 ms ermittelt.

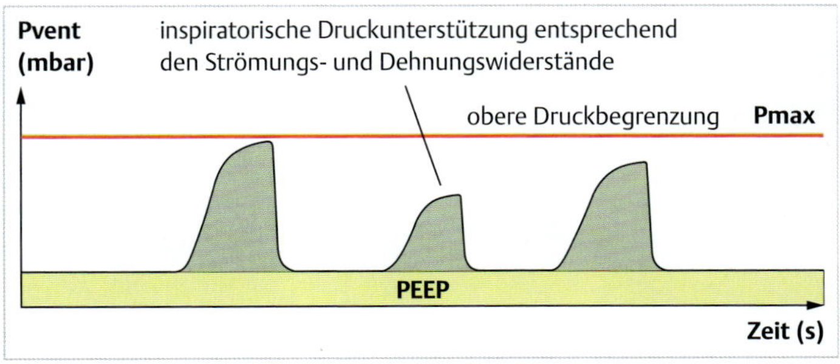

Abb. 4.100 Proportional Assist Ventilation (PAV +). Druckkurven. Ein höherer Kompensationsgrad (%) bewirkt eine höhere proportionale Druckunterstützung (Pvent).

4

Formel

Bewegungsgleichung des respiratorischen Systems:

$$\text{I.}\quad \Delta P = Pelast + Pres$$

Basierend auf den Formeln für die Resistance und für die Compliance ergibt sich:

$$\text{II.}\quad C = \Delta V/\Delta P \Rightarrow \Delta P\ (= Pelast) = \Delta V/C$$

$$R = \Delta P/\dot{V} \Rightarrow \Delta P\ (= Pres) = R \times \dot{V}$$

$$\text{III.}\quad \Delta P = V/C + R \times \dot{V}$$

Bei der Beatmungsoption PAV + /PAPS wird am Respirator der prozentuale Unterstützungsgrad mit dem Druckregler „Kompensationsgrad (%)" eingestellt.

So bedeutet beispielsweise ein Kompensationsgrad von 70 %, dass der Respirator zur Überwindung der resistiven und elastischen Widerstände 70 % der erforderlichen Atemarbeit (Work of Breathing [WOB_{Vent}]) aufbringt, der Patient 30 % ($WOB_{Patient}$).

$$WOB_{Patient} = WOB_{Total} - WOB_{Vent}$$

Bevor das Beatmungsverfahren PAV + /PAPS aktiviert werden kann, müssen folgende Daten in den Respirator eingegeben werden:

- Körpergewicht
- Durchmesser des Endotrachealtubus oder der Trachealkanüle

Merke

Einstellgrößen am Respirator bei PAV+/PAPS

- PAV+: Kompensationsgrad in %
- PAPS: Kompensation der Resistance in % und Kompensation der Compliance in %
- positiver endexspiratorischer Druck (PEEP)
- inspiratorische Sauerstoffkonzentration (FiO_2)
- obere Druckbegrenzung (Pmax)
- Volumenalarm (Tidalvolumen)
- exspiratorisches Umschaltkriterium (= inspiratorische Terminierung)

Info

- Bei PAV+ wird die proportionale Druckunterstützung zur Überwindung der Strömungs- und Dehnungswiderstände über den Druckregler „Kompensationsgrad (%)" eingestellt.
- Bei PAPS wird die proportionale Druckunterstützung zur Überwindung der Strömungs- und Dehnungswiderstände separat über 2 Druckregler („Kompensation Resistance [%]" und „Kompensation Compliance [%]") eingestellt.

Praxis

Grundeinstellung des Respirators bei PAV+/PAPS

- Kompensationsgrad (%):
  - PAV+: 50–70 %
  - PAPS: Kompensation Resistance: 70 %, Kompensation Compliance: 50 %
- *Zielgröße:* Tidalvolumen: 6–8 ml/kg KG (bezogen auf Idealgewicht)
- positiver endexspiratorischer Druck (PEEP): 5–8 mbar
- inspiratorische Sauerstoffkonzentration (FiO_2): 50 % bzw. nach PaO_2
- obere Druckbegrenzung (Pmax): 30 mbar
- Volumenalarm (VT): 10 ml/kg KG

Der Unterstützungsdruck des Respirators, der als zusätzlicher Atemmuskel fungiert, wird mit dem Druckregler *„Kompensationsgrad (%)"* so eingestellt, dass sich die Atemarbeit des Patienten ($WOB_{Patient}$) im grünen Bereich auf der am Respiratordisplay abgebildeten Skala (Bereich: 0,0–2,0 J/l) befindet.

Merke

Zielbereich der $WOB_{Patient}$: 0,3–0,7 J/l

Die Einstellung des PEEP-Niveaus und der FiO_2 werden nach der Oxygenierung (PaO_2/SaO_2) gesteuert.

Die Einstellung eines variablen exspiratorischen Triggers erlaubt eine frühere Umschaltung auf die Exspiration (⇨ Öffnung des Exspirationsventils), z. B. bei Vorliegen einer höhergradigen exspiratorischen Flusslimitierung bei chronisch obstruktiver Ventilationsstörung (COPD). Auf diese Weise soll einem Air Trapping mit Generierung eines intrinsischen PEEP entgegengewirkt werden.

Adaptierung der Respiratoreinstellung

Die weitere Respiratoreinstellung erfolgt entsprechend den atemmechanischen Eigenschaften und dem daraus resultierenden Tidalvolumen.

Zielgrößen:

- Tidalvolumen (VT): 6–8 ml/kg KG (bezogen auf Idealgewicht)
- Atemfrequenz (f): < 25–30/min
- $WOB_{Patient}$: 0,3–0,7 J/l
- VT zu niedrig: Kompensationsgrad in 10-%-Schritten erhöhen
- VT zu hoch: Kompensationsgrad in 10-%-Schritten erniedrigen
- $WOB_{Patient}$ zu hoch: Kompensationsgrad in 10-%-Schritten erhöhen
- $WOB_{Patient}$ zu niedrig: Kompensationsgrad in 10-%-Schritten erniedrigen

Bei einem Kompensationsgrad von ≤ 30 % sollte die Indikation für die Extubation evaluiert werden (vgl. Kap. 5.5).

Für die Beatmungsmodi PAV + /PAPS gelten die gleichen Voraussetzungen, Indikationen sowie Kontraindikationen wie für die Beatmungsform Proportional Pressure Support (vgl. Kap. 4.3.8 unter „Proportional Pressure Support“).

Vorteile und Nachteile sind in ▶ Tab. 4.15 zusammengefasst.

Variable druckunterstützte Spontanatmung (Variable Pressure Support)

Synonyma

- Noisy Pressure Support Ventilation
- PC-CSV (Chatburn-Taxonomie)
- CSV-PS (Norm DIN EN ISO 19 223)

Definition

Die *variable druckunterstützte Spontanatmung* ist eine Variante der nicht proportionalen maschinellen Druckunterstützung, bei der die Höhe der Druckunterstützung nach dem Zufallsprinzip erfolgt *(variable Druckunterstützung).*

In Analogie zum „klassischen“ PSV/ASB handelt es sich um eine druckgeregelte, flowgesteuerte, patientengetriggerte augmentierende Atemhilfe, bei der jeder Atemzug des Patienten druckunterstützt wird *(„Breath to Breath Support“).*

Funktionsprinzip

Im Unterschied zum konventionellen PSV/ASB ist die Höhe der inspiratorischen Druckunterstützung nicht konstant, sondern variabel, sodass mit dieser Beatmungsform die physiologische Variabilität des Atemmusters mit unterschiedlich hohen Tidalvolumina imitiert werden kann (▶ Abb. 4.101).

Die Variationen in der Höhe der Druckunterstützung erfolgen automatisch nach dem Zufallsprinzip über die Gauß-Normalverteilung (⇨ zufällig generierte Druckunterstützungswerte), indem mit jedem Atemzug des Patienten das Niveau des Unterstützungsdrucks innerhalb einstellbarer Grenzen verändert wird. Die Variabilität der Druckunterstützung erfolgt dabei unabhängig vom ventilatorischen Bedarf des Patienten (⇨ nicht proportionale Druckunterstützung).

4

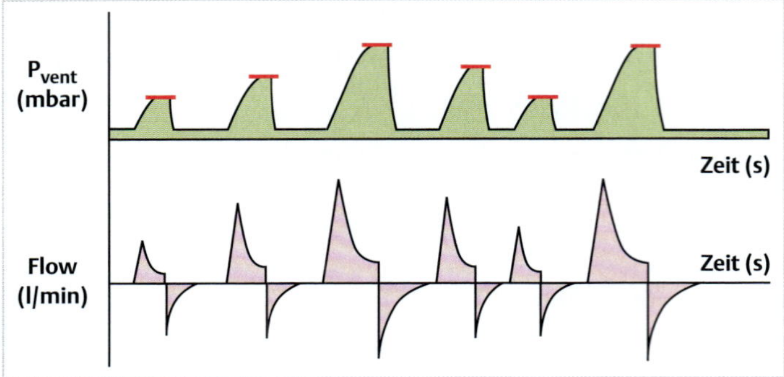

Abb. 4.101 Variable Pressure Support. Variable druckunterstützte Spontanatmung.

Merke

Einstellgrößen am Respirator

- Inspiratorische Druckunterstützung *über* PEEP (ΔPsupp)
- Variationsgrad der Druckunterstützung in % (Press. var.)
- Druckanstiegsgeschwindigkeit („Rampe“)
- positiver endexspiratorischer Druck (PEEP)
- inspiratorische Sauerstoffkonzentration (FiO_2)
- Triggerschwelle (Flowtrigger)
- obere Druckbegrenzung (Pmax)

Am Respirator wird der gewünschte Variationsgrad mit dem Einstellregler „Druckvarianz“ als Prozentanteil in einem Bereich von 0 bis 100 % eingestellt *(Press.var. 0–100 %).*

Beispiel:
Werden eine inspiratorische Druckunterstützung *(ΔPsupp)* von 10 mbar und ein Variationsgrad der Druckunterstützung von 50 % *(Press. var.)* am Respirator eingestellt, variiert der Inspirationsdruck zwischen maximal 15 und minimal 5 mbar. Eine eingestellte Variabilität von 100 % verdoppelt im Extremfall die eingestellte Druckunterstützung (ΔPsupp + 100 %) oder verringert die Druckunterstützung auf null, d. h., der Atemwegsdruck bleibt auf PEEP-Niveau.

Der maximal mögliche Variationsgrad wird durch die eingestellte obere Alarmgrenze für den Beatmungsdruck *(Pmax)* festgelegt.

Am Respiratordisplay werden die resultierenden Mittelwerte (gemittelt über die letzten 10 Beatmungshübe) für das inspiratorische und exspiratorische Tidalvolumen angezeigt *(VTspon mean, VTi spon mean, VTe spon mean).*

Die maschinelle Atemhilfe „Variable Pressure Support“ kann mit den Beatmungsoptionen „automatische Tubuskompensation (TC)“ und „Apnoeventilation“ kombiniert werden.

Klinische Untersuchungen haben gezeigt, dass eine Beatmung mit variabler Druckunterstützung im Vergleich zu einer konstanten Druckunterstützung folgende Vorteile hat ([90], [91], [92], [93], [94], [95]):

- Verbesserung der Oxygenierung durch
- Verbesserung des Ventilations-/Perfusionsverhältnisses infolge
- Zunahme der Lungenperfusion in den nicht abhängigen dorsobasalen Lungenkompartimenten bei gleichzeitig niedrigerem Beatmungsmitteldruck (⇨ „lungenprotektiver Effekt“)
- Erhöhung des Patientenkomforts

Darüber hinaus ist die Atemarbeit unter „Variable Pressure Support“ niedriger als unter konventionellem Pressure Support (PSV/ASB) sowie unter Proportional Pressure Support (PPS) [96].

Ob durch die Beatmungsoption „Variable Pressure Support“ die Weaning-Phase verkürzt werden kann, kann zum momentanen Zeitpunkt nicht beantwortet werden und ist Gegenstand klinischer Untersuchungen.

Die Beatmungsform „Variable Pressure Support“ ist im Dräger-Intensivrespirator Evita V500/V800 verfügbar.

Neurally Adjusted Ventilatory Assist (NAVA)

Synonyma

- PC-CSV (Chatburn-Taxonomie)
- CSV-ES (ES = Effort Support) (Norm DIN EN ISO 19 223)

Definition

Neurally Adjusted Ventilatory Assist (NAVA) ist eine augmentierende Atemhilfe, bei der die inspiratorische Druckunterstützung proportional zur elektrischen Zwerchfellaktivierung erfolgt.

Ist das elektrische Zwerchfellsignal, d. h. die neuronale Aktivität des Zwerchfells, schwach, so ist auch die inspiratorische Druckunterstützung gering. Bei Zunahme des elektrischen Impulses wird auch die Druckunterstützung des Respirators proportional erhöht (⇨ variable Druckunterstützung) ([97], [98], [99]).

Da jede Zwerchfellaktivität in einer maschinellen Druckunterstützung resultiert, handelt es sich bei der Beatmungsform NAVA um einen *„Breath to Breath Support“*. Der Respirator fungiert wie auch bei anderen augmentierenden Atemhilfen als zusätzlicher Atemmuskel.

Die Beatmungsform NAVA ist im Getinge/Maquet-Intensivrespirator Servo-*i*/Servo-*u* verfügbar.

Physiologische Grundlagen

Elektrische Impulse des Atemzentrums werden über das Rückenmark auf die motorischen Nerven (Nn. phrenici und Nn. intercostales) übertragen. Die elektrischen Impulse bewirken an der neuromuskulären Endplatte die Auslösung eines Aktionspotenzials und infolgedessen eine Kontraktion der Atemmuskulatur.

Voraussetzung für die Anwendung

Da die maschinelle Beatmung über das Atemzentrum gesteuert wird, verbieten eine tiefe Analgosedierung, insbesondere mit Opioiden (Atemdepression!), sowie eine Muskelrelaxierung die Anwendung von NAVA. Eine suffiziente Beatmung im NAVA-Modus setzt einen ausreichenden Atemantrieb voraus, da nur die Spontanatmung proportional verstärkt wird.

Während bei PSV/ASB der Patient bei Auslösung des Triggers die volle Druckunterstützung erhält, wird bei NAVA nur der Grad der Zwerchfellkontraktion proportional verstärkt (vgl. auch Kap. 4.3.7 unter „Proportionale druckunterstützte Spontanatmung“).

> **Merke**
>
> Voraussetzung für NAVA ist ein ausreichend hoher Atemantrieb, da nur der Grad der Zwerchfellkontraktion proportional verstärkt wird!

Funktionsprinzip

Der Patient steuert über sein Atemzentrum den Respirator. Das Funktionsprinzip von NAVA beruht auf der Abnahme des elektrischen Signals des N. phrenicus *(Edi = Electrical Activation of diaphragmatic Impulse)*.

Normalbereich (Edi beim Lungengesunden): $10 \pm 2\,\mu V$

Das Edi-Signal verhält sich direkt proportional zum Ermüdungsgrad der Atempumpe, d. h., das Edi-Signal wird bei zunehmender Erschöpfung der Zwerchfellmuskulatur *(„Muscle Fatigue“)* stärker, da der zentrale Atemantrieb aufgrund des physiologischen negativen Feedback-Mechanismus zunimmt (▶ Abb. 4.102).

> **Merke**
>
> Die Höhe des Edi-Signals ist ein Maß für die Atemanstrengung und spiegelt den ventilatorischen Bedarf des Patienten wider:
>
> - Edi-Signal ⇩ ⇨ ventilatorischer Bedarf ⇩
> - Edi-Signal ⇧ ⇨ ventilatorischer Bedarf ⇧

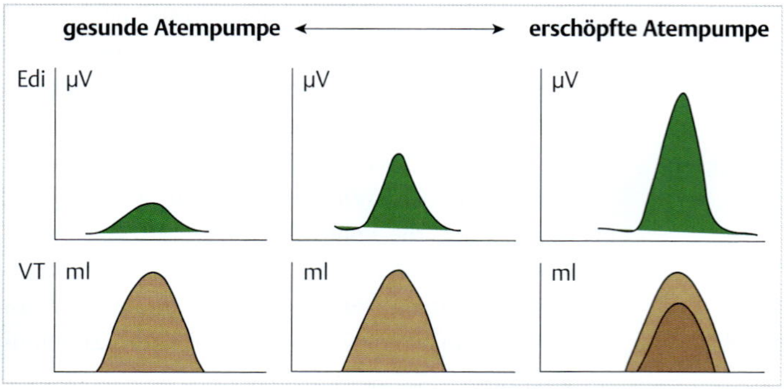

Abb. 4.102 Funktion von NAVA. Beziehung zwischen Edi-Signal und Erschöpfung der Atemmuskulatur.

Bei manifester Erschöpfung der Atempumpe kann das Edi-Signal bis auf > 100 µV ansteigen [100].

> **Merke**
>
> Je höher das Edi-Signal, desto erschöpfter ist die Zwerchfellmuskulatur.

Über eine modifizierte Magensonde, an deren Ende 10 Ringelektroden angebracht sind, wird die elektrische Aktivierung des Zwerchfells (= Edi) erfasst und an den Respirator weitergeleitet *(= neuronale Triggerung)*. Diese neuroventilatorische Kopplung erfolgt dabei praktisch ohne zeitliche Verzögerung ([97], [98], [99], [101]). Der NAVA-Modus funktioniert somit unabhängig von einer pneumatischen Flow- oder Drucktriggerung.

Der Patient erhält eine Druckunterstützung proportional zur Höhe des abgeleiteten Zwerchfellsignals (Edi) mit einem am Respirator eingestellten Verstärkungs- oder Proportionalitätsfaktor, dem sog. *NAVA-Pegel* (vergleichbar dem Lautstärkenregler bei einem elektronischen Gerät). Die gemessene elektrische Aktivität des Zwerchfells (Edi), gemessen in µV, wird so in eine proportionale Druckunterstützung, ausgedrückt in mbar/µV, umgesetzt.

Beispiel:
Ein NAVA-Pegel von 2 mbar/µV bedeutet, dass bei einer elektrischen Aktivität von 1 µV eine Druckunterstützung von 2 mbar erfolgt.

> **Merke**
>
> Die inspiratorische Druckunterstützung erfolgt proportional zur Höhe des Edi-Signals (= *positiver Rückkopplungsmechanismus*):
> - Edi-Signal niedrig ⇨ inspiratorische Druckunterstützung niedrig
> - Edi-Signal hoch ⇨ inspiratorische Druckunterstützung hoch

Die Höhe der inspiratorischen Druckunterstützung (in mbar) *über* PEEP (= effektiver Inspirationsdruck) ergibt sich aus der maximalen Stärke des abgeleiteten Edi-Signals (in µV), multipliziert mit dem am Respirator einstellbaren NAVA-Pegel (in mbar/µV) [102].

inspiratorische Druckunterstützung (mbar) = Edi_{Peak} (µV) × NAVA-Pegel (mbar/µV)

Beispiel:
Edi_{Peak}: 10 µV, NAVA-Pegel: 1,5 mbar/µV
⇨ inspiratorische Druckunterstützung: 15 mbar.

Der absolute Beatmungsdruck (P_{Peak}) errechnet sich aus der Summe des maximalen Edi-Signals (Edi_{Peak}), multipliziert mit dem NAVA-Pegel, und dem eingestellten PEEP-Niveau:

$$P_{Peak} = (Edi_{Peak} \times \text{NAVA-Pegel}) + \text{PEEP}$$

Am Respiratordisplay werden sowohl die minimale (Edi_{min}) als auch die maximale Stärke (Edi_{Peak}) des Edi-Signals numerisch und grafisch angezeigt (s. ► Abb. 4.105).

Die inspiratorische Druckunterstützung wird kontinuierlich, d. h. Atemzug für Atemzug, an die aktuelle Signalstärke angepasst *(„Breath to Breath Support")*.

Die Erhöhung des NAVA-Pegels führt zu einer Erhöhung der Druckunterstützung und damit zu einer Entlastung der Atemmuskulatur, erkennbar an einer Abnahme des Edi-Signals, aber auch an einer Abnahme des P 0,1 (Atemwegsokklusionsdruck) als Maß für den zentralen Atemantrieb (vgl. Kap. 5.4). Die Höhe des Edi-Signals verhält sich indirekt proportional zum NAVA-Pegel, d. h., je höher der NAVA-Pegel eingestellt wird, desto mehr wird die Zwerchfellmuskulatur entlastet [100].

Die Ableitung des Zwerchfell-EMG (Edi-Signal) kann demnach sowohl zur Steuerung der Beatmung als auch zum Monitoring der Zwerchfellaktivität eingesetzt werden.

Durch Titration des NAVA-Pegels kann der Grad der Reduktion der Zwerchfellkontraktion bestimmt werden, um auf diese Weise eine direkte Information über den Grad der Entlastung der Atemmuskulatur zu erhalten [103].

Merke M!

- Über Veränderungen des Edi-Signals kann die Zwerchfellaktivität kontinuierlich auf dem Monitor überwacht und der Grad der Entlastung der Atempumpe (⇨ Abnahme der Atemarbeit) direkt gesteuert werden.
- Je höher der NAVA-Pegel gewählt wird, desto mehr wird die Atempumpe durch Verminderung der Zwerchfellkontraktion entlastet, erkennbar an der Abnahme des maximalen Edi-Signals (Edi_{Peak}) ⇨ Druckunterstützung in Abhängigkeit des ventilatorischen Bedarfs des Patienten.

Umgekehrt hat eine Reduktion des NAVA-Pegels eine Erhöhung des Edi-Signals zur Folge, wenn die Druckunterstützung den erhöhten ventilatorischen Bedarf des Patienten unzureichend kompensiert ⇨ Gegenregulation des Patienten über den zentralen Atemantrieb.

Aufgrund der direkten Kopplung der Eigenaktivität mit dem Respirator reguliert der Patient im NAVA-Modus sowohl die Atemfrequenz als auch die Höhe der applizierten Druckunterstützung und damit sein Tidalvolumen bzw. Atemminutenvolumen.

Einstellparameter am Respirator

Am Respirator werden der Unterstützungsdruck (NAVA-Pegel), der positive endexspiratorische Druck (PEEP), die Triggerschwelle (Trigger-Edi) und die inspiratorische Sauerstoffkonzentration (FiO_2) eingestellt.

Merke M!

Einstellparameter am Respirator

- NAVA-Pegel (Unterstützungsdruck)
- positiver endexspiratorischer Druck (PEEP)
- inspiratorische Sauerstoffkonzentration (FiO_2)
- Triggerschwelle (Trigger-Edi)
- obere Druckbegrenzung

Beginn der inspiratorischen Druckunterstützung

Im Unterschied zu einer konventionellen pneumatischen Triggerung, bei der die Auslösung des Triggers durch Fluss- oder Druckänderungen im Beatmungssystem erfolgt (Flow- bzw. Drucktriggerung), arbeitet der Respirator im NAVA-Modus unabhängig von einem pneumatischen Steuersignal *(⇨ neuronale Triggerung)*.

▸ Abb. 4.103 zeigt den Unterschied zwischen einer konventionellen pneumatikabhängigen Triggerung *(Flow- oder Drucktriggerung)* und einer pneumatikunabhängigen Triggerung *(neuronale Triggerung)*.

Die inspiratorische Druckunterstützung beginnt unmittelbar mit der Zwerchfellkontraktion, d. h. mit Registrierung des elektrischen Zwerchfellsignals (Edi) im Respirator *(= neuroventilatorische Kopplung)*.

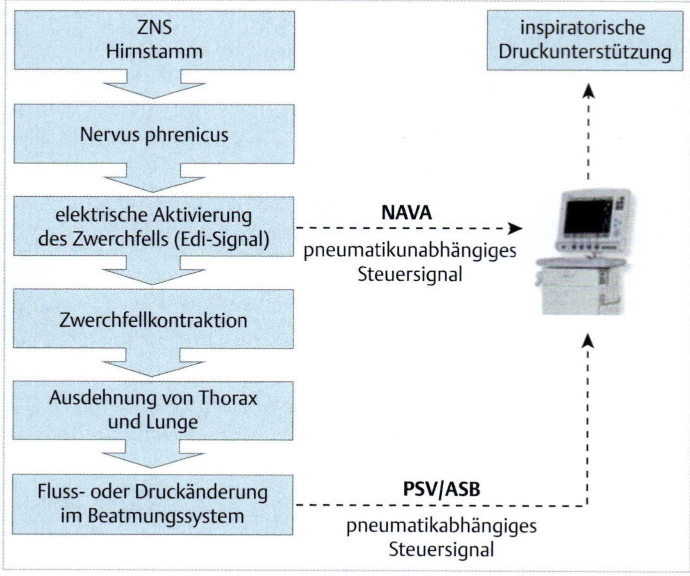

Abb. 4.103 Neuronale Triggerung. Unterschied zwischen einer neuronalen, pneumatikunabhängigen und einer pneumatikabhängigen Triggerung. (Quelle: Mit freundlicher Genehmigung der MAQUET GmbH & Co. KG, Rastatt)

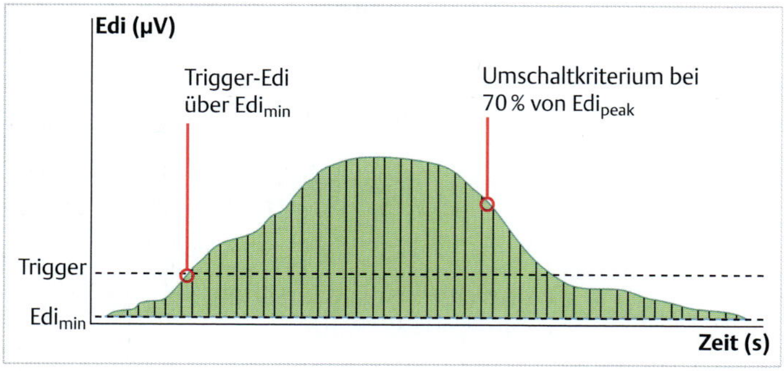

Abb. 4.104 Neuronale Triggerung. Beginn und Beendigung der inspiratorischen Druckunterstützung in Abhängigkeit der Edi-Signalstärke.

> **Merke**
>
> - Die inspiratorische Druckunterstützung beginnt unmittelbar mit der Zwerchfellinnervation, d. h. mit der Registrierung des elektrischen Zwerchfellsignals (Edi).
> - NAVA ist das einzige Beatmungsverfahren, bei dem die inspiratorische Druckunterstützung unabhängig von einem pneumatischen Steuersignal ausgelöst wird (⇨ *neuronale Triggerung*).

Die neuronale Triggerschwelle (= Trigger-Edi) zur Auslösung der inspiratorischen Druckunterstützung wird nicht als Absolutwert eingestellt, sondern als Signalstärke (in µV) über der minimalen abgeleiteten Edi (▶ Abb. 4.104).

Beispiel:
Wird die Trigger-Edi auf 0,5 µV eingestellt und beträgt die minimale abgeleitete Edi 0,2 µV, wird die inspiratorische Druckunterstützung bei einer abgeleiteten Edi von 0,7 µV ausgelöst.

> **Merke**
>
> Die Trigger-Edi wird nicht als Absolutwert eingestellt, sondern als Edi-Wert *über* der minimalen abgeleiteten Edi.

Flow- bzw. Drucktrigger bleiben auch im NAVA-Modus aktiv und können weiterhin einen augmentierten, druckunterstützten Atemhub auslösen, falls das Edi-Signal nicht oder nur inadäquat abgeleitet wird. So ist sichergestellt, dass bei Verlust des Edi-Signals, z. B. bei Dislokation der Sonde, eine pneumatische Triggerung und eine Beatmung im Pressure-Support-Modus (PSV) oder im druckkontrollierten Modus (PCV) erfolgen.

Beim Sistieren der Spontanatmung unter PSV und damit ausbleibender Flow- bzw. Drucktriggerung wird die Beatmung des Patienten durch automatische Umstellung auf eine druckkontrollierte Beatmung (⇨ Back-up-Modus) sichergestellt.

Info

Sicherheitsventilation (Back-up-Modus)

- NAVA ⇨ Ausbleiben der neuronalen Triggerung ⇨ PSV oder PCV (je nach Software)
- PSV ⇨ Ausbleiben der Flow- bzw. Drucktriggerung ⇨ PCV

Höhe der inspiratorischen Druckunterstützung

Gegenwärtig gibt es noch keine evidenzbasierten Richtlinien darüber, wie der optimale Unterstützungsdruck (= NAVA-Pegel) einzustellen ist. Im klinischen Alltag hat sich im eigenen Arbeitsbereich folgendes Vorgehen als praktikabel erwiesen:

Faustregel:
Der NAVA-Pegel wird so gewählt, dass die resultierende Druckunterstützung an die im PSV-Modus eingestellte Druckunterstützung angeglichen wird, sodass ein *durchschnittliches* Tidalvolumen von 6–8 ml/kg KG resultiert.

Praxis

Grundeinstellung des Respirators bei NAVA

- NAVA-Pegel: 2 mbar/µV
- *Zielgröße:* Tidalvolumen (VT): 6–8 ml/kg KG (bezogen auf Idealgewicht)
- positiver endexspiratorischer Druck (PEEP): 5–8 mbar
- inspiratorische Sauerstoffkonzentration (FiO_2): 50 % bzw. nach PaO_2
- Trigger-Edi: 0,5 µV
- obere Druckbegrenzung: 30 mbar

Wiederholt war zu beobachten, dass die Atemwegsdrücke nach Umstellung auf NAVA niedriger waren als unter der vorausgegangenen druckunterstützten Beatmung im Pressure-Support-Modus.

Adaptierung der Respiratoreinstellung

Die weitere Respiratoreinstellung erfolgt anhand der klinischen Beurteilung der Atemmechanik des Patienten.

Zielgrößen:

- Atemhubvolumen (VT): 6–8 ml/kg KG (bezogen auf Idealgewicht)
- Atemfrequenz (f): < 25–30/min
- VT zu niedrig: ⇨ Erhöhung des NAVA-Pegels
- VT zu hoch: ⇨ Erniedrigung des NAVA-Pegels

Veränderungen des NAVA-Pegels sollen in nur kleinen Schritten von 0,2–0,5 mbar/µV vorgenommen werden.

Beendigung der inspiratorischen Druckunterstützung

Bei NAVA wird die Beendigung der inspiratorischen Druckunterstützung (= *„Cycling-off“*) nicht individuell am Respirator eingestellt, sondern basiert bei jedem Atemzug auf der zugrunde liegenden Edi. Die Druckunterstützung wird beendet, wenn 70 % der maximalen Edi-Signalstärke unterschritten wurden (s. ► Abb. 4.104). Das Exspirationsventil öffnet und der Beatmungsdruck sinkt auf das eingestellte PEEP-Niveau.

> **Merke**
>
> Die Druckunterstützung wird bei Unterschreiten von 70 % der maximalen Edi-Signalstärke beendet.

In Abhängigkeit von der Software kann das Abschaltkriterium (inspiratorisches Zyklusende) zwischen 65 und 80 % variiert werden. Diese frühe inspiratorische Terminierung kommt v. a. COPD-Patienten zugute (⇨ frühes Öffnen des Exspirationsventils mit konsekutiver Abnahme eines PEEPi).

Die Beendigung der Druckunterstützung erfolgt bei jedem Atemzug synchron zum ventilatorischen Bedarf des Patienten, unabhängig von der Dauer und dem Ausmaß der einzelnen inspiratorischen Atemanstrengung.

Positionierung des Edi-Katheters

Die Ableitung der (ösophagusnahen) Zwerchfellaktivierung (Edi-Signal) erfolgt über eine modifizierte Magensonde (= Edi-Katheter = NAVA-Sonde), an deren distalem Ende 10 Ringelektroden angebracht sind, die auf Höhe des Zwerchfells positioniert werden (► Abb. 4.105).

> **Merke**
>
> Als Orientierung für die exakte Platzierung des Edi-Katheters dient einerseits der Nase-Ohr-Xyphoid-Abstand, andererseits das transösophageal abgeleitete EKG-Signal.

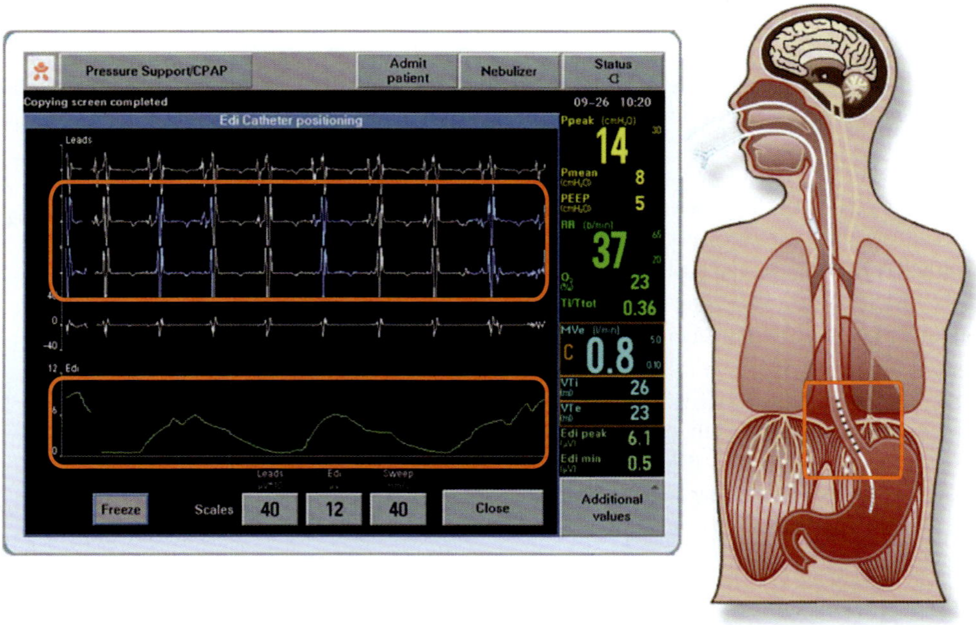

Abb. 4.105 Positionierung des Edi-Katheters. Die P-Welle des transösophageal abgeleiteten EKG wird bei richtiger Lage der Sonde kleiner und verschwindet bis zur untersten Ableitung. Im unteren Bilddrittel wird die abgeleitete Zwerchfellaktivität als homogene Kurve dargestellt. Während der Zwerchfellkontraktion färbt die Software zudem 2 EKG-Ableitungen blau ein (⇨ atemsynchrone blaue Markierungen). Bei korrekter Lage sind dies die beiden mittleren Ableitungen der 4 abgebildeten EKG-Kurven. (Quelle: Mit freundlicher Genehmigung der MAQUET GmbH & Co. KG, Rastatt)

Durch die enge anatomische Beziehung der Vorhöfe und des Zwerchfells lässt sich die Sonde EKG-gesteuert in der Regel einfach und stabil positionieren. Am Monitor werden 4 EKG-Kurven aufgezeichnet, um die korrekte Sondenlage zu überprüfen. Bei korrekter Lage des Edi-Katheters ist ein Teil der Elektroden oberhalb, ein Teil unterhalb des Zwerchfells positioniert. Das elektromyografische Signal, das die ösophagusnahen Zwerchfellanteile abbildet, wird über die in der Sonde integrierten Elektroden abgeleitet und als homogene Kurve am Respiratordisplay dargestellt (s. ► Abb. 4.104) ([100], [104]).

Korrekte Positionierung des Edi-Katheters anhand des EKG-Signals:

- Edi-Katheter in korrekter Position: 2. und 3. EKG-Ableitung sind während der Zwerchfellkontraktion blau gefärbt.
- Edi-Katheter zu hoch positioniert: 3. und 4. EKG-Ableitung sind während der Zwerchfellkontraktion blau gefärbt.
- Edi-Katheter zu tief positioniert: 1. und 2. EKG-Ableitung sind während der Zwerchfellkontraktion blau gefärbt.

Bei Vorhofflimmern orientiert man sich nur an den blau eingefärbten EKG-Ableitungen. Bei korrekter Lage sind dies die beiden mittleren Ableitungen der 4 abgebildeten EKG-Kurven.

Die NAVA-Sonde eignet sich nicht nur zur elektrophysiologischen Signalableitung, sondern auch zur gastralen (enteralen) Ernährung sowie zur Medikamentenapplikation, und steht in verschiedenen Größen zur Verfügung (Erwachsene bis Neugeborene [6–16 Fr]).

Unterschied zwischen NAVA und PSV/ASB

Die proportional zur Höhe des elektrischen Zwerchfellsignals applizierte Druckunterstützung ermöglicht eine an den ventilatorischen Bedarf des Patienten angepasste maschinelle Beatmung, sodass die natürliche Variabilität des Atemmusters erhalten bleibt. Bei erhöhtem ventilatorischem Bedarf z. B. infolge von Stress, Schmerzen oder Fieber erhält der Patient einen höheren Grad an inspiratorischer Druckunterstützung. Ist der ventilatorische Bedarf niedrig, z. B. während des Schlafs, ist die Druckunterstützung entsprechend geringer.

NAVA ist der einzige Beatmungsmodus mit einer von der Pneumatik des Respirators unabhängigen Triggerung *(neuronale Triggerung)*. Die neuronale Triggerung bietet v. a. bei Vorliegen eines intrinsischen PEEP (⇨ COPD-Patienten) oder bei einer Leckage im Beatmungssystem (⇨ Masken-PSV) im Vergleich zu einer konventionellen Fluss- oder Drucktriggerung den Vorteil, dass eine Desynchronisation zwischen Patient und Respirator infolge ausbleibender Triggeraktivierung vermieden werden kann (vgl. Kap. 4.6). Die Folgen sind eine verbesserte Patient-Respirator-Synchronisation mit konsekutiver Abnahme der Atemarbeit und ein geringerer Bedarf an Analgosedierung ([105], [106]).

Info

- Vor allem COPD-Patienten profitieren von dem neuronalen Triggermechanismus im NAVA-Modus.
- Bei COPD-Patienten kann es im PSV-Modus gehäuft zu frustranen Inspirationsbemühungen *(„Wasted inspiratory Efforts“)* kommen, da die pneumatische Triggerung aufgrund eines hohen intrinsischen PEEP nicht ausgelöst werden kann ⇨ triggerinduzierte Patient-Respirator-Asynchronie.

Das kontinuierliche Monitoring der elektromyografischen Zwerchfellaktivität (Edi-Monitoring) im PSV-Modus ermöglicht eine schnelle Demaskierung einer Patient-Respirator-Asynchronie. Die grafische Darstellung am Respiratordisplay zeigt, dass nicht auf jede Einatembemühung des Patienten eine inspiratorische Druckunterstützung folgt (vgl. Kap. 4.6).

Merke

Der Beatmungsmodus NAVA ermöglicht ein kontinuierliches elektromyografisches Monitoring der Zwerchfellaktivität.

4

> **Info**
>
> **Vorteile von NAVA**
>
> - Verbesserte Synchronisierung zwischen Patient und Respirator, da Respirator und Zwerchfellmuskulatur über dasselbe elektrische Signal gesteuert werden ⇨ Vermeidung von ineffektiven Einatembemühungen (*„Wasted Efforts"*) ⇨ effizientere Entlastung der Atemmuskulatur
> - Wegfall eines Triggerdelays, da durch die neuronale Triggerung keine Übertragung von Muskelkraft in Alveolardruck zur Auslösung eines Flow- oder Drucktriggers notwendig ist
> - leckageunabhängiger Triggermechanismus
> - elektromyografisches Monitoring (Edi-Monitoring) sowohl therapeutisch als auch diagnostisch verwertbar ⇨ Druckunterstützung entsprechend dem ventilatorischen Bedarf des Patienten
> - Entlastung der Atemmuskulatur ⇨ Reduktion der Atemarbeit
> - lungenprotektive Effekte

Entwöhnung vom Respirator

Die Entwöhnung erfolgt durch schrittweise Reduktion des NAVA-Pegels in 0,2-mbar/µV-Schritten unter Beobachtung des Edi-Signals und der Ventilation des Patienten (Tidalvolumen und $PaCO_2$). Bleibt die Höhe des Edi-Signals gleich, spricht dies für eine zunehmende Kräftigung der Atemmuskulatur und der NAVA-Pegel kann weiter schrittweise reduziert werden. Bei einem NAVA-Pegel < 1 mbar/µV erfolgen die Umstellung auf CPAP und die Durchführung eines Spontanatmungsversuchs *(„CPAP-Trial")*. Treten während des Spontanatmungsversuchs keine Zeichen der respiratorischen Erschöpfung auf, kann der Patient bei einfacher Respiratorentwöhnung in der Regel extubiert werden (vgl. Kap. 5).

Anwendungsgebiete von NAVA

- Akute respiratorische Insuffizienz infolge exazerbierter COPD (AE-COPD)
- akutes Lungenversagen (ARDS)
- Entwöhnung vom Respirator (Weaning)
- postoperative Nachbeatmung

Klinische Untersuchungen berichteten auch über die erfolgreiche Anwendung von NAVA im Rahmen der nicht-invasiven Beatmung (NIV). In diesem Zusammenhang können möglicherweise v. a. jene COPD-Patienten profitieren, die nicht über eine Maske beatmet werden können und stattdessen einen Beatmungshelm benötigen, da gerade die nicht-invasive Beatmung über den Helm im PSV-Modus mit einer klinisch relevanten triggerinduzierten Patient-Respirator-Asynchronie (⇨ Ausbleiben der Triggeraktivierung bei Einatembemühung) assoziiert ist ([105], [106]).

Kontraindikationen

- Läsionen des Hirnstamms (z. B. intrazerebrale Blutung, Insult)
- Störungen des Atemzentrums ⇨ Atemregulationsstörungen unterschiedlicher Genese
- hoher Querschnitt
- degenerative Erkrankungen des motorischen Nervensystems (z. B. amyotrophe Lateralsklerose)
- beidseitige Phrenikusparese
- Zwerchfellhernie
- Verletzungen des Ösophagus

Auch bei Singultus (= reflektorische, mitunter krampfartige Zwerchfellkontraktion) ist die Anwendung von NAVA ungeeignet, da kein adäquates Zwerchfellsignal abgeleitet wird.

Klinischer Stellenwert

Mit NAVA steht ein auch aus pathophysiologischer Sicht interessantes und vielversprechendes Beatmungsverfahren mit einer pneumatikunabhängigen Triggerung zur Verfügung. Die proportionale Druckunterstützung ermöglicht eine an den aktuellen ventilatorischen Bedarf des Patienten angepasste Druckunterstützung.

Der klinische Stellenwert dieser Beatmungsoption bei Patienten mit hypoxämischem und hyperkapnischem Lungenversagen, bei beatmungspflichtiger COPD sowie im Weaning ist Gegenstand klinischer Untersuchungen.

Ob mit NAVA eine Verbesserung der Überlebensrate *(Outcome)* erzielt werden kann, kann zum momentanen Zeitpunkt aufgrund fehlender Studien nicht beantwortet werden.

Flow Controlled Ventilation (FCV)

Synonyma

- Flusskontrollierte Beatmung
- PC-CMV (Chatburn-Taxonomie)
- CMV-PC (Norm DIN EN ISO 19 223)

Definition

Flow Controlled Ventilation (FCV) ist eine druckgesteuerte druckkontrollierte Beatmungsform mit einem konstanten inspiratorischen und exspiratorischen Atemgasfluss (Flow).

▶ Abb. 4.106 zeigt den CE-zertifizierten Intensiv- und Narkoserespirator „Evone“, mit dem eine flusskontrollierte Beatmung (FCV) ermöglicht wird.

Dieses Beatmungskonzept und der FCV-Ventilator „Evone“ wurden von dem Anästhesisten Prof. Dr. Dietmar Enk aus Münster entwickelt.

Info

Die flusskontrollierte Beatmung (FCV) ermöglicht softwareabhängig die Applikation von flowgetriggerten kontrollierten Atemhüben, vergleichbar einer druckkontrollierten Assist/Control-Ventilation.

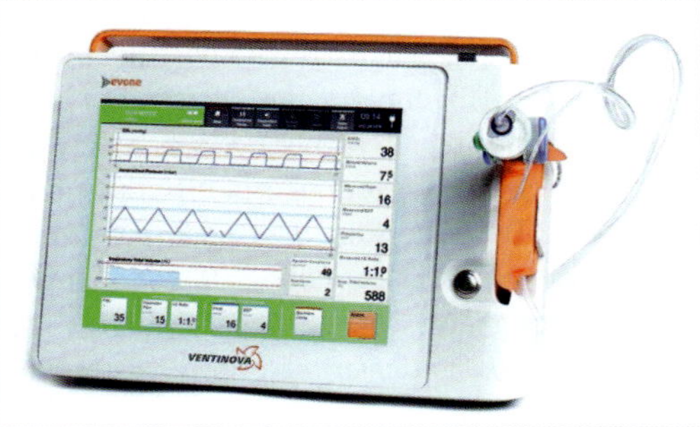

Abb. 4.106 FCV-Respirator „Evone“. (Quelle: Mit freundlicher Genehmigung der Ventinova Medical GmbH, Eindhoven Niederlande)

Funktionsprinzip

Bei dieser druckkontrollierten Beatmungsform fließt Atemgas mit niedrigem konstantem Atemgasfluss (Flow) sowohl in der Inspiration als auch in der Exspiration. Es erfolgen ein linearer Anstieg und Abfall des Beatmungsdrucks. Bei Erreichen des eingestellten Spitzendrucks wird in die Exspirationsphase umgeschaltet („Drucksteuerung“) und es erfolgt ein linearer Druckabfall bis zum eingestellten endexspiratorischen Druck (s. ▶ Abb. 4.112). Da Atemgas durch eine dünne Düse („Venturi-Düse“) fließt, wird aufgrund des Bernoulli-Effekts in der Düse ein Unterdruck erzeugt, der Atemgas ansaugt, sodass die Exspiration auch aktiv erfolgt ([107], [108]).

Info

Bernoulli-Gesetz (Energieerhaltungsgesetz)
(benannt nach dem Schweizer Mathematiker, Physiker und Mediziner Daniel Bernoulli [1700–1784])

Der Bernoulli-Effekt besagt, dass das Produkt aus Strömungsgeschwindigkeit und Druck konstant ist. Steigt die Strömungsgeschwindigkeit eines Gases oder einer Flüssigkeit, das bzw. die durch ein sich verengendes Rohr fließt, nimmt der statische Druck im Rohr ab.

$$\text{Strömungsgeschwindigkeit} \times \text{Druck} = \text{konstant}$$

Daraus ergibt sich folgender Zusammenhang: Fließt nun eine Flüssigkeit oder ein Gas durch ein sich verengendes Rohr *(„Venturi-Düse“)*, erhöht sich an der Engstelle die Strömungsgeschwindigkeit, weil überall dieselbe Menge an Flüssigkeit oder Gas durchfließt. Da das Produkt aus Strömungsgeschwindigkeit und Druck konstant ist, kommt es zu einem Druckabfall. Je größer die Strömungsgeschwindigkeit einer Flüssigkeit oder eines Gases ist, desto kleiner wird der statische Druck im Rohr (▶ Abb. 4.107). Der statische Druck ist der senkrecht zur Strömung gemessene Druck.

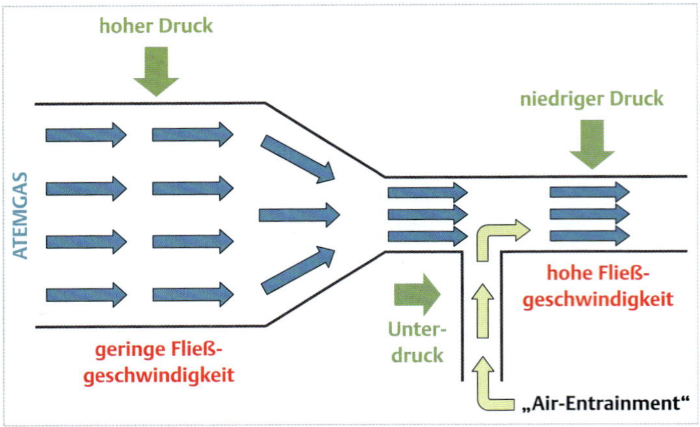

Abb. 4.107 Bernoulli-Effekt.

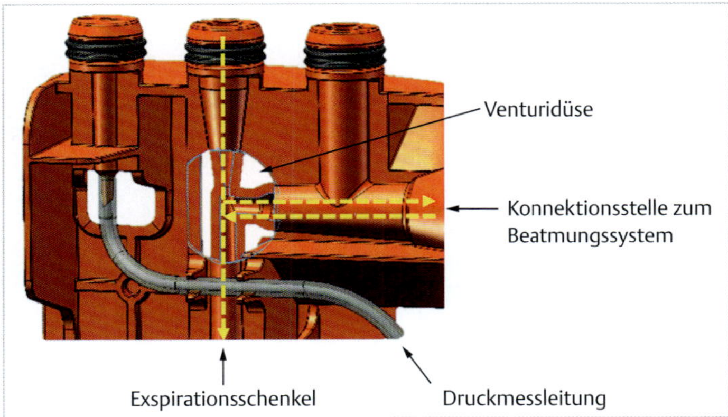

Abb. 4.108 „Evone Cartridge" mit integrierter Venturi-Düse. (Quelle: Mit freundlicher Genehmigung der Ventinova Medical GmbH, Eindhoven, Niederlande)

► Abb. 4.108 zeigt die „Evone Cartridge" mit integrierter Venturi-Düse.

► Abb. 4.109 zeigt den Aufbau des „Evone"-Beatmungssystems.

Evone Cartridge: Bei der Evone Cartridge handelt es sich um ein Steckmodul (Steckkassette) mit integrierter Venturi-Düse, welches in die Bedieneinheit des Respirators eingesetzt wird. Während der Inspirationsphase komprimiert ein Metallstift den in der Cartridge verlaufenden dünnen Exspirationsschlauch, sodass das Atemgas durch die Venturi-Düse zum Patienten geleitet wird. Wird der eingestellte Spitzendruck, welcher als Steuerdruck fungiert, in der Trachea erreicht, öffnet der Metallstift den Exspirationsschlauch, sodass Atemgas aus dem Patienten in die Atmosphäre abfließen kann (► Abb. 4.110). Die Venturi-Düse erzeugt einen Unterdruck (Sog), sodass auf diese Weise eine „aktive Exspiration" ermöglicht wird.

Die Evone Cartridge muss alle 72 h gewechselt werden.

Evone Conventional Tube Adapter (CTA): Die Beatmung erfolgt über einen konventionellen Endotrachealtubus, welcher an einen Tubusadapter mit integrierter Druckmessleitung *(„Evone Conventional Tube Adapter")* angeschlossen wird oder über einen speziell für die FCV entwickelten dünnen dreilumigen Endotrachealtubus (Tritube) (► Abb. 4.111). Die integrierte Messleitung ermöglicht eine direkte intratracheale Druckmessung. Das Ende der Druckmessleitung soll etwa 1 cm oberhalb des Tubusendes platziert werden.

Die *Atemgaskonditionierung* erfolgt passiv über einen Kinder-HME-Filter („Humid-Vent Filter Pedi straight").

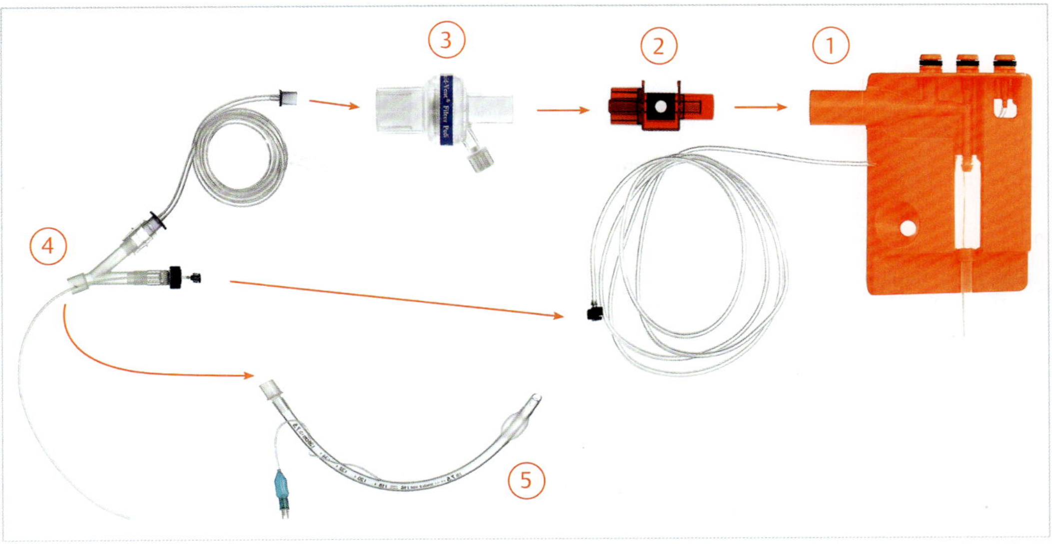

Abb. 4.109 Aufbau des „Evone"-Beatmungssystems. 1 = Steckmodul (Steuerungskassette) mit integrierter Venturi-Düse und Exspirationsschlauch zum Einsetzen in die Bedieneinheit des Respirators („Evone Cartridge")
2 = CO_2-Küvette („Evone Airway Adapter")
3 = HME-Filter („Humid-Vent-Filter Pedi Straight")
4 = Tubusadapter mit integrierter Druckmessleitung („Evone Conventional Tube Adapter" [CTA])
5 = konventioneller Endotrachealtubus (Innendurchmesser [ID] mindestens 5 mm) (Quelle: Mit freundlicher Genehmigung der Ventinova Medical GmbH, Eindhoven, Niederlande)

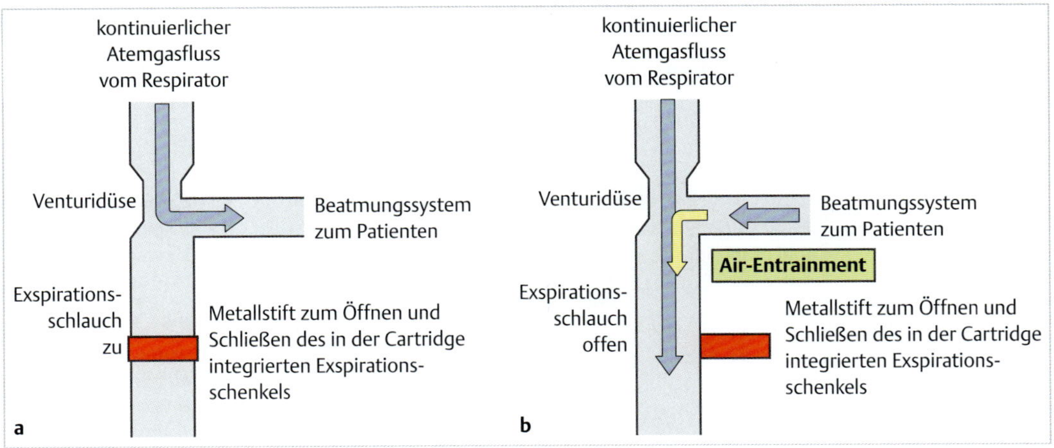

Abb. 4.110 Metallstift zum Öffnen und Schließen des in der Cartridge integrierten Exspirationsschlauchs.
a Inspirationsphase.
b Exspirationsphase.

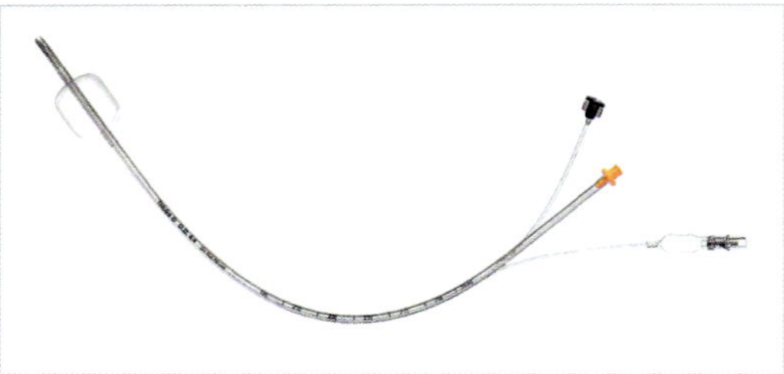

Abb. 4.111 Dreilumiger dünner Endotrachealtubus „Tritube“. Tritube mit Cuffs und Führungsdraht; 3 Lumina:

- ein Beatmungslumen mit Murphy-Auge und einem Innendurchmesser (ID) < 3 mm bzw. einem Außendurchmesser von 4,4 mm
- ein Cufflumen zur Befüllung und Entleerung des „High Volume-low Pressure“ Cuffs
- ein Druckmesslumen zur kontinuierlichen Messung des intratrachealen Drucks (Quelle: Mit freundlicher Genehmigung der Ventinova Medical GmbH, Eindhoven, Niederlande)

In ▸ Abb. 4.112 sind die Druck-, Flow- und Volumen-Zeit-Diagramme bei flowkontrollierter (FCV), druckkontrollierter (PCV) und volumenkontrollierter Beatmung (VCV) zusammengefasst.

Der FCV-Ventilator „Evone“ verfügt auch über einen Hochfrequenz-Beatmungsmodus („Jet-Modus“), mit dem eine Jet-Beatmung mit einer Beatmungsfrequenz von 60–150 Hz durchgeführt werden kann. Dieser Modus kommt v. a. in der operativen Medizin (z. B. Larynxchirurgie) zur Anwendung ([109], [110]).

Merke

Einstellgrößen am Respirator bei FCV

- Inspiratorische Sauerstoffkonzentration (FiO_2)
- inspiratorischer Flow
- I:E-Verhältnis
- Spitzendruck (P_{Peak})
- endexspiratorischer Druck (EEP = PEEP)
- *Alarmgrenzen*

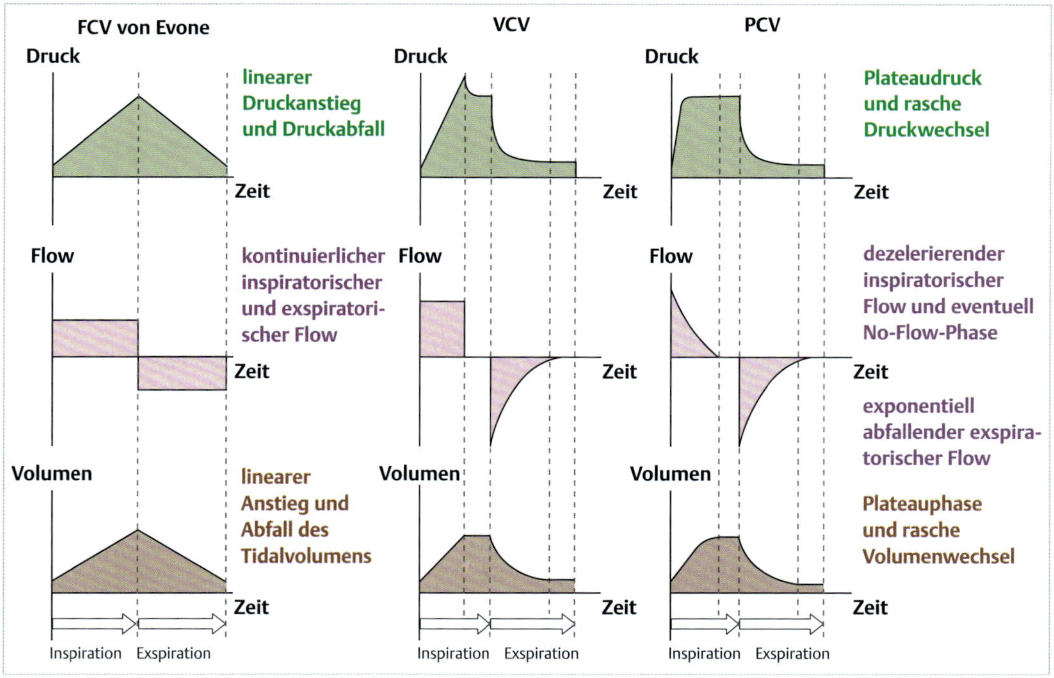

Abb. 4.112 Druck-, Flow- und Volumen-Zeit-Diagramme bei FCV, VCV und PCV.

Praxis

Grundeinstellung des Respirators bei FCV (nach Prof. Enk)

- Inspiratorische Sauerstoffkonzentration (FiO_2): 80 % bzw. nach PaO_2
- inspiratorischer Flow: 14 l/min
- I:E-Verhältnis: 1 : 1
- Spitzendruck (P_{Peak}): 25 mbar
- endexspiratorischer Druck (EEP): 10 mbar
- Tidalvolumen (VT): *Freiheitsgrad*
- Atemfrequenz (f): errechnet sich aus der Formel VT = AMV/f
- obere Druckbegrenzung: 35 mbar

Die Umstellung von konventioneller druckkontrollierten (PCV) oder volumenkontrollierter Beatmung (VCV) auf flowkontrollierte Beatmung (FCV) erfolgt nach folgenden Richtlinien:

Bei druckkontrollierter Beatmung wird der Inspirationsdruck (Pinsp) zum P_{Peak}, bei volumenkontrollierter Beatmung wird der Plateaudruck (P_{Plat}) zum P_{Peak}.

Umstellung von PCV auf FCV:

- Pinsp ⇨ P_{Peak}
- PEEP ⇨ EEP

Umstellung von VCV auf FCV:

- P_{Plat} ⇨ P_{Peak}
- PEEP ⇨ EEP

Anhand der Blutgasanalyse wird das Beatmungsmuster modifiziert:

Die Steuerung der Oxygenierung und der CO_2-Elimination erfolgt über die Regelgrößen inspiratorische Sauerstoffkonzentration (FiO_2) und inspiratorischer Flow sowie über die Beatmungsdrücke (P_{Peak}, EEP) und die daraus resultierende Druckamplitude ΔP (P_{Peak} minus EEP).

Steuerung der Oxygenierung:

- FiO_2
- ΔP

Steuerung der CO_2-Elimination:

- inspiratorischer Flow
- ΔP

Info

Verbesserung der Oxygenierung und der CO_2-Elimination

Verbesserung der **Oxygenierung**:

- Erhöhung der FiO_2
- Erhöhung von EEP (= PEEP)
- Erhöhung von P_{Peak}

Verbesserung der **CO_2-Elimination**:

- Erhöhung des inspiratorischen Flows ⇨ AMV ⇧
- Erhöhung der Druckamplitude ΔP ⇨ VT ⇧

Adaptierung der Respiratoreinstellung (nach Prof. Enk)

Die Adaptierung der Beatmungseinstellung erfolgt anhand der Blutgasanalyse und der Compliance des respiratorischen Systems *(„Best-of-Compliance-Manöver“)*:

Da die Lunge ein viskoelastisches System darstellt, sollte nach jeder Änderung der Respiratoreinstellung ungefähr 5 min lang gewartet werden, bis sich ein neues atemmechanisches Äquilibrium aufgebaut hat. Erst nach diesem Zeitfenster wird eine BGA-Kontrolle durchgeführt. Es erfolgen eine erneute Bewertung und Evaluierung sowie bei Bedarf eine Adaptierung der Beatmungsparameter.

Optimierung des inspiratorischen Flows („Find best Flow“)

Die Höhe des inspiratorischen Flows wird anhand des $etCO_2$ bzw. des $PaCO_2$ reguliert.

Erniedrigung von $etCO_2$ bzw. des $PaCO_2$ durch:

- Erhöhung des inspiratorischen Flows in 1-l-Schritten
  ⇨ resultiert in einer Zunahme des AMV bei gleichem VT

Erhöhung von $etCO_2$ bzw. des $PaCO_2$ durch:
- Reduktion des inspiratorischen Flows in 1-l-Schritten
  ⇨ resultiert in einer Abnahme des AMV bei gleichem VT

Optimierung der Druckamplitude („Find best Driving Pressure")

- Erhöhung des Spitzendrucks (P_{Peak}) in 1- bis 2-mbar-Schritten.
- Ablesen von VT und der C_{RS} vom Respiratordisplay ⇨ Berechnung des zu erwartenden Anstiegs von VT bei aktueller C_{RS} entsprechend der Formel

$$C = VT/(P_{Peak} - EEP)$$

- Bei vorgegebener C_{RS} erhöht sich pro Millibar Druckanstieg das VT um 25 ml.

Beispiel:
Bei einer C_{RS} von 25 ml/mbar und einem ΔP von 20 mbar beträgt das resultierende VT 500 ml.
Erhöhung von ΔP um 1 mbar ⇨ VT Anstieg auf 525 ml
⇨ Überproportionaler VT-Anstieg bedeutet Zunahme von VT > 25 ml/mbar Druckanstieg.
⇨ Unterproportionaler VT-Anstieg bedeutet Zunahme von VT < 25 ml/mbar Druckanstieg.
- Überproportionaler Anstieg von VT zeigt eine Verbesserung von C_{RS} an.
- Unterproportionaler Anstieg von VT zeigt eine Verschlechterung von C_{RS} an.
- Ermittlung von P_{Peak}, bei dem die C_{RS} am höchsten ist *(„Best-of-Compliance-Konzept").*

Optimierung des endexspiratorischen Drucks („Find best EEP")

- Erhöhung von EEP in 1-mbar-Schritten bei gleicher Driving Pressure (ΔP = P_{Peak} minus EEP).
- Ablesen von VT am Monitor ⇨ Berechnung des zu erwartenden Anstiegs von VT bei aktueller C_{RS} entsprechend der Formel:

$$C = VT/(P_{Peak} - EEP)$$

- Bei vorgegebener C_{RS} erhöht sich pro Millibar Druckanstieg das VT um 25 ml.
- Überproportionaler Anstieg von VT zeigt eine Verbesserung von C_{RS} an.
- Unterproportionaler Anstieg von VT zeigt eine Verschlechterung von C_{RS} an.
- Ermittlung des EEP-Wertes, bei dem das VT bei konstantem ΔP am höchsten ist. Bei diesem EEP ist die C_{RS} am höchsten *(„Best-of-Compliance-Konzept")* ⇨ Die Beatmungsdrücke liegen im linearen Teil der Druck-Volumen-Kurve.

Klinische Effekte der FCV

Durch den niedrigen konstanten Atemgasfluss wird eine homogenere (gleichmäßigere) Atemgasverteilung in den Lungenkompartimenten mit unterschiedlicher Zeitkonstante („Multikompartmentlunge") erreicht, sodass v. a. die schnellen Lungenkompartimente einer niedrigeren Druckbelastung („Stress") und einer niedrigeren Volumenbelastung („Strain") ausgesetzt sind. Auf diese Weise soll v. a. eine Überblähung *(„Overstrain")* von schnellen Lungenkompartimenten vermieden werden. Zusätzlich wird durch die langsamere Füllung schnellerer Alveolarkompartimente mit kurzer Zeitkonstante eine mechanische Kompression benachbarter langsamerer Lungenkompartimente mit großer Zeitkonstante vermieden. Infolgedessen können auch die langsameren Lungenkompartimente besser belüftet werden ([108], [111], [112]).

Ob die homogenere Verteilung des Atemgases mit einem klinisch relevanten lungenprotektiven Effekt assoziiert ist, welcher auch „Outcome-relevant" ist, muss noch durch klinische Studien evaluiert werden.

4.4 Seitengetrennte Beatmung (ILV = Independent Lung Ventilation)

4.4.1 Definition

Unter seitengetrennter Beatmung (Independent Lung Ventilation [ILV]) versteht man die getrennte Beatmung der rechten und linken Lunge.

Die Trennung erfolgt mittels eines *Doppellumentubus*, dessen korrekte Lage bronchoskopisch kontrolliert werden soll. In der Intensivmedizin kommen auch *Doppellumen-Trachealkanülen* zum Einsatz.

Die Beatmung wird mit 2 Respiratoren *(Master-Slave-Prinzip)* durchgeführt. Obwohl die *Synchronisierung der Respiratoren* physiologisch erscheint und auch in der Regel durchgeführt wird, ist die Beatmung auch ohne Synchronisation ohne nachteilige Auswirkungen.

4.4.2 Indikationen

Als Indikationen zur seitengetrennten Beatmung auf der Intensivstation werden *einseitige* oder *einseitig betonte Lungenerkrankungen* angesehen, die durch konservative Beatmungstechniken nicht adäquat behandelt werden können. Das entscheidende Kriterium ist die *Lateralisation*, während die Art der Erkrankung – ob Pneumonie, Aspiration, Lungenkontusion, akutes Lungenversagen (ARDS), Lungenblutungen, bronchopleurale Fistel oder Status post einseitiger Lungentransplantation – von sekundärer Bedeutung ist.

Die seitengetrennte Beatmung wird in der Regel nur über einen kurzen Zeitraum von wenigen Tagen durchgeführt, wobei in der Literatur auch über eine wesentlich längere Beatmungsdauer von bis zu 12 Tagen berichtet wurde [113]. Danach wird wieder auf einen herkömmlichen Endotrachealtubus umintubiert und konventionell weiterbeatmet.

4.4.3 Wirkprinzip

Aufgrund der unterschiedlichen atemmechanischen Eigenschaften der Lunge verteilen sich die Tidalvolumina nach der jeweiligen Compliance. Bei konventioneller Beatmung bewirkt der Inspirationsdruck in der gesunden Lunge mit der besseren Compliance eine größere Zunahme des Lungenvolumens als in der geschädigten Lunge mit niedrigerer Compliance. Dies führt zu einer Minderbelüftung der erkrankten und zu einer Überdehnung der gesunden Lunge mit Zunahme der Ventilations-/Perfusionsstörung infolge erhöhter Totraumventilation.

Die erhöhte Druckbelastung der gesunden Lunge führt zu einer Kompression der Lungenkapillaren mit Erhöhung des pulmonalen Gefäßwiderstands. Die konsekutive Blutumverteilung mit vermehrter Durchblutung geschädigter Lungenkompartimente führt zu einer Zunahme des intrapulmonalen Rechts-Links-Shunts mit Verschlechterung der Oxygenierung.

> **M!**
> **Merke**
>
> Durch die seitengetrennte Beatmung soll eine inhomogene Verteilung des Atemhubvolumens von stärker geschädigten Lungenkompartimenten *(„Stiffy Lung Areas")* zu weniger schwer geschädigten Lungenarealen mit besserer Compliance verhindert werden. Auf diese Weise soll ein Überdehnungstrauma gesunder Lungenkompartimente vermieden werden.

Neben den unabhängig voneinander wählbaren Tidalvolumina für beide Lungen können mit dieser Methode seitengetrennt verschiedene PEEP-Niveaus angewendet werden, sodass im Zusammenhang mit diesem Beatmungsverfahren auch der Begriff *„selektiver PEEP" (SPEEP)* geprägt wurde ([114], [115]).

Des Weiteren bietet ILV die Möglichkeit, die Beatmung auch hinsichtlich des Inspirations-/Exspirationsverhältnisses selektiv entsprechend der unterschiedlichen Compliance jedes Lungenflügels einzustellen. Werden die Lungen mit gleichem I:E-Verhältnis ventiliert, spricht man von *synchroner seitengetrennter Beatmung*, bei unterschiedlichem I:E-Verhältnis von *asynchroner seitengetrennter Beatmung* (► Abb. 4.113).

Von einem *inversen I:E-Verhältnis* spricht man, wenn die Inspiration des Slave-Geräts mit der Exspiration des Master-Geräts beginnt und umgekehrt (s. ► Abb. 4.113).

In der Regel werden beide Lungen mit gleichen, jedoch reduzierten Atemhubvolumina und gleichen Frequenzen beatmet, um zu gewährleisten, dass im Fall einer unbeabsichtigten Trennung der Geräte die beiden Lungenkompartimente nicht mit unterschiedlichen Frequenzen ventiliert werden *(Sicherheitseinstellung)*.

Die seitengetrennte Beatmung bietet demnach bei asymmetrischen Lungenerkrankungen die Möglichkeit, Ventilations-/Perfusionsmissverhältnisse mittels SPEEP gezielt zu behandeln und den pulmonalen Gasaustausch zu verbessern ([115], [116]). Darüber hinaus wird die allgemeine Hämodynamik weniger beeinflusst und die Sauerstoffverfügbarkeit zur Deckung des metabolischen Bedarfs optimiert [114].

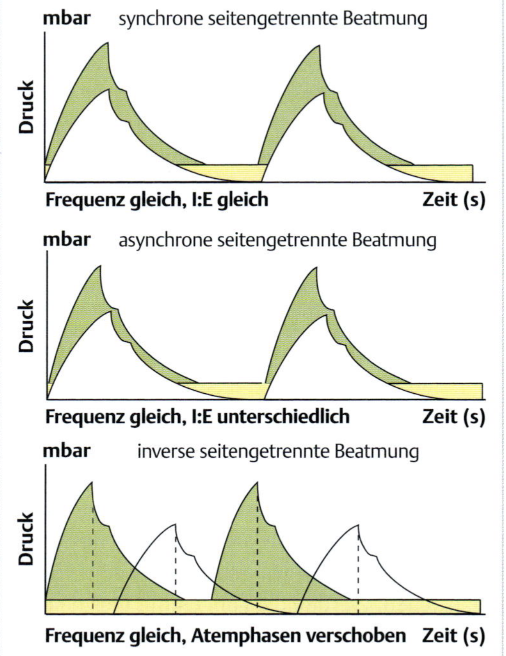

Abb. 4.113 Seitengetrennte Beatmung (Independent Lung Ventilation).

Die Einstellung der Respiratoren muss streng nach den atemmechanischen Eigenschaften der traumatisierten und der nicht traumatisierten Lunge erfolgen (▶ Abb. 4.114).

Die Einstellung der Beatmungsdrücke und der Tidalvolumina orientiert sich auch bei der seitengetrennten Beatmung an den Prinzipien der lungenprotektiven Beatmung. Da gerade bei der stärker geschädigten Lunge mit der höhergradig reduzierten funktionellen Residualkapazität (FRC) ein erhöhtes Risiko für eine beatmungsinduzierte Lungenschädigung besteht (⇨ Baro-/Volutrauma), muss in dieser Lunge der Inspirationsdruck auf ≤ 30 mbar begrenzt werden.

Da beide Lungen getrennt voneinander beatmet werden, müssen die Tidalvolumina entsprechend reduziert werden (*Zielgröße:* < 5 ml/kg KG [bezogen auf das ideale Körpergewicht]). Die Steuerung des $PaCO_2$ erfolgt über die Atemfrequenz, die Steuerung der Oxygenierung über die Beatmungsparameter FiO_2, PEEP und I:E-Verhältnis.

Als wesentliche Nachteile dieser Beatmungsstrategie sind die erschwerte Bronchialtoilette durch die engen Tubuslumina (Doppellumentubus!) und der höhere Bedarf an Analgosedierung zu nennen. Auch aus diesem Grund wird eine möglichst kurze Beatmungsdauer mit diesem Beatmungsverfahren angestrebt.

Trotz einiger theoretischer Vorteile der seitengetrennten Beatmung konnte durch dieses Beatmungsverfahren kein Überlebensvorteil bei Patienten mit akutem Lungenversagen nachgewiesen werden.

Grundeinstellung des Respirators bei seitengetrennter Beatmung

		traumatisierte Lunge		**nicht traumatisierte Lunge**	
			druckkontrollierte Beatmung (BIPAP, PCV)		
	Pinsp	≤ 30 mbar		Pinsp	10 – 15 mbar *über* PEEP
	PEEP	**12 – 15 mbar**		**PEEP**	**5 – 8 mbar**
	I:E	**1:2 – 1:1**		**I:E**	**1:2**
	f	12 – 20	(nach $PaCO_2$)	f	12 – 20
Zielgröße:	VT	< 5 ml/kg KG	(bezogen auf Idealgewicht)	VT	< 5 ml/kg KG

Die Einstellung der FiO_2 richtet sich nach dem PaO_2.

Abb. 4.114 Respiratoreinstellung bei seitengetrennter Beatmung.

4.5 Nicht-invasive Beatmung (NIV = Non-invasive Ventilation)

4.5.1 Definition

Unter nicht-invasiver Beatmung (NIV) versteht man eine maschinelle Atemhilfe ohne Einsatz eines Endotracheal- oder Tracheostomietubus. Die Beatmung erfolgt über eine dicht sitzende Nasen- oder Mund-Nasen-Maske bzw. Vollgesichtsmaske oder über einen Beatmungshelm (NIV-Helm).

4.5.2 Vorteile der NIV (im Vergleich zur invasiven Beatmung)

- NIV wird von Patienten besser toleriert, sofern *individuelle Masken* verwendet werden.
- Keine oder nur geringe Sedierung erforderlich.
- Beatmung auch in aufrechter Sitzposition möglich.
- Keine trachealen Früh- und/oder Spätschäden.
- Kommunikationsfähigkeit bleibt erhalten, da Sprechen möglich ist. *Folge:* gesteigertes subjektives Wohlbefinden.
- Orale Ernährung ist möglich, da der Schluckakt nicht beeinträchtigt wird.
- Physiologische Atemgasbefeuchtung und -erwärmung.
- Keine Beeinträchtigung der mukoziliären und tussiven Clearance ⇨ effektives Husten ist möglich.
- Möglichkeit der intermittierenden Applikation.
- Der Patient kann selbst Beginn und Ende der nicht-invasiven Beatmung bestimmen und sich die Maske auch selbst anlegen *(⇨ Heimbeatmung).*
- Mobilisation ist besser möglich, da NIV nicht nur im Sitzen, sondern auch während des Gehens durchgeführt werden kann. Der Patient kann daher Aktivitäten des täglichen Lebens zu Hause selbst durchführen *(⇨ Heimbeatmung).*

In mehreren Studien ([117], [118], [119], [120], [121]) konnte gezeigt werden, dass NIV im Vergleich zur invasiven Beatmung zu einer

- Verkürzung der Beatmungsdauer,
- Verkürzung der Weaning-Phase,
- Verkürzung des Intensivaufenthalts,
- geringeren Inzidenz an nosokomialen Pneumonien,
- Reduktion der Spitalsmortalität und
- Kostenersparnis

führt.

4.5.3 Nachteile der NIV (im Vergleich zur invasiven Beatmung)

- Kein Aspirationsschutz
- Aerophagie möglich
- CO_2-Rückatmung möglich (⇨ Beatmungshelm)
- unphysiologische Beatmungsmuster (⇨ hohe Beatmungsinvasivität) nicht anwendbar

▶ Tab. 4.18 gibt einen Überblick über die Besonderheiten der invasiven Beatmung im Vergleich zur nicht-invasiven Beatmung und zur High-Fow-Sauerstofftherapie.

4.5.4 Voraussetzungen für NIV

- Exakte Einschulung des Patienten durch autorisierte Ärzte und diplomiertes Pflegepersonal
- wacher und kooperativer Patient
- erhaltener Atemantrieb
- erhaltene Schutzreflexe (Husten, Schlucken)
- dicht sitzende Nasen- oder Gesichtsmaske
- Fähigkeit, zumindest für 30 min ohne maschinelle Atemhilfe spontan zu atmen [122]
- hämodynamische Stabilität
- keine Gesichtsverletzungen (*Alternative:* Beatmungshelm)
- adäquates Monitoring muss gewährleistet sein
- Möglichkeit der sofortigen endotrachealen Intubation und Umsteigen auf invasive Beatmung

> **M!**
> **Merke**
>
> Voraussetzungen für die Implementierung der NIV als Beatmungs- und Weaning-Strategie sind ein in nicht-invasiver Beatmungstechnik gut eingeschultes und kooperierendes Intensivteam sowie ein strukturiertes Ausbildungsprogramm für Ärzte und Pflegepersonal.

Tab. 4.18 Besonderheiten der invasiven Beatmung (IV) im Vergleich zur nicht-invasiven Beatmung (NIV) und zur High-Flow-Sauerstofftherapie (HFOT). Quelle: Hofmann GO, Hrsg. Medizintechnik für Ingenieure. München: Hanser; 2022.

	Invasive Beatmung (IV)	Nichtinvasive Beatmung (NIV)	Highflow Sauerstofftherapie (HFOT)
Definition	Beatmung über sicheren Beatmungszugang (Endotrachealtubus, Trachealkanüle)	Beatmung mittels Maske oder Beatmungshelm	Applikation von erwärmtem und befeuchtetem Sauerstoff mittels Nasenkanüle
gleichwertige Beatmung	ja	ja	nein
ventilatorassoziierte Pneumonien	häufig	selten	nein
notwendige Sedierung	ja (von tief bis moderat)	teilweise (moderat)	nein
Leckagen	selten	häufig	–
Zugang zu den Atemwegen	direkt	erschwert	–
Essen und Trinken möglich	nein	ja	ja
Sprechen möglich	nein	ja	ja
Früh- oder Spätschäden an der Trachea	ja	nein	nein
effektives Husten möglich	nein	ja	ja
Druckstellen im Gesichtsbereich	nein	in Abhängigkeit der Anwendungsdauer	nein

Info

Das Setzen einer Magensonde für die NIV ist nicht obligat!

4.5.5 Indikationen

Pulmonale Indikationen ([117], [123], [124]):

- hyperkapnische akute respiratorische Insuffizienz (ARI):
  - akute exazerbierte COPD (AE-COPD)
- hypoxämische akute respiratorische Insuffizienz (ARI):
  - Pneumonie, Thoraxtrauma, Lungenembolie
  - ARDS (abhängig vom Schweregrad)
- akute respiratorische Insuffizienz (ARI) in der perioperativen Phase:
  - postoperative Gasaustauschstörungen v. a. nach Herz-/Thorax- und Oberbaucheingriffen
- Entwöhnung vom Respirator, v. a. bei COPD-Patienten
- drohende respiratorische Insuffizienz nach Extubation
- NIV bei palliativer Anwendung (*„Do not intubate Order“*)
- chronische respiratorische Insuffizienz:
  - COPD
  - nächtliche Hypoventilation (obstruktives Schlafapnoe-Syndrom)
  - Atemantriebsstörungen (z. B. Pickwick-Syndrom)
  - neuromuskuläre Erkrankungen (z. B. hoher Querschnitt, Poliomyelitis, Morbus Duchenne, amyotrophe Lateralsklerose)
  - Thoraxwanddeformitäten (z. B. ausgeprägte Kyphoskoliose)

Kardiale Indikationen ([123], [124]):
- kardiogenes Lungenödem mit akuter respiratorischer Insuffizienz (ARI)

Heimbeatmung [125]:
- intermittierende (nächtliche) Selbstbeatmung (ISB)

Die nicht-invasive Beatmung hat sich v. a. beim pulmonalen Monoorganversagen (Atempumpschwäche bzw. Atempumpversagen) infolge hyperkapnischer AE-COPD (pH < 7,35 und $PaCO_2$ > 45 mmHg), bei neuromuskulären Erkrankungen sowie bei Thoraxwanderkrankungen (ausgeprägte Kyphoskoliose) als initiale Beatmungsstrategie der Wahl etabliert, sofern keine Kontraindikationen vorliegen.

Auch beim kardiogenen Lungenödem konnte gezeigt werden, dass die nicht-invasive Beatmung die Intubationsrate und die Mortalität im Vergleich zur ausschließlichen Behandlung mit Pharmaka und Sauerstoff senkt. Empfohlen wird nach initialer Sauerstoffgabe und Pharmakotherapie ein Beginn mit einer CPAP-Therapie, bei persistierender Dyspnoe und/oder Hyperkapnie eine zusätzliche inspiratorische Druckunterstützung (Masken-PSV) [124].

Bei einer akut beatmungspflichtigen respiratorischen Insuffizienz im Rahmen eines Multiorgandysfunktionssyndroms (MODS) oder Multiorganversagens (MOF) infolge systemischer Entzündungsreaktion (SIRS) und Sepsis sowie bei einem akuten Schockgeschehen unterschiedlicher Genese ist die Intubation mit invasiver Beatmung das Therapieverfahren der Wahl.

Als Richtwerte für den Beginn der NIV gelten folgende *Blutgaswerte* [126]:

Chronisch obstruktive Lungenerkrankung (COPD):
- $PaCO_2$ > 55 mmHg
- PaO_2 zwischen 50 und 55 mmHg und SaO_2 ≤ 88 % trotz Sauerstofftherapie ⇨ nächtliche Hypoxämie für mindestens 5 min oder mehr als 2 Exazerbationen der COPD innerhalb eines Jahres, die einen stationären Aufenthalt erfordern

Restriktive Ventilationsstörungen:
- $PaCO_2$ > 45 mmHg
- PaO_2 zwischen 50 und 55 mmHg und SaO_2 ≤ 88 % trotz Sauerstofftherapie ⇨ nächtliche Hypoxämie für mindestens 5 min

4.5.6 Kontraindikationen

Absolut ([117], [123]):
- fehlende Spontanatmung, Schnappatmung
- unzureichender Atemantrieb
- Verlegung der Atemwege
- Koma nicht hyperkapnischer Ursache
- gastrointestinale Blutung
- Ileus
- Verletzungen/Verbrennungen im Gesichtsbereich

Relativ ([117], [123]):
- hyperkapnisch bedingte Bewusstseinsstörung bzw. Koma
- unzureichende Schutzreflexe ⇨ *Aspirationsgefahr*
- unkooperative Patienten – ausgeprägte Agitation bzw. agitiertes Delir
- massiver Sekretverhalt trotz bronchoskopischer Absaugung
- insuffiziente tussive Clearance (= ineffektiver Hustenstoß) und in der Folge
- Notwendigkeit häufiger trachealer Sekretabsaugungen (Hypersekretion)
- hämodynamische Instabilität mit Schocksymptomatik
- massive Agitation
- unmittelbar postoperativ nach chirurgischen Operationen des oberen Gastrointestinaltrakts
- anatomische „Interface-Inkompatibilitäten"

„Relative Kontraindikationen" bedeuten, dass NIV im Einzelfall, abhängig von der Erfahrung des Behandlungsteams und der verfügbaren technischen Ausstattung sowie unter ständiger Intubationsbereitschaft, auch in kritischen Situationen eingesetzt werden kann. Von klinischer Relevanz ist in diesem Zusammenhang auch das hyperkapnisch bedingte Koma, das bis vor Kurzem eine absolute Kontraindikation für NIV war. Der Behandlungsversuch darf aber nur fortgesetzt werden, wenn

sich das Vigilanzniveau als Ausdruck einer effektiven NIV bessert und somit das Koma eindeutig durch die Hyperkapnie bedingt war ([117], [123], [124]).

4.5.7 Nebenwirkungen

- Toleranzprobleme (⇨ meistens durch exakte Einschulung vermeidbar)
- insuffiziente Ventilation durch Leckagen (⇨ vermeidbar durch Anwendung individueller Masken)
- lokale Druckstellen im Gesichtsbereich durch die Nasen- oder Gesichtsmasken (⇨ vermeidbar durch Anwendung individueller Masken) [117]
- Konjunktivitis (⇨ Folge von Leckagen)
- abdominelle Beschwerden (Blähungen, Erbrechen mit der Gefahr der Aspiration) [117]
- Schlafstörungen
- klaustrophobische Reaktionen
- Ablehnung der Therapie durch den Patienten

4.5.8 Beatmungszugang („Interface“)

Masken

Der Erfolg einer NIV hängt entscheidend von einer gut sitzenden Maske ab. Die Vielzahl von kommerziell erhältlichen *Nasen-* und *Gesichtsmasken* in verschiedenen Größen erlaubt eine ausreichende Anpassung bei gutem Tragekomfort (▶ Abb. 4.115a). Masken mit Silikonpolster und Distanzhalter erhöhen zusätzlich den Komfort. Da Patienten mit akuter respiratorischer Insuffizienz vorwiegend durch den Mund atmen, ist in der Initialphase der NIV eine dicht sitzende *Mund-Nasen-Maske* oder eine *Vollgesichtsmaske* der Beatmungszugang der 1. Wahl (▶ Abb. 4.115b). Hierfür sollen nur Maskenmodelle aus durchsichtigem Kunststoff gewählt werden, um Erbrechen sofort zu erkennen. Undichtigkeiten oder Druckstellen in Problembereichen wie dem Nasenrücken können mit zuschneidbaren Gelplatten oder durch eine Vollgesichtsmaske verhindert werden. Selbstverständlich müssen die Masken latexfrei sein.

Für die (nächtliche) Heimbeatmung kommen vorwiegend individuelle Nasenmasken zum Einsatz.

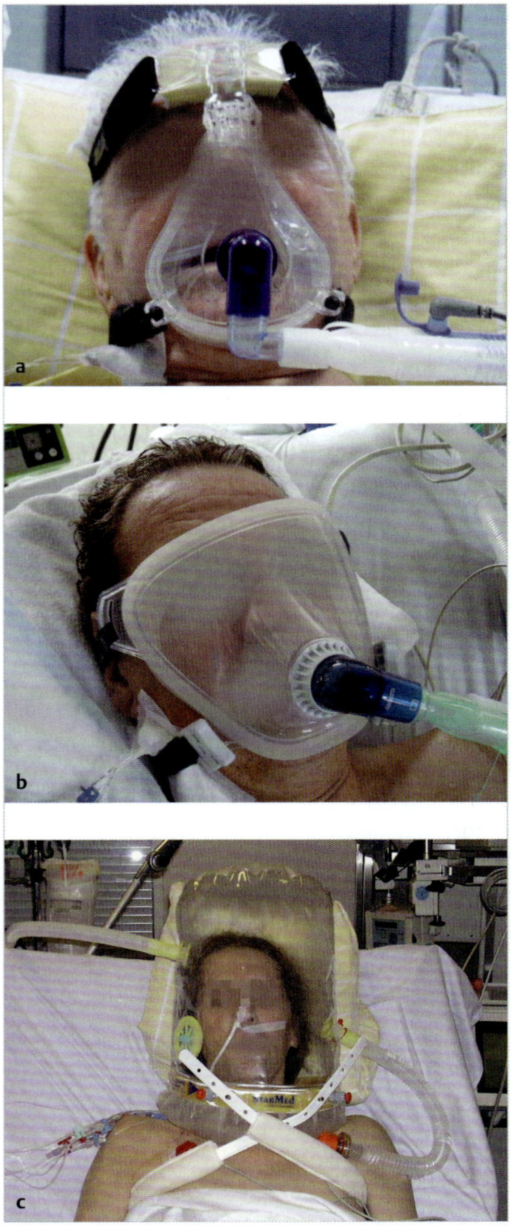

Abb. 4.115 Beatmungszugänge („Interfaces“).
a Mund-Nasen-Maske. (Quelle: Mit freundlicher Genehmigung des Herstellers, Philips Respironics, und des Vertriebspartners in Österreich, Hellmut Habel GmbH)
b Vollgesichtsmaske. (Quelle: Mit freundlicher Genehmigung des Herstellers, Philips Respironics, und des Vertriebspartners in Österreich, Hellmut Habel GmbH)
c Beatmungshelm. (Quelle: Mit freundlicher Genehmigung von StarMed, Mirandola, Italien)

Vorteile der individuellen Nasenmaske:
- Sprechen und Abhusten von Sekret jederzeit möglich
- geringerer klaustrophobischer Effekt

Kontraindikationen für die Nasenmaske:
- Nasenseptumdeviation
- Sinusitis – Rhinitis
- Magensonde (⇨ Maske kann nicht abgedichtet werden)

Beatmungshelm (NIV-Helm)

Alternativ zu den herkömmlichen Beatmungsmasken kommt auch ein Beatmungshelm („CPAP-Helm“) für bestimmte Indikationen zum Einsatz (z. B. CASTAR, StarMed, DIMAR, Vertrieb Eumedics). Dieser wird im Allgemeinen besser und länger toleriert als die Maske und ist v. a. für die Anwendung höherer PEEP-Niveaus geeignet.

In- und Exspirationsschlauch werden direkt an den Beatmungshelm angeschlossen. Die Halskrause des Helms ist aus besonders weichem, elastischem Polyurethan und ermöglicht optimale Positionierung bei jeder Halsgröße. Weiche Träger, die durch die Achselhöhlen laufen, sorgen für sicheren, schonenden Halt. Durch große weiche Achselpolster sollen Druckstellen verhindert werden. Gleichzeitig können mit dem Beatmungshelm die typischen Komplikationen der Maskenbeatmung wie Hautverletzungen, Augenirritationen und Magenüberblähung vermieden werden (▸ Abb. 4.115c).

Der Beatmungshelm ist v. a. zur CPAP-Therapie bei Patienten mit hypoxämischer akuter respiratorischer Insuffizienz indiziert, wenn höhere PEEP-Niveaus notwendig sind [123]. Der Beatmungshelm stellt somit eine effektive Alternative zu den herkömmlichen Beatmungsmasken dar, insbesondere wenn die Aufrechterhaltung eines höheren PEEP im Vordergrund steht.

Für die Behandlung des hyperkapnischen Lungenversagens ist der Beatmungshelm weniger geeignet, da aufgrund des großen, kompressiblen Luftvolumens im Helm das Totraumvolumen vergrößert und in der Folge die CO_2-Elimination vermindert wird. Zur Vermeidung einer ungewollten CO_2-Rückatmung sollen Beatmungshelme nur mit Beatmungsgeräten eingesetzt werden, die über einen einstellbaren „Byflow“ verfügen, wobei initial ein Byflow 8–12 l/min empfohlen werden kann.

Durch das große kompressible Volumen des Helms verschlechtert sich zusätzlich die Triggerempfindlichkeit des Gesamtsystems aus Helm und Respirator im Vergleich zur Gesichtsmaske, sodass die *Gefahr der Patient-Respirator-Asynchronie* mit vermehrten Fehltriggerungen *(„Wasted inspiratory Efforts“)* infolge einer triggerinduzierten Asynchronie besteht [123].

Bei der Verwendung von Demand-Flow-Respiratoren kann auch das Problem der CO_2-Rückatmung klinisch relevant werden. Außerdem ist die Messung der applizierten Tidal- und Atemminutenvolumina problematisch, die durch das große kompressible Volumen des NIV-Helms nicht ohne Weiteres bestimmt werden können. In der Praxis ist es daher schwierig zu unterscheiden, welcher Anteil des vom Beatmungsgerät applizierten Volumens nur zu einer Zunahme des Helmvolumens führt bzw. tatsächlich in die Lungen des Patienten gelangt. Aus dem gleichen Grund ist eine zielführende Einstellung der Volumenalarme praktisch nicht möglich.

Vorteile des Beatmungshelms (gegenüber Gesichts-/Nasenmasken):
- erhöhter Patientenkomfort – gute Toleranz
- erhöhte Bewegungsfreiheit – bessere Mobilisation
- bessere Kommunikation während der Beatmung
- Vermeidung von Druckstellen
- Verminderung klaustrophobischer Reaktionen
- Nahrungsaufnahme über Magensonde oder Strohhalm während der Beatmung möglich
- Anwendung auch bei Gesichtsverletzungen oder Gesichtsdeformitäten

Nachteile des Beatmungshelms (gegenüber Gesichts-/Nasenmasken):
- hohes Totraumvolumen ⇨ verminderte CO_2-Elimination
- Gefahr der Patient-Respirator-Asynchronie infolge von Fehltriggerungen
- Volumenmonitoring problematisch
- hoher Preis (⇨ Einmalprodukt)

Tab. 4.19 Besonderheiten der unterschiedlichen Beatmungszugänge („Interfaces") bei nicht-invasiver Beatmung.

	Nasenmaske	Mund-Nasen-Maske	Beatmungshelm
Aspirationsgefahr	gering	mäßig	nein
Aerophagie	selten	mäßig	gering
kompressives Volumen	nein	mäßig bis groß	groß
CO_2-Rückatmung	nein	mäßig bis groß	groß
Geräuschbelastung durch Beatmungsgerät	nein	nein	häufig
Druckgefühl im Ohr	nein	nein	häufig
Druckstellen im Gesichtsbereich	nein	häufig	nein
Leckagen	nein	häufig	nein
Augenirritationen	nein	häufig	selten
Monitoring des Tidalvolumens	nicht möglich	möglich	nicht möglich
Mundleckage	häufig	nicht relevant	nicht relevant
beeinträchtigte Nasenatmung	problematisch	nicht relevant	nicht relevant

▸Tab. 4.19 gibt einen vergleichenden Überblick über die Besonderheiten der unterschiedlichen Beatmungszugänge („Interfaces") bei nicht-invasiver Beatmung.

4.5.9 Adaptationsphase

Der Beginn der NIV sollte bevorzugt in halbsitzender Position durchgeführt werden, da dies für die meisten Patienten angenehmer ist. Eine Auswahl verschiedener Nasen- und Mund-Nasen-Masken sowie Vollgesichtsmasken sollte verfügbar sein, um Anpassung, Tragekomfort und Dichtigkeit zu optimieren. Zu Therapiebeginn kommen in der Regel Mund-Nasen-Masken oder Vollgesichtsmasken zum Einsatz, da der Patient im Akutstadium der respiratorischen Insuffizienz nicht in der Lage ist, bei geschlossenem Mund durch die Nase zu atmen.

Bei Vorliegen von Maskenintoleranz oder Inkompatibilität kann als Alternative zur Maske der Beatmungshelm verwendet werden.

In der Praxis hat sich bewährt, dass die Gesichtsmaske durch eine diplomierte Pflegekraft von Hand vorgehalten wird, bei guter Kooperation vom Patienten selbst. Erst nach Überwindung von Angst und Unsicherheit sollte die Maske mit Haltebändern fixiert werden, sodass dem Patienten noch ausreichende Sicht auf die Umgebung ermöglicht wird. Bei guter Kooperationsfähigkeit kann im Einzelfall die Maske auch direkt aufgesetzt und mit den Haltebändern fixiert werden. Primäres Ziel der Adaptationsphase ist das Herstellen einer Synchronisierung der Spontanatmung des Patienten mit dem Respirator.

Erfahrungsgemäß lässt sich innerhalb der ersten 1–2 h nach Therapiebeginn die Effektivität der NIV beurteilen. Die ersten 2 h muss auch eine autorisierte Pflegeperson am Krankenbett anwesend sein, um den Patienten bei der Adaptierung an die NIV zu unterstützen. Der Personalbedarf bei NIV ist in der Initialphase der Therapie der akuten respiratorischen Insuffizienz mit einem Patienten-Therapeuten-Verhältnis von 1 : 1 relativ hoch. Im weiteren Verlauf der Therapie lassen sich durch NIV allerdings Arbeitszeit und -aufwand einsparen.

Die wichtigsten klinischen Parameter während der Adaptationsphase sind das Atemmuster (Atemfrequenz, Tidalvolumen, paradoxe Atmung), die arteriellen Blutgase, die Beurteilung der subjektiven Atemnot (Dyspnoe) sowie das Vigilanzniveau des Patienten.

4.5.10 Auswahl der Atemhilfe und praktische Durchführung

Grundsätzlich kann für die nicht-invasive Beatmung jeder Intensivrespirator verwendet werden (z. B. Philips Respironics V60/V680 [▸ Abb. 4.116a], Dräger Savina, Dräger Typ Evita, Gelinge/Maquet Typ Servo, Löwenstein Medical Elisa). Daneben kommen einfache und kompakte Beatmungsgeräte zum Einsatz, die auch für die Heimbeatmung konzipiert sind (▸ Abb. 4.116b und ▸ Abb. 4.116c).

Beispiele:
Luisa (Löwenstein Medical), Bellavista 1000 (Imtmedical), Savina 300 NIV (Dräger), Elisée 150/350, Trilogy 100/200, LegendAir, Bipap-Focus.

Mit dem NIV-Intensivrespirator Philips Respironics V60, der speziell für die nicht-invasive Beatmung konzipiert ist, können mittels der Funktion *„Autotrack-Sensitivity"* Leckagen bis zu einem Leckageflow von 70 l/min effektiv kompensiert werden (s. ▸ Abb. 4.116a). Das Funktionsprinzip von *„Autotrack-Sensitivity"* besteht darin, dass der Respirator automatisch sowohl die Triggerempfindlichkeit (Triggerschwelle) als auch das exspiratorische Umschaltkriterium (inspiratorische Terminierung) an den aktuellen Leckageflow anpasst, indem der Basisflow bei jedem Atemzug neu berechnet wird. Die Triggerempfindlichkeit ist damit zu jedem Zeitpunkt der Beatmung optimal an die Patientenbedürfnisse angepasst, sodass unnötige Atemarbeit durch Auslösung des Triggers vermieden und die Synchronisation zwischen Patient und Respirator optimiert wird.

NIV wird zur Therapie der akuten respiratorischen Insuffizienz vorwiegend in einem assistierten

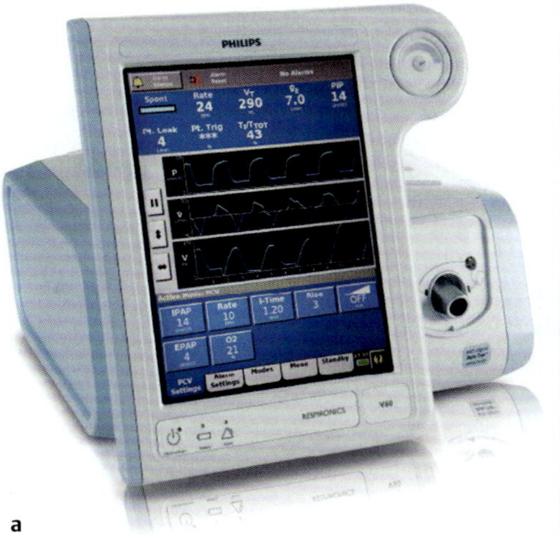

a

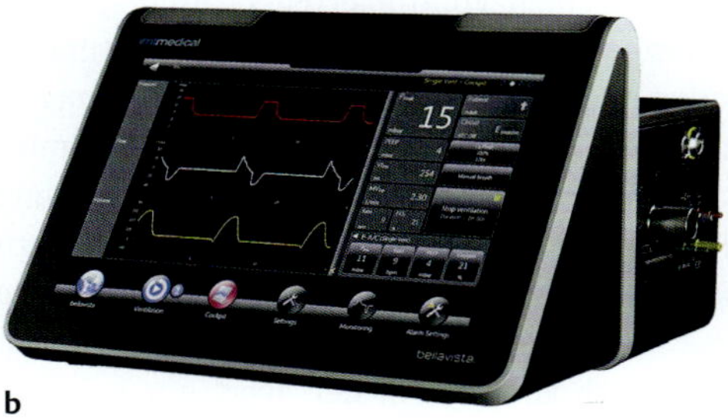

b

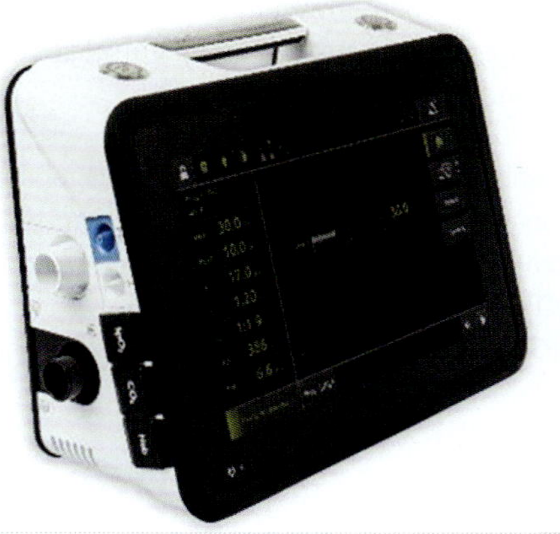

c

Abb. 4.116 NIV-Intensivrespiratoren.
a NIV-Intensivrespirator V60. (Quelle: Mit freundlicher Genehmigung des Herstellers, Philips Respironics, und des Vertriebspartners in Österreich, Helmut Habel GmbH)
b NIV-Intensivrespirator Bellavista 1000. (Quelle: www.imtmedical.com)
c Heimrespirator Luisa (Löwenstein Medical). (Quelle: Mit freundlicher Genehmigung von Löwenstein Medical Austria GmbH)

(augmentierten) Modus mit einer Back-up-Frequenz (Sicherheitsfrequenz) angewendet, d. h., der Patient triggert die Inspiration und erhält eine inspiratorische Druckunterstützung (IPAP). Abhängig von der Pathophysiologie bzw. Form der respiratorischen Insuffizienz wird gleichzeitig ein PEEP (EPAP) appliziert. Die inspiratorische Sauerstoffkonzentration (FiO_2) sollte so eingestellt werden, dass eine arterielle Sauerstoffsättigung > 90 % sichergestellt ist.

Bei Auftreten von Bradypnoe oder Apnoe wird der Patient je nach Respiratortyp druck- oder volumenkontrolliert mit einer frei einstellbaren Beatmungsfrequenz (Sicherheitsfrequenz) beatmet.

Im Notfall einer akuten respiratorischen Insuffizienz ist der Patient allerdings meistens nicht in der Lage, einen kontrollierten Beatmungsmodus zu akzeptieren. Ein kontrollierter Beatmungsmodus erfordert eine ausreichende Sedierung, da ansonsten die Gefahr einer Patient-Respirator-Asynchronie mit Auftreten von „Gegenatmung" *(„Fighting the Respirator")* besteht. Diese zusätzliche Belastung der Atemmuskulatur muss unbedingt vermieden werden. Kontrollierte Beatmungsmodi kommen in der Regel nur bei jenen Patienten mit akuter Exazerbation ihrer Grunderkrankung zur Anwendung, die bereits im Rahmen der Heimbeatmung an einen solchen Modus gewöhnt sind [127].

In Abhängigkeit von der zugrunde liegenden pulmonalen Funktionsstörung kommen folgende Atemhilfen zur Anwendung:

- CPAP
- PSV/ASB bzw. BIPAP
- ST-Modus
- PAV (PPS)
- A/C-Ventilation
- CMV

Der im Rahmen der nicht-invasiven Beatmung bezeichnete Beatmungsmodus „BIPAP" (BiLevel Positive Airway Pressure) hat nichts mit dem „anästhesiologischen BIPAP" zu tun. Der Begriff geht auf den Markennamen eines früheren NIV-Beatmungsgeräts der Firma Respironics zurück (*„BIPAP-Vision"*, wobei BIPAP mit kleinem „i" geschrieben wurde). Es handelt sich hierbei um die druckunterstützte Spontanatmungsform PSV/ASB. Die inspiratorische Druckunterstützung wird mit IPAP (Inspiratory Positive Airway Pressure), der PEEP mit EPAP (Expiratory Positive Airway Pressure) bezeichnet. In diesem Zusammenhang ist anzumerken, dass mit dem Einstellregler IPAP der absolute Beatmungsdruck und nicht – wie bei Intensivrespiratoren – der Druck über PEEP eingestellt wird.

Auf der Intensivstation hat sich zur nicht-invasiven Beatmung die druckunterstützte Spontanatmung bewährt, wobei v. a. PSV/ASB zur Anwendung kommt.

Die Spontanatmung mit CPAP kann sinnvoll sein, wenn die Verbesserung der Oxygenierung im Vordergrund steht und keine ausgeprägte Hyperkapnie vorliegt.

Kontrollierte Beatmungsmodi mit Volumenvorgabe oder druckkontrollierte Beatmung kommen meist bei Patienten mit chronischer respiratorischer Insuffizienz infolge von neuromuskulären Erkrankungen oder Kyphoskoliose v. a. im Rahmen der Heimbeatmung zur Anwendung.

Pressure Support Ventilation (PSV/ASB) hat sich als bevorzugte nicht-invasive Atemhilfe bewährt, weil der Patient In- und Exspirationszeit, Atemfrequenz und Atemzugvolumen selbst steuern kann. Als Nachteil von PSV/ASB ist die Abhängigkeit von einem Triggerkriterium zur Erkennung der In- und Exspiration anzuführen, welches bei zu hoher Triggerschwelle (⇒ PEEPi) die Ursache für das Auftreten von *Fehltriggerung* und in der Folge einer triggerinduzierten Patient-Respirator-Asynchronie sein kann. Vor allem bei COPD-Patienten kann es durch die dynamische Überblähung der Lunge und Generierung eines intrinsischen PEEP zum Auftreten einer Desynchronisation kommen. Die Einatembemühung des Patienten führt wegen des hohen intrinsischen PEEP zu keiner Auslösung des Triggers und folglich zu keiner maschinellen Druckunterstützung. Da die maschinelle Druckunterstützung nicht mehr synchron zur Einatembemühung erfolgt, nimmt die Atemarbeit des Patienten zu [128]. Wird diese Asynchronität nicht erkannt, besteht die Gefahr der respiratorischen Erschöpfung mit konsekutivem Weaning-Versagen (vgl. Kap. 4.6).

Proportional Pressure Support (PPS) ist eine Beatmungsform, bei der die inspiratorische Druckunterstützung proportional zur patienteneigenen Atemarbeit appliziert wird. Da bei PPS Beginn und Ende der Druckunterstützung nicht getriggert werden müssen, sind Fehltriggerungen und somit das Auftreten einer Patient-Respirator-Asynchronie minimiert.

Im Beatmungsmodus PPS erfolgt bei erhöhtem ventilatorischem Bedarf und infolge erhöhter CO_2-Produktion die Steigerung des Atemminutenvolumens primär über die Zunahme des Tidalvolumens (VT) bei annähernd gleichbleibender Atemfrequenz (im Unterschied zu PSV/ASB!). Im Vergleich zu PSV/ASB sind der intrinsische PEEP und die Atemarbeit geringer [89].

Vorsicht ist bei zu geringem Atemantrieb geboten, da bei der Atemhilfe PPS eine Mindestventilation infolge zu geringer proportionaler Druckunterstützung nicht mehr gewährleistet ist.

Klinische Untersuchungen berichten auch über die erfolgreiche Anwendung von *NAVA* im Rahmen der nicht-invasiven Beatmung (NIV). In diesem Zusammenhang können möglicherweise v. a. jene COPD-Patienten profitieren, die nicht über eine Maske ventiliert werden können und stattdessen einen Beatmungshelm benötigen, da gerade die nicht-invasive Beatmung über den Helm mit einer relativ hohen Fehltriggerungsrate im PSV/ASB-Modus (s. o.) assoziiert ist [105].

Wird die Beatmungsform *PSV/ASB* gewählt, wird eine initiale Druckunterstützung von 8–10 mbar bei einem PEEP von 5 mbar eingestellt. Bei PPS werden als initiale Einstellung ein $Flow_{Assist}$ und ein $Volume_{Assist}$ von je 5 mbar gewählt. Nach Gewöhnung des Patienten an die Maskenbeatmung erfolgt die schrittweise Erhöhung der Druckunterstützung bzw. des PEEP-Niveaus in 2-mbar-Schritten. Die FiO_2 wird so gewählt, dass eine SaO_2 von > 90 % gewährleistet ist.

Die weitere Optimierung der Beatmungseinstellung erfolgt nach atemmechanischen Kriterien, wobei als *Zielparameter* ein Atemhubvolumen von 6–8 ml/kg KG (bezogen auf Idealgewicht) und eine Atemfrequenz < 25–30/min anzustreben sind.

Bei Anwendung einer inspiratorischen Druckunterstützung von ≤ 20 mbar besteht in der Regel keine Gefahr einer Magenüberblähung.

Info

Die maximale *absolute* inspiratorische Druckunterstützung soll 25 mbar nicht überschreiten, da ansonsten die Gefahr von
- Magenüberblähung und Erbrechen,
- Regurgitation und Aspiration von Mageninhalt sowie
- atemmechanischer Verschlechterung infolge Zwerchfellhochstands besteht (⇨ Cave: Überschreiten des Öffnungsdrucks des distalen Ösophagussphinkters).

Für die praktische Durchführung der NIV können folgende Grundeinstellungen am Respirator empfohlen werden (modifiziert nach [129], [130]):

Praxis

Grundeinstellung des Respirators bei NIV, kontrollierte Beatmung
- Inspirationsdruck: 8–10 mbar *über* PEEP ⇨ schrittweise Steigerung in 2-mbar-Schritten bis auf maximal 25 mbar *absoluter* Beatmungsdruck bzw.
- Atemhubvolumen (VT): 6–8 ml/kg KG (bezogen auf Idealgewicht)
- Atemfrequenz (f): knapp über der Spontanatemfrequenz des Patienten
  ⇨ Suppression des zentralen Atemantriebs (*Overdrive*)
  ⇨ sinnvoll nur, solange die Atemfrequenz des Patienten < 30/min ist
  ⇨ nach Stabilisierung der Ventilation: Reduktion der Atemfrequenz auf 10–15/min
- I:E-Verhältnis: 1 : 2
- PEEP: 5–8 mbar bzw. in Abhängigkeit vom PaO_2 bzw. PEEPi
- inspiratorische Sauerstoffkonzentration (FiO_2): 50 % bzw. nach PaO_2

Im Zusammenhang mit der nicht-invasiven Beatmung wird statt des Terminus „volumenkontrolliert" auch der Begriff „kontrollierte Beatmung mit Volumenvorgabe" verwendet. Damit soll zum Ausdruck gebracht werden, dass das tatsächliche Atemgasvolumen, das unter NIV in die Patientenlunge gelangt, infolge von Leckagen oft deutlich niedriger ist als das Atemhubvolumen, welches am Beatmungsgerät eingestellt ist.

Praxis

Grundeinstellung des Respirators bei NIV, augmentierte Spontanatmung

Druckunterstützte Spontanatmung (PSV/ASB)

- Inspirationsdruck: 6–10 mbar *über* PEEP ⇨ schrittweise Steigerung in 2-mbar-Schritten bis auf maximal 25 mbar *absolute* Druckunterstützung

Zielgrößen:

- Atemhubvolumen (VT): 6–8 ml/kg KG
- Atemfrequenz: < 25–30/min
- PEEP: 5–8 mbar bzw. in Abhängigkeit vom PaO_2 bzw. PEEPi
- inspiratorische Sauerstoffkonzentration (FiO_2): 50 % bzw. nach PaO_2

Proportionale druckunterstützte Spontanatmung (PPS/PAV)

- Inspirationsdruck:
  - $Volume_{Assist}$: 5 mbar/l
  - $Flow_{Assist}$: 5 mbar/l/s
  - ⇨ schrittweise Steigerung des $Flow_{Assist}$ in 2-mbar/l/s-Schritten

Zielgrößen:

- Atemhubvolumen: 6–8 ml/kg KG
- Atemfrequenz: < 25–30/min
- PEEP: 5–8 mbar bzw. in Abhängigkeit vom PaO_2 bzw. PEEPi
- inspiratorische Sauerstoffkonzentration (FiO_2): 50 % bzw. nach PaO_2

Info

Bei *obstruktiven Ventilationsstörungen:* PEEPe initial niedrig, d. h. etwa 5–8 mbar ⇨ Steigerung in Abhängigkeit vom PEEPi, wobei PEEPe maximal 80 % von PEEPi betragen soll.

Selten werden effektive Inspirationsdrücke > 20 mbar für die Generierung von Atemhubvolumina zwischen 6 und 8 ml/kg KG benötigt.

Für COPD-Patienten ist die Beatmungsform PSV/ASB die Atemhilfe der Wahl. Bei Atempumpversagen infolge neuromuskulärer Erkrankungen kommen auch kontrollierte Beatmungsformen zum Einsatz (z. B. A/C-Ventilation).

Bei *hyperkapnischer ARI*, z. B. infolge AE-COPD, ist auf ausreichend hohe inspiratorische Drücke zwischen 15 und 25 mbar (absoluter IPAP) sowie auf hohe inspiratorische Atemgasflüsse zu achten, um über eine ausreichend hohe alveoläre Ventilation die Hyperkapnie zu beseitigen und die Atemarbeit zu reduzieren. Der PEEP (EPAP) sollte auf 5–8 mbar eingestellt werden, um den intrinsischen PEEP (PEEPi) und die damit verbundene isometrische Atemarbeit zu reduzieren (vgl. Kap. 10.2).

Bei *hypoxämischer ARI*, z. B. infolge von Pneumonie, ist neben einer inspiratorischen Druckunterstützung, um ein Tidalvolumen von 6 ml/kg KG (bezogen auf Idealgewicht) zu erzielen, auf einen adäquat hohen PEEP von 10–12 mbar zu achten, um alveoläre Derekrutierung (endexspiratorischer Alveolarkollaps) zu vermeiden.

Die Dauer der nicht-invasiven Beatmung richtet sich nach dem pulmonalen Funktionszustand und beträgt zwischen einigen Stunden und über 20 h pro Tag. Bei Verschlechterung der ventilatorischen Insuffizienz mit Verkürzung der Spontanatmungsintervalle auf wenige Stunden pro Tag muss die Indikation zur Tracheotomie evaluiert werden.

In der Regel sind Erfolg und Misserfolg der NIV innerhalb der ersten 2 h nach Beatmungsbeginn erkennbar. Tritt nach dieser Zeitspanne trotz dicht sitzender Maske keine klinische Besserung ein, muss die Indikation zur endotrachealen Intubation und invasiven Beatmung evaluiert werden. Erfolgs- bzw. Abbruchkriterien sollten halbstündlich bis stündlich überprüft werden [130].

4.5.11 S/T-Modus

Synonyma

- PCV ST (Löwenstein Medical)
- PSV-S/T (Mindray)
- NIV-ST (Hamilton)
- Automode (Getinge/Maquet)
- PC-IMVs,s (nach Chatburn-Taxonomie)

Definition

Der S/T-Modus ist ein Hybridbeatmungsmodus und kann als Kombination von druckunterstützter Spontanatmung (PSV) und druckkontrollierter Beatmung (PCV) definiert werden.

Funktionsprinzip

Die S-Funktion (S = spontaneous) entspricht der druckunterstützten Spontanatmung (PSV). Unterschreitet die spontane Atemfrequenz des Patienten die am Respirator eingestellte Beatmungsfrequenz, werden automatisch zeitgesteuerte mandatorische Atemhübe verabreicht, um die eingestellte Beatmungsfrequenz (= Back-up-Frequenz) zu gewährleisten.

Bei Ausbleiben der Spontanatmung erfolgt eine automatische Umschaltung auf eine druckkontrollierte Beatmung mit der voreingestellten Beatmungsfrequenz (T-Modus [T = Time cycled]). Der T-Modus ist ein druckkontrollierter Beatmungsmodus, welcher als Back-up-Ventilation fungiert, d. h., der Respirator wacht im Hintergrund darüber, dass eine bestimme Atemfrequenz nicht unterschritten wird (s. ▶ Abb. 4.85).

Dieser Beatmungsmodus kommt v. a. bei der nicht-invasiven Beatmung zur Anwendung.

Beispiel:

Eingestellte Back-up-Frequenz: 12/min.

- Beträgt die Spontanatemfrequenz des Patienten > 12/min, erhält der Patient keine mandatorischen druckkontrollierten Atemhübe.
- Beträgt die Spontanatemfrequenz allerdings nur 8/min, verabreicht der Respirator 4 mandatorische Atemhübe mit der eingestellten Druckunterstützung, sodass die eingestellte Mindest-Atemfrequenz von 12/min erreicht wird.
- Bei vollständigem Ausbleiben der Spontanatmung (Apnoe) wird der Patient druckkontrolliert mit einer Beatmungsfrequenz von 12/min beatmet.
- Bei Wiedereinsetzen der Spontanatmung schaltet der Respirator automatisch wieder in den S-Modus, d. h., der Patient wird wieder mit der Beatmungsform PSV druckunterstützt beatmet.

M!

Merke

Einstellgrößen am Respirator beim NIV-S/T-Modus

- Beatmungsfrequenz (f) = Back-up-Frequenz
- inspiratorische Druckunterstützung (IPAP)
- positiver endexspiratorischer Druck (PEEP = EPAP)
- Druckanstiegsgeschwindigkeit („Rampe“)
- Inspirationszeit (Ti)
- inspiratorische Sauerstoffkonzentration (FiO_2)
- Triggerschwelle (Flowtrigger)
- exspiratorische Triggersensibilität (ETS) = inspiratorische Terminierung

Beachte:

$$\text{Druckamplitude (Driving Pressure)} = \text{IPAP} - \text{EPAP}$$

4

Praxis

Grundeinstellung des Respirators im NIV-S/T-Modus

- IPAP: 6–10 mbar (abhängig von der Atemmechanik)
- *Zielgröße:* Atemhubvolumen: 6–8 ml/kg KG (bezogen auf Idealgewicht)
- EPAP: 5–8 mbar
- Druckanstiegsgeschwindigkeit („Rampe"): 0,2s
- inspiratorische Sauerstoffkonzentration (FiO_2): 50 % bzw. nach PaO_2
- Flowtrigger: 3–5 l/min
- Triggerschwelle: 2–5 l/min
- exspiratorische Triggersensibilität (ETS): 25 % des inspiratorischen Spitzenflows
- Back-up-Frequenz: 12/min
- Inspirationszeit (Ti): 1,5 s
- obere Druckbegrenzung: 30 mbar

4.5.12 Erfolgskriterien der NIV

- Abnahme der Atemfrequenz
- Verbesserung der alveolären Ventilation ⇨ Abnahme des $PaCO_2 > 15–20\,\%$
- Verbesserung der Oxygenierung ⇨ Zunahme der $SaO_2 \geq 92\,\%$ (bei COPD ≥ 88 %)
- Anstieg des pH auf ≥ 7,35
- Besserung der Dyspnoe
- Besserung der Vigilanz
- Abnahme der Herzfrequenz

Auch nach zunächst erfolgreichem Einsatz der NIV müssen Patienten engmaschig beobachtet werden, da es auch nach mehr als 7 Tagen zum *„NIV-Spätversagen"* mit hyperkapnischer ARI kommen kann, welches mit einer hohen Letalität assoziiert ist ([121], [131]).

4.5.13 Abbruch- bzw. Intubationskriterien bei NIV

- schwere Kooperationsprobleme mit dem Patienten
- zunehmende Bewusstseinseintrübung ⇨
- unzureichende Schutzreflexe (⇨ schwacher Hustenreflex, Aspirationsgefahr/Aspiration)
- „Rapid Shallow Breathing" (f > 35/min, VT < 300 ml)
- fehlende Besserung der Hypoxämie ($SaO_2 < 88\,\%$) bzw.
- Abfall des PaO_2/FiO_2-Quotienten < 100 mmHg
- Anstieg des $PaCO_2$ über den Ausgangswert bzw. > 15–20 % mit Abfall des pH auf ≤ 7,2
- exzessive Sekretproduktion bzw. Sekretverhalt (trotz bronchoskopischer Absaugung)
- nicht beherrschbare Aerophagie
- nicht beherrschbare Maskenprobleme
- zunehmende hämodynamische Instabilität trotz vasoaktiver Medikation
- mentale Verschlechterung (z. B. massive Agitation)

Zeichnet sich nach 2 h NIV keine Besserung des $PaCO_2$ und des pH ab, müssen der Abbruch der NIV und die Indikation zur Einleitung einer invasiven Beatmung (Intubation) evaluiert werden [130].

Merke

Tritt unter „optimaler" Maskenbeatmung (dicht sitzende Maske, optimierter PEEP, ausreichend hoher Inspirationsdruck) keine klinische Besserung innerhalb von 2 h ein, ist die Indikation zur endotrachealen Intubation gegeben.

Ein während der NIV-Adaptation stabil erhöhter $PaCO_2$ und niedriger pH dürfen nur dann länger als 2 h toleriert werden, wenn sich gleichzeitig der klinische Zustand des Patienten und andere Erfolgskriterien der NIV bessern.

Bei rasch progredienter hämodynamischer Verschlechterung und rhythmogener Instabilität muss ebenfalls invasiv beatmet werden.

4.5.14 Prädiktoren des NIV-Versagens

Ein NIV-Versagen lässt sich mit über 90 % Wahrscheinlichkeit anhand niedriger pH-Werte < 7,3 vor Beginn der NIV und nach 1–2 h nicht-invasiver Beatmung vorhersagen. Als Prädiktoren für das NIV-Versagen bei hypoxämischer akuter respiratorischer Insuffizienz erwiesen sich das Ausmaß der Oxygenationsstörung mit einem Schwellenwert PaO_2/FiO_2 < 175 mmHg und die generelle Schwere der akuten Erkrankung (Simplified Acute Physiology Score [SAPS] > 37). Das ARDS stellt somit keine allgemein geeignete Indikation zur NIV dar [132].

4.5.15 Weaning und NIV

In mehreren klinischen Studien wurde ein Zusammenhang zwischen der Inzidenz nosokomialer Infektionen, der Morbidität und Letalität beatmeter Patienten und der Dauer der endotrachealen Intubation nachgewiesen ([133], [134], [135]). In Untersuchungen an schwierig zu entwöhnenden *COPD-Patienten* konnte gezeigt werden, dass durch die frühzeitige Anwendung der NIV die Dauer der endotrachealen Intubation und der maschinellen Beatmung sowie die Aufenthaltsdauer auf der Intensivstation verkürzt werden konnten ([117], [118]).

Aber auch nach bereits erfolgter Extubation und erneut auftretender respiratorischer Insuffizienz stellt die frühzeitige Anwendung nicht-invasiver Atemhilfen eine wichtige therapeutische Strategie dar. Vor allem bei Vorliegen von Risikofaktoren für das Auftreten einer hyperkapnischen ARI nach Extubation führt der prophylaktische Einsatz der NIV zur Reduktion der Reintubations- und Letalitätsrate ([136], [137]).

Risikofaktoren für ein sekundäres Extubationsversagen:

- Dauer der invasiven Beatmung > 48 h *und*
- $PaCO_2$ > 45 mmHg nach der Extubation
- schwacher Hustenreflex
- Hypersekretion der Atemwege
- Stridor infolge Obstruktion der oberen Atemwege
- kardiale Ursache für die Beatmung
- Adipositas permagna
- APACHE II Score > 12 bei der Extubation
- mehr als ein frustraner Entwöhnungsversuch
- Alter > 65 Jahre
- Multimorbidität

Der Einsatz von NIV ist ebenfalls zu erwägen, wenn es nach der Extubation eines ansonsten stabilen Patienten erneut zu einer hypoxämischen akuten respiratorischen Insuffizienz (ARI) kommt.

M!

Merke

- Invasiv beatmete COPD-Patienten sollten möglichst frühzeitig extubiert und nicht-invasiv weiter beatmet werden, sofern die Voraussetzungen für NIV erfüllt sind und keine Kontraindikation besteht.
- In der Postextubationsphase nach länger dauernder invasiver Beatmung von > 48 h sollten Patienten mit hyperkapnischer ARI und Risikofaktoren für ein Extubationsversagen prophylaktisch mit NIV beatmet werden.

Auch bei tracheotomierten Patienten ist es durchaus gerechtfertigt, in der Weaning-Phase einen Umstellungsversuch von Trachealtubus auf NIV zu unternehmen. Das Tracheostoma wird hierfür mittels eines kommerziell erhältlichen „Platzhalters“ reversibel verschlossen, um auf diese Weise die kritische Übergangsphase von invasiver Beatmung zu NIV zu überbrücken. Die Effektivität der NIV beim tracheotomierten Patienten kann allerdings aufgrund einer Leckage im Stomabereich eingeschränkt sein.

4.5.16 Sedierung

Eine Sedierung des Patienten ist nur selten erforderlich. Agitierte Patienten sollten zur besseren Toleranz der Gesichtsmaske sowie zur Reduktion des Atemantriebs und des Sauerstoffverbrauchs oberflächlich sediert werden [117].

Bei agitierten oder deliranten Patienten bzw. bei länger erforderlicher Analgosedierung hat sich *Dexmedetomidin* in einer Dosierung von 0,3–

1,0 µg/kg/h (maximal 1,4 µg/kg/h) als Monotherapie oder in Kombination mit der fraktionierten Gabe eines Opioidanalgetikums wie Hydromorphon (0,4-mg-Boli) oder Piritramid (3- bis 5-mg-Boli) bewährt. Auch für das kurz wirksame Remifentanil liegen positive Studiendaten vor. Als wesentlicher Vorteil von Dexmedetomidin ist anzuführen, dass diese Substanz eine sog. *kooperative Analgosedierung* ermöglicht. Darunter versteht man einen Zustand der Schläfrigkeit bei erhaltenem Atemantrieb und Schutzreflexen sowie die leichte Weckbarkeit durch Ansprache oder Berührung. Im Wachzustand wirkt der Patient ruhig und kooperativ und Aufforderungen werden trotz ausreichender Sedierung gezielt befolgt ([124], [138], [139], [140]).

Alternativ ist auch aufgrund der guten Steuerbarkeit die Applikation von niedrigdosiertem Propofol oder die Gabe eines kurzwirksamen Benzodiazepins wie Lormetazepam möglich. Bei der Anwendung von Benzodiazepinen ist allerdings zu beachten, dass diese Medikamentengruppe eine Obstruktion der oberen Atemwege begünstigen kann [124].

4.5.17 Monitoring

Nicht nur die Ausgangswerte, sondern auch der Verlauf der Blutgaswerte (pH, PaO_2, $PaCO_2$) in der Initialphase der NIV sind für den Therapieeffekt der NIV ausschlaggebend. Somit ist ein Monitoring der wichtigsten Verlaufsparameter nach 30, 60 und 120 min erforderlich, um Therapieerfolg bzw. -versagen frühzeitig zu erkennen.

Da in etwa 30–40 % der Fälle ein Umsteigen auf eine invasive Beatmung mit endotrachealer Intubation notwendig ist, sollte bis zur respiratorischen Stabilisierung die nicht-invasive Beatmung auf der Intensivstation erfolgen. Das Monitoring umfasst, zusätzlich zum Maschinenmonitoring des Respirators, EKG, Blutdruck, Pulsoxymetrie, Atemfrequenz (Impedanzmessung über EKG-Elektroden und/oder Kapnometrie) sowie regelmäßige Blutgasanalysen [117].

Manche Intensivrespiratoren verfügen über einen sog. *NIV-Modus*, der folgende Charakteristika aufweist:

- optische Erkennung des aktivierten NIV-Modus am Respiratordisplay
- maximale Dauer der inspiratorischen Druckunterstützung frei einstellbar (= variable Zeitsteuerung)
- Leckagekompensation
- Möglichkeit der Deaktivierung bestimmter Alarme (z. B. ASB > 4-s-Alarm, Apnoealarm) und des Volumenmonitorings
- einstellbare Verzögerungszeit für Diskonnektionserkennung

4.5.18 Helium-Sauerstoff-Mischung

Bei Patienten mit AE-COPD stellt der Einsatz einer Mischung von 70–80 % Helium und 20–30 % Sauerstoff *(Heliox)* auch für die NIV einen vielversprechenden Therapieansatz dar. Die verminderte Gasdichte bewirkt eine Abnahme des Strömungswiderstands mit konsekutiver Abnahme der dynamischen Lungenüberblähung, Abnahme der Atemarbeit und Besserung der Dyspnoe [141].

4.5.19 Intermittierende kontrollierte nächtliche Selbstbeatmung (ISB) – Heimbeatmung

Die *nicht-invasive intermittierende kontrollierte nächtliche Selbstbeatmung (ISB)* ist eine Beatmungstherapie, die der Unterstützung der Atempumpe dient. Diese Form der Beatmung ist bei Patienten mit eingeschränkter Atemmuskelkraft bei chronischer ventilatorischer Insuffizienz mit Hyperkapnie *(hyperkapnisches Atempumpversagen)* angezeigt.

4.5.20 Wirkprinzip

Eine wesentliche Ursache für eine „Nichtentwöhnbarkeit“ vom Respirator bei Patienten mit chronischer Ateminsuffizienz stellt die chronische Erschöpfung der Atemmuskulatur dar. Gerade der ateminsuffiziente Patient mit chronisch erschöpfter Atempumpe profitiert von dieser Form der Atemhilfe, da die Atemmuskulatur während der Phase der kontrollierten Beatmung komplett entlastet wird und aus energetischer Sicht die Wiederauffüllung der Energiespeicher (Glykogenspeicher) und damit die *metabolische Erholung der Atemmuskulatur* ermöglicht wird [142].

4.5.21 Klinische Effekte

- Erholung der Atempumpe mit Wiederauffüllung der Glykogenspeicher der Atemmuskulatur *(⇨ metabolische Erholung der Atemmuskulatur)*
- Zunahme der Lungencompliance
- Zunahme der funktionellen Residualkapazität
- Vermeidung einer nächtlichen Hypoventilation mit der Gefahr der Hypoxämie sowie
- Normalisierung einer durch die chronische Hyperkapnie herabgesetzte CO_2-Sensitivität der Chemorezeptoren

Von der *nicht-invasiven nächtlichen Heimbeatmung* profitieren v. a. Patienten mit
- neuromuskulären Erkrankungen
- schweren thorakopulmonalen Erkrankungen (ausgeprägte Kyphoskoliose) sowie
- hyperkapnische COPD-Patienten

Die nicht-invasive nächtliche Heimbeatmung führt bei diesen Patienten zur *Verbesserung der Symptome* der chronischen alveolären Hypoventilation wie
- Kopfschmerzen,
- Müdigkeit und Somnolenz,
- Antriebslosigkeit,
- Depression und
- Leistungsknick.

Fachärztliche Kontrolluntersuchungen werden in regelmäßigen Abständen (meist alle 3 Monate) durchgeführt.

▸ Abb. 4.117 zeigt einen Therapiealgorithmus der akuten ventilatorischen Insuffizienz bei thorakopulmonaler Grunderkrankung („*Acute on chronic*"; modifiziert nach Criée [143]).

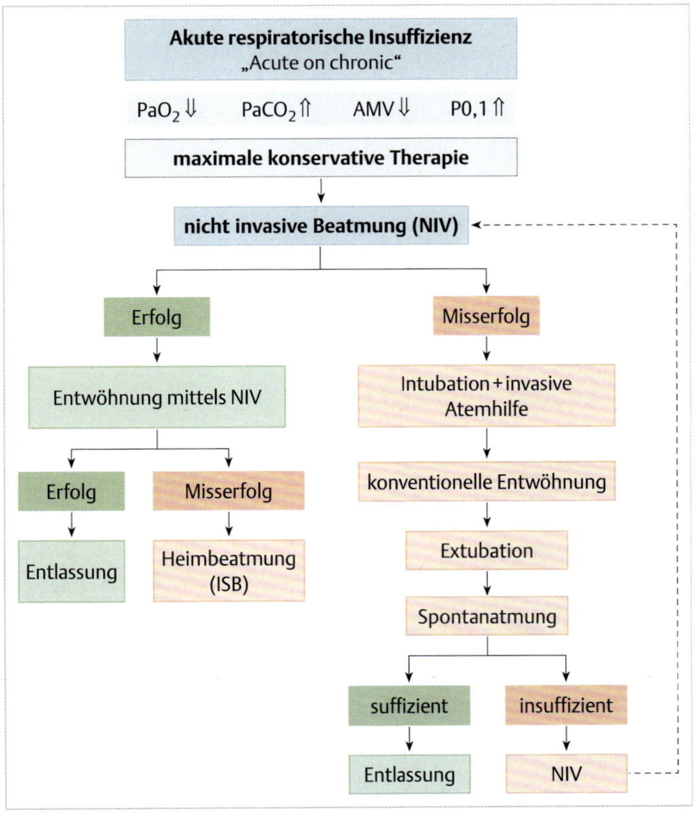

Abb. 4.117 Akute ventilatorische Insuffizienz. Therapiealgorithmus der akuten ventilatorischen Insuffizienz bei thorakopulmonaler Grunderkrankung *(„Acute on chronic")*.

4.6 Patient-Respirator-Asynchronie

4.6.1 Synonyma

- Patient-Respirator-Desynchronisation

4.6.2 Definition

Unter Patient-Respirator-Asynchronie (Desynchronisation) versteht man ein Missverhältnis von neuronalem Atemzyklus *(Neural TI/TE)* des Patienten und maschinellem Atemzyklus *(Ventilator TI/TE)*, in dem es zu einer Phasenverschiebung der beiden Atemzyklen (Inspiration [TI] und Exspiration [TE]) kommt (▸ Abb. 4.118).

Eine Patient-Respirator-Asynchronie kann auftreten

- unter kontrollierter Beatmung und
- unter augmentierter Spontanatmung.

4.6.3 Patient-Respirator-Asynchronie unter kontrollierter Beatmung

Die kontrollierte Beatmung erfolgt ausschließlich maschinengesteuert (zeitgesteuert) *ohne* jegliche *Synchronisation* mit einer Spontanatemaktivität des Patienten.

- *„Gegenatmung" („Fighting the Respirator")*

Bei allen kontrollierten Beatmungsformen verursachen Exspirationsbemühungen des Patienten während der mandatorischen Inspirationsphase frustrane Atemexkursionen *(„Pressen gegen den Respirator")*, da aufgrund des geschlossenen Exspirationsventils keine Anpassungen an die Ventilationsbedürfnisse des Patienten möglich sind (▸ Abb. 4.119).

Bei Patienten in der postoperativen Aufwachphase oder im Weaning vom Respirator sind die Nachteile einer kontrollierten Beatmungsform (= „starre" Beatmung mit wenig Freiheitsgraden) besonders deutlich. Da sich der Patient an den Beatmungsmodus anpassen muss, versucht er, bei wieder einsetzender Spontanatemaktivität gegen das geschlossene Exspirationsventil zu atmen, und

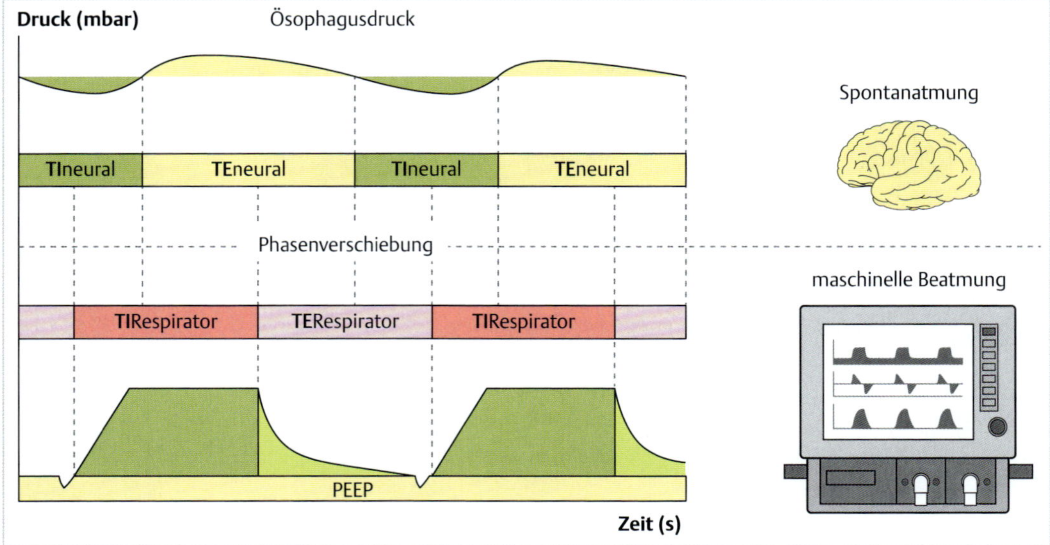

Abb. 4.118 Patient-Respirator-Asynchronie.

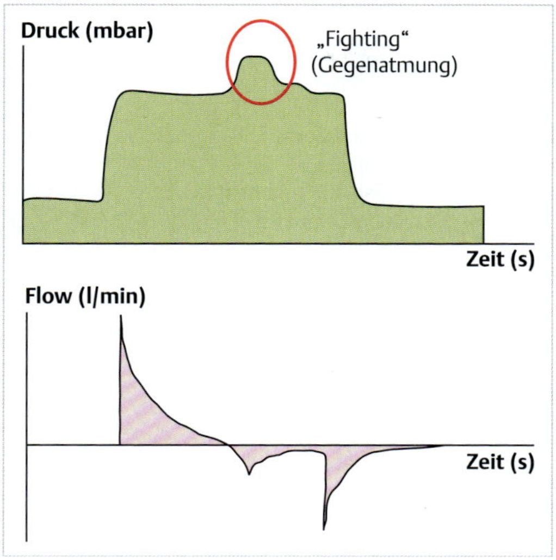

Abb. 4.119 „Gegenatmung“. Spontane Exspirationsbemühung unter kontrollierter Beatmung (aktive Exspiration). Der Patient versucht, während einer mandatorischen Inspiration gegen das geschlossene Exspirationsventil auszuatmen.

beginnt nun, „gegen den Respirator zu pressen“. Diese Stresssituation (*„Respiratory Distress“*) führt zu Dyspnoe, zu kardiovaskulären und vegetativen Reaktionen sowie zu neurologischen Symptomen wie Angst und Agitiertheit, mitunter sogar zu Panikattacken.

Unter volumenkontrollierter Beatmung können spontane Exspirationsbemühungen des Patienten während der mandatorischen Inspiration zum Auftreten hoher Atemwegsdrücke mit der Gefahr eines Barotraumas (⇨ Pneumothorax bzw. vital bedrohlicher Spannungspneumothorax) führen, wenn die obere Druckbegrenzung für den Beatmungsdruck nicht eng eingestellt ist. Die Erhöhung des intrathorakalen Drucks führt zu einer Zunahme der hämodynamischen Nebenwirkungen mit Blutdruckabfall und Tachykardie. Durch das „Pressen gegen den Respirator“ besteht bei kardiovaskulären Risikopatienten die Gefahr der koronaren und zerebralen Minderperfusion.

Unter druckkontrollierter Beatmung besteht die Gefahr der Hypoventilation mit konsekutiver Hypoxämie infolge der durch die „Gegenatmung“ bedingten Abnahme der Tidalvolumina. Darüber hinaus kann durch die „Gegenatmung“ die übergeordnete Drucksteuerung (⇨ Abbruch der mandatorischen Inspiration bei Überschreiten der oberen Druckbegrenzung) ausgelöst und auf diese Weise die Hypoventilation zusätzlich verstärkt werden.

Merke

„Fighting the Respirator“ kann in Abhängigkeit von der Beatmungsform zu gefährlichen, mitunter lebensbedrohlichen Komplikationen führen.

Die alleinige Möglichkeit einer Triggerung der mandatorischen Atemhübe, wie z. B. beim Beatmungsmodus Assist/Control (A/C-Ventilation), schafft bei wachen unruhigen Patienten keine adäquate Abhilfe. Durch die schnell aufeinander folgenden maschinellen Beatmungshübe besteht die Gefahr der Hyperventilation mit Ausbildung einer respiratorischen Alkalose.

Zur Vermeidung weiterer alveolärer Gasaustauschstörungen sowie kardiopulmonaler Nebenwirkungen und Komplikationen ist in der Akutphase des Geschehens die Vertiefung der Analgosedierung zur Unterdrückung des Atemantriebs und somit die *kurzfristige* Anpassung des Patienten an den Respirator meist unumgänglich. Das vorrangige Behandlungsziel *muss* aber sein, den Respirator so schnell wie möglich an die Ventilationsbedürfnisse des Patienten anzupassen. Dies erfolgt durch Umstellung auf eine augmentierende Beatmungsform mit möglichst vielen Freiheitsgraden, die eine insuffiziente Spontanatmung im Sinne eines zusätzlichen Atemmuskels unterstützt (= „adaptierte“ oder „flexible“ Beatmung). Die heute am meisten verwendeten augmentierenden Beatmungsformen sind „Biphasic Positive Airway Pressure“ sowie der druckunterstützte Spontanatmungsmodus „Pressure Support Ventilation“ (vgl. Kap. 4.3).

Tab. 4.20 Allgemeine Ursachen von *„respiratorischem Distress"* am Respirator.

patientenbezogene Ursachen	respiratorbezogene Ursachen
• inadäquate Analgosedierung • hoher intrinsischer PEEP mit • dynamischer Überblähung • Tubusintoleranz • Angst, Agitation, Delir • Tubus-/Kanülenobstruktion (Sekret) • Obstruktion der oberen Atemwege • Sekretretention im Bronchialsystem • Bronchospasmus • (Spannungs-)Pneumothorax	• inadäquate Beatmungsform bzw. Respiratoreinstellung (⇨ geringe Freiheitsgrade) • ungenügende Ventilationsunterstützung (⇨ Hypoventilation, Hypoxämie)

Merke

Das Behandlungsziel bei „Gegenatmung" muss sein, den Respirator so schnell wie möglich an die Ventilationsbedürfnisse des Patienten anzupassen.

Aber auch wiederholte forcierte Inspirationsbemühungen gegen ein geschlossenes Inspirationsventil während der mandatorischen Exspiration sind nicht ungefährlich, da der Unterdruck in den Atemwegen zu einem Lungenödem im Sinne eines „Unterdrucködems" führen kann.

▶ Tab. 4.20 fasst allgemeine Ursachen von *„respiratorischem Distress"* am Respirator zusammen.

4.6.4 Patient-Respirator-Asynchronie unter augmentierter Spontanatmung

Bei augmentierenden Beatmungsformen erfolgt die maschinelle Druckunterstützung *synchron* mit einer spontanen Einatemanstrengung des Patienten. Der Patient muss in der Lage sein, Atemarbeit zur Auslösung eines Triggers zu leisten.

Info

Patient-Respirator-Asynchronie

$$AF_{Patient} > AF_{Respirator}$$

Eine Patient-Respirator-Asynchronie liegt vor, wenn die Einatembemühungen des Patienten (= Atemfrequenz [$AF_{Patient}$]) des Patienten größer sind als die Anzahl der druckunterstützten Atemhübe durch den Respirator ($AF_{Respirator}$).

Unter *Asynchronie-Index* versteht man das Verhältnis aus nicht maschinell getriggerten Einatembemühungen *(„Wasted Efforts")* zur Gesamtzahl an maschinell getriggerten und nicht getriggerten Einatembemühungen.

Folgende Formen der Patient-Respirator-Asynchronie werden unterschieden:

- **inspiratorische Asynchronie = triggerinduzierte Asynchronie:**
  - ineffektive Triggerung
    ⇨ inspiratorischer Trigger kann vom Patienten nicht ausgelöst werden
  - Autotriggerung:
    ⇨ inspiratorischer Trigger wird ausgelöst, aber nicht durch Einatembemühung des Patienten

- **exspiratorische Asynchronie = steuerungsinduzierte Asynchronie („Cycling"-induzierte Asynchronie):**
  - vorzeitiges Öffnen des Exspirationsventils *(„Premature Cycling")* ⇨ mandatorische Inspiration ist zu kurz ⇨ Patient hat Inspiration noch nicht beendet
  - verspätetes Öffnen des Exspirationsventils *(„Delayed Cycling")* ⇨ mandatorische Inspiration ist zu lang ⇨ Patient hat Inspiration bereits beendet

Ineffektive Triggerung

Der Patient macht eine frustrane Einatembemühung *(„Wasted Effort")*, da er den Trigger nicht auslösen kann (⇨ „ineffektive Triggerung"), sodass auf die Einatembemühung keine maschinelle Druckunterstützung folgt. Die Triggerschwelle ist in Bezug auf die Atemmuskelkraft des Patienten zu hoch. Der Patient kann die zur Auslösung des Triggers notwendige Atemarbeit nicht aufbringen (▸ Abb. 4.120) ([144], [145], [146], [147], [148], [149], [150], [151]).

Ursachen:

- zu hoher intrinsischer PEEP (⇨ Detektierung durch Nachweis eines exspiratorischen Flowabbruchs im Flow-Zeit-Diagramm)
- zu tiefe Analgosedierung

> **Merke**
>
> Je höher der intrinsische PEEP, umso höher ist die Wahrscheinlichkeit für das Auftreten einer Triggerasynchronie.

Prädisponierende Faktoren für eine Zunahme eines intrinsischen PEEP:

- Verwendung eines HME-Filters zur Atemgaskonditionierung
- Verwendung einer „Gänsegurgel" als Zugentlastung

Folgen:

- Zunahme des Atemwegswiderstands
- Zunahme des funktionellen Totraums
- Zunahme der Atemarbeit

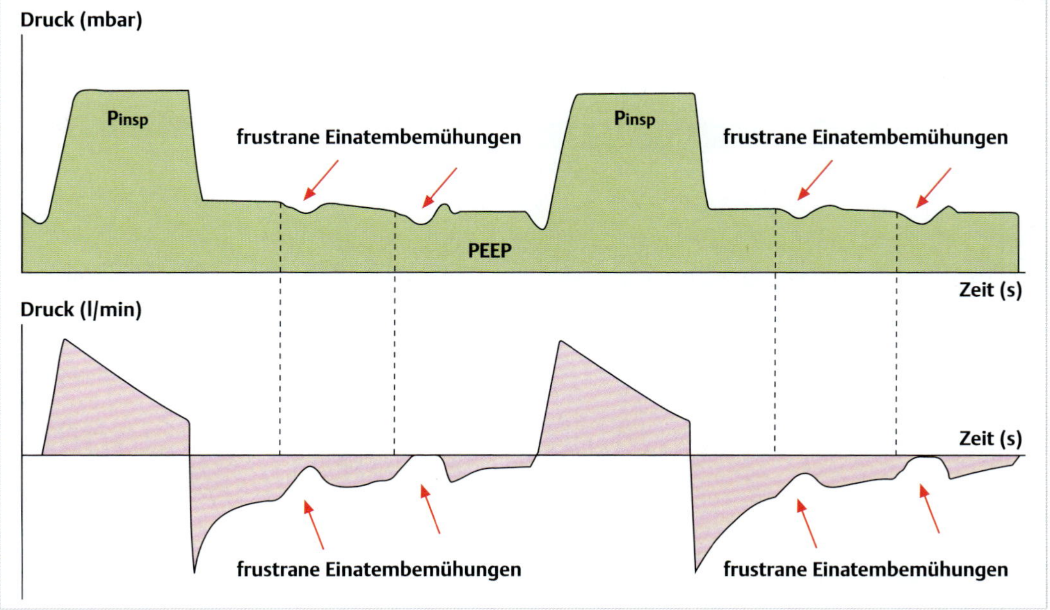

Abb. 4.120 Ineffektive Triggerung.

Info

Die Verwendung eines HME-Filters sowie einer „Gänsegurgel“ erhöht die Atemarbeit des Patienten und infolgedessen die Wahrscheinlichkeit für das Auftreten einer Triggerasynchronität.

4

Autotriggerung

Der Respirator triggert fälschlicherweise eine vermeintliche Einatembemühung des Patienten, da die Triggerschwelle zu niedrig eingestellt ist (▸ Abb. 4.121) ([144], [145], [146], [147], [148], [149], [150], [151]).

Ursachen:

- hyperdynamer Ventrikel (⇨ Herzaktionen verursachen einen Atemgasfluss, der den Trigger auslöst)
- Kondenswasser im Schlauchsystem (⇨ Flüssigkeitsbewegungen verursachen einen Atemgasfluss, der den Trigger auslöst)
- Leckage („Air-Leak“) im Beatmungssystem (⇨ „Leckageflow“ löst den Trigger aus)
- Oszillationen der Luftsäule während der Exspiration bei Instabilität der kleinen Atemwege bei COPD-Patienten

Vorzeitiges Öffnen des Exspirationsventils („Premature Cycling“)

Das Exspirationsventil öffnet bereits (⇨ maschinelle Inspirationszeit zu kurz), obwohl der Patient seine Inspiration noch nicht beendet hat (▸ Abb. 4.122) ([144], [145], [146], [147], [148], [149], [150], [151]).

Erhöhte Einatemanstrengungen des Patienten können zum Auftreten von *„Doppeltriggerungen“ („Double Triggering“)* führen, wenn die Einatemzeit des Patienten länger andauert als die eingestellte Inspirationszeit des Respirators und infolgedessen ein weiterer maschineller Atemhub vom Patienten getriggert werden kann.

„Doppeltriggerung“ ist definiert als 2 aufeinander folgende getriggerte maschinelle Atemhübe wäh-

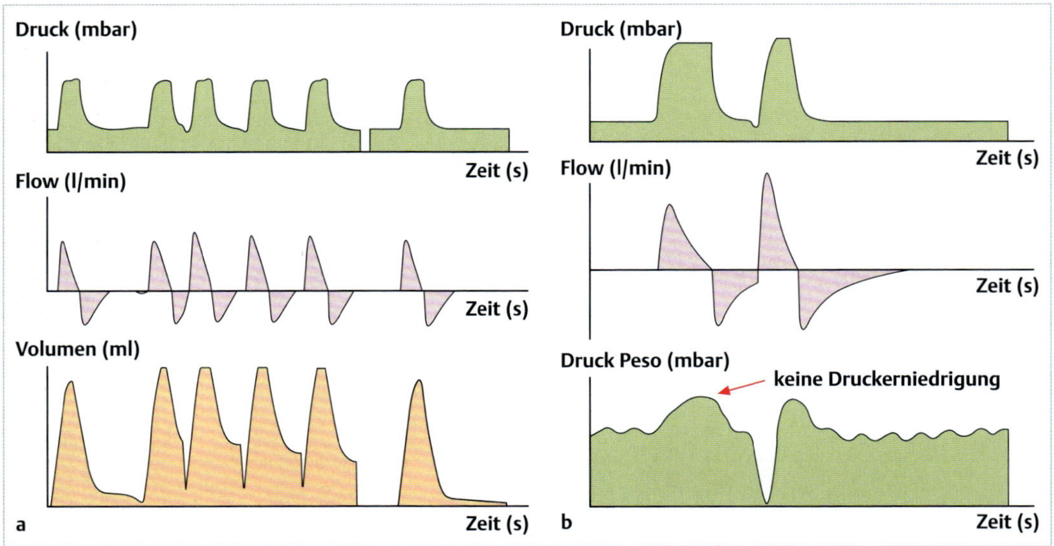

Abb. 4.121 Autotriggerung.

a Autotriggerung durch Leckage im Beatmungssystem: Die Volumenkurve geht während der Exspiration nicht auf die Nulllinie zurück.

b Autotriggerung und Ösophagusdruck: In der Ösophagusdruckkurve kommt es aufgrund der fehlenden Einatembemühung des Patienten zu keiner Druckerniedrigung zu Beginn der Inspiration.

rend einer spontanen Einatmung des Patienten. Dabei addieren sich die Tidalvolumina der beiden Atemhübe *(=„Breath Stacking")*. An der Ösophagusdruckkurve erkennt man eine weitere Zunahme der Druckerniedrigung, an der Volumenkurve sieht man die sich addierenden Tidalvolumina (▶ Abb. 4.123) [147]. Dies führt zu erhöhtem Lungenstress, vorwiegend in den nicht abhängigen, ventralen Lungenarealen mit der Gefahr eines Überdehnungstraumas *(Volu-/Barotrauma)*.

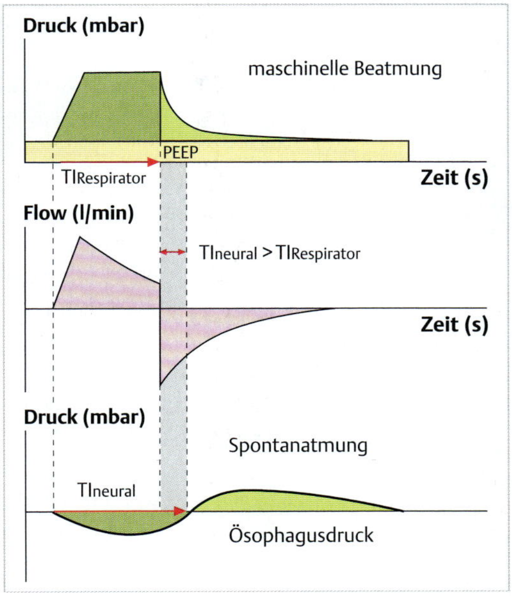

Abb. 4.122 „Premature Cycling". Vorzeitiges Öffnen des Exspirationsventils.

Über ein Drittel der Doppeltriggerungen unter kontrollierter Beatmung sind auf *„Reverse Triggering"* zurückzuführen.

Unter *„Reverse Triggering"* versteht man eine durch einen kontrollierten Beatmungshub des Respirators ausgelöste spontane Zwerchfellkontraktion, wodurch ein zusätzlicher mandatorischer Beatmungshub ausgelöst wird (▶ Abb. 4.124). Es ist ausdrücklich zu betonen, dass diese spontane Zwerchfellkontraktion ausschließlich durch den Respirator und nicht durch eine Einatembemühung des Patienten ausgelöst wird.

„Reverse Triggering" kann anhand der Beatmungsdruck-, der Flow- und der Ösophagusdruckkurve detektiert werden (vgl. ▶ Abb. 4.124).

Unter volumenkontrollierter Beatmung kann *„Reverse Triggering"* zu einer klinisch bedeutsamen Zunahme des Tidalvolumens und des Plateaudrucks führen und infolgedessen sowohl ein Überdehnungstrauma *(Volu-/Barotrauma)* als auch ein diaphragmales Myotrauma verursachen. Der pathophysiologische Mechanismus für das Auslösen von *„Reverse Triggering"* ist unklar, diskutiert werden ein möglicher Zusammenhang mit dem Hering-Breuer-Reflex (vgl. Kap. 2.27), direkte vagale

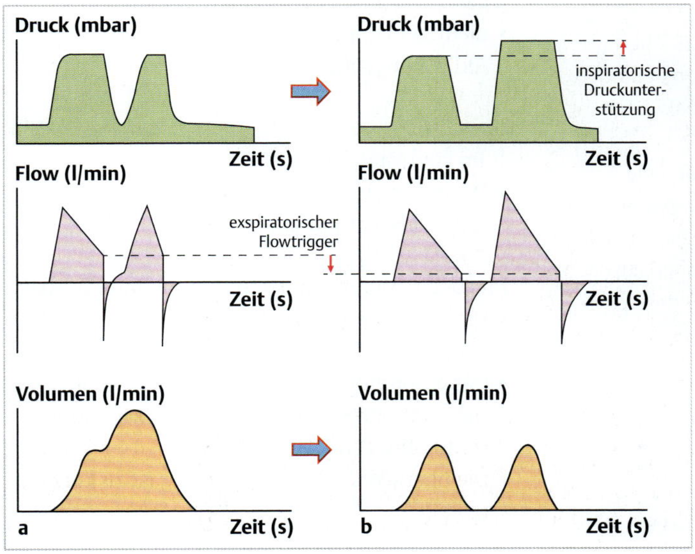

Abb. 4.123 „Double Triggering".
a Der Patient triggert innerhalb einer spontanen Einatmung erneut den Respirator.
b Therapeutische Maßnahmen: Verlängerung der maschinellen Inspirationszeit (TIRespirator ⇧) durch Erhöhung der Druckunterstützung und/oder Erniedrigung des exspiratorischen Flowtriggers.

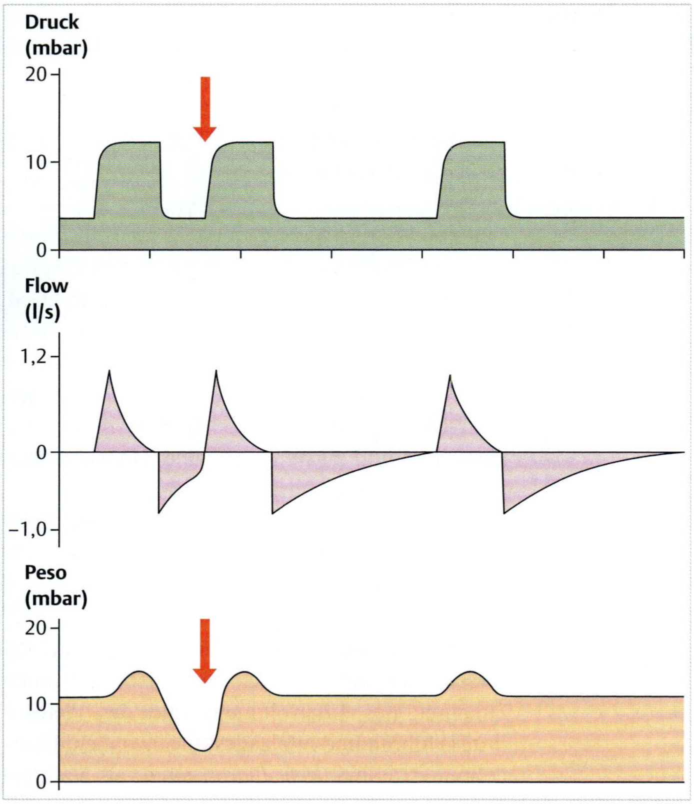

Abb. 4.124 „Reverse-Triggering". Der Respirator löst eine spontane Zwerchfellkontraktion aus, wodurch ein zusätzlicher mandatorischer Atemhub ausgelöst wird.

Nervenstimulation oder kortikale und subkortikale Einflüsse ([152], [153]).

> **Merke**
>
> - *„Double Triggering"* ist definiert als 2 aufeinander folgende, vom Patienten getriggerte maschinelle Atemhübe innerhalb einer spontanen Einatmung.
> - *„Reverse Triggering"* ist definiert als eine durch den Respirator ausgelöste spontane Zwerchfellkontraktion, wodurch ein zusätzlicher mandatorischer Beatmungshub ausgelöst wird.

„Premature Cycling" kann auftreten bei Patienten mit

- hohem ventilatorischem Bedarf und hohem zentralen Atemantrieb sowie
- gleichzeitig niedrigem Tidalvolumen und
- niedriger Lungencompliance („Stiffy Lung" ⇨ ARDS, Lungenfibrose).

Ursachen:

Im kontrollierten Beatmungsmodus:

- Die Inspirationszeit ist zu kurz eingestellt ⇨ Exspirationsventil öffnet zu früh.

Im augmentierenden Beatmungsmodus PSV/ASB:

- Die Druckanstiegsgeschwindigkeit ist zu hoch eingestellt (⇨ zu steile „Rampe").
- Das exspiratorische flowbasierte Umschaltkriterium ist zu früh eingestellt ⇨ das Exspirationsventil öffnet zu früh .
- Die übergeordnete Zeitsteuerung ist zu kurz eingestellt

Verspätetes Öffnen des Exspirationsventils („Delayed Cycling“)

Der Patient hat seine Inspiration bereits beendet und beginnt, gegen den inspiratorischen Atemgasfluss auszuatmen (▶ Abb. 4.125) ([144], [145], [146], [147], [148], [149], [150], [151]).

Diese Form der Patient-Respirator-Asynchronie findet sich v. a. bei COPD-Patienten ⇨ verzögerte Ausatmung des Tidalvolumens ⇨ Zunahme der dynamischen Lungenüberblähung mit Zunahme des intrinsischen PEEP.

Folge:
Auftreten einer ineffektiven Triggerung ⇨ zu hoher PEEPi verhindert die Auslösung des pneumatischen Flow- oder Drucktriggers (vgl. Kap. 10.2).

Ursachen:
Im kontrollierten Beatmungsmodus:

- Die Inspirationszeit ist zu lang eingestellt.

Im augmentierenden Beatmungsmodus PSV/ASB:

- Das exspiratorische flowbasierte Umschaltkriterium ist zu spät eingestellt ⇨ das Exspirationsventil öffnet zu spät.
- Zu hohe Triggerschwelle.
- Die Druckanstiegsgeschwindigkeit ist zu niedrig eingestellt (⇨ zu flache „Rampe“).
- Zu hohe inspiratorische Druckunterstützung (⇨ VT kann aufgrund der exspiratorischen Flusslimitierung nicht komplett ausgeatmet werden ⇨ *Air Trapping*).
- Zu niedriger externer PEEP (⇨ ungenügende pneumatische Schienung der kleinen Atemwege und infolgedessen ungenügende Egalisierung des intrinsischen PEEP).

Als zusätzliche prädisponierende Faktoren, die zu einer Erhöhung des intrinsischen PEEP (PEEPi) führen, sind zu nennen:

- Tachypnoe (⇨ Verkürzung der Exspirationszeit)
- Endotrachealtubus oder Trachealkanüle mit kleinem Durchmesser (⇨ exspiratorische Flusslimitierung)
- HME-Filter (Erhöhung des Atemwegswiderstands)

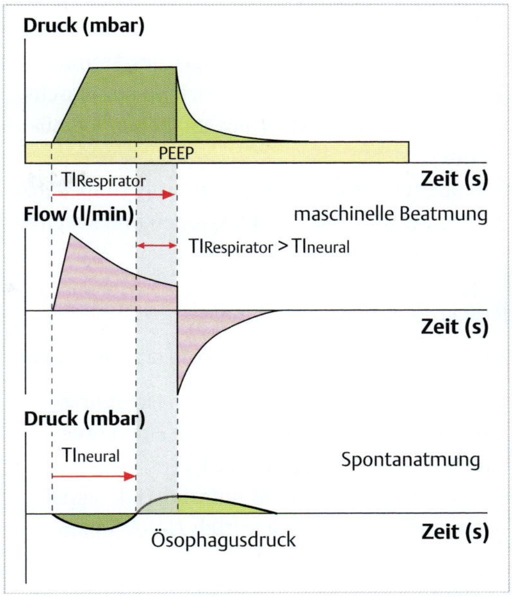

Abb. 4.125 „Delayed Cycling“. Verspätetes Öffnen des Exspirationsventils.

Auch eine zu hohe inspiratorische Druckunterstützung kann zum Auftreten einer Patient-Respirator-Asynchronie führen. Die Erhöhung des Inspirationsdrucks führt zu einer Zunahme des Atemhubvolumens (⇨ *Ziel-Tidalvolumen:* 6–8 ml/kg KG). Aufgrund der großen exspiratorischen Zeitkonstante (RCexsp ⇧) der obstruktiven Lungenkompartimente hat der COPD-Patient nicht genug Zeit für die Abatmung des erhöhten Atemhubvolumens. In der Folge kommt es zum Auftreten von *„Air Trapping“* mit Erhöhung des intrinsischen PEEP.

4.6.5 Klinische Folgen

- Erhöhung der Atemarbeit ⇨ Gefahr der respiratorischen Erschöpfung
- insuffiziente Ventilation und Oxygenierung (PaO_2 ⇩, $PaCO_2$ ⇧)
- Auftreten von Angst- und Stressreaktionen
- Verlängerung der Weaning-Phase (⇨ prolongiertes Weaning)
- Erhöhung der Mortalität durch prolongiertes Weaning
- Verlängerung des Intensiv- und Spitalaufenthalts

4

4.6.6 Diagnose

- Klinik des Patienten (pathologisches Atemmuster [paradoxe Atmung], Ausbleiben der maschinellen Druckunterstützung auf Einatembemühung)
- doppeltes Atemfrequenzmonitoring (Impedanzmessung über die EKG-Elektroden und Respiratormonitoring)

Patient-Respirator-Asynchronie:

AF (Impedanzmessung) > AF (Respiratormonitoring)

- Monitoring der exspiratorischen Flowkurve ⇨ „Buckel" in der exspiratorischen Flowkurve (s. ▶ Abb. 4.120) ([144], [150]).
- Elektromyografisches Monitoring (Edi-Signal) der Zwerchfellaktivität mittels NAVA-Sonde (▶ Abb. 4.126) ([100], [154]).
- Monitoring des Ösophagusdrucks mittels Ösophagusdrucksonde (▶ Abb. 4.127) ⇨ zeitliche Diskrepanz zwischen der Erniedrigung des Ösophagusdrucks (= Beginn der Einatembemühung) und dem Beginn der Atemgasapplikation durch den Respirator. Das Ausmaß der Druckerniedrigung bis zum Beginn des inspiratorischen Flows ist ein Maß für den intrinsischen PEEP (▶ Abb. 4.128) ([155], [156]).

4.6.7 Therapeutische Maßnahmen

Allgemeine Maßnahmen

Bei nicht-invasiver Beatmung:

- auf dicht sitzende Maske achten (⇨ Minimierung von Leckagen)

Bei invasiver Beatmung:

- Endotrachealtubus bzw. Trachealkanüle mit größtmöglichem Durchmesser verwenden (⇨ Minimierung der systembedingten Atemarbeit *[„Added Work of Breathing"]*)

Spezifische Maßnahmen

Optimierung der Respiratoreinstellung:

- Beatmungsform PSV/ASB

Bei „ineffektiver Triggerung":

- niedrige Triggerschwelle
  ⇨ Flowtrigger: 3 ± 1 l/min
- adäquater Inspirationsdruck
  ⇨ Ziel-VT: 6–8 ml/kg KG
- Erhöhung des exspiratorischen Umschaltkriteriums
  ⇨ exspiratorischer Endflow: ≥ 40 % des Spitzenflows
- Erhöhung des PEEPe auf > 8–10 mbar
  ⇨ „Optimal PEEP": PEEPe etwa 80 % von PEEPi
- Adaptierung der Analgosedierung

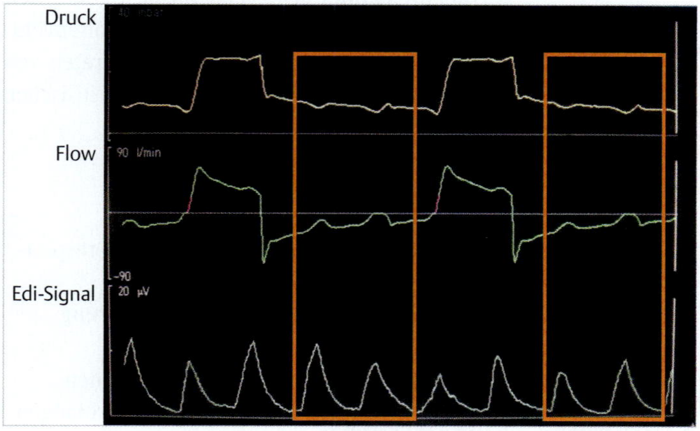

Abb. 4.126 Demaskierung einer Patient-Respirator-Asynchronie durch elektromyografisches Monitoring. Ineffektive Einatembemühungen des Patienten und Ausbleiben der maschinellen Druckunterstützung (Originalkurve; Getinge/Maquet Intensivrespirator Servo-*u*, Anästhesiologische Intensivstation, Klinik Floridsdorf, Wien).

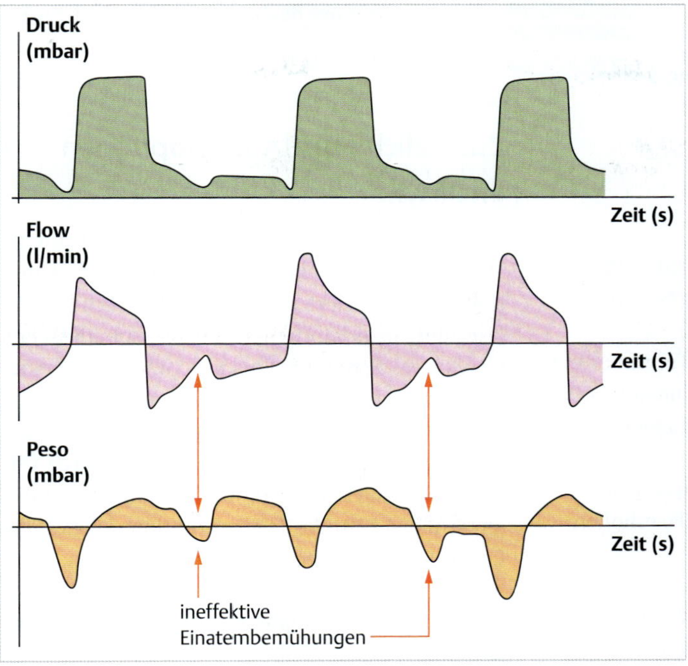

Abb. 4.127 Demaskierung einer Patient-Respirator-Asynchronie mittels Ösophagusdruckmonitoring.

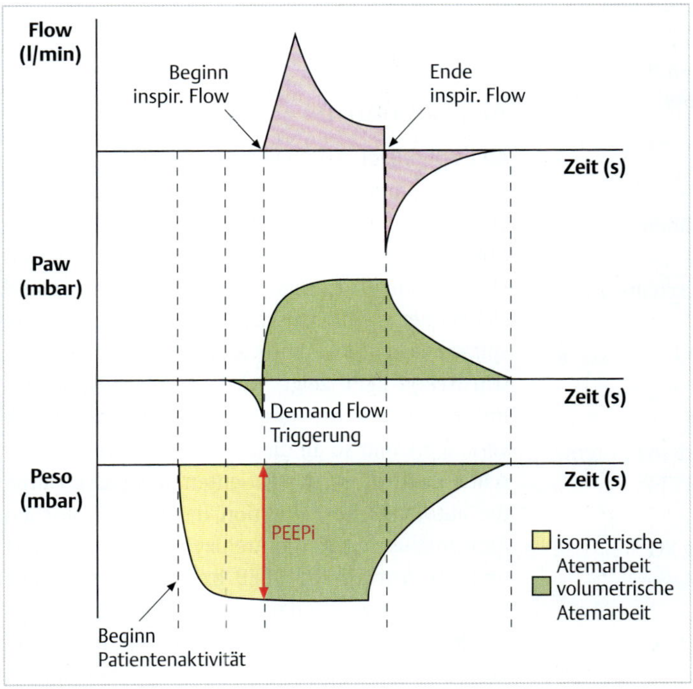

Abb. 4.128 Monitoring des Ösophagusdrucks. Beachte die zeitliche Diskrepanz zwischen der Erniedrigung des Ösophagusdrucks (⇨ erkennbar an der Erniedrigung der Ösophagusdruckkurve) und dem Beginn der Atemgasapplikation durch den Respirator (⇨ erkennbar an der Druck- und Flowkurve). Das Ausmaß der Druckerniedrigung bis zum Beginn des inspiratorischen Flows ist ein Maß für den intrinsischen PEEP (PEEPi) unter druckunterstützter Spontanatmung.

Bei „Autotriggering“:

- dichte Maske
  ⇨ Minimierung einer maskenbedingten Leckage
- niedrige Triggerschwelle
  ⇨ Flowtrigger: 3 ± 1 l/min
- Entleerung der Wasserfallen

Bei „Premature Cycling“:

- Druckanstiegsgeschwindigkeit erniedrigen
  ⇨ Erniedrigung der Druckanstiegsgeschwindigkeit („Rampe“ abflachen auf > 0,2 s)
- Erniedrigung der inspiratorischen Terminierung
  ⇨ exspiratorisches Umschaltkriterium auf ≤ 10 % des maximalen Atemgasflusses einstellen
- Wasserfallen entleeren
- bei NIV: Erhöhung von TImax (= einstellbare übergeordnete Zeitsteuerung), PEEPe erhöhen

Bei „Double Triggering“:

- Erniedrigung des ventilatorischen Bedarfs
- Verlängerung der maschinellen Inspirationszeit (TIRespirator ⇧)
- Erhöhung der Druckunterstützung (ΔPsupp ⇧)
- Erhöhung des Tidalvolumens (VT ⇧)
- Erniedrigung des exspiratorischen Umschaltkriteriums (exspiratorischer Endflow ⇩)
- Vertiefung der Analgosedierung

Bei „Delayed Cycling“:

- Druckanstiegsgeschwindigkeit erhöhen
  ⇨ steile „Rampe“ von < 0,2 s
- Erhöhung des exspiratorischen Umschaltkriteriums
  ⇨ exspiratorischen Endflow auf ≥ 40 % des maximalen Atemgasflusses einstellen
- PEEPe erhöhen
  ⇨ „pneumatische Schienung“ der kleinen Atemwege ⇨ Ziel: PEEPe etwa 80 % von PEEPi
- Adaptierung von Pinsp:
  ⇨ Ziel-Tidalvolumen von 6–8 ml/kg KG
- bei NIV: Tmax begrenzen, dichte Maske
  ⇨ Vermeidung eines Leckageflows

Wahl der Beatmungsform:

- Anwendung einer augmentierenden Beatmungsform mit proportionaler Druckunterstützung
  ⇨ PPS/PAV/PAPS, NAVA
- Anwendung einer Beatmungsoption mit neuronalem Trigger
  ⇨ NAVA

Zusätzliche Beatmungsoptionen

IntelliSync +

IntelliSync + ist eine Technologie zur Erkennung einer Patient-Respirator-Asynchronie. Das Funktionsprinzip basiert auf der kontinuierlichen Analyse der inspiratorischen und exspiratorischen Flowkurve. Spontane Einatem- und Ausatembemühungen des Patienten werden auf diese Weise sofort erkannt und der Respirator passt sich dem neuronalen Atemmuster des Patienten durch Öffnen bzw. Schließen des In- und Exspirationsventils an (▶ Abb. 4.129). Als Triggerkriterium fungiert die Ein- bzw. Ausatembemühung des Patienten. IntelliSync + kann somit als automatische Steuerung des inspiratorischen und exspiratorischen Triggers definiert werden [157].

Die Beatmungsoption IntelliSync + ist bei den Hamilton-Intensivrespiratoren G5 und S6 verfügbar.

AirTrapControl

AirTrapControl ist eine Beatmungsoption, um einer dynamischen Überblähung der Lunge bei COPD-Patienten entgegenzuwirken. Das Funktionsprinzip basiert auf der kontinuierlichen Flowmessung während der Exspiration. Sobald sich an der exspiratorischen Flowkurve ein endexspiratorischer Flowabbruch als Ausdruck eines intrinsischen PEEP zeigt, wird bei gleichbleibender Inspirationszeit die Exspirationszeit automatisch verlängert und so an die individuellen ventilatorischen Bedürfnisse des Patienten angepasst. Durch die automatische Reduktion der mandatorischen Atemfrequenz wird die Atemzykluszeit verlängert und der intrinsische PEEP bzw. die dynamische Überblähung vermindert. Die Atemmittellage wird wieder in den linearen (steileren) Teil der Druck-Volumen-Kurve verschoben und das Tidalvolumen nimmt bei gleichem Druckgradienten wieder zu, die Atemarbeit gleichzeitig ab (vgl. ▶ Abb. 2.14b).

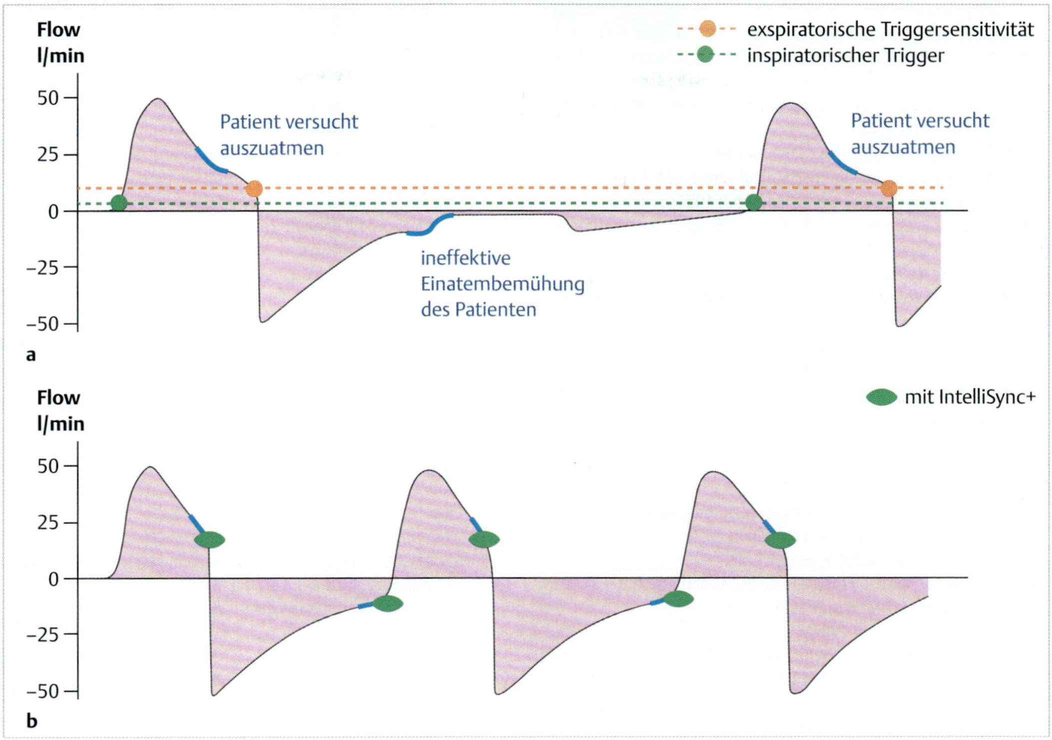

Abb. 4.129 IntelliSync + – Funktionsprinzip.

a Flowkurve mit konventioneller Triggereinstellung (Flow- oder Drucktrigger). Das Triggerkriterium ist fix vorgegeben. Durch die automatische Anpassung des Triggerkriteriums können z. B. ineffektive Einatembemühungen aufgrund eines zu hohen intrinsischen PEEP vermieden werden.

b Flowkurve mit aktivierter IntelliSync + -Funktion. Das Triggerkriterium ist variabel in Abhängigkeit der spontanen Ein- und Ausatembemühungen des Patienten.

Aus Sicherheitsgründen, um eine Hypoventilation zu vermeiden, kann die Exspirationszeit um maximal 50 % bzw. 0,8 s verlängert werden.

Bei aktivierter AirTrapControl schaltet der Respirator bei spontanen Einatembemühungen des Patienten immer automatisch auf Inspiration um, um Dyspnoe bzw. eine Patient-Respirator-Asynchronie zu vermeiden.

Die Beatmungsoption AirTrapControl ist bei den Heimrespiratoren der Produktlinie PrismaVent 30/40/50 und Luisa der Firma Löwenstein Medical verfügbar.

Weiterführende Literatur

[1] Santanilla JI, Daniel B, Yeow ME. Mechanical ventilation. Emerg Med Clin N Am 2008; 26: 849–862

[2] Nichols D, Haranath S. Pressure control ventilation. Crit Care Clin 2007; 23: 183–199

[3] Ranieri VM, Tortorella C, Grasso S. Pressure-volume relationship in the injured lung. In: Marini JJ, Evans TW, eds. Update in intensive care and emergency medicine 30. Acute lung injury. Berlin: Springer; 1998: 215–235

[4] Stenquist O. Practical assessment of respiratory mechanics. Br J Anaesth 2003; 91: 92–105

[5] Harris RS. Pressure volume curves of the respiratory system. Resp Care 2005; 50: 78–98

[6] Ranieri VM, Giuliani R, Fiore T et al. Volume-pressure curve of the respiratory system predicts effects of PEEP in ARDS: „Occlusion“ versus „constant flow“ technique. Am J Respir Crit Care Med 1994; 149: 19–27

[7] Bensenor FE, Viera JE, Auler JO. Guidelines for inspiratory flow setting when measuring the pressure-volume relationship. Anesth Analg 2003; 97: 145–150

[8] Blanc Q, Sab JM, Philit F et al. Inspiratory pressure volume curves obtained using automated low constant flow inflati-

on and automated occlusion methods in ARDS patients with a new device. Intensive Care Med 2002; 28: 990–994
[9] Lu Q, Viera SR, Richecoeur J et al. A simple automated method for measuring pressure volume curves during mechanical ventilation. Am J Respir Crit Care Med 1999; 159: 275–282
[10] Fischer JB, Mammel MC, Coleman JM et al. Identifying lung overdistension during mechanical ventilation by using volume-pressure loops. Pediatr Pulmonol 1988; 5: 10–14
[11] Karason S, Sondergaard S, Lundin S et al. A new method for non invasive, manoeuvre-free determination of „static" pressure-volume curves during dynamic/therapeutic mechanical ventilation. Acta Anaesthesiol Scand 2000; 44: 578–585
[12] Karason S, Sondergaard S, Lundin S et al. Continuous on-line measurements of respiratory system, lung and chest wall mechanics during mechanical ventilation. Intensive Care Med 2001; 27: 1328–1339
[13] Chatburn RL, El-Khatib M, Mireles-Cabodevila E. A taxonomy for mechanical ventilation: 10 fundamental maxims. Respir Care 2014; 59: 1747–1763
[14] Kremeier P, Böhm SH, Wolf G et al. Intensivbeatmung – neue Norm legt einheitliche Nomenklatur für Beatmungsmodi fest. Anaesthesist 2022; 71: 475–482
[15] Sydow M. Neue Beatmungsmuster. Anästhesiol Intensivmed Notfallmed Schmerzther 1998; 33: 505–511
[16] Pelosi P, D'Andrea L, Vitale G et al. Vertical gradient of regional lung inflation in adult respiratory distress syndrome. Am J Respir Crit Care Med 1994; 149: 8–13
[17] Lachmann B. Open up the lung and keep the lung open. Intensive Care Med 1992; 18: 319–321
[18] Sibbald WJ. The cardiopulmonary effects of PEEP. INA 1995; 85: 145–149
[19] Muscedere JG, Mullen JBM, Gan K et al. Tidal ventilation at low airway pressures can augment lung injury. Am J Crit Care Med 1994; 149: 1327–1334
[20] MacIntyre NR. Strategies to minimize alveolar stretch injury during mechanical ventilation. In: Vincent JL, ed. Yearbook of intensive care and emergency medicine. Berlin: Springer; 1996: 389–397
[21] Lazarus G. Das endinspiratorische Lungenvolumen als limitierender Faktor der PEEP-Beatmung. Anästhesist 1983; 32: 582
[22] Matamis D, Lemaire F, Hart A et al. Total respiratory pressure volume curves in the adult respiratory distress syndrome. Chest 1984; 86: 58–66
[23] Suter PM, Fairley HB, Isenberg MD et al. Optimum end-expiratory pressure in patients with acute pulmonary failure. N Engl J Med 1975; 292: 284–289
[24] Gattinoni L, Carlesso E, Brazzi L et al. Positive end-expiratory pressure. Curr Opin Crit Care 2010; 16: 39–44
[25] Acute Respiratory Distress Syndrome Network. Ventilation with lower tidal volumes as compared with traditional tidal volumes for acute lung injury and acute respiratory distress syndrome. N Engl J Med 2000; 342: 1301–1308
[26] Brower RG, Lanken PN, MacIntyre N et al; National Heart Lung and Blood Institute ARDS Clinical Trials Network. Higher versus lower positive end-expiratory pressures in patients with the acute respiratory distress syndrome. N Engl J Med 2004; 351: 327–336
[27] Talmor D, Sarge T, Malhotra A et al. Mechanical ventilation guided by esophageal pressure in acute lung injury. N Engl J Med 2008; 359: 2095–2104
[28] Putensen C, Muders T, Kreyer S et al. Lungenversagen: Alveoläre Ventilation und Rekrutierung unter lungenprotektiver Beatmung. Anästhesiol Intensivmed Notfallmed Schmerzther 2008; 11–12: 770–776
[29] Levy M. Optimal PEEP in ARDS – Changing concepts and current controversies. Crit Care Clin 2002; 18: 15–33
[30] Hickling K. Best compliance during a decremental, but not incremental, positive end-expiratory pressure trial is related to open-lung positive end-expiratory pressure – a mathematical model of acute respiratory distress syndrome lungs. Am J Respir Crit Care Med 2001; 163: 69–78
[31] Baydur, A, Cha E J, Sassoon C S. Validation of esophageal balloon technique at different lung volumes and postures. J Appl Physiol 1985; 62 (1): 315-321
[32] Akoumianaki E, Maggiore S M, Valenza F et al. The application of esophageal pressure measurement in patients with respiratory failure. Am J Respir Crit Care Med 2014; 189: 520-531
[33] Olegard C, Sondergaard S, Houltz E et al. Estimation of functional residual capacity at the bedside using standard monitoring equipment: a modified nitrogen washout/-washin technique requiring a small change of the inspired oxygen fraction. Anesth Analg 2005; 101: 206–212
[34] Falzetti G, Principi T, Pelaia P. A novel system for evaluation of pulmonary functional residual capacity in the intensive care unit: preliminary data. Crit Care 2007; 11 (Suppl. 2): P196–P197
[35] Grasso S, Terragni P, Mascia L et al. Airway pressure time profile (stress-index) detects tidal recruitment/hyperinflation in experimental acute lung injury. Crit Care Med 2004; 32: 1018–1027
[36] Stahl C, Möller K, Schumann S et al. Dynamic versus static respiratory mechanics in acute lung injury and acute respiratory distress syndrome. Crit Care Med 2006; 34: 2090–2098
[37] Ward NS, Lin DY, Nelson DL et al. Successful determination of lower inflection point and maximal compliance in a population of patients with acute respiratory distress syndrome. Crit Care Med 2002; 30: 963–968
[38] Gattinoni L, Pelosi P, Suter PM et al. Acute respiratory distress syndrome caused by pulmonary and extrapulmonary disease – different syndromes? Am J Respir Crit Care Med 1998; 158: 3–11
[39] Puybasset L, Gusman P, Muller JC et al. Regional distribution of gas and tissue in acute respiratory distress syndrome. III. Consequences for the effects of positive end-expiratory pressure. CT Scan ARDS Study Group. Intensive Care Med 2000; 26: 1215–1227
[40] Gattinoni L, Caironi P, Cressoni M et al. Lung recruitment in patients with acute respiratory distress syndrome. N Engl J Med 2006; 354: 1775–1786
[41] Gattinoni L, Pelosi P, Crotti S et al. Effects of positve end-expiratory pressure on regional distribution of tidal volume and recruitment in adult respiratory distress syndrome. Am J Respir Crit Care Med 1995; 151: 1807–1814
[42] Foti G, Cereda M, Sparacino ME et al. Effects of periodic lung recruitment maneuvers on gas exchange and respiratory mechanics in mechanically ventilated acute respiratory distress syndrome (ARDS) patients. Intensive Care Med 2000; 26: 501–507
[43] Meyer J. Neue Beatmungsformen. Anästhesiol Intensivmed Notfallmed Schmerzther 1991; 26: 337–342

[44] Amstrong BW, MacIntyre NR. Pressure-controlled, inverse ratio ventilation that avoids air trapping in the adult respiratory syndrome. Crit Care Med 1995; 23: 279–285

[45] Sydow M, Burchardi H, Ephraim E et al. Long term effects of two different ventilatory modes on oxygenation in acute lung injury. Am J Respir Crit Care Med 1994; 150: 101–108

[46] Amato MBP, Barbas CSV, Medeiros DM et al. Effect of a protective ventilation strategy on mortality in the acute respiratory distress syndrome. N Engl J Med 1998; 338: 347–354

[47] Marik P, Krikorian J. Pressure-controlled ventilation in ARDS: a practical approach. Chest 1997; 112: 1102–1106

[48] Brower RG, Fessler HE, Shanholtz C. Hypoxemic respiratory failure. In: Vincent JL, ed. Yearbook of Intensive care and emergency medicine. Berlin: Springer; 1997: 547–555

[49] Chan K, Abraham E. Effects of inverse ratio ventilation on cardiorespiratory parameters in severe respiratory failure. Chest 1992; 102: 1556–1561

[50] Lessard MR, Guerot E, Lorino H et al. Effects of pressure controlled ventilation with different I/E ratios versus volume-controlled ventilation on respiratory mechanics, gas exchange, and hemodynamics in patients with adult respiratory distress syndrome. Anesthesiology 1994; 80: 983–991

[51] Mercat A, Graini L, Teboul JL et al. Cardiorespiratory effects of pressure controlled ventilation with and without inverse ratio in the adult respiratory distress syndrome. Chest 1993; 104: 871–875

[52] Marini JJ, Smith TC, Lamb VJ. External work output and force generation during synchronized intermittent mechanical ventilation. Am Rev Respir Dis 1988; 138: 1169–1179

[53] Imsand C, Feihl F, Perret C et al. Regulation of inspiratory neuromuscular output during synchronized intermittent mechanical ventilation. Anesthesiology 1994; 80: 13–22

[54] Uchiyama A, Imanaka H, Taenaka N et al. Comparative evaluation of diaphragmatic activity during pressure support ventilation and intermittent mandatory ventilation in animal model. Am J Respir Crit Care Med 1994; 150: 1564–1568

[55] Estaban A, Frutos F, Tobin MJ et al. A comparison of four methods of weaning patients from mechanical ventilation. N Engl J Med 1995; 332: 345–350

[56] Brochard L, Rauss A, Benito S et al. Comparison of three methods of gradual withdrawal from mechanical ventilation. Am J Respir Crit Care Med 1994; 150: 896–903

[57] Rathgeber J, Schorn B, Falk V et al. The influence of controlled mandatory ventilation (CMV), intermittent mandatory ventilation (IMV), and biphasic intermittent positive airway pressure (BIPAP) on duration of intubation and consumption of analgesics and sedatives. A prospective analysis in 596 patients following adult cardiac surgery. Eur J Anaesthesiol 1997; 14: 576–582

[58] Bonmarchand G, Chevron V, Ménard JF et al. Effects of pressure ramp slope values on the work of breathing during pressure support ventilation in restrictive patients. Crit Care Med 1999; 27: 715–722

[59] Sydow M, Thies K, Engel J et al. Variation des inspiratorischen Gasflusses unter druckunterstützter Spontanatmung – Einfluss auf Atemmechanik und Atemarbeit. Anaesthesist 1996; 45: 1051–1058

[60] Tassaux D, Gainnier M, Battisti A et al. Impact of expiratory trigger setting on delayed cycling and inspiratory muscle workload. Am J Respir Crit Care 2005; 172: 1283–1289

[61] Rathgeber J. Beatmungsgeräte in der Intensivmedizin. Anaesthesist 1993; 42: 396–417

[62] Hörmann C, Baum M, Putensen C et al. Biphasic positive airway pressure (BIPAP) – a new mode of ventilatory support. Eur J Anaesthesiol 1994; 11: 37–42

[63] Hörmann C, Baum M, Putensen C et al. Effects of spontaneous breathing with BIPAP on pulmonary gas exchange in patients with ARDS. Acta Anaesthesiol Scand Suppl 1997; 111: 152–155

[64] Putensen C, Zech S, Wrigge H et al. Effects of spontaneous breathing during ventilatory support in patients with acute lung injury. Am J Respir Crit Care Med 2001; 164: 43–49

[65] Wrigge H, Zinserling J, Neumann P et al. Spontaneous breathing improves lung aeration in oleic acid-induced lung injury. Anesthesiology 2003; 99: 376–384

[66] Froese AB, Bryan AC. Effects of anesthesia and paralysis on diaphragmatic mechanics in man. Anesthesiology 1974; 41: 242–255

[67] Oczenski W, Hörmann C. Spontanatmung beim ARDS – Mythos oder pathophysiologische Rationale – was gegen Muskelrelaxierung spricht. Anästh Intensivmed 2018; 59: 705–713

[68] Putensen C, Muders T, Kreyer S et al. Lungenprotektive Beatmung, assistierte Spontanatmung: physiologische Grundlagen und protektive Effekte. Anästhesiol Intensivmed Notfallmed Schmerzther 2008; 6: 456–462

[69] Hering R, Peters D, Zinserling J et al. Effects of spontaneous breathing during airway pressure release ventilation on renal perfusion and function in patients with acute lung injury. Intensive Care Med 2002; 28: 1426–1433

[70] Hering R, Viehofer A, Zinserling et al. Effects of spontaneous breathing during airway pressure release ventilation on intestinal blood flow in experimental lung injury. Anesthesiology 2003; 99: 1137–1144

[71] Stock MC, Downs JB, Frolicher DA. Airway pressure release ventilation (APRV). Crit Care Med 1987; 16: 1250–1251

[72] Putensen C, Zech S, Wrigge H et al. Long-term effects of spontaneous breathing during ventilatory support in patients with acute lung injury. Am J Respir Crit Care Med 2001; 164: 43–49

[73] Räsänen J, Cane RD, Downs JB et al. Airway pressure ventilation during acute lung injury: a prospective multicenter trial. Crit Care Med 1991; 19: 1234–1241

[74] Neumann P, Golisch W, Strohmeyer A et al. Influence of different release times on spontaneous breathing pattern during airway pressure release ventilation. Intensive Care Med 2002; 28: 1742–1749

[75] Nieman G, Gatto LA, Andrews P et al. Prevention and treatment of acute lung injury with time controlled adaptive ventilation: physiologically informed modification of airway pressure release ventilation. Ann Intensive Care 2020; 10: 3

[76] Wrigge H, Zinserling J, Hering R et al. Cardiorespiratory effects of automatic tube compensation during airway pressure release ventilation in patients with acute lung injury. Anesthesiology 2001; 95: 382–389

[77] Guttmann J, Eberhard L, Fabry B et al. Continuous calculation of intratracheal pressure in tracheally intubated patients. Anesthesiology 1993; 73: 503–513

[78] Wolff G, Fabry B, Guttmann J et al. Automatische Tubuskompensation mit volumen- und flussproportionaler Druckunterstützung – ATC with VPPS and FPPS. INA 1994; 84: 79–99

[79] Stocker R, Haberthür C. Prinzipien für die Entwöhnung von der mechanischen Beatmung und deren Berücksichtigung in neuen Beatmungsmodi. Intensivmed 1999; 36 (Suppl. 1): I50–I54

[80] Fabry B, Haberthür C, Zappe D et al. Breathing pattern and additional work of breathing in spontaneously breathing patients with different ventilatory demands during inspiratory pressure support and automatic tube compensation. Intensive Care Med 1997; 23: 545–552
[81] Haberthür C, Fabry B, Zappe D et al. Automatic tube compensation (ATC) and proportional assist ventilation (PAV): Klinische Erfahrungen mit einem neuen Modus zur Unterstützung von spontan atmenden Patienten. Intensivmed 1996; 33: 282–292
[82] Kuhlen R, Max M, Roissant R. Neue Entwicklungen in der Beatmungstherapie. In: Deutsche Akademie für Anästhesiologische Fortbildung, Hrsg. Refresher Course, Band 24. Berlin: Springer; 1998: 193–205
[83] Guttmann J, Haberthür C, Stocker R et al. Automatische Tubuskompensation. Anaesthesist 2001; 50: 171–180
[84] Stocker R, Fabry B, Stein S et al. Zusätzliche Atemarbeit, Atemmuster und Erkennbarkeit der Extubationsbereitschaft unter inspiratorischer Druckunterstützung (IPS) und automatischer Tubuskompensation (ATC). Unfallchirurg 1996; 99: 764–770
[85] Haberthür C, Mols G, Elsasser S et al. Extubation after breathing trials with automatic tube compensation, T-tube, or pressure support ventilation. Acta Anaesthesiol Scand 2002; 46: 973–979
[86] Younes M. Proportional assist ventilation, a new approach to ventilatory support. Theory. Am Rev Respir Dis 1992; 145 (1): 114–120
[87] Younes M, Puddy A, Roberts D et al. Proportional assist ventilation: results of an initial clinical trial. Am Rev Respir Dis 1992; 145 (1): 121–129
[88] Kuhlen R, Max M. Die Entwöhnung von der Beatmung. Anaesthesist 1998; 47: 693–703
[89] Ranieri M, Giuliani R, Mascia L et al. Patient-ventilator interaction during acute hypercapnia: pressure support vs. proportional-assist ventilation. J Appl Physiol 1996; 81: 426–436
[90] Gama de Abreu M, Spieth PM, Pelosi P et al. Noisy pressure support ventilation: a pilot study on a new assisted ventilation mode in experimental lung injury. Crit Care Med 2008; 36: 818–827
[91] Spieth PM, Carvalho AR, Güldner A et al. Effects of different levels of pressure support variability in experimental lung injury. Anesthesiology 2009; 110: 342–350
[92] Spieth PM, Carvalho AR, Pelosi P et al. Variable tidal volumes improve lung protective ventilation strategies in experimental lung injury. Am J Respir Crit Care Med 2009; 179: 684–693
[93] Carvalho AR, Spieth PM, Güldner A et al. Distribution of regional lung aeration and perfusion during conventional and noisy pressure support ventilation in experimental lung injury. J Appl Physiol 2011; 110: 1083–1092
[94] Spieth PM, Carvalho AR, Güldner A et al. Pressure support improves oxygenation and lung protection compared to pressure-controlled ventilation and is further improved by random variation of pressure support. Crit Care Med 2011; 39: 746–755
[95] Spieth PM, Güldner A, Huhle R et al. Short-term effect of noisy pressure ventilation in patients with acute hypoxemic failure. Crit Care 2013; 17: R261
[96] Spieth PM, Güldner A, Beda A et al. Comparative effects of proportional assist and variable pressure support ventilation on lung function and damage in experimental lung injury. Crit Care Med 2012; 40: 2654–2661
[97] Navalesi P, Costa R. New modes of mechanical ventilation. Proportional assist ventilation, neurally adjusted ventilatory assist, and fractal ventilation. Curr Opin Crit Care 2003; 9: 51–58
[98] Sinderby C, Navalesi P, Beck J et al. Neural control of mechanical ventilation in respiratory failure. Nat Med 1999; 5: 1433–1436
[99] Allo JC, Beck JC, Brandner L et al. Influence of neurally adjusted ventilatory assist and positive end-expiratory pressure on breathing pattern in rabbits with acute lung injury. Crit Care Med 2006; 34: 2997–3 004
[100] Karagiannidis C, Lubnow M, Pfeifer M et al. Neurally adjusted ventilatory assist (NAVA) – auf dem Weg zu einem physiologischeren Beatmungsverfahren. DIVI 2010; 1 (2): 50–55
[101] Sinderby C, Beck J, Spahija J et al. Inspiratory muscle unloading by neurally adjusted ventilatory assist during maximal inspiratory efforts in healthy subjects. Chest 2007; 131: 711–717
[102] Moerer O, Barwing J, Quintel M. „Neurally adjusted ventilatory assist“ (NAVA) – Ein neuartiges assistiertes Beatmungsverfahren. Anaesthesist 2008; 57: 998–1005
[103] Brander L, Leong-Poi H, Beck J et al. Titration and implementation of neurally adjusted ventilatory assist in critically ill patients. Chest 2009; 135: 695–703
[104] Barwing J, Ambold M, Linden N et al. Evaluation of the catheter positioning for neurally adjusted ventilatory assist. Intensive Care Med 2009; 35: 1809–1814
[105] Moerer O, Beck J, Brander L et al. Subject-ventilator synchrony during neural versus pneumatically triggered non-invasive helmet ventilation. Intensive Care Med 2008; 34: 1615–1623
[106] Schmidt M, Dres M, Raux M et al. Neurally adjusted ventilatory assist improves patient-ventilator interaction during postextubation prophylactic noninvasive ventilation. Crit Care Med 2012; 40: 1738–1744
[107] Weber J, Schmidt J, Straka L. Flow-controlled ventilation improves gas exchange in lung-healthy patients – a randomized interventional cross-over study. Acta Anaesthesiologica Scand 2020; 64: 481–488
[108] Spraider P, Martini J, Abram J et al. Individualized flow-controlled ventilation compared to best clinical practice pressure-controlled ventilation: a prospective randomized porcine study. Crit Care 2020; 24: 662
[109] Meulemans et al. Evone flow controlled ventilation during upper airway surgery. A clinical feasilbility study and saftey assessment. Front Surg 2020; 7: 6
[110] Schmidt J, Fünther F, Weber J et al. Glottic visibility for laryngeal surgery: Tritube® vs. Microlaryngeal tube – a randomized controlled trial. Eur J Anaesthesiol 2019; 36: 963–971
[111] Schmidt J, Wenzel C, Spassov S et al. Flow controlled ventilation attenuates lung injury in a porcine model of acute respiratory distress syndrome: a preclinical randomized controlled study. Crit Care Med 2020; 48: e241–e248
[112] Weber J, Straka L, Borgmann S et al. Flow controlled ventilation(FCV) improves regional ventilation in obese patients – a randomized controlled crossover trial. BMC Anaesthesiol 2020; 20: 24
[113] Zandstra DF, Stoutenbeck CP. Monitoring differential CO2 excretion during differential lung ventilation in asymmetric pulmonary contusion. Clinical implications. Intensive Care Med 1988; 14: 106–109

[114] Jellinek H, Felfernig M, Zimpfer M. Seitengetrennte Beatmung. In: Kleinberger G, Lenz K, Ritz R et al., Hrsg. Intensivmedizinisches Seminar, Band 5 Beatmung. New York: Springer; 1993: 33–42
[115] Zandstra DF, Stoutenbeck CP. Reflection of differential pulmonary perfusion in polytrauma patients on differential lung ventilation (DLV). Intensive Care Med 1989; 15: 151–154
[116] Klingstedt C, Hedenstierna G, Baehrendtz S et al. Ventilation-perfusion relationship and atelectasis formation in the supine and lateral positions during conventional mechanical and differential ventilation. Acta Anaesthesiol Scand 1990; 34: 421–429
[117] Davidson C, Banham S, Elliott M et al. BTS/ICS Guidelines for the ventilatory management of acute hypercapnic respiratory failure in adults. Thorax 2016; 71 (Suppl. 2): ii1–ii35
[118] Nava S, Ambrosino, N, Clini E et al. Noninvasive mechanical ventilation in the weaning of patients with respiratory failure due to chronic obstructive pulmonary disease. Ann Intern Med 1998; 128: 721–728
[119] Hilbert G, Gruson D, Portel L et al. Noninvasive pressure support ventilation in COPD patients with postextubation hypercapnic respiratory insufficiency. Eur Respir J 1998; 11: 1349–1353
[120] Girault C, Daudenthun I, Chevron V et al. Noninvasive ventilation as a systemic extubation and weaning technique in acute-on-chronic respiratory failure. Am J Respir Crit Care Med 1999; 160: 86–92
[121] Plant PK, Owen JL, Elliot MW. Early use of non-invasive ventilation for acute exacerbation of chronic obstructive pulmonary disease on general respiratory wards: a multicenter randomised controlled trial. Lancet 2000; 355: 1931–1935
[122] Lorenz J, Friesecke S, Huntemann M et al. Die nichtinvasive Beatmung in der Beatmungsentwöhnung. Pneumologie 2000; 54: 10–15
[123] Schönhofer B, Kuhlen R, Neumann P et al. Klinische Leitlinie: Nicht invasive Beatmung bei akuter respiratorischer Insuffizienz. Pneumologie 2008; 62: 449–479
[124] Heinemann F. Nicht-invasive Beatmung: Was gibt es Neues? Intensivmed 2009; 46: 39–47
[125] Deutsche Gesellschaft für Pneumologie und Beatmungsmedizin e. V. S2k-Leitlinie „Nichtinvasive und invasive Beatmung als Therapie der chronischen respiratorischen Insuffizienz", 2017. AWMF Register-Nr. 020-008. Im Internet: https://www.google.com/search?client=firefox-b-d&q=awmf+020+008 (Stand: 18.05.2022)
[126] Metha S, Hill N. Noninvasive Ventilation. Am J Respir Crit Care Med 2001; 163: 540–577
[127] Westhoff M, Schönhofer B, Neumann P et al. S3-Leitlinie: Nicht-invasive Beatmung als Therapie der akuten respiratorischen Insuffizienz. Pneumologie 2015; 69: 719–756
[128] Heindl W. Die nicht-invasive Beatmung. Wien Klin Wochensch 1999; 111 (19): 784–801
[129] Meissner E, Hamm M, Fabel H. Nicht-invasive Beatmung. Internist 2000; 41: 970–984
[130] Burchardi H, Kuhlen R, Schönhofer B et al. für die Task Force Nicht-invasive Beatmung der AG Beatmung innerhalb der Deutschen Interdisziplinären Vereinigung (DIVI). Konsensus Statement zu Indikation, Möglichkeiten und Durchführung der nicht-invasiven Beatmung bei der akuten respiratorischen Insuffizienz. Intensivmed 2001; 38: 61–621
[131] Moretti M, Cilione C, Tampieri A et al. Incidence and causes of non-invasive ventilation failure after initial success. Thorax 2000; 55: 819–825
[132] Confalonieri M, Garuti G, Cattaruzza MS et al. A chart of failure risk for non invasive ventilation in patients with COPD exacerbation. Eur Respir J 2005; 25: 348–355
[133] Torres A, Aznar R, Gatell JM et al. Incidence, risk and prognosis factors of nosocomial pneumonia in mechanically ventilated patients. Am Rev Respir Dis 1990; 142: 523–528
[134] Fagon JY, Chastre J, Hance A et al. Nosocomial pneumonia in ventilated patients: a cohort study evaluating attributable mortality and hospital stay. Am J Med 1993; 94: 281–287
[135] Kingston GW, Phang PT, Leathley MJ. Increased incidence of nosocomial pneumonia in mechanically ventilated patients with subclinical aspiration. Am J Surg 1991; 161: 589–592
[136] Nava S, Gregoretti C, Fanfulla F et al. Noninvasive ventilation to prevent respiratory failure after extubation in high risk patients. Crit Care Med 2005; 33: 2465–2470
[137] Ferrer M, Valencia M, Nicolas JM et al. Early noninvasive ventilation averts extubation failure in patients at risk. A randomized trial. Am J Respir Crit Care Med 2006; 173: 164–170
[138] Akada S, Takeda S, Yoshida Y et al. The efficacy of dexmedetomidine in patients with noninvasive ventilation: a preliminary study. Anesth Analg 2008; 107: 167–170
[139] Huang Z, Chen Y, Yang Z et al. Dexmedetomidine versus midazolam for the sedation of patients with non-invasive ventilation failure. Intern Med 2012; 51: 2299–2305
[140] Devlin JVV, Al-Qadheeb NS, Chi A et al. Efficacy and safety of early dexmedetomidine during noninvasive ventilation for patients with acute respiratory failure: a randomized, double-blind, placebo-controlled pilot study. Chest 2014; 145: 1204–1212
[141] Hess DR. Heliox and noninvasive positive pressure ventilation: a role for Heliox in exacerbations of chronic obstructive pulmonary disease? Respir Care 2006; 51: 640–650
[142] Schönhofer B, Mang H, Köhler D. Entwöhnung vom Respirator nach Langzeitbeatmung – Das Konzept eines regionalen Entwöhnungszentrums. Anästhesiol Intensivmed Notfallmed Schmerzther 1995; 30: 403–411
[143] Criee CP, Laier-Groeneveld G. Die Atempumpe. Stuttgart: Thieme; 1995
[144] Gilstrap D, MacIntyre N. Patient-ventilator interactions. Am J Respir Crit Care 2013; 188: 1058–1068
[145] De Wit M. Monitoring of patient-ventilator interaction at the bedside. Respir Care 2011; 56: 61–68
[146] Murias G, Villagra A, Blanch L. Patient-ventilator dyssynchrony during assisted invasive mechanical ventilation. Minerva Anestesiol 2013; 79: 434–444
[147] Branson R, Blakman T, Robinson B. Asynchrony and dyspnea. Respir Care 2013; 58: 973–986
[148] Gentile M. Cycling of the mechanical ventilator breath. Respir Care 2011; 56: 52–57
[149] Epstein SK. How often does patient-ventilator asynchrony occur and what are the consequences? Respir Care 2011; 56: 25–35
[150] Vignaux L, Vargas F, Roeseler J et al. Patient-ventilator asynchrony during non-invasive ventilation for acute respiratory failure: a multicenter study. Intensive Care Med 2009; 35: 840–846
[151] Thille A, Cabello B, Galia F et al. Reduction of patient-ventilator asynchrony by reducing tidal volume during pressure support ventilation. Intensive Care Med 2008; 34: 1477–1486
[152] Yonis H, Gobert F, Tapponnier R. Reverse triggering in a patient with ARDS. Intensive Care Med 2015; 41: 1711–1712

[153] Akoumianaki E, Lyazidi A, Rey N et al. Mechanical ventilation-induced reverse-triggered breaths: a frequently unrecognized form of neuromechanical coupling. Chest 2013; 143: 927–938

[154] Terzi N, Piquilloud L, Rozé H et al. Clinical review: update on neurally adjusted ventilatory assist – report of a round table conference. Critical Care 2012; 16: 225

[155] Thille A, Rodriguez P, Cabello B et al. Patient-ventilator asynchrony during assisted mechanical ventilation. Intensive Care Med 2006; 32: 1515–1522

[156] Georgopoulos D, Prinianakis G, Kondili E. Bedside waveforms interpretion as a tool to identify patient-ventilator asynchronies. Intensive Care Med 2006; 32: 34–47

[157] Mojoli F, Lotti G, Arnal J et al. Is the ventilator switching from inspiration to expiration at the right time? Look at waveforms! Intensive Care Med 2015; 42 (5): 914–915

5 Entwöhnung vom Respirator (Weaning)

5.1 Definition

Definition

Unter **Entwöhnung** vom Respirator **(Weaning)** versteht man die Übertragung der Atemarbeit und der Atemregulation vom Beatmungsgerät auf den Patienten.

Info

Die *Entwöhnung* eines beatmeten Patienten beginnt, wenn der erste Schritt zur Verminderung der Invasivität der Atemhilfe eingeleitet wird.

Eine nach einem Algorithmus strukturierte Weaning-Strategie ist zumeist nur nach längerer maschineller Beatmung (Beatmungsdauer > 48 h) erforderlich. Von Langzeitbeatmung („prolongierte Beatmung") spricht man bei einer Beatmungsdauer von mindestens 2–3 Wochen [1]. Hierbei ist jedoch festzuhalten, dass ein Patient, der wegen einer schweren Grunderkrankung länger als 2 Wochen invasiv beatmungspflichtig ist, nicht notwendigerweise Schwierigkeiten beim Weaning vom Respirator aufweisen muss, nachdem die Grunderkrankung erfolgreich behandelt worden ist. Vor diesem Hintergrund vermischen sich häufig die Begriffe Langzeitbeatmung und prolongierte Entwöhnung. Hingegen kann nach einer Kurzzeitbeatmung (z. B. postoperativ) die maschinelle Atemhilfe zumeist mit Wiedereinsetzen einer ausreichenden Spontanatmung beendet und der Patient extubiert werden.

In Abhängigkeit der Zeitdauer zwischen dem 1. Spontanatmungsversuch *(SBT = Spontaneous Breathing Trial)* und der Extubation lassen sich 3 Formen des Weaning-Prozesses unterscheiden [1]:

Info

- **Einfache Entwöhnung** *(„Simple Weaning"):* Der Patient kann nach dem 1. Spontanatmungsversuch (SBT) erfolgreich extubiert werden.
- **Schwierige Entwöhnung** *(„Difficult Weaning"):* Der Patient benötigt bis zu 3 Spontanatmungsversuche bzw. bis zu 7 Tage nach dem 1. SBT, bevor er erfolgreich extubiert werden kann.
- **Prolongierte Entwöhnung** *(„Prolonged Weaning"):* Der Patient benötigt mehr als 3 Spontanatmungsversuche bzw. mehr als 7 Tage nach dem 1. SBT, bevor er erfolgreich extubiert werden kann.

Die *Häufigkeit* einer *schwierigen* bzw. einer *prolongierten Entwöhnung* wird in der Literatur mit etwa 20–30 % angegeben, wobei die Inzidenz bei COPD-Patienten in Abhängigkeit vom Schweregrad der obstruktiven Ventilationsstörung auf über 50 % ansteigen kann ([1], [2]). Die Einteilung in diese 3 Gruppen spiegelt auch die Überlebensrate der Patienten wider. Während Patienten mit einfachem Weaning eine gute Prognose mit einer Mortalität auf der Intensivstation von < 5 % aufweisen, steigt die Mortalität bei Patienten mit prolongiertem Weaning auf 13–22 % an [3].

Wenn Patienten nach der Extubation weiterhin eine nicht-invasive Atemhilfe benötigen, spricht man von *„Weaning in Progress"* [1].

Info

Von **erfolgreichem Weaning** spricht man, wenn der Patient ohne maschinelle Atemhilfe über mindestens 48 h spontan atmen kann und keine Zeichen der respiratorischen Erschöpfung zeigt.

Das Ende der Weaning-Phase hat prinzipiell nichts mit dem Atemweg zu tun, sie ist auch dann abgeschlossen, wenn der Patient über eine Trachealkanüle spontan atmet und keine Zeichen der respiratorischen Erschöpfung zeigt.

Die Entwöhnung vom Respirator ist für den Patienten eine schwierige und stressreiche Phase, die auch subjektiv häufig als unangenehm erlebt wird. Es ist dies auch jene Phase, in welcher der Patient von der Analgosedierung entwöhnt wird, sodass in dieser Zeit zusätzlich Entzugssymptome wie Agitiertheit, Schwitzen, Tachypnoe, Tachykardie und Hypertonie auftreten können. Bei agitierten bzw. deliranten Patienten hat sich *Dexmedetomidin* in einer Dosierung von 0,4–1,4 µg/kg/h als Basistherapie etabliert (vgl. Kap. 10.1.3) [4].

5.2 Pathophysiologie der Entwöhnung vom Respirator

5.2.1 Voraussetzung für eine erfolgreiche Entwöhnung (allgemeine Weaning-Strategien)

Voraussetzung für eine erfolgreiche Entwöhnung vom Respirator ist ein Gleichgewicht zwischen der erforderlichen und der notwendigen Atemarbeit (vgl. ▶ Abb. 3.1). Überschreitet die erforderliche Atemarbeit die Leistungsfähigkeit der Atemmuskulatur, wird sich der Patient erschöpfen und die Symptome der respiratorischen Muskelermüdung zeigen (▶ Tab. 5.1). Daher ist die Stabilisierung dieses Gleichgewichts durch Reduktion der Belastung der Atemmuskulatur (= Atempumpe) bei gleichzeitiger Optimierung der Atempumpkapazität eine der Hauptvoraussetzungen für die erfolgreiche Respiratorentwöhnung.

Info

Voraussetzung für erfolgreiches Weaning
Gleichgewicht zwischen Belastung und Pumpkapazität der Atempumpe.

Tab. 5.1 Klinische Symptome des Weaning-Versagens als Folge respiratorischer Muskelermüdung.

Tachypnoe	Leitsymptom!
• Abnahme des Atemzugvolumens	⇨ Hechelatmung („Rapid Shallow Breathing“)
• paradoxe Atmung (Schaukelatmung)	⇨ schwach kontrahierendes Zwerchfell
• Hypertonie, Tachykardie	⇨ Aktivierung des Sympathikus
• Kaltschweißigkeit	⇨ Aktivierung des Sympathikus
• Agitiertheit	⇨ Aktivierung des Sympathikus
• P 0,1 erhöht	⇨ Atemantrieb kompensatorisch erhöht
• respiratorische Azidose	⇨ Spätzeichen (respiratorische Globalinsuffizienz)

5.2.2 Determinanten der erforderlichen Atemarbeit

Die erforderliche Gesamtatemarbeit lässt sich unterteilen in die patientenabhängige Atemarbeit und in die zusätzliche oder systembedingte Atemarbeit (*„Added Work of Breathing“*), die durch den Endotrachealtubus und das Beatmungssystem bedingt ist (▶ Tab. 5.2).

Bei der Erstellung von *Weaning-Strategien* ist zu achten auf:

- patientenabhängige Faktoren
  - pulmonale Faktoren
  - extrapulmonale Faktoren
  - psychische Faktoren
- beatmungssystemabhängige Faktoren

Tab. 5.2 Determinanten der erforderlichen Atemarbeit [2].

Patientenabhängige Atemarbeit	Systembedingte Atemarbeit
• Compliance • Resistance • PEEPi • Sauerstoffverbrauch (VO_2) • Kohlendioxidproduktion (VCO_2) • Grad der Analgosedierung • Schmerzen, Stress	• Durchmesser des Endotrachealtubus bzw. der Trachealkanüle • Höhe der Triggerschwelle • Demand-Flow-Systeme • Höhe des Gasflusses • Grad der Synchronisation

Patientenabhängige Faktoren

Atemmechanische Faktoren (Atemmuskulatur, Compliance und Resistance)

Häufig wird im Verlauf einer Intensivbeatmung, insbesondere bei septischen Komplikationen, eine strukturelle und funktionelle Schädigung nicht nur der Nerven, sondern auch der Muskulatur selbst *(Critical Illness Myopathie)* induziert [1]. Als mögliche Kofaktoren werden Muskelrelaxanzien, Nierenversagen und eine diabetische Stoffwechsellage diskutiert.

Ein 2. häufiger Grund für eine Schwäche der Atemmuskulatur ist eine isolierte, nahezu immer reversible Inaktivitätsatrophie der Zwerchfellmuskulatur, die sog. *beatmungsinduzierte diaphragmale Dysfunktion (Ventilator Induced Diaphragmatic Dysfunction [VIDD])*, zu nennen [1]. Diese kann unter kontrollierter Beatmung bereits innerhalb von 48–72 h auftreten, wenn keine augmentierten (assistierten) Spontanatmungsphasen zwischengeschaltet werden. Daher können zu Beginn der Entwöhnung vom Respirator zu lange Phasen der Spontanatmung die bereits teilatrophierte Atemmuskulatur überlasten [5].

Ist die *Compliance* erniedrigt, muss für dasselbe Tidalvolumen ein höherer transpulmonaler Druckgradient aufgebaut werden. So führt jede thorakale Restriktion zu einer reduzierten Compliance und in der Folge zu einer Erhöhung der Atemarbeit. Häufigste Ursache sind ausgedehnte Pleuraergüsse. Als weitere Ursachen sind Krankheitsbilder wie die Kyphose bzw. Kyphoskoliose oder ausgedehnte Pleuraschwarten (z. B. nach Tuberkulose) zu nennen.

Bei erhöhter *Resistance* steigt ebenfalls die Atemarbeit an, da zum Aufbau einer ausreichenden Atemgasströmung ein höherer Druck aufgebaut werden muss. Bei der Entwöhnung dieser Patienten stehen zunächst medikamentöse (*Bronchodilatatoren, Mukolytika* bei sehr zähem Bronchialsekret) und *physikalische Maßnahmen* zur Sekretmobilisation im Vordergrund, um den erhöhten Atemwegswiderstand zu senken.

Bei *COPD-Patienten* ist es besonders wichtig, dass die Exspirationszeit ausreichend lang ist, um eine möglichst vollständige Exspiration zu erreichen und eine Zunahme von *Air Trapping* zu vermeiden. Aus diesem Grund ist es notwendig, dass die Atemfrequenz nicht zu hoch ist, da durch hohe Atemfrequenzen die Atemzykluszeit und in der Folge die Exspirationszeit verkürzt werden. Durch den erhöhten Ausatemwiderstand infolge *dynamischer Atemwegskompression* kommt es bei COPD-Patienten zu einer unvollständigen Exspiration mit Auftreten eines *endexspiratorischen Restflows*, welcher einen *intrinsischen PEEP* aufbaut. Dieser endexspiratorische Restflow muss jedoch am Beginn der nächsten Inspiration zunächst überwunden werden, d. h., der Patient muss zusätzliche Atemarbeit leisten *(= isometrische Atemarbeit)*. Durch Applikation eines externen PEEP *(Richtwert: PEEPe maximal 80 % von PEEPi)* kann der dynamischen Atemwegskompression während der Exspiration entgegengewirkt werden (vgl. ▸ Abb. 10.26).

Mit einer *Ösophagusdrucksonde* kann der intrinsische PEEP auch am spontan atmenden Patienten gemessen und beobachtet werden. Da der Pleuradruck nicht direkt messbar ist, wird als Maß für den Pleuradruck der Druck im distalen Ösophagus herangezogen. Bei gleichzeitiger Registrierung von Ösophagusdruck (Peso) und Atemgasfluss ($\dot{V}$) ist in ▸ Abb. 5.1 zu sehen, dass mit Beginn der Inspiration, erkennbar an der Negativierung des Ösophagusdrucks, kein inspiratorischer Atemgasfluss (Flow) messbar ist. Erst nach Überwindung des endexspiratorischen Restflows (PEEPi) kommt ein inspiratorischer Flow zustande. Die Erniedrigung des Ösophagusdrucks bis zum Auftreten eines inspiratorischen Atemgasflusses entspricht der Höhe des intrinsischen PEEP [6].

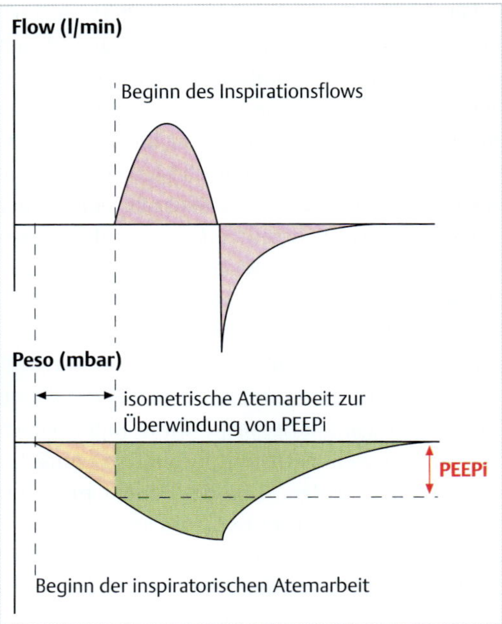

Abb. 5.1 Messung von PEEPi am spontan atmenden Patienten. Mit einer Ösophagusdrucksonde wird die inspiratorische flussunwirksame Pleuradrucknegativierung gemessen.

Herz-Kreislauf-Funktion und Flüssigkeitsbilanz

Besonderes Augenmerk muss während der Entwöhnung vom Respirator auf die *Herzfunktion* und die *Flüssigkeitsbilanz* gerichtet werden. Vor allem der kardial insuffiziente Patient ist in dieser Phase aus mehreren Gründen besonders gefährdet. Die Reduzierung des intrathorakalen Drucks hat eine Erhöhung der Vor- und Nachlast zur Folge, die bei Patienten mit eingeschränkter Linksventrikelfunktion (▶ Abb. 5.2) zur kardialen Dekompensation mit konsekutivem Lungenödem führen kann [7]. Die Volumenbelastung des Herzens kann durch eine zusätzliche *„Rückshift-Phase"* – z. B. im Rahmen eines septischen Krankheitsbilds – aggraviert werden. Die vermehrte interstitielle und alveoläre Flüssigkeitseinlagerung verschlechtert die Compliance der Lunge und erhöht die Atemarbeit des Patienten.

> **Merke**
>
> Eine negative Flüssigkeitsbilanz vor der Extubation verkürzt die Weaning-Phase und erhöht den Weaning-Erfolg.

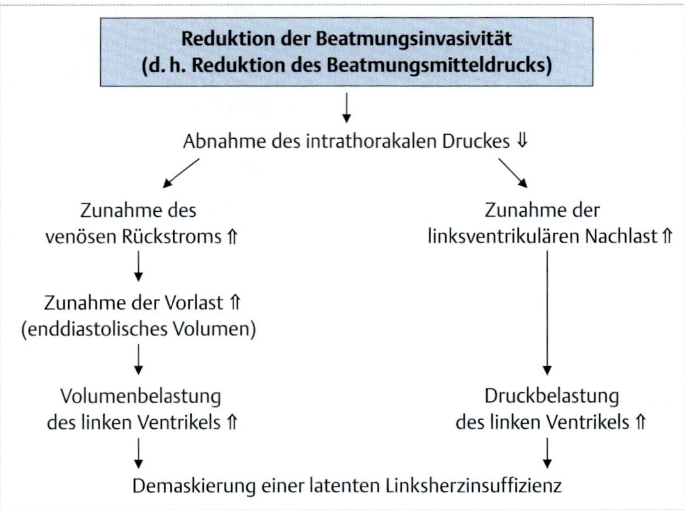

Abb. 5.2 Demaskierung einer latenten Linksherzinsuffizienz.

Um eine Entgleisung des Flüssigkeitshaushalts mit konsekutiver kardialer Dysfunktion zu vermeiden, ist während der Weaning-Phase und vor der Extubation die *Gabe von Diuretika* und gegebenenfalls auch die Applikation von *positiv inotrop wirkenden Pharmaka* (z. B. Dobutamin, Levosimendan oder Phosphodiesterasehemmer) notwendig, um ausgeglichene bzw. negative Flüssigkeitsbilanzen zu erzielen ([8], [9], [10]).

Merke

Beim kardial insuffizienten Patienten kann durch die Applikation von Inotropika über die Extubation hinaus ein kardial bedingtes Weaning-Versagen vermieden werden.

Praxis

Klinische Zeichen für ein kardial bedingtes Weaning-Versagen

([11], [12], [13], [14])

- Abnahme der zentralvenösen ($ScvO_2$) bzw. gemischt-venösen Sauerstoffsättigung (SvO_2)
- Anstieg des zentralvenösen Venendrucks (ZVD) während eines Spontanatmungsversuchs
- Anstieg der linksventrikulären Füllungsvolumina und Füllungsdrücke
- Anstieg des pulmonal-kapillären Verschlussdrucks (PCWP)
- Anstieg des natriuretischen Peptids vom B-Typ („Brain Natriuretic Peptide" [BNP])

Zerebrale Funktion

Ein in der täglichen Praxis nicht zu unterschätzender Faktor für ein Weaning-Versagen ist ein inadäquater zerebraler Funktionszustand auch bei einem laut Weaning-Protokoll „wachen" Patienten. In diesem Zusammenhang sei auf das Problem der qualitativen Bewusstseinsstörung (Delir) mit zeitlicher und örtlicher Desorientiertheit, Halluzinationen sowie eingeschränkter Kooperation und Kommunikationsfähigkeit hingewiesen *(kognitive Funktionsstörungen)*. Das Auftreten eines hirnorganischen Psychosyndroms bzw. deliranten Zustandsbilds hat schwerwiegende Auswirkungen auf den Weaning-Prozess und stellt trotz zunächst erfolgreichen Spontanatmungsversuchs eine häufige Ursache für ein Weaning-Versagen dar. Delirante Zustandsbilder verlängern nicht nur die Beatmungsdauer, sondern sind auch mit einer erhöhten Mortalität assoziiert ([15], [16], [17]).

Merke

- Akute neuropsychiatrische Zustandsbilder können trotz erfolgreichen Spontanatmungsversuchs die Ursache für ein Weaning-Versagen sein.
- Delirante Zustandsbilder verlängern die Weaning-Phase und erhöhen die Mortalität.

Weiterhin muss betont werden, dass delirante Patienten nicht-invasive Atemhilfen schlecht oder überhaupt nicht tolerieren und die Mobilisation sowie andere atemtherapeutische Maßnahmen aufgrund der mangelnden Kooperationsfähigkeit erschwert sind, sodass die Gefahr einer erneuten beatmungspflichtigen respiratorischen Insuffizienz besteht. Die medikamentöse Behandlung des postoperativen Delirs besteht in der Applikation von *Neuroleptika* (z. B. Haloperidol, Quetiapin, Olanzapin) und/oder *Dexmedetomidin*.

Sauerstoffverbrauch, Kohlendioxidproduktion und Stoffwechsel

Neben der Atemmechanik wird die erforderliche Atemarbeit durch den *Sauerstoffverbrauch* (VO_2) und die *Kohlendioxidproduktion* (VCO_2) bestimmt.

Aus diesem Grund erweist sich die Entwöhnung bei Fieber unterschiedlicher Genese als schwierig. Auch (postoperatives) Shivering führt v. a. beim kardialen Risikopatienten zu einem gefährlichen Anstieg des Sauerstoffverbrauchs. Deswegen muss zunächst die Fieberursache behandelt werden. Liegt z. B. ein septischer Fokus vor, muss dieser je nach Ursache *chirurgisch* saniert und/oder mit *Antibiotika* behandelt werden.

Info

Die CO_2-Produktion steigt um 13 % pro 1 °C Temperaturanstieg.

5

Im Rahmen der parenteralen und enteralen Ernährung führt eine hohe Kalorienzufuhr auch zu einem Anstieg der Kohlendioxidproduktion (VCO_2) mit konsekutiv notwendiger Erhöhung des Atemminutenvolumens. Die reflektorische Steigerung des Atemminutenvolumens zur Abatmung des vermehrt gebildeten Kohlendioxids (CO_2) erhöht die Atemarbeit.

Daher sollte die Kalorienzufuhr auf maximal 25 kcal/kg/Tag beschränkt sein [1]. Die Zusammensetzung der *Ernährung* sollte bis zu 50 % Lipidanteil zur Deckung des kalorischen Bedarfs beinhalten, da der Lipidmetabolismus zu einer geringeren Kohlendioxidproduktion (VCO_2) als der Kohlenhydratstoffwechsel führt (⇨ niedrigerer respiratorischer Quotient). Auf der anderen Seite muss die Kalorienzufuhr, v. a. das Aminosäureangebot, für die Erhaltung bzw. für den Aufbau der Atemmuskelmasse ausreichend hoch sein, da es sonst durch Katabolie und Atrophie zur Abnahme der Leistungsfähigkeit der Atemmuskulatur kommt (*Richtwert:* 1,2–1,5 g/kg/Tag). Als Trendparameter zur Erfassung der Eiweißhomöostase (Anabolie – Katabolie) empfiehlt sich die tägliche Berechnung der Stickstoffbilanz, um Stickstoffverluste frühzeitig zu erkennen.

Elektrolythaushalt und Säure-Basen-Status

Neben dem bereits oben besprochenen Flüssigkeitshaushalt ist auch der Elektrolyt- und Säure-Basen-Status während der Entwöhnungsphase von wesentlicher klinischer Bedeutung. So führen *Hyper-/Hyponatriämie* zu zerebralen Dysfunktionen, *Hypophosphatämie*, *Hypokalzämie* und *Hypomagnesiämie* zu neuromuskulären Dysfunktionen (⇨ eingeschränkte Leistungsfähigkeit der Atemmuskulatur). Energiereiches Phosphat (ATP) ist die unmittelbare Energiequelle für alle Stoffwechselleistungen der Zelle („Benzin für die Zelle"). Magnesium ist am Funktionsablauf zahlreicher Enzyme beteiligt, so u. a. an der ATPase-Aktivität, welche energiereiches Phosphat (ATP) in energieärmeres Phosphat (ADP, AMP) spaltet. Das ionisierte Kalzium ist das physiologisch aktive Ion für die Muskelkontraktion, indem es an der Interaktion zwischen Myosin- und Aktinfilamenten beteiligt ist.

Eine *metabolische Alkalose*, z. B. als Folge eines erhöhten Rückshifts über die Magensonde oder durch chronische Diuretikagabe, führt zu einer Verminderung des zentralen Atemantriebs mit der Gefahr der alveolären Hypoventilation.

Merke

Eine metabolische Alkalose vermindert den zentralen Atemantrieb.

Auch eine *metabolische Azidose* mit konsekutiver kompensatorischer Hyperventilation (⇨ Kußmaul-Atmung), z. B. als Folge eines Hypoperfusionssyndroms, einer renalen Insuffizienz, durch intestinale Bikarbonatverluste oder aufgrund einer diabetischen Stoffwechselentgleisung, führt zu einer eingeschränkten Leistungsfähigkeit der Atemmuskulatur infolge Abnahme der Zwerchfellkontraktilität.

Merke

Eine metabolische Azidose vermindert aufgrund ihrer Ca^{++}-antagonistischen Wirkung die Kontraktilität der Atemmuskulatur.

Nierenfunktion und gastrointestinale Motilität

Erfolgreiches Weaning hängt auch von der Nierenfunktion und der gastrointestinalen Motilität ab. So führt eine renale Azidose zu einer kompensatorischen Hyperventilation mit konsekutiver Zunahme der Atemarbeit. Eine Magen-Darm-Atonie mit gastralem Reflux sowie ein paralytischer Ileus haben nicht nur mechanische Auswirkungen auf die Lungenfunktion und begünstigen das Auftreten von dorsobasalen Kompressionsatelektasen, sondern führen – wie bereits oben ausgeführt – auch zu Störungen des Flüssigkeits-, Elektrolyt- und Säure-Basen-Haushalts. Die Folgen sind eine Zunahme der Atemarbeit und/oder Abnahme der Zwerchfellkontraktilität mit der Gefahr der respiratorischen Erschöpfung.

Psychologische Führung des Patienten

Erfolgreiche Entwöhnung vom Respirator verlangt gute klinische Einschätzungsfähigkeit und empathisches Einfühlungsvermögen in die Ängste, Nöte, Befürchtungen und Fragen des Patienten.

Praxis

Präventive Maßnahmen zur Reduktion psychischer Belastungen während der Weaning-Phase

- Ausschalten von Stressoren (z. B. unnötige Lärmquellen, helle Zimmerbeleuchtung während der Nachtstunden) ⇨ „stressarme Umgebung“
- suffiziente Schmerztherapie
- basale Stimulation
- Anbieten von Kommunikationshilfen (z. B. Schreibtafel, iPad mit spezieller Software)
- Vermittlung sachbezogener Informationen
- Anbieten von Orientierungshilfen (z. B. feste Bezugspersonen [Pflegeperson, Arzt])
- geregelter Tag-Nacht-Rhythmus
- Miteinbeziehen der Angehörigen in den Weaning-Prozess

Da ein kooperativer Patient leichter zu entwöhnen ist, sollte der Patient über alle geplanten Entwöhnungsschritte ausreichend und nachvollziehbar informiert werden.

Merke

Da die Entwöhnung vom Respirator eine besonders stressreiche Situation für den Patienten darstellt, erfordert diese Phase viel Zuwendung, Anteilnahme und Aufmerksamkeit sowohl vonseiten des Pflegepersonals als auch durch das ärztliche Personal – ein Umstand, dem man in Zeiten knapper Personalressourcen immer schwerer gerecht werden kann. Andernfalls verlängern sich die Weaning-Phase und die Dauer des Intensivaufenthalts ([18], [19]).

Physikalische Therapie und Mobilisation

Für erfolgreiches Weaning ist die Mobilisation des Patienten von wesentlicher klinischer Bedeutung. Im intensivmedizinischen Praxisalltag hat sich folgendes stufenweises Mobilisationsprogramm bewährt *(„Step by Step Approach“)*. Grundsätzlich soll der Oberkörper des Patienten zur Entlastung der dorsobasalen Lungenareale hoch gelagert werden. Wird die 30- bis 45°-Oberkörperhochlagerung als Teil eines multimodalen Behandlungskonzepts zur Vermeidung einer tubusassoziierten Pneumonie eingesetzt, nimmt deren Inzidenz gegenüber flacher Rückenlagerung signifikant ab [20].

Merke

- Durch 30- bis 45°-Oberkörperhochlagerung wird die Inzidenz an nosokomialen Pneumonien signifikant gesenkt.
- Bei Adipositas permagna führt die sitzende Körperposition zu einer Abnahme der Atemarbeit um bis zu 50 %!

Als nächster Mobilisationsschritt erfolgt das „Querbettsitzen“ (= Sitzen an der Bettkante). Verfügt der Patient bereits wieder über eine ausreichende Rumpfkontrolle, wird er tagsüber für eine bis mehrere Stunden in den Lehnstuhl gesetzt. Mobilisation mit Endotrachealtubus bzw. Trache-

Tab. 5.3 Elemente der Mobilisation in der Weaning-Phase.

Passive Mobilisation	Aktive Mobilisation
• passive Bewegungen aller Extremitäten in allen physiologischen Richtungen („passives Durchbewegen“) • passives „Cycling“ (Bettfahrrad) • passive vertikale Mobilisation (Kipptisch, Stehbett) • passiver Transfer in Reha-Stuhl	• aktive Bewegungsübungen in Rückenlage mit manueller Unterstützung • selbstständige Mobilisation im Bett (Drehen, aufrechtes Sitzen) • Balancetraining • aktives „Cycling“ (Bettfahrrad) • Sitzen an der Bettkante („Querbettsitzen“) • aktive Mobilisation in den Stand • Stehversuch, Gehübungen (mit und ohne Gehhilfe)

alkanüle stellt somit eine wichtige Voraussetzung für erfolgreiches Weaning dar.

Merke

Kein Weaning ohne Mobilisation!

▸ Tab. 5.3 gibt einen Überblick über die Elemente der Mobilisation in der Weaning-Phase [20].

Info

Ziele und klinische Effekte der Mobilisation in der Weaning-Phase [20]

- Verbesserung der Atemmuskelfunktion (Atemmuskeltraining)
- Reduktion der Inzidenz an nosokomialen Pneumonien
- Förderung des Muskelstoffwechsels durch Verbesserung der Perfusion
- Steigerung der hämodynamischen Reagibilität
- Reduktion von Inzidenz und Dauer eines Delirs
- Steigerung der kognitiven Funktionen und des psychischen Wohlbefindens
- Reduktion von lagerungsbedingten Hautschädigungen (Hautulzerationen)
- Verkürzung der Beatmungsdauer und des Intensivaufenthalts mit konsekutiver Senkung von Behandlungskosten
- Verbesserung der späteren Lebensqualität

Während der Mobilisation muss eine *adäquate Schmerztherapie* gewährleistet sein. In der klinischen Praxis hat sich die Kombination von zentralen und peripheren Analgetika bewährt.

Analgosedierung

Die Anwendung eines strukturierten protokollgestützten Analgosedierungskonzepts hat entscheidende Auswirkungen auf die Beatmungs- und Weaning-Dauer [21]. So führen tägliche Aufwachversuche *(„Wake up Call“)* durch Unterbrechung der Analgosedierung zu einer signifikanten Verkürzung der Beatmungsdauer und des Intensivaufenthalts [22]. In Folgestudien konnte gezeigt werden, dass die tägliche Unterbrechung der Analgosedierung weder mit einer erhöhten Inzidenz eines posttraumatischen Stresssyndroms noch mit einem vermehrten Auftreten von myokardialen Ischämien assoziiert war ([23], [24], [25]).

Im eigenen Arbeitsbereich wird die Sedierungstiefe mittels des RASS (Richmond Agitation Sedation Scale) monitiert. Während der Weaning-Phase wird als Zielwert eine Sedierungstiefe von 0 bis –1 angestrebt, d. h., der Patient ist wach bzw. schläfrig, durch Ansprache jederzeit weckbar, reagiert auf Aufforderungen, ist kooperativ und toleriert den Endotrachealtubus, sodass klassische Sedierungspausen im Regelfall nicht mehr durchgeführt werden (vgl. Kap. 10.1.3).

Aber auch die verwendeten Analgetika und Sedativa haben maßgebenden Einfluss auf die Beatmungs- und Weaning-Dauer. Demnach sollte bei der Auswahl der Analgetika und Sedativa stets auf deren Wirkungs- und Nebenwirkungsprofil geachtet werden. Durch ein *„analgesiebasiertes Analgosedierungskonzept“* mit *Remifentanil/Propofol* oder *Hydromorphon/Propofol* gegenüber einem „hypnotikabasierten“ Ansatz mit Midazolam/Fentanyl kann die Beatmungsdauer signifikant verkürzt werden. In diesem Zusammenhang kommt v. a. dem Remifentanil als gut steuerbarem Analgetikum eine besondere Bedeutung zu. Dieser extrem kurz wirksame µ-Rezeptoragonist, welcher mittels unspezifischer Esterasen extrahepatisch metabolisiert wird, hat eine etwa 100-fach höhere analgetische Potenz als Morphium. Nieren- und Leberfunktionseinschränkungen führen zu keiner Verlängerung der Wirkdauer, sodass ein *„Overhang“* nicht befürchtet werden muss ([26], [27]). Des Weiteren kann durch die Sedierung mit Propofol im Vergleich zu Midazolam die Beatmungsdauer signifikant reduziert werden [28]. Darüber hinaus muss betont werden, dass Midazolam in der Leber metabolisiert wird, die Metaboliten biologisch aktiv sind und die Elimination renal erfolgt. Bei Patienten mit eingeschränkter Leber- und/oder Nierenfunktion kommt es durch die Akkumulation von Midazolam und dessen Metaboliten zu einer verzögerten Aufwachreaktion und in der Folge zu einer Verlängerung der Beatmungs- und Weaning-Phase [29].

Eine Alternative zur kontinuierlichen Applikation ist die *bedarfsadaptierte intermittierende Applikation* von kurz- bis mittellang wirksamen Benzodiazepinen (z. B. *Lormetazepam* in einer Dosierung von 1–2 mg). Als Vorteil von Lormetazepam ist anzuführen, dass die in der Leber gebildeten Metaboliten biologisch inaktiv sind.

Merke

Durch ein „analgesiebasiertes Analgosedierungskonzept“, d. h. durch den großzügigen Einsatz von Analgetika bei gleichzeitiger zurückhaltender Verwendung von Sedativa, kann die Beatmungsdauer signifikant verkürzt werden.

Bei agitierten bzw. deliranten Patienten hat sich *Dexmedetomidin* in einer Dosierung von 0,4–1,4 µg/kg/h als Basistherapie etabliert. Als wesentlicher Vorteil dieser Substanz ist anzuführen, dass Dexmedetomidin eine sog. kooperative Analgosedierung ermöglicht. Darunter versteht man einen Zustand der Schläfrigkeit bei erhaltenem Atemantrieb und Schutzreflexen sowie die leichte Weckbarkeit durch Ansprache oder Berührung. Im Wachzustand wirkt der Patient ruhig und kooperativ und Aufforderungen werden trotz ausreichender Sedierung gezielt befolgt. In Studien konnte eine Verkürzung der Weaning-Dauer im Vergleich zu Propofol und Midazolam gezeigt werden [4].

Bei erhöhtem Sympathikotonus kann alternativ auch *Clonidin* zur vegetativen Dämpfung in einer Dosierung von 0,03–0,12 mg/h gegeben werden.

Sofern keine Kontraindikationen durch die Blutgerinnung bestehen, kann auch durch die Anwendung *regionalanästhesiologischer Verfahren* eine bessere Analgesie, schnellere Mobilisation und Verkürzung des Intensivaufenthalts erreicht werden (⇨ multimodales Fast-Track-Konzept in der operativen Intensivmedizin).

Auch nach der Extubation dienen physikalische Maßnahmen zur Sekretmobilisation (⇨ konservative und apparative Atemtherapie) der Stabilisierung der Lungenfunktion (vgl. Kap. 9).

Atemantrieb

Um die erforderliche Atemarbeit ohne maschinelle Atemhilfe zu bewältigen, sind ein adäquater Atemantrieb und die Leistungsfähigkeit der Atemmuskulatur Voraussetzung. Bei drohender respiratorischer Insuffizienz ist der Atemantrieb kompensatorisch erhöht, sodass die Atemmuskulatur durch den permanent erhöhten Atemantrieb *(„Atemdrive“)* ermüdet und es in der Folge zum Versagen der Atempumpe kommt.

Auch unter diesem Gesichtspunkt hat die Analgosedierung des Patienten einen ganz wesentlichen Stellenwert. Auf der einen Seite soll sie während der Weaning-Phase so weit zurückgenommen werden, dass der Patient suffizient spontan atmet, ansprechbar und kooperativ ist, auf der anderen Seite so hoch sein, dass der Patient den Endotrachealtubus toleriert, sich nicht gegen die Beatmung wehrt („Fighting the Respirator") und schmerzfrei ist. Zur Erhöhung der Tubustoleranz hat sich Remifentanil (s. o.) in einer Dosierung von 0,05–0,1 µg/kg/min bewährt.

Auch zur Dämpfung eines erhöhten Atemantriebs und zur Senkung der Spontanatemfrequenz eignet sich die Applikation eines niedrig dosierten Opioid-Bypasses (z. B. *Piritramid* in einer Dosierung von 3–5 mg/h, *Hydromorphon* in einer Dosierung von 0,2–0,35 mg/h oder *Remifentanil* in einer Dosierung 0,05–0,1 µg/kg/min).

Weaning-Kriterien

Diese angeführten allgemeinen *Weaning-Kriterien* sind für jeden Intensivpatienten während der Entwöhnungsphase anzustreben, es handelt sich dabei um Voraussetzungen für den erfolgreichen Abschluss der Entwöhnung vom Respirator. Sie dürfen nicht als Vorbedingung für die Einleitung der Entwöhnung angesehen werden. Die allgemeinen Weaning-Kriterien als Voraussetzung für den erfolgreichen Abschluss der Entwöhnung vom Respirator lassen sich wie folgt zusammenfassen:

Info

Überblick über die allgemeinen „Weaning-Kriterien"

- Adäquate Lungenfunktion (Atemmechanik, Gasaustausch)
- adäquater zerebraler Funktionszustand (Patient gezielt kontaktierbar und kooperationsfähig mit oder ohne Sedierung)
- stabile Herz-Kreislauf-Funktion (rückläufige Katecholaminunterstützung)
- ausgeglichene bzw. negative Flüssigkeitsbilanz
- intakte Magen-Darm-Motilität
- ausgeglichener Säure-Basen- und Elektrolythaushalt
- stabile Stoffwechselsituation (adäquater Ernährungszustand, keine extreme Katabolie)
- ausreichende Mobilisation

Beatmungssystemabhängige Faktoren

Endotrachealtubus

Der *Endotrachealtubus* und das Beatmungssystem bedeuten für den intubierten Patienten eine Erhöhung des Atemwegswiderstands mit konsekutiver Zunahme der Atemarbeit *(= systembedingte Atemarbeit)*.

Diese Widerstandserhöhung ist maßgeblich vom *Innendurchmesser des Tubus* und dem *Atemgasfluss (Flow)* abhängig. Hieraus wird verständlich, dass die Atemarbeit mit Abnahme des Tubusdurchmessers und Zunahme der vom Patienten generierten Atemgasströmung (⇨ forcierte Einatmung bei erhöhtem ventilatorischem Bedarf) erheblich ansteigen kann. Kann der Patient diese zusätzliche Atemarbeit über längere Zeit nicht leisten, kommt es zur respiratorischen Erschöpfung *(„Muscle Fatigue")*.

In diesem Zusammenhang stellt sich auch die Indikation zur *Tracheotomie*, sofern der Patient nicht bereits zu einem früheren Zeitpunkt der maschinellen Beatmung tracheotomiert wurde ([30], [31]). In der intensivmedizinischen Praxis hat sich gezeigt, dass Patienten, bei denen die Entwöhnung über einen Endotrachealtubus gescheitert ist, sich oft über eine Trachealkanüle relativ rasch entwöhnen lassen.

Vor dem Hintergrund der derzeit verfügbaren Literatur besteht hinsichtlich Indikation, Zeitpunkt und Technik der Tracheotomie kein allgemein verbindlicher Konsens. Indirekt ergibt sich aus der Literatur, dass ein Patient spätestens nach 14–21 Tagen invasiver Beatmung tracheotomiert werden sollte, da ein späterer Zeitpunkt mit einer erhöhten Mortalitätsrate assoziiert ist [32].

Unter Frühtracheotomie versteht man die Durchführung einer Tracheotomie innerhalb von 7 Tagen nach Intubation. Allerdings konnte bis dato für die Frühtracheotomie kein statistisch signifikanter Vorteil hinsichtlich Pneumonierate und Mortalität in klinischen Studien nachgewiesen werden [1].

Info

Die *Indikation* zur *Tracheotomie* sollte in erster Linie in Abhängigkeit von der prospektiven Beatmungsdauer (⇨ endotracheale Intubation > 2 Wochen) und dem zugrundeliegenden Krankheitsbild gestellt werden.

Vorteile der Tracheotomie gegenüber der translaryngealen Intubation [32]:

- Erleichterung der Entwöhnung vom Respirator ⇨
- Verkürzung der Weaning-Phase
- geringere Inzidenz an nosokomialen Pneumonien
- höherer Patientenkomfort
- Vermeidung von Schleimhautläsionen im Oropharynx- und Larynxbereich
- Erleichterung der Mobilisation
- geringerer Bedarf an Analgetika und Sedativa
- Erleichterung von Pflegemaßnahmen im Mund-Rachen-Bereich sowie bei der Bronchialtoilette (endotracheales Absaugen)
- Möglichkeit des oralen Kostaufbaus
- Sprechmöglichkeit über sog. Sprechkanülen („gefensterte" Trachealkanülen)

Triggerschwelle – Triggerempfindlichkeit

Eine weitere Ursache für die Entstehung von systembedingter Atemarbeit ist das Beatmungssystem selbst. Für die augmentierenden Atemhilfen zur Unterstützung der Spontanatmung gilt, dass die *Triggerschwelle* und die Empfindlichkeit der *Demand-Flow-Ventile* entscheidend das Ausmaß der systembedingten Atemarbeit mitbestimmen.

Je höher die Triggerschwelle am Respirator eingestellt ist, desto mehr Atemarbeit muss der Patient leisten. In der Praxis hat sich beim *Drucktrigger* eine *Triggerschwelle von ≤ 1 mbar*, beim *Flowtrigger von 2–5 l/min* bewährt.

Zur Überwindung der tubusbedingten Atemarbeit ist unter ruhiger Spontanatmung eine *inspiratorische Druckunterstützung von 7–10 mbar* notwendig, d. h., diese Patienten leisten mit dieser Druckunterstützung eine ähnliche Atemarbeit wie nach erfolgter Extubation [33].

Info

Ursachen für ein Weaning-Versagen

Ungleichgewicht zwischen der Belastung und der Pumpkapazität der Atempumpe.

▶ Tab. 5.4 gibt einen zusammenfassenden Überblick über die Ursachen für ein Weaning-Versagen.

Tab. 5.4 Ursachen für ein Weaning-Versagen.

Erhöhte Atemarbeit	Ursachen
infolge erhöhter Resistance	• zu enger Endotrachealtubus bzw. zu enge Trachealkanüle • erhöhter Tonus der Bronchialmuskulatur • Schleimhautschwellung • Sekretretention • entzündliche Schleimhautveränderungen • exspiratorische Atemgasflusslimitierung durch dynamische Kompression der kleinen Atemwege
infolge erniedrigter Compliance	*pulmonale Ursachen:* • Pleuraerguss, Infiltrat, Atelektasen, Ödem *extrapulmonale Ursachen:* • Zwerchfellhochstand unterschiedlicher Ursache, z. B. Magen-Darm-Atonie, Ileus, Aszites, Meteorismus

Tab. 5.4 Fortsetzung

Erhöhte Atemarbeit	Ursachen

	• Störungen des Flüssigkeitshaushalts, z. B. infolge von
	  ◦ hohen Plusbilanzen
	  ◦ Rückshift
	  ◦ kardialer Dekompensation

infolge insuffizienter Atemmechanik	• Schonatmung aufgrund von Schmerzen
	• Muskelschwäche („ICU-aquired Weakness")
	Ursachen:
	• Critical-Illness-Polyneuropathie/Polymyopathie
	• beatmungsinduzierte Zwerchfelldysfunktion (Inaktivitätsatrophie)
	• Diskoordination der Atemmuskulatur
	Ursachen:
	• Elektrolytstörungen
	  ◦ Hypophosphatämie
	  ◦ Hypomagnesiämie
	  ◦ Hypokalzämie
	  ◦ Hypokaliämie
	• Störungen des Säure-Basen-Haushalts
	  ◦ metabolische Alkalose
	  ◦ metabolische Azidose
	  ◦ Katabolismus

durch erhöhten ventilatorischen Bedarf	erhöhte CO_2-Produktion infolge von
	• Infektion, Fieber (⇨ nicht sanierter Focus)
	• Shivering
	• Agitation unterschiedlicher Ursache, z. B.
	  ◦ organisches Psychosyndrom – hyperaktives Delir
	  ◦ Opioidentzug
	  ◦ Alkoholentzug
	• zu hohe Kohlenhydratzufuhr (Hyperalimentation)
	erhöhte Totraumventilation

aufgrund von neurologischen Faktoren	hirnorganisches Psychosyndrom bzw. delirantes Zustandsbild, Entzugssymptomatik

aufgrund von psychischen Faktoren	• mangelnde psychologische Führung des Patienten
	• psychische Abhängigkeit vom Respirator
	• Informations- und Kommunikationsmangel – *Folge:*
	  ◦ Stressbelastung für den Patienten
	  ◦ Patient fühlt sich alleine mit seinen Ängsten, Befürchtungen und Fragen

aufgrund allgemeiner Faktoren	• mangelnde Mobilisation und Atemtherapie
	• technische (iatrogene) Fehler:
	  ◦ zu hoher Tubuswiderstand
	  ◦ inadäquate Respiratoreinstellung (⇨ nicht erkannte Patient-Respirator-Asynchronie)

5.3 Methoden der Entwöhnung vom Respirator (respiratorbezogene Weaning-Strategien)

5.3.1 Methoden der Entwöhnung vom Respirator

Grundsätzlich werden 2 Verfahren der Entwöhnung vom Respirator unterschieden:

- diskontinuierliches Weaning (s. ▶ Abb. 5.3)
- kontinuierliches Weaning (s. ▶ Abb. 5.4)

5.3.2 Diskontinuierliches Weaning

Die *diskontinuierliche Entwöhnung* besteht aus intermittierenden Phasen von kontrollierter invasiver oder nicht-invasiver Beatmung und Phasen der Spontanatmung ohne jegliche Ventilationsunterstützung vom Respirator (▶ Abb. 5.3).

Die diskontinuierliche Entwöhnungsstrategie geht auf die Anfänge der maschinellen Beatmung zurück (⇨ nur kontrollierte Beatmungsformen verfügbar!). Der Vorteil dieser Entwöhnungsstrategie wurde ursprünglich darin gesehen, dass der Patient keine Atemarbeit zum Öffnen eines Demand-Ventils aufbringen musste und die systembedingte Atemarbeit „nur“ in der Überwindung der Tubusresistance bestand.

Sind die Voraussetzungen für einen erfolgreichen Spontanatmungsversuch erfüllt, so wird die kontrollierte Beatmung intermittierend unterbrochen und der Patient atmet für einige Minuten bis zu 2 h über ein T-Stück angewärmtes, befeuchtetes Atemgas mit einer bestimmten inspiratorischen Sauerstoffkonzentration (FiO_2). Diese Strategie kann auch als ein *Intervalltraining* für die Atemmuskulatur angesehen werden. Eine solche bis zu 2-stündige Phase der nicht assistierten Spontanatmung *(= klassischer „T-Stück-Versuch“)* wird zur Einschätzung benutzt, ob ein Patient einfach zu entwöhnen ist oder einer speziellen Entwöhnungsstrategie bedarf. Zeigt der Patient während des T-Stück-Versuchs *(„T-Piece-Trial“)* keine klinischen Zeichen der respiratorischen Erschöpfung, sollte eine erfolgreiche Extubation möglich sein. Dieses Verfahren ist allerdings in seinem klinischen Aussagewert nicht unumstritten, da die *Reintubationsrate* auch nach erfolgreichem T-Stück-Versuch etwa 15–20 % beträgt und die abrupte Beendigung der maschinellen Atemhilfe zu einer akuten Änderung der intrathorakalen Druckverhältnisse mit Rückwirkungen auf die Hämodynamik führt. Auch stellt der T-Stück-Versuch für den Patienten einen physischen und psychischen Stressfaktor dar, sodass dieses Verfahren nicht generell empfohlen werden kann, sondern nur bestimmten Indikationen vorbehalten bleiben sollte [34].

Die diskontinuierliche Weaning-Strategie hat sich bei Patienten mit energetisch völlig erschöpfter Atempumpe bei zugrundeliegender schwerer chronisch obstruktiver Ventilationsstörung bzw. thorakopulmonaler oder neuromuskulärer Grunderkrankung bewährt. In diesem Fall führt die vorü-

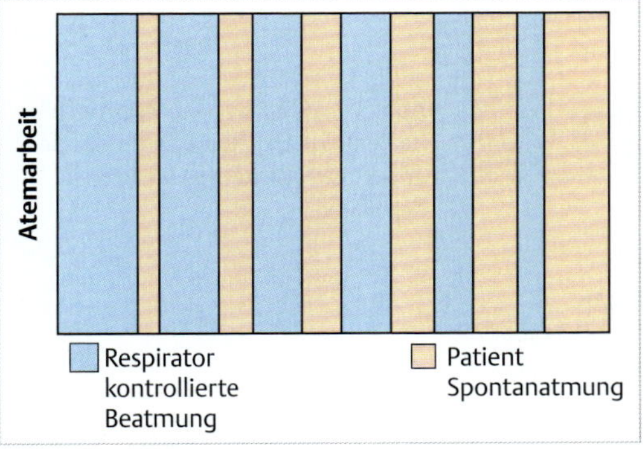

Abb. 5.3 Diskontinuierliches Weaning. Schematische Darstellung.

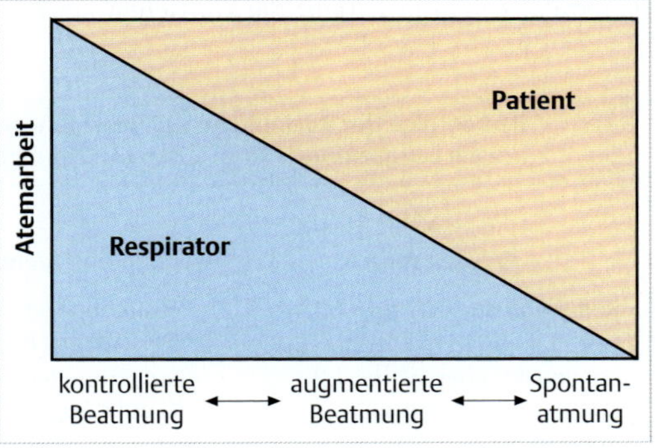

Abb. 5.4 Kontinuierliches Weaning. Schematische Darstellung.

bergehende völlige Ruhigstellung der Atemmuskulatur mittels intermittierender kontrollierter Beatmung zu einer metabolischen Erholung der Atempumpe mit Wiederauffüllung der Energiespeicher (v. a. Glykogen): Der Patient wird zunächst über etwa 24 h unter möglichst niedrig dosierter Sedierung kontrolliert beatmet. In der Initialphase betragen die Spontanatmungsintervalle nur wenige Minuten und werden im weiteren Weaning-Verlauf schrittweise bis zu 2 h ausgedehnt, bis klinische Zeichen der respiratorischen Muskelermüdung auftreten. Über Nacht erfolgt meistens eine kontrollierte Beatmungsphase, wobei die Atemfrequenz knapp über die Spontanatemfrequenz des Patienten eingestellt wird, um den zentralen Atemantrieb zu unterdrücken *(„Overdrive")*. Kann der Patient mit dieser Strategie nicht vollständig vom Respirator entwöhnt und eine suffiziente Spontanatmung über 24 h aufrechterhalten werden, wird mit einer intermittierenden Selbstbeatmung über eine Nasen- bzw. Nasen-Mund-Maske begonnen. Besteht infolge der Grundkrankheit (z. B. neuromuskuläre Erkrankungen) Aspirationsgefahr, wird die intermittierende Beatmung über ein Tracheostoma fortgesetzt [34].

Die Anwendung eines *Kombinationsflow-CPAP-* oder *Demand-Flow-CPAP-Systems* als Atemhilfe anstelle der reinen Spontanatmung kann als eine Variante der diskontinuierlichen Entwöhnung vom Respirator angesehen werden. Die Dauer der Spontanatmungsphasen *(„CPAP-Trials")* richtet sich nach der Leistungsfähigkeit der Atempumpe des Patienten. Zeigt der Patient die klinischen Zeichen der respiratorischen Erschöpfung, wird er wieder kontrolliert beatmet. Kann der Patient hingegen über einen Zeitraum von mehreren Stunden über ein CPAP-System suffizient spontan atmen, sollte die Extubation erwogen werden.

Der Einsatz von CPAP-Atmung ist bei obstruktiven Atemwegserkrankungen zielführend, da CPAP beim intubierten Patienten den durch Lippenbremse generierten PEEP ersetzt *(intrapulmonale Gerüstfunktion durch pneumatische Schienung der kleinen Atemwege)*. Postoperativ, v. a. bei zwerchfellnahen Eingriffen, wird durch CPAP-Atmung das Auftreten von v. a. dorsobasalen Atelektasen vermindert *(Offenhalten von Alveolen)*. Bei Patienten mit eingeschränkter Linksventrikelfunktion führt die CPAP-Atmung im Vergleich zur Spontanatmung ohne PEEP durch Erhöhung des intrathorakalen Drucks zu einer Abnahme der Vor- und Nachlast des linken Ventrikels *(Nitroeffekt)*.

5.3.3 Kontinuierliches Weaning

Auf den meisten Intensivstationen hat sich bei Patienten nach *akuter respiratorischer Insuffizienz* eine kontinuierliche Weaning-Strategie etabliert.

Kontinuierliche Verfahren ermöglichen einen *fließenden Übergang von der kontrollierten Beatmung zur Spontanatmung*. Während zunächst der Respirator bis zu 100 % der Atemarbeit übernimmt, wird im weiteren Weaning-Verlauf zunehmend mehr Atemarbeit vom Patienten geleistet, bis dieser die gesamte Atemarbeit wieder selbst aufbringen kann (▶ Abb. 5.4 und ▶ Abb. 5.5).

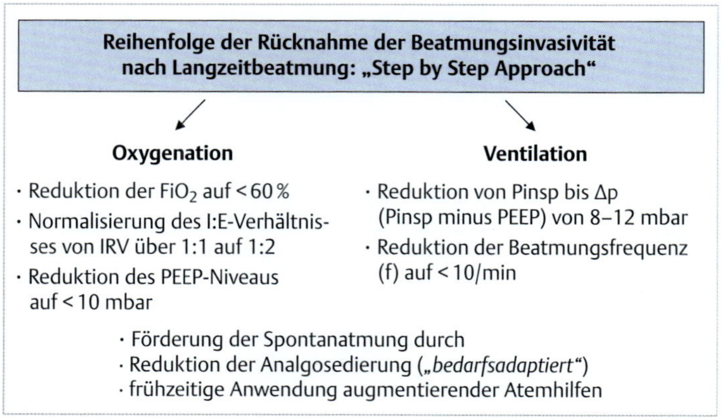

Abb. 5.5 „Step by Step Approach". Reihenfolge der Rücknahme der Beatmungsinvasivität nach Langzeitbeatmung.

Augmentierende Beatmungsformen haben die Funktion, die Atemmuskulatur zu entlasten, bis die Ursache der erhöhten Atemarbeit beseitigt und die Atemmuskulatur so weit gekräftigt ist, dass der Patient wieder ohne Atemhilfe suffizient atmen kann.

Grundsätzlich bestehen 3 Möglichkeiten, die Spontanatmung eines Patienten maschinell zu unterstützen:

- Die maschinellen Atemhübe werden intermittierend zwischen den spontanen Atemzügen des Patienten verabreicht (⇨ SIMV).
- Die maschinellen Atemhübe werden intermittierend, jedoch unabhängig von der Spontanatmung des Patienten, verabreicht (⇨ BIPAP).
- Jeder einzelne spontane Atemzug wird maschinell unterstützt (⇨ PSV/ASB, PPS/PAPS, NAVA).

Intensivrespiratoren ermöglichen sowohl die Kombination der Beatmungsformen BIPAP/BiLevel mit PSV/ASB als auch der Beatmungsformen SIMV mit PSV/ASB.

Ziele einer „bedarfsadaptierten" Analgosedierung in der Weaning-Phase:

- Förderung der Spontanatmung unter Vermeidung von Tachypnoe
- Toleranz des Endotrachealtubus
- Behandlung von Entzugssymptomen
- Kontaktierbarkeit und Kooperation
- Erleichterung der Mobilisation
- Verbesserung der mukoziliären und der tussiven Clearance
- Erhaltung eines Tag-Wach-Rhythmus
- geringe Beeinträchtigung der Hämodynamik
- geringe Beeinträchtigung der Darmmotilität

Info

Graduelle Reduktion der maschinellen Ventilation

- BIPAP/BiLevel: Reduktion von Inspirationsdruck (Pinsp) und Beatmungsfrequenz (f)
- PC-SIMV: Reduktion von Inspirationsdruck (Pinsp) und Beatmungsfrequenz (f)
- PSV/ASB: Reduktion der inspiratorischen Druckunterstützung (ΔPsupp)
- PPS: Reduktion der proportionalen Druckunterstützungen (Vol_{Assist}, $Flow_{Assist}$)
- NAVA: Reduktion der proportionalen Druckunterstützung (NAVA-Pegel)

Merke

Reduktion des Inspirationsdrucks hat Vorrang gegenüber Reduktion der mandatorischen Atemfrequenz.

Praxis

Entwöhnungsstrategie mittels der Atemhilfen SIMV/PSV

- Schrittweise Reduktion der FiO_2 auf ≤ 50 %
- SIMV-Frequenz initial 8–12/min ≈ ½ Spontanatemfrequenz des Patienten + PSV mit Inspirationsdruck von 10–15 mbar *über PEEP* bei einem PEEP von ≤ 10 mbar
- SIMV-Frequenz 4–6/min ≈ ⅓ Spontanatemfrequenz des Patienten + PSV mit Inspirationsdruck von 10–15 mbar *über PEEP* bei einem PEEP von ≤ 10 mbar
- Umstellung auf PSV-Modus
- PSV mit Inspirationsdruck von 10–15 mbar *über PEEP* bei einem PEEP-Niveau von ≤ 10 mbar
- PSV-Unterstützung in 2-mbar-Schritten reduzieren, bis ein Inspirationsdruck von 5–10 mbar über PEEP erreicht ist, PEEP in 2-mbar-Schritten reduzieren
- Umstellung auf CPAP mit 5–8 mbar PEEP (*„CPAP-Trial"*)
- Extubation bei einem CPAP-Niveau von 5–8 mbar (sofern Extubationskriterien erfüllt)

Die Entwöhnung vom Respirator mit der Atemhilfe *SIMV* gehört der Vergangenheit an, da im Vergleich zu BIPAP die Atemhilfe SIMV nur eine *sequenzielle Spontanatmung* zulässt, d. h., während des mandatorischen Beatmungshubs ist eine Eigenatmung des Patienten nicht möglich. *BIPAP* ermöglicht eine *ungehinderte (simultane) Spontanatmung*, d. h. unabhängig vom mandatorischen Beatmungszyklus (▶ Abb. 5.6).

Die Entwöhnungsstrategie über BIPAP (▶ Abb. 5.7 und ▶ Abb. 5.8) findet durch Annäherung der beiden Druckniveaus Pinsp (Phoch) und Pniedrig (PEEP) sowie durch Verlängerung der Phasenzeit Tniedrig und damit Reduzierung der Beatmungsfrequenz statt

Auch wenn allgemeiner Konsens darüber besteht, dass die Beatmungsform nicht den entscheidenden Faktor für erfolgreiches Weaning darstellt, hat sie dennoch entscheidenden Einfluss auf die Weaning-Dauer. Durch frühzeitige ungehinderte (simultane) Spontanatmung unter der Beatmungsform BIPAP/APRV können die Beatmungsdauer und der Intensivaufenthalt signifikant reduziert werden [35].

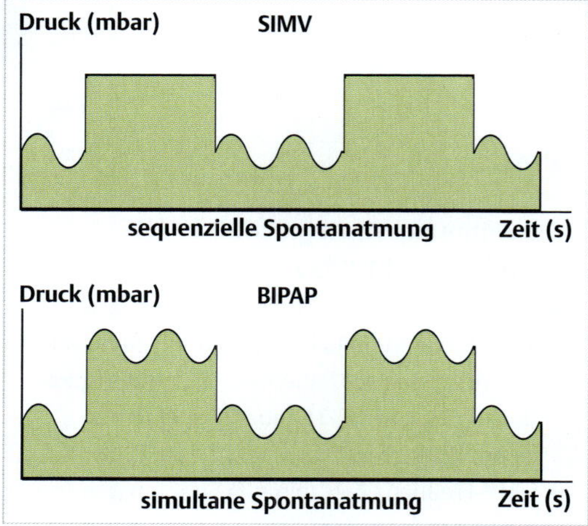

Abb. 5.6 Entwöhnung vom Respirator. Unterschied zwischen SIMV und BIPAP.

Merke

Frühzeitige ungehinderte Spontanatmung im BIPAP/BiLevel-Modus verkürzt die Weaning-Dauer.

Praxis

Aus atemphysiologischer Sicht ist es sinnvoller, BIPAP/BiLevel mit der Beatmungsoption TC als mit der Beatmungsform PSV/ASB zu kombinieren, um die tubusbedingte Atemarbeit zu kompensieren.

Die Entwöhnungsstrategie mittels der Atemhilfe PPS ist in ▶ Abb. 5.9 zusammengefasst, die Entwöhnungsstrategie mittels der Atemhilfe NAVA in ▶ Abb. 5.10.

Entwöhnungsstrategie mittels der Atemhilfe BIPAP
- möglichst früh augmentierte Spontanatmung durch „bedarfsadaptierte“ Analgosedierung

Oxygenation
- schrittweise Reduktion der FiO_2 auf ≤ 50 %
- Normalisierung des I:E-Verhältnisses auf 1:2
- schrittweise Reduktion des PEEP-Niveaus auf 5–10 mbar

Ventilation
- schrittweise Reduktion von Pinsp bis Druckdifferenz (Pinsp minus PEEP) von 8–12 mbar
- schrittweise Reduktion der mandatorischen Atemfrequenz bis auf 8–10/min

- Extubation bei einer Druckunterstützung von 5–10 mbar, einer mandatorischen Atemfrequenz von 4–6/min und einem PEEP von 5–8 mbar oder
- nach Umstellung auf CPAP mit 5–8 mbar („*CPAP-Trial*“),

sofern die Extubationskriterien erfüllt sind (⇒ Patient wach, keine Zeichen der respiratorischen Insuffizienz, Schutzreflexe vorhanden)

Abb. 5.7 Entwöhnung über BIPAP/ BiLevel.

Entwöhnungsstrategie mittels der Atemhilfe BIPAP/PSV
- möglichst früh augmentierte Spontanatmung durch „bedarfsadaptierte“ Analgosedierung

Oxygenation
- schrittweise Reduktion der FiO_2 auf ≤ 50 %
- Normalisierung des I:E-Verhältnisses auf 1:2
- schrittweise Reduktion des PEEP-Niveaus auf 8–10 mbar

Ventilation
- schrittweise Reduktion von Pinsp bis Druckdifferenz (Pinsp minus PEEP) von 8–12 mbar
- schrittweise Reduktion der mandatorischen Atemfrequenz bis auf 8–10/min

- **Umstellung von BIPAP auf PSV** bei Spontanatmungsfrequenz > 5/min
- weitere Reduktion der Druckunterstützung bis auf 5 mbar *über* PEEP

- Extubation bei niedriger Druckunterstützung von 5 mbar und einem PEEP von 5–8 mbar oder
- nach Umstellung auf CPAP mit 5–8 mbar („*CPAP-Trial*“),

sofern die Extubationskriterien erfüllt sind (⇒ Patient wach, keine Zeichen der respiratorischen Insuffizienz, Schutzreflexe vorhanden)

Abb. 5.8 Entwöhnung über BIPAP-PSV.

Entwöhnungsstrategie mittels der Atemhilfe PPS
Voraussetzung: ausreichender Atemantrieb, d. h. Atemwegsokklusionsdruck P 0,1 ≥ 0,8 mbar → sonst Gefahr der Hypoventilation durch unzureichende Druckunterstützung!

↓

- schrittweise Reduktion der FiO_2 auf ≤ 50 %
- schrittweise Reduktion von Vol_{Assist} (VA) und $Flow_{Assist}$ (FA) *(in Abhängigkeit von der Ventilation → $PaCO_2$)*
  - Reduktion des Vol_{Assist} (VA) in 2-mbar-Schritten bis auf 5 mbar/l → danach
  - Reduktion des $Flow_{Assist}$ (FA) in 2-mbar-Schritten bis auf 5 mbar/l/s
- weitere Reduktion des Vol_{Assist} (VA) bis auf 0 mbar/l
- Reduktion des PEEP-Niveaus in 2-mbar-Schritten bis auf 5–8 mbar *(in Abhängigkeit von der Oxygenierung → PaO_2)*

- Extubation bei einem $Flow_{Assist}$ (FA) von 5 mbar/l/s oder
- nach Umstellung auf CPAP mit 5–8 mbar PEEP („*CPAP-Trial*“) Extubation bei einem CPAP-Niveau von 5–8 mbar (sofern Extubationskriterien erfüllt)

Abb. 5.9 Entwöhnungsstrategie mittels der Atemhilfe PPS.

Entwöhnungsstrategie mittels der Atemhilfe NAVA

↓

- schrittweise Reduktion der FiO_2 auf ≤ 50 %
- Reduktion des NAVA-Pegels in 0,2-mbar/μV-Schritten *(in Abhängigkeit vom Edi-Signal und von der Ventilation → $PaCO_2$)*
- bleibt die Höhe des Edi-Signals gleich, weitere schrittweise Reduktion des NAVA-Pegels bis < 1 mbar/μV (Richtwert: 0,6–0,8 mbar/μV)
- Reduktion des PEEP-Niveaus in 2-mbar-Schritten bis auf 5–8 mbar *(in Abhängigkeit von der Oxygenierung → $PaCO_2$)*
- Umstellung auf CPAP mit 5–8 mbar PEEP („*CPAP-Trial*“)
- Extubation bei einem CPAP-Niveau von 5–8 mbar (sofern Extubationskriterien erfüllt)

Abb. 5.10 Entwöhnungsstrategie mittels der Atemhilfe NAVA.

> **Merke**
>
> In Abhängigkeit von der Oxygenierung (PaO_2) und der Ventilation ($PaCO_2$) werden die Oxygenationsparameter (FiO_2, I:E-Verhältnis, PEEP) und die Ventilationsparameter (Pinsp, f) unabhängig voneinander schrittweise reduziert.

5

Während bei unkomplizierter (einfacher) Entwöhnung einzelne Stufen übersprungen werden können, dürfen bei komplizierter (protrahierter) Entwöhnung die einzelnen *Ventilations-* und *Oxygenationsparameter* nur *schrittweise* reduziert werden.

Beispiele:

- Reduktion des Inspirationsdrucks in 2- bis 3-mbar-Schritten
- schrittweise Reduktion der mandatorischen Atemfrequenz um 2–3 Atemhübe/min
- schrittweise Verlängerung der CPAP-Phasen (*„CPAP-Trials"*): 2 ⇨ 4 ⇨ 6 h usw.

Bei unkomplizierter Entwöhnung kann nach einem 2-stündigen *CPAP-Trial* die Extubation erwogen werden, sofern der Patient die Extubationskriterien erfüllt (vgl. Kap. 5.5).

Im Rahmen der Weaning-Phase muss der $PaCO_2$ an die sich wieder bessernde Atemmechanik angepasst werden, um eine unbeabsichtigte Hyperventilation zu vermeiden. Dies erfolgt bei der Beatmungsform BIPAP durch Rücknahme des oberen Druckniveaus (Pinsp) bzw. der Atemfrequenz (f), bis der $PaCO_2$ auf ungefähr 45 mmHg angestiegen ist, damit der Patient einen ausreichenden *„Atemdrive"* vonseiten des Atemzentrums bekommt.

> **Merke**
>
> Die *ventilatorische Unterstützung* muss erneut erhöht werden, wenn der Patient bei einem bestimmten Weaning-Schritt die Zeichen der respiratorischen Erschöpfung zeigt ⇨ Atemfrequenzmonitoring ist obligat!

Außerdem soll während der Nachtstunden der Grad der Ventilationshilfe (Druckunterstützung) erhöht werden, damit sich die Atemmuskulatur erholen kann (z. B. tagsüber PSV/ASB, nachts BIPAP, oder tagsüber intermittierender CPAP, nachts PSV/ASB). Die nächtliche Erhöhung der Sedierung z. B. mit Propofol oder einem Benzodiazepin bietet dem Patienten Erholung bei besserer Nachtruhe.

> **Merke**
>
> Für den Weaning-Erfolg ist nicht die Wahl eines bestimmten Beatmungsmodus entscheidend, sondern die Art und Weise seiner Anwendung.

5.4 Entwöhnungsindizes – Monitoring der inspiratorischen Atemmuskelanstrengung

5.4.1 Entwöhnungsindizes („Predictors of Weaning Outcome")

Um eine bessere Voraussage für eine erfolgreiche Entwöhnung bzw. Extubation zu ermöglichen, sind Indizes entwickelt worden, die eine Beurteilung und Vorhersage einer suffizienten Spontanatemfähigkeit ermöglichen sollen. Die Spontanatemfähigkeit ist eng mit der inspiratorischen Atemmuskelanstrengung assoziiert. Die Entwöhnungsindizes geben somit auch eine klinisch wichtige Auskunft über die Atemmuskelanstrengung. Sie können aber die sorgfältige klinische Einschätzung durch den erfahrenen Intensivmediziner in keiner Weise ersetzen.

> **Definition**
>
> Unter **Entwöhnungsindizes** versteht man objektive Parameter zur Beurteilung und Vorhersage einer suffizienten Spontanatemfähigkeit. Sie geben auch Auskunft über die inspiratorische Atemmuskelanstrengung des Patienten.

5.4.2 Hechelindex (Rapid Shallow Breathing Index [RSBI])

Als ein valider und einfach zu bestimmender Indikator für eine erfolgreiche Entwöhnung kann der Quotient aus Atemfrequenz und Atemzugvolumen *(f/VT = Rapid Shallow Breathing Index [RSBI* herangezogen werden ([36], [37]).

Merke

- f/VT < 80–100 ⇨ hohe Wahrscheinlichkeit für erfolgreiches Weaning
- f/VT > 100 ⇨ hohe Wahrscheinlichkeit für ein Weaning-Versagen

Beispiel:

- f = 20/min, VT = 0,5 l.
  Der Quotient ergibt 20 : 0,5 = 40 ⇨ Extubation mit hoher Wahrscheinlichkeit erfolgreich.
- f = 35/min, VT = 0,3 l.
  Der Quotient ergibt 35 : 0,3 = 116 ⇨ Extubation mit hoher Wahrscheinlichkeit frustran.

Der RSBI ist auch als Verlaufsparameter von klinischer Bedeutung. Steigt der RSBI im Verlauf eines Spontanatmungsversuchs (Spontaneous Breathing Trial [SBT]) auf über 80–100 an, ist dies ein Zeichen erhöhter Atemanstrengung unter Spontanatmung und deutet auf eine drohende Erschöpfung der Atempumpe hin (vgl. Kap. 5.5).

Ein weiteres valides klinisches Zeichen für die Belastung der Atemmuskulatur stellt das Verhältnis von thorakaler und abdomineller Atembewegung dar. Die *paradoxe Atmung („Schaukelatmung")* ist durch eine Einwärtsbewegung des Abdomens während der Inspiration gekennzeichnet und ist Ausdruck eines sich nur schwach kontrahierenden Zwerchfells. Der negative Pleuradruck überträgt sich auf das Abdomen, wodurch die Bauchdecke eingezogen wird (▸ Abb. 5.11). Gleichzeitig erfolgt die Inspiration unter Zuhilfenahme der auxiliären Atemmuskulatur. Die paradoxe Atmung zeigt somit ein Missverhältnis zwischen Belastung und Pumpkapazität der Atempumpe an.

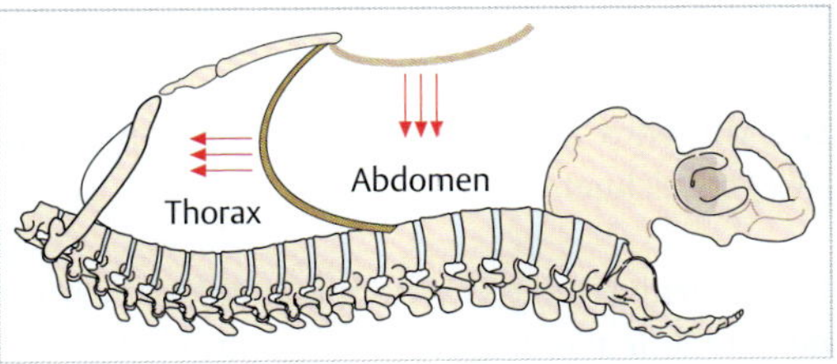

Abb. 5.11 Paradoxe Atmung („Schaukelatmung"). Inspiratorische Einwärtsbewegung des Abdomens.

5.4.3 Atemwegsokklusionsdruck (P 0,1)

Der Atemwegsokklusionsdruck (P 0,1) ist ein *Maß für den zentralen Atemantrieb* unter Spontanatmung.

Der P 0,1 reflektiert die Antwort des Atemzentrums auf eine eingeschränkte Atemmechanik. Er ist ein Maß für die Anstrengung, die der Patient für seinen nächsten Atemzug aufbringen muss.

Messmanöver

Definitionsgemäß ist der P 0,1 der negative Druck, der in den ersten 100 ms einer Inspiration gegen ein geschlossenes System (⇨ In- und Exspirationsventil geschlossen) generiert wird. Die Zeitbedingung 100 ms beginnt, wenn zu Beginn der Inspiration ein Unterdruck (bezogen auf PEEP) von 0,5 mbar gemessen wird. Der 2. Druckwert wird nach Ablauf der 100 ms bestimmt. Gleichzeitig wird das Inspirationsventil geöffnet und der Patient kann wieder normal atmen. Die Differenz der Druckwerte P2 – P1 ist der Atemwegsokklusionsdruck P 0,1 (▸ Abb. 5.12).

Normalbereich: 1–4 mbar

Während der Normalbereich beim Gesunden zwischen 1 und 4 mbar liegt, ist der P 0,1 bei einer drohenden respiratorischen Erschöpfung deutlich erhöht.

Ein hoher P 0,1 *(Absolutwert)* ist Ausdruck eines hohen Atemantriebs, der nur begrenzte Zeit aufrechterhalten werden kann. Wiederholte Messungen (⇨ Mittelwert aus 3 Messungen) von *P 0,1-Werten über 6 mbar* sind ein Indikator für eine drohende respiratorische Erschöpfung bzw. für ein bevorstehendes Weaning-Versagen [38].

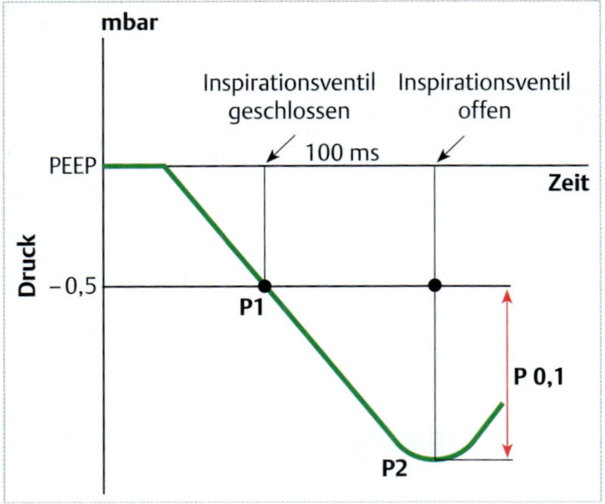

Abb. 5.12 Messmanöver Atemwegsokklusionsdruck (P 0,1).

Der P 0,1 ist auch als Verlaufsparameter *(Relativwert)* von klinischer Bedeutung. Beträgt die Differenz des P 0,1 (ΔP 0,1) zwischen Beginn und Ende eines Spontanatmungsversuchs (Spontaneous Breathing Trial [SBT]) über 4 mbar, bei gleichzeitiger Zunahme des RSBI, so ist dies ein Zeichen erhöhter Atemanstrengung unter Spontanatmung und deutet auf eine drohende Erschöpfung der Atempumpe hin (vgl. Kap. 5.5).

Merke

- P 0,1 > 6 mbar oder
- ΔP 0,1 > 4 mbar während eines Spontanatmungsversuchs
  ⇨ Indikator für eine drohende respiratorische Erschöpfung
  ⇨ hohe Wahrscheinlichkeit für ein Weaning-Versagen

Demgegenüber ist ein P 0,1 < 1 mbar ein Indikator für einen verminderten zentralen Atemantrieb.

Ursachen:
- Opioidapplikation
- Restsedierung („Hang over“)
- metabolische Alkalose

Merke

P 0,1 < 1 mbar ⇨ Indikator für einen reduzierten zentralen Atemantrieb.

5.4.4 Maximale inspiratorische Kraft (MIP)

Die maximale inspiratorische Kraft (Maximal Inspiratory Force [MIP]) ist ein Maß für die inspiratorische Atemmuskelkraft, d. h. für die Atempumpkapazität.

Messmanöver

Die MIP ist definiert als der negative Druck, welcher durch die maximale Einatemanstrengung gegen das geschlossene In- und Exspirationsventil aufgebaut werden kann. Der Patient erzeugt durch seine Einatemanstrengung während einer manuellen verlängerten Exspiration („Exspiration-Hold“) einen zum PEEP relativen Unterdruck (Sogdruck). Dies bedeutet, dass je negativer der MIP-Wert ist (daher auch das Vorzeichen <), desto kräftiger die Atemmuskulatur.

Patienten, die einen MIP-Wert von < –30 mbar erreichen, können mit hoher Wahrscheinlichkeit erfolgreich extubiert werden.

Patienten mit einem MIP-Wert von < –70 mbar haben keine Einschränkung der Atemmuskelkraft.

Merke

- MIP < –30 mbar ⇨ hohe Wahrscheinlichkeit für erfolgreiches Weaning
- MIP > –20 mbar ⇨ hohe Wahrscheinlichkeit für ein Weaning-Versagen

Die MIP wird auch als *Negative Inspiratory Force (NIF)* bezeichnet.

Der Stellenwert dieses Weaning-Prädiktors wird in der Literatur allerdings kontrovers diskutiert.

5.4.5 Tension-Time-Index (TTI)

Die kritische Schwelle, bei deren Überschreitung eine Ermüdung der Atemmuskulatur auftritt, hängt außer vom Druck auch von der *Kontraktionsdauer* der Inspirationsmuskulatur (Ti) in Relation zur Atemzykluszeit (Ttot) ab.

$$TTI = Pi/Pimax \times Ti/Ttot$$

Pi (= Peso) ist die für einen normalen Atemzug notwendige Pleuradrucknegativierung, welche mittels Ösophagusdrucksonde gemessen wird. Werden für normale Atemzüge Drücke benötigt, die mehr als 40 % der maximalen Atemmuskelkraft betragen, d. h., ist das Verhältnis Pi/Pimax > 0,4, so deutet dies auf eine drohende Erschöpfung der Atemmuskulatur hin (vgl. Kap. 3.2).

> **Merke** M!
>
> Pi/Pimax > 0,4 ⇨ drohende Erschöpfung der Atemmuskulatur.

Beim Gesunden beträgt der TTI ungefähr 0,03. Ein TTI > 0,15 ist ein Indikator für eine drohende Atemmuskelermüdung und zeigt ein drohendes Weaning-Versagen an [39].

> **Merke** M!
>
> - TTI < 0,15 ⇨ hohe Wahrscheinlichkeit für erfolgreiches Weaning
> - TTI > 0,15 ⇨ hohe Wahrscheinlichkeit für ein Weaning-Versagen

5.4.6 Ösophagusdruckamplitude

Eine Ösophagusdruckamplitude (Esophageal Pressure Swing [ΔPeso]) > 12 mbar unter erhaltener Spontanatmung ist ein Indikator für eine erhöhte diaphragmale inspiratorische Atemmuskelanstrengung mit der Gefahr der respiratorischen Erschöpfung und in weiterer Folge für ein Weaning-Versagen (▶ Abb. 5.13) [40].

Normalbereich ΔPeso: 4–8 mbar

> **Merke** M!
>
> - ΔPeso < 10–12 mbar ⇨ hohe Wahrscheinlichkeit für erfolgreiches Weaning
> - ΔPeso > 12 mbar ⇨ hohe Wahrscheinlichkeit für ein Weaning-Versagen

5.4.7 Zwerchfellsonografie

Inspiratorische Zwerchfellauslenkung (Diphragmatic Excursion)

Unter Nutzung der Leber als Schallfenster kann am liegenden Patienten im M-Mode das Hemidiaphragma rechts über die unteren Interkostalräume bzw. unterhalb des Xiphoids bei einem Schallwinkel von > 70° dargestellt und die Atemexkursion unter Ruheatmung ausgemessen werden. Eine *inspiratorische Zwerchfellauslenkung von < 10 mm* wird als Zwerchfelldysfunktion gewertet (▶ Abb. 5.14) [41].

Als „Cut-off-Wert" für erfolgreiches Weaning gilt eine diaphragmale Auslenkung von > 10 mm.

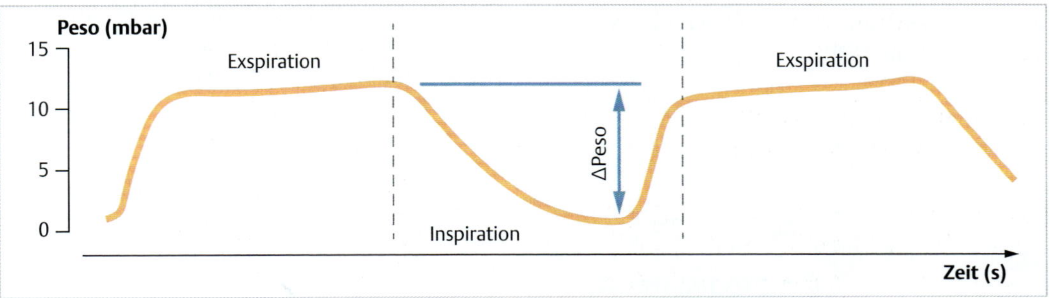

Abb. 5.13 Ösophagusdruckamplitude (ΔPeso). Atemmuskelanstrengung unter Spontanatmung.

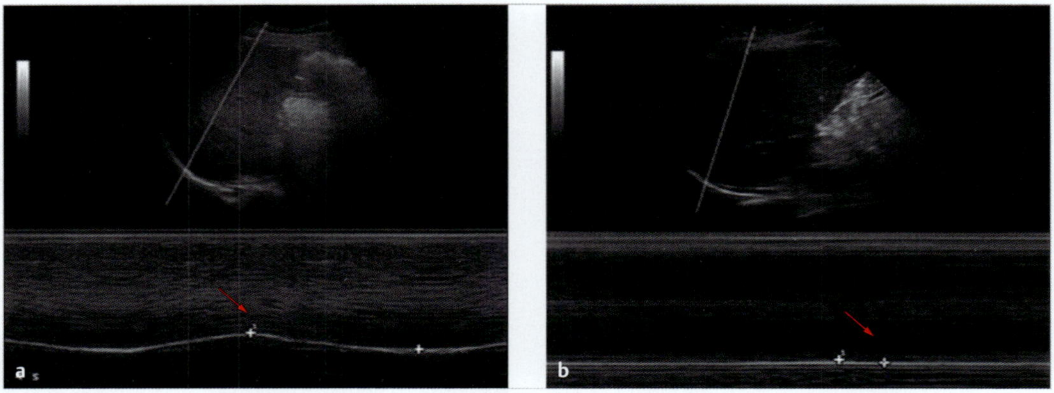

Abb. 5.14 **Sonografisch gemessene Zwerchfellbeweglichkeit des rechten Hemidiaphragmas.**
a Normale inspiratorische Zwerchfellexkursion (Pfeil).
b Keine inspiratorische Zwerchfellexkursion (Pfeil) als Ausdruck einer paradoxen Atmung.
(Quelle: Anästhesiologische Intensivstation Klinik Floridsdorf, Wien)

Merke

- Zwerchfellauslenkung > 10 mm ⇨ hohe Wahrscheinlichkeit für erfolgreiches Weaning
- Zwerchfellauslenkung < 10 mm ⇨ hohe Wahrscheinlichkeit für ein Weaning-Versagen

Diese Methode der Beurteilung der Zwerchfellfunktion hat einen vergleichbar hohen prädiktiven Wert im Hinblick auf ein mögliches Weaning-Versagen wie der etablierte RSBI, ist allerdings nur für die nicht druckunterstützte Spontanatmung (CPAP-Atmung) aussagekräftig, da bei dieser Untersuchungsmethode lediglich die Kaudalexkursion des Diaphragmas dargestellt wird, die aber bei druckunterstützter Spontanatmung auch passiv erfolgen kann [42].

Inspiratorische Dickenzunahme des Zwerchfells (Diaphragmatic Thickness Fraction)

Als eine für die druckunterstützte Spontanatmung geeignete Methode gilt die sonografische Erfassung der Dickenzunahme des diaphragmalen Muskelanteils in % („Diaphragmatic Thickness Fraction" [DTF]; ▶ Abb. 5.15 und ▶ Abb. 5.16) ([43], [44], [45]).

Dieser Index errechnet sich nach folgender Formel:

$$DTF = \frac{(TEI - TEE)}{TEE} \times 100$$

Gemessen wird die Dicke des Zwerchfells zwischen Pleura und Peritoneum in der vorderen Axillarlinie unterhalb des Rippenbogens sowohl endinspiratorisch (TEI) als auch endexspiratorisch (TEE). Die DTF ist ein Maß für die effektive Muskelaktivität.

Als „Cut-off-Wert" für erfolgreiches Weaning gilt eine *DTF > 20–30 %.*

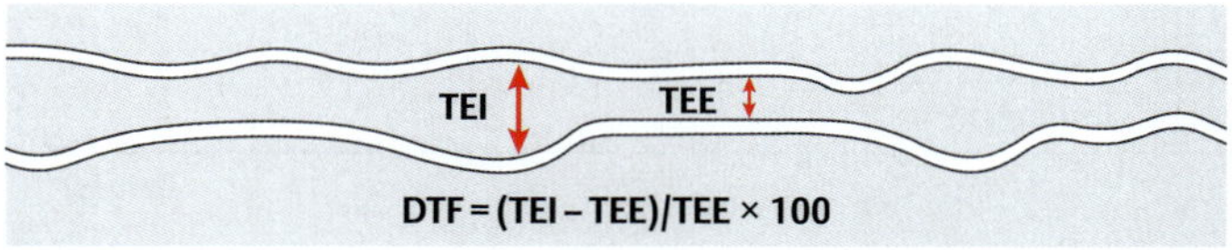

Abb. 5.15 **Diaphragmatic Thickness Fraction [DTF].**

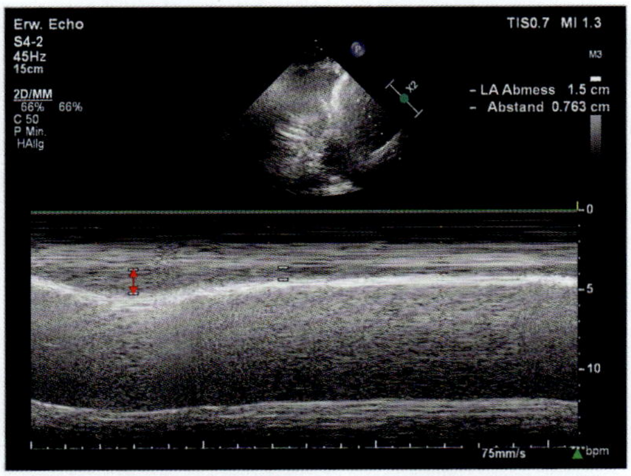

Abb. 5.16 Diaphragmatic Thickness Fraction [DTF]. Insp: 1,5 cm, Exsp: 0,76 cm ⇨ DTF = (1,5 – 0,76) : 0,76 × 100 = 97,37 %. (Quelle: Anästhesiologische Intensivstation Klinik Floridsdorf, Wien)

Merke

- DTF > 20–30 % ⇨ hohe Wahrscheinlichkeit für erfolgreiches Weaning
- DTF < 20 % ⇨ hohe Wahrscheinlichkeit für ein Weaning-Versagen

5.4.8 Automatische Tubuskompensation (TC)

Als Weaning-Prädiktor kann auch die automatische Tubuskompensation (TC) angesehen werden, da sie eine Art *„elektronische Extubation"* darstellt und auf diese Weise eine Voraussage des Atemmusters nach *„physikalischer Extubation"* ermöglicht (vgl. Kap. 4.3.8 unter „Tubuskompensation") ([46], [47]).

Info

Die automatische Tubuskompensation ermöglicht die Differenzialdiagnose zwischen einer tubusbedingten und einer pulmonal bedingten respiratorischen Erschöpfung während CPAP-Atmung (*„CPAP-Trial"*).

5.5 Weaning-Protokolle

Weaning-Protokolle sind ein Versuch, durch Algorithmen die Entwöhnung vom Respirator zu standardisieren und zu objektivieren mit dem Ziel, den frühestmöglichen Extubationszeitpunkt zu erfassen. Diese Protokolle sind v. a. für das einfache Weaning entwickelt worden.

In klinischen Studien konnte gezeigt werden, dass nur etwa 40–45 % der Patienten nach einer Selbstextubation reintubiert werden mussten ([48], [49]).

Definition

Unter einem **Weaning-Protokoll** versteht man die tägliche Durchführung *standardisierter Tests* zur Erfassung der *Spontanatmungsfähigkeit* und zur Ermittlung des frühestmöglichen Extubationszeitpunkts.

Die Entscheidung zur Extubation erfolgt nach klaren pathophysiologischen und klinischen Kriterien.

Weaning-Protokolle basieren auf der täglichen Evaluierung der respiratorischen Situation des beatmeten Patienten sowie auf der Durchführung standardisierter Tests zur Erfassung der Spontanatmungsfähigkeit. Erfüllen die Lungenfunktion und der Allgemeinzustand des Patienten gewisse objektivierbare Kriterien (Atemmechanik, Gasaustausch, Kreislaufstabilität, neurologischer Zustand), wird das Weaning von der maschinellen Beatmung eingeleitet und der Patient durchläuft einen Spontanatmungsversuch (*„CPAP-Trial"* oder Pressure Support mit niedriger Druckunterstützung von 5–7 mbar). Bei erfolgreichem Spontanatmungsversuch (*SBT = Spontaneous Breathing Trial*), d. h., wenn während der Beobachtungsphase von 30–120 min keine Zeichen der respiratorischen Erschöpfung auftreten, wird der Patient ohne weitere Weaning-Schritte extubiert. Bei fehlgeschlagenem Spontanatmungsversuch wird der Patient weiterbeatmet und nach einem Zeitintervall von zumeist 24 h erneut evaluiert (► Abb. 5.17).

5

Weaning-Protokoll

Datum: Nummer:

Tägliche Evaluierung aller Patienten mit einer Beatmungsdauer > 24 h

bei **Ja**: nächster Protokollschritt

bei **Nein**: Dokumentation der Gründe, Beurteilung des klinischen Zustandes, Weiterführung der Beatmungstherapie, Reevaluierung nach 24 h in Abhängigkeit des klinischen Gesamtzustandes, im Einzelfall auch Fortsetzung mit nächstem Protokollschritt

1. Ist der Patient bereit zur Entwöhnung?	Ja	Nein
Mentaler Status		
· Der Patient ist wach (RASS –1 bis 0 mit oder ohne Sedierung)	☐	☐
Hämodynamischer Status		
· Der Kreislauf ist stabil, Noradrenalin ≤ 0,2 µg/kg/min.	☐	☐
· Der Volumenbedarf ist rückläufig bis ausgeglichen.	☐	☐
Respiratorischer Status		
· ΔP (Pinsp – PEEP) < 15 mbar	☐	☐
· AMV < 15 l/min	☐	☐
· PaO_2 ≥ 60 mmHg bei FiO_2 ≤ 0,4	☐	☐
· PEEP ≤ 10 mbar	☐	☐
Temperatur > 36°C bzw. < 38,5°C	☐	☐
2. Ist der Patient bereit für einen SBT?		
· V_T ≥ 5 ml/kg KG + AF ≤ 30/min	☐	☐
· ausreichend kräftiger Hustenreflex (beim Absaugen)	☐	☐
· Bronchialsekret: Bronchialtoilette > 2-stündlich	☐	☐
↓		
Wenn bis hier alle Punkte mit **Ja** beantwortet wurden: **3-minütiger Test der Spontanatmungskapazität**		
War der Test erfolgreich? → RSBI (AF/V_T) < 100 + $P_{0,1}$ < 5 mbar	☐	☐
Kommentar:		
3. Durchführung eines SBT		
· CPAP-trial mit PEEP von 5 – 8 mbar für 30 – 120 min	☐	☐
War der SBT erfolgreich?		
· RSBI (AF/V_T) < 100 + $P_{0,1}$ < 5 mbar	☐	☐
· SaO_2 ≥ 90 %	☐	☐
· RR_{syst} ≤ 180 mmHg bzw. ≥ 90 mmHg	☐	☐
· HF ≤ 120/min bzw. Veränderung der HF ≤ 20 %	☐	☐
· keine Zeichen der Myokardischämie	☐	☐
Kommentar:		
4. Durchführung der Extubation	☐	☐
Kommentar:		
5. War die Entwöhnung erfolgreich?	☐	☐
Kommentar:		

AF = Atemfrequenz
AMV = Atemminutenvolumen
CPAP = Continuous Positive Airway Pressure
PEEP = Positive Endexpiratory Pressure
RASS = Richmond Agitation Sedation Score
RSBI = Rapid Shallow Breathing Index
SBT = Spontaneous Breathing Trial (Spontanatmungsversuch)
VT = Tidalvolumen

Abb. 5.17 Weaning-Protokoll. Beispiel eines Weaning-Protokolls.

Sinngemäß sollte eigentlich von einem Extubationsprotokoll gesprochen werden, da die Entwöhnung vom Respirator bereits wesentlich früher beginnt und eine ganzheitsmedizinische Sicht des Intensivmediziners unter Einbeziehung aller Organfunktionen sowie respiratorbezogener Faktoren erfordert.

In klinischen Studien wurde gezeigt, dass die Weaning-Dauer und der Aufenthalt auf der Intensivstation durch die Anwendung von standardisierten Weaning-Protokollen signifikant reduziert werden konnte ([50], [51], [52], [53], [54], [55], [56], [57]). Bei Traumapatienten konnten durch protokollbasiertes Weaning eine Abnahme an nosokomialen Pneumonien sowie eine Verbesserung der Überlebensrate nachgewiesen werden [58].

Info

Vorteile von Weaning-Protokollen

- Verkürzung der Beatmungsdauer
- Verkürzung des Intensivaufenthalts
- Senkung der Behandlungskosten

Das gewählte Beatmungsverfahren ist dabei weniger von Bedeutung als die tägliche Überprüfung der Spontanatmungsfähigkeit mittels standardisierter Tests, wie z. B. des *Rapid Shallow Breathing Index (RSBI)* und des *Atemwegsokklusionsdrucks (P 0,1)*.

Info

Kernstück eines Weaning-Protokolls ist die systematische tägliche *Überprüfung der Spontanatmungsfähigkeit* mittels standardisierter Tests.

Merke M!

Voraussetzung für die Durchführung eines Spontanatmungsversuchs [1]

Klinische Kriterien

- Ausreichend starker Hustenreflex
- keine exzessive bronchiale Sekretion
- kein akuter Infekt
- Temperatur > 36 und < 38,5 °C

Adäquate Organfunktionen

Zerebrale Funktion

- Patient ist wach, d. h. Richmond Agitation Sedation Score (RASS) 0 bis –1 (mit oder ohne Sedierung)

Ventilation

- Atemfrequenz ≤ 30/min
- Tidalvolumen ≥ 5 ml/kg KG (bei einer Druckunterstützung Δp < 15 mbar)
- Atemminutenvolumen < 15 l/min
- Rapid Shallow Breathing Index < 100

Oxygenierung

- $SaO_2 \geq 90\,\%$ bzw. $PaO_2 \geq 60$ mmHg bei einer $FiO_2 \leq 0{,}4$ (bei Vorliegen einer chronisch respiratorischen Insuffizienz $SaO_2 > 85\,\%$)
- $PaO_2/FiO_2 > 150$ mmHg
- PEEP ≤ 8 mbar

Herz-Kreislauf-Funktion

- niedrig dosierte Vasopressortherapie (Noradrenalin ≤ 0,2 µg/kg/min)
- rückläufiger Volumenbedarf („knappe" bzw. negative Flüssigkeitsbilanzen)
- systolische Blutdruckwerte: ≥ 90 bis ≤ 180 mmHg
- keine ausgeprägte Tachykardie (HF ≤ 120/min)

Wenn diese Voraussetzungen erfüllt sind, wird zunächst eine 3- bis 5-minütige Überprüfung der Spontanatmungskapazität durchgeführt. Ist diese erfolgreich, erfolgt ein Spontanatmungsversuch über eine Beobachtungsphase von 30–120 min.

Info

Arten von Spontanatmungsversuchen
- PSV/ASB mit niedriger Druckunterstützung von 5–7 mbar
- Spontanatmung mit kontinuierlichem positivem Atemwegsdruck mit oder ohne automatische Tubuskompensation *(„CPAP-Trial“)*
- T-Stück-Versuch *(„T-Piece-Trial“)*

Beim Spontanatmungsversuch (Spontaneous Breathing Trial [SBT]) entscheiden die ersten 30 min über Erfolg oder Scheitern. Der prädiktive Wert für eine erfolgreiche Extubation ist bei einem SBT von 30 min gleich dem eines SBT von 120 min ([36], [59]). Der Vorhersagewert für erfolgreiches Weaning nach positivem SBT liegt bei über 80 % und ist durch mehrere große Studien belegt ([1], [60], [61]), vorausgesetzt es bestehen keine anderen Kontraindikationen für die Extubation, wie z. B. inadäquater neurologischer Status, insuffizienter Hustenreflex, Obstruktion der oberen Atemwege, ausgeprägte bronchiale Sekretvermehrung [60].

Am Beginn und am Ende des Spontanatmungsversuchs (SBT) werden folgende Weaning-Prädiktoren ermittelt:
- Rapid Shallow Breathing Index (RSBI) ⇨ *Zielgröße* am Ende des SBT: < 80–100
- Atemwegsokklusionsdruck (P 0,1) ⇨ *Zielgröße* am Ende des SBT: < 5 mbar

Der Spontanatmungsversuch muss abgebrochen werden, wenn Zeichen der respiratorischen Erschöpfung und/oder der hämodynamischen Instabilität auftreten:
- Tachypnoe (f > 35/min)
- Hechelatmung (f/VT > 100)
- paradoxe Atmung („Schaukelatmung“)
- Abfall der Sauerstoffsättigung (SaO_2) auf < 90 %
- Veränderung der Herzfrequenz > 20 % bzw. > 120/min
- Blutdruckabfall auf < 90 mmHg systolisch
- Blutdruckanstieg auf > 180 mmHg systolisch

Zeigt der Patient nach erfolgtem Spontanatmungsversuch keine Zeichen der respiratorischen Erschöpfung, kann in der Regel bei unkomplizierter Respiratorentwöhnung die Extubation vorgenommen werden.

Merke

Bei erfolgreichem Spontanatmungsversuch wird der Patient ohne weitere Weaning-Schritte extubiert.

Bei *protrahierter Respiratorentwöhnung* sollten allerdings wiederholte CPAP-Phasen *(„CPAP-Trials“)* durchgeführt werden, bevor die Indikation zur Extubation gestellt wird.

In diesem Zusammenhang ist auch zu bedenken, dass Weaning-Prädiktoren (f/VT; P 0,1) eine hohe Sensitivität von über 90 %, aber eine niedrige Spezifität von nur etwa 40 % aufweisen, die durch kombinierte Anwendung mehrerer Entwöhnungsindizes auf maximal 60 % gesteigert werden kann (vgl. Kap. 5.4) ([36], [37], [38]).

Merke

Weaning-Prädiktoren haben eine hohe Sensitivität, aber eine niedrige Spezifität!

Die *Extubation* ist in der Regel möglich, wenn unter CPAP-Atmung mit einem PEEP von 5–8 mbar bei einer inspiratorischen Sauerstoffkonzentration von < 40 % ein PaO_2 von > 60 mmHg erzielt werden kann.

Ausnahme: Bei *COPD-Patienten* werden auch niedrigere Werte akzeptiert.

Für die *Zielgröße PaO_2* (FiO_2 < 40 %) kann folgende *Faustregel* angewendet werden:

$$\text{Zielgröße } PaO_2 : 140 - \text{Alter}$$

Zeigt der Patient nach erfolgtem Spontanatmungsversuch die Zeichen der respiratorischen Erschöpfung, muss das Weaning mit einer augmentierenden Beatmungsform fortgeführt werden und es muss nach den möglichen Ursachen für den fehlgeschlagenen Spontanatmungsversuch gesucht werden. Eine Reevaluierung des respiratorischen Status erfolgt nach einem Zeitintervall von 24 h.

► Tab. 5.5 fasst die klassischen, zum Teil empirischen Extubationskriterien zusammen [31].

Weitere Voraussetzungen für die Extubation sind:

- vorhandene Schutzreflexe (⇨ Hustenreflex!)
- Freihalten der oberen Atemwege muss gewährleistet sein
  - *Vorsicht* nach großen kieferchirurgischen oder Hals-Nasen-Ohren-Eingriffen (Tumorchirurgie)
  - Gefahr der postoperativen Schwellung!

Tab. 5.5 Extubationskriterien vonseiten der Lungenfunktion.

Lungenfunktion	Extubation (Mindestwert)
Gasaustausch	
PaO_2 bei $FiO_2 < 0{,}4$	> 60 mmHg (altersabhängig)
SaO_2 bei $FiO_2 < 0{,}4$	> 90 %
PaO_2/FiO_2	> 200 mmHg
$PaCO_2$	< 50 mmHg
pH	7,35–7,45
Ausnahme: COPD	
Atemmechanik	
Atemfrequenz (f)	< 30–35/min
Atemzugvolumen (VT)	> 5 ml/kg KG
Atemminutenvolumen	< 10 l/min
„Rapid Shallow Breathing Index" (f/VT)	< 80–100
Atemwegsokklusionsdruck (P 0,1)	< 6 mbar
Vitalkapazität	≥ 10–15 ml/kg KG
inspiratorische Kraft	< –30 mbar

Die alleinige Beurteilung des Hustenreflexes ohne Quantifizierung der Hustenstärke und ohne Beurteilung der Bronchialsekretmenge sowie der Absaugfrequenz kann zu einer falschen Einschätzung der Spontanatmungsfähigkeit trotz erfolgreichem Spontanatmungsversuch führen und ist mit einer 4- bis 8-fach höheren Inzidenz an Weaning-Versagen assoziiert [60].

Merke

Ein insuffizienter Hustenreflex (Hustenstärke ⇩) in Verbindung mit einer erhöhten Bronchialsekretmenge und Absaugfrequenz führt trotz erfolgreichem Spontanatmungsversuch zu einer 4- bis 8-fach höheren Inzidenz an Weaning-Versagen.

Cave

- Patienten mit *unzureichenden Schutzreflexen* infolge eingeschränkter Vigilanz und/oder schwachen Hustenreflexes dürfen nicht extubiert oder „dekanüliert" werden, da die *Gefahr der Aspiration* besteht.
- Eine Reintubation nach Weaning-Versagen ist mit einem erhöhten Pneumonierisiko und einer erhöhten Mortalität assoziiert ([62], [63], [64])!

Vor der Extubation sollte ein **Cuff-Leckage-Test** durchgeführt werden, um die Wahrscheinlichkeit eines Postextubationsstridors abschätzen zu können. Darunter versteht man die Messung der Luftleckage (⇨ Vergleich des exspiratorischen Tidalvolumens mit und ohne geblockten Cuff) nach Entblocken des Endotrachealtubus vor der geplanten Extubation, um die zu erwartende Obstruktion nach der Extubation abschätzen zu können. Bei entblocktem Endotrachealtubus soll das exspiratorisch gemessene Tidalvolumen deutlich niedriger sein *(Ziel-ΔVT > 130 ml)* ([1], [65]).

> **Merke**
>
> Ein **Cuff-Leckage-Test** soll zur Beurteilung der Wahrscheinlichkeit eines Postextubationsstridors vor der Extubation durchgeführt werden.

Nach der Extubation muss der Patient weiter auf klinische Zeichen der respiratorischen Erschöpfung beobachtet werden. Das beste *Monitoring* ist die Klinik des Patienten, insbesondere muss die *Atemfrequenz* beobachtet werden, da ein Anstieg der Atemfrequenz frühzeitig auf eine drohende respiratorische Ermüdung hinweist. Der ruhig und normofrequent atmende Patient ist ein guter Prädiktor für eine erfolgreiche Weaning-Strategie.

Das Ende der Weaning-Phase hat prinzipiell nichts mit dem Atemweg zu tun, sie ist auch dann abgeschlossen, wenn der Patient z. B. über eine Trachealkanüle ausreichend, d. h. ohne Zeichen der respiratorischen Erschöpfung, spontan atmet.

Nach der Extubation ist eine suffiziente *Atemtherapie* und *Mobilisation* für den erfolgreichen Weaning-Abschluss von großer Bedeutung (vgl. Kap. 9). In der klinischen Praxis hat sich die Applikation einer nicht-invasiven Atemhilfe mittels „Masken-PSV“, „Masken-CPAP“ und/oder HFOT bewährt.

> **Merke**
>
> Nach der *Extubation* muss v. a. das *Abhusten von Bronchialsekret* durch atemtherapeutische Maßnahmen unterstützt und erleichtert werden, um Sekretretentionen zu vermeiden.

5.5.1 Nicht-invasive Beatmung als Weaning-Strategie

In Untersuchungen an schwierig zu entwöhnenden *COPD-Patienten* konnte gezeigt werden, dass jene Patienten, die trotz fehlgeschlagenen Spontanatmungsversuch extubiert und anschließend nicht-invasiv mit „Masken-PSV“ beatmet wurden, nicht nur eine kürzere Beatmungsdauer und Aufenthaltsdauer auf der Intensivstation aufwiesen, sondern auch eine bessere Überlebensrate hatten. Letztere konnte auf eine geringere Inzidenz an nosokomialen Pneumonien zurückgeführt werden [66]. Aber auch nach bereits erfolgter Extubation und erneut auftretender drohender oder manifester respiratorischer Insuffizienz kann durch die *frühzeitige* Anwendung nicht-invasiver Atemhilfen („Masken-PSV“) eine erneute Intubation in vielen Fällen vermieden und die Überlebensrate der Patienten verbessert werden [67]. Bezugnehmend auf diese Daten muss betont werden, dass die nicht-invasive Beatmung als evidenzbasierte Weaning-Strategie bei COPD-Patienten dem protokollbasierten Weaning widerspricht.

Die herkömmlichen Extubationsprädiktoren sind beim Einsatz der NIV als Fortsetzung der invasiven Beatmung nur eingeschränkt bzw. orientierend anwendbar, da die maschinelle Beatmung aufgrund der noch bestehenden respiratorischen Insuffizienz fortgesetzt werden muss und sich lediglich der Beatmungszugang ändert [1].

> **Info**
>
> Die nicht-invasive Beatmung (NIV) stellt eine evidenzbasierte etablierte Weaning-Strategie in der Entwöhnung von COPD-Patienten dar.

> **Merke**
>
> Die nicht-invasive Beatmung (NIV) konterkariert protokollbasiertes Weaning!

Voraussetzung für die Implementierung der NIV als Weaning-Strategie ist jedoch ein in nicht-invasiver Beatmungstechnik gut geschultes und kooperierendes Intensivteam [68].

► Abb. 5.18 zeigt eine Weaning-Strategie unter Einbeziehung der NIV bei Auftreten einer respiratorischen Insuffizienz nach erfolgter Extubation.

Obwohl der Einsatz der NIV zum Weaning von intubierten Patienten grundsätzlich empfohlen werden kann, ergibt sich ein technisches Problem,

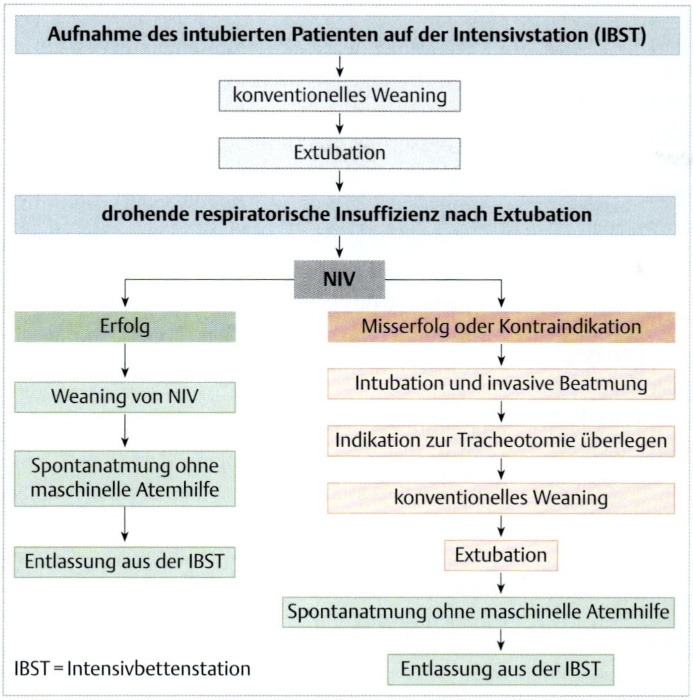

Abb. 5.18 Weaning-Strategie. Nichtinvasive Beatmung (NIV) als Weaning-Strategie: Algorithmus.

wenn infolge länger dauernder Beatmung eine *Tracheotomie durchgeführt* wurde. Der Übergang vom Tracheostoma mit konventioneller Beatmung auf NIV ist schwierig. Nach operativem Verschluss eines Tracheostomas sollte für 10–14 Tage keine NIV durchgeführt werden, da die Überdruckbeatmung zu Wundheilungsstörungen und Nahtinsuffizienz führen kann [69]. Außerdem kann die Effektivität der NIV beim tracheotomierten Patienten aufgrund einer Leckage im Stomabereich eingeschränkt sein.

Erfolgreiches Weaning erfordert eine ganzheitsmedizinische Sicht des Intensivmediziners unter Einbeziehung sämtlicher Organfunktionen unabhängig von der Methode. Die Weaning-Phase erfordert maximale empathische Zuwendung und Betreuung des Patienten durch das gesamte Intensivteam und die Fähigkeit, den Patienten zur aktiven Mitarbeit zu motivieren.

5.6 Automatische Entwöhnung vom Respirator – Closed-Loop-Beatmungsverfahren

5.6.1 Automatische Entwöhnung vom Respirator

Unter einem **Closed-Loop-Beatmungsverfahren** versteht man einen komplexen rückkoppelnden Beatmungsmodus basierend auf einem hinterlegten Algorithmus, welcher Beatmungsparameter kontinuierlich an die vom Anwender vorgegebenen Zielwerte anpasst.

Bei einem Closed-Loop-Beatmungsmodus erfolgt eine Delegation einfacher Prozeduren an den Respirator (⇒ Kompetenzabgabe an das Beatmungsgerät). Die Anwender (Arzt und Pflegepersonal) müssen mit dem implementierten Algorithmus unbedingt vertraut sein. Die legistische Verantwortung bleibt beim Arzt (*Ausnahme:* technischer Defekt).

5

Definition

Unter einem **Closed-Loop-Beatmungsverfahren** versteht man einen komplexen rückkoppelnden Beatmungsmodus basierend auf einem hinterlegten Algorithmus, welcher Beatmungsparameter kontinuierlich an die vom Anwender vorgegebenen Zielwerte anpasst.

Eine solche Beatmungsoption ermöglicht, dass der Grad der Ventilationshilfe in Abhängigkeit vom Atemmuster (Tidalvolumen und Atemfrequenz) sowie von der Atemmechanik des Patienten automatisch reduziert oder erhöht wird. Es erfolgt eine kontinuierliche Anpassung der inspiratorischen Druckunterstützung in Abhängigkeit von der Compliance und Resistance des respiratorischen Systems.

Ein **Closed-Loop-Beatmungsverfahren** ist

- ein Beatmungsmodus, der es dem Beatmungsgerät erlaubt, Einstellungen automatisch zu optimieren,
- ein Beatmungsmodus, der es dem Beatmungsgerät ermöglicht, den Patienten automatisch durch Reduzierung der Druckunterstützung zu entwöhnen,
- ein Beatmungsmodus, der die Extubationsfähigkeit des Patienten testet *(⇨ „CPAP-Trial“)*.

Da die Druckunterstützung automatisch verringert wird, sobald die Atembemühungen des Patienten zunehmen, kann ein Closed-Loop-Beatmungsverfahren auch im Sinne eines *„automatischen Weaning-Modus“* angewendet werden. Man spricht auch von „Knowledge-based Weaning“.

Vorteile eines Closed-Loop-Beatmungsverfahrens:

- sofortige und selbstständige Adaptierung der Respiratoreinstellung an die wechselnden Ventilationsbedürfnisse des Patienten ⇨ Anpassung der inspiratorischen Druckunterstützung erfolgt in kurzen Zeitintervallen

Folgen:

- Verkürzung der Reaktionsgeschwindigkeit auf Veränderungen des ventilatorischen Bedarfs des Patienten ⇨
- bei Besserung der Atemmechanik automatische Reduktion der inspiratorischen Druckunterstützung ⇨
  - Vermeidung einer unbeabsichtigten Überdehnung der Lunge
  - Senkung des intrathorakalen Drucks mit konsekutiver Verbesserung der Hämodynamik durch Zunahme des venösen Rückstroms

Eine klinisch relevante *Limitation* eines Closed-Loop-Beatmungsmodus besteht darin, dass eine derartige Beatmungsoption nicht auf die pathophysiologische Ursache einer Steigerung des Tidalvolumens rückschließen kann. Ist die Zunahme des spontanen Tidalvolumens Ausdruck einer zunehmenden Kräftigung der Atemmuskulatur und/oder Besserung der Atemmechanik, ist die selbstständige Reduktion der maschinellen Druckunterstützung im Sinne eines negativen Feedback-Mechanismus pathophysiologisch sinnvoll *(⇨ „automatische Entwöhnung vom Respirator“)*. Ist jedoch die Steigerung des spontanen Tidalvolumens auf einen gesteigerten (metabolischen) Ventilationsbedarf, z. B. infolge Stress, Schmerz, Fieber, zurückzuführen, wäre eine weitere Reduktion der maschinellen Druckunterstützung pathophysiologisch kontraproduktiv, da in diesem Fall die patienteneigene Atemarbeit unnötigerweise zunimmt.

Als weitere Limitation ist anzuführen, dass auf pathologische Veränderungen der Atemmechanik z. B. infolge Sekretretention aufgrund der Eigendynamik des Respirators möglicherweise erst verzögert reagiert wird, insbesondere wenn die Alarmgrenze für die maximale Druckunterstützung nicht eng eingestellt ist. In diesem Fall besteht die therapeutische Maßnahme in der endotrachealen Absaugung des Patienten und nicht in einer automatischen Erhöhung der maschinellen Druckunterstützung!

Beispiele für Closed-Loop-Beatmungssysteme

Intensivbeatmung:

- Smart Care/PS (Pressure Support)
- ASV (Adaptive Support Ventilation)
- MMV (Mandatory Minute Volume Ventilation)

Narkosebeatmung:
- SVC (Smart Ventilation Care)

5.6.2 Smart Care/PS

Synonyma

- PC-CSVi (nach Chatburn-Taxonomie)

Funktionsprinzip

Der automatische Weaning-Modus *„Smart Care/PS"*, welcher in den Dräger-Respiratoren *Evita XL/Infinity Produktlinie V300–V800* verfügbar ist, steuert automatisch die Höhe der inspiratorischen Druckunterstützung in der Beatmungsform PSV/ASB anhand der klinischen Messgrößen:
- Tidalvolumen (VT)
- Atemfrequenz (f)
- endexspiratorisches CO_2 ($etCO_2$)

Bevor das Beatmungsverfahren *Smart Care/PS* aktiviert werden kann, müssen folgende Patientendaten in den Respirator eingegeben werden:
- Körpergewicht
- Art der Intubation: Endotrachealtubus oder Trachealkanüle
- Art der Atemgaskonditionierung: aktives oder passives Befeuchtungssystem
- COPD: ja/nein
- neurologische Erkrankung: ja/nein

Das Funktionsprinzip von *Smart Care/PS* beruht darauf, den Patienten während der Entwöhnung in einer sog. *„respiratorischen Komfortzone"* zu halten. Diese Komfortzone ist je nach Gerätetyp entweder fix vorgegeben (Dräger Evita XL) oder innerhalb bestimmter Grenzen frei konfigurierbar (Evita Infinity, Produktlinie V300–V800).

Fix vorgegebene respiratorische Komfortzone (Dräger Evita XL):
- Atemfrequenz: zwischen 15/min *(fspn tief)* und 30/min *(fspn hoch)* bei Patienten ohne neurologische Störungen bzw. zwischen 15/min und 35/min bei Patienten mit neurologischen Störungen
- Tidalvolumen: mindestens 300 ml *(VTmin)* bei einem Köpergewicht > 55 kg bzw. mindestens 250 ml bei einem KG < 55 kg
- endexspiratorisches CO_2 (et CO_2): < 55 mmHg bzw. < 65 mmHg bei COPD-Patienten

Werte für die *frei konfigurierbare respiratorische Komfortzone* (Dräger Evita Infinity, Produktlinie V300–V800) sind in ▶ Tab. 5.6 aufgeführt:

Liegen die Messgrößen außerhalb dieser Komfortzone, erfolgt eine *automatische Anpassung der Druckunterstützung* (P_{ASB}), d. h., bei Auftreten einer Tachypnoe bzw. Hechelatmung (VT ⇩ und fspn ⇧) wird die Druckunterstützung automatisch um 2 mbar, bei einer Atemfrequenz > 35/min um 4 mbar erhöht, wobei der maximale P_{ASB} 40 mbar beträgt. Eine Adaptierung der inspiratorischen Druckunterstützung an das Atemmuster des Patienten erfolgt alle 2 bzw. 5 min.

Umgekehrt wird bei einer Atemfrequenz < 15 min und keinem Anstieg des $etCO_2$ die Druckunterstützung automatisch reduziert.

Verbessert sich die Atemmechanik des Patienten, erfolgt innerhalb eines Zeitfensters und in Abhängigkeit der Beatmungseinstellung die automatische Reduktion der Druckunterstützung in 2- bis 4-mbar-Schritten (abhängig von der Höhe der

Tab. 5.6 Werte für die frei konfigurierbare respiratorische Komfortzone (Dräger Evita Infinity, Produktlinie V300–V800).

Messgröße	konfigurierbar	vorkonfiguriert
Atemfrequenz		
(fspn hoch)	20–40/min	30/min
(fspn tief)	10–15/min	15/min
Tidalvolumen (VT tief)	4–7 ml/kg KG	5 ml/kg KG
endexspiratorisches CO_2 ($etCO_2$ hoch)	45–55 mmHg	55 mmHg

Druckunterstützung), bis eine minimale Druckunterstützung erreicht ist. Diese minimale Druckunterstützung ist davon abhängig, ob der Patient intubiert oder tracheotomiert ist, ob ein aktives oder passives Befeuchtungssystem („Heat and Moisture Exchanger“ [HME]) verwendet wird und ob die automatische Tubuskompensation (ATC) aktiviert ist, da alle diese Faktoren Auswirkungen auf die systembedingte Atemarbeit haben:

Minimale Druckunterstützung (P_{ASB} Ziel) bei ausgeschalteter ATC:

- P_{ASB} Ziel: 5 mbar ⇨ Patient tracheotomiert, aktives Befeuchtungssystem
- P_{ASB} Ziel: 7 mbar ⇨ Patient intubiert, aktives Befeuchtungssystem
- P_{ASB} Ziel: 9 mbar ⇨ Patient tracheotomiert, passives Befeuchtungssystem
- P_{ASB} Ziel: 12 mbar ⇨ Patient intubiert, passives Befeuchtungssystem

Minimale Druckunterstützung (P_{ASB} Ziel) bei eingeschalteter ATC:

- P_{ASB} Ziel: 5 mbar ⇨ passives Befeuchtungssystem
- P_{ASB} Ziel: 0 mbar ⇨ aktives Befeuchtungssystem

Folgende Parameter werden vom Smart-Care-System nicht automatisch beeinflusst:

- FiO_2
- PEEP
- Trigger
- Alarmgrenzen

Diese Parameter müssen vom Anwender entsprechend den klinischen Gegebenheiten eingestellt bzw. verändert werden.

Sobald die minimale Druckunterstützung erreicht ist, wird ein *Spontanatmungsversuch (Spontaneous Breathing Trial [SBT])* eingeleitet. Der Spontanatmungsversuch *(„CPAP-Trial“)* kann je nach Gerätetyp entweder nur bei einem PEEP von 5 mbar (Evita XL) oder bei einem frei einstellbaren PEEP-Niveau zwischen 5 und 15 mbar (Evita Infinity, Produktlinie V300–V800) durchgeführt werden, an deren Ende das Smart-Care-System den erfolgreichen Abschluss der Entwöhnung meldet (⇨ Meldung: *„Entwöhnung abgeschlossen“*), sofern die atemmechanischen Größen Atemfrequenz und Tidalvolumen innerhalb der respiratorischen Komfortzone liegen. Der Intensivmediziner kann nun anhand der übrigen klinischen Parameter entscheiden, ob der Patient extubiert werden kann.

Die Bronchialtoilette kann nach den stationsüblichen Standards durchgeführt werden, ohne ein bestimmtes Manöver aktivieren zu müssen.

Bei aktiviertem *Smart Care/PS* müssen Leckagen unbedingt vermieden werden, da das System nicht zwischen insuffizienter Spontanatmung und Leckage unterscheiden kann.

Folge: überproportionale Erhöhung der Druckunterstützung, um das definierte Tidalvolumen (VTmin) zu erreichen.

Welche Patienten von der Beatmungsoption *Smart Care/PS* profitieren, ist Gegenstand klinischer Untersuchungen und kann derzeit nicht beantwortet werden. Erste Studienergebnisse waren erfolgversprechend und führten zu einer Verkürzung der Weaning-Phase um bis zu 40 % [70].

5.6.3 Adaptive Support Ventilation (ASV)

Synonyma

- WOBOV = Work of Breathing Optimized Ventilation
- PC-IMVoi,oi (nach Chatburn-Taxonomie)

Definition

ASV ist ein Closed-Loop-Beatmungsverfahren, bei dem ein vorgegebenes Ziel-Atemminutenvolumen dem Patienten appliziert wird, wobei der Respirator automatisch die Höhe des Tidalvolumens und die Atemfrequenz innerhalb vorgegebener Grenzen steuert.

Die Beatmungsoption ASV ist in allen Hamilton-Respiratoren, Respiratoren der Firma Löwenstein Medical, Produktlinie Elisa 300–800, und im NIV-Respirator Bellavista 1000 verfügbar.

Funktionsprinzip

Die Beatmungsform ASV ist eine Weiterentwicklung des MMV-Beatmungsmodus zu einem komplexen rückkoppelnden Beatmungsverfahren *(Closed-Loop-Beatmungsmodus)* basierend auf dem Prinzip der Hybridbeatmung (druckkontrollierte oder druckunterstützte Spontanatmung mit Volumengarantie).

Als Closed-Loop-Beatmungsmodus passt der hinterlegte Algorithmus die Beatmungsparameter kontinuierlich an die vom Anwender vorgegebenen Zielwerte an. Basierend auf der *„Otis-Formel"* berechnet der Respirator aus dem idealen Körpergewicht den anatomischen Totraum, der für die Berechnung der „optimalen Atemfrequenz" und des „optimalen Tidalvolumens" benötigt wird, sodass aus diesen Parametern das „optimale Atemmuster" für den Patienten resultiert [71]. Das „optimale Atemmuster" ist definiert als jenes Atemmuster, bei dem die Atemarbeit *(Work of Breathing [WOB])* des Patienten am geringsten ist.

$$\text{Ziel-Minutenvolumen} = \text{Atemfrequenz} \times \text{Tidalvolumen}$$

$$\text{Tidalvolumen} = \text{Ziel-Minutenvolumen}/\text{Atemfrequenz}$$

Unter Beachtung der jeweiligen Compliance und Resistance des respiratorischen Systems wird kontinuierlich das Verhältnis zwischen Tidalvolumen und Atemfrequenz so gewählt, dass basierend auf der Otis-Formel die geringste Atemarbeit notwendig ist.

Info

„Otis-Formel" (nach A.B. Otis, 1950)

Hypothese: Säugetiere atmen mit dem Atemmuster (Atemfrequenz und Tidalvolumen), bei dem die Atemarbeit am geringsten ist.

⇨ *„Minimal WOB-Concept"*

$$f = \frac{\sqrt{1 + 2a \times RCexsp \times \left(\frac{MinVol - V_D \times f}{V_D}\right)} - 1}{a \times RCexsp}$$

Dabei sind:

- f = mandatorische Ziel-Atemfrequenz
- a = von der Form der Flowkurve abhängige Konstante; beträgt bei einem sinusförmigen Flowverlauf (⇨ Spontanatmung) 0,33 (⇨ $2\,\pi^2/60 = 0{,}33$). Die exspiratorische Zeitkonstante, die in s angegeben wird, wird in min umgerechnet (⇨ daher 60 im Nenner).
- RCexsp = exspiratorische Zeitkonstante τ (τ = Resistance × Compliance)
- MinVol = Atemminutenvolumen *(Minute Volume)*
- VD = anatomischer Totraum *(Dead Volume)*

Diese Gleichung gilt unter der Annahme, dass die Strömungsverhältnisse rein laminar sind.

Beispiel:

Ein 70 kg schwerer intubierter Patient mit gesunder Lunge hat bei der Ausatmung einen Strömungswiderstand von 5 mbar/l/s (⇨ Beatmungsschlauch und Exspirationsventil ebenfalls 5 mbar/l/s) und eine Compliance von 50 ml/mbar.

- Zeitkonstante RCexsp: 0,5 s
- Totraumvolumen: 2,2 ml × kg BW IBW = 2,2 × 70 = 154 ml = 0,154 l
- Ziel-Minutenvolumen in % der Norm: 100 % = 0,1 l/min/kg KG = 7 l/min
- Basisatemfrequenz: f = 10/min (gewichtsabhängig zwischen 10 und 15/min laut Algorithmus)

Berechnung der mandatorischen Ziel-Atemfrequenz (f):

$$f = \frac{\sqrt{1 + 2 \times 0,33 \times 0,5 \times \left(\frac{7 - 0,154 \times 10}{0,154}\right)} - 1}{0,33 \times 0,5}$$

Mandatorische Atemfrequenz (f): 15,5/min ⇨ wieder eingesetzt in die Formel erhält man 13,9/min, dann 14,4/min. Beim weiteren Einsetzen in die Formel bleibt dieser Wert annähernd konstant.

⇨ mandatorische Ziel-Atemfrequenz (f_{target}): 14/min

Dividiert man die Atemfrequenz durch das Atemminutenvolumen, erhält man das Tidalvolumen (VT):

$$VT = AMV : f = 7 : 14 = 0,5 l = 500 ml$$

⇨ mandatorisches Ziel-Tidalvolumen: 500 ml

Info

- Das inspiratorische Druckniveau, die Atemfrequenz, das Tidalvolumen und die Inspirationszeit werden automatisiert vom Respirator gewählt und fortlaufend nachgeregelt.
- Atemfrequenz und Tidalvolumen werden kontinuierlich an die Atemmechanik und an die Atemarbeit des Patienten angepasst.

5

Dabei kombiniert ASV eine druckkontrollierte Beatmung mit Volumengarantie (vergleichbar PRVC bzw. BIPAP/BiLevel mit Volumengarantie) mit einer druckunterstützten Spontanatmung mit Volumengarantie (Volume Support bzw. dynamische PSV). Bei fehlender Spontanatmung werden das obere Druckniveau, die Beatmungsfrequenz und das Verhältnis von Inspirations- zu Exspirationszeit überwacht und automatisch angepasst. Der Regelbereich des Atemzeitverhältnisses liegt zwischen 1 : 4 und 1 : 1, d. h., unter ASV ist keine Beatmung mit umgekehrtem Atemzeitverhältnis möglich. Das maximale Tidalvolumen begrenzt sich durch die eingestellte Limitierung des maximalen Druckniveaus.

Zur Vermeidung eines intrinsischen PEEP (Auto-PEEP) regelt sich die Exspirationszeit nach der exspiratorischen Zeitkonstante (RCexsp), die aus der Compliance und Resistance des vorangegangenen Atemhubs berechnet wird.

Kontrollierte und augmentierte Atemhübe werden synchronisiert und variabel druckunterstützt appliziert. Das inspiratorische Druckniveau wird in kleinen Schritten von 3 mbar nachgeregelt, um das voreingestellte Ziel-Atemminutenvolumen zu erreichen (▶ Abb. 5.19 und ▶ Abb. 5.20). Der maximale Inspirationsdruck (= Pmax) liegt bei Hamilton-Respiratoren 10 mbar unter der voreingestellten oberen Druckbegrenzung.

Sicherheitsrelevante Alarmgrenzen wie die obere und untere Volumen- und Frequenzgrenze werden vom Respirator automatisch gesetzt, können aber manuell enger eingestellt werden. Die obere Druckbegrenzung („Hochdruckalarm“) muss immer vom Anwender festgelegt werden. Die „Hoch-

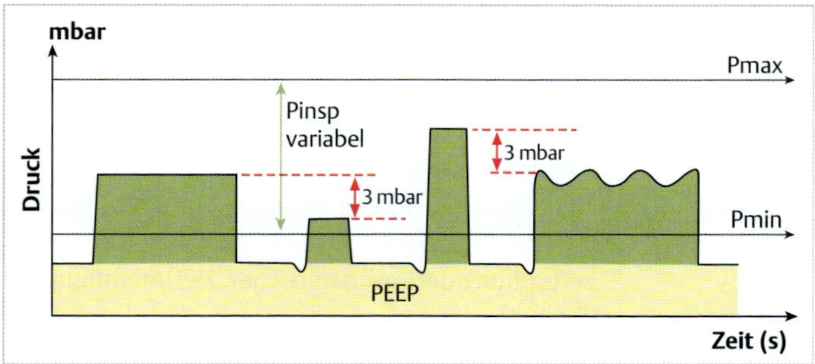

Abb. 5.19 Adaptive Support Ventilation (ASV). Druck-Zeit-Diagramm.

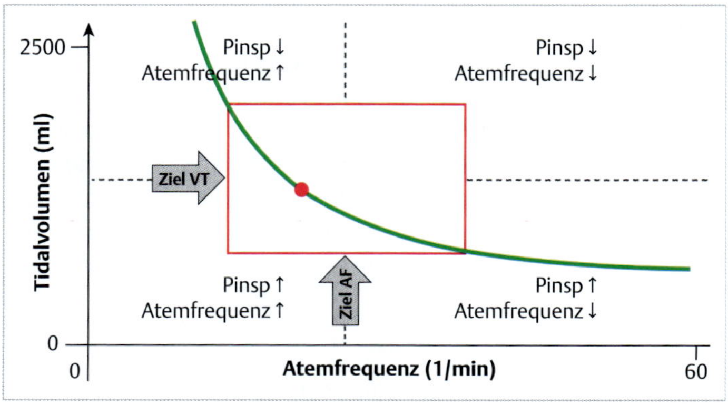

Abb. 5.20 Adaptive Support Ventilation (ASV). ASV-Zielwerte und Lungenschutzfenster.

druckalarmgrenze“ muss allerdings mindestens 25 mbar über PEEP liegen.

ASV ermöglicht einen fließenden Übergang von der kontrollierten Beatmung bis zur völligen Spontanatmung, ohne den Beatmungsmodus wechseln zu müssen. ASV erfüllt als universaler Beatmungsmodus weitgehend die Anforderungen an einen automatischen Beatmungs- und Weaning-Modus *(Closed-Loop-Beatmungssystem)* vom Beginn der maschinellen Beatmung bis zur Extubation.

M!

Merke

Im ASV-Modus findet ein selbstständiger Wechsel zwischen kontrollierter und augmentierter Beatmung statt.

Bei noch nicht ausreichender Spontanatmung kompensiert ASV das Defizit bis zum eingestellten Ziel-Minutenvolumen (%MinVol) durch die Verabreichung von kontrollierten Atemhüben.

Optional können die endexspiratorische CO_2-Konzentration ($etCO_2$) und die pulsoxymetrisch gemessene Sauerstoffsättigung (SpO_2) kontinuierlich bestimmt werden, sodass auch die FiO_2- und PEEP-Regelung in den Closed-Loop-Algorithmus miteinfließen (⇨ IntelliVentASV).

M!

Merke

Einstellgrößen am Respirator bei ASV

- Körpergröße
- prozentualer Anteil des Atemminutenvolumens (%MinVol)
- positiver endexspiratorischer Druck (PEEP)
- inspiratorische Sauerstoffkonzentration (FiO_2)
- Druckanstiegsgeschwindigkeit („Rampe“)
- Triggerschwelle
- inspiratorische Terminierung (exspiratorische Triggersensitivität [ETS])
- obere Druckbegrenzung

Errechnete Parameter

- Ideales Körpergewicht *(Ideal Body Weight)*
- anatomischer Totraum (= 2,2 ml pro kg ideales KG)
- Atemminutenvolumen (AMV)
- Tidalvolumen (VT_{Target})
- Atemfrequenz (f_{Target})

Beispiele:

100 %MinVol: 100 % entsprechen 0,1 l/min/kg KG bei Erwachsenen und 0,2–0,3 l/min/kg KG bei Kindern in Abhängigkeit vom KG (3–30 kg).

Das „Lungenschutzfenster“ (respiratorisches Sicherheitsfenster) wird durch folgende Grenzwerte festgelegt (s. ▸ Abb. 5.20):

- Das maximale Tidalvolumen ergibt sich durch die obere Druckbegrenzung ⇨ $VT_{max} = C \times ([Pmax - 10] - PEEP)$.
- Das minimale Tidalvolumen errechnet sich aus dem anatomischen Totraumvolumen auf Basis der „Radford-Formel“ (= 2,2 ml × kg ideales KG) [72] ⇨ $VT_{min} = (2{,}2\ ml \times kg\ ideales\ KG) \times 2 = 4{,}4\ ml \times kg\ ideales\ KG$.
- Die maximale Atemfrequenz errechnet sich aus der Formel ⇨ $f_{max} = Ziel\text{-}AMV : VT_{min}$ bzw. $60 : (3 \times RCexsp) = 20 : RCexsp$. Der niedrigere Wert gilt.
- Minimale Atemfrequenz: ⇨ $f_{min} = 5/min$.

Praxis

Grundeinstellung des Respirators bei ASV

- Ziel-Atemminutenvolumen (%MinVol): 100 %
- positiver endexspiratorischer Druck (PEEP): 5–8 mbar bzw. nach PEEP-Trial
- inspiratorische Sauerstoffkonzentration (FiO_2): 50 % bzw. nach PaO_2/SaO_2
- obere Druckbegrenzung: 35 mbar

Adaptierung der Respiratoreinstellung

Ventilation
- $PaCO_2$ zu hoch ⇧ ⇨ %MinVol erhöhen ⇧
- $PaCO_2$ zu niedrig ⇩ ⇨ %MinVol erniedrigen ⇩
- Atemantrieb (P 0,1) zu hoch ⇧ ⇨ %MinVol erhöhen ⇧

Oxygenierung
- PaO_2 zu niedrig ⇩ ⇨ FiO_2 und PEEP erhöhen ⇧
- PaO_2 zu hoch ⇧ ⇨
  1. FiO_2 erniedrigen ⇩
  2. PEEP erniedrigen ⇩

Faustregel
Bei Verwendung eines HME-Filters bei der Eingabe des Körpergewichts 10 % hinzufügen.

5

Automatische Adaptierung der Druckunterstützung und der Beatmungsfrequenz

Um die Zielwerte zu erreichen, erfolgt eine automatische Anpassung von Inspirationsdruck und Beatmungsfrequenz durch den Respirator (s. ► Abb. 5.19 und ► Abb. 5.20):

- Bei Zunahme der patienteneigenen Atemarbeit reduziert ASV automatisch den Grad an maschineller Druckunterstützung (⇨ negativer Feedback-Mechanismus).
- Wird das Ziel-Atemminutenvolumen unterschritten, erhöht ASV automatisch den Grad an maschineller Druckunterstützung und/oder die Beatmungsfrequenz, sodass Tidalvolumen, Beatmungsfrequenz und Atemminutenvolumen entsprechend der „Otis-Formel" die voreingestellten Zielwerte wieder erreichen.
- Eine unökonomische Erhöhung der Atemfrequenz mit niedrigem Tidalvolumen (Hechelatmung, „*Rapid Shallow Breathing*") wird durch den ASV-Algorithmus vermieden.
- Ist das aktuelle Tidalvolumen zu gering ⇨ Erhöhung des Inspirationsdrucks.
- Ist das aktuelle Tidalvolumen zu hoch ⇨ Erniedrigung des Inspirationsdrucks.
- Ist die aktuelle Beatmungsfrequenz zu niedrig ⇨ Erhöhung der Beatmungsfrequenz.
- Ist die aktuelle Beatmungsfrequenz zu hoch ⇨ Erniedrigung der Beatmungsfrequenz.

Bei Patienten mit Spontanatmung wird eine druckunterstützte Spontanatmung mit automatischer Anpassung der Druckunterstützung gemäß der spontanen Atemfrequenz wirksam. Da die Druckunterstützung automatisch verringert wird, sobald die Atembemühungen des Patienten zunehmen, kann dieses Beatmungsverfahren auch im Sinne eines *„automatischen Weaning-Modus"* angewendet werden ([73], [74], [75]).

Wird ASV als automatischer Weaning-Modus eingesetzt, kann unter den folgenden respiratorischen Gegebenheiten die *Extubationsbereitschaft* erwogen werden:
- Inspirationsdruck < 8 mbar
- keine kontrollierten Atemhübe
- ausreichende Spontanatmung mit einer spontanen Atemfrequenz < 30/min
- ausreichendes Atemminutenvolumen

Der Intensivmediziner kann nun anhand der übrigen klinischer Parameter entscheiden, ob der Patient die Extubationskriterien erfüllt

Adaptive Lung Protection Ventilation (ALPV)

Im Unterschied zum „klassischen" ASV steuert eine neue ASV-Variante (ASV Software 1.1) den Closed-Loop-Modus nicht auf Basis der Otis-Formel, sondern nach den aktuellen Beatmungsleitlinien der lungenprotektiven Beatmung [69]. Dabei wird eine druckkontrollierte Beatmung mit Volumengarantie (vergleichbar der Beatmungsform PRVC bzw. dynamischer BiLevel) mit einer druckunterstützten Spontanatmung mit Volumengarantie (Volume Support bzw. dynamisches PSV) so kombiniert, dass als Zielwert für die mandatorische und druckunterstützte Spontanatmung ein Tidalvolumen von 6 ml/kg ideales KG resultiert.

► Tab. 5.7 fasst die Vor- und Nachteile der Adaptive Support Ventilation (ASV) zusammen.

Tab. 5.7 Vor- und Nachteile der Adaptive Support Ventilation (ASV).

Vorteile von ASV	Nachteile von ASV
• Im Vergleich zu der Beatmungsform MMV werden bei ASV unphysiologische Atemmuster wie Hechelatmung oder übermäßige Totraumbeatmung vermieden. • ASV fördert die augmentierte Spontanatmung durch die automatische Rücknahme kontrollierter Atemhübe und durch automatische Umschaltung auf druckunterstützte Spontanatmung mit Volumengarantie. • Das Beatmungsmuster wird automatisch an die atemmechanischen Eigenschaften der Lunge angepasst ⇨ lungenprotektive Beatmungsstrategie ⇨ • Ist die Zunahme des Tidalvolumens Ausdruck einer Verbesserung der Atemmechanik bzw. Kräftigung der Atemmuskulatur, erfolgt eine selbstständige Reduktion des Inspirationsdrucks *(⇨ automatische Entwöhnung vom Respirator)*. Auf diese Weise wird eine unbeabsichtigte Überblähung von Lungenkompartimenten *(Volutrauma)* vermieden.	• Wie bei anderen Closed-Loop-Beatmungsverfahren kann der Respirator nicht zwischen einer Verbesserung der ventilatorischen Kapazität infolge Verbesserung der Atemmechanik bzw. Kräftigung der Atemmuskulatur und einem erhöhten (metabolischen) Ventilationsbedarf z. B. infolge Fieber, Schmerzen, Stress unterscheiden ⇨ • Ist die Steigerung des Tidalvolumens auf einen gesteigerten Ventilationsbedarf zurückzuführen, ist eine Reduktion der maschinellen Druckunterstützung kontraproduktiv, da in diesem Fall die patienteneigene Atemarbeit unnötigerweise erhöht wird. Es besteht die Gefahr der respiratorischen Erschöpfung sowie das subjektive Empfinden von Atemnot.

Studien belegen die Anwendung von ASV als universalem Beatmungsmodus, welcher den Bedienungsaufwand deutlich reduziert und gleichzeitig zur Vermeidung von unerwünschten Wechselwirkungen oder Nebenwirkungen beiträgt ([75], [76], [77], [78], [79]).

Über den klinischen Stellenwert dieser Beatmungsoption kann derzeit keine allgemeingültige Aussage getroffen werden, insbesondere zu der Frage, ob diese Beatmungsform Vorteile gegenüber anderen augmentierenden proportionalen oder nicht proportionalen druckunterstützten Spontanatmungsverfahren bietet.

Weiterführende Literatur

[1] Prolonged Weaning. S2k – Guideline published by the German Respiratory Society. Pneumologie 2014; 68: 19–75

[2] Boles JM, Bion J, Conners A et al. Weaning from mechanical ventilation. Eur Respir J 2007; 29: 1033–1055

[3] Funk GC, Anders S, Breyer MK et al. Incidence and outcome of weaning from mechanical ventilation according to new categories. Eur Respir J 2010; 35: 88–94

[4] Penueles O, Frutos-Vivar F, Fernandez C et al. Characteristics and outcomes of ventilated patients according to time to liberation from mechanical ventilation. Am J Respir Crit Care Med 2011; 184; 430–437

[5] Levine S, Nguyten T, Taylor N et al. Rapid disuse atrophy of diaphragm fibers in mechanically ventilated humans. N Engl J Med 2008; 358: 1327–1335

[6] Hess Dr. Respiratory Mechanics in Mechanically Ventilated Patients. Respir Care 2014; 59: 1773–1794

[7] Lemaire F, Teboul JL, Cinoti L. Acute left ventricular dysfunction during unsuccessful weaning from mechanical ventilation. Anesthesiology 1988; 69: 171–179

[8] Hiesmayr M, Keznickel P, Jellinek H et al. Cardiopulmonary interactions. Acta Anaesthesiol Scand Suppl 1996; 109: 44–45

[9] Upadya A, Tilluckdharry L, Muralidharan V et al. Fluid balance and weaning outcome. Intensive Care Med 2005; 31: 1643–1647

[10] Frutos-Vivar F, Ferguson ND, Esteban A et al. Risk factors for extubation failure in patients following a spontaneous breathing trial. Chest 2006; 130: 1664–1671

[11] Teixeira C, da Silva NB, Savi A et al. Central venous saturation is a predictor of reintubation in difficult to wean patients. Crit Care Med 2010; 38: 491–496

[12] Jubran A, Mathru M, Dries D et al. Continuous recordings of mixed venous saturation during weaning from mechanical ventilation and the ramifications thereof. Am J Respir Crit Care Med 1998; 158: 1763–1769

[13] Chien JY, Lin MS, Huang YC et al. Changes in B-type natriuretic peptide improve weaning outcome predicted by spontaneous breathing trial. Crit Care Med 2008; 36: 1421–1426

[14] Lamia B, Maizel J, Ochagavia A et al. Echocardiographic diagnosis of pulmonary artery occlusion pressure elevation during weaning from mechanical ventilation. Crit Care Med 2009; 37: 1696–1701

[15] Ely EW, Shintani A, Truman B et al. Delirium as a predictor of mortality in mechanically ventilated patients in the intensive care unit. JAMA 2004; 291: 1753–1762

[16] Lat I, McMillian W, Taylor S et al. The impact of delirium on clinical outcomes in mechanically ventilated surgical and trauma patients. Crit Care Med 2009; 37: 1898–1905

[17] Ely EW, Inouye SK, Bernhard GR et al. Delirium in mechanically ventilated patients: validity and reliability of the confusion assessment method for the intensive care unit (CAM-ICU). JAMA 2001; 286: 2703–2710

[18] Thorens JB, Kaelin RM, Jolliet P et al. Influence of the quality of nursing on the duration of weaning from mechanical ventilation in patients with chronic obstructive pulmonary disease. Crit Care Med 1995; 23: 1807–1815

[19] Krishnan JA, Moore D, Robeson C et al. A prospective controlled trial of a protocol-based strategy to discontinue mechanical ventilation. Am J Respir Crit Care Med 2004; 169: 673–678

[20] Bein T, Bischoff M, Brückner U et al. S2e guideline: positioning and early mobilisation in prophylaxis or therapy of pulmonary disorders. Revision 2015: S2e guideline of the German Society of Anaesthesiology and Intensive Care Medicine (DGAI). Anaesthesist 2015; Suppl. 1: 64: S1–S26

[21] Brook AD, Ahrens TS, Schaiff R et al. Effect of nursing-implemented sedation protocol on the duration of mechanical ventilation. Crit Care Med 1999; 27: 2609–2615

[22] Kress JP, Pohlman AS, O'Connor MF et al. Daily interruption of sedative infusions in critically ill patients undergoing mechanical ventilation. N Engl J Med 2000; 342: 1471–1477

[23] Kress JP, Gehlbach B, Lacy M et al. The long-term psychological effects of daily sedative interruption on critically ill patients. Am J Respir Crit Care Med 2003; 168: 1457–1461

[24] Ely EW, Truman B, Shintani A et al. Monitoring sedation status over time in ICU patients. JAMA 2003; 289: 2983–2991

[25] Kress JP, Vinayak AG, Levitt J et al. Daily sedative interruption in mechanically ventilated patients at risk for coronary artery disease. Crit Care Med 2007; 35: 365–371

[26] Breen D, Karabinis A, Malbrain M et al. Decreased duration of mechanical ventilation when comparing analgesia-based sedation using remifentanil with standard hypnotic-based sedation for up to 10 days in intensive care unit patients: a randomised trial. Crit Care 2005; 9: R200–R210

[27] Höhne C, Donaubauer B, Kaisers U. Opioide in der Anästhesie bei Leber- und Niereninsuffizienz. Anaesthesist 2004; 53: 291–303

[28] Barrientos-Vega R, Mar Sánchez-Soria M, Morales-García C et al. Prolonged sedation of critically ill patients with midazolame or propofol: impact on weaning and costs. Crit Care Med 1997; 25: 33–40

[29] McKenzie CA, McKinnon W, Naughton DP et al. Differentiating midazolam oversedation from neurological damage in the intensive care unit. Critical Care 2005; 9: R32–R36

[30] Rumbak MJ, Newton M, Truncale T et al. A prospective, randomized study comparing early percutaneous dilational tracheotomy to prolonged translaryngeal intubation (delayed tracheotomy) in critically ill patients. Crit Care Med 2004; 32: 1689–1694

[31] A Collective Task Force facilitated by the American College of Chest Physicians; the American Association for Respiratory Care, and the American College of Critical Care Medicine. Evidence-based guidelines for weaning an discontinuing ventilatory support. Chest 2001; 120 (Suppl. 6): 375S–395S

[32] Hsu CL, Chen KY, Chang CH et al. Timing of tracheostomy as a determinant of weaning success in critically ill patients: a retrospective study. Crit Care 2005; 9: R46–R52

[33] Kuhlen R, Max M. Die Entwöhnung von der Beatmung. Anaesthesist 1998; 47: 693–703

[34] Schönhofer B, Mang H, Köhler D. Entwöhnung vom Respirator nach Langzeitbeatmung – Das Konzept eines regionalen Entwöhnungszentrums. Anästhesiol. Intensivmed. Notfallmed Schmerzther 1995; 30: 403–411

[35] Putensen C, Zech S, Wrigge H et al. Long-term effects of spontaneous breathing during ventilatory support in patients with acute lung injury. Am J Respir Crit Care 2001; 164: 43–49

[36] Yang KL, Tobin MJ. A prospective study of indexes predicting the outcome of trials of weaning from mechanical ventilation. N Engl J Med 1991; 324: 1445–1450

[37] Jaeschke R, Meade M, Guyatt G et al. How to use diagnostic test articles in the intensive care unit: diagnosing weanability using f/Vt. Crit Care Med 1997; 25: 1514–1521

[38] Sassoon CSH, Te TT, Mahutte KC et al. Airway occlusion pressure: an important indicator for successful weaning in patients with chronic obstructive pulmonary disease. Am Rev Respir Dis 1987; 135: 107–113

[39] Vassilakopoulos T, Zakynthinos S, Roussos C. The tension-time index and the frequency/tidal volume ratio are the major pathophysiologic determinants of weaning failure and success. Am J Respir Crit Care Med 1998; 158: 378–385

[40] Bellani G, Grasselli G, Teggia-Droghi M, et al. Do spontaneous and mechanical breathing have similar effects an average transpulmonary and alveolar pressure? A clinical crossover study. Crit Care 2016; 20 (1): 142. doi:10.1186/s13054-016-1290-9

[41] Kabitz HJ, Windisch W, Schönhofer B. Ventilator induzierter Zwerchfellschaden. Ein Update. Pneumologie 2013; 67: 435–441

[42] Kim Wy, Suh Hj, Hong SB et al. Diaphragm dysfunction assessed by ultrasonography: influence on weaning from mechanical ventilation. Crit Care Med 2011; 39: 2627–2630

[43] Samata S, Singh RK, Baronia AK et al. Diaphragm thickening fraction to predict weaning – a prospective exploratory study. J Intensive Care 2017; 5: 62

[44] Goligher E, Laghi F, Detsky ME. Measuring diaphragm thickness with ultrasound in mechanically ventilated patients: feasibility, reproducibility and validity. Intensive Care Med 2015; 41: 642–649

[45] Zambon M, Beccaria P, Matsuno J et al. Mechanical ventilation and diaphragm atrophy in critically ill patients: a ultrasound study. Crit Care Med 2016; 44: 1347–1352

[46] Haberthür C, Mols G, Elsasser S et al. Extubation after breathing trials with automatic tube compensation, T-tube, or pressure support ventilation. Acta Anaesthesiol Scand 2002; 46: 973–979

[47] Cohen JD, Shapiro M, Grozovski E et al. Automatic tube compensation-assisted respiratory rate to tidal volume ratio improves the prediction of weaning outcome. Chest 2002; 122: 980–984

[48] Boulain T. Unplanned extubation in the adult intensive care unit: a prospective multicenter study. Association des Reanimateurs du Centre-Ouest. Am J Respir Crit Care Med 1998; 157 (4): 1131–1137

[49] Epstein SK, Nevins ML, Chung J. Effect of unplanned extubation on outcome of mechanical ventilation. Am J Crit Care Med 2000; 161: 1912–1916

[50] Ely EW, Baker AM, Dunagan DP et al. Effect on the duration of mechanical ventilation of identifying patients capable of breathing spontaneously. N Engl J Med 1996; 335: 1864–1869

[51] Saura P, Blanch L, Mestre J et al. Clinical consequences of the implementation of a weaning protocol. Intensive Care Med 1996; 22: 1052–1056

[52] Kollef MH, Shapiro SD, Silver P et al. A randomized, controlled trial of protocol-directed versus physician-directed weaning from mechanical ventilation. Crit Care Med 1997; 25: 567–574

[53] Kennan SP. Weaning protocols: here to stay. Lancet 2002; 359: 186–187

[54] Haas CF, Loik PS. Ventilator discontinuation protocols. Respiratory Care 2012; 57: 1649–1662

[55] Blackwood B, Alderdice F, Burns K et al. Use of weaning protocols for reducing duration of mechanical ventilation in critically ill adult patients: Cochrane systemic review and meta-analysis. BMJ 2011; 342: c7 237

[56] Girard TD, Ely EW. Protocol-driven ventilator weaning: reviewing the evidence. Clin Chest Med 2008; 29: 241–252

[57] Frutos-Vivar F, Esteban A. When to wean from a ventilator: an evidence based strategy. Cleve Clin J Med 2003; 70: 389–393

[58] Dries DJ, McGonigal MD, Malian MS et al. Protocol-driven ventilator weaning reduces use of mechanical ventilation, rate of early reintubation, and ventilator-associated pneumonia. J Trauma 2004; 56: 943–951

[59] Perren A, Domenighetti G, Mauri S et al. Protocol directed weaning from mechanical ventilation: clinical outcome in patients randomized for a 30-min or 120-min trial with pressure support ventilation. Intensive Care Med 2002; 28: 1058–1063

[60] Khamiees M, Raju P, De Girolamo A et al. Predictors of extubation outcome in patients who have successfully completed a spontaneous breathing trial. Chest 2001; 120: 1262–1270

[61] Bach JR, Saporito LR. Criteria for extubation and tracheostomy tube removal for patients with ventilatory failure. A different approach to weaning. Chest 1996; 110: 1566–1571

[62] Torres A, Gatell JM, Aznar E et al. Re-intubation increases the risk of nosocomial pneumonia in patients needing mechanical ventilation. Am J Respir Crit Care Med 1995; 152: 137–141

[63] Epstein SK, Ciubotaru RL, Wong JB. Effect of failed extubation on the outcome of mechanical ventilation. Chest 1997; 112: 186–192

[64] Seymour CW, Martinez A, Christie JD et al. The outcome of extubation failure in a community hospital intensive care unit: a cohort study. Crit Care 2004; 8: R322–R327

[65] De Bast Y, De Backer D, Moraine JJ et al. The cuff leak test to predict failure of tracheal extubation for laryngeal edema. Intensive Care Med 2002; 28: 1267–1272

[66] Nava S, Ambrosino N, Clini E et al. Noninvasive mechanical ventilation in the weaning of patients with respiratory failure due to chronic obstructive pulmonary disease. Ann Intern Med 1998; 128: 721–728

[67] Hilbert G, Gruson D, Portel L et al. Noninvasive pressure support ventilation in COPD patients with postextubation hypercapnic respiratory insufficiency. Eur Respir J 1998; 11: 1349–1353

[68] Heindl W. Die nicht-invasive Beatmung. Wien Klin Wochensch 1999; 111 (19): 784–801

[69] Meissner E, Hamm M, Fabel H. Nicht invasive Beatmung. Internist 2000; 41: 970–984

[70] Lellouche F, Mancebo J, Jolliet P et al. A multicenter randomised trial of computer-driven protocolized weaning from mechanical ventilation. Am J Respir Crit Care Med 2006; 174: 849–851

[71] Otis AB, Fenn WO, Rahn H. Mechanics of breathing in man. J Appl Physiol 1950; 2: 592–607

[72] Radford EP Jr. Ventilation standards for use in artificial respiration. J Appl Physiol 1955; 7: 451–460

[73] Sulzer CF, Chiolero R, Chassot PG et al. Adaptive support ventilation for fast tracheal extubation after cardiac surgery. Anesthesiology 2001; 95: 1339–1345

[74] Kirakli C, Naz I, Edioboglu O et al. A randomized controlled trial comparing the ventilation duration between adaptive support ventilation and pressure assist/control ventilation in medical patients in the ICU. Chest 2015; 147: 1503–1509

[75] Tam MK, Wong WT, Gomersall CD et al. A randomized controlled trial of 2 protocols for weaning cardiac surgical patients receiving adaptive support ventilation. J Crit Care 2016; 33: 163–168

[76] Rhodes A, Evans LE, Alhazzani W et al. Surviving sepsis campaign: international guidelines for management of sepsis and septic shock 2016. Intensive Care Med 2017; 43 (3): 304–377. doi.10.1007/s00 134-017-4 683-6

[77] Belliato M, Maggio M, Neri S et al. Evaluation of the adaptive support ventilation (ASV) mode in paralyzed patients. Intensive Care Med 2000; 26 (Suppl. 3): S 327

[78] Fernandez J, Miguelena D, Mulett H et al. Adaptive support ventilation: state of the art review. Indian J Crit Care Med 2013; 17: 16–22

[79] Bein T. Current concepts of augmented spontaneous breathing: new modes of effort adapted weaning. Anaesthesist 2014; 63: 279–286

6 Nebenwirkungen der maschinellen Beatmung

Neben den positiven Effekten der maschinellen Beatmung, nämlich der Aufrechterhaltung des Gasaustausches und der Reduzierung der Atemarbeit, kann es auch zu einer Reihe unerwünschter hämodynamischer und pulmonaler Nebenwirkungen kommen. Diese sind v. a. auf den mechanischen Effekt des erhöhten intrathorakalen Drucks, insbesondere bei der Beatmung mit hohem positivem endexspiratorischem Druck (PEEP), zurückzuführen [1]. Die Höhe des intrathorakalen Drucks ist direkt proportional zum Beatmungsmitteldruck, der durch folgende Faktoren bestimmt wird:

- Inspirationsdruck
- Inspirationsdauer
- PEEP

Info

Nebenwirkungen der Beatmung

Hämodynamische Nebenwirkungen

- Steigerung des intrathorakalen Drucks ⇧ ⇨
- Verminderung des venösen Rückstroms zum rechten Herzen ⇩
- Steigerung des pulmonalen Gefäßwiderstands ⇧
- Abfall des Schlagvolumens ⇩
- Abfall des Herzzeitvolumens ⇩
- Verminderung der Nieren-Leber-Splanchnikus-Durchblutung ⇩
- Verminderung des jugulären Rückstroms ⇩ ⇨
- Erhöhung des intrakraniellen Drucks ⇧

Pulmonale Nebenwirkungen

- Beatmungsinduzierte Lungenschädigung
- Beatmungsinduzierte diaphragmale Dysfunktion
- Sauerstofftoxizität

6.1 Kardiovaskuläre Nebenwirkungen

Das Herz-Kreislauf-System kann in 2 Gefäßkompartimente unterteilt werden:

- intrathorakales Kompartiment (Herz und intrathorakale Gefäße)
- extrathorakales Kompartiment (extrathorakale Gefäße)

Die maschinelle Beatmung kann das Herz-Kreislauf-System auf verschiedene Art und Weise beeinflussen. In Abhängigkeit vom *Volumenstatus* und von der *Pumpfunktion* des rechten und linken Ventrikels hat die maschinelle Beatmung unterschiedliche Kreislaufeffekte zur Folge, sodass ein bestimmter Beatmungsmitteldruck bei einem Patienten zu einer Zunahme, bei einem anderen zu einer Abnahme des Herzzeitvolumens führen kann.

6.1.1 Pathophysiologische Auswirkungen der Beatmung auf die Vorlast des rechten und linken Ventrikels

Für die kardiovaskulären Veränderungen unter maschineller Beatmung ist in erster Linie der erhöhte *intrathorakale Druck* verantwortlich [2]. Der intrathorakale Druck ist jener Umgebungsdruck, dem alle intrathorakalen Gefäße und das Herz ausgesetzt sind. Der erhöhte intrathorakale Druck führt zu einer Zunahme der intravasalen Drücke.

Folgen:

- Abnahme des Druckgradienten zwischen den extrathorakalen Venen und den intrathorakalen Venen bzw. dem rechten Vorhof mit konsekutiver
- Abnahme des venösen Rückstroms zum rechten Herzen ⇨
- Abnahme des enddiastolischen Ventrikelvolumens (= Abnahme der Vorlast) ⇨
- Abnahme des Schlagvolumens (SV) bzw. des Herzzeitvolumens (HZV) (▶ Abb. 6.1)

Auswirkungen der maschinellen Beatmung auf die Vorlast

Anstieg des rechten Vorhofdrucks ⇒ Anstieg des ZVD

↓

Abnahme des Druckgradienten zwischen extrathorakalen Venen und intrathorakalen Venen bzw. dem rechten Vorhof

↓

Abnahme des venösen Rückstroms

↓

Abnahme der Vorlast des rechten und linken Ventrikels

↓

Abnahme des Schlagvolumens

↓

Abnahme des Herzzeitvolumens, sofern keine Kompensation durch reflektorische Tachykardie (*Erfordernistachykardie*)

↓

Abnahme des intrathorakalen Blutvolumens mit Blutumverteilung in die extrathorakalen Gefäßkompartimente (Abdomen, Körperperipherie) mit Anstieg des peripher-venösen Drucks (⇒ *Neigung zu peripheren Ödemen*)

Abb. 6.1 Kardiovaskuläre Veränderungen. Auswirkungen der maschinellen Beatmung auf die Vorlast.

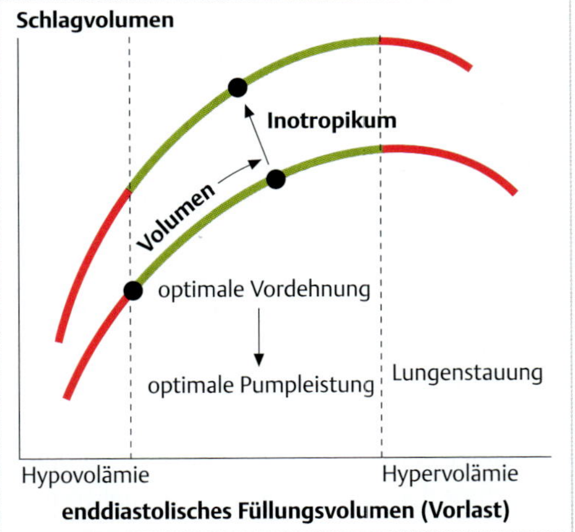

Abb. 6.2 Frank-Starling-Kurve. Beziehung zwischen Schlagvolumen und enddiastolischem Volumen (= Vorlast).

Anhand der *Frank-Starling-Kurve* (= kardiale Funktionskurve) können die kardiovaskulären Auswirkungen während der maschinellen Beatmung erklärt werden (▶ Abb. 6.2): Die Kontraktionskraft und somit das Schlagvolumen sind direkt proportional zum enddiastolischen Volumen (= Vorlast). Je größer das enddiastolische Volumen, desto höher ist das Schlagvolumen. Der *aufsteigende Schenkel* der Frank-Starling-Kurve zeigt die Bedeutung der Vorlast zur Erhöhung der Auswurfleistung des gesunden Herzens an. Dieser Mechanismus funktioniert jedoch nur innerhalb bestimmter physiologischer Grenzen. Wird jedoch das Myokard durch ein zu hohes enddiastolisches Volumen überdehnt (*Folge:* geringerer Überlappungsgrad der Myofibrillen), so fällt das Schlagvolumen ab. Funktionell befindet sich das Myokard in diesem Stadium auf dem *absteigenden Schenkel* der Frank-Starling-Kurve.

Merke

- Die Auswirkungen der *maschinellen Beatmung* auf das *Schlagvolumen* sind vom *Volumenstatus* und von der *Pumpfunktion* des rechten und linken Ventrikels abhängig.
- Eine *maschinelle Atemhilfe* kann demnach in Abhängigkeit vom enddiastolischen Volumen sowohl zu einer *Zunahme* als auch zu einer *Abnahme des Schlagvolumens* führen (⇒ Frank-Starling-Kurve).

> **Info**
>
> Die maschinelle Beatmung führt zu einer *Linksverschiebung* auf der *Frank-Starling-Kurve* infolge Abnahme des enddiastolischen Volumens.

Die Linksverschiebung vom roten in den grünen Bereich auf der Frank-Starling-Kurve hat eine Steigerung des Schlagvolumens zur Folge (s. ▶ Abb. 6.2). Dies ist die Erklärung, warum es unter maschineller Beatmung bei Patienten mit *kardiogenem Lungenödem* zu einer deutlichen Besserung der Lungenstauung und damit der Dyspnoe kommt. Die Senkung der Vorlast durch Anwendung einer Atemhilfe mit *PEEP* ist demnach mit einem *„Nitroeffekt"* vergleichbar [3].

> **Merke**
>
> Die Senkung der Vorlast durch Anwendung einer Atemhilfe mit PEEP ist mit einem *„Nitroeffekt"* vergleichbar.

Andererseits reagieren Patienten mit *Hypovolämie* bei Anwendung einer maschinellen Atemhilfe mit PEEP mit einem ausgeprägten Abfall des Herzzeitvolumens und des arteriellen Blutdrucks. Von besonderer Wichtigkeit ist in diesem Zusammenhang, dass eine klinisch relevante Hypovolämie durch Aktivierung vasopressorischer Reflexe maskiert sein kann. Sedierung oder Narkoseeinleitung sowie maschinelle Beatmung führen dann zu einer Demaskierung der Hypovolämie, wenn eine weitere reflektorische Gegenregulation nicht mehr möglich ist, da dieser Kompensationsmechanismus bereits voll ausgeschöpft ist.

6.1.2 Pathophysiologische Auswirkungen der Beatmung auf die Nachlast des linken Ventrikels

Die intrathorakale Druckerhöhung beeinflusst nicht nur das Niederdrucksystem, sondern auch das *Hochdrucksystem*. Die Nachlast, definiert als *Wandspannung des Ventrikels* zu *Beginn der Systole*, wird bestimmt durch den Druckgradienten zwischen dem intrathorakalen linken Ventrikel und dem extrathorakal gelegenen Gefäßkompartiment. Blut fließt entlang dieses Druckgradienten aus dem Thorax. Im klinischen Alltag wird unter dem Begriff *„Nachlast"* (fälschlicherweise) auch der Widerstand bezeichnet, gegen den das Herz pumpen muss. Dieser Widerstand ist direkt proportional zum peripheren (systemischen) Gefäßwiderstand. Der diastolische Blutdruck ist aber nur *ein* Parameter, der direkt proportional zur linksventrikulären Nachlast ist.

Hämodynamische Folgen einer intrathorakalen Druckerhöhung auf die Nachlast (▶ Abb. 6.3):

- Abnahme der Druckdifferenz zwischen dem intra- und dem extrathorakalen Gefäßkompartiment *(⇨ „peripher arterieller vasodilatatorischer Effekt"),*
- Abnahme des linksventrikulären transmuralen Druckgradienten mit konsekutiver
- Abnahme der linksventrikulären Nachlast und
- Abnahme der linksventrikulären Compliance.

Auswirkungen der maschinellen Beatmung auf die linksventrikuläre Nachlast

Zunahme des intrathorakalen Drucks

↓

Abnahme des linksventrikulären transmuralen Drucks

↓

Abnahme der linksventrikulären Nachlast
(= Wandspannung zu Beginn der Systole)

Abb. 6.3 Kardiovaskuläre Veränderungen. Auswirkungen der maschinellen Beatmung auf die Nachlast.

> **Merke**
>
> Nimmt der linksventrikuläre transmurale Druckgradient ab, d. h. die Druckdifferenz zwischen dem Druck im linken Ventrikel und dem intrathorakalen Druck, so sinkt die Nachlast.

> **Info**
>
> Ist der intrathorakale Druck infolge einer maschinellen Atemhilfe erhöht, muss der linke Ventrikel zu Beginn der Systole eine niedrigere Wandspannung aufbauen, um das gleiche Schlagvolumen auszuwerfen (= Abnahme der linksventrikulären Nachlast).

Zahlenbeispiele:

1. Setzt man den intrathorakalen Druck (= Umgebungsdruck auf das Herz) gleich 0 mmHg und den diastolischen Blutdruck gleich 90 mmHg, so muss das Herz zu Beginn der Systole einen Druckgradienten von 90 mmHg minus dem enddiastolischen Druck überwinden. Steigt nun unter Konstanz aller anderen Faktoren (Vorlast, Kontraktilität) der diastolische Blutdruck auf 110 mmHg, so steigt der zu überwindende Druckgradient um 20 mmHg und somit die Nachlast des linken Ventrikels. Bei einem diastolischen Blutdruck von 70 mmHg nimmt der zu überwindende Druckgradient um 20 mmHg ab, d. h., die Nachlast des linken Ventrikels wird geringer.
2. Im umgekehrten Fall, wenn der intrathorakale Druck bei gleichbleibendem diastolischem Blutdruck von 90 mmHg um 20 mmHg steigt, nimmt der zu überwindende Druckgradient zwischen dem intrathorakalen linken Ventrikel und dem extrathorakalen Gefäßkompartiment um 20 mmHg ab. Um das gleiche Schlagvolumen auszuwerfen, ist eine geringere Wandspannung zu Beginn der Systole notwendig, d. h., die Nachlast des linken Ventrikels wird geringer.
   - Ein positiver intrathorakaler Druck ist somit einer effektiven Nachlastsenkung äquivalent.
   - Eine zunehmende Negativierung des intrathorakalen Drucks ist einer effektiven Nachlasterhöhung äquivalent.

6.1.3 Pathophysiologische Auswirkungen der Beatmung bei suffizientem und insuffizientem Myokard

Da der *gesunde Herzmuskel* über weite Druckbereiche *nachlastunabhängig* arbeitet, ist eine Senkung der linksventrikulären Nachlast durch erhöhten intrathorakalen Druck bei suffizientem Myokard von untergeordneter Bedeutung. Die vorlastsenkenden Effekte der Beatmung überwiegen. Beim insuffizient arbeitenden Myokard tritt die nachlastsenkende Wirkung der positiven Druckbeatmung in den Vordergrund.

6.1.4 Pathophysiologische Auswirkungen der Beatmung auf die Nachlast des rechten Ventrikels

Die pathophysiologischen Auswirkungen einer maschinellen Atemhilfe auf die rechtsventrikuläre Nachlast sind variabel, d. h., es kann sowohl zu einer Erhöhung als auch zu einer Senkung der rechtsventrikulären Nachlast kommen.

Erhöhung der rechtsventrikulären Nachlast

Die Überdehnung von Lungenkompartimenten infolge zu hoher Atemhubvolumina bzw. zu hoher Beatmungsdrücke (⇨ endinspiratorischer Druck im flachen Teil der Druck-Volumen-Kurve) führt zu einer Kompression von Lungenkapillaren. Übersteigt der Alveolardruck den linken Vorhofdruck (⇨ Zone II nach West), kommt es zu einer Abnahme des venösen Blutstroms zum linken Herzen und zu einem Ansteigen der pulmonal-arteriellen Drücke mit Zunahme der rechtsventrikulären Nachlast (► Abb. 6.4 und ► Abb. 6.5). Die Nachlasterhöhung ist umso ausgeprägter, je stärker die West-Zonen I und II auf Kosten der Zone III zunehmen (vgl. Kap. 2.14 und ► Abb. 2.27).

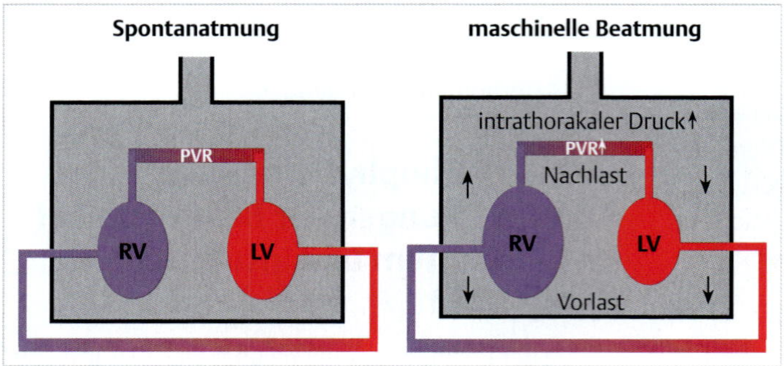

Abb. 6.4 Erhöhung der rechtsventrikulären Nachlast. Auswirkungen der maschinellen Beatmung auf die rechtsventrikuläre Nachlast.

Auswirkungen der maschinellen Beatmung auf die rechtsventrikuläre Nachlast

Kompression von Kapillaren durch Überdehnung von Alveolen

↓

Zunahme der Zone I und II auf Kosten der Zone III nach West

↓

Zunahme des pulmonal-vaskulären Widerstands (PVR ⇑)

↓

Zunahme der rechtsventrikulären Nachlast

Abb. 6.5 Kardiovaskuläre Veränderungen. Zunahme der rechtsventrikulären Nachlast unter maschineller Beatmung.

Senkung der rechtsventrikulären Nachlast

Die Rekrutierung nicht belüfteter Lungenareale (Atelektasen) und das Offenhalten von Alveolen durch einen ausreichend hohen PEEP führt zur Abnahme der regionalen hypoxischen pulmonalen Vasokonstriktion (HPV) und damit des pulmonalen Gefäßwiderstands. Die Folge ist eine Abnahme der rechtsventrikulären Nachlast (▸ Abb. 6.6).

Beim ARDS-Patienten kann der Nettoeffekt der beschriebenen pathophysiologischen Auswirkungen einer Atemhilfe mit PEEP somit auch in einer Abnahme der rechtsventrikulären Nachlast resultieren.

Info

- Je höher der Atemwegsmitteldruck, umso ausgeprägter sind die hämodynamischen Nebenwirkungen ⇨ Abnahme des arteriellen Mitteldrucks.
- Die hämodynamischen Nebenwirkungen sind von der Druckübertragung des Alveolardrucks auf die intrathorakalen Gefäße abhängig ⇨ Je niedriger die Lungencompliance („*Stiffy Lung*"), umso geringer ist die Druckübertragung auf die intrathorakalen Gefäße und sind infolgedessen die hämodynamischen Auswirkungen.

▸ Abb. 6.7 fasst die hämodynamischen Auswirkungen der maschinellen Beatmung auf das rechte und linke Herz zusammen.

Auswirkungen der maschinellen Beatmung auf die rechtsventrikuläre Nachlast

atelektatische Lungenkompartimente ⇒ regionale Hypoventilation

↓

regionale hypoxische pulmonale Vasokonstriktion

↓

Atemhilfe mit PEEP

↓

Rekrutierung von atelektatischen Lungenkompartimenten

↓

Abnahme der hypoxischen pulmonalen Vasokonstriktion

↓

Abnahme der rechtsventrikulären Nachlast

Abb. 6.6 Kardiovaskuläre Veränderungen. Abnahme der rechtsventrikulären Nachlast unter maschineller Beatmung.

Hämodynamische Auswirkungen der maschinellen Beatmung

	rechter Ventrikel	linker Ventrikel
Vorlast	⇓	⇓
Nachlast	variabel	⇓

Abb. 6.7 Kardiovaskuläre Veränderungen. Hämodynamische Auswirkungen der maschinellen Beatmung.

6.2 Renale Nebenwirkungen

Die maschinelle Beatmung führt zu einer Abnahme der Diurese und der Natriumausscheidung. Diese Nebenwirkungen sind direkt proportional zum Beatmungsmitteldruck, der zu einer Erhöhung des intrathorakalen Drucks führt.

Folgen des erhöhten intrathorakalen Drucks [2]:

- Erniedrigung des Schlagvolumens
- Erniedrigung des Herzzeitvolumens
- Erniedrigung des arteriellen Mitteldrucks
- Erniedrigung des arteriellen Perfusionsdrucks
- Anstieg des renalen Venendrucks
- verminderte Freisetzung des atrialen natriuretischen Peptids (ANP)
- Stimulation des Renin-Angiotensin-Aldosteron-Systems (RAA)
- erhöhte Freisetzung von ADH (antidiuretisches Hormon)
- Anstieg des intraabdominellen Drucks (IAP)
- Vasokonstriktion der afferenten Arteriolen ⇒
- Umverteilung des renalen Blutflusses von den kortikalen zu den juxtaglomerulären Nephronen (zugunsten einer gesteigerten Durchblutung des Nierenmarks) ⇒ *Folgen:*
- Abnahme der glomerulären Filtrationsrate und der Natriumausscheidung

Um die renalen Nebenwirkungen der maschinellen Beatmung möglichst gering zu halten, ist auf die Aufrechterhaltung einer *Normovolämie*, eines normalen *Herzzeitvolumens* und *arteriellen Mitteldrucks* zu achten.

6.3 Hepatale Nebenwirkungen und Splanchnikusdurchblutung

Die Abnahme der Leberdurchblutung unter maschineller Beatmung kann auf folgende Faktoren zurückgeführt werden:

- Verminderung der Splanchnikusdurchblutung proportional zur Abnahme des Herzzeitvolumens
- Abnahme der Magen- und Pankreasdurchblutung
- Verminderung des portalen Blutflusses bis zu mehr als 50 % der Norm
- Behinderung des venösen Abstroms aus dem Splanchnikusgebiet und aus der Leber
- Vasokonstriktion im Splanchnikusgebiet infolge Hyperventilation

Bei beatmeten Intensivpatienten kann man des Öfteren *pathologische Leberfunktionsparameter* (Hyperbilirubinämie, erhöhte Cholestaseenzyme) beobachten. Als Ursache werden unter anderem eine Kompression der intrahepatischen Gallengänge sowie eine submuköse venöse Stauung im Bereich der Gallengangsschleimhaut diskutiert [4].

Eine Verminderung der hepatalen Nebenwirkungen kann durch Aufrechterhaltung einer intravaskulären *Normovolämie*, eines normalen *Herzzeitvolumens* und *arteriellen Mitteldrucks* erzielt werden.

6.4 Zerebrovaskuläre Nebenwirkungen

6

Die maschinelle Beatmung führt als Folge des erhöhten intrathorakalen Drucks zu einer

- Abnahme des venösen Rückstroms aus den Jugularvenen mit konsekutiver
- Abnahme des zerebralen Perfusionsdrucks.

Der zerebrale Perfusionsdruck (CPP = Cerebral Perfusion Pressure) ist die Differenz zwischen arteriellem Mitteldruck (MAP) und intrakraniellem Druck (ICP = Intracranial Pressure).

$$CPP = MAP\text{-}ICP \text{ (mmHg)}$$

Unter physiologischen Bedingungen hat die maschinelle Beatmung keinen nachteiligen Effekt auf die zerebrale Durchblutung bzw. auf den Hirndruck, da die Abnahme des zerebralen Perfusionsdrucks durch die intakte zerebrale Autoregulation kompensiert wird.

Auch ein erhöhter intrakranieller Druck, z. B. beim Schädel-Hirn-Trauma, stellt per se noch keine Kontraindikation für eine Atemhilfe mit PEEP dar, da die hierdurch ausgelösten nachteiligen Effekte auf den intrakraniellen Druck durch einfache Maßnahmen, wie z. B. 15- bis 30°-Oberkörperhochlagerung zumindest teilweise kompensiert werden können (⇨ *Voraussetzung:* Normovolämie!) [5].

Eine Oberkörperhochlagerung um etwa 15–30° kann zwar den durch PEEP bedingten Anstieg des intrakraniellen Drucks kompensieren, gleichzeitig kann aber durch diese Maßnahme v. a. bei Vorliegen einer Hypovolämie der zerebrale Perfusionsdruck (CPP) reduziert werden [6]. Bei gestörter Autoregulation als Folge zerebraler Läsionen und Abfall des Herzzeitvolumens bzw. des arteriellen Mitteldrucks ist somit die Gefahr der zerebralen Minderperfusion gegeben.

Merke

- Bei erhöhtem Hirndruck kann unter Monitoring des zerebralen Perfusionsdrucks (CPP) eine Oberkörperhochlagerung von 15–30° empfohlen werden (*Voraussetzung:* Normovolämie).
- Mit zunehmender Oberkörperhochlagerung kann allerdings der zerebrale Perfusionsdruck (CPP) kritisch erniedrigt werden.
- PEEP-Werte von 5–8 mbar haben keine negativen Auswirkungen auf die zerebrale Perfusion und den intrakraniellen Druck (*Voraussetzung:* Normovolämie).

Die Auswirkungen von PEEP-Werten ≥ 10 mbar auf den intrakraniellen Druck sind variabel und von folgenden Faktoren abhängig ([7], [8], [9]):

Pulmonale und hämodynamische Faktoren:

- transmurale Druckübertragung des mittleren Alveolardrucks auf den intrathorakalen Druck ⇨
- Höhe des PEEP-Niveaus (⇨ mittlerer Alveolardruck ⇧)
- Höhe des intrathorakalen Drucks ⇨ Rückstrom aus den Jugularvenen ⇩
- Einfluss einer PEEP-Steigerung bei gleichbleibender Beatmungsdruckamplitude auf den $PaCO_2$ (⇨ $PaCO_2$ ⇧ ⇨ erhöhte Totraumventilation infolge Überdehnung von Lungenkompartimenten)

Info

- Der intrathorakale Druck ist maßgeblich von der transmuralen Druckübertragung des mittleren Alveolardrucks auf den Thoraxraum abhängig.
- Je höher der intrathorakale Druck, desto größer die Druckübertragung auf die intrathorakalen venösen Gefäße.

Merke

- Niedrige Lungencompliance ⇨ geringere transmurale Druckübertragung ⇨ geringe Auswirkungen auf den intrakraniellen Druck
- niedrige Thoraxwandcompliance ⇨ höhere transmurale Druckübertragung ⇨ große Auswirkungen auf den intrakraniellen Druck

Zerebrale Faktoren:

- Höhe des ICP (⇨ je höher der ICP, umso geringer die Auswirkungen des intrathorakalen Drucks [⇨ Höhe des PEEP] auf den venösen Rückstrom aus den Jugularvenen)
- intrakranielle Druck-Volumen-Verhältnisse (⇨ zerebrale Elastancekurve)

Je höher der intrakranielle Druck ist, desto größer ist auch das Ausmaß der transmuralen Druckübertragung auf die intrakraniellen Venen. Dies hat zur Folge, dass der intravasale Druck in den Venen ansteigt und infolgedessen der Druckgradient zwischen dem Druck im intrakraniellen Venensystem und dem Druck in der oberen Hohlvene (V. cava superior) zunimmt, d. h., es kommt aufgrund des höheren Druckgradienten zu einer Zunahme des venösen Rückstroms aus den Jugularvenen zum Herzen. Ein höherer PEEP (⇨ höherer intrathorakaler Druck) hat demnach umso geringere Auswirkungen auf den venösen Rückstrom, je höher der ICP ist.

Info

Entsprechend den physikalischen Gesetzen der Strömungslehre ist der venöse Blutfluss aus dem intrakraniellen Kompartiment in das intrathorakale Kompartiment vom Druckgradienten zwischen dem Druck in den intrakraniellen Venen (⇨ abhängig vom Ausmaß der transmuralen Druckübertragung des ICP auf das Venensystem) und dem Druck in den intrathorakalen Venen abhängig.

Merke

Ein höherer PEEP (⇨ höherer intrathorakaler Druck) hat umso geringere Auswirkungen auf den venösen Rückstrom zum Herzen, je höher der ICP ist, da bei höherem ICP der Druckgradient zwischen den intrakraniellen Venen (⇨ Anstieg des intravasalen Venendrucks durch den erhöhten ICP) und den intrathorakalen Venen (⇨ Druck in der V. cava superior) ansteigt.

Des Weiteren sind die Auswirkungen einer Beatmung mit höheren PEEP-Werten bzw. eines höheren intrathorakalen Drucks auf den intrakraniellen Druck davon abhängig, wo sich die patienteneigenen Werte auf der *zerebralen Elastancekurve* befinden: Die zerebrale Elastancekurve beschreibt die volumenbedingte Druckänderung, d. h., jede intrakranielle Volumenänderung, z. B. durch Blut oder Ödem, führt zu einer intrakraniellen Druckänderung. Diese Kurve hat einen biphasischen Verlauf mit einem *flachen Anfangsteil* (grün) und einem *steilen Endteil* (rot) (▶ Abb. 6.8). In Abhängigkeit von patienteneigenen Besonderheiten bewirkt eine bestimmte Volumenänderung eine mehr oder weniger ausgeprägte intrakranielle Druckänderung.

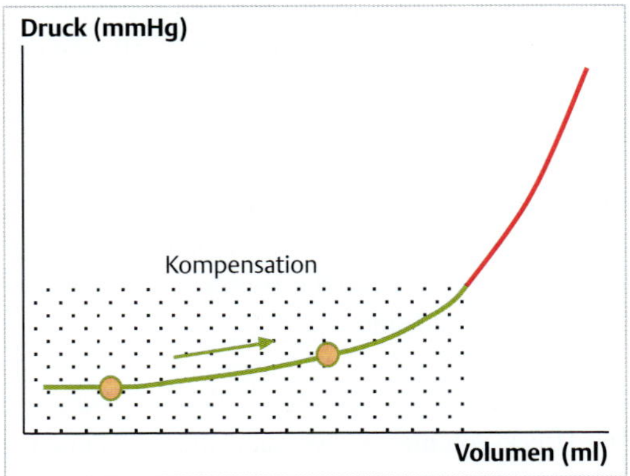

Abb. 6.8 Zerebrale Elastancekurve.

Definition

- **Elastance:** beschreibt die volumenbedingte Druckänderung.
- **Compliance:** beschreibt die druckbedingte Volumenänderung.

Wenn eines der 3 intrakraniellen Kompartimente – Hirn, Liquor, Blut – an Volumen zunimmt, kann bei langsamer Massenzunahme kompensatorisch das Volumen der anderen Kompartimente innerhalb gewisser Grenzen abnehmen.

Solche *Kompensationsmechanismen* als Reaktion auf eine intrakranielle Volumenzunahme sind:
- Verschiebung von zerebralem Liquor in den spinalen Subarachnoidalraum
- vermehrte Resorption von Liquor in den Villi arachnoidales
- Verschiebung von Hirnvenenblut in die großen intrathorakalen Venen

Liegen die Werte eines Patienten auf dem flachen Anfangsteil (grün) der zerebralen Elastancekurve, führt eine intrakranielle Volumenzunahme z. B. durch verminderten venösen Abstrom aus den Jugularvenen infolge der maschinellen Beatmung noch zu keiner wesentlichen Veränderung des intrakraniellen Drucks. Liegen die Werte jedoch auf dem steilen Endteil der Kurve (rot), so bewirkt eine bereits geringe weitere intrakranielle Volumenzunahme einen deutlichen Anstieg des intrakraniellen Drucks. In diesem Fall hat eine Erhöhung des intrathorakalen Drucks (⇨ Steigerung des PEEP-Niveaus) einen Anstieg des intrakraniellen Drucks zur Folge, da die Kompensationsmechanismen erschöpft sind.

Linksverschiebung der zerebralen Elastancekurve:
Die Druck-Volumen-Kurve kann durch sekundäre Faktoren, wie *Hyperkapnie* oder *Hypoxämie*, nach links verschoben werden, sodass ein Anstieg des intrakraniellen Drucks eintritt.

Diese pathophysiologischen Faktoren erklären, warum Patienten, die selbst mit PEEP-Werten bis zu 15 mbar beatmet werden, einerseits mit einem deutlichen Anstieg des intrakraniellen Drucks reagieren, während sich in anderen Fällen der ICP nur wenig ändert.

Bei *erhöhtem intrakraniellem Druck* kann einer PEEP-induzierten Einschränkung der zerebralen Perfusion durch folgende Maßnahmen vorgebeugt werden:
- Oberkörperhochlagerung von etwa 30° (*Voraussetzung:* Normovolämie)
- systemischer Blutdruck im oberen Normbereich (eventuell Applikation eines Vasopressors notwendig)
- $PaCO_2$ im unteren Normbereich

Bei Vorliegen intrakranieller Pathologien mit eingeschränkter zerebraler Perfusion und gestörter Autoregulation (z. B. Schädel-Hirn-Trauma) ist die Indikation zur intrakraniellen Druckmessung gegeben.

Info

Anwendung höherer PEEP-Werte nur unter kontinuierlichem ICP-Monitoring!

Zur Sicherstellung eines ausreichend hohen intrazerebralen Perfusionsdrucks von ≥ 70 mmHg ist häufig die zusätzliche Applikation eines Vasopressors (Noradrenalin) notwendig. Ist ein Hirndruckmonitoring nicht möglich, sollte bei erhöhtem intrakraniellem Druck aus Sicherheitsgründen der mittlere arterielle Druck (MAP) ≥ 90–100 mmHg betragen.

6.5 Pulmonale Nebenwirkungen

6.5.1 Beatmungsinduzierte Lungenschädigung

Physikalische und pathophysiologische Grundlagen

In der Physik wird unter dem Begriff mechanische Spannung (mechanischer „Stress") die Kraft pro Flächeneinheit verstanden, die auf einen Körper einwirkt. Die mechanische Spannung hat somit dieselbe physikalische Dimension wie der Druck.

Definition

- Mechanische Spannung *(„Stress")* = Kraft/Fläche, die auf einen Körper einwirkt = Druck auf die Alveolarwand
- mechanische Dehnung *(„Strain")* = Deformationsverhalten eines Körpers = Elongation der Lungenstrukturen in Bezug auf die Atemruhelage

Die maschinelle Beatmung induziert in der Lunge die mechanischen Kräfte Spannung („Stress") und Dehnung („Strain"), die zu einer Freisetzung proinflammatorischer Mediatoren führen können ([10], [11]).

Das klinische Äquivalent von mechanischer Spannung („Stress") ist der auf die Alveolen einwirkende transpulmonale Druck (= Alveolardruck minus Pleuradruck [Ptp]), wohingegen die entstehende Dehnung („Strain") der Alveolen durch das Verhältnis des endexspiratorischen Lungenvolumens (= funktionelle Residualkapazität [FRC]) zum applizierten Tidalvolumen (VT) bestimmt wird. Als klinisches Äquivalent für die Materialkonstante k gilt die Elastance der Lunge (E_L), die den elastischen Dehnungswiderstand, d. h. den elastischen Retraktionsdruck, beschreibt (vergleichbar der Dehnung einer Feder) [12].

$$\text{mechanische Spannung („Stress")} = \text{transpulmonaler Druck}$$

$$\text{mechanische Dehnung („Strain")} = VT/FRC$$

Merke

- Die Höhe des transpulmonalen Drucks ist die entscheidende Druckgröße für das Öffnen und Offenhalten von Alveolarkompartimenten.
- Erhöhter endinspiratorischer transpulmonaler Druck kann zu einem *Barotrauma* führen.
- Ein atemzyklischer Alveolarkollaps mit negativem endexspiratorischem transpulmonalem Druck kann „Stress" verstärken und ein Atelektatrauma verursachen.

Info

- Die Dehnung („Strain") der Alveolen hängt maßgebend von der funktionellen Residualkapazität (FRC) ab!
- Für die Höhe des zu applizierenden Tidalvolumens ist demnach neben dem idealen Körpergewicht das Ausmaß der vorhandenen endexspiratorischen Gasaustauschfläche (= FRC) entscheidend.
- Die FRC ist ein Maß für das funktionelle Lungenvolumen.
- Erhöhte mechanische Dehnung *(„Overstrain")* kann zu einem *Volutrauma* führen.

Der Zusammenhang zwischen „Stress" und „Strain wird durch die Materialkonstante k (= Proportionalitätsfaktor) bestimmt, welche für die elastischen Eigenschaften des Lungengewebes steht.

$$\text{„Stress"} = k \times \text{„Strain"}$$

Innerhalb der linearen Beziehung zwischen mechanischer Spannung und Dehnung gilt demnach:

$$Ptp = E_L \times \frac{VT}{FRC}$$

Der reziproke Wert der Elastance ist die Compliance. Die Compliance des respiratorischen Systems (C_{RS}) beschreibt die elastischen Eigenschaften von Lunge und Thorax (vergleichbar der Dehnbarkeit eines Luftballons). Die respiratorische Compliance ist eine Volumen-Druck-Beziehung, definiert als der Quotient von ΔV zu ΔP.

$$C = \Delta V / \Delta P$$

Die Compliance des respiratorischen Systems (C_{RS}) weist eine direkte Beziehung zur funktionellen Residualkapazität (FRC) auf, d. h., je kleiner das belüftete endexspiratorische Lungenvolumen ist, desto niedriger ist die Compliance des respiratorischen Systems.

$$FRC \approx C_{RS}$$

Auf der Druck-Volumen-Kurve befindet sich bei kleinem endexspiratorischen Lungenvolumen die FRC unterhalb des unteren Inflektionspunkts. Für die Praxis der maschinellen Beatmung bedeutet dies, dass für die Applikation eines bestimmten Tidalvolumens ein höherer Druckgradient (ΔP) aufgebaut werden muss (vgl. ▸ Abb. 2.14).

Setzt man das applizierte Tidalvolumen (VT in Beziehung zur Compliance des respiratorischen Systems (C_{RS}), erhält man die Beatmungsdruckamplitude, welche auch als „Distensionsdruck" (engl. *„Driving Pressure"*) bezeichnet wird.

$$\Delta P \text{ („Driving Pressure")} = VT / C_{RS}$$

Der *„Driving Pressure"* ist definiert als die Druckdifferenz (ΔP) zwischen dem Plateaudruck (Pplat) und dem endexspiratorischen Druck (PEEP).

$$\Delta P = \text{Pplat-PEEP}$$

> **Merke**
>
> M!
>
> Der *„Driving Pressure"* (= Beatmungsdruckamplitude), definiert als Verhältnis von VT zu C_{RS}, ist ein *unabhängiger Risikoindikator* für die beatmungsinduzierte Lungenschädigung und zeigt eine direkte Korrelation mit der Überlebensrate von ARDS-Patienten [13].

Diese Gesetzmäßigkeiten haben nun wesentliche klinische Auswirkungen für die Beatmung von Patienten mit akutem Lungenversagen (ARDS). Die Höhe des zu applizierenden Tidalvolumens richtet sich nicht nur nach dem idealen Körpergewicht des Patienten, sondern auch nach dessen verbleibender FRC. Da bei ARDS-Patienten die FRC hochgradig erniedrigt ist, muss auch das Tidalvolumen an die FRC angepasst und dementsprechend klein gewählt werden, um das Risiko einer beatmungsinduzierten Lungenschädigung *(Volutrauma)* infolge Überdehnung *(„Overstrain")* von Lungenkompartimenten möglichst gering zu halten (*„Baby Lung Concept"* ⇨ vgl. Kap. 10.1.2 unter „Konzept der lungenprotektiven Beatmung").

Da die ARDS-Lunge eine *Multikompartmentlunge* mit einer erheblichen Bandbreite an unterschiedlich großem noch belüftetem Lungenparenchym darstellt, stellt sich aus pathophysiologischer Sicht die Frage, ob für eine ARDS-Lunge eine absolute Zahl für das zu applizierende VT bezogen auf das ideale Körpergewicht überhaupt zielführend sein kann. Das funktionelle Lungenvolumen ist bei ARDS-Patienten sehr variabel und korreliert nicht mit der Körpergröße und dem idealen Körpergewicht. Vielmehr sind das Ausmaß des endexspiratorisch belüfteten Lungenvolumens (= funktionelle Residualkapazität [FRC]) und die Art der Lungenschädigung ausschlaggebend. Die Höhe des zu applizierenden Tidalvolumens sollte sich demnach nicht nur nach dem idealen Körpergewicht und damit dem anatomischen Lungenvolumen, sondern vorrangig nach dem funktionellen Lungenvolumen, als der verbleibenden FRC, orientieren. Bei gleichem Körpergewicht können je nach Schweregrad der Lungenschädigung verschieden große Lungenanteile nicht belüftet sein. Je größer der Anteil an inspiratorisch nicht belüfteten Lungenkompartimenten ist, desto kleiner ist der Anteil an Lungenarealen, welche das applizierte VT aufnehmen. Somit steigt in diesen Lungenarealen die Gefahr eines Volutraumas infolge Überdehnung durch ein in Bezug auf die verbleibende noch belüftete Gasaustauschfläche zu großes VT. Demnach muss das VT an die FRC angepasst und dementsprechend klein gewählt werden, um das Risiko einer beatmungsinduzierten Lungenschädigung infolge Überdehnung *(„Overstrain")* von Lungenkompartimenten mit konsekutivem *Volu-/Barotrauma* möglichst gering zu halten (▸ Abb. 6.9).

Rechenbeispiel:
Zwei Patienten mit derselben Körpergröße haben das gleiche errechnete ideale Körpergewicht von 75 kg und werden mit 6 ml/kg, bezogen auf das

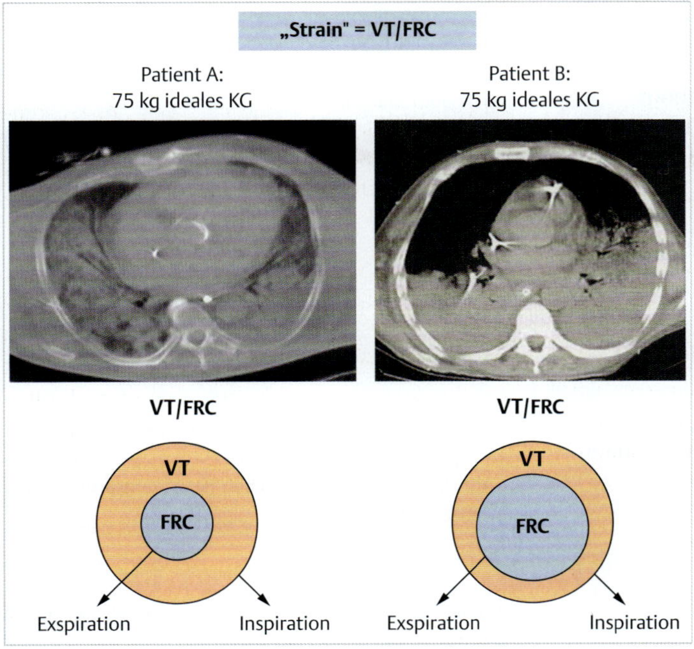

Abb. 6.9 Zusammenhang zwischen Lungendehnung („Strain") und funktionellem Lungenvolumen (FRC).

ideale Körpergewicht, druckkontrolliert mit einem Tidalvolumen von 450 ml beatmet.

- Patient 1 hat eine FRC (= EELV) von 2500 ml.
- Patient 2 hat aufgrund eines erhöhten intraabdominellen Drucks eine FRC (= EELV) von nur 1250 ml.

⇨ Die errechnete Dehnung („Strain") beträgt bei Patient 1 18 %, bei Patient 2 allerdings 36 %.

M!

Merke

- Alveoläre Überdehnung („Strain") hängt primär vom funktionellen Lungenvolumen (= funktionelle Residualkapazität) ab und nicht vom anatomischen Lungenvolumen und daher nicht primär vom idealen Körpergewicht!
- Da bei ARDS-Patienten das anatomische Lungenvolumen aufgrund der verminderten Gasaustauschfläche nicht dem *funktionellen Lungenvolumen* (= endexspiratorisches Lungenvolumen [EELV] = funktionelle Residualkapazität [FRC]) entspricht, sollte die Höhe des Tidalvolumens auf die FRC und nicht nur auf das ideale Köpergewicht bezogen werden.

Ventilatorinduzierte Lungenschädigung (Ventilator Induced Lung Injury [VILI])

In der Pathogenese der beatmungsinduzierten (beatmungsinduzierten) Lungenschädigung *(„Ventilator Induced Lung Injury" [VILI])* spielen sowohl mechanische als auch biologische Faktoren eine Rolle. Zu den mechanischen Faktoren zählen ein inadäquat hoher Beatmungsdruck bzw. eine hohe Beatmungsdruckamplitude *(⇨ Barotrauma)*, ein inadäquat hohes Tidalvolumen *(⇨ Volutrauma)* sowie ein inadäquat niedriger PEEP, der zu einem atemzyklischen Öffnen und Kollabieren *(= tidale Rekrutierung)* von Alveolarkompartimenten *(⇨ Atelektatrauma)* sowie der Entstehung von Scherkräften zwischen belüfteten und nicht belüfteten (atelektatischen) Alveolarkompartimenten *(⇨ Scherkräftetrauma)* führt. Diese mechanischen Faktoren induzieren eine lokale Entzündungsreaktion in der Lunge *(⇨ Biotrauma)*.

6

Info

Kausale Faktoren für die beatmungsinduzierte Lungenschädigung (Ventilator Induced Lung Injury [VILI])

- Hohe transpulmonale Drücke ⇨ Barotrauma
- hohe Atemhubvolumina ⇨ Volutrauma (Überdehnungstrauma)
- atemzyklischer Alveolarkollaps ⇨ Atelektatrauma
- Auftreten von Scherkräften ⇨ Scherkräftetrauma
- hohe FiO_2 ⇨ Sauerstofftoxizität
- nosokomiale Infektion ⇨ „Respiratorpneumonie"

Definition

Biophysikalische Lungenschädigung = Baro-/Volutrauma und Atelektatrauma

Mechanische Schädigung der Lunge durch inadäquate hohe endinspiratorische und/oder niedrige endexspiratorische transpulmonale Drücke und/oder inadäquate hohe oder niedrige Tidalvolumina.

Biochemische Lungenschädigung = Biotrauma

Sekundäre lokale und systemische Entzündungsreaktion als Folge der mechanisch bedingten Lungenschädigung.

Der Begriff *Barotrauma* umfasst alle pulmonalen Komplikationen infolge maschineller Beatmung, die zu extraalveolärer Luftansammlung führen. Der Begriff ist allerdings irreführend, da der Beatmungsdruck nur *ein* kausaler Faktor der sog. beatmungsinduzierten Lungenschädigung ist.

Info

Die Häufigkeit des pulmonalen Barotraumas beträgt zwischen 1 und 20 %.

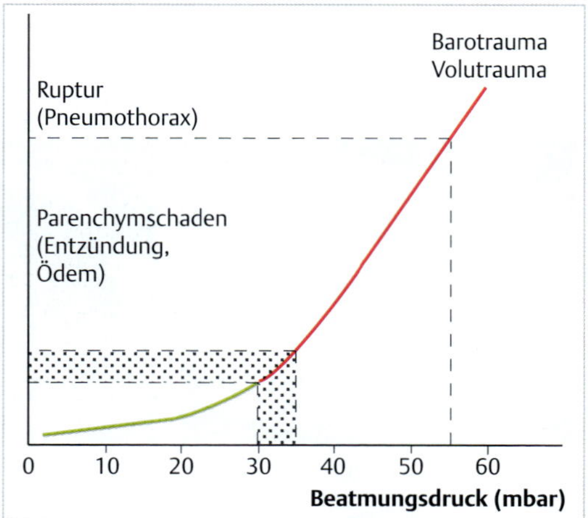

Abb. 6.10 Beziehung zwischen Beatmungsdruck und Barotrauma.

Bei der beatmungsinduzierten Lungenschädigung unterscheidet man zwischen

- Mikroschädigung der Lunge ohne Alveolarruptur und
- Makroschädigung der Lunge mit Alveolarruptur (= Barotrauma im engeren Sinn) [14].

► Abb. 6.10 zeigt die Beziehung zwischen *Beatmungsdruck* und *Barotrauma*: Eine Mikroschädigung der Lunge kann bereits bei Beatmungsdrücken ≤ 30 mbar auftreten. Im Tierversuch konnte gezeigt werden, dass eine maschinelle Beatmung mit einem Beatmungsdruck von 45 mbar bereits nach nur 20 min (!) zu einer schweren Schädigung der alveolokapillären Membran führte [15].

Merke

Der für eine beatmungsinduzierte Lungenschädigung entscheidende Druck ist nicht der am Respirator eingestellte bzw. gemessene Beatmungsdruck (Pinsp/Pplat), sondern der transpulmonale Druck, d. h. die Differenz zwischen Alveolardruck und Pleuradruck.

Aus diesem Grund kann derselbe Beatmungsdruck bei Patienten mit erhöhtem Pleuradruck, z. B. infolge eines erhöhten intraabdominellen Drucks, mit einer geringeren Lungenschädigung einhergehen als bei Patienten mit niedrigem Pleuradruck.

Ein erhöhter intraabdomineller Druck (z. B. Ileus, Aszites, Adipositas) führt infolge der Zwerchfellverlagerung nach kranial zu einer Erhöhung des Pleuradrucks. In solchen Fällen können höhere inspiratorische Beatmungsdrücke, d. h. Inspirationsdrücke ≥ 30–35 mbar, im Sinne eines „Gegendrucks" toleriert werden, da der erhöhte inspiratorische Beatmungsdruck (Pinsp/Pplat) nicht mit einer potenziell gefährlichen Erhöhung des transpulmonalen Drucks einhergeht.

Die Messung des intraabdominellen Drucks (IAP = Intraabdominal Pressure) erfolgt entweder indirekt über die Messung des intravesikalen Drucks (Blasendruck) mittels eines modifizierten kommerziell erhältlichen Harnkatheters oder über die Messung des intragastralen Drucks über eine spezielle kommerziell erhältliche nasogastrale Magensonde, mit der auch der Ösophagusdruck gemessen werden kann (nasogastrische 2-Ballon-Sonde). Blasendruck bzw. intragastraler Druck fungieren als Surrogatparameter für den intraabdominellen Druck.

Das *Volutrauma („High tidal Volume Injury")* ist auf die Überdehnung von Alveolarkompartimenten durch Applikation inadäquat hoher Atemhubvolumina von ≥ 8–10 ml/kg KG zurückzuführen (⇨ endinspiratorisches Lungenvolumen im oberen flachen Teil der Druck-Volumen-Kurve).

Aber auch ein kleines Atemhubvolumen von 6 ml/kg KG bei einem inadäquat niedrigen PEEP stellt einen wichtigen Pathomechanismus für die beatmungsinduzierte Lungenschädigung dar (⇨ endinspiratorisches Lungenvolumen im unteren flachen Teil der Druck-Volumen-Kurve). Ein inadäquat niedriger PEEP, d. h. ein *PEEP unterhalb des kritischen Alveolarverschlussdrucks*, führt zum Auftreten des atemzyklischen endexspiratorischen Kollabierens und inspiratorischen Öffnens von Alveolarkompartimenten (⇨ *Atelektatrauma* oder *„Low tidal Volume Injury"*). Die auf diese Weise entstehenden transalveolären Scherkräfte an den Übergangszonen zwischen ventilierten und atelektatischen Lungenkompartimenten führen zu einer schweren biophysikalischen Schädigung der Lunge

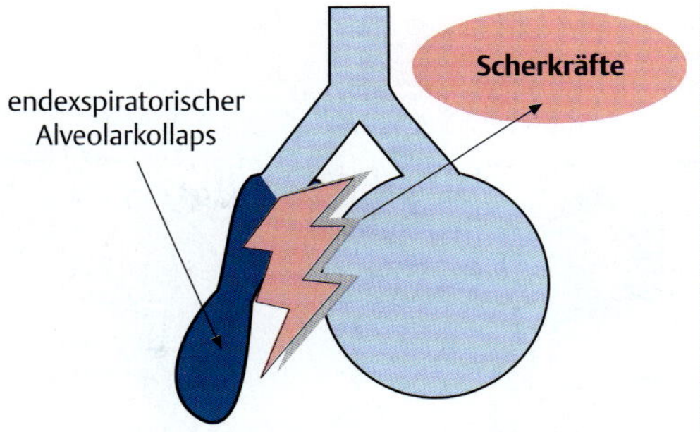

Abb. 6.11 Beatmungsinduzierte Lungenschädigung. Auftreten von Scherkräften zwischen ventilierten und nicht ventilierten Lungenkompartimenten.

6

(⇨ *Scherkräftetrauma*) infolge Abscherens von Alveolarepithelien mit Funktionsbeeinträchtigung des Surfactant-Systems und Ruptur der alveolokapillären Membran (▸ Abb. 6.11) ([16], [17], [18], [19]).

Info

Durch inadäquate Respiratoreinstellung mit Beatmungsdrücken außerhalb der Inflektionspunkte der Druck-Volumen-Kurve können Scherkräfte bis zu 140 mbar (!) an den Übergangszonen zwischen ventilierten und atelektatischen Alveolen auftreten, und zwar auch bei Inspirationsdrücken < 35 mbar ([17], [18])!

Die mechanische Schädigung der Lunge löst eine sekundäre, nicht infektiöse lokale Entzündungsreaktion aus *(= Biotrauma)* ([20], [21]). In diesem Zusammenhang spricht man auch von *Mechanotransduktion*, d. h. von der Auslösung einer biochemischen Reaktion durch mechanische Stimuli.

Definition

Mechanotransduktion = Auslösen einer biochemischen Reaktion durch mechanische Stimuli.

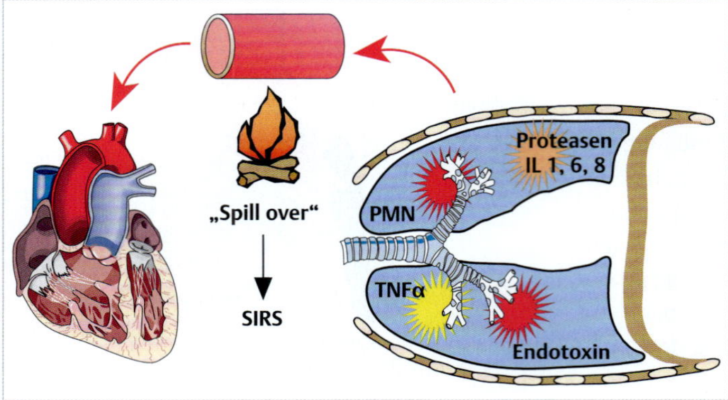

Abb. 6.12 Biochemische Schädigung der Lunge. Einschwemmung proinflammatorischer Mediatoren in den Blutkreislauf (= „Spill over").

Die während der maschinellen Beatmung auf die Lunge einwirkenden mechanischen Kräfte führen zu Rissen innerhalb der alveolokapillären Membran (⇨ Aufbrechen der interzellulären *„Tight Junctions"*). In den geschädigten Alveolar- und Endothelzellen wird eine Entzündungsreaktion ausgelöst. Durch die Aktivierung von polymorphkernigen neutrophilen Granulozyten (PNM) und Freisetzung von lysosomalen Enzymen *(Proteasen)* sowie proinflammatorischen Mediatoren *(Endotoxin, Zytokine [Interleukine 1 und 6, Tumor-Nekrose-Faktor α], Leukotriene)* kommt es zu einer *biochemischen Schädigung* der Lunge. In weiterer Folge kann es durch die geschädigte alveolokapilläre Membran *(⇨ „Capillary Leakage Syndrome")* zur Einschwemmung proinflammatorischer Mediatoren in den Systemkreislauf *(= „Spill over")* und zur Auslösung einer systemischen Entzündungsreaktion *(= Systemic Inflammatory Response Syndrome [SIRS])* kommen (▸ Abb. 6.12) ([22], [23], [24]).

Eine ARDS-geschädigte Lunge ist somit sowohl *Zielorgan* (⇨ Mediatoreinschwemmung aus dem Gastrointestinaltrakt) als auch *Quelle* proinflammatorischer Mediatoren (▸ Abb. 6.13).

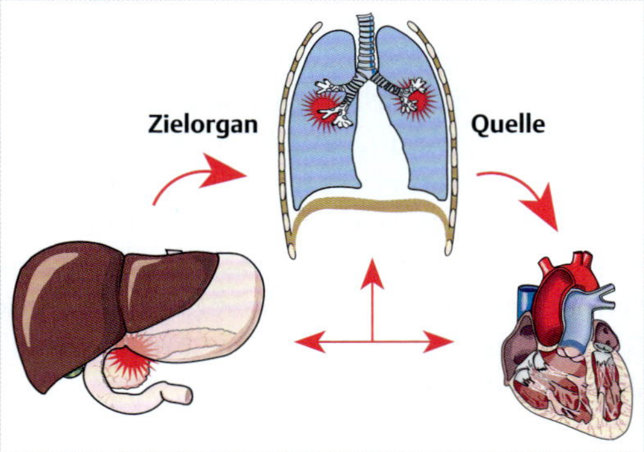

Abb. 6.13 Lungenschädigung. Die Lunge als Quelle und Zielorgan proinflammatorischer Mediatoren.

Info

Eine *lungenprotektive Beatmungsstrategie* mit Beatmungsdrücken zwischen den Inflektionspunkten auf der Druck-Volumen-Kurve, im Bereich der besten Compliance des respiratorischen Systems, führt zu einer geringeren Konzentration an proinflammatorischen Mediatoren (⇨ IL-1, IL-6, TNFα) – sowohl in der bronchoalveolären Lavageflüssigkeit (BAL) der Lunge als auch in der systemischen Zirkulation – als eine Beatmung mit inadäquat hohem Tidalvolumen und niedrigem PEEP [24].

Ein therapeutisches Offenhalten der Alveolen durch einen adäquat hohen PEEP vermindert auch das fortwährende „Ausschwemmen" von Surfactant aus den Alveolen in die Bronchiolen. Durch die geringere Beeinträchtigung des Surfactant-Systems wird der kapillär-alveoläre Druckgradient (Sogdruck) wieder vermindert und so die Rückbildung des alveolären und interstitiellen Lungenödems begünstigt ([16], [24], [25]).

> **Merke**
>
> **Mikroschädigung der Lunge ohne Alveolarruptur**
>
> ⇨ *Kein* extraalveolärer Luftaustritt
>
> - Ruptur der alveolokapillären Membran *(⇨ biophysikalische Schädigung)* und in der Folge
> - parenchymatöse Entzündungsreaktion *(⇨ Biotrauma)* mit Freisetzung von proinflammatorischen Mediatoren (z. B. Interleukine, TNFα) ⇨
> - Erhöhung der Gefäßpermeabilität *(„Capillary Leakage“)*
> - Ausbildung eines interstitiellen bzw. alveolären Lungenödems
> - Zunahme der Totraumventilation infolge Kapillarkompression
> - Schädigung des Surfactants
> - Ausbildung von Atelektasen mit konsekutiver
> - Zunahme des intrapulmonalen Rechts-Links-Shunts
> - Verschlechterung des Ventilations-/Perfusionsverhältnisses
> - Verschlechterung des pulmonalen Gasaustausches

▶ Abb. 6.14 fasst die Pathomechanismen der beatmungsinduzierten Lungenschädigung zusammen.

> **Merke**
>
> **Makroschädigung der Lunge mit Alveolarruptur**
>
> ⇨ Extraalveolärer Luftaustritt mit folgenden klinischen Manifestationen:
>
> - interstitielles Lungenemphysem (Eindringen von Luft in das Lungeninterstitium, v. a. im Hilusbereich, in etwa 50 % Vorbote eines Pneumothorax)
> - Pneumomediastinum (Ausbreitung der Luft entlang der Bronchien und der Gefäße in das Mediastinum ⇨ Mediastinalemphysem): typisches „retrosternales pulssynchrones Knistern“; in etwa 50 % Vorbote eines Pneumothorax
> - Pneumoperikard und Pneumoperitoneum (Ausbreitung der Luft in die Bauch- bzw. Herzhöhle, v. a. bei Neugeborenen und Kindern hämodynamisch relevant ⇨ Gefahr der Herzbeuteltamponade mit Einflussstauung!)
> - Hautemphysem (Ausbreitung der Luft v. a. im Hals und Thoraxbereich, jedoch auch jede andere Lokalisation möglich, z. B. periorbital, „balloniertes“ Skrotum): typisches „Knistern“
> - Pneumothorax ⇨ Spannungspneumothorax (= schwerste und gefährlichste Form des Barotraumas ⇨ Lebensgefahr! ⇨ sofortige Entlastung durch Anlegen einer Thoraxdrainage (Bülau-Drainage) notwendig!

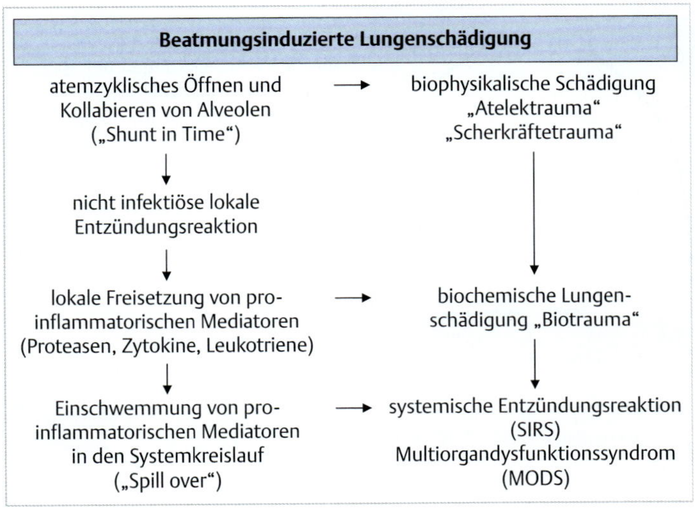

Abb. 6.14 Pathomechanismen der beatmungsinduzierten Lungenschädigung.

- bronchopleurale Fistel (= anhaltender Luftaustritt nach Anlegen einer Bülau-Drainage. *Cave:* Durch starken Sog an der Bülau-Drainage Zunahme des Druckgradienten zwischen Atemwegen und Pleuraraum, *daher* möglichst keinen oder nur geringen zeitlich begrenzten Sog anlegen!)

Patienteninduzierte Lungenschädigung (Patient self-inflicted Lung Injury [P-SILI])

Unter „Patient self-inflicted Lung Injury" (P-SILI) versteht man eine durch den Patienten selbst zugefügte Lungenschädigung infolge eines pathologisch stark übersteigerten zentralen Atemantriebes, wodurch exzessiv hohe transpulmonale Drücke generiert werden [26].

Definition

Unter P-SILI („Patient self-inflicted Lung Injury") versteht man eine durch den Patienten selbst zugefügte Lungenschädigung aufgrund hoher inspiratorischer Einatemanstrengungen, wodurch exzessiv hohe transpulmonale Drücke (⇨ mechanischer Stress) generiert werden.

Seit der COVID-19-Pandemie ist das P-SILI zunehmend in den Fokus des klinischen Interesses sowie der intensivmedizinischen Forschung gerückt [27].

Patienten mit hypoxämischer respiratorischer Insuffizienz (v. a. mit COVID-19-Pneumonie) haben einen pathologisch stark gesteigerten Atemantrieb, der zu hohen inspiratorischen Einatemanstrengungen *(„Inspiratory Effort")* führt. Durch die erhöhten Atemmuskelanstrengungen kommt es zu hohen inspiratorischen Pleuradrucknegativierungen, sodass hohe transpulmonale Drücke generiert werden, die für die Lungenschädigung verantwortlich sind (► Abb. 6.15). Da der transpulmonale Druck den entscheidenden Faktor für den mechanischen Stress in der Lunge darstellt, kommt es durch diesen Pathomechanismus zu einer patienteninduzierten Lungenschädigung. Die mechanische Stressbelastung der Lunge führt zu einer biophysikalischen Lungenschädigung, welche in weiterer Folge eine lokale Entzündungsreaktion mit Bildung von proinflammatorischen Mediatoren auslöst *(= Biotrauma)* ([28], [29], [30]).

► Abb. 6.15 zeigt die Auswirkungen der spontanen Zwerchfellaktivität auf den transpulmonalen Druck unter druckunterstützter Spontanatmung. Die Zunahme des transpulmonalen Druckes hängt vom Ausmaß der inspiratorischen Pleuradrucknegativierung ab. Die Höhe der inspiratorischen Pleuradrucknegativierung ist ein Surrogatparameter für das Ausmaß der Zwerchfellkontraktion und somit für den von der Atemmuskulatur erzeugten Druck (P_{mus}).

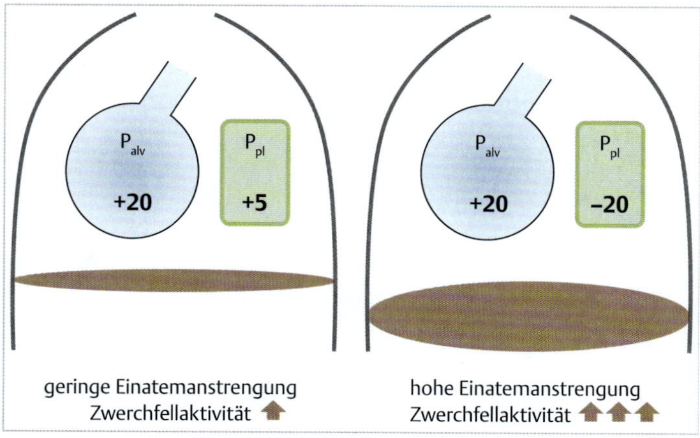

Abb. 6.15 Auswirkungen der spontanen Zwerchfellaktivität auf den transpulmonalen Druck unter druckunterstützter Spontanatmung.

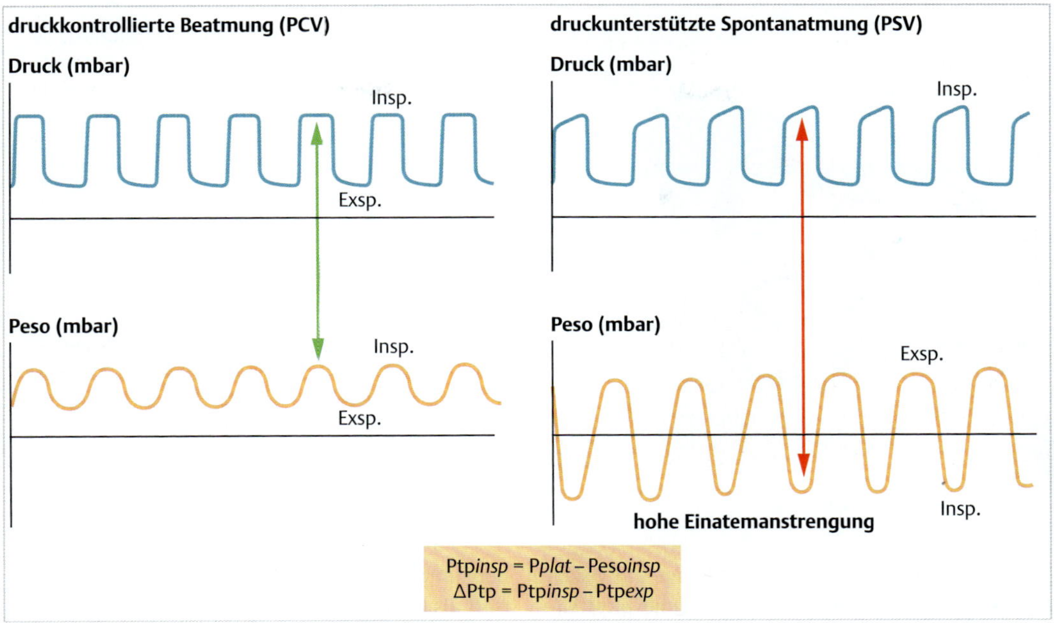

Abb. 6.16 Transpulmonaler Druck unter kontrollierter Beatmung und unter druckunterstützter Spontanatmung.

Zahlenbeispiele:

- geringe Einatemanstrengung: Ptp*insp* = 20 – (+5) = 15 mbar
- hohe Einatemanstrengung: Ptp*insp* = 20 – (–20) = 40 mbar

Unter druckunterstützter Spontanatmung (Pressure Support Ventilation [PSV]) kommt es bei hoher Einatmenanstrengung zu einer ausgeprägten Pleuradrucknegativierung, im Gegensatz zur kontrollierten Beatmung, bei welcher die Pleuradrücke während des gesamten Atemzyklus positiv bleiben (▸ Abb. 6.16) ([28], [29], [30], [31], [32]).

Vor allem bei der COVID-19-Pneumonie führt der übersteigerte Atemantrieb zur Generierung hoher Tidalvolumina mit der Gefahr eines Volutraumas, wobei Tidalvolumina > 9 ml/kg KG das Risiko für die Entstehung eines P-SILI signifikant erhöhen [33]. Die Höhe des Tidalvolumens sollte demnach bei Anwendung nicht-invasiver Atemhilfen wie High-Flow-Sauerstofftherapie (HFOT), CPAP-Atmung oder nicht-invasiver Beatmung (NIV) bei der Indikationsstellung zur Intubation und invasiven Beatmung miteinbezogen werden.

Darüber hinaus resultiert die frühinspiratorische Negativierung des Pleuradrucks in einer Erhöhung des transmuralen pulmonalvaskulären Druckgradienten. Der frühinspiratorische negative Alveolardruck (⇨ Sogwirkung) einerseits sowie die entzündungsbedingte erhöhte Gefäßpermeabilität (*„Capillary-Leakage-Syndrom“*) andererseits begünstigen die Entstehung eines interstitiellen und alveolären Lungenödems (▸ Abb. 6.17). Das Lungenödem führt zu einer weiteren Verschlechterung der Atemmechanik mit Abnahme der Lungencompliance und Zunahme der Resistance mit konsekutiver Steigerung der Atemarbeit sowie zu einer Verschlechterung des Gasaustausches [31].

Während die kontrollierte Beatmung eine Atemgasumverteilung in die ventralen Lungenkompartimente (⇨ „Ventilationsshift“ nach ventral) zur Folge hat, führt die augmentierte Spontanatmung infolge der aktiven Zwerchfellkontraktion zu einer physiologischeren Atemgasverteilung, d. h., der Großteil der Ventilation findet dorsobasal in den abhängigen Lungenarealen statt. Dieser Effekt ist umso ausgeprägter, je stärker die Zwerchfellkontraktion ist (vgl. ▸ Abb. 2.52) ([34], [35]).

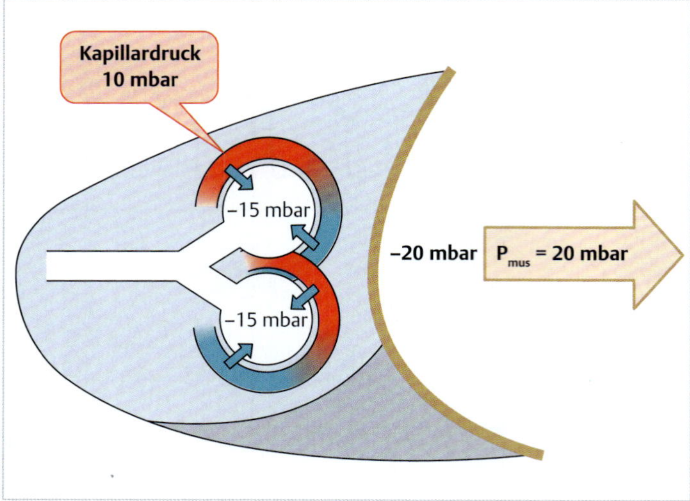

Abb. 6.17 Pulmonaler Blutfluss. Zusammenhang zwischen Pleuradruck, Alveolardruck und transmuralen pulmonalvaskulären Druckgradienten.

Beispiel: PEEP 5mbar, Muskeldruck: 20 mbar.
Die durch einen generierten Muskeldruck von 20 mbar ausgelöste Pleuradrucknegativierung überträgt sich frühinspiratorisch auf die Alveolen, bevor ein Durckausgleich mit dem Respirator stattgefunden hat ⇨ Palv = 5 mbar – 20 mbar = –15 mbar. Dadurch entsteht ein Druckgradient (= Sogdruck) von den Kapillaren in Richtung Alveolen von 25 mbar ⇨ 10 mbar – (–15 mbar) = 25 mbar.

Aus physikalischer Sicht ist die Lunge ein viskoelastisches Gebilde, welches das gleiche physikalische Druckverhalten wie eine Flüssigkeit aufweist. Beim Lungengesunden erfolgt die Druckverteilung im Pleuraraum gleichmäßig, d. h., der Druck verteilt sich homogen über der Lungenoberfläche und wird auch gleichmäßig nach intrapulmonal in die Alveolen übertragen. Die Druckverteilung verhält sich wie in einem flüssigkeitsgefüllten Behälter, auf den von einer Seite ein bestimmter Druck (⇨ Überdruckbeatmung) oder Sog (⇨ Zwerchfellkontraktion während der Inspiration) ausgeübt wird. Dieses Druckverhalten wird im Englischen als *„Fluid-like Behaviour"* bezeichnet.

Bei einer geschädigten Lunge mit konsolidierten Lungenkompartimenten (⇨ mechanische und/ oder inflammatorische Atelektasen) verändert sich das physikalische Druckverhalten der Lunge. Die Druckverteilung erfolgt inhomogen mit deutlich niedrigeren (= negativeren) Drücken in den minderbelüfteteten dorsobasalen Lungenarealen, da die konsolidierten Lungenkompartimente die Druckübertragung nach ventral verhindern, sodass ein intrapulmonaler Druckgradient von ventral nach dorsobasal entsteht. Dieses Druckverhalten wird im Englischen *„Solid-like Behaviour"* genannt (▸ Abb. 6.18) ([36], [37]).

Aufgrund der anatomisch bedingten ausgeprägteren Muskelkontraktion in den posterioren Abschnitten des Zwerchfells werden dorsobasal höhere negative inspiratorische Pleuradrücke generiert als ventral [38]. Da in einer geschädigten Lunge keine homogene Druckverteilung stattfindet, entsteht ein Druckgradient von den ventralen Lungenkompartimenten in die dorsobasalen Lungenareale. Diese ausschließlich intrapulmonale Atemgasumverteilung („Ventilationsshift") von ventral nach dorsobasal erfolgt unabhängig vom Respirator und wird als *„Pendelluft"* bezeichnet (▸ Abb. 6.19) ([36], [37], [39]).

Die hochnegativen Pleuradrücke erzeugen einen erhöhten *regionalen* tidalen und endinspiratorischen Lungenstress in den abhängigen Lungenkompartimenten mit der Gefahr eines frühinspiratorischen Atelektatraumas, v. a. bei Vorliegen eines inadäquat niedrigen PEEP-Niveaus (⇨ *„Patient zieht sich den PEEP weg"*) sowie eines endinspiratorischen Volutraumas bei Einstellung einer inadäquat hohen inspiratorischen Druckunterstützung ([36], [37]). Diese frühinspiratorische Instabilität des PEEP-Niveaus kann – technisch bedingt – nicht an den Beatmungskurven des Respirators erkannt werden.

▸ Abb. 6.20 gibt einen zusammenfassenden Überblick über die Pathomechanismen der Entstehung einer durch den Patienten selbst zugefügten Lungenschädigung (P-SILI).

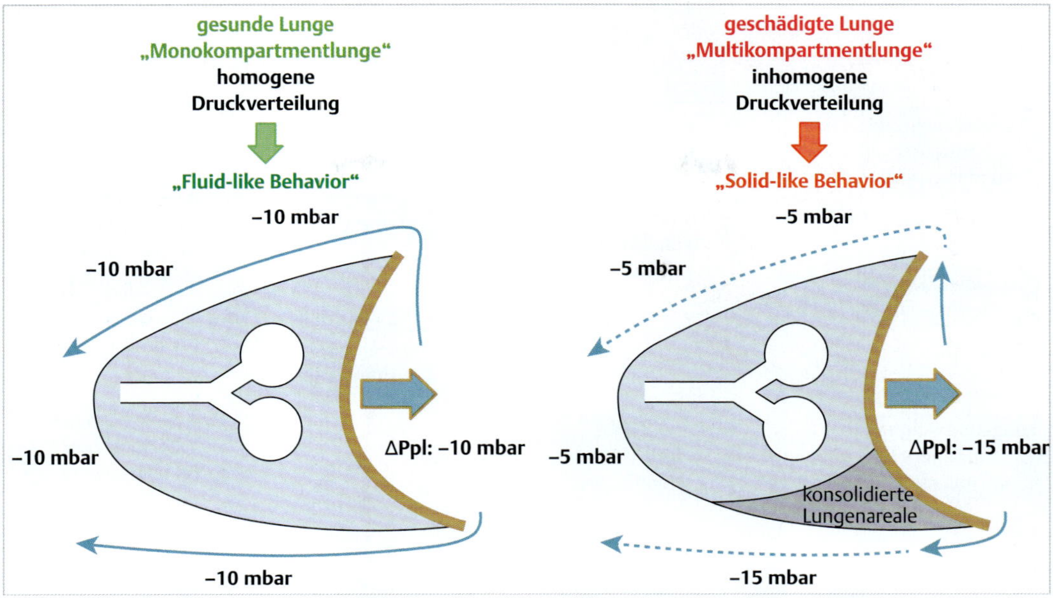

Abb. 6.18 Druckverhalten in einer gesunden Monokompartmentlunge und in einer geschädigten Multikompartmentlunge.

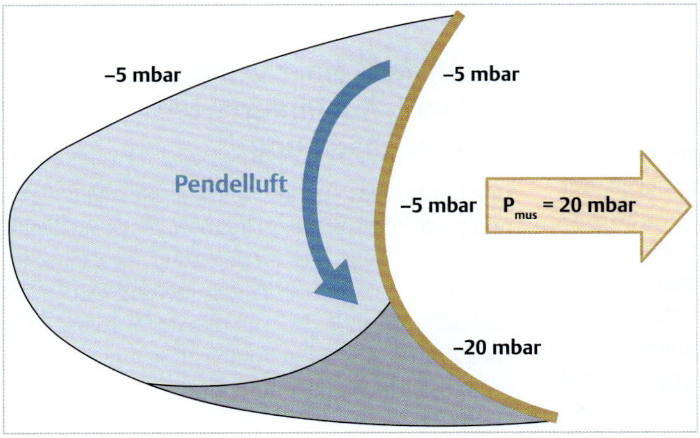

Abb. 6.19 Pendelluft.

P_{mus} = Atemmuskeldruck

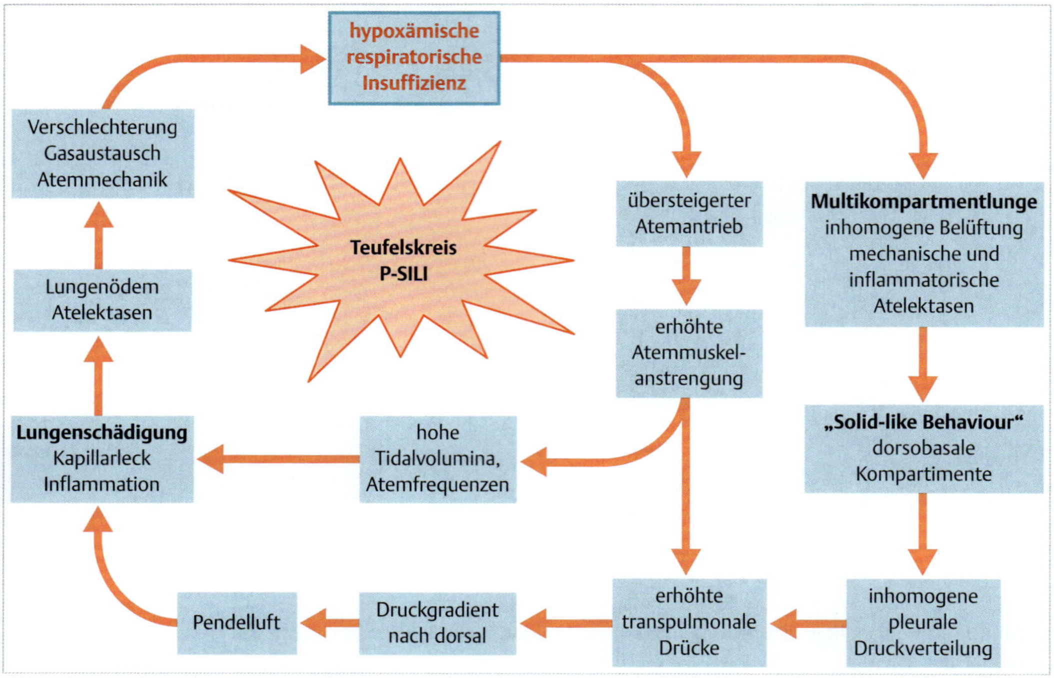

Abb. 6.20 Pathomechanismen für die Entstehung eines P-SILI.

Respiratorisches Monitoring und Zielgrößen

Zur Messung des zentralen Atemantriebs kann der Mundverschlussdruck (P 0,1) herangezogen werden ([40], [41], [42]). Wiederholte Messwerte > 6 mbar sind ein Indikator für einen klinisch relevanten gesteigerten zentralen Atemantrieb, der mit einer konsekutiv erhöhten Atemmuskelanstrengung und der Gefahr der respiratorischen Atemmuskelerschöpfung einhergeht (vgl. Kap. 5.4) ([43], [44]).

Die Einatemanstrengung des Patienten *(„Patient Effort")* kann mittels der Ösophagusdruckmessung erfasst werden (vgl. Kap. 5.4.6). Eine Ösophagusdruckamplitude > 12 mbar über längere Zeit ist ein prädisponierender Faktor für die Entstehung eines P-SILI und eines diaphragmalen Myotraumas (vgl. Kap. 6.5.2).

Prophylaxe einer ventilator- und patienteninduzierten Lungenschädigung

Durch das Konzept der lungenprotektiven Beatmung, welches auf einer Limitierung des Tidalvolumens auf 6 ml/kg KG (bezogen auf Idealgewicht), des inspiratorischen Plateaudrucks auf ≤ 30 mbar und der Beatmungsdruckamplitude („Driving Pressure") von ≤ 15 mbar in Kombination mit einem adäquat hohen PEEP beruht, soll der mechanische Stress der Lunge so gering wie möglich gehalten werden.

Basierend auf der statischen Druck-Volumen-Kurve sollen die Beatmungsdrücke so gewählt werden, dass der

- inspiratorische Plateaudruck (P_{Plat}/Pinsp) unterhalb des oberen Inflektionspunkts der Druck-Volumen-Kurve und der
- endexspiratorische Druck (PEEP) oberhalb des unteren Inflektionspunkts der Druck-Volumen-Kurve liegt (▶ Abb. 2.14).

In diesem Bereich der Druck-Volumen-Kurve ist auch die Compliance des respiratorischen Systems am höchsten (= „Best-of-Compliance-Konzept“) (► Abb. 10.12).

M!

Merke

Prophylaktische Maßnahmen zur Vermeidung eines P-SILI

- Reduktion des zentralen Atemantriebs ⇨ adäquate Analgosedierung
- Reduktion der Atemmuskelanstrengung ⇨ zwerchfellprotektive Beatmung
- Beatmung mit möglichst kleinem „Driving Pressure“ ⇨ lungenprotektive Beatmung
- Minimierung von regionalem Stress (Atelektatrauma) und
- Reduktion von Pendelluft durch alveoläre Rekrutierung ⇨ PEEP-Optimierung
- Totraumminimierung ⇨ aktives Befeuchtungssystem, keine „Gänsegurgeln“
- invasive Beatmung mit der Beatmungsform BIPAP/APRV ⇨ ΔPeso unter Spontanatmung ⇩
- frühzeitige Detektierung einer Patient-Respirator-Asynchronie ⇨ Ösophagusdruckmonitoring

Die Verminderung der beatmungsinduzierten Entzündungsreaktion *(Biotrauma)* wird gegenwärtig als der wesentliche Mechanismus für die Verbesserung der Überlebensrate bei Patienten mit akutem Lungenversagen angesehen [10].

6.5.2 Beatmungsinduzierte diaphragmale Dysfunktion

Das Konzept der lungenprotektiven Beatmung soll nicht nur eine Reduktion des beatmungsinduzierten Lungenschadens durch niedrige Tidalvolumina und inspiratorische Drucklimitierung bewirken, sondern auch einer beatmungsinduzierten Zwerchfellschädigung vorbeugen.

Pathogenese

Die beatmungsinduzierte diaphragmale Dysfunktion *(„Ventilator Induced Diaphragmatic Dysfunction“ [VIDD])* ist gekennzeichnet durch Muskelatrophie und muskulären Strukturschaden mit konsekutiver Atemmuskelschwäche.

Die kontrollierte Beatmung mit Unterdrückung der spontanen Zwerchfellkontraktion trägt maßgebend zur Atrophie der muskulären Atempumpe bei. Die beatmungsinduzierte Zwerchfellschädigung nimmt in ihrer Ausprägung mit der Dauer der maschinellen Beatmung zu und ist unter kontrollierter Beatmung stärker ausgeprägt als unter augmentierter Beatmung ([45], [46]). An hirntoten Organspendern konnte nachgewiesen werden, dass eine kontrollierte Beatmung bereits innerhalb von 18–69 h zu einer histologisch nachweisbaren Inaktivitätsatrophie des Zwerchfells mit Reduktion des Faserquerschnitts der diapragmalen Myofibrillen um bis zu 57 % führte [47].

Einer der Hauptfaktoren für die Entstehung einer ventilatorassoziierten Zwerchfellmyopathie ist die Anwendung von Muskelrelaxanzien ([48], [49], [50]). Die ventilatorassoziierte Zwerchfelldysfunktion führt zu einer prolongierten Entwöhnung vom Respirator, die mit einer erhöhten Mortalität einhergeht ([51], [52], [53]).

Mechanismen für das Auftreten einer beatmungsinduzierten Zwerchfelldysfunktion

Als Ursachen für eine beatmungsinduzierte Zwerchfelldysfunktion sind anzuführen:

- Atrophie der Atemmuskulatur
- oxydativer Stress
- Änderung des Muskelfaseraufbaus
- strukturelle Schädigung

Atrophie der Atemmuskulatur

Die Muskelinaktivität führt als Folge einer kontrollierten Beatmung zu einer *gesteigerten Proteolyse* und zu einer *verminderten Proteinsynthese.* Die Muskelatrophie ist gekennzeichnet durch eine Verkleinerung des Muskelfaserquerschnitts bei gleichbleibender Zellzahl. Der Proteingehalt der Muskelfasern einschließlich der kontraktilen Elemente

Aktin und Myosin ist als Folge der Proteolyse verringert, was in einer klinisch bedeutsamen verminderten Muskelleistung resultiert.

Bei der Proteolyse spielt v. a. die Aktivierung der nicht lysosomalen *Proteasen* aus der Calpain/ Caspase-Familie sowie das Ubiquitin-Proteasom-System eine maßgebende Rolle. Das Proteasom ist ein Proteinkomplex, welcher im Zytoplasma und im Zellkern fehlerhafte Proteine nach Markierung mit Ubiquitin, einem Regulatorprotein, zu Proteinfragmenten abbaut (Autophagozytose) ([48], [54]).

Oxydativer Stress

Kontrollierte Beatmung führt über die Freisetzung freier Sauerstoffradikale zu einer Zunahme der Protein- und Lipidperoxidation. Durch die Proteinoxidation werden die kontraktilen Aktin- und Myosinfilamente in ihrer Funktion beeinträchtigt ([48], [54]). Darüber hinaus induzieren freie Sauerstoffradikale die Aktivierung der Proteasen Caspase/Calpain und führen zur Proteolyse sowie in weiterer Folge zum Abbau der Proteinfragmente im Proteasom.

Änderung des Muskelfaseraufbaus

Die Zwerchfellmuskelkraft basiert v. a. auf den schnellen Muskelfasern Typ II. Kontrollierte Beatmung führt zu einer Änderung des Myosinkettenprofils durch Atrophie von Typ-II-Muskelfasern und infolgedessen zu einer Abnahme der Zwerchfellkontraktilität ([48], [54]).

Strukturelle Schädigung

Maschinelle Beatmung kann zu *Mikrotraumen* in Form von gerissenen Myofibrillen (⇨ Aufbrechen des Sarkomers [*„Sarcomeric disruption“*]), Vakuolenbildung und mitochondrialer Schädigung führen [55].

Ursachen eines beatmungsinduzierten diaphragmalen Myotraumas

Folgende Ursachen können zu einem diaphragmalen Myotrauma führen ([56], [57], [58], [59], [60]):

- Vollständige Unterdrückung der inspiratorischen Atemmuskelanstrengung infolge kontrollierter Beatmung („Overassistance Myotrauma“).
- Zu hohe inspiratorische Atemmuskelanstrengung infolge zu geringer maschineller Druckunterstützung und inadäquater Analgosedierung („Underassistance Myotrauma“).
- Exzentrisches diaphragmales Myotrauma („Eccentric Load induced Myotrauma“): Während der exspirationsbedingten Muskeldehnung (= exzentrische Bewegung der Zwerchfellmuskulatur) kommt es infolge einer Patient-Respirator-Asynchronie zu einer spontanen Muskelkontraktion (z. B. „Double Triggering“, „Reverse Triggering“).
- Exspiratorisches Myotrauma („Longitudinal Atrophy“). Diese Form des diaphragmalen Myotraumas ist auf eine Überdehnung von Muskelfasern zurückzuführen, entweder durch einen zu hohen intrinsischen PEEP oder infolge der Applikation eines inadäquat hohen externen positiven endexspiratorischen Drucks (PEEPe), sodass bei PEEP-Reduktion ein pathologisches Spannungslängenverhältnis der Muskelfasern mit konsekutiver inspiratorischer Kontraktionsstörung resultiert [61].

Prophylaxe einer beatmungsinduzierten diaphragmalen Dysfunktion

Durch den möglichst frühzeitigen Einsatz eines augmentierenden Spontanatmungsverfahrens kann einer beatmungsinduzierten Inaktivitätsatrophie des Zwerchfells entgegengewirkt werden. Der Erhalt der Spontanatmung hat zwerchfellprotektive Effekte, die jedoch abhängig vom Grad der Entlastung der Zwerchfellmuskulatur sind. So kann sowohl eine zu hohe Entlastung *(⇨ ventilatorische Überkompensation)* als auch eine zu geringe Entlastung der Zwerchfellmuskulatur *(⇨ ventilatorische Unterkompensation)* ein beatmungsinduziertes diaphragmales Myotrauma hervorrufen.

Voraussetzung für eine zwerchfellprotektive Beatmung ist ein Analgosedierungskonzept, welches einerseits Spontanatmung zulässt, andererseits inadäquate hohe inspiratorische Atemmuskelanstrengung *(„Inspiratory Effort“)* infolge eines inadäquat hohen zentralen Atemantriebs *(„Respiratory Drive“)* vermeidet (vgl. ► Abb. 10.21) ([58], [59], [62]).

In diesem Zusammenhang ist v. a. das respiratorische Monitoring der inspiratorischen Atemmuskelanstrengung von wesentlicher klinischer Bedeutung (vgl. Kap. 5.4) ([35], [63]).

Merke

Der Erhalt der Spontanatmung mittels eines druckunterstützten Spontanatmungsverfahrens kann einem beatmungsinduzierten diaphragmalen Myotrauma vorbeugen. Das Monitoring der inspiratorischen Atemmuskelanstrengung ist dabei von wesentlicher klinischer Bedeutung, um eine ventilatorische Über- oder Unterkompensation zu vermeiden.

Zwar konnte bisher keine Studie einen Überlebensvorteil für ein Spontanatmungsverfahren belegen, jedoch lassen sich durch eine frühzeitige augmentierende Beatmung die Beatmungsdauer und der Intensivaufenthalt verkürzen und damit möglicherweise auch die Prognose des Patienten verbessern ([64], [65]).

► Abb. 6.21 fasst die Pathomechanismen der beatmungsinduzierten Lungenschädigung und des diaphragmalen Myotraumas zusammen.

6.5.3 Sauerstofftoxizität

Inspiratorische Sauerstoffkonzentrationen > 60 % (FiO_2 > 0,6) über einen längeren Zeitraum (d. h. ≥ 24 h) können aufgrund der *„O_2-Toxizität"* zu folgenden schweren Nebenwirkungen führen [66]:

Info

Sauerstofftoxizität

- Ausbildung von Resorptionsatelektasen (⇨ O_2-Gasfluss in das Blut übersteigt den eingeatmeten Gasfluss)
- vermehrte Bildung von Sauerstoffradikalen (O_2^-, OH^-, H_2O_2) ⇨ *Folgen:*
  - Aktivierung von Makrophagen mit Freisetzung von Chemotaxin und konsekutiver Granulozyteneinschwemmung in die Lunge
  - erhöhte Permeabilität ⇨ Zunahme von Ödemflüssigkeit (interstitiell, alveolär)
  - Schädigung der mukoziliären Clearance
  - Zerstörung von Surfactant ⇨ Mikroatelektasen unabhängig von der O_2-Resorption
  - beim Früh- und Neugeborenen:
    - bronchopulmonale Dysplasie
    - retrolentale Fibroplasie

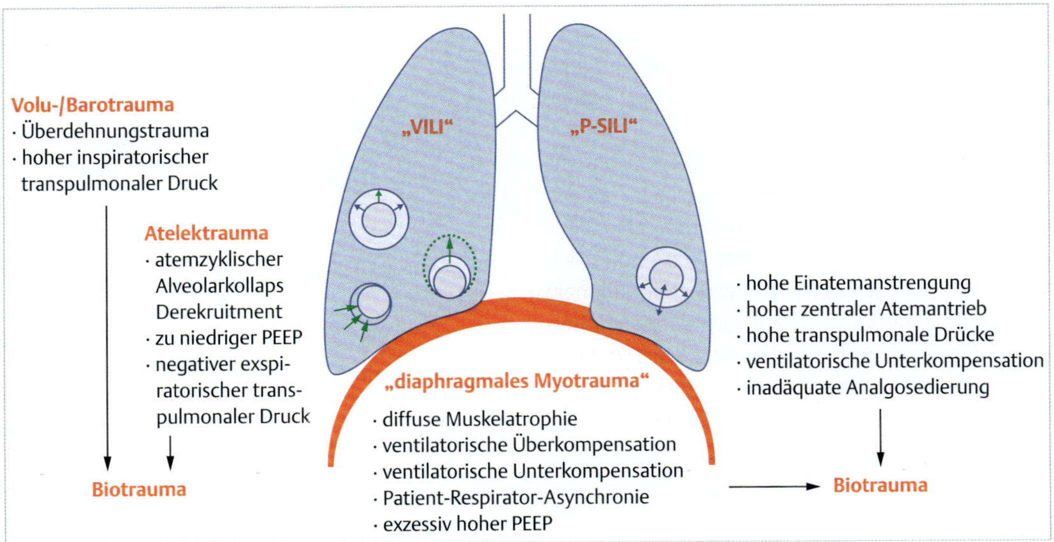

Abb. 6.21 Pathomechanismen der beatmungsinduzierten Lungenschädigung und des diaphragmalen Myotraumas.

Merke

Die O_2-Toxizität nimmt ab einer $FiO_2 > 0,6$ exponentiell zu!

Eine hohe inspiratorische Sauerstoffkonzentration führt zum Auftreten von Resorptionsatelektasen (= Absorptionsatelektasen). Die Ursache liegt in einem deutlichen Anstieg der O_2-Aufnahme infolge des erhöhten Partialdruckgradienten zwischen den Alveolen und den Kapillaren. Übersteigt der Gasfluss in das Blut den eingeatmeten Gasfluss, kommt es zum Auftreten von Atelektasen. Der 2. Mechanismus der Sauerstofftoxizität ist die Bildung von Wasserstoffperoxid und Superoxidanionen. Diese Sauerstoffradikale (= negativ geladene Sauerstoffmoleküle) führen zu einer Funktionsbeeinträchtigung von Enzymen mit Sulfhydrylgruppen und somit zu einer Störung des intrazellulären Energie- und Substratstoffwechsels sowie der Membranstabilität. Reicht die Kapazität der körpereigenen Antioxydationssysteme (⇨ Superoxiddismutase, Glutathionreduktase, Vitamin E) zur Inaktivierung der freien Radikale nicht aus, führen diese zu einer Entzündungsreaktion mit konsekutiver Lungenschädigung ([66], [67]). Es kommt zur Ausbildung eines interstitiellen und alveolären Permeabilitätsödems infolge Schädigung der alveolokapillären Membran und des Surfactants sowie zu einer Funktionsbeeinträchtigung der mukoziliären Clearance *(⇨ pulmonale Sauerstofftoxizität).*

Die im Früh- und Neugeborenenalter noch mangelhaft ausgebildeten Redoxsysteme zum Abbau der Sauerstoffradikale erklären die besondere Sauerstofftoxizität in dieser Lebensphase, die sich nicht nur auf die Lunge (⇨ bronchopulmonale Dysplasie), sondern auch auf die Gefäßendothelzellen der Retina *(⇨ extrapulmonale Sauerstofftoxizität)* auswirkt und die Ursache für die retrolentale Fibroplasie darstellt (⇨ Proliferation des unreifen retinalen Gefäßsystems) ([67], [68]).

6.6 Pneumothorax und Thoraxdrainage

6.6.1 Pneumothorax

Definition

Lufteintritt in den Pleuraraum von außen (Thoraxtrauma) oder von innen (Alveolarruptur; ▸ Abb. 6.22).

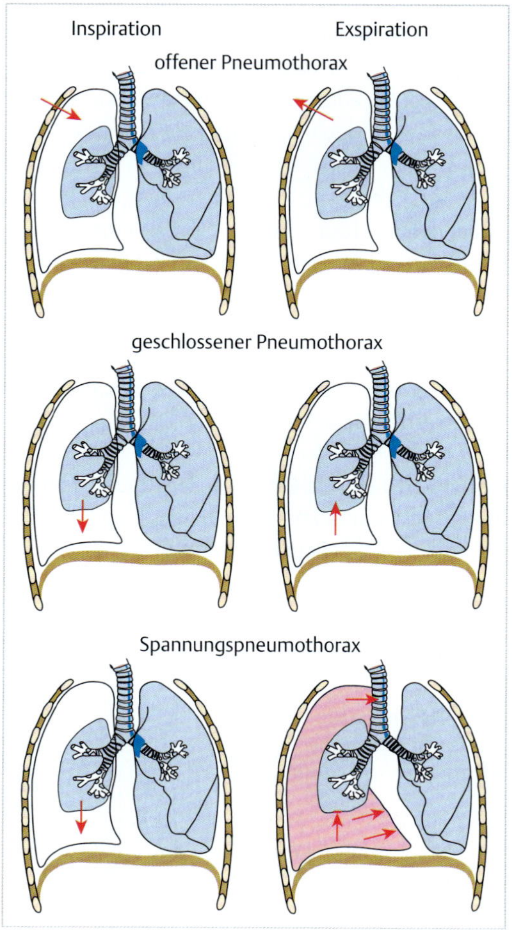

Abb. 6.22 Formen des Pneumothorax.

Formen des Pneumothorax

Geschlossener Pneumothorax

Ein geschlossener Pneumothorax tritt auf, wenn durch Alveolarruptur die Pleura visceralis verletzt wird und Luft aus dem Alveolarraum in den Pleuraraum übertritt. Die äußere Brustkorbwand und die Pleura parietalis sind intakt.

Als *Spontanpneumothorax* bezeichnet man einen Pneumothorax infolge Ruptur einer Emphysemblase (v. a. im Zusammenhang mit Husten oder Pressen).

Offener Pneumothorax

Ein offener Pneumothorax liegt vor, wenn im Rahmen einer Thoraxverletzung die Pleura parietalis (und eventuell zusätzlich die Pleura visceralis) verletzt wird und Luft in den Pleuraraum eintritt.

Iatrogener Pneumothorax

Ursachen:

Verletzung der Lunge

- durch inadäquat hohe Beatmungsdrücke/-volumina *(„Baro-/Volutrauma")*
- durch Pleurapunktion
- durch Legen eines zentralvenösen Katheters (v. a. beim Zugang über die V. subclavia)
- intraoperativ (z. B. herz- oder thoraxchirurgische Eingriffe)

Klinische Symptomatik

- Thoraxverletzung infolge eines Traumas
- thorakale Prellmarken
- atemabhängige Thoraxschmerzen
- Tachypnoe
- Dyspnoe
- abgeschwächtes oder fehlendes Atemgeräusch auf der betroffenen Seite
- hypersonorer Klopfschall auf der betroffenen Seite
- eingeschränkte Atemexkursion auf der betroffenen Seite

Bei *Spannungspneumothorax* (zusätzlich):

- hämodynamische Instabilität ⇨ Schocksymptomatik
- Blutdruckabfall
- Tachykardie
- Abfall des Herzzeitvolumens
- Anstieg des ZVD (kann *Initialsymptom* sein!) mit zunehmender
- Einflussstauung (gestaute Halsvenen)
- Zyanose

Beim *beatmeten Patienten* treten zusätzlich zu den oben genannten Symptomen auf:

- Anstieg des Beatmungsdrucks bei volumenkonstanter Beatmung
- Abnahme des Atemhubvolumens bei druckkonstanter Beatmung
- rasche Progredienz der hämodynamischen Instabilität ⇨ Schocksymptomatik

Spannungspneumothorax

Der Spannungspneumothorax tritt v. a. während *maschineller Beatmung* auf, wenn sich Luft oder Atemgas während der Inspiration im Pleuraraum sammelt, exspiratorisch jedoch aufgrund eines *Ventilmechanismus* weder nach innen noch nach außen entweichen kann (s. ▶ Abb. 6.22). In der Folge entwickelt sich

- ein progressiver Druckanstieg im Pleuraraum mit konsekutiver
- Kompression der noch belüfteten Lungenareale
- Verdrängung des Mediastinums zur nicht betroffenen Seite (⇨ *„Mediastinalshift"* im Thoraxröntgen)
- Behinderung des venösen Rückstroms mit konsekutiver
- Abnahme des Herzzeitvolumens
- Schocksymptomatik

Cave

Ein *Spannungspneumothorax* bedeutet *akute Lebensgefahr* und muss unverzüglich mittels einer Thoraxdrainage (Bülau-Drainage) entlastet werden!

6

Therapie

Anlegen einer Thoraxdrainage (s. u.) entweder

- im 2. oder 3. Interkostalraum in der Medioklavikularlinie oder
- im 5. Interkostalraum in der mittleren oder hinteren Axillarlinie

6.6.2 Thoraxdrainage

Eine Thoraxdrainage kann mit folgenden Drainagesystemen durchgeführt werden:

- Ein-Flaschen-System
- Zwei-Flaschen-System
- Drei-Flaschen-System

6

Das gemeinsame Funktionsprinzip dieser 3 Drainagesysteme ist die „Bülau-Drainage" mit Wasserschloss.

Ein-Flaschen-System („klassische Bülau-Drainage")

Das Ein-Flaschen-Drainagesystem besteht aus einer Flasche mit einem langem Glasrohr, welches in steriles Wasser eintaucht und mit der Thoraxdrainage verbunden ist, sowie einem kurzem Glasrohr für den Druckausgleich mit der Atmosphäre. Die Spitze des langen Glasrohrs befindet sich etwa 2 cm unter der Wasseroberfläche und fungiert als *„Wasserschloss"*, d. h., übersteigt der positive Druck im Pleuraraum 2 cmH_2O, tritt Luft und/oder Flüssigkeit in die Flasche über. Das Wasserschloss wirkt als Einwegventil und verhindert das rückläufige Eindringen von Luft in den Pleuraraum *(„Prinzip der passiven Saugung")*. Das Prinzip ist ähnlich wie beim Blasen durch einen Strohhalm: Man kann die Blasen durch den Halm und die Trinkflüssigkeit „drücken"; wenn man indes durch den Halm ansaugt, erhält man nur Flüssigkeit, keine Luft.

Funktionskontrolle:
Funktioniert die Bülau-Drainage regelrecht, dann pendelt („spielt") die Wassersäule im langen Glasrohr. Während der Inspiration steigt, während der Exspiration sinkt die Wassersäule. Das Auftreten von Blasen („Bubbles") deutet auf ein Fortbestehen des Pneumothorax hin.

Vorsicht:

- Liegt die Spitze des langen Glasrohrs direkt unter der Wasseroberfläche, besteht die Gefahr, dass durch Wasserverdunstung der Wasserschlossmechanismus verlorengeht.
  Folge: Luft kann durch die Drainage aufsteigen!
- Fördert die Thoraxdrainage jedoch zusätzlich Flüssigkeit, so wird die weitere Drainage von Luft je nach der drainierten Flüssigkeitsmenge *druckabhängig*, da die Eintauchtiefe des Glasrohrs größer wurde. Die Folge ist, dass der spontan atmende Patient in der Exspiration (der maschinell beatmete Patient in der Inspiration) einen höheren Druck (in Abhängigkeit der Eintauchtiefe des Glasrohrs) aufbringen muss, damit Luft aus dem Pleuraraum durch das Wasserschloss in das Ein-Flaschen-System entweichen kann.
  Konsequenz: Zurückziehen des langen Glasrohrs bis auf 2 cm Eintauchtiefe oder Verwendung eines Zwei-Flaschen-Systems (s. u.).

Zwei-Flaschen-System

Beim Zwei-Flaschen-System sind die Funktionen von Wasserschloss- und Sammelgefäß getrennt. Die oben beschriebene „Druckabhängigkeit" der Drainage von Luft kann durch dieses System vermieden werden.

Drei-Flaschen-System

Beim Drei-Flaschen-System kann über eine zusätzliche Sog-Kontrollflasche die *Höhe des Soges (Saugdruck) variabel* eingestellt werden *(„Prinzip der aktiven Saugung")*.

Komponenten des Drei-Flaschen-Systems (▶ Abb. 6.23):

- Sammelflasche (Sekretauffangflasche)
  - wird als Flasche 1 bezeichnet und sammelt drainierte Flüssigkeit; Luft kann zur nächsten Flasche durchströmen.
- Wasserschlossflasche
  - wird als Flasche 2 bezeichnet und bildet ein Wasserschloss (Einwegventil), wobei die Spitze des langen Glasrohrs stets 2 cm unter die Wasseroberfläche eintauchen muss, d. h., der „Staudruck" des Wasserschlosses beträgt 2 cmH_2O. Luft, die aus dem Pleuraraum drai-

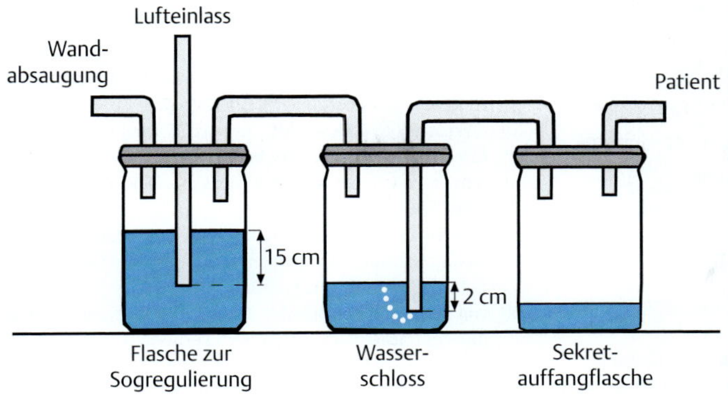

Abb. 6.23 Thoraxdrainage. Drei-Flaschen-System: Funktionsprinzip.

niert wird, strömt durch das Wasser der 2. Flasche und verursacht Blasen (⇨ deutet auf das Fortbestehen der Alveolarruptur hin).

- Sog-Kontrollflasche
  - wird als Flasche 3 bezeichnet. Mit dieser Flasche wird der Sog (Saugdruck) eingestellt, der auf den Pleuraraum ausgeübt werden soll. Die Höhe des Wasserspiegels bestimmt den Saugdruck. Befindet sich beispielsweise die Spitze des langen Glasrohrs 20 cm unter der Wasseroberfläche, entspricht dies einem Saugdruck von 20 cmH_2O. In der Regel wird mit einem Unterdruck von 10–20 cmH_2O gesaugt.

Die Sog-Kontrollflasche dient auch als Sicherheitseinrichtung: Das Wassersicherheitsventil reguliert den Saugdruck auf den Pleuraspalt, unabhängig von der Einstellung an der Saugquelle (z. B. zentrale Vakuumanlage). Es kann somit kein größerer Sog im System aufgebaut werden, als es der Eintauchtiefe des langen Glasrohrs entspricht, weil sonst Luft aus der Umgebung angesaugt wird.

Drei-Flaschen-Thoraxdrainagesysteme werden von mehreren Firmen kommerziell angeboten.

Solche Thoraxdrainagesysteme sind geschlossene Systeme, eine sterile Probenentnahme für mikrobiologische Untersuchungen ohne Unterbrechung der Saugung ist problemlos über eine selbstdichtende Membran am hinteren Teil der Sammelkammer möglich.

Komplikationen der Thoraxdrainage

Ineffektive Drainage durch

- Verstopfung des Drains durch Blutkoagel und/oder Fibrin
- Abknicken des Drains oder seiner Verbindungsschläuche (*Cave:* Lagerungsmaßnahmen bzw. Transport)
- aufsteigende Infektion
- Erosionen (z. B. Blutgefäße, thorakale Organe)

Eine wichtige klinische Besonderheit stellen Thoraxdrainagen nach Pneumektomien dar. Bei dieser Operation wird am Operationsende vom Operateur eine Thoraxdrainage gelegt, um eine postoperative Blutung frühzeitig erkennen zu können. Diese Drainage darf nicht unter Sog gesetzt werden, da ansonsten eine Mediastinalverschiebung mit unter Umständen lebensbedrohender Einflussstauung auftreten kann.

Cave

- Die *Thoraxdrainage* eines beatmeten Patienten darf während eines Patiententransports *auf keinen Fall abgeklemmt* werden ⇨ Gefahr des Spannungspneumothorax bei Vorliegen einer bronchopulmonalen Leckage!
- Das Thoraxdrainagesystem muss immer *unterhalb des Thoraxniveaus* platziert sein, da ansonsten die Gefahr besteht, dass Drainageflüssigkeit in den Thorax zurückfließt (⇨ Prinzip der kommunizierenden Gefäße)!

Vor Entfernen der Thoraxdrainage soll das Thoraxdrain für 8–12 h geklemmt werden. Ein Thoraxröntgen klärt, ob erneut radiologische Zeichen eines Pneumothorax bzw. eines Pleuraergusses aufgetreten sind. Drainagemengen unter 150 ml sind auf Pleurairritation zurückzuführen.

Weiterführende Literatur

[1] Heinrichs W. Positiv endexspiratorischer Druck (PEEP). Anaesthesist 1992; 41: 653–669

[2] Suter PM. Akute respiratorische Insuffizienz und Beatmung. In: Schuster HP, Schölmerich P, Schönborn H et al., Hrsg. Intensivmedizin. 3. Aufl. Stuttgart: Thieme; 1988

[3] Lenz K. Beatmung bei Herzinsuffizienz – Einfluss der Beatmung auf das Herzkreislaufsystem. In: Kleinberger G, Lenz K, Ritz R et al., Hrsg. Intensivmedizinisches Seminar Band 5, Beatmung. Wien: Springer; 1993

[4] Olthoff D. Einfluss der Beatmung auf verschiedene Organfunktionen. In: Refresher Course Band 20, Deutsche Akademie für Anästhesiologische Fortbildungen, Hrsg. 1994; 107–116

[5] Huynh T, Messer M, Sing RF et al. Positive end-expiratoty pressure alters intracranial and cerebral perfusion pressure in severe traumatic brain injury. J Trauma 2002; 53: 488–492

[6] Rindfleisch F, Murr R. Die Therapie des erhöhten intrakraniellen Drucks. Anästh Intensivmed 1989; 30: 7–18

[7] Cooper KR, Boswell PA, Coi SG. Safe use of PEEP in patients with severe head injury. J Neurosurg 1985; 63: 552

[8] McGuire G, Crossley D, Richard J et al. Effects of varying levels of positive end-expiratory pressure on intracranial pressure and cerebral perfusion pressure. Crit Care Med 1997; 25: 1059–1062

[9] Videtta W, Villarejo F, Cohen M et al. Effects of positive end-expiratory pressure on intracranial pressure and cerebral perfusion pressure. Acta Neurochir (Suppl.) 2002; 81: 93–97

[10] Slutsky AS. Ventilator-induced injury: from barotrauma to biotrauma. Respir Care 2005; 50: 646–659

[11] Marini JJ, Gattinoni L. Ventilatory management of acute respiratory distress syndrome: a consensus of two. Crit Care Med 2004; 32: 250–255

[12] Chiumello D, Carlesso E, Cadringher P et al. Lung stress and strain during mechanical ventilation for acute respiratory distress syndrome. Am J Respir Crit Care Med 2008; 178; 346–355

[13] Amato MB, Meade MO, Slutsky AS et al. Driving pressure and survival in the acute respiratory distress syndrome. N Engl J Med 2015; 372: 747–755

[14] Parker JC, Hernandez LA, Peevy KJ. Mechanisms of ventilator induced lung injury. Crit Care Med 1993; 21: 131–143

[15] Dreyfuß D, Soler P, Basset G et al. High inflation pressure pulmonary edema. Respective effects of high airway pressure, high tidal volume, and positive endexpiratory pressure. Am Rev Respir Dis 1988; 137: 1159–1164

[16] Dreyfuß D, Saumon G. Ventilator-induced lung injury. Lessons from experimental studies. Am J Resp Crit Care Med 1998; 157: 294–323

[17] Lachmann B. Open up the lung and keep the lung open. Intensive Care Med 1992; 18: 319–321

[18] Mead J, Takashima T, Leith D. Stress distribution in lungs: a model of pulmonary elasticity. J Appl Physiol 1970; 28: 596–608

[19] Demling RH. Adult respiratory distress syndrome: current concepts. New Horizons 1993; 1: 388–401

[20] Kirkpatrick AW, Meade MO, Stewart TE. Lung protective ventilatory strategies in ARDS. In: Vincent JL, ed. Yearbook of intensive care and emergency medicine. New York: Springer; 1996: 398–410

[21] Muscedere JG, Mullen JG, Gan K et al. Tidal ventilation at low airway pressures can augment lung injury. Am J Resp Crit Care Med 1994; 149: 1327–1334

[22] von Bethmann AN, Brasch F, Nüsing R et al. Hyperventilation induces release of cytokines from perfused mouse lung. Am J Resp Crit Care Med 1998; 167: 263–272

[23] Slutsky AS, Tremblay LN. Multiple system organ failure. Is mechanical ventilation a contributing factor? Am J Respir Crit Care Med 1998; 157: 1721–1725

[24] Ranieri M, Suter P, Tortorella C et al. Effect of mechanical ventilation on inflammatory mediators in patients with acute respiratory distress syndrome. JAMA 1999; 282: 54–61

[25] Verbrugge SJC, Böhm SH, Gommers D et al. Surfactant impairment after mechanical ventilation with large alveolar surface area changes and the effect of positive end-expiratory pressure. Br J Anaesth 1998; 80: 360–364

[26] Windisch W, Schönhofer B. Entwicklung und Fortschritt in der Beatmungsmedizin. Pneumologe 2022; 19: 83–91

[27] Gattinoni L, Chiumello D, Caironi P et al. COVID-19 pneumonia: different respiratory treatments for different phenotypes. Intensive Care Med 2020; 46: 1099–1102

[28] Brochard L, Slutsky A, Pesenti A. Mechanical ventilation to minimize progression of lung injury in acute respiratory failure. Am J Respir Crit Care Med 2017; 195: 438–442

[29] Spinelli E, Mauri T, Beitler JR et al. Respiratory drive in acute respiratory distress syndrome: pathophysiology, monitoring, and therapeutic interventions. Intensive Care Med 2020; 46: 606–618

[30] Goligher EC, Jonkman AH, Dianti J et al. Clinical strategies for implementing lung and diaphragm-protective ventilation: avoiding insufficient and excessive effort. Int Care Med 2020; 46: 2314–2326

[31] Neetz B, Flohr T, Herth F. „Patient self-inflicted lung injury" (P-SILI) – von der Pathophysiologie zur klinischen Evaluation mit differenziertem Management. Med Klin Intensivmed Notfallmed 2021; 116: 614–623. doi:https://doi.org/10.1007/s00063-021-00823-2

[32] Tonnelli R, Marchioni A, Tabbi L et al. Spontaneous breathing and evolving phenotypes of lung damage in patients with COVID-19: review of current evidence and forecast of a new scenario. J Clin Med 2021; 10: 875

[33] Carteaux G, Parfait M, Combet M et al. Patient self inflicted lung injury: a practical review. J Clin Med 2021; 10: 2738

[34] Oczenski W, Hörmann C. Spontanatmung beim ARDS – Mythos oder pathophysiologische Rationale – Was gegen Muskelrelaxierung spricht. Anästh Intensivmed 2018; 59: 705–713

[35] Oczenski W, Hörmann C. Erhalt der Spontanatmung beim ARDS – Zwischen Muskelrelaxierung und Zwerchfellprotektion. Anaesth Intensivmed 2020; 61: 434–442

[36] Yoshida T, Grieco DL, Brochard L et al. Patient self inflicted lung injury and positive endexpiratory pressure for safe spontaneous breathing. Curr Opin Crit Care 2020; 26; 59–85

[37] Yoshida T, Amato M, Kavanagh BP et al. Impact of spontaneous breathing during mechanical ventilation in acute respiratory distress syndrome. Curr Opin Crit Care 2019; 25: 192–198
[38] Froese AB, Bryan A. Effects of anesthesia and paralysis on diaphragmatic mechanics in man. Anesthesiology 1974; 41: 242–255
[39] Yoshida T, Torsani V, Gomes S et al. Spontaneous effort causes occult Pendelluft during mechanical ventilation. Am J Respir Crit Care 2013; 188: 1420–1427
[40] Vaporidi K, Akoumianaki E, Telias I et al. Respiratory drive in critically ill patients. Pathophysiology and clinical implications. Am J Respir Crit Care Med 2020; 201: 20–32
[41] Kera T, Aihara A, Inomata T. Reliability of airway occlusion pressure as an index of respiratory motor output. Respir Care 2013; 58: 845–849
[42] Sassoon CSH, Te TT, Mahutte CK et al. Airway occlusion pressure. An important indicator for successful weaning in patients with chronic obstructive pulmonary disease. Am Rev Respir Dis 1987; 135: 107–113
[43] Bertoni M, Spadaro S, Goligher E. Monitoring patient respiratory effort during mechanical ventilation: lung and diaphragm-protective ventilation. Crit Care 2020; 24: 106
[44] Goligher EC, Dres M, Patel BK et al. Lung- and diaphragm-protective ventilation. Am J Respir Crit Care Med 2020; 202 (7): 950–961. doi:10.1164/rccm.202 003–0655CP
[45] Vassilakopoulos T, Petrof PJ. Ventilator induced diaphragmatic dysfunction. Am J Respir Crit Care Med 2004; 169: 336–341
[46] Jaber S, Petrof BJ, Jung B et al. Rapidly progressive diaphragmatic weakness and injury during mechanical ventilation in humans. Am J Respir Crit Care 2011; 183: 364–371
[47] Levine S, Nguyen T, Taylor N et al. Rapid disuse atrophy of diaphragm fibers in mechanically ventilated humans. N Engl J Med 2008; 358: 1327–1335
[48] Schild K, Neusch C, Schönhofer B. Ventilator induced diaphragmatic dysfunction (VIDD). Pneumologie 2008; 62: 33–39
[49] Hermans G, Van den Berghe G. Clinical review: intensive care acquired weakness. Crit Care 2015; 19: 274
[50] Kabitz HJ, Windisch W, Schönhofer B. Ventilator induzierter Zwerchfellschaden. Ein Update. Pneumologie 2013: 67: 435–441
[51] Ali NA, O'Brien JM, Hoffmann SP et al. Acquired weakness, handgrip strength, and mortality in critically ill patients. Am J Respir Crit Care Med 2008; 178: 261–268
[52] Funk GC, Anders S, Breyer MK et al. Incidence and outcome of weaning from mechanical ventilation according to new categories. Eur Resp J 2010; 35: 88–94
[53] Sellares J, Ferrer M, Cano E et al. Predictors of prolonged weaning and survival during ventilator weaning in a respiratory ICU. Intensive Care Med 2011; 37: 775–784
[54] Bruells CS, Marx G, Rossaint R. Ventilatorinduzierte diaphragmale Dysfunktion. Anaesthesist 2014; 63: 47–53
[55] Yang L, Juo J, Bourdon J et al. Controlled mechanical ventilation leads to remodeling of the rat diaphragm. Am J Respir Crit Care 2002; 166: 1135–1140
[56] Dres M, Goligher E, Heunks L. Critical Illness-associated diaphragm weakness. Intensive Care Med 2017; 43: 1441–1452
[57] Schepans T, Goligher E. Lung and diaphragm-protective ventilation in acute respiratory distress syndrome. Anesthesiology 2019; 130: 620–633
[58] Schepens T, Dres M, Heunks L et al. Diaphragma-protective mechanical ventilation. Curr Opin Crit Care 2019; 25: 77–85
[59] Goligher E, Brochard LJ, Reid WD et al. Diaphragmatic myotrauma: a mediator prolonged ventilation and poor patient outcomes in acute respiratory failure. Lancet Respir Med 2019; 7: 90–98
[60] Ewan C, Goligher E. Myotrauma in mechanically ventilates patients. Intensive Care Med 2019; 45: 881
[61] Lindquist J, van den Bergh M, van der Pijl R et al. Positive endexpiratory pressure ventilation induces longitudinal atrophy in diaphragm fibres. Am J Respi Crit Care Med 2018; 198: 472–485
[62] Heunks L, Ottenheijm C. Diaphragm-protective ventilation to improve outcomes in ICU patients? Am J Respir Crit Care Med 2018; 197 (2): 150–151
[63] Heunks L, Doorduin J, Hoeven JG. Monitoring and preventing diaphragm injury. Curr Opin Crit Care 2015; 21: 34–41
[64] Putensen C, Zech S, Wrigge H et al. Long-term effects of spontaneous breathing during ventilatory support in patients with acute lung injury. Am J Respir Crit Care Med 2001; 164: 43–49
[65] Putensen C, Muders T, Varelmann D et al. The impact of spontaneous breathing during mechanical ventilation. Curr Opin Crit Care 2006; 12: 13–18
[66] Bryan CL, Jenkinson SG. Oxygen toxicity. Clin Chest Med 1988; 9: 141–152
[67] Wispe JR, Roberts RJ. Molecular basis of pulmonary oxygen toxicity. Clin Perinatol 1987; 14: 651–666
[68] Bougle D, Vert P, Reichart E et al. Retinal superoxide dismutase activity in newborn kittens exposed to normobaric hyperoxia. Effect of vitamin E. Pediatr Res 1982; 16: 400–402

7 Beatmungsmonitoring

Beatmung und Monitoring stellen eine untrennbare Einheit dar. Dabei liegt die primäre Aufgabe des Beatmungsmonitorings darin, akute Situationen zu erkennen, die für den Patienten potenziell gefährlich sind, und über eine akustische wie auch optische Warnung das Pflegepersonal bzw. den Arzt zu einer Kontrolle und Intervention aufzufordern. Sekundär ermöglicht das Beatmungsmonitoring, langsame Veränderungen der Beatmungssituation frühzeitig aufzudecken und das Auftreten potenziell kritischer Zustände durch entsprechende Maßnahmen zu verhindern.

Definition

Unter **Monitoring** versteht man die Erfassung bzw. Überwachung biologischer Vorgänge (z. B. Vitalparameter) mittels nicht technischer und technischer Hilfsmittel mit dem Ziel, potenziell kritische Situationen frühzeitig zu erfassen und durch akustische und optische Warnung das ärztliche Personal sowie das Pflegepersonal zu einer Intervention aufzufordern.

Das *Beatmungsmonitoring* ist ein Teil des allgemeinen intensivmedizinischen Monitorings und gliedert sich in folgende Komponenten:

- körperliche Untersuchung
- Monitoring des pulmonalen Gasaustausches
- Monitoring der Atemmechanik
- Respiratormonitoring (= „Maschinenmonitoring“)

Die körperliche Untersuchung umfasst:

- Inspektion (Allgemeinzustand, Hautfarbe [Zyanose], Thoraxform, Atemmuster, Atemfrequenz, Atemzugvolumen, paradoxe Atmung [„Schaukelatmung“])
- Palpation (Symmetrie der Thoraxbewegung, Stimmfremitus)
- Perkussion (Seitenvergleich der Schallphänomene)
- Auskultation (pathologische Atemgeräusche, Seitenvergleich)

Das Monitoring des pulmonalen Gasaustausches umfasst:

- Blutgasanalyse (PaO_2, $PaCO_2$, pH, BE, HCO_3^-)
- Pulsoxymetrie (SaO_2)
- Kapnometrie/Kapnografie (CO_2-Monitoring)

Merke

Jede Respiratortherapie muss durch regelmäßige *arterielle Blutgasanalysen* überwacht werden!

Das *Respiratormonitoring („Maschinenmonitoring“)* gliedert sich in folgende Komponenten:

- Volumen-/Druck-/Flowmonitoring
- Monitoring der atemmechanischen Größen Compliance und Resistance
- Kapnometrie/Kapnografie (CO_2-Monitoring)
- Monitoring der Beatmungskurven (Druck-Zeit-/Flow-Zeit-/Volumen-Zeit-Diagramme, Druck-Volumen-Schleife, Flow-Volumen-Schleife [„Loops“])

Folgende *bildgebende Verfahren* kommen im Rahmen des respiratorischen Monitorings zur Anwendung:

- Thoraxröntgen
- Computertomografie (CT) des Thorax
- elektrische Impedanztomografie (EIT)
- Sonografie

7.1 Pulsoxymetrie

Die Pulsoxymetrie ist ein nicht-invasives Verfahren zur kontinuierlichen Messung der arteriellen Sauerstoffsättigung sowie der Pulsfrequenz und ermöglicht die rasche *Diagnose* einer *arteriellen Hypoxämie*.

Sie ist ein *Basismonitoring* auf der Intensivstation, im Operationssaal, auf der postoperativen Überwachungsstation sowie während des inner- und außerklinischen Transports.

7.1.1 Funktionsprinzip

Das Verfahren beruht auf der Eigenschaft des Hämoglobins, seine Farbe in Abhängigkeit von der Sauerstoffsättigung zu ändern: Oxygeniertes Hämoglobin (HbO_2) und reduziertes Hämoglobin (Hb) haben aufgrund ihres unterschiedlichen Lichtabsorptionsverhaltens (⇨ unterschiedlicher Absorptionskoeffizient) eine unterschiedliche Farbe. Rotlicht mit einer Wellenlänge von 660 nm wird von oxygeniertem Hämoglobin (HbO_2) wesentlich weniger absorbiert als von reduziertem Hämoglobin (Hb). Das bedeutet, dass Rotlicht oxygeniertes Hämoglobin (HbO_2) besser durchdringt als reduziertes Hämoglobin (Hb), d. h., die Abnahme an Lichtintensität ist bei oxygeniertem Hämoglobin (HbO_2) geringer. Bei Infrarotlicht mit einer Wellenlänge von 940 nm ist das Absorptionsverhalten von oxygeniertem und reduziertem Hämoglobin annähernd gleich.

Das *Pulsoxymeter* besteht aus einer *Lichtquelle mit 2 Dioden*, die Licht zweier unterschiedlicher Wellenlängen (660 nm [Rotlicht] und 940 nm [Infrarot]) wechselweise aussenden, sowie einer gegenüberliegenden *Fotozelle (Detektor)*, die das nicht absorbierte Licht misst und in ein elektrisches Signal umwandelt. Die Stärke des elektrischen Signals ist direkt proportional zur arteriellen Sauerstoffsättigung (▸ Abb. 7.1).

Der Sensor wird an einer Körperstelle platziert, an der arterielle Blutgefäße durchstrahlt werden können, z. B. Finger, Zehe, Ohr.

Es wird nur die Absorption des pulsierenden (= arteriellen) Blutes gemessen *(= pulssynchrone Absorption)*, nicht die Absorption durch Knochen, Gewebe, Haut, Pigmente und venöses Blut *(= Basisabsorption)*. Auf diese Weise wird die arterielle Oxyhämoglobinkonzentration von der venösen Konzentration unterschieden.

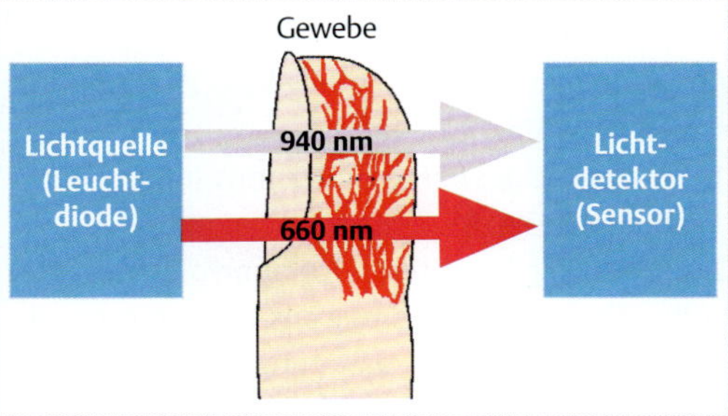

Abb. 7.1 Pulsoxymeter. Funktionsprinzip.

Die pulssynchrone Absorption ist von 3 Faktoren abhängig:

- Sauerstoffsättigung des arteriellen Blutes
- Stärke der pulssynchronen Durchblutung
- Intensität der Lichtquelle

Nur der pulsatile Anteil ist für die Sättigungsmessung des arteriellen Blutes von Bedeutung, daher der Name *Pulsoxymeter*. Im Pulsoxymeter wird die Absorption von rotem Licht (für oxygeniertes und desoxygeniertes Hb maximal unterschiedlich) und von infrarotem Licht (für oxygeniertes und desoxygeniertes Hb annähernd gleich) kontinuierlich verglichen. Während bei 660 nm die Lichtabsorption mit zunehmendem Gehalt an oxygeniertem Hämoglobin (HbO_2) abnimmt, steigt sie bei 940 nm an. Da die Absorptionskoeffizienten von HbO_2 und Hb bekannt sind, berechnet das Gerät die Menge der beiden Hämoglobinarten. Der Quotient aus oxygeniertem Hämoglobin (HbO_2) dividiert durch das Gesamthämoglobin ($Hb + HbO_2$) ergibt die *funktionelle Sauerstoffsättigung ($SaO_{2\,funktionell}$)*. Die sog. *fraktionelle Sauerstoffsättigung ($SaO_{2\,fraktionell}$)* bezieht sich auf alle Hb-Fraktionen (HbO_2, Hb, COHb, MetHb).

$$\%SaO_{2\,\text{funktionell}} = \frac{HbO_2}{HbO_2 + Hb}$$

7.1.2 Grenzen und Fehlermöglichkeiten der Pulsoxymetrie

Bedingt durch die Messmethode sind folgende Fehlerquellen möglich:

- Unzureichende periphere Durchblutung (⇨ ausgeprägte Vasokonstriktion): Voraussetzung für eine exakte Messung ist ein pulsatiles Signal ausreichender Stärke.
  Ursachen: Hypothermie, Hypoperfusion (hypovolämer oder kardiogener Schock), Vasopressortherapie.
- Bewegungsartefakte: z. B. postoperatives Zittern (Shivering).

- Pulsationen im venösen System (z. B. Husten, Trikuspidalinsuffizienz): Die gemessenen Werte sind falsch niedrig, da die venösen Pulswellen vom Pulsoxymeter erfasst und mitgemessen werden.
- Interferenzen mit abnormen Hämoglobinen (Dyshämoglobinämie):
  - CO-Hb: *Cave:* CO-Vergiftung! Auch bei starken Rauchern kann der CO-Hb-Anteil bis über 10 % ansteigen. Die gemessenen Werte sind falsch hoch.
  - Met-Hb: z. B. Applikation von Prilocain, NO-Therapie, Met-Hb-Reduktasemangel. Met-Hb wird als reduziertes Hb gemessen, sodass eine Fehlinterpretation als reduziertes Hb keine Abweichung von der tatsächlichen Sättigung bedeutet, da Met-Hb dem Sauerstofftransport nicht zur Verfügung steht. Bei ausgeprägter Methämoglobinämie > 10 % werden falsch hohe Werte gemessen!
  - Hb-F (fetales Hämoglobin): Es werden falsch hohe Werte gemessen.
- Interferenzen mit Farbstoffen:
  - Methylenblau: Die gemessenen Werte sind falsch niedrig, da Methylenblau als reduziertes Hämoglobin interpretiert wird.
  - Nagellack: Falschmessung in Abhängigkeit von der Lichtabsorption des Farbstoffs (rot, blau, grün, schwarz).

7.2 Zeitbasierte Kapnometrie/ Kapnografie

Unter *zeitbasierter Kapnometrie* versteht man die kontinuierliche Messung des CO_2-Partialdrucks im Atemgas im zeitlichen Verlauf von Inspiration und Exspiration.

Unter *zeitbasierter Kapnografie* versteht man die grafische Darstellung des CO_2-Partialdrucks im zeitlichen Verlauf von Inspiration und Exspiration.

Unter endtidalem CO_2-Partialdruck ($PetCO_2$) versteht man den CO_2-Partialdruck am Ende der Exspiration.

7.2.1 Funktionsprinzip

Die Messung erfolgt mittels *Infrarotspektroskopie.* Das Messprinzip beruht auf der Absorption von Infrarotlicht: CO_2-Moleküle absorbieren Licht proportional zu der Anzahl der Moleküle. Die Absorption in der CO_2-Messkammer wird verglichen mit der Absorption eines CO_2-freien Gases. Die Infrarotspektroskopie kommt entweder als Seitenstrom- *(„Side Stream")* oder als Hauptstromverfahren *(„Main Stream")* zur Anwendung. Beim Seitenstromverfahren wird eine Atemgasprobe zwischen Endotrachealtubus und Y-Stück über eine dünne Kunststoffleitung abgesaugt und die CO_2-Konzentration in einer optischen Messkammer (Absorptionskammer) gemessen. Beim genaueren Hauptstromverfahren wird zwischen Endotrachealtubus und Y-Stück eine Messküvette (= sterilisierbare Messkammer) platziert, auf die ein CO_2-Sensor gesteckt wird. Es wird kontinuierlich die CO_2-Konzentration gemessen und am Respiratordisplay angezeigt (= „Realtime-Messung").

> **Merke**
>
> Beim Einsatz von HME-Filtern muss die CO_2-Küvette des Hauptstromsensors auf der Patientenseite des HME-Filters angebracht werden, damit bei der zeit- und volumenbasierten CO_2-Messung das Totraumvolumen mitberücksichtigt wird.

Der Vorteil des Hauptstromverfahrens besteht darin, dass diese Messtechnologie Volumenwerte erfasst und dadurch die Berechnung der CO_2-Produktion, des Totraumvolumens sowie des Totraumquotienten (VD/VT) ermöglicht (= volumetrische Kapnografie).

7.2.2 Physiologisches Kapnogramm

Am Kapnogramm werden folgende Phasen unterschieden (▶ Abb. 7.2):

1. Entleerung des oberen Totraumvolumens der Atemwege (A–B)
2. Entleerung des unteren Totraumvolumens und der Alveolen (= Mischung aus Totraumgas und Alveolarluft) (B–C): Abatmung von Atemgas, das nicht am Gasaustausch teilgenommen hat

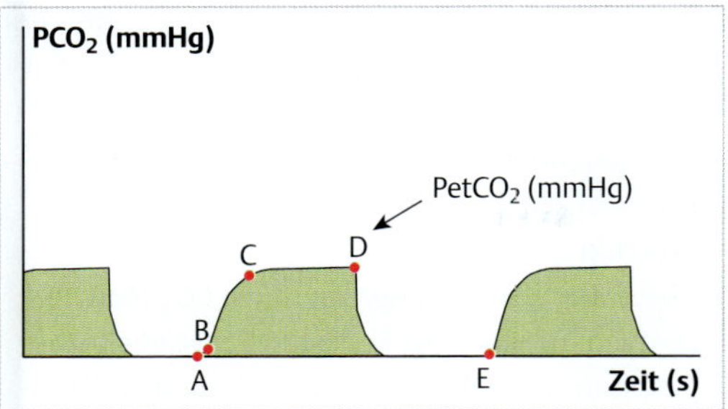

Abb. 7.2 Physiologisches Kapnogramm.

3. alveoläres Gas (= CO_2-Konzentration der Alveolarluft) (C–D): Atemgas, das am Gasaustausch teilgenommen hat
4. endtidaler (= endexspiratorischer) CO_2-Partialdruck (D): höchste CO_2-Konzentration, die während des Atemzyklus gemessen wird
5. erneute Inspiration (D–E): Inspirationsgas enthält fast kein CO_2

Normalwert: 5 Vol.-%

Faustregel für die Umrechnung:

$$\text{Vol.-\% } CO_2 \times 7 = PetCO_2 \text{ (mmHg)}$$

Definition

Arterioendexspiratorischer CO_2-Gradient

Als arterioendexspiratorischer CO_2-Gradient wird die Differenz zwischen dem arteriellen Kohlendioxidpartialdruck ($PaCO_2$) und dem endexspiratorischen Kohlendioxidpartialdruck ($PetCO_2$) bezeichnet.

Unter maschineller Beatmung beträgt dieser Gradient beim Lungengesunden etwa 3–5 mmHg.

$$PaCO_2\text{-}PetCO_2 = 3\text{-}5 \text{ mmHg}$$

Diese Differenz ist auf ein *physiologisches Ungleichgewicht* des Ventilations-/Perfusionsverhältnisses zurückzuführen.

Ein erhöhter $PaCO_2$-$PetCO_2$-Gradient ist Ausdruck einer Störung des Ventilations-/Perfusionsverhältnisses (*„Ventilation-Perfusion-Mismatch"*).

Ursachen für einen erhöhten $PaCO_2$-$PetCO_2$-Gradienten:

- erhöhte alveoläre Totraumventilation
  - dynamische Überblähung der Lunge (COPD)
  - maschinelle Beatmung mit endinspiratorischer Überdehnung von Alveolen und konsekutiver Kompression von Lungenkapillaren
- Hypoperfusion der Lunge infolge von
  - Kreislaufschock unterschiedlicher Genese
  - Pulmonalembolie
  - erhöhtem intrapulmonalem Rechts-Links-Shunt
  - Herz-Kreislauf-Stillstand

Merke

$PaCO_2 - PetCO_2 > 5$ mmHg ⇨ erhöhte alveoläre Totraumventilation.

Info

Mit der *Kapnometrie* und der *Kapnografie* werden Ventilation und Hämodynamik gleichzeitig erfasst.

Die endexspiratorische CO_2-Konzentration ($PetCO_2$) ist von folgenden Faktoren abhängig:

- CO_2-Produktion (Metabolismus)
- CO_2-Elimination: Diese ist abhängig von der
  - Lungenfunktion (Ventilation)
  - Herz-/Kreislauffunktion (Perfusion)
  - Respiratoreinstellung (Atemhubvolumen und Frequenz)

Abfall oder Anstieg des $PetCO_2$

Ursachen für einen plötzlichen Abfall des $PetCO_2$ auf beinahe null

- Diskonnektion des Beatmungssystems
- komplette Tubusobstruktion (z. B. Sekretpfropf)
- Dislokation des Tubus (*Cave:* Umlagerung – Tubus im Hypopharynx!)
- Funktionsstörung des Respirators

Ursachen für einen plötzlichen Abfall des $PetCO_2$ auf niedrige Werte

- Undichtigkeit im Beatmungssystem (Leckage)
- partielle Tubusverlegung

Ursachen für einen exponentiellen Abfall des $PetCO_2$

- plötzlicher Blutdruckabfall (z. B. akute Blutung)
- Pulmonalembolie (durch Luft, Thrombus, Fett)
- Herz-Kreislauf-Stillstand

Ursachen für einen allmählichen Abfall des $PetCO_2$

- Abnahme der pulmonalen Perfusion (z. B. infolge Hypovolämie)
- Hyperventilation
- Hypothermie

Ursachen für einen Anstieg des $PetCO_2$

- Hypoventilation
- erhöhte CO_2-Produktion
  - Fieber/Hyperthermie
  - „Stress", Schmerzen, Agitation
  - Applikation von Na-Bikarbonat

Intraoperativ:

- laparoskopische Operationen
- abnehmende Narkosetiefe
- Rückatmung
- maligne Hyperthermie

Für die Interpretation der Kapnografie werden folgende Abschnitte der CO_2-Kurve analysiert:

- Exspirationsphase/Inspirationsphase
- Form des CO_2-Plateaus
- Amplitude der exspiratorischen CO_2-Kurve

Zusätzliche Informationen kann man aus der Trenddarstellung gewinnen (⇨ Dynamik der CO_2-Veränderung im Exspirationsgas):

- *Schrägstellung des CO_2-Plateaus:* Zeichen für exspiratorische Flusslimitierung (⇨ Atemwegsobstruktion)
- *kleine Amplitude bei horizontalem CO_2-Plateau:* Zeichen für einen erniedrigten CO_2-Gehalt im Exspirationsgas infolge einer pulmonalen Perfusionsstörung unterschiedlicher Ursache
- *U-förmige Zacke im CO_2-Plateau:* Zeichen, dass der Patient während der maschinellen Exspiration eine Inspirationsbemühung macht
- *„Schulter" im CO_2-Plateau:* Zeichen für ungleichmäßige Entleerung beider Lungen (z. B. Seitenlagerung, Kyphoskoliose) oder partielle Leckage im Beatmungssystem
- *Auftreten eines inspiratorischen CO_2-Plateaus bei gleichzeitiger Zunahme der exspiratorischen Amplitude:* Zeichen für CO_2-Rückatmung (z. B. erschöpfter Atemkalk)

M!

Merke

Die allmähliche Abnahme der Amplitude der exspiratorischen CO_2-Kurve bei konstanter Ventilation ist Ausdruck einer pulmonalen Hypoperfusion (⇨ Trenddarstellung).

Häufigste *Ursache:* Hypovolämie

► Abb. 7.3 zeigt Beispiele für typische pathologische Kapnografiekurven unter Narkosebeatmung.

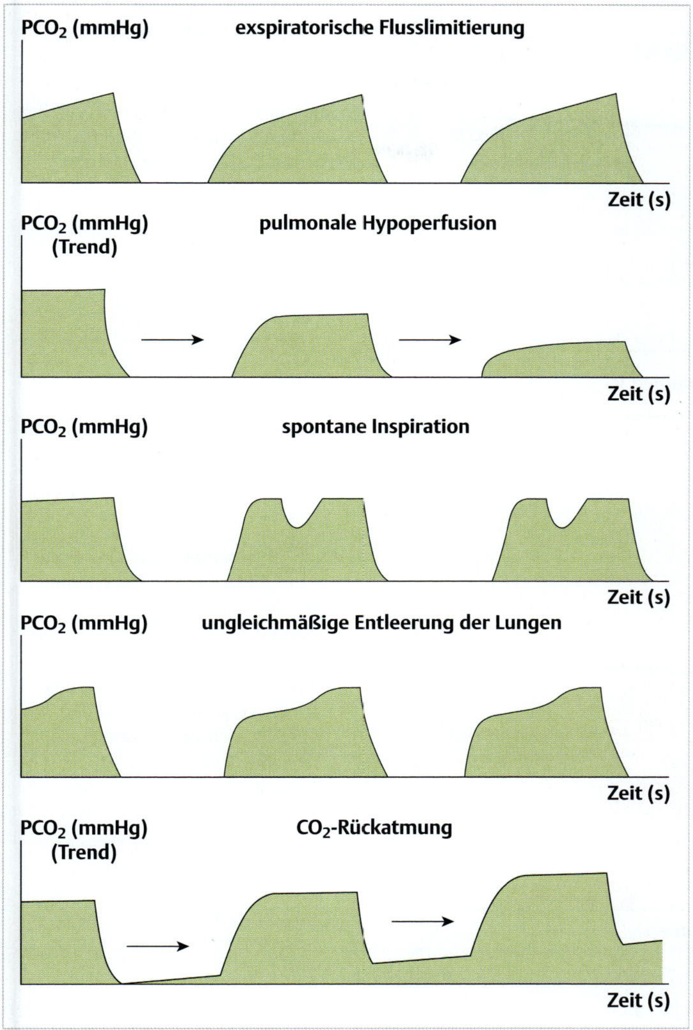

Abb. 7.3 Pathologische Kapnografiekurven.

7.3 Volumenbasierte Kapnometrie/Kapnografie

Unter *volumetrischer (volumenbasierter) Kapnometrie* versteht man die Menge an CO_2, die pro Atemzug/Atemhub *(„Breath to Breath" [br])* ausgeatmet wird (= $VTCO_2$*br*). Die Ermittlung der Toträume auf Basis der veränderlichen CO_2-Konzentration basiert auf der gleichzeitigen Messung der CO_2-Konzentration im Verhältnis zum exspiratorischen Atemgasfluss (Flow).

Die volumetrische Kapnometrie kommt sowohl als Hauptstromverfahren als auch zunehmend als Seitenstromverfahren in Intensivrespiratoren zur Anwendung.

Mit der volumetrischen Kapnometrie und Kapnografie kann die Effizienz des Gasaustausches fortlaufend beurteilt werden:

- funktioneller Totraum
- alveoläre Ventilation (▶ Abb. 7.4)
- gleichzeitige, kontinuierliche Ermittlung der CO_2-Elimination in ml/min

In der Exspiration lässt sich das Kapnogramm in 3 Phasen unterteilen (▶ Abb. 7.5):

Phase I stellt die Ausatmung des exspiratorischen Atemgases aus dem anatomischen Totraum dar, in dem praktisch kein CO_2 enthalten ist und welche etwa 10–12 % des exspiratorischen Tidalvo-

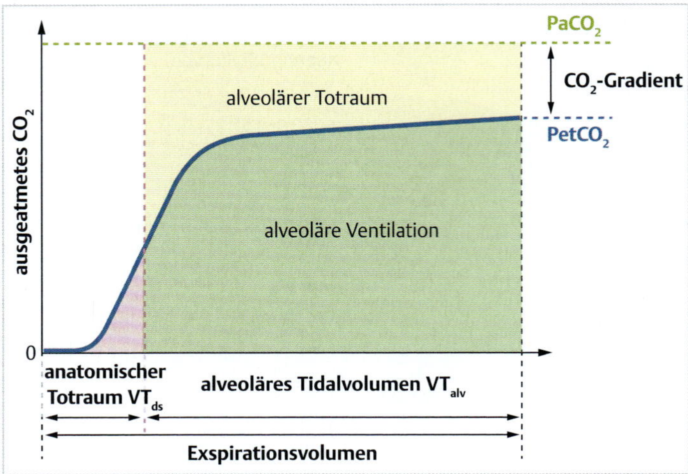

Abb. 7.4 Volumetrische Kapnografie. Die klinisch relevante Menge an CO_2, die pro Atemzug/Atemhub ausgeatmet wird, korrespondiert mit der alveolären Ventilation und entspricht der grünen Fläche unter der Kurve.

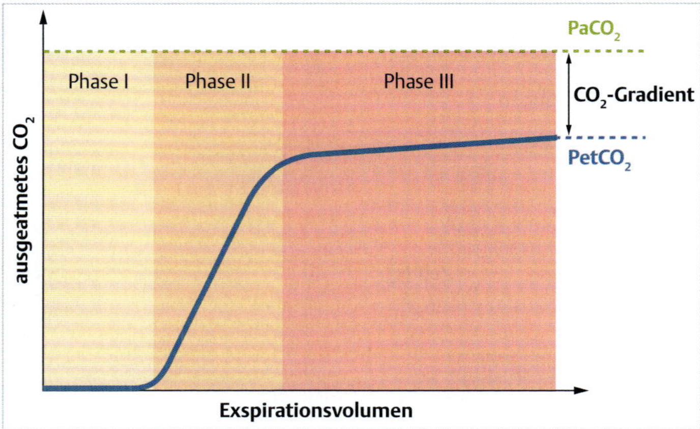

Abb. 7.5 Volumetrische Kapnografie: die 3 Phasen der CO_2-Elimination.

- Phase I: Ausatmung von Atemgas aus dem anatomischen Totraum
- Phase II (Übergangsphase): Ausatmung von Atemgas aus den distalen Atemwegen und den schnellen Lungenkompartimenten
- Phase III (Plateauphase): Ausatmung von Atemgas aus den langsamen Lungenkompartimenten und aus den Alveolen

lumens umfasst. Die Kurve bewegt sich ausschließlich entlang der x-Achse.

In der Phase II erfolgt die Ausatmung von Atemgas aus den distalen Atemwegen und den schnellen Lungenkompartimenten (= Übergangsphase). Diese Phase ist charakterisiert durch den raschen CO_2-Anstieg während der Exspiration und umfasst etwa 15–18 % des exspiratorischen Tidalvolumens. Der Anstieg der Kurve ist ein Maß für die Entleerungsgeschwindigkeit des Atemgases aus den schnellen Lungenkompartimenten. Zur Zuordnung der CO_2-Menge zum funktionellen Totraum und zur alveolären Ventilation wird die Mitte des CO_2-Anstiegs der Phase II herangezogen (s. ▶ Abb. 7.4).

Die 3. Phase der Exspiration umfasst die Elimination des Atemgases aus den Alveolen und den langsamen Lungenkompartimenten (= Plateauphase) und umfasst etwa 70–75 % des exspiratorischen Tidalvolumens. Der endgültige CO_2-Wert der Phase III entspricht dem endtidalen CO_2-Gehalt ($PetCO_2$) ([1], [2]). Ein steiler Anstieg der Phase 3 repräsentiert Lungenkompartimente mit großer Zeitkonstante und infolgedessen eine verzögerte CO_2-Auswaschung (= Zislin-Indikator).

Die Mitte der Phase II (= Schnittpunkt zwischen Phase I und Phase III) stellt den Übergang zwischen den Atemwegen und den alveolären Kompartimenten dar. Dieser Punkt beschreibt die Grenze zwischen der Atemgastransportzone (Atemwegstotraum [V_{Daw}])und der *alveolären Atemgasaustauschzone (V_{Talv})* und entspricht anatomisch den respiratorischen Bronchiolen (▶ Abb. 7.6) ([1], [2]).

Dieser Schnittpunkt repräsentiert auch den Übergang zwischen dem konvektiven und dem dif-

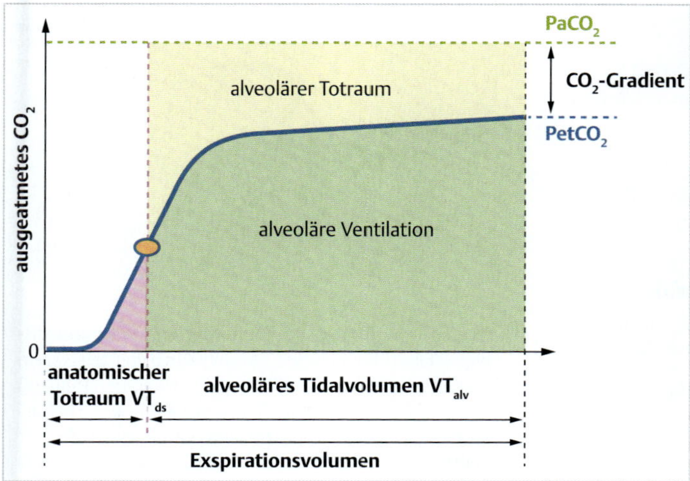

Abb. 7.6 Schnittpunkt zwischen alveolärem Totraum und alveolärer Ventilation.

fusiven CO_2-Transport in der Lunge (s. ▶ Abb. 7.6) ([1], [2]).

Die CO_2-Menge, die pro Atemzug/Atemhub eliminiert wird ($VTCO_2br$), hängt von der CO_2-Produktion und der Höhe des exspiratorischen Tidalvolumens ab.

Normalbereich (Erwachsene):

- $VTCO_2br$: 10–30 ml CO_2-Elimination pro Atemhub

Der $PetCO_2$ ist der Kohlendioxidpartialdruck am Ende der Exspiration (= endtidaler Kohlendioxidpartialdruck).

Normalbereich (Erwachsene):

- $PetCO_2$: 33–37 mmHg (bei einem arteriellen $PaCO_2$ von 40 mmHg)

Der $PACO_2$ entspricht dem mittleren alveolären Kohlendioxidpartialdruck.

Normalbereich (Erwachsene):

- $PACO_2$: 30–35 mmHg (bei einem arteriellen $PaCO_2$ von 40 mmHg)

Der gemischt-exspiratorische Kohlendioxidpartialdruck ($PECO_2$) ergibt sich aus dem Verdünnungseffekt, der durch den physiologischen Totraum entsteht.

Normalbereich (Erwachsene):

- $PECO_2$: 18–24 mmHg (bei einem arteriellen $PaCO_2$ von 40 mmHg)

Normalwert (Erwachsene):

- $V'CO_2$: etwa 200 ml/min (unter ruhiger Spontanatmung)

Merke

M!

Die volumetrische Kapnometrie misst die Elimination von CO_2, jedoch nicht die Produktion von CO_2.

Unter physiologischen Bedingungen beträgt die CO_2-Produktion unter Ruhebedingungen etwa 3 ml/kg KG/min, bei maschinell beatmeten Patienten unter Analgosedierung reduziert sich die CO_2-Produktion um ca. 15–20 %.

Beim Intensivpatienten ist die CO_2-Produktion v. a. von 2 Faktoren abhängig:

- Körpertemperatur
- Sedierungstiefe

Info

Mittels der volumetrischen Kapnometrie können folgende Parameter ermittelt werden (▶ Abb. 7.7):

- CO_2-Elimination/Atemhub: $VTCO_2br$ (ml) exspiratorisch, inspiratorisch: $VeCO_2$,$ViCO_2$ (ml)
- CO_2-Elimination/min: $V'CO_2$ (ml/min)
- CO_2-Partialdruck (endtidal): $PetCO_2$ (mmHg)
- funktionelles Totraumvolumen: VT_{ds} (ml)
- alveoläres Ventilationsvolumen: VT_{alv} (ml)
- Totraumquotient: VD/VT

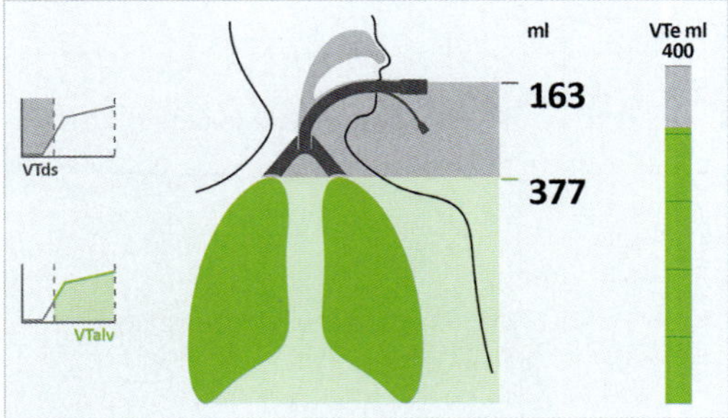

Abb. 7.7 Volumetrische Kapnometrie – Respiratordisplay – Elisa 800. Beispiel: Das Verhältnis von alveolärem Ventilationsvolumen (377 ml) zu Tidalvolumen (540 ml) entspricht einem Verhältnis von etwa 0,7, d. h., etwa 70 % des Tidalvolumens entfallen auf die alveoläre Ventilation, der anatomische Totraumquotient (VD/VT) beträgt etwa 30 %. (Quelle: Mit freundlicher Genehmigung von Löwenstein Medical Austria GmbH)

7

Die volumetrische Kapnometrie ist ein klinisch bedeutsames Monitoringverfahren zur Erfassung eines pathologischen Ventilations-/Perfusionsverhältnisses *(„Ventilation-Perfusions-Mismatch“)*.

Jede höhergradige Abnahme der Lungenperfusion (unabhängig der Ursache) führt zu einer Zunahme der alveolären Totraumventilation mit konsekutiver Abnahme der ausgeatmeten CO_2-Menge pro Atemhub ($VTCO_2br$).

An pathophysiologische Ursachen können hierfür 2 Faktoren angeführt werden:

1. Abnahme der Lungendurchblutung durch Makrozirkulationsstörungen infolge eines pulmonalen Hypoperfusionssyndroms (⇨ Schock unterschiedlicher Genese)
2. Abnahme der Lungendurchblutung durch Mikrozirkulationsstörungen infolge von Mikrothromben, Kapillarkompression, vasokonstriktorischen proinflammatorischen Mediatoren, Kompression der Lungenkapillaren durch Überdehnung von Alveolarkompartimenten
   - ARDS: Überdehnung durch zu hohes Tidalvolumen in Bezug auf das funktionelle Lungenvolumen
   - COPD: dynamische Überblähung durch intrinsischen PEEP

Die Ursachen für eine erhöhte anatomische und alveoläre Totraumventilation sind in ▶ Tab. 2.9 zusammengefasst (vgl. Kap. 2.15).

Info

$$Vds/VT > 0,6$$

$$Valv/VT < 0,4$$

⇨ Ein Totraumquotient von > 0,6 ist Ausdruck einer höhergradigen alveolären Hypoventilation (⇨ insuffizienter Atemgastransport) mit konsekutiver Hyperkapnie und Hypoxämie.

⇨ Es wird vorwiegend der anatomische Totraum belüftet, während der nachgeschaltete Alveolarraum nur unzureichend mit sauerstoffreichem Frischgas erreicht wird. Das im Zellstoffwechsel produzierte CO_2 kann nicht mehr ausreichend abgeatmet werden (⇨ CO_2-Retention).

Merke

- Bei *ARDS-Patienten* ist der Totraumquotient (Vds/VT) ein unabhängiger Prognose- und Mortalitätsindikator.
- Ein *Totraumquotient > 0,6* ist mit einer *höheren Mortalität* assoziiert ([3], [4])!

Tab. 7.1 Maßnahmen zur Reduktion einer erhöhten anatomischen und alveolären Totraumventilation.

Reduktion von anatomischem Totraum	Reduktion von alveolärem Totraum
• keine HME-Filter zwischen Endotrachealtubus/Trachealkanüle und Y-Stück • aktive Atemgasbefeuchtung • Verzicht auf „Gänsegurgel" • Platzierung eines Medikamentenverneblers in den Inspirationsschenkel des Beatmungsschlauchsystems • Verzicht auf volatile Sedierung (⇨ HME-Filter)	• Verbesserung von $\dot{V}/\dot{Q}$ durch Bauchlagerung ⇨ *Homogenisierung der Ventilation* • Modifikation der Beatmungseinstellung ⇨ Beatmungsdrücke/VT reduzieren ⇨ PEEP-Optimierung, Abbau eines intrinsischen PEEP ⇨ *Abnahme von Alveolarüberdehnung* • augmentierte Spontanatmung (BIPAP/BiLevel) ⇨ *Homogenisierung der Ventilation*

Beispiel:
Beatmungspflichtiger Pneumoniepatient, Größe/Gewicht: 178 cm, 82 kg entsprechend einem IBW von etwa 70 kg
Beatmungsmodus: BIPAP/Bi-Level
Beatmungsmuster: FiO_2: 55 %, Pinsp: 29 mbar, PEEP: 12 mbar, AF: 12/min, VT: 480 ml, AMV: 5,7 l/min, C_{RS}: 30 ml/mbar
Patient zeigt initial keine Spontanatmung.
Atemgasklimatisierung mittels HME, CO_2-Monitoring mittels Hauptstromverfahren, zusätzlich „Gänsegurgel" zur Zugentlastung des Endotrachealtubus

Bei einem Atemminutenvolumen von 5,7 l/min, muss als funktioneller Totraum berücksichtigt werden:

- anatomischer Totraum (VD): 70 × 2,2 kg = 154 ml
- Totraum des HME-Filter: 60 ml
- Gänsegurgel: 18 ml
- CO_2-Küvette: Hauptstromsensor: 2 ml

⇨ Der gesamte funktionelle Totraum beträgt somit 234 ml, entsprechend einem Totraumquotienten von 0,48.

⇨ Nach Umstellung auf eine aktive Atemgasbefeuchtung reduziert sich der funktionelle Totraum auf 174 ml, entsprechend einem Totraumquotienten von 0,36.

> **Merke** (M!)
>
> Zur Verbesserung der alveolären Ventilation und infolgedessen zur Reduzierung des Totraumquotienten VD/VT sollte der Einsatz von totraumerhöhendem Zubehör wie patientennahem HME-Filter, „Gänsegurgel" sowie CO_2-Küvetten kritisch hinterfragt werden.

Maßnahmen zur Reduktion einer erhöhten anatomischen und alveolären Totraumventilation sind in ▶ Tab. 7.1 zusammengefasst.

Der zeitliche Verlauf der Phase III resultiert aus dem unterschiedlichen CO_2-Eliminationsverhalten der einzelnen Lungenkompartimente und ist somit ein Indikator für die Inhomogenität der Lunge.

▶ Abb. 7.8 zeigt typische pathologische volumetrische Kapnografiekurven.

7

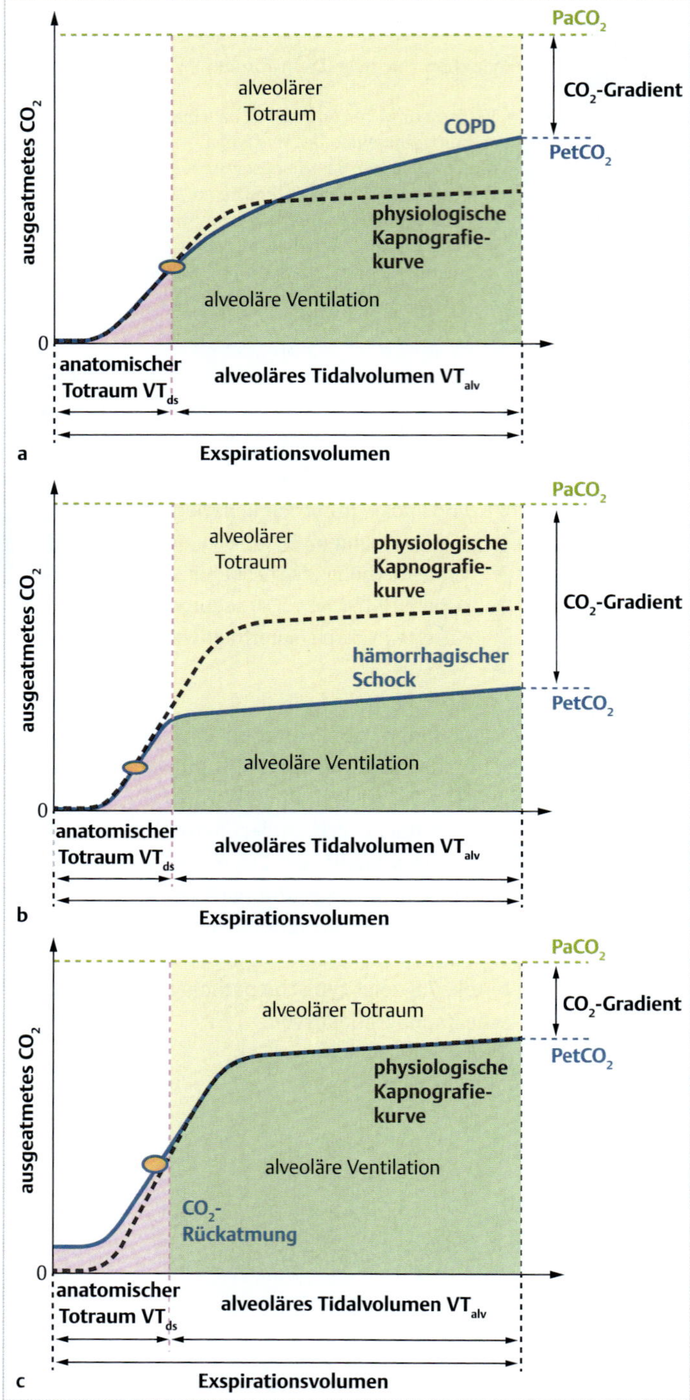

Abb. 7.8 Pathologische volumetrische Kapnografiekurven.

a COPD (exspiratorische Atemgasflusslimitation): Bei COPD-Patienten zeigt das volumetrische Kapnogramm aufgrund der Atemgasflusslimitierung (⇨ große Zeitkonstante) einen abgeflachten und verlängerten Verlauf der Phase II sowie einen kontinuierlichen, zunehmenden Anstieg ohne Plateau in Phase III.
Der CO_2-Gradient ($PaCO_2$-$PetCO_2$) ist infolge der erhöhten alveolären Totraumventilation (⇨ dynamische Überdehnung von Alveolen mit konsekutiver Kapillarkompression) erhöht.

b Pulmonales Hypoperfusionssyndrom infolge eines hämorrhagischen Schocks: Bei pulmonaler Hypoperfusion (unabhängig von der Ursache) zeigt das volumetrische Kapnogramm eine deutlich verminderte CO_2-Elimination infolge der Abnahme der pulmonalen Durchblutung bei unverändertem Kurvenverlauf. Der CO_2-Gradient ($PaCO_2$-$PetCO_2$) ist infolge der Hypoperfusion erhöht.

c CO_2-Rückatmung: Das volumetrische Kapnogramm zeigt eine CO_2-Konzentration während der Phase I als Hinweis auf CO_2-Rückatmung. Unter physiologischen Bedingungen ist im anatomischen Totraum praktisch kein CO_2 nachweisbar.

7.4 Erweitertes Monitoring

In Abhängigkeit von der Schwere des intensivmedizinischen Krankheitsbilds werden mittels des PiCCO-Systems (PiCCO = Pulse Contour Cardiac Output) oder eines Pulmonaliskatheters folgende Sauerstoffparameter zusätzlich kontrolliert bzw. berechnet:

- zentralvenöse ($ScvO_2$) oder gemischt-venöse Sauerstoffsättigung (SvO_2)
- intrapulmonaler Rechts-Links-Shunt ($\dot{Q}s/\dot{Q}t$)
- alveoloarterielle Sauerstoffpartialdruckdifferenz ($AaDO_2$)
- Sauerstoffangebot (Oxygen Delivery – DO_2)
- Sauerstoffverbrauch (Oxygen Consumption – VO_2)

7.5 Monitoring der Atemmechanik

Das Monitoring der Atemmechanik umfasst

- Compliance
- Resistance

Die Berechnung von Compliance und Resistance des respiratorischen Systems wird im Kap. 2.8 abgehandelt.

7.6 Maschinenmonitoring (Respiratormonitoring)

Aus Sicherheitsgründen werden für die Parameter Druck, Volumen, Frequenz sowie inspiratorische Sauerstoffkonzentration Maximal- bzw. Minimalwerte festgelegt *(= Begrenzungsvariable)*, bei deren Über- oder Unterschreiten vom Respirator ein akustischer und optischer Alarm ausgelöst wird. Des Weiteren kann die Art der Alarmmeldung am Display abgelesen werden.

Das Maschinenmonitoring umfasst:

- Beatmungsdruck (Stenosealarm, Diskonnektionsalarm)
- Atemvolumen (Tidalvolumen, Atemminutenvolumen)
- Atemfrequenz
- Apnoemonitoring
- inspiratorische O_2-Konzentration
- inspiratorische Atemgastemperatur
- Logistikalarme (Gasmangelalarm, Stromausfallalarm)
- Gerätestörung (Fehlfunktion von Hard- oder Software)

7.6.1 Beatmungsdruck

Die Alarmgrenzen für den Beatmungsdruck werden in Abhängigkeit vom Respiratortyp automatisch zugeordnet oder müssen manuell vorgegeben werden (► Abb. 7.9).

> **Merke**
>
> Aus Gründen der Patientensicherheit sollen die Alarmgrenzen für die obere Druckbegrenzung (Stenosealarm) und für die untere Druckbegrenzung (Diskonnektionsalarm) eng eingestellt werden.

Manuelle Zuordnung der Alarmgrenzen:

- Der Diskonnektionsalarm soll 5 mbar über dem endexspiratorischen Druck (PEEP), der Stenosealarm 10 mbar über dem endinspiratorischen Druck eingestellt werden.

Automatische Zuordnung der Alarmgrenzen:

- Stenosealarm: 10 mbar über Inspirationsdruck (Pmax bzw. Pinsp)
- Diskonnektionsalarm: 5 mbar über PEEP

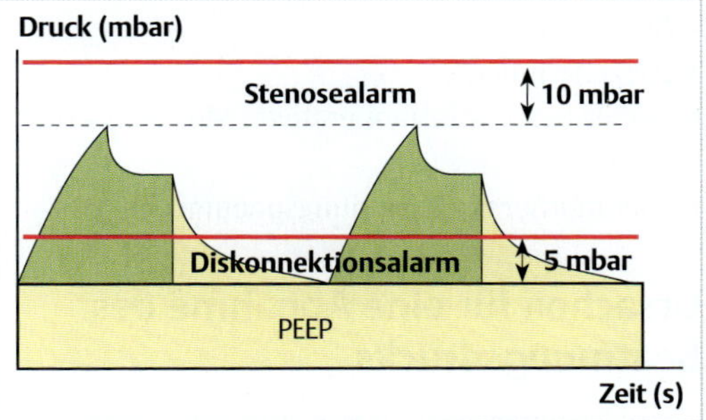

Abb. 7.9 Beatmungsdruck: Alarmgrenzen.

Bei Erreichen oder Überschreiten der oberen Druckalarmgrenze erfolgt ein akustischer und optischer Alarm und der Respirator schaltet auf Exspiration um *(⇨ übergeordnete Drucksteuerung).* Am Respiratordisplay erscheint eine Alarmmeldung (z. B. *„Beatmungsdruck hoch“*).

Bei Auslösen des Diskonnektionsalarms erfolgt ein akustischer und optischer Alarm, am Respiratordisplay erscheint eine Alarmmeldung (z. B. *„Beatmungsdruck tief“*).

Ursachen für eine Zunahme des Beatmungsdrucks

Unter *volumenkonstanter Beatmung* kommen für eine Zunahme des Beatmungsdrucks folgende Ursachen in Betracht:

Extrapulmonale Ursachen:

- „Abknicken“ eines Beatmungsschlauchs
- „Abknicken“ des Endotrachealtubus
- intraluminale Verlegung des Tubus oder der Trachealkanüle (Sekret, Blutkoagel)
- Dislokation des Tubus in einen Hauptbronchus (⇨ einseitige Intubation)
- Cuffhernie
- Einschränkung der Thoraxexkursionen (⇨ intraabdomineller Druck ⇧, Thoraxcompliance ⇩)

Intrapulmonale Ursachen:

Verschlechterung der Atemmechanik des Patienten (Resistance und/oder Compliance) infolge von:

- Sekretretention
- Bronchospasmus
- Atelektasen
- „Gegenatmung“
- Nachlassen der intraoperativen Muskelrelaxierung
- Pneumothorax – Spannungspneumothorax

Ursachen für eine Abnahme des Beatmungsdrucks

Unter *volumenkonstanter Beatmung* kommen für eine Abnahme des Beatmungsdrucks folgende Ursachen in Betracht:

- Verbesserung der atemmechanischen Größen Resistance und Compliance

Unter *druckkonstanter* und *volumenkonstanter Beatmung* kommen für eine Abnahme des Beatmungsdrucks folgende Ursachen in Betracht:

- Diskonnektion
- Leckage im Beatmungssystem
- unzureichende Blockung des Cuffs
- Funktionsstörung des Respirators

7.6.2 Volumenüberwachung

Die Volumenüberwachung dient zur Überwachung des Tidalvolumens (VT) bzw. Atemminutenvolumens (AMV).

Eine optische und akustische Alarmierung erfolgt, wenn die eingestellten Alarmgrenzen über- bzw. unterschritten werden. Am Respiratordisplay wird die Alarmmeldung *„Minutenvolumen tief“* oder *„zu gering“* bzw. *„Volumen inkonstant“* angezeigt. Wird die eingestellte obere Alarmgrenze für das Minutenvolumen überschritten, erfolgt die Alarmmeldung *„Minutenvolumen hoch“*.

Empfehlung:

- untere Alarmgrenze: 30 % niedriger als AMV des Patienten
- obere Alarmgrenze: 30 % höher als AMV des Patienten

Ursachen für eine Abnahme des Atemminutenvolumens

Die untere Alarmgrenze des Atemminutenvolumens wurde bei *volumenkonstanter Beatmung* unterschritten:

- Leckage im Beatmungssystem (z. B. Wasserfalle, Befeuchtertopf)
- Erreichen der Druckbegrenzung (⇨ Verschlechterung der Atemmechanik, „Gegenatmung“)
- inspiratorischer Flow zu gering (⇨ Display: *Alarm: „zeitlimitiert“*)
- Inspirationszeit zu kurz
- Flowsensor nicht abgeglichen oder defekt
- Störung der Gerätefunktion

Die untere Alarmgrenze des Atemminutenvolumens wurde bei *druckkontrollierter Beatmung* unterschritten:

- Verschlechterung der Atemmechanik infolge
  - Zunahme der Resistance
  - Abnahme der Compliance
- Leckage im Beatmungssystem (z. B. Wasserfalle, Befeuchtertopf)
- Flowsensor nicht abgeglichen oder defekt
- Störung der Gerätefunktion

Die untere Alarmgrenze des Atemminutenvolumens wurde bei *druckunterstützter Spontanatmung* unterschritten:

- unzureichende Spontanatmung des Patienten infolge von:
  - Atempumpschwäche
  - zu geringer Spontanatemfrequenz infolge
  - Störung des zentralen Atemantriebs (z. B. „Hang over" von Opioiden, Atemregulationsstörung)
  - zu niedriger Druckunterstützung
- Leckage im Beatmungssystem (⇨ am Display erscheint Alarmmeldung: *„ASB > 4 Sekunden"*)
- Flowsensor nicht abgeglichen oder defekt
- Störung der Gerätefunktion

Ursachen für eine Zunahme des Atemminutenvolumens

Die obere Alarmgrenze des Atemminutenvolumens wurde überschritten infolge

- Hyperventilation des Patienten bei Spontanatmung oder augmentierter Spontanatmung
- „Run away" (Überkompensation) bei Proportional Pressure Support
- Flowsensor nicht abgeglichen oder defekt
- Störung der Gerätefunktion

> **Merke**
>
> Die *Alarmgrenzen* sollen *eng zugeordnet* werden, um bereits frühzeitig eine Verschlechterung der Atemmechanik oder Leckagen zu erkennen.

7.6.3 Frequenzüberwachung

Die Frequenzüberwachung dient der Überwachung der Atemfrequenz, um Tachy- bzw. Bradypnoen frühzeitig zu erfassen. Die Einstellung der oberen Alarmgrenze wird auch als Hechelüberwachung bezeichnet.

Eine hohe Spontanatemfrequenz von > 35/min über einen längeren Zeitraum ist das Leitsymptom der drohenden bzw. manifesten respiratorischen Insuffizienz infolge Ermüdung der Atemmuskulatur *(„Muscle Fatigue")*. Eine niedrige Spontanatemfrequenz < 10/min kann durch eine zentrale Atemdepression bedingt sein, z. B. durch Opioide und/oder Sedativa.

Der Alarm wird aktiviert, wenn während der Spontanatmung die Alarmgrenze für die Atemfrequenz über- bzw. unterschritten wird. Bei manchen Respiratoren kann auch eine sog. „Alarmzeit" eingestellt werden, die in Abhängigkeit vom Respiratortyp entweder fix vorgegeben oder variabel einstellbar ist.

Bei Erreichen der Alarmgrenze erfolgt ein akustischer und optischer Alarm und am Respiratordisplay erscheint ebenfalls eine Alarmmeldung.

Empfehlung: Die Alarmgrenze einstellen auf ca. 50 % über bzw. unter der Spontanatemfrequenz und die Alarmzeit auf ca. 60 s.

Ursachen für Tachypnoe

- Drohende bzw. manifeste respiratorische Erschöpfung *(⇨ „Rapid Shallow Breathing")*
- Schmerzen
- Fieber/Hyperthermie
- „Stress" (⇨ „Respiratory Distress")
- Angst, Agitation (⇨ Weaning)
- Entzugssyndrom – Delir
- metabolische Azidose (⇨ Kußmaul-Atmung)

Ursachen für Bradypnoe

- Atemdepression
  - Analgosedierung, Narkotika („Overhang")
  - Hypothermie

7

7.6.4 Apnoeventilation

Funktionsprinzip

Bei der Apnoeventilation *(„Back-up Ventilation")* wird die Spontanatmung auf Apnoe überwacht. Nach Ablauf einer entweder fix vorgegebenen oder frei wählbaren *Apnoezeit* zwischen 15 und 60 s erfolgt eine *automatische Umschaltung* auf einen kontrollierten Beatmungsmodus (je nach Respiratortyp volumenkontrolliert oder druckreguliert-volumenkontrolliert) (▶ Abb. 7.10).

Der Respirator alarmiert optisch und akustisch, am Respiratordisplay wird die Alarmmeldung *„Apnoe"* oder *„Apnoealarm"* angezeigt.

7.6.5 Inspiratorische Sauerstoffkonzentration

7

Je nach Gerätetyp werden die Grenzwerte entweder automatisch zugeordnet oder manuell eingestellt. Erfolgt die Zuordnung automatisch, alarmiert der Respirator optisch und akustisch bereits bei einer Abweichung von ± 4–6 % vom eingestellten Wert.

Am Respiratordisplay erscheint die Alarmmeldung *„FiO_2 tief"* bzw. *„FiO_2 hoch"*.

- bei Einstellungen unterhalb 60 Vol.-%: ± 4 Vol.-%
- bei Einstellungen oberhalb 60 Vol.-%: ± 6 Vol.-%

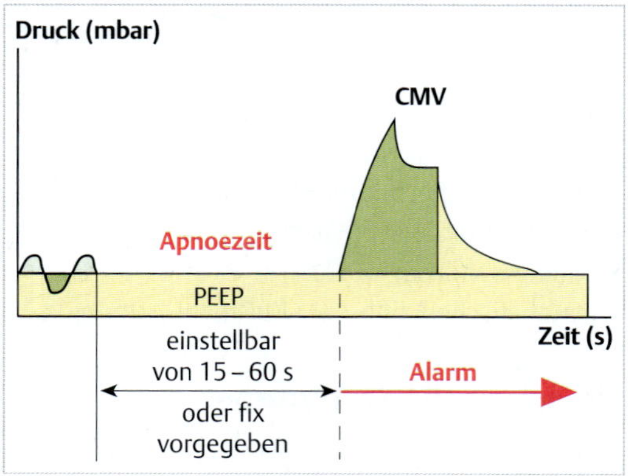

Abb. 7.10 Apnoeventilation.

Ursachen für Alarm „FiO_2 tief" bzw. „FiO_2 hoch"

- O_2-Sensor nicht kalibriert
- Gasmischerfunktion defekt

Auch bei manueller Zuordnung der Alarmgrenzen empfiehlt sich eine möglichst enge Einstellung der Alarmgrenzen.

7.6.6 Atemgastemperatur

Intensivrespiratoren verfügen über einen Temperatursensor zur kontinuierlichen Messung der Atemgastemperatur. Erreicht die inspiratorische Atemgastemperatur 40 °C, erfolgt ein optischer und akustischer Alarm. Am Respiratordisplay erscheint die Meldung *„Temperatur hoch"*.

7.7 Alarmmeldungen

Im Alarmfall erfolgt die Alarmmeldung nach entsprechender *Priorität*. Drei Formen von Alarmmeldungen werden unterschieden:

Alarm mit hoher Priorität (= Alarm im engeren Sinn)
Ein Alarm hoher Priorität wird z. B. durch eine *rot blinkende Lampe* und ein je nach Respiratortyp unterschiedliches *akustisches Signal* angezeigt. Am Respiratordisplay kann die Alarmursache abgelesen werden.

Alarm mit mittlerer Priorität (= Warnsignal)
Ein Warnsignal wird z. B. durch eine *gelb blinkende Lampe* und ein je nach Respiratortyp unterschiedliches *akustisches Signal* angezeigt. Am Respiratordisplay kann die Alarmursache abgelesen werden.

Alarm mit niedriger Priorität (= Hinweis)
Ein Hinweis wird z. B. durch eine *kontinuierlich gelb leuchtende Lampe* und ein *akustisches Signal* angezeigt. Am Respiratordisplay kann die Alarmursache abgelesen werden.

7.8 Elektrische Impedanztomografie (EIT)

7.8.1 Definition

Die elektrische Impedanztomografie (EIT) ist ein dynamisches bildgebendes Untersuchungs- bzw. Monitoringverfahren, mit welchem nicht-invasiv und ohne ionisierende Strahlenbelastung die *regionale Lungenventilation* pro Atemhub direkt am Krankenbett erfasst werden kann *(⇨ intratidale Verteilung des Atemhubvolumens)*.

Definition

Die elektrische Impedanztomografie (EIT) ist ein nicht-invasives, bettseitiges *Breath-to-Breath-Monitoring*, mit welchem die Verteilung der regionalen Lungenventilation in- und exspiratorisch bildlich darstellt werden kann.

Info

Während die Computertomografie oder das Thoraxröntgen nur eine statische Momentaufnahme der Lungenmorphologie ermöglichen, erfolgt bei der EIT die *dynamische Darstellung* der Lungenventilation.

Eine Differenzierung des pathomorphologischen Substrats der Lungenpathologie (Atelektasen, Infiltrat, Erguss) ist mit der EIT nicht möglich.

Die elektrische Impedanzmessung kann mit folgenden Geräten durchgeführt werden (▸ Abb. 7.11).

- Impedanztomograf *Pulmo Vista 500* (Dräger)
- Impedanztomograf *Swisstom BB²* (Swisstom AG)
- Intensivrespirator *Elisa 800^VIT^* (Löwenstein Medical): Die Technologie Swisstom BB² wird integriert im Intensivrespirator angeboten.

7

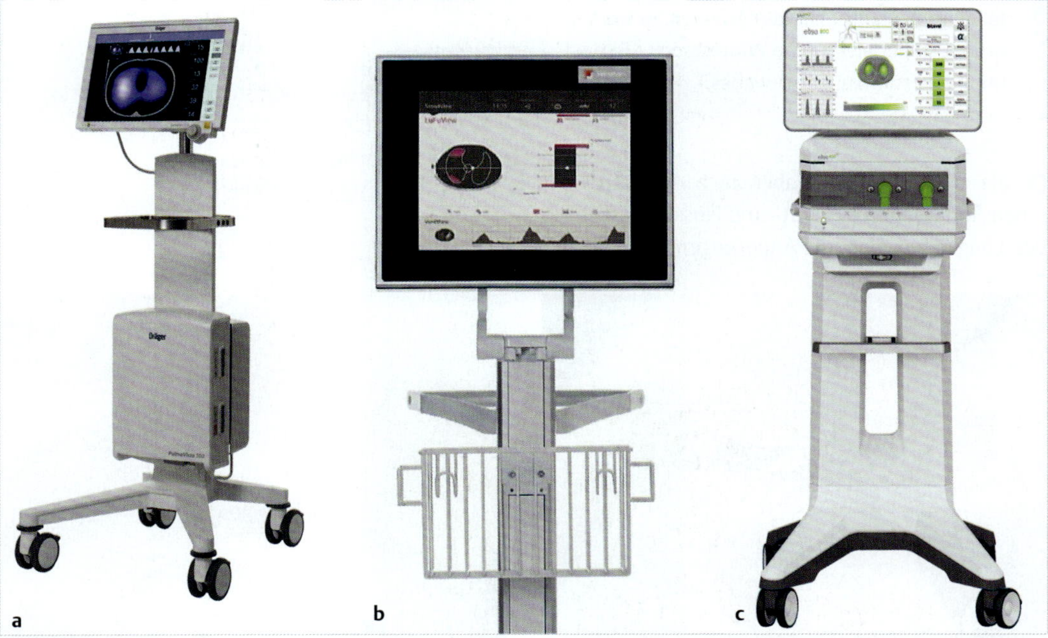

Abb. 7.11 Elektrische Impedanztomografen.

a Pulmo Vista 500. (Mit freundlicher Genehmigung von © Drägerwerk AG & Co. KGaA, Lübeck)

b Swisstom BB². (Quelle: Swisstom AG)

c Elisa 800^VIT^. (Quelle: Löwenstein Medical Austria GmbH)

7.8.2 Funktionsprinzip

Das Funktionsprinzip basiert auf der Erfassung der bioelektrischen Eigenschaften des Lungengewebes, indem die Änderungen der regionalen elektrischen Widerstände (= Impedanzen [lat. impedire = behindern]) im Brustkorbquerschnitt (thorakale Bioimpedanz) ermittelt werden [5].

Hierfür macht man sich das physikalische Prinzip zunutze, dass der Luftgehalt in der Lunge den bioelektrischen Widerstand des Lungengewebes beeinflusst. So beträgt der bioelektrische Widerstand von belüfteten Lungenarealen endexspiratorisch nur etwa 7 Ωm, endinspiratorisch aufgrund des erhöhten Luftgehalts etwa 23 Ωm (= Ohmmeter = Einheit des spezifischen elektrischen Widerstands). Dies bedeutet eine Impedanzänderung von etwa 300 % bei maximaler Inspiration.

Darüber hinaus hat z. B. Atemluft einen höheren bioelektrischen Widerstand als Gewebe oder Blut [6].

Merke

Je höher der Luftgehalt der Alveolen, desto größer ist der elektrische Widerstand (= Bioimpedanz) des Lungengewebes.

Da die physiologischen, aber auch die pathologischen Änderungen des Luft- und Flüssigkeitsgehalts des Lungengewebes mit Änderungen der regionalen elektrischen Widerstände einhergehen, ist dieses Monitoringverfahren in der Lage, regionale Ventilationsstörungen darzustellen ([5], [7], [8]).

Um die Bioimpedanz zu messen, wird dem Patienten ein Elektrodengürtel *(„Sensor Belt")* in Höhe des 4.–6. Interkostalraums um den Brustkorb angelegt, an dem je nach firmenspezifischem Gürteltyp 16 oder 32 Oberflächenelektroden angebracht sind, welche die elektrischen Potenziale (Spannungswerte) an der Körperoberfläche messen. Aus den Spannungswerten werden die bioelektrischen Eigenschaften innerhalb der durch diese Elektroden definierten Querschnittsebene („Elektrodenebene") des Thorax berechnet (► Abb. 7.12).

Je nach Anbieter werden Elektrodengürtel in verschiedenen Größen, für Neonaten, Kinder und Erwachsene, angeboten.

Das zugrunde liegende physikalische Gesetz ist das Ohmsche Gesetz.

Formel

Ohmsches Gesetz

$$R = U/I$$

R = elektrischer Widerstand (= Impedanz) in Ohm (Ω)
U = Spannung in Volt (V)
I = Stromstärke in Ampere (A)

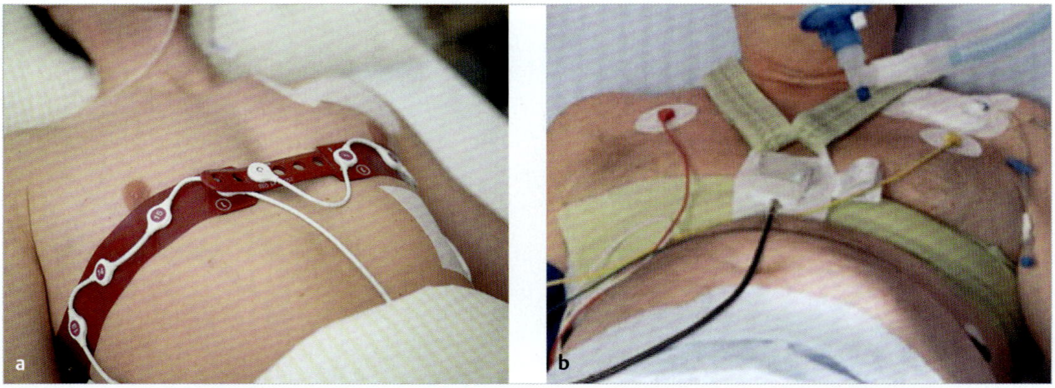

Abb. 7.12 Elektrodengürtel für die elektrische Impedanztomografie.
a Elektrodengürtel für Pulmo Vista 500. (Quelle: Mit freundlicher Genehmigung von © Drägerwerk AG & Co. KGaA, Lübeck)
b Elektrodengürtel für Swisstom BB². (Quelle: Swisstom AG)

Jeweils ein Elektrodenpaar dient dazu, Wechselstrom von sehr geringer Stromstärke (5 mA) in den Körper einzuspeisen, während an den restlichen Elektrodenpaaren die daraus resultierenden Oberflächenspannungen gemessen werden. Danach wird das benachbarte Elektrodenpaar für die Stromeinspeisung verwendet und je nach verwendetem Elektrodengürtel wird eine bestimmte Anzahl an Spannungsmessungen durchgeführt. Da die Elektroden gürtelförmig um den Brustkorb angebracht sind, erfolgen die Stromeinspeisung und die Messung der resultierenden Spannungen (= Potenzialdifferenzen) rotierend, d.h., es wird immer das benachbarte Elektrodenpaar für die nächste Stromapplikation verwendet. Dadurch wird ermöglicht, dass sich nach einer 360°-Drehung alle Messwerte (ähnlich wie bei der Computertomografie) zu einem „tomografischen" Bild (EIT-Querschnittsbild) verarbeiten lassen (► Abb. 7.13) ([5], [7], [8]).

Eine Referenzelektrode gewährleistet, dass alle Bioimpedanzmessungen gegen dasselbe Potenzial referenziert werden.

Nach dem Ohmschen Gesetz wird die bioelektrische Impedanz ermittelt, deren Höhe zum überwiegenden Teil vom intrapulmonalen Luftgehalt der Lunge abhängig ist. Ändert sich der Luftgehalt in einem bestimmten Lungenareal, resultiert daraus eine Änderung der elektrischen Spannung. Während der Inspiration (⇨ Zunahme des Atemgasgehalts in den Alveolen) nimmt die bioelektrische Impedanz zu, während der Exspiration (⇨ Abnahme des Atemgasgehalts in den Alveolen) nimmt die bioelektrische Impedanz wieder ab. Aus den gemessenen Spannungswerten und dem eingespeisten Strom wird die Verteilung der elektrischen Bioimpedanz berechnet und als farbkodiertes Bild dargestellt. Auf diese Weise werden Aussagen über die intrapulmonale Luftverteilung in den ventralen und dorsalen Lungenabschnitten ermöglicht.

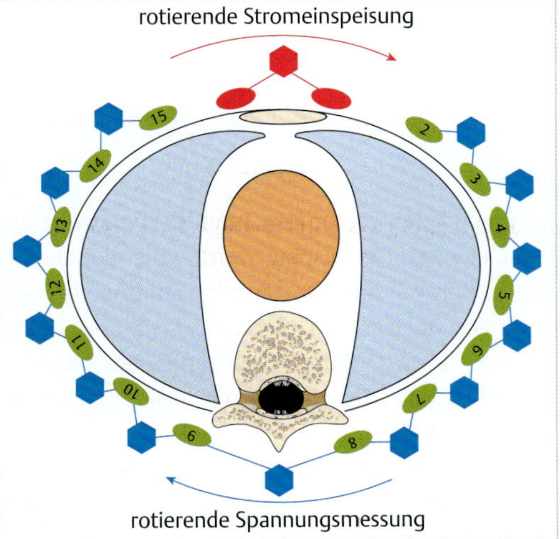

Abb. 7.13 Elektrische Impedanztomografie. Funktionsprinzip.

Merke

Die EIT misst relative Änderungen der bioelektrischen Impedanz in Bezug auf einen jeweiligen Referenzzustand, jedoch keine absoluten bioelektrischen Impedanzen.

Der elektrische Impedanztomograf zeichnet bis zu 50 Bilder pro Sekunde auf, wodurch die Atmung bzw. Beatmung des Patienten als *dynamisches Bild („Dynamic Image")* dargestellt werden kann (⇨ dynamische Darstellung der Lungenventilation in dynamischen Echtzeitbildern). Die hohe zeitliche Auflösung ermöglicht die Visualisierung der regionalen Ventilation selbst bei hohen Atemfrequenzen.

Info

Die EIT ermöglicht die dynamische Darstellung der regionalen Lungenventilation in funktionellen Echtzeitbildern.

Die EIT ermöglicht die Visualisierung von nicht ventilierten Lungenarealen (z.B. infolge von Atelektasen, Pleuraergüssen, Infiltraten oder eines Pneumothorax) unter der Voraussetzung, dass die Lungengrenzen bekannt sind.

Des Weiteren können durch die farbliche Zuordnung der unterschiedlichen Lungenimpedanzwerte die Effekte von therapeutischen Maßnahmen wie z. B. einer PEEP-Titration, eines Rekruitmentmanövers oder von Lagerungsmaßnahmen grafisch und numerisch erfasst werden.

Beim Impedanztomografen Pulmo Vista 500 werden gut ventilierte Lungenkompartimente blauweiß, schlecht oder nicht ventilierte Lungenareale schwarz dargestellt.

Info

Farbskala – Pulmo Vista 500

Schwarze Bezirke:
- ⇨ keine Impedanzänderung

Blaue und weiße Bezirke:
- ⇨ Mäßige Impedanzänderungen von > 10 % werden blau dargestellt.
- ⇨ Weiß kennzeichnet Lungenareale mit maximaler regionaler Impedanzänderung von bis zu 100 %.

Das EIT-Bild wird mit der Kontur der ventilierbaren Lunge angezeigt, wodurch eine Unterscheidung zwischen anatomischem und funktionellem (= tatsächlich ventiliertem) Lungenvolumen ermöglicht wird (▶ Abb. 7.14).

In der Trenddarstellung der regionalen Ventilationsverteilung repräsentieren die grauen Bereiche die nicht ventilierten, aber rekrutierbaren Regionen der Lunge (s. ▶ Abb. 7.14). Auf diese Weise kann auf einen Blick gesehen werden,
- ob eine Intervention zu einer Rekrutierung von Lungenkompartimenten geführt hat bzw.
- ob während eines Beobachtungszeitraums rekrutierte Lungenkompartimente offenblieben oder wieder derekrutierten, da jene Lungenareale, die zumindest zeitweise ventiliert worden sind, mit einer Umrisslinie grafisch erfasst und gespeichert werden („Ventilationskontur“).

Darüber hinaus wird das EIT-Querschnittsbild in 4 *„Regions of Interest“ (ROI)* von gleicher, aber benutzerdefinierter Größe entweder in horizontale Schichten oder in Quadranten unterteilt. Jede ROI ist durch die entsprechende regionale Impedanz-

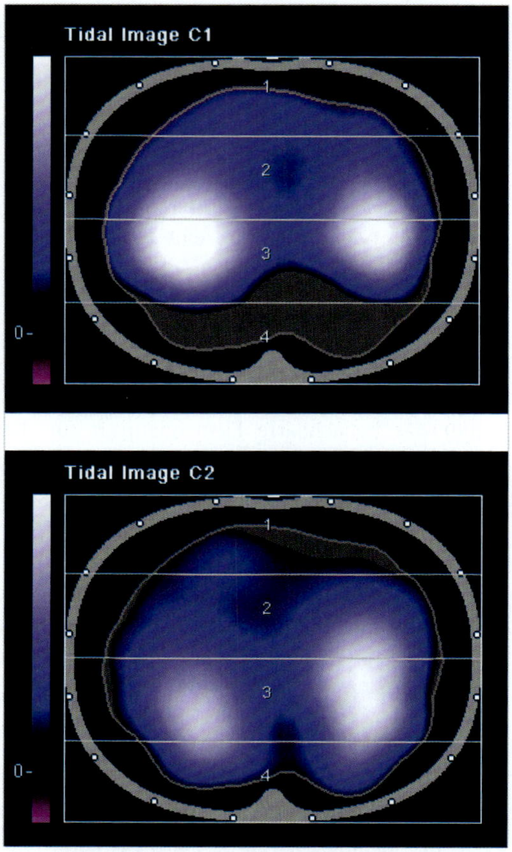

Abb. 7.14 Elektrische Impedanztomografie. Gut ventilierte Lungenkompartimente werden blau-weiß, schlecht oder nicht ventilierte Lungenareale schwarz dargestellt. Die graue Umrisslinie repräsentiert die nicht ventilierten, jedoch ventilierbaren Regionen der Lunge (⇨ Kontur der ventilierbaren Lunge). (Quelle: Anästhesiologische Intensivstation, Klinik-Floridsdorf, Wien)

kurve und den regionalen numerischen Wert gekennzeichnet. Am Display werden die globale Impedanzkurve (= Summe der relativen Impedanzänderungen über beide Lungen) und 4 regionale Impedanzkurven (= Summe der Impedanzänderungen innerhalb der definierten ROIs) dargestellt (▶ Abb. 7.15).

Auf dem Display der Pulmo Vista 500 werden an numerischen Parametern angezeigt (s. ▶ Abb. 7.15):
- Tidal Rate: Entspricht der Atemfrequenz bzw. Beatmungsfrequenz.
- Tidalvariation (TV) global: Differenz zwischen dem Minimalwert und dem Maximalwert der

globalen Impedanzkurve für jeden Atemhub. TVglobal ist eine Prozentangabe und beträgt immer 100 %, unabhängig der Größe des Atemhubvolumens, und dient als Referenzwert für die Anzeige der regionalen Tidalvariationen.

- Tidalvariation regional (TV ROI 1 bis TV ROI 4): Prozentwert der ventilationsbedingten Impedanzänderung, die in einer ROI stattfindet. Die TVregional erfasst die prozentuale Verteilung der Lungenventilation. Sie stellt die Differenz zwischen den Minimalwerten und Maximalwerten der regionalen Impedanzkurven für jeden Atemhub dar, d. h. vom Ende der Exspiration bis zum Ende der Inspiration.
- Endexspiratorische Lungenimpedanz (ΔEELI global und ΔEELI ROI 1–4): Trendaufzeichnung von ΔEELI zu 2 Messzeitpunkten über eine Zeitdauer von 20 min (einstellbar über die Cursorpositionen C 1 und C 2). Die endexspiratorische Lungenimpedanz (EELI) korreliert mit dem endexspiratorischen Lungenvolumen (EELV).

Bei einem normalgewichtigen Lungengesunden beträgt die prozentuale Verteilung des Atemzugvolumens in den 4 *Regions of Interest (ROIs)*:

- ROI 1: 10–15 %
- ROI 2: 35–40 %
- ROI 3: 35–40 %
- ROI 4: 10–15 %

Formel

Tidalvariation

$$\text{TVglobal}(\%) = \text{TV ROI1}(\%) + \text{TV ROI2}(\%) + \text{TV ROI3}(\%) + \text{TV ROI4}(\%)$$

Merke

Endexspiratorische Lungenimpedanz (EELI)

ΔEELI ist positiv ⇨ alveoläre Rekrutierung.
ΔEELI ist negativ ⇨ alveoläre Derekrutierung.

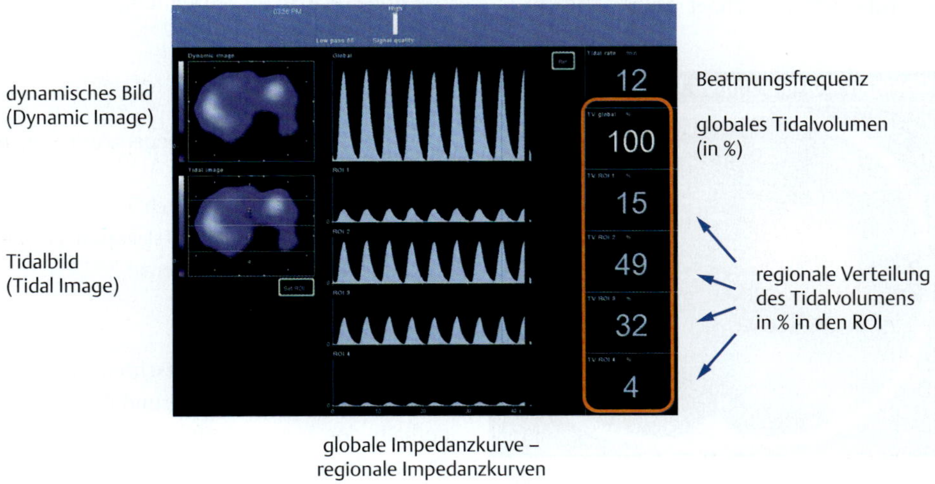

Abb. 7.15 Display Dräger Pulmo Vista 500. Grafische und numerische Darstellung der globalen und regionalen Tidalvariationen (= prozentuale Verteilung der Lungenventilation). (Quelle: Mit freundlicher Genehmigung von © Drägerwerk AG & Co. KGaA, Lübeck)

> **Info**
>
> Bei der elektrischen Impedanztomografie wird eine *funktionelle Bildgebung* durchgeführt, d. h., es werden die relativen Impedanzänderungen innerhalb der Elektrodenebene infolge von Veränderungen der regionalen Ventilation grafisch und numerisch aufgezeichnet.

In der „Standardansicht" werden 2 Bilder dargestellt (▶ Abb. 7.15):

- dynamisches Bild (Dynamic Image)
- Tidalbild (Tidal Image)

7

Im dynamischen Bild wird die Volumenverteilung in- und exspiratorisch in Echtzeit mit bis zu 50 Bildern/s dargestellt. Inhomogenitäten der Lungen können damit schnell identifiziert werden. Das Tidalbild zeigt die Volumenverteilung des letzten Atemhubs (s. ▶ Abb. 7.15).

In der Ansicht „Referenzfunktion" erscheint anstelle des Tidalbilds das Differenzbild. Im Differenzbild wird der aktuelle Status mit dem Referenzstatus verglichen und angezeigt. Änderungen der regionalen Ventilation werden dabei durch eine weitere Farbcodierung gekennzeichnet (▶ Abb. 7.16).

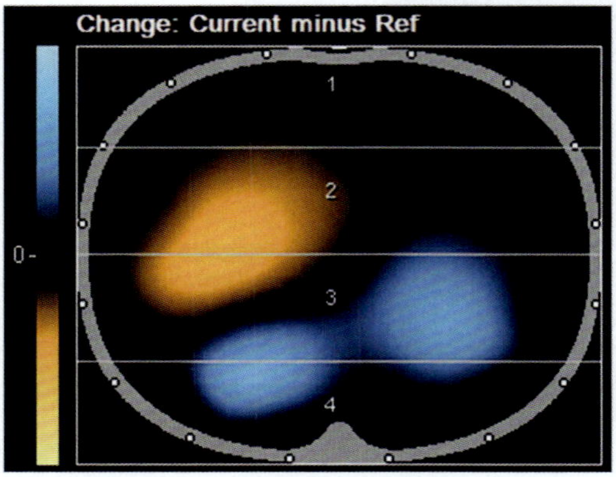

Abb. 7.16 Differenzbild mit Impedanzänderungen. Orange = Abnahme der regionalen Ventilation, hellblau = Zunahme der regionalen Ventilation. (Quelle: Mit freundlicher Genehmigung von © Drägerwerk AG & Co. KGaA, Lübeck)

- orange = Abnahme an Impedanzänderung = Abnahme der regionalen Ventilation
- hellblau = Zunahme an Impedanzänderung = Zunahme der regionalen Ventilation

7.8.3 Visualisierung der Lungendehnung („Lung-Stretch")

Impedanztomograf Swisstom BB²

Beim elektrischen Impedanztomografen Swisstom BB² (Swisstom AG) erfolgt der EIT-Bildaufbau „Pixel für Pixel", wodurch eine sehr detaillierte Bilddarstellung bzw. Bildanalyse ermöglicht wird.

Unter *„relativer tidaler Dehnung"* versteht man Impedanzänderungen (daher der Begriff „relativ") infolge Dehnung von Alveolen vom Beginn bis zum Ende der Inspiration *(„Stretch" = „Strain")*. Die relative tidale Dehnung wird im EIT-Bild und auch in einem Balkendiagramm quantitativ dargestellt, wobei die Farben der Balken mit denen der jeweiligen Pixel korrespondieren (▶ Abb. 7.17).

Farbliche Darstellung der Lungendehnung bei den elektrischen Impedanztomografen Swisstom BB² (Swisstom AG) und Elisa 800 (Löwenstein Medical):

- graue Farbtöne ⇨ geringe relative tidale Dehnung
- grüne oder violette Farbtöne (je nach Gerätetyp) ⇨ hohe relative tidale Dehnung

> **Info**
>
> Differenzialdiagnose von Lungenarealen mit minimaler relativer Dehnung:
>
> - Überdehnung („Overstretch")
> - Minderbelüftung (Dys-/Atelektasen, Pleuraerguss, Infiltrat, Pneumothorax)

Der Begriff *„SilentSpaces"* beschreibt Lungenareale im EIT-Bild, in welchen aufgrund ihrer Position innerhalb der Lungenkonturen Impedanzänderungen zu erwarten wären, jedoch nicht detektierbar sind. Es handelt sich um Lungenareale mit minimaler tidaler Dehnung. Anhand der anatomischen Lokalisation der *„SilentSpaces"* sowie im Zusammenhang mit dem klinischen Kontext erfolgt dann die Differenzialdiagnose (▶ Abb. 7.18).

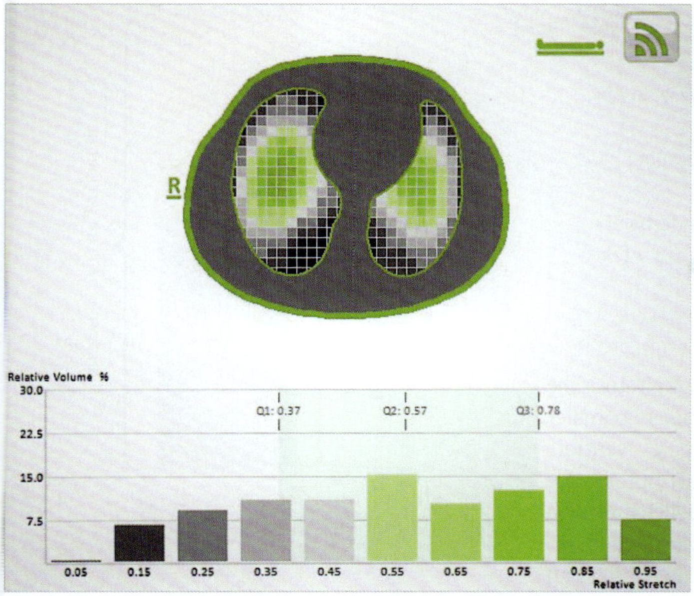

Abb. 7.17 Relative tidale Dehnung. Lungenareale mit großer tidaler Dehnung werden in grünen Farbtönen, Lungenareale mit geringer tidaler Dehnung mit Grautönen dargestellt. (Quelle: Löwenstein Medical Austria GmbH)

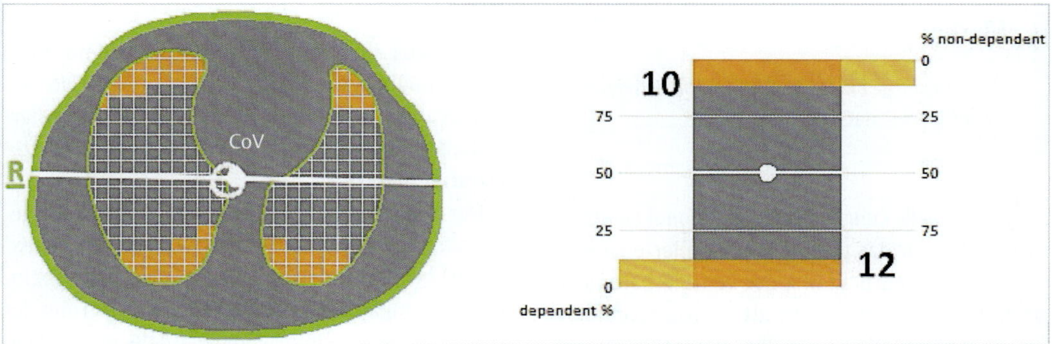

Abb. 7.18 SilentSpaces. SilentSpaces sind in Orange grafisch und numerisch dargestellt, unterteilt in ventrale und in dorsobasale Lungenabschnitte. CoV (Center of Ventilation) = geometrisches schwerkraftabhängiges Zentrum der Ventilationsverteilung (in Anlehnung an den Massenschwerpunkt des Körpers). (Quelle: Löwenstein Medical Austria GmbH)

Merke

Differenzialdiagnose der *„SilentSpaces"* in Abhängigkeit von der Lokalisation:

- ventrale Lungenareale ⇨ Überdehnung (*„Overstretch" = „Overstrain"*)
- dorsobasale Lungenareale ⇨ Minderbelüftung unterschiedlicher Ursache (z. B. Atelektasen, Pleuraerguss)

Der *„Best-PEEP"* kann als der endexspiratorische Druck definiert werden, bei dem bei maximaler dorsobasaler Rekrutierung minimale ventrale Überdehnung vorliegt. Ein mittels EIT optimierter PEEP zeigt als grafisches Korrelat möglichst wenige Lungenareale mit minimaler *„relativer tidaler Dehnung"* und somit das geringstmögliche Ausmaß an *„SilentSpaces"*.

Merke

„Best-PEEP" ⇨ PEEP, bei dem möglichst wenig *„SilentSpaces"* nachweisbar sind.

Die *funktionelle Lungengröße (Functional Lung Size)* ist ein Maß für das tatsächlich ventilierte Lungenvolumen, ausgedrückt in % der ventilierbaren Lunge. Dieser Parameter kann als Surrogatparameter für die funktionelle Residualkapazität (FRC) herangezogen werden (▶ Abb. 7.19).

Beispiel:
Eine funktionelle Lungengröße von 57 % bedeutet, dass nur 57 % des ventilierbaren Lungenvolumens ventiliert werden und für den pulmonalen Gasaustausch zur Verfügung stehen.

Beim Impedanztomografen Swisstom BB² (Swisstom AG) wird auch die Köperposition kontinuierlich erfasst und als EIT-Bild grafisch dargestellt.

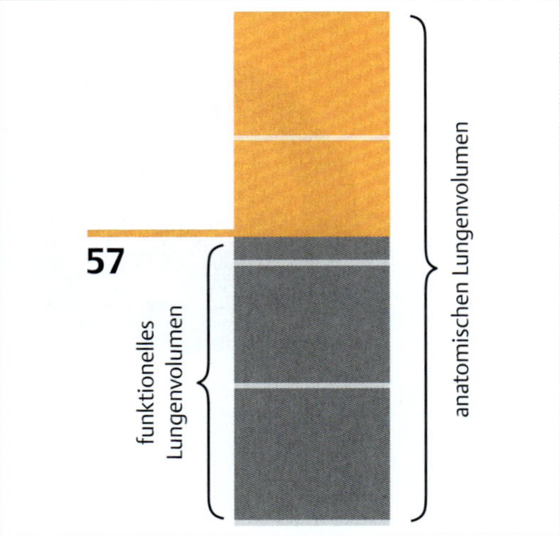

Abb. 7.19 Funktionelle Lungengröße.

7.8.4 Visualisierung von tidaler Rekrutierung

Der elektrische Impedanztomograf Pulmo Vista 500 ermöglicht die Visualisierung von *„tidaler Rekrutierung"*, d. h. eines atemzyklischen Alveolarkollapses, und damit die Detektierung eines Atelektatraumas.

Der Parameter *„regionaler Ventilationsverzögerungsindex" („Regional Ventilation-Delay Index" [RVD])* bestimmt den zeitlichen Verlauf der regionalen Atemgasfüllung und Atemgasentleerung der Lungenkompartimente. Lungenareale mit *„tidaler Rekrutierung"* werden im EIT-Bild als verspätetes Ventilationssignal *(= „Regional Ventilation Delay" [SD_{RVD}])* farblich dargestellt (▶ Abb. 7.20). Der Parameter RVD bestimmt für jedes Pixel innerhalb der Kontur der ventilierten Lunge das Ausmaß der zeitlichen Verzögerung der regionalen Inspiration (abgeleitet aus der regionalen Impedanzkurve) gegenüber der globalen Inspiration (abgeleitet aus der globalen Impedanzkurve). Auf diese Weise können das Ausmaß der tidalen Rekrutierung und die PEEP-assoziierten Änderungen quantitativ abgeschätzt werden, indem diese Lungenkompartimente farblich dargestellt werden [9].

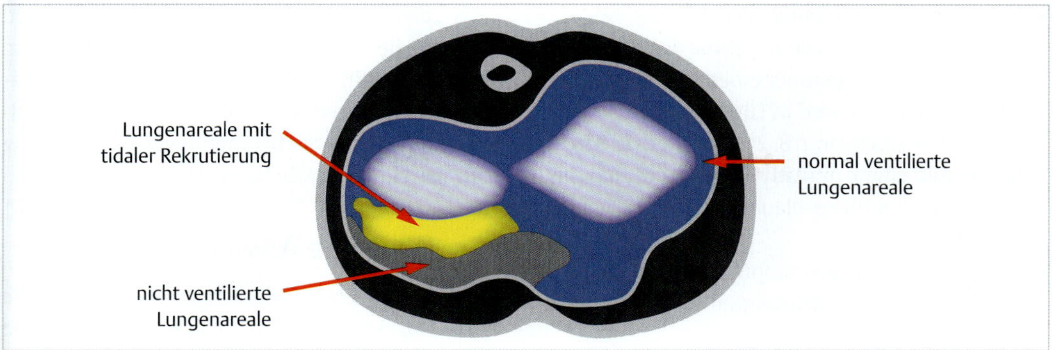

Abb. 7.20 Tidale Rekrutierung.
Elektrischer Impedanztomograf Pulmo Vista 500. Blau-weiß = normal ventilierte Lungenareale, gelb = Lungenareale mit tidaler Rekrutierung (atemzyklischer Alveolarkollaps), grau = nicht ventilierte Lungenareale. (Quelle: Mit freundlicher Genehmigung von © Drägerwerk AG & Co. KGaA, Lübeck)

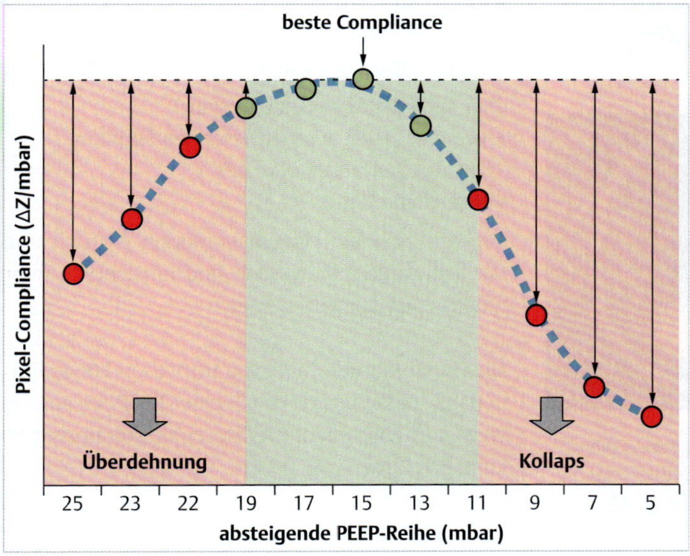

Abb. 7.21 Pixel-Compliance.

$$\text{Compliance}_{\text{Pixel}} = \frac{\Delta Z}{P_{\text{Plat}} - \text{PEEP}}$$

ΔZ = lokale Impedanzvariation
P_{Plat} = Plateaudruck
PEEP = positiver endexspiratorischer Druck

7.8.5 Visualisierung der regionalen Compliance („Pixel-Compliance")

Die elektrische Impedanztomografie ermöglicht die Ermittlung der *regionalen Compliance* des respiratorischen Systems, indem für jedes Lungenareal und für jedes Pixel die regionale Compliance (= Pixel-Compliance [ΔZ/mbar]) berechnet wird (► Abb. 7.21).

Compliance Loss (CL) – Compliance Win (CW)

- Der *Parameter CL [Compliance Loss in %]* beschreibt die prozentuale Abnahme der regionalen Compliance gegenüber einem frei wählbaren Referenzareal und wird in Orange dargestellt. Ein Wert von z. B. 13 bedeutet, dass in diesem Bild eine kumulative Impedanzabnahme von 13 % in den orangefarbenen Bereichen erfolgte (► Abb. 7.22).

- Der *Parameter CW [Compliance Win in %]* beschreibt die prozentuale Zunahme der regionalen Compliance gegenüber einem frei wählbaren Referenzareal und wird in Türkis-blau dargestellt. Ein Wert von z. B. 21 bedeutet, dass in diesem Bild eine kumulative Impedanzzunahme von 21 % in den türkis-blauen Bereichen erfolgte (s. ▶ Abb. 7.22).
- Pixel mit der gleichen Compliance wie im Referenzareal werden in Dunkelgrau dargestellt.

CL-Bilder stellen die PEEP-induzierte Abnahme der regionalen Compliance für verschiedene PEEP-Stufen während einer auf- oder absteigenden PEEP-Titration („PEEP-Trial") dar. Das Diagramm zeigt einen gegenläufigen Trend von kollabierten und überdehnten Lungenarealen mit einem Schnittpunkt, welcher als „Best-PEEP" (= „Cross over PEEP") definiert wird (▶ Abb. 7.23 und ▶ Abb. 7.24) [9].

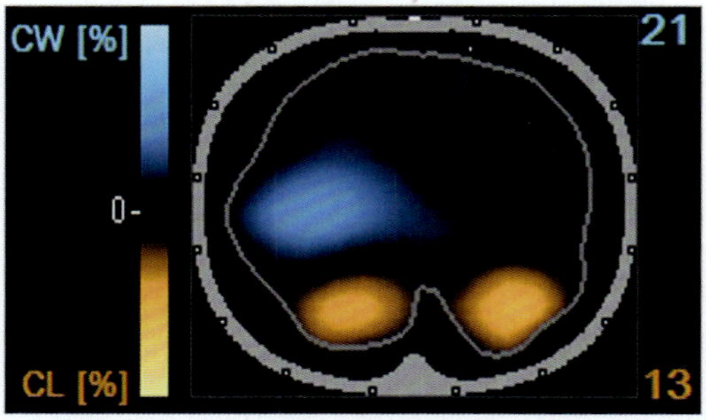

Abb. 7.22 Compliance Loss [CL] – Compliance Win [CW] (Pulmo Vista 500). (Quelle: Mit freundlicher Genehmigung von © Drägerwerk AG & Co. KGaA, Lübeck)

Als *„Best-PEEP"* wird der PEEP-Wert definiert, bei dem die „Pixelcompliance" am höchsten ist. Dies ist jener PEEP-Wert, bei dem es zu einer maximalen alveolären Rekrutierung dorsobasaler Alveolarkompartimente bei minimaler Überdehnung ventraler Lungenareale kommt (s. ▶ Abb. 7.24).

7.8.6 Klinische Anwendung

Während die Computertomografie die thorakale Morphologie nur statisch abbildet, ermöglicht die EIT die dynamische Darstellung der regionalen Lungenventilation in Echtzeit ([10], [11], [12]).

Mittels der EIT können die Effekte von therapeutischen Maßnahmen wie

- Anpassung von Beatmungseinstellungen,
- PEEP-Optimierung,
- Rekruitmentmanöver und,
- Lagerungsmaßnahmen,

aber auch die Auswirkungen von

- verschiedenen augmentierenden Spontanatmungsverfahren oder der
- Bronchialtoilette

auf die regionale Lungenventilation grafisch und farblich dargestellt werden und hinsichtlich ihrer Effektivität beurteilt werden.

Die Zunahme der endexspiratorischen Lungenimpedanz (ΔEELI positiv) nach einer PEEP-Steigerung weist auf eine Zunahme des endexspiratorischen Lungenvolumens (EELV) hin.

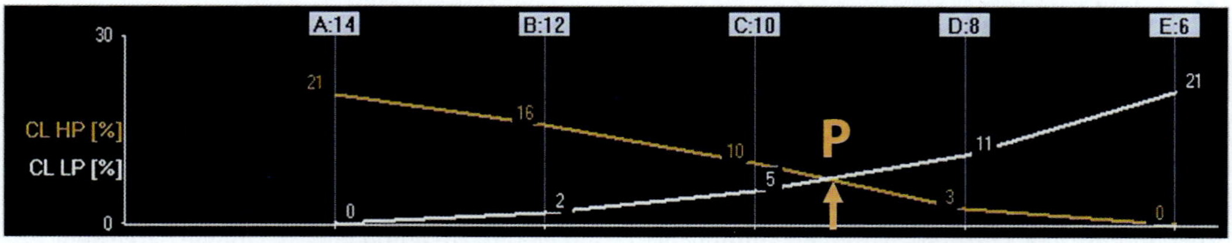

Abb. 7.23 Compliance Loss (CL) zu niedrigeren und zu höheren PEEP-Werten (Pulmo Vista 500). Orange = Compliance Loss (CL) hin zu niedrigeren PEEP-Werten, grau-weiß = Compliance Loss (CL) hin zu höheren PEEP-Werten. P: point of intersection. (Quelle: Mit freundlicher Genehmigung von © Drägerwerk AG & Co. KGaA, Lübeck)

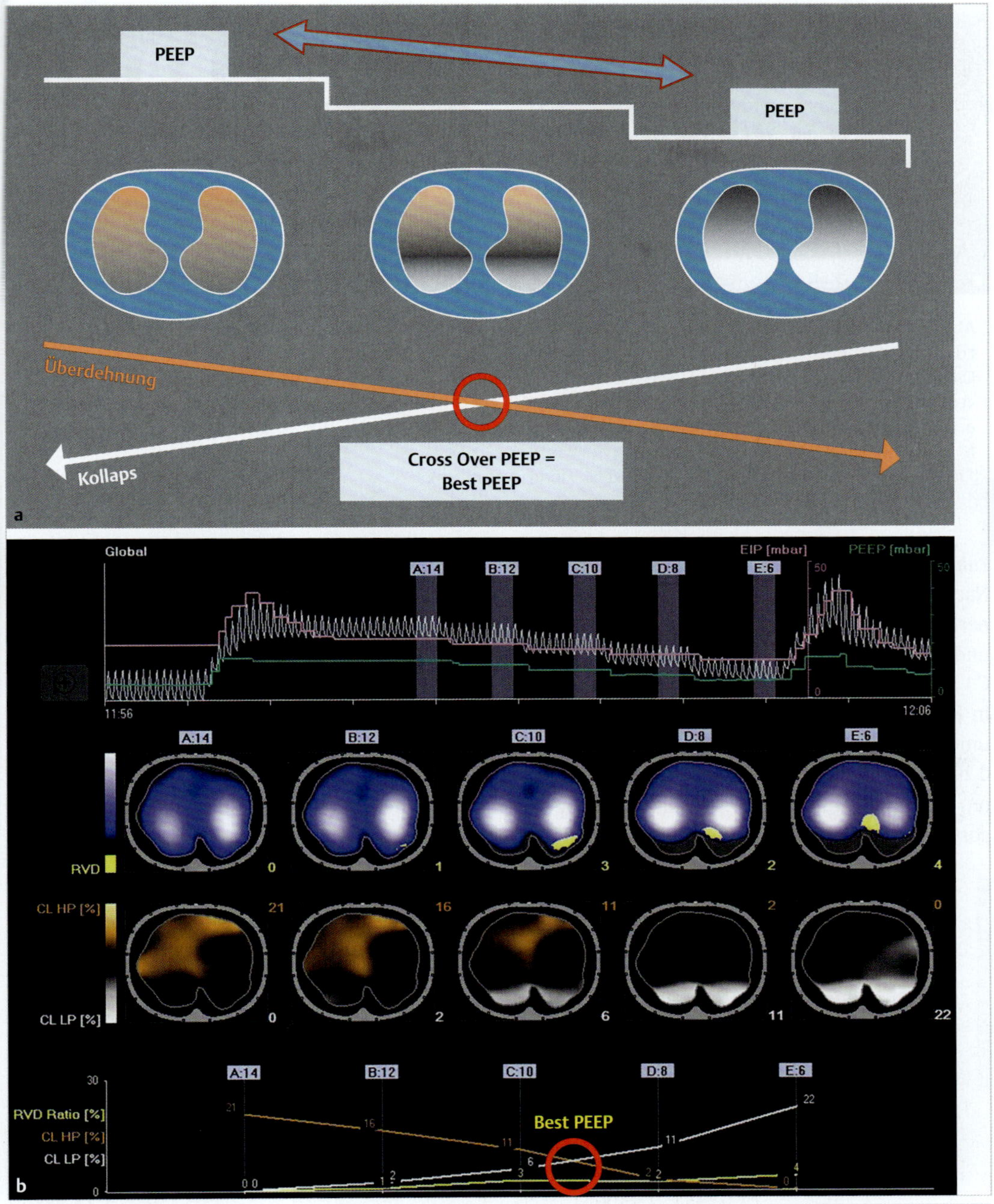

Abb. 7.24 PEEP-Optimierung mittels elektrischer Impedanztomografie – „Cross over PEEP".

a Schematische Darstellung von ventraler Überdehnung und dorsobasalem Alveolarkollaps bei einer absteigenden PEEP-Reihe. Das Diagramm zeigt einen gegenläufigen Trend von kollabierten und überdehnten Lungenarealen mit einem Schnittpunkt, der als „Best-PEEP" (= „Cross over PEEP") definiert wird.

b PEEP-Optimierung mittels elektrischer Impedanztomografie (Pulmo Vista 500 – „Diagnostik-Ansicht"). Das Diagramm zeigt einen gegenläufigen Trend von kollabierten und überdehnten Lungenarealen mit einem Schnittpunkt, der als „Best-PEEP" definiert wird. Orange = überdehnte Lungenareale ⇨ Compliance Loss [CL]) hin zu höheren PEEP-Werten, grau-weiß = kollabierte Lungenareale ⇨ Compliance Loss [CL]) hin zu niedrigeren PEEP-Werten.

(Quelle: Mit freundlicher Genehmigung von © Drägerwerk AG & Co. KGaA, Lübeck)

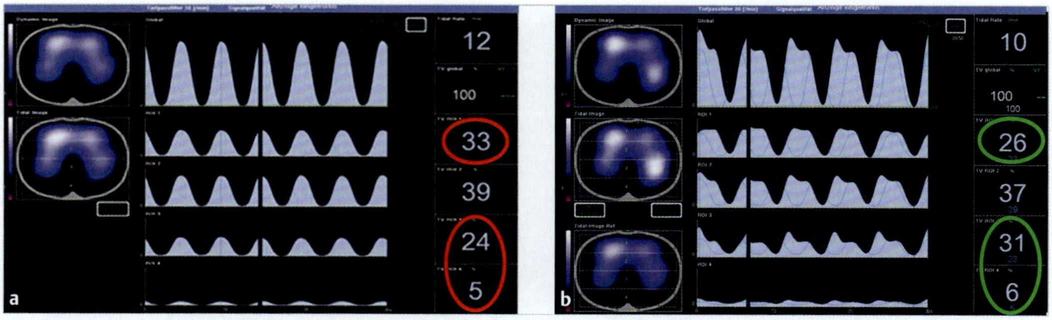

Abb. 7.25 Fallbeispiel – Effekte der ungehinderten Spontanatmung im BIPAP/BiLevel-Modus auf die regionale Lungenventilation.
Die Spontanatmung führt zu einer Umverteilung der regionalen Lungenventilation mit Abnahme der Lungenventilation ventral (ROI 1) um 7 % und Zunahme in den dorsobasalen Lungenkompartimenten (ROI 3 und ROI 4) um 8 %.
a BIPAP/BiLevel-Modus ohne Spontanatmung.
b BIPAP/BiLevel-Modus mit Spontanatmung.
(Quelle: Anästhesiologische Intensivstation, Klinik Floridsdorf, Wien)

Zahlenbeispiel:
Nach einer PEEP-Steigerung um 5 mbar nimmt innerhalb von 20 min die ΔEELI in ROI 3 um + 0,32 und in ROI 4 um + 0,18 zu (ΔEELI: Cursorposition C 1 versus C 2): Diese Zahlenwerte sagen aus, dass in ROI 3 die endexspiratorische Lungenimpedanz um 32 % und in ROI 4 um 18 % zugenommen hat, d. h., die PEEP-Steigerung führte zu einer alveolären Rekrutierung in den dorsobasalen Lungenkompartimenten.

Merke M!

Veränderungen der endexspiratorischen Lungenimpedanzwerte (ΔEELI) korrelieren direkt mit Veränderungen des endexspiratorischen Lungenvolumens (ΔEELV).

Fallbeispiele:
▶ Abb. 7.25 zeigt die Effekte der ungehinderten Spontanatmung im BIPAP/BiLevel-Modus auf die regionale Lungenventilation. Durch die Spontanatmung kommt es zu einer Umverteilung von Atemgas aus den ventralen in die dorsobasalen Lungenkompartimente und zu einer Homogenisierung der Atemgasverteilung mit konsekutiver Abnahme der beatmungsinduzierten ventralen Hyperinflation.

▶ Abb. 7.26 zeigt das Ausmaß der alveolären Rekrutierung im Rahmen einer PEEP-Titration (*„PEEP-Responder"*).

▶ Abb. 7.27 zeigt die positiven Effekte der Bauchlagerung.

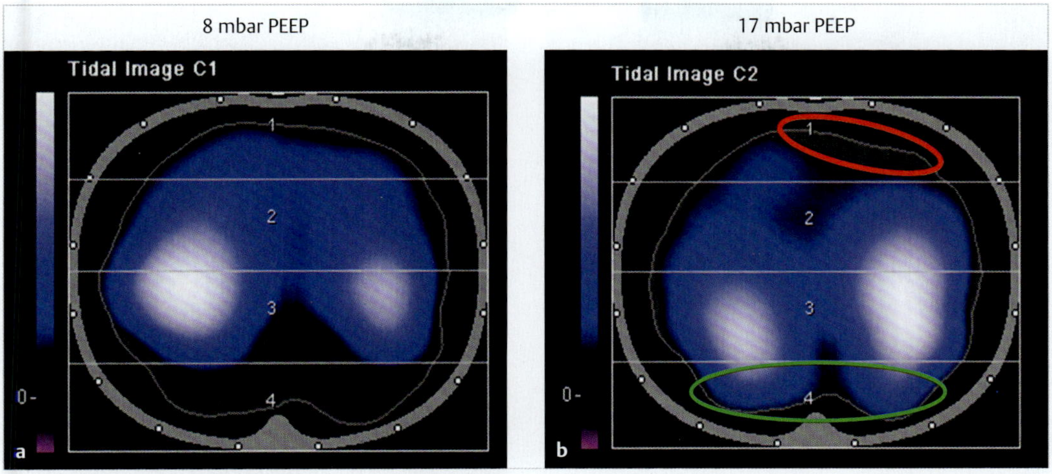

Abb. 7.26 Fallbeispiel – PEEP-Optimierung.
Schrittweise PEEP-Erhöhung von 8 auf 17 mbar bei gleicher Druckamplitude. Bei PEEP von 17 mbar praktisch vollständige alveoläre Rekrutierung dorsobasal (ROI 4) bei geringer Überdehnung in den ventralen Lungenkompartimenten (ROI 1).
a Vor alveolärer Rekrutierung.
b Nach alveolärer Rekrutierung.
(Quelle: Anästhesiologische Intensivstation, Klinik Floridsdorf, Wien)

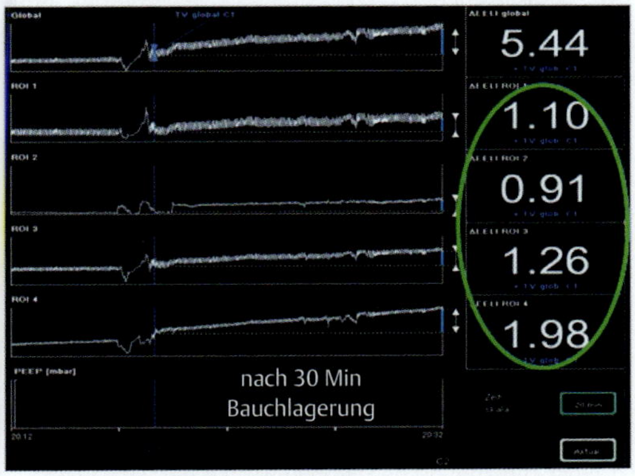

Abb. 7.27 Fallbeispiel – Bauchlagerung.
Nach 30 min Bauchlagerung kam es zu einer deutlichen Zunahme der endexspiratorischen Lungenimpedanz (ΔEELI) in den einzelnen ROI zwischen 91 und 198 %. (Quelle: Anästhesiologische Intensivstation, Klinik Floridsdorf, Wien)

► Abb. 7.28 zeigt den Effekt einer therapeutischen Bronchoskopie bei Totalatelektase der linken Lunge auf die regionale Lungenventilation.

7.8.7 Regionale versus globale Druck-Volumen-Beziehung

Während die grafische Darstellung der Druck-Volumen-Kurve zur Ermittlung der Inflektionspunkte mittels der „Low-Flow-Technik" nur eine Beurteilung der globalen Atemmechanik (Compliance des respiratorischen Systems) erlauben, können mittels der EIT auch regionale Complianceunterschiede erfasst werden. So kann beispielsweise während einer PEEP-Titration die Compliance des gesamten respiratorischen Systems gleich bleiben, da in den dorsobasalen Lungenarealen alveoläre Rekrutierung stattfindet, während ventrale Lungenkompartimente bereits überdehnt und potenziell geschädigt werden (vgl. Kap. 4.3.5 unter „Beatmung mit erhöhtem positivem endexspiratorischem Druck").

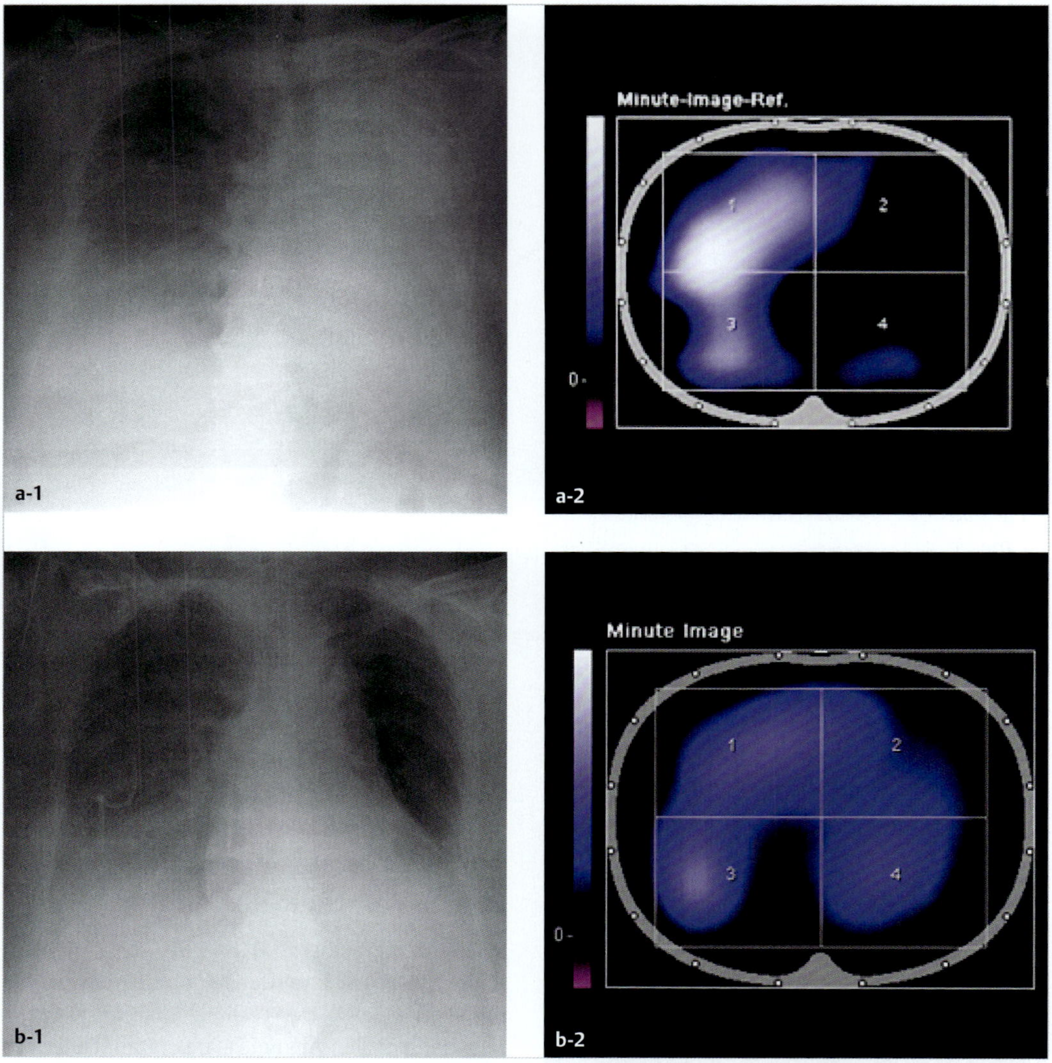

Abb. 7.28 Fallbeispiel – Therapeutische Bronchoskopie. Effekt einer therapeutischen Bronchoskopie bei Totalatelektase der linken Lunge auf die regionale Lungenventilation. Gut ventilierte Lungenkompartimente werden blau-weiß, schlecht oder nicht ventilierte Lungenareale schwarz dargestellt.

a Thoraxröntgen und EIT-Bild vor der Bronchoskopie.

b Thoraxröntgen und EIT-Bild nach der Bronchoskopie.

(Quelle: Anästhesiologische Intensivstation, Klinik Floridsdorf, Wien)

M!

Merke

Die elektrische Impedanztomografie ermöglicht die Erfassung der regionalen Druck-Volumen-Beziehungen des respiratorischen Systems.

7.8.8 Limitationen und Kontraindikationen

Die EIT untersucht relative Impedanzänderungen des Patienten, die v. a. auf Veränderungen des intrapulmonalen Luftgehalts, aber auch auf intrathorakale Flüssigkeitsverschiebungen und den pulsatilen Blutfluss zurückzuführen sind. Eine Limitation dieser Methode liegt demnach in der Unterscheidung zwischen Impedanzänderungen, die durch alveoläre Rekrutierung/Derekrutierung hervorgerufen werden, sowie solchen, die auf Blut- und Flüssigkeitsverschiebungen zurückzuführen sind [7]. Auch massive Lungen- und/oder Gewebeödeme können die Signalqualität beeinträchtigen.

Es gibt derzeit keine Erfahrungen, ob elektrisch leitende Materialien im Bereich des Thorax wie z. B. Herzschrittmacher, implantierbarer Kardioverter-Defibrillator (ICD) oder Sternumcerclagen nach kardiochirurgischen Eingriffen die EIT-Messungen beeinflussen [7].

Daher soll die elektrische Impedanztomografie nicht verwendet werden bei:

- Patienten mit Herzschrittmacher oder Kardioverter-Defibrillator (⇨ Interferenzen?)
- Adipositas permagna mit Body Mass Index (BMI) > 50 (⇨ Beeinträchtigung der Signalqualität)
- Patienten mit instabilen Wirbelsäulenverletzungen (⇨ Verletzungsrisiko durch Anlegen des Elektrodengürtels)
- offenen Wunden/Wundinfektionen bzw. Wundverbänden im Bereich der Positionierung des Elektrodengürtels

Zusammenfassend kann gesagt werden, dass vor dem Hintergrund der derzeit verfügbaren Literatur die elektrische Impedanztomografie (EIT) ein vielversprechendes Beatmungsmonitoring darstellt, welches dazu beiträgt, eine individualisierte Einstellung der Beatmungsparameter durchzuführen mit dem Ziel, eine beatmungsinduzierte Lungenschädigung zu minimieren. Aufgrund der guten elektrischen Leitfähigkeit von Blut ist die Visualisierung der regionalen Lungendurchblutung und somit die Erfassung des regionalen Ventilations-/Perfusionsverhältnisses ein weiterer vielversprechender Ansatz für die Zukunft. Forschungsarbeiten in dieser Richtung werden durchgeführt.

Weiterführende Literatur

[1] Böhm SH, Kremeier P, Tusman G et al. Foundations of volumetric capnography: principles of monitoring of metabolism and hemodynamics. Anaesthesist 2020; 69 (4): 287–296

[2] Kremeier P, Böhm SH, Tusman G. Clinical use of volumetric capnography in mechanically ventilated patients. J Clin Monit Comput 2020; 334 (1): 7–16

[3] Nuckton T, Alonso J, Kallet R et al. Pulmonary dead space fraction as a risk factor for death in the acute respiratory distress syndrome. N Engl J Med 2002; 346: 1281–1286

[4] Blanch L, López-Aguilar J, Lucangelo U. Dead space in acute respiratory distress syndrome: more than a feeling. Crit Care 2016; 20: 214

[5] Frerichs I, Schiffmann H, Hahn G et al. Funktionelle elektrische Impedanztomographie – eine Methode zur bettseitigen Überwachung der regionalen Lungenfunktion. Intensivmed 2005; 42: 66–73

[6] Heyward VH. Practical body composition assessment for children, adults, and older adults. Int Sport Nutr 1998; 8: 285–307

[7] Hinz J, Hahn G, Quintel M. Electrical impedance tomography: ready for routine clinical use for mechanically ventilated patients. Anaesthesist 2008; 57: 61–69

[8] Bodenstein M, David M, Markstaller K. Principles of electrical impedance tomography and its clinical application. Crit Care Med 2009; 37: 713–724

[9] Costa ELV, Borges JB, Melo A et al. Estimation of recruitable alveolar collapse and hyperdistension by electrical impedance tomography. Intensive Care Med 2009; 35: 1132–1137

[10] Hinz J, Moerer O, Neumann P et al. Regional pulmonary pressure volume curves in mechanically ventilated patients with acute respiratory failure measured by electrical impedance tomography. Acta Anaesthesiol Scand 2006; 50: 331–339

[11] Wolf GK, Gomez-Laberge C, Rettig JS et al. Mechanical ventilation guided by electrical impedance tomography in experimental acute lung injury. Crit Care Med 2013; 41: 1296–1304

[12] Plankman P, Hasan D, Erik GJ et al. Detection of „best“ positive end-expiratory pressure derived from electrical impedance tomography parameters during a decremental positive end-expiratory pressure trial. Critical Care 2014; 18: R95

8 Anfeuchtung und Erwärmung des Atemgases (Atemgaskonditionierung)

Unter Atemgaskonditionierung (Atemgasklimatisierung) versteht man die Anfeuchtung und Erwärmung der eingeatmeten Luft bzw. des über einen Respirator verabreichten Atemgases.

8.1 Physikalische Grundlagen

- *Feuchtigkeit* ist die in einem Gasgemisch enthaltene Wasserdampfmenge.
- *Absolute Luftfeuchtigkeit (= absoluter Wassergehalt):* Wasserdampfgehalt in mg pro Liter Luft bei einer bestimmten Temperatur (▶ Abb. 8.1).
- *Maximale Luftfeuchtigkeit:* 1 dm^3 Luft kann jedoch nur eine bestimmte Menge Wasserdampf aufnehmen, deren Größe mit der Lufttemperatur zunimmt. Die Luft ist mit Wasserdampf gesättigt.
- *Relative Luftfeuchtigkeit:*
    - Verhältnis von absoluter Luftfeuchtigkeit zu maximaler Luftfeuchtigkeit in %.
    - Die relative Feuchtigkeit ist nur aussagekräftig, wenn gleichzeitig die Temperatur des Gases angegeben wird.

$$\%\ \text{relative Luftfeuchtigkeit} = \frac{\text{absolute Luftfeuchtigkeit}}{\text{maximale Luftfeuchtigkeit}} \times 100$$

- *Taupunkt:* Die Temperatur, bei der die *Kondensation* (= Übergehen vom gasförmigen in den flüssigen Zustand) einsetzt.

Unterschied Verdunstung–Verdampfung:
- Als *Verdunsten* bezeichnet man den Übergang eines Stoffes vom flüssigen in den gasförmigen Aggregatzustand unterhalb der Siedetemperatur,
- als *Verdampfen* den Übergang vom flüssigen in den gasförmigen Aggregatzustand bei Siedetemperatur.

Beispiel:
Wasser verdampft bei einer Siedetemperatur von 100 °C, verdunstet aber bei z. B. 40 °C.

Merke M!

Der maximale Wasserdampfgehalt in der Luft ist temperaturabhängig, d. h., je höher die Temperatur, desto mehr Wasserdampf kann von der Luft aufgenommen werden.

Beispiele:
Bei einer Raumtemperatur von 22 °C kann die im Raum enthaltene Luft maximal 19 mg/l Wasser-

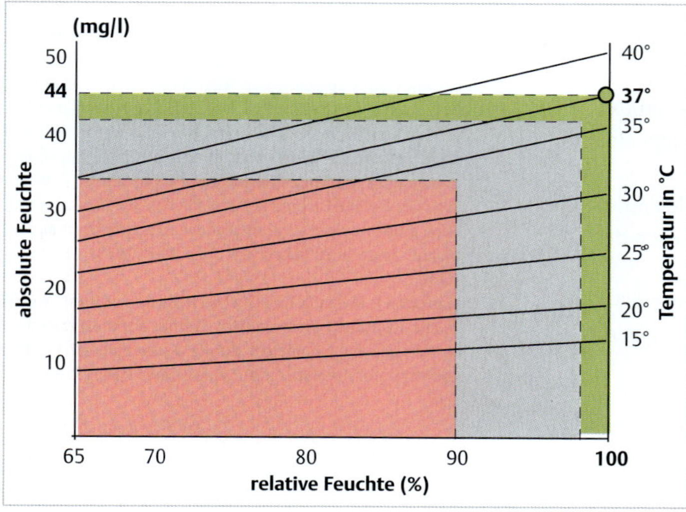

Abb. 8.1 Abhängigkeit der absoluten Feuchtigkeit von der Temperatur.

dampf aufnehmen (= 100 % relative Luftfeuchtigkeit).

Enthält die Luft bei dieser Temperatur nur 11,4 mg/l Wasserdampf, so beträgt die relative Luftfeuchtigkeit 60 % (⇨ 11,4 : 19 × 100 = 60).

Da die Gase aus der Zentralversorgungsanlage zum Schutz der Leitungen eine relative Feuchtigkeit von nur etwa 50 % aufweisen, würde der intubierte und beatmete Patient ohne Atemgaskonditionierung unter Raumluftbedingungen nur knapp 10 mg/l absolute Feuchtigkeit erhalten (s. u.).

Kühlt nun die ungesättigte Luft ab, wird schließlich die *Sättigungstemperatur* erreicht, bei der die Luft mit 100 % Wasserdampf gesättigt ist. Bei weiterer Abkühlung kommt es zu einer Übersättigung der Luft und der überschüssige Wasserdampf kondensiert (= Bildung von Kondenswasser) unter Freiwerden von Wärmeenergie.

Beispiele:
Kondensiert der Wasserdampf über dem Erdboden, so entsteht Nebel, in größeren Höhen Wolken. Auf Pflanzen bildet sich Tau oder Reif.

Beim Abkühlen des Atemgases im Beatmungsschlauch bildet sich Kondenswasser, welches sich in der Wasserfalle sammelt.

Tab. 8.1 Wasserdampfgehalt gesättigter Luft.

Temperatur (°C)	Wasserdampfgehalt (mg/l) (maximale Luftfeuchtigkeit)	Relative Feuchte, bezogen auf 37 ° C (%)
10	9	21
20	17	39
30	30	68
32	33	75
33	36	80
34	37	85
35	40	90
36	42	95
37	44	100

▸ Tab. 8.1 gibt einen Überblick über den Wasserdampfgehalt gesättigter Luft [1].

8.2 Physiologie – Pathophysiologie

Die Hauptfunktionen des oberen Respirationstrakts bestehen in der Erwärmung und Anfeuchtung der eingeatmeten Luft sowie in der Elimination eingeatmeter Partikel oder Keime. Etwa ¾ der Feuchtigkeit und Wärme werden von den Schleimhäuten im Nasen-Rachen-Raum zugeführt, das restliche Viertel in der Luftröhre.

Info

Mundatmung – im Gegensatz zur Nasenatmung – hat zur Folge, dass die in den oberen Atemwegen ankommende Atemluft um 4 °C kühler ist und eine um 11 mg/l geringere Feuchtigkeit enthält.

Folge: Bei länger anhaltender Mundatmung besteht die Gefahr der Austrocknung der Schleimhaut der oberen Atemwege [2].

Die Entfernung von inhalierten Partikeln erfolgt in den oberen Luftwegen durch Husten und Niesen (*Tussive Clearance*), während in den tieferen Atemwegen die *mukoziliäre Clearance* im Vordergrund steht. Dieser Reinigungsmechanismus funktioniert derart, dass der gesamte Oberflächenbelag vom Flimmerepithel der unteren Luftwege kontinuierlich in Richtung Pharynx bewegt wird. Aufgrund der Viskosität des Bronchialsekrets werden inhalierte Partikel mitbewegt und eliminiert (vgl. Kap. 1) ([1], [3]).

Bei Atmung mit einer Raumlufttemperatur von 22 °C und einer relativen Luftfeuchtigkeit von 50 %, entsprechend einem Wassergehalt von knapp 10 mg/l, kommt die eingeatmete Luft nach Passage der Nase mit etwa 34 °C und 85 % relativer Luftfeuchtigkeit in der Trachea an. Die restliche Erwärmung auf 37 °C Körpertemperatur und Anfeuchtung auf 100 % wird knapp distal der Carina erreicht, wobei die exakte Position dieser *„isothermen Sättigungszone“* allerdings von der Feuchtig-

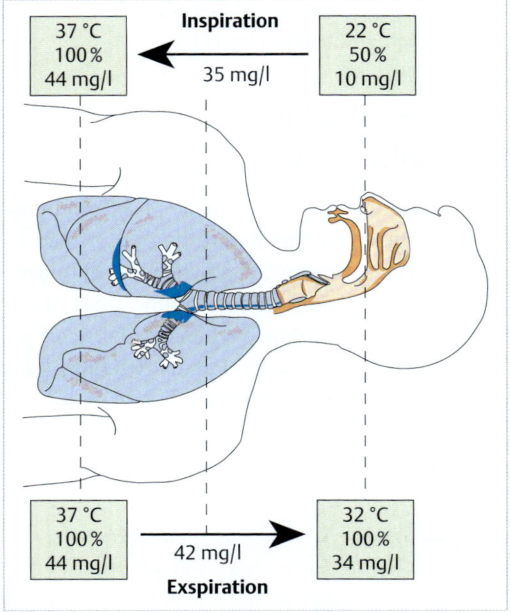

Abb. 8.2 Atemgasklimatisierung. Wassergehalt und Temperatur der Inspirations- und Exspirationsluft unter Raumluftatmung in verschiedenen Abschnitten des Respirationstrakts.

keit und Temperatur des Atemgases sowie dem Atemzugvolumen abhängt (▸ Abb. 8.2) ([4], [5]).

Neuere Studien gehen davon aus, dass die Körpertemperatur in der Höhe der Carina lediglich bei 36,6 °C liegt [6].

Um bei einer Körpertemperatur von 37 °C eine 100 %ige Sättigung zu erreichen, muss der Inspirationsluft bei gleichzeitiger Erwärmung eine Wassermenge von etwa 34 mg/l zugesetzt werden. Dies erfolgt, indem der Atemwegsschleimhaut mit jedem Atemzug Wärme und Feuchtigkeit als pulmonale Perspiratio insensibilis entzogen wird, wobei sich diese abkühlt (= respiratorische Wasserverluste) [4].

Info

Die *pulmonale Perspiratio insensibilis* beträgt beim Erwachsenen etwa 300 ml/24 h, beim Kleinkind etwa 50 ml/24 h.

Die *Atemluft* in den *Alveolen* ist demnach mit einer relativen Feuchtigkeit von 100 % bei 37 °C wasserdampfgesättigt, entsprechend einem Wassergehalt von 44 mg Wasser pro Liter Luft.

Info

In der *isothermen Sättigungszone* beträgt bei einer Körpertemperatur von 37 °C

- die absolute Feuchtigkeit der Inspirations- bzw. Exspirationsluft 44 mg Wasser pro Liter Luft. Dieser Wassergehalt entspricht
- einer relativen Feuchtigkeit der Inspirations- bzw. Exspirationsluft von 100 %.

Merke

Eine optimale Funktion der *mukoziliären Clearance* setzt eine Temperatur von 37 °C und eine absolute Feuchtigkeit von 44 mg/l entsprechend einer relativen Feuchtigkeit von 100 % voraus [7].

In diesem Milieu schlagen die Zilien mit einer Frequenz von etwa 15/s, wodurch eine Transportgeschwindigkeit des Mukus (Mukokinese) von 10–15 mm/min in den kleinen Atemwegen erreicht wird [8].

Während der *Exspiration* kühlt die auf 37 °C erwärmte und maximal gesättigte Luft an der Tracheal- und Nasen-Rachen-Schleimhaut wieder ab, wobei Feuchtigkeit und Wärme an die Schleimhaut abgegeben werden. Bei der Ausatmung aus der Nase hat die Exspirationsluft etwa eine Temperatur von 32 °C bei einer absoluten Feuchtigkeit von 34 mg/l und einer relativen Feuchtigkeit von 100 % (s. ▸ Abb. 8.2).

Nur ungefähr 20–30 % der Wärme und Feuchtigkeit, die der Mukosa während der Inspiration entzogen wurden, werden während der Exspiration wieder zurückgewonnen. Im Durchschnitt verliert somit ein Erwachsener bei Nasenatmung von Raumluft etwa 250–300 ml Wasser pro Tag durch Verdunstung aus den Atemwegen.

Während forcierte Atmung oder Einatmung von sehr kalter und trockener Luft (z. B. Polarregion) die isotherme Sättigungszone nur unwesentlich nach distal verlagert, führt eine Überbrückung der oberen Luftwege durch einen *Endotrachealtubus* und maschinelle Beatmung mit kalten und trockenen Atemgasen zu einer Verschiebung der *isothermen Sättigungszone* weit in die *Lungenperipherie*, da unter physiologischen Bedingungen der Wärme- und Feuchtigkeitsaustausch vorwiegend in der Nase stattfindet.

Folge: Der Wasser- und Wärmeverlust *(Verdunstungsenergie)* der Schleimhaut aus den unteren Atemwegen nimmt etwa um das 3-Fache zu, da durch die Intubation und maschinelle Beatmung der Nasen-Rachen-Raum umgangen wird, der somit als Befeuchter und Wärmeaustauscher ausfällt [3].

Die *mukoziliäre Clearance* ist bei einer Wasserdampfsättigung unter 70 % erheblich eingeschränkt. Die Ziliartätigkeit hört ganz auf, wenn das in der Trachea ankommende Atemgasgemisch eine relative Luftfeuchtigkeit von 50 % unterschreitet.

Strömt längere Zeit trockene und kalte Luft in die Atemwege, treten folgende *Komplikationen* auf:

- Austrocknung der Mukosa
- Verlust der Ziliartätigkeit
- Verminderung der Mukokinese
- Sekretretention und Sekreteindickung (Dyskrinie)
- Verminderung der Surfactant-Aktivität
- Ausbildung von Atelektasen mit konsekutiver Verschlechterung des Gasaustausches
- Schleimhautulzerationen
- Bronchospasmus
- Hypothermie
- Infektion

Diese Komplikationen können bereits nach nur einstündiger (!) maschineller Beatmung über einen Tubus mit trockenen Atemgasen auftreten, v. a. bei Patienten mit vorhandenen chronisch obstruktiven Lungenerkrankungen [9].

Das Ausmaß dieser Schädigungen hängt nicht nur von der Beatmungsdauer (⇨ direkte Proportionalität) und der relativen Feuchtigkeit des Beatmungsgases ab, sondern auch vom Alter des Patienten, von einer Raucheranamnese sowie vorhandenen Erkrankungen des Bronchialsystems (⇨ COPD). Systemische Dehydrierung führt infolge einer Viskositätszunahme der Interziliarflüssigkeit zu einer weiteren Beeinträchtigung der Funktion des Ziliarepithels (vgl. ▶ Abb. 1.3).

Info

Bei *COPD-Patienten* hat die Funktionsbeeinträchtigung der mukoziliären Clearance eine Abnahme der Mukokinese um etwa den Faktor 10 zur Folge, d. h. Abnahme der physiologischen Schleimtransportgeschwindigkeit von ≥ 10 mm/min auf ≤ 1 mm/min [10].

Die Ausheilung *(Restitutio ad integrum)* von Schleimhautschäden schwankt in Abhängigkeit vom Ausmaß der zerstörten Epithelschichten zwischen einigen Tagen und 2–3 Wochen [9].

Info

Anfeuchtung und *Erwärmung* des *Atemgases (= Atemgaskonditionierung)* sind daher unabdingbare Voraussetzungen für die maschinelle Beatmung des intubierten Patienten.

In der Akutphase einer respiratorischen Insuffizienz sind die Patienten tachypnoisch und atmen durch den Mund, um ihre Atemarbeit zu vermindern. Die Atemgaskonditionierung ist demnach auch bei der nicht-invasiven Beatmung (NIV) von wesentlicher klinischer Bedeutung. In der Initialphase der NIV ist eine dicht sitzende Mund-Nasen-Maske oder eine Vollgesichtsmaske der Beatmungszugang der Wahl, um das natürliche Gleichgewicht von Wärme und Feuchtigkeit in den Atemwegen aufrechtzuerhalten. Da unter physiologischen Bedingungen im Nasen-Rachen-Raum die eingeatmete Luft bereits auf 31 °C erwärmt ist und die absolute Feuchtigkeit 32 mg/l entsprechend einer relativen Feuchtigkeit von 100 % beträgt, sollten auch unter NIV diese Werte durch adäquate Atemgaskonditionierung angestrebt werden *(= essenzielle Luftfeuchtigkeit)*, um eine optimale Funktion der mukoziliären Clearance zu gewährleisten. Darüber hinaus wird durch die Aufrechterhaltung der essenziellen Luftfeuchtigkeit der Patientenkomfort unter NIV erhöht [11].

Demgegenüber treten Schäden durch *Überhitzung der Atemgase* (z. B. bei defektem Heizsystem) schon bei Temperaturen oberhalb von 40 °C auf:

- Hitzeschädigungen des Ziliarepithels *(„Hot Pot Tracheitis")*
- Abnahme der Schleimviskosität
- vermehrte Sekretproduktion (Hyperkrinie) mit konsekutiver
- Verdünnung von Surfactant und
- Atelektasenbildung ⇨ *Folge:*
- Verschlechterung des Gasaustausches

8

8.3 Methoden zur Atemgaskonditionierung

Für die Atemgaskonditionierung (Atemgasklimatisierung) stehen

- aktive Befeuchtungssysteme (Verdunster) und
- passive Befeuchtungssysteme (Wärme und Feuchtigkeitsaustauscher, sog. „künstliche Nasen")

zur Verfügung.

8.3.1 Aktive Befeuchtungssysteme

Erwärmung und Anfeuchtung der Inspirationsluft erfolgen über eine *externe* Wärme- und Befeuchtungsquelle, die das Inspirationsgas bis zur Vollsättigung mit Feuchtigkeit (Wasserdampf) anreichert.

Verdunster (Heated Humidifier)

Beim Verdunsterprinzip wird destilliertes Wasser durch Heizelemente erwärmt. Wasser verdampft und es bildet sich eine gesättigte Wasserdampfatmosphäre. Verdunster werden unterteilt in:

- Passover-Verdunster (z. B. Fisher & Paykel MR 850/950, Dräger Aquapor H300, AIRcon [WILAmed], Hamilton H-900)
- Docht-Verdunster (Conchatherm Neptune)
- Gegenstrom-Verdunster (z. B. Humicare 200)

Bei einem *Passover-Verdunster* wird das Inspirationsgas über die erwärmte Wasseroberfläche geleitet, dabei angewärmt und mit Wasserdampf bis zur Sättigung angereichert (▶ Abb. 8.3).

Bei einem *Docht-Verdunster* wird die Leistung des Verdunsters durch einen Docht (= hygroskopische Oberfläche) erhöht.

Bei einem *Gegenstrom-Verdunster* erfolgt eine aktive Flüssigkeitsumwälzung, indem das erwärmte Wasser mittels einer Pumpe permanent in einem Kreislauf zirkuliert und über eine speziell geformte große Austauschoberfläche (⇨ Oberflächenvergrößerung) geleitet wird. Das zu befeuchtende Atemgas strömt in Gegenrichtung am Wasserstrom vorbei und nimmt dabei Wärme und Wasser auf. Ein wesentlicher Vorteil dieses Funktionsprinzips besteht in der Vermeidung von Kondenswasser in den Atemschläuchen.

Bei *Verdunstern ohne beheizte Beatmungsschläuche* wird das Wasser in der Heizkammer stark erwärmt *(Kammertemperatur)*, sodass die Temperatur in der Heizkammer wesentlich höher ist als die am Y-Stück gemessene Atemgastemperatur *(Patiententemperatur)*. Wasserdampf wird im Überschuss vom Verdunster abgegeben, um Verluste infolge Abkühlung und Kondensation im Beatmungsschlauch auszugleichen. Die wesentlichen Nachteile eines solchen Verdunstersystems bestehen in der Bildung von Kondenswasser im Schlauchsystem, das den Atemwegswiderstand erhöht, eine Selbsttriggerung des Respirators auslösen kann und eine Keimquelle darstellt (*Ausnahme:* Gegenstromverdunster).

Im Gegensatz dazu haben *Verdunster mit beheizten Beatmungsschläuchen (= Heizdrahtbetrieb)* den Vorteil, dass Wärme- und Feuchteverluste im Schlauchsystem zwischen Befeuchterkammer und Patient mit konsekutiver Bildung von Kondenswasser vermieden werden. Damit entfällt ein wesentlicher Carrier-Mechanismus für die Ausbreitung von Keimen. Da die Temperatur in der *Heizkammer (Kammertemperatur)* 1–3 °C niedriger eingestellt wird als die gemessene Atemgastemperatur am Y-Stück *(Patiententemperatur)*, sieht der inspiratorische Atemschlauch „trocken" aus, obwohl das Atemgas ausreichend mit Wasserdampf gesättigt ist.

Aktive Befeuchtungssysteme müssen über folgende Leistungsfähigkeit verfügen, um nicht die Funktion des Flimmerepithels durch unzureichende Anfeuchtung und Erwärmung des Atemgasgemischs zu beeinträchtigen:

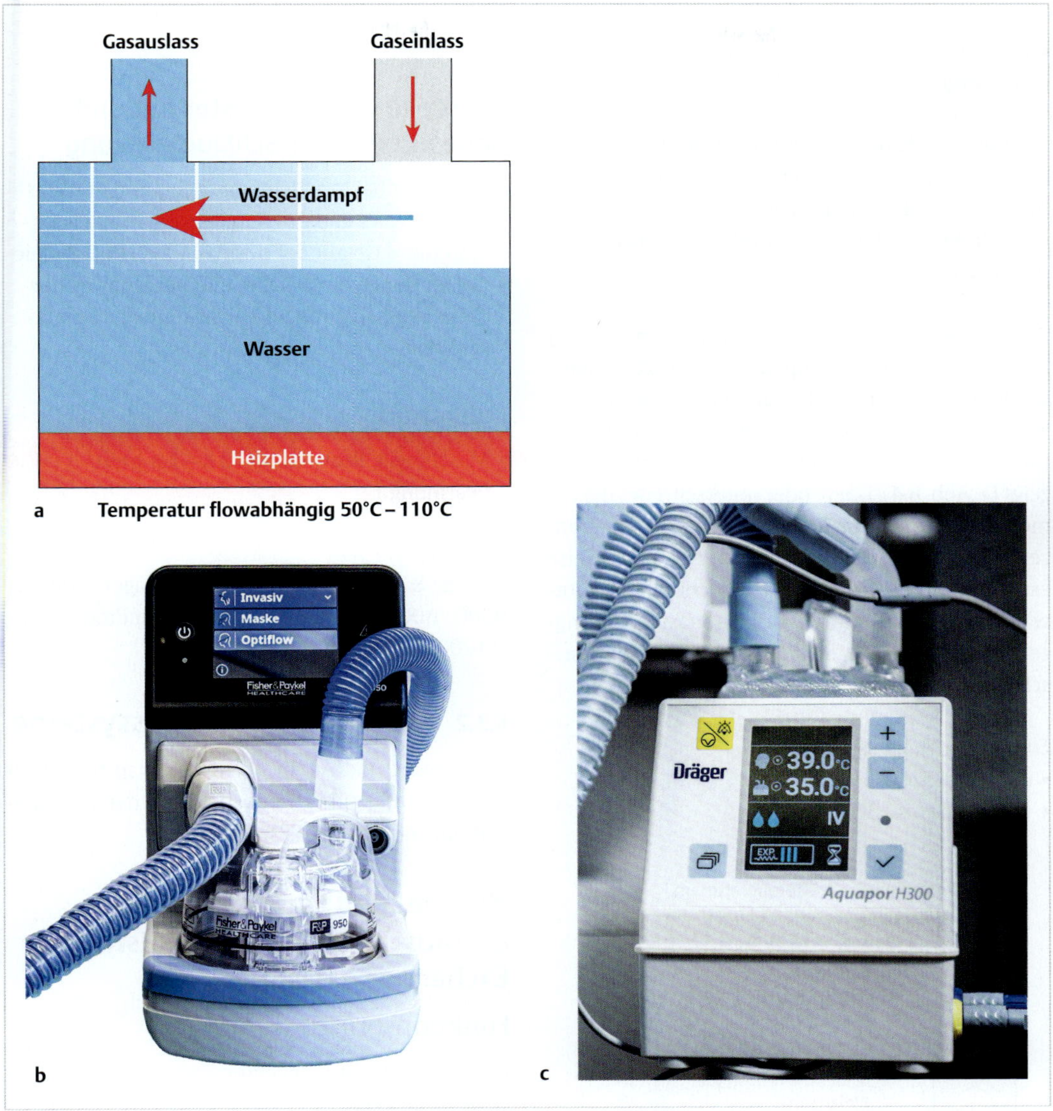

Abb. 8.3 Verdunster.
a Passover-Verdunster: Funktionsprinzip.
b Atemgasbefeuchter MR 950.
c Atemgasbefeuchter Dräger Aquapor H300. (Quelle: Mit freundlicher Genehmigung von © Drägerwerk AG & Co. KGaA, Lübeck)

Zielparameter:

- Erwärmung des inspiratorischen Atemgases am Y-Stück auf 37–38 °C, da es zwischen Y-Stück und Trachea zu einem Temperaturabfall über den Tubus kommt
- Befeuchtung des Atemgases auf einen absoluten Wassergehalt von 44 mg/l

Die optimale Funktion der mukoziliären Clearance liegt unter physiologischen Bedingungen vor, d. h. bei einem absoluten Feuchtigkeitsgehalt von 44 mg/l entsprechend 100 % relativer Feuchtigkeit bei 37 °C [7].

Die Wassertemperatur wird elektronisch geregelt und mithilfe eines Temperaturbegrenzers überwacht. Die inspiratorische Atemgastemperatur am Y-Stück wird kontinuierlich mit einem Temperatursensor gemessen und am Gerätedisplay angezeigt (▶ Abb. 8.4). Über- oder unterschreitet die gemessene Temperatur die eingestellten Warngrenzen, ertönt ein akustischer Alarm. Auf diese Weise erreicht man eine effektive Befeuchtung und Anwärmung des Inspirationsgases, sodass eine Langzeitbeatmung ohne Schädigung des respiratorischen Epithels möglich ist.

Empfohlene Alarmgrenzen:

- obere Grenze: 40 °C
- untere Grenze: 36 °C

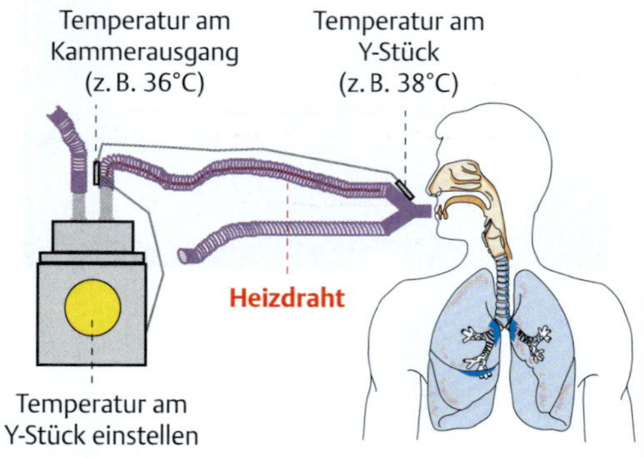

Abb. 8.4 Heizdrahtprinzip. Atemgasbefeuchter mit beheizten Beatmungsschläuchen: Funktionsprinzip.

Vorteil von Verdunster mit integrierter Schlauchheizung

- Hoher Feuchtigkeitsgehalt des Inspirationsgases wird ohne Bildung von Kondenswasser ermöglicht.

Nachteile von Verdunster mit und ohne integrierter Schlauchheizung

- Risiko der bakteriellen Kontamination des Wasserreservoirs und des Kondensats im Schlauchsystems ⇨ Gefahr der nosokomialen Pneumonie
- Gefahr der Hyperthermie und Verbrühung der Atemwegsschleimhaut bei Störung der Gerätefunktion

Indikation

- Maschinelle Beatmung > 72 h – Langzeitbeatmung

Beispiele:

Fischer & Paykel MR 850/950, Dräger Aquapor H300, AIRcon Gen2 (Wilamed), Hamilton H-900, LM 2000 (Löwenstein Medical)

8.3.2 Passive Befeuchtungssysteme

Erwärmung und Anfeuchtung der Inspirationsluft erfolgen passiv über Konservierung der Feuchtigkeit und Wärme der Exspirationsluft.

Wärme- und Feuchtigkeitsaustauscher (Heat and Moisture Exchanger – HME)

Funktionsprinzip

Passive Atemgasbefeuchter werden auch als „*künstliche Nasen*" bezeichnet, da das Funktionsprinzip dem physiologischen Wärme- und Wasseraustausch in der Nase sehr ähnlich ist. Die „künstliche Nase" wird zwischen Tubus oder Trachealkanüle und Y-Stück des Beatmungsschlauchsystems platziert.

Passive Befeuchter fungieren als Wärme- und Feuchtigkeitsaustauscher, indem sie der Ausatemluft des Patienten Wärme und Feuchtigkeit entziehen. Wärme und Feuchtigkeit (= Wasserdampf) werden bei der Exspiration in einem *hygroskopischen Filter* reversibel gespeichert (d. h., Feuchtigkeit wird zurückgehalten) und bei der Inspiration wieder an das trockene Atemgas abgegeben. Demnach ist das Atemgas patientennah feucht und warm, geräteseitig kalt und trocken. Als hygroskopische (= wasserspeichernde) Medien werden Spezialpapiere, Zellstoffschwämme, Polyurethan- oder Polyethylenschaumstoffe verwendet. Hygroskopische Substanzen wie Magnesium- oder Kalziumsalze ($MgCl_2$ oder $CaCl_2$) wirken durch Bindung von Wassermolekülen hygroskopisch und verbessern über eine Steigerung der Wasserspeicherkapazität die Leistungsfähigkeit des HME.

Info

Bei *passiven Befeuchtungssystemen* werden Wärme und Wasserdampf aus dem ausgeatmeten Atemgas des Patienten im HME gespeichert und bei der Inspiration wieder an den Patienten zurückgegeben.

Die Klimatisierungsleistung ist umso höher, je größer die Wasserbindungskapazität des HME ist, welche durch hygroskopische Substanzen, wie z. B. Kalziumchlorid, wesentlich erhöht werden kann.

Dieses Prinzip der Anfeuchtung und Erwärmung des Atemgases findet v. a. in der Narkosebeatmung Verwendung, um die Wasserdampf- und Wärmeverluste während einer Allgemeinanästhesie gering zu halten (▸ Abb. 8.5).

Die *Anfeuchtungskapazität* ist indirekt proportional

- zum inspiratorischen Atemgasfluss (Inspirationsflow) und
- zum Atemminutenvolumen.

Die Klimatisierungsleistung eines Heat and Moisture Exchangers (HME) ist deutlich niedriger als bei aktiven Befeuchtersystemen. Der Feuchtigkeitsgehalt der Inspirationsluft bei Verwendung von künstlichen Nasen mit hoher Effizienz beträgt zwischen 30 und 35 mg H_2O/l Luft [8].

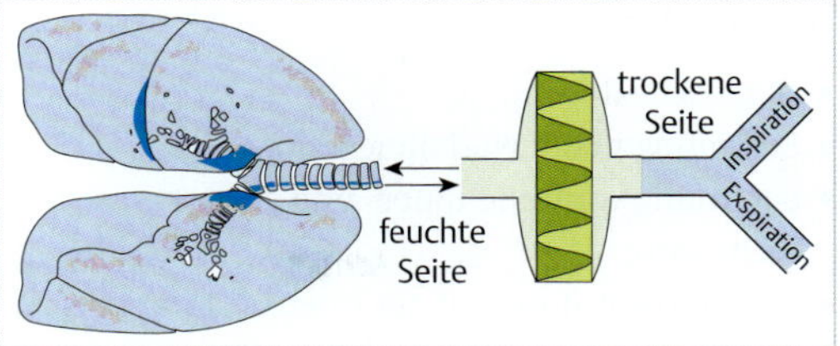

Abb. 8.5 Heat and Moisture Exchanger (HME). Funktionsprinzip.

Info

Anforderungen an Wärme- und Feuchtigkeitsaustauscher (HME)

- Innenvolumen von maximal 50 ml
- geringer Widerstand (maximal 2 mbar/l/s)
- Befeuchtungsleistung von > 30 mg H_2O/l Luft

Da *„künstliche Nasen"* zwischen Y-Stück und Endotrachealtubus oder der Trachealkanüle angebracht werden, vergrößern sie das Totraumvolumen, und zwar je nach Produkt um zwischen 30 und 150 ml [12].

Info

Grundsätzlich sollte ein HME das Totraumvolumen um nicht mehr als 50 ml vergrößern.

Der HME-Wechsel erfolgt in der Regel alle 24 h, bei unauffälligem Absaugbefund kann das Wechselintervall auch länger sein (⇨ kontroverse Diskussion) [13]. In der Praxis hängt dies auch von der Sekretbeschaffenheit und der Sekretmenge des Patienten ab.

Merke

Die Kombination eines Heat and Moisture Exchangers (HME) mit einem aktiven Befeuchtungssystem führt zu einer klinisch relevanten Erhöhung des Strömungswiderstands und ist daher kontraindiziert!

Indikationen

- Narkosebeatmung
- Beatmung in der Notfallmedizin
- Beatmung während inner- und außerklinischer Transporte
- Kurzzeitbeatmung auf der Intensivstation bis zu 72 h (⇨ kontroverse Diskussion) [14]

Vorteile der HME

- Kostengünstiger als aktive Befeuchtungssysteme
- weniger nosokomiale Atemwegsinfektionen, zumindest in der Kurzzeitbeatmung [15] ⇨

Leistungsstarke HME sind somit in der Kurzzeitintensivbeatmung eine adäquate Alternative zu den aktiven Befeuchtungssystemen [14].

Während der Einsatz von HME bei der intraoperativen Beatmung bzw. einer kurzzeitigen Intensivbeatmung von Vorteil ist, muss die Anwendung bei Langzeitbeatmung (Beatmungsdauer ≥ 1 Woche) doch wesentlich differenzierter und kritischer gesehen werden, und zwar in Bezug auf

- Erhöhung des Strömungswiderstands
- Erhöhung des funktionellen Totraumvolumens ⇨ CO_2-Retention bei gleichbleibender Ventilation
- Befeuchtungseffizienz

Kontraindikationen

- Reichlich zähes Sekret (Hyperkrinie/Dyskrinie)
- blutiges Sekret (Blutkoagel)
- bronchopleurale Fistel oder Leckagen (⇨ exspiratorisches Volumen < inspiratorisches Volumen)
- Beatmung mit ungeblocktem Tubus (⇨ exspiratorisches Volumen < inspiratorisches Volumen)
- Aerosoltherapie mit Pharmaka
- schwierige Entwöhnung vom Respirator
- niedrige Atemhubvolumina < 150 ml (⇨ Totraumvergrößerung)
- Hypothermie (z. B. Status post Reanimation) ([16], [17], [18])

Ob ein aktives oder passives Befeuchtungssystem verwendet werden soll, hängt somit einerseits von der Dauer der Beatmung und andererseits von der Art und Schwere der pulmonalen Funktionsstörung ab:

Bei Patienten mit *akuter respiratorischer Insuffizienz*, die zur Aufrechterhaltung eines adäquaten Gasaustausches eine höhere FiO_2 und PEEP-Werte ≥ 10 mbar benötigen, sind passive Befeuchtungssysteme nicht geeignet, da mit HME einerseits keine suffiziente Befeuchtung erreicht wird, andererseits bei Verlegung des Filters mit Sekret ein intrinsischer PEEP (PEEPi) an der aboralen Seite des HME aufgebaut wird.

HME erhöhen den in- und exspiratorischen Atemwegswiderstand und damit die systembedingte Atemarbeit, ein Umstand, der v. a. unter augmentierter Spontanatmung zu berücksichtigen ist. Der Strömungswiderstand eines HME-Filters sollte möglichst gering sein, d. h., bei einem Flow von 60 l/min sollte der Druckabfall < 2 mbar betragen, entsprechend einem Widerstand von < 4 mbar/l/s. Aus diesem Grund sollen bei Patienten mit Atempumpschwäche *(⇨ COPD, neuromuskuläre Erkrankungen)* keine HME verwendet werden, da diese Patienten aufgrund ihrer Grunderkrankung meistens schon schwierig zu entwöhnen sind. Die Verlegung der Poren des HME durch Kondenswasser, eingedicktes Sekret oder Blut führt zu einer weiteren überproportionalen Zunahme des Strömungswiderstands (⇨ Generierung eines PEEPi) mit der Gefahr der respiratorischen Erschöpfung unter augmentierter Spontanatmung. Dieser Effekt wird durch Medikamentenvernebelung noch verstärkt.

HME haben vielfach je nach Modell ein *Totraumvolumen* zwischen 30 und 150 ml.

Bei hypothermen Patienten reduziert sich der Wassergehalt im Exspirationsgas aufgrund der geringeren Wasseraufnahmefähigkeit des Patienten (⇨ Wasserdampfgehalt des Atemgases ist temperaturabhängig!) [19].

M!

Merke

- *Passive Wärme- und Feuchtigkeitsaustauscher* erhöhen den in- und exspiratorischen *Atemwegswiderstand* und damit die *systembedingte Atemarbeit* des spontan atmenden Patienten! Dieser Umstand kann unter Normalbedingungen vernachlässigt werden, ist jedoch bei Patienten mit erhöhtem Atemantrieb (⇨ höherer dynamischer Strömungswiderstand!) sowie bei schwieriger Respiratorentwöhnung unbedingt zu berücksichtigen [8].
- *Zusätzliche Verlegung der Poren* aufgrund von Kondenswasser, Sekreteindickung oder Blut führt zu einer weiteren *klinisch relevanten Erhöhung des Strömungswiderstands* im Filter ⇨ regelmäßiger Wechsel entsprechend den Empfehlungen des Herstellers!
- *Vorsicht:* Verlegung des HME kann bis zur Unmöglichkeit der Beatmung führen ⇨ HME muss unverzüglich gewechselt werden, da vitale Bedrohung für den Patienten!
- *Keine Überwachung* der tatsächlich abgegebenen Feuchtigkeit.

Die heutigen Generationen von passiven Atemgasbefeuchtern dienen nicht nur zur Erwärmung und Anfeuchtung des Atemgases, sondern fungieren auch als Bakterien- und Virenfilter (⇨ Kombifilter; ▸Abb. 8.6). Die virale Filtrationseffizienz (VFE) liegt je nach Hersteller bei luftgebundenen und flüssigkeitsgebundenen Viren zwischen ≥ 99,99 und ≥ 99,9 999 %.

Info

Eine bakterielle bzw. virale Filtrationseffizienz (BFE bzw. VFE) von 99 % bedeutet, dass von 99 Bakterien- oder Virenpartikeln in aerosolisierten Wassertröpfchen vor dem Filter nur mehr ein Bakterien- oder Virenpartikel nach dem Filter nachweisbar ist. Die Rückhalterate (= Filtrationseffizienz) beträgt 99 %, die Durchdringungsrate 1 %.

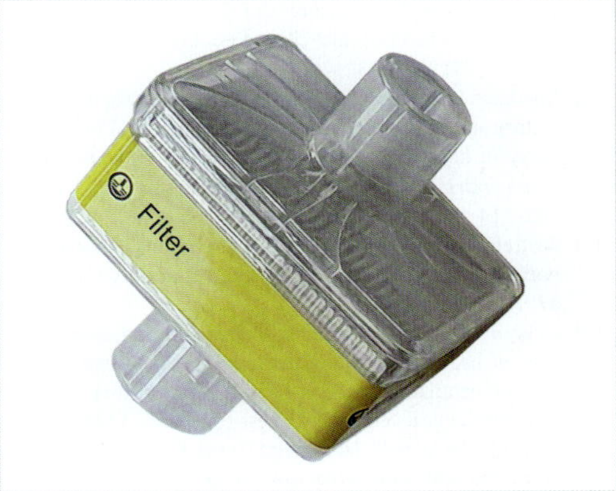

Abb. 8.6 HME-Filter.

Bei COVID-19-Patienten sollten nur flüssigkeitsgebundene Filter mit einer Filtrationseffizienz von > 99,9999 % verwendet werden.

Beispiele:
Humid-Vent Filter Compact, Servo Duo Guard, Sterivent, Clear Term 3, Hygrovent s, Hygrobac s, Ultiporn 25

Weiterführende Literatur

[1] Roth F. Anfeuchtung der Atemgase. In: Kleinberger G, Lenz K, Ritz R et al., Hrsg. Intensivmedizinisches Seminar; Band Beatmung. Wien: Springer; 1993

[2] Hill N. Complications of noninvasive positive pressure ventilation. Respir Care 1997; 42: 432–442

[3] Matthys H. Clearancemechanismen der Bronchialschleimhaut. Atemw Lungenkrkh 1988; 6: 280–284

[4] Rathgeber J, Züchner K, Burchardi H. Conditioning of air in mechanically ventilated patients. Yearbook Intensive Care Emerg Med 1996: 501–519

[5] Shelly MP, Lloyd GM, Park GR. A review of the mechanism and methods of humidification of inspired gases. Intensive Care Med 1988; 14: 1–9

[6] Protsiv M, Ley C, Lankester J et al. Decreasing human body temperature in the United States since the industrial revolution. eLife 2020; 9: e49 555. doi:https://doi.org/10.7 554/eLife.49 555

[7] Williams R, Rankin N, Smith T et al. Relationship between the humidity and temperature of inspired gas and the function of the airway mucosa. Crit Car Med 1996; 24: 1920–1929

[8] Christiansen S, Renzing K, Hirche H et al. Messungen des Feuchtigkeitsgehaltes der Inspirationsluft bei beatmeten Patienten bei Verwendung verschiedener Befeuchtungssysteme. Anaesthesiol Intensivmed Notfallmed Schmerzther 1998; 33: 300–305

[9] Chalon J, Loew DAY, Malebranch J. Effects of dry anaesthetic gases on tracheobronchial ciliated epithelium. Anesthesiology 1972; 37: 338–343

[10] Goodman R, Yerginn B, Landa J et al. Relationship of smoking history and pulmonary function tests to tracheal mucous velocity in nonsmokers, young smokers, ex-smokers and patients with chronic bronchitis. Am Rev Respir Dis 1978; 117: 205–214

[11] Restrepo RD, Walsh BK. Humidification during invasive and noninvasive mechanical ventilation. Respiratory Care 2012; 57: 782–788

[12] Le Bourdelles G, Mier L, Fiquet B et al. Comparison of the effects of heat and moisture exchangers and heated humidifiers on ventilation and gas exchange during weaning trials from mechanical ventilation. Chest 1996; 110: 1294–1298

[13] Ricard JD, Le Miere E, Markowicz P et al. Efficiency and saftey of mechanical ventilation with a heat and moisture exchanger changed only once a week. Am J Respir Crit Care Med 2000; 161: 104–109

[14] Rathgeber J, Henze D, Züchner K. Atemgasklimatisierung mit leistungsfähigen HME (Heat and Moisture Exchanger) – eine effektive und kostengünstige Alternative zu aktiven Befeuchtern bei beatmeten Patienten. Anaesthesist 1996; 45: 518–525

[15] Kranabetter R, Leier M, Kammermeier D et al. The effects of active and passive humidification on ventilation-associated nosocomial pneumonia. Anaesthesist 2004; 53: 29–35

[16] AARC Clinical Practice Guideline – Humidification during mechanical ventilation. Respiratory Care 1992; 37: 887–890

[17] Cohen IL, Weinberg PF, Fein IA et al. Endotracheal tube occlusion associated with the use of heat and moisture exchangers in the intensive care unit. Crit Care Med 1988; 16: 277–279

[18] Martin C, Perrin G, Gevaudan MJ et al. Heat and moisture exchangers and vaporizing humidifiers in the intensive care unit. Chest 1990; 97: 144–149

[19] Lellouche F, Qader S, Taille S et al. Under-humidifcation and over-humidification during moderate induced hypothermia with usual devices. Intensive Care Med 2006; 32: 1014–1021

9 Physikalische Therapie – Atemtherapie

Wie bereits im vorigen Kapitel ausgeführt, werden die Selbstreinigungsmechanismen des Tracheobronchialsystems durch die Intubation ausgeschaltet, wodurch die Retention von Bronchialsekret gefördert wird. Ziel der *Atemtherapie* ist es, die körpereigenen Reinigungsmechanismen durch konservative und apparative Methoden zu unterstützen.

Info

Ziele der perioperativen Atemtherapie

- Verbesserung des Ventilations-/Perfusionsverhältnisses ⇨ Verbesserung des pulmonalen Gasaustausches infolge
- Verbesserung der Sekretmobilisation und -elimination ⇨ Verbesserung der Husteneffektivität (Tussive Clearance ⇧)
- Atelektasenprophylaxe bzw. Öffnen von Atelektasen
- Pneumonieprophylaxe
- Ökonomisierung der Atmung
  - Verbesserung der Atemmuskelkraft
  - Umstellung von einem oberflächlichen kostosternalen Atemtyp auf einen kostoabdominellen Atemtyp (= Zwerchfellatmung)
- Verkürzung der Weaning-Phase
- Vermeidung einer Reintubation und invasiven maschinellen Beatmung bei erneut auftretender (drohender) respiratorischer Insuffizienz

Die *konservative Atemtherapie* umfasst:

- Lagerungstherapie (⇨ Lagerungsdrainage)
- Perkussion (⇨ Abklopfen des Thorax)
- Vibrationsmassage: manuell oder maschinell (⇨ Vibrax)
- Atemtechniken (⇨ Ein- und Ausatemtechniken, Kontaktatmung, Dehnlagen)
- manuelle Hustenassistenz – Hustentechniken (⇨ Huffing-Technik)
- autogene Drainage
- allgemeine Mobilisation (⇨ Oberkörperhochlagerung, „Querbettsitzen" [= Sitzen an der Bettkante], Sitzen im Lehnstuhl, Steh- und Gehversuche)

Bezüglich der Beschreibung und Art der Durchführung der einzelnen konservativen atemtherapeutischen Maßnahmen sei auf die allgemeine physiotherapeutische Literatur verwiesen.

Im Rahmen der *apparativen Atemtherapie* kommen zur Anwendung:

- inzentive Spirometrie (SMI = Sustained Maximal Inspiration)
- oszillierende PEP-Systeme und endogene Perkussion
- Ez-PAP
- nasale High-Flow-Sauerstofftherapie (HFOT)
- CPAP-Atmung (Continuous Positive Airway Pressure)
- Inhalationstherapie mit und ohne intermittierenden positiven Druck (IPPB = Intermittent Positive Pressure Breathing)
- apparative Hustenassistenz („Cough Assist")
- therapeutische fiberoptische Bronchoskopie (⇨ gezielte bronchoskopische Sekretmobilisation und Sekretabsaugung)

9.1 Inzentive Spirometrie (SMI = Sustained Maximal Inspiration)

9.1.1 Funktionsprinzip

Diese Form der Atemtherapie besteht im Training der Inspirationsmuskulatur, indem eine *aktive, langsame und maximale Einatmung* über eine Zeitdauer von 5–7 s angestrebt wird. Durch eine *visuelle Erfolgskontrolle* soll der Patient zu häufigen, tiefen Atemübungen motiviert werden. Das *„Incentive Spirometer" (engl. incentive = anspornend)* entspricht somit einem *„anspornenden Atemtrainer"*. Dem Patienten ist dabei verständlich zu machen, dass bei der Atemtherapie nicht viele kurze Atemzüge mit hohem Flow, sondern eine gleichmäßige, tiefe Einatmung mit endinspiratorischer Pause wesentlich sind [1].

Info

Klinische Effekte

- Verbesserung der Oxygenierung und Ventilation durch Wiedereröffnung kollabierter Alveolarkompartimente (alveoläre Rekrutierung ⇧)
- Prävention von Atelektasen
- Muskeltraining
- Steigerung der Husteneffektivität (Tussive Clearance ⇧) [2]

Diesem aktiven Training der Atemmuskulatur kommt sowohl in der Weaning-Phase als auch in der postoperativen Phase aufgrund narkose- bzw. sedierungsbedingter sowie operationsbedingter Schwächung der Atemmuskelmotilität und -koordination eine besondere Bedeutung zu [1].

Hervorzuheben ist, dass für die Anwendung der inzentiven Spirometrie praktisch *keine Kontraindikationen* bestehen.

Bei den gebräuchlichsten inzentiven Spirometern können bezüglich der visuellen Rückkopplung 2 Gerätetypen unterschieden werden, die es dem Patienten ermöglichen, sowohl Inspirationsfluss als auch -tiefe zu beobachten [3]:

- *Floworientierte Geräte:* Sie zeigen an, ob der Patient einen bestimmten Inspirationsfluss aufbringt (z. B. CliniFLO, Triflow II, Mediflow) (▸ Abb. 9.1).
- *Volumenorientierte Geräte:* Sie zeigen das inspirierte Atemzugvolumen auf einer Skala nach Überschreitung eines Mindestflows an (z. B. Coach2, Voldyne) (s. ▸ Abb. 9.1).

Alle inzentiven Spirometer sind als *„Bedside-Geräte"* konzipiert. Dies ermöglicht, dass der Patient die Atemübungen so oft wie möglich ausführen kann. Die inzentive Spirometrie soll mehrmals täglich durchgeführt werden.

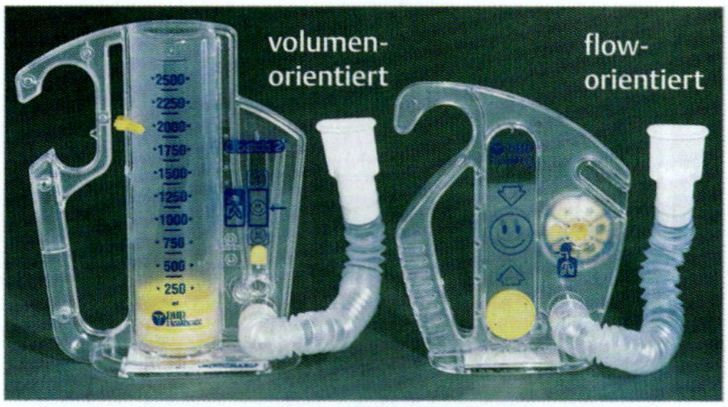

Abb. 9.1 Inzentive Spirometer. Volumenorientierter Atemtrainer: Coach2. Floworientierter Atemtrainer: CliniFLO. (Quelle: Mit freundlicher Genehmigung der Eumedics Medizintechnik und Marketing GmbH)

9.2 Oszillierende PEP-Systeme

9.2.1 Definition

Bei diesen „Bedside-Geräten" kommt einerseits das *PEP-Prinzip (Positive Expiratory Pressure)* und andererseits die Wirkung der *endogenen Vibration (endogene Perkussion)* zur Anwendung.

Voraussetzung für den Einsatz dieser Geräte sind ein ausreichender zentraler Atemantrieb sowie eine ausreichende Spontanatemkraft.

Beispiele:

VRP1-Flutter (Covidien); TheraPEP, Acapella/Acapella duet (Eumedics [A], Smiths Medical [D]), RC-Cornet (Cegla)

Acapella duet und RC-Cornet ermöglichen zusätzlich die Kombination mit einem Medikamentenvernebler (⇨ Applikation von sekretolytisch und/oder bronchodilatatorisch wirkenden Medikamenten; s. ▸ Abb. 9.3b).

9.2.2 Aufbau und Funktionsprinzip

Diese Geräte ermöglichen exspiratorische Atemübungen gegen einen erhöhten Ausatemwiderstand. Der positive Exspirationsdruck setzt sich nach endobronchial fort und wirkt der dynamischen Atemwegskompression bzw. dem endexspiratorischen Kollaps in den kleinen Atemwegen entgegen *(⇨ Prinzip der Lippenbremse).*

Im Gegensatz zur CPAP-Maske oder zur „Lippenbremse" des Emphysematikers ist dieser positive Ausatemdruck nicht konstant, sondern oszilliert, was zur Folge hat, dass der exspiratorische Atemgasfluss nicht kontinuierlich ist, sondern unterbrochen wird (= „Stop-and-go"-Phänomen) [4].

Oszillierende PEP-Systeme sind somit v. a. bei COPD-Patienten indiziert, kommen aber auch bei Patienten mit erhöhter postoperativer Atelektasenneigung und/oder verstärkter Schleimsekretion (Hyper-/Dyskrinie) zur Anwendung.

VRP1-Flutter

Der VRP1-Flutter ähnelt im Aussehen einer Trillerpfeife und besteht aus folgenden Bauteilen (▶ Abb. 9.2):

- „pfeifenartiger" Hauptteil mit Mundstück
- Trichter
- Metallkugel
- abschraubbarer, mit Löchern versehener Kopfteil (= Gehäusedeckel)

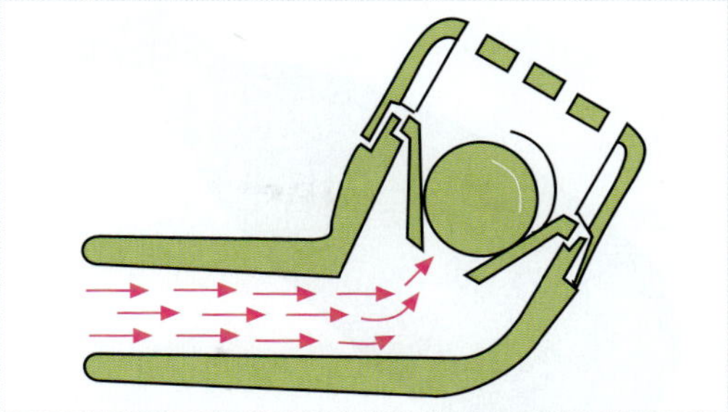

Abb. 9.2 VRP1-Flutter.

Während der Ausatmung steigt der Druck im Inneren des Geräts an, sodass die im Trichter liegende Metallkugel nach oben an die Trichterwand hochgerollt wird und der Luftstrom durch die siebförmigen Löcher nach außen entweichen kann. Durch das Entweichen der Luft sinkt der Druck am Mundstück, was ein Zurückfallen der Kugel bewirkt, sodass der Trichterkanal wieder verschlossen wird. Mit der nächsten Ausatmung kommt es erneut zur Bewegung der Metallkugel nach oben [4].

Die Auf- und Abwärtsbewegung der Metallkugel führt zu Druck- und Flussschwankungen, wodurch die Ausatemluft in Schwingungen (Oszillationen) versetzt wird. Die durch das Anheben und Abfallen der Kugel entstehenden niederfrequenten Oszillationen haben eine Frequenz von etwa 5–25 Hz und treten mit der Eigenfrequenz der Zilien (ca. 12 Hz) in Resonanz. Die entstehenden positiven Exspirationsdrücke betragen 10–25 mbar ([5], [6]).

Die Oszillationen (= endogene Vibrationen) führen zum Phänomen der Thixotropie (= Ketchup-Effekt), sodass durch Abnahme der Viskosität zäher Schleim (Dyskrinie) verflüssigt *(= Sekretolyse)* und ein Abhusten erleichtert wird.

Die auftretenden Druck- und Flussschwankungen sind von der Neigung des Geräts abhängig, da die Kugel durch die Schwerkraft in den Trichter zurückrollt. Die jeweilige Position der Kugel resultiert aus der Differenz Exspirationsdruck minus Schwerkraft. Je nach Neigung des „Flutters" werden unterschiedliche Drücke benötigt, um die Kugel zu bewegen und damit den exspiratorischen Atemgasfluss zu ermöglichen. Je nach Ansatzwinkel des „Flutters" im Mund und je nach Ausatemanstrengung variieren somit die Druckschwankungen sowie der Atemgasfluss und folglich die Oszillationsfrequenz.

Acapella/Acapella duet

Im Gegensatz zum VRP1-Flutter kann das Acapella-System lageunabhängig in jeder Körperstellung angewendet werden (theoretisch auch im Liegen). Die Anwendung sollte jedoch in aufrechter, sitzender Körperhaltung erfolgen.

Das Funktionsprinzip dieses birnenförmigen oszillierenden PEP-Systems basiert auf einer Wippe mit ausbalanciertem Gewicht. Eine Öffnung leitet den ausgeatmeten Luftstrom durch einen schwingenden Kegel am Ende der Wippe. Dieser Kegel gibt die Öffnung frei und verschließt sie wieder, wodurch Schwingungen (Oszillationen) des Luftstroms mit einer Frequenz bis 30 Hz entstehen. Auch bei einem niedrigen exspiratorischen Atemgasstrom von nur 5 l/min werden bereits effektive Oszillationen ausgelöst (▶ Abb. 9.3) ([5], [7]).

Über ein Drehrad am aboralen Ende des Geräts kann der Ausatemwiderstand variabel eingestellt werden.

In Abhängigkeit von der zugrundeliegenden Lungenpathologie kann der Schleim durch einen insuffizienten Hustenstoß oder trotz eines suffizienten Hustenmanövers, aber infolge dyna-

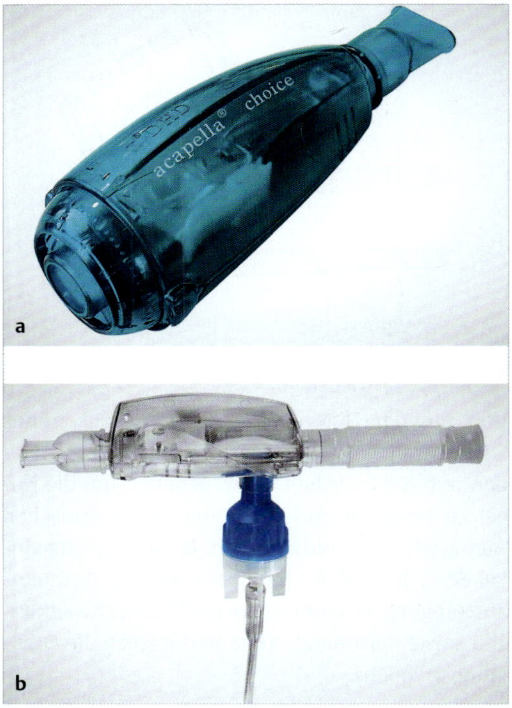

Abb. 9.3 **Oszillierende PEP-Systeme.**
a Acapella.
b Acapella duet: Kombination mit Inhalationstherapie (Aerosoltherapie) möglich.
(Quelle: Mit freundlicher Genehmigung der Eumedics Medizintechnik GmbH)

mischer Atemwegskompression bzw. Verschluss der kleinen Atemwege, nicht eliminiert werden. Der erhöhte positive Druck während der Ausatmung durch das oszillierende PEP-System wirkt der dynamischen Atemwegskompression in den kleinen Atemwegen entgegen. Der Patient spürt den Schleim aufsteigen und kann ihn mittels der *Huffing-Technik* leichter eliminieren.

Definition

Huffing-Technik

Nach tiefer Inspiration erfolgt ein forciertes Ausatemmanöver mit Anspannung der Exspirationsmuskulatur bei geöffneter Glottis und Ausstoßen von Luft („Hauchen" = „Huffing"), etwa so, als ob man Brillengläser zum Putzen beschlagen lassen möchte.

Info

Klinische Effekte
- Verbesserung der Oxygenierung und Ventilation infolge
- Vermeidung eines endexspiratorischen Kollapses der kleinen Atemwege ⇨
- Zunahme der funktionellen Residualkapazität (FRC ⇧)
- Prävention von Atelektasen (alveoläre Rekrutierung ⇧)
- Sekretverflüssigung und -mobilisation (Sekretolyse ⇧)
- Steigerung der Husteneffektivität (Tussive Clearance ⇧)
- Sekretolyse und Bronchospasmolyse durch Kombination mit Inhalationstherapie

Der Patient sollte mehrmals täglich etwa 10–20 min mit dem oszillierenden PEP-System atmen.

Mit oszillierenden PEP-Systemen steht v. a. dem COPD-Patienten ein atemtherapeutisches Verfahren zur Verfügung, das die Sekretolyse, die Sekretmobilisation und die Sekretelimination ohne frustrane Hustenmanöver fördert.

9.3 Expiratory Positive Airway Pressure (EzPAP)

9.3.1 Definition und Begriffserklärung

EzPAP ist eine Form der apparativen Atemtherapie mit positivem exspiratorischem Atemwegsdruck (EzPAP = Expiratory Positive Airway Pressure).

„Ez" ist eine gebräuchliche US-amerikanische Abkürzung für „easy" und „PAP" steht für „Positive Airway Pressure". Die Abkürzung EzPAP bedeutet demnach „leicht/einfach" zu applizierender positiver Atemwegsdruck ohne zusätzliche maschinelle Unterstützung.

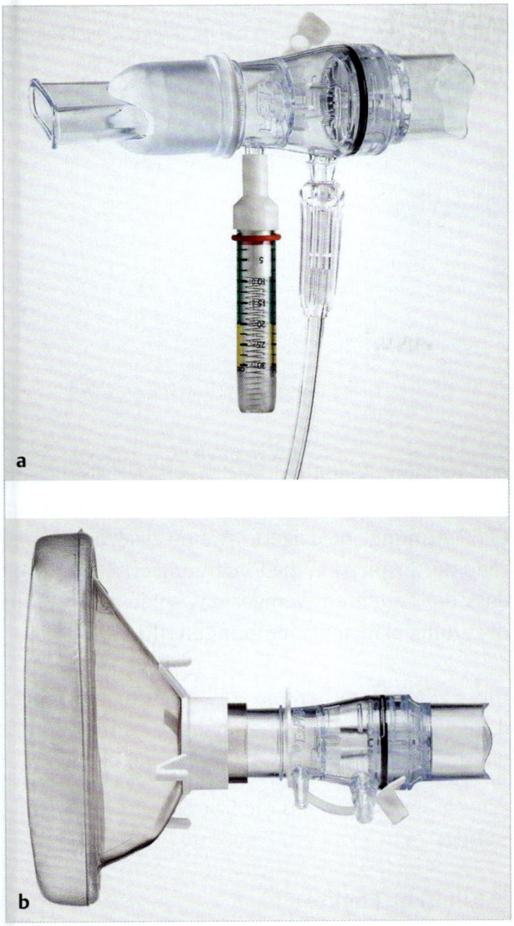

Abb. 9.4 Expiratory Positive Airway Pressure (EzPAP).
a Mit Mundstück.
b Mit Gesichtsmaske.
(Quelle: Mit freundlicher Genehmigung der Smiths Medical GmbH)

9.3.2 Aufbau

Das EzPAP-System besteht aus folgenden Komponenten (▶ Abb. 9.4):

- Flowmeter zur Einstellung eines Frischgasflusses (Sauerstoff oder Druckluft) von 5–15 l/min
- mechanisches oder elektronisches Manometer zur Kontrolle des Atemwegsdrucks (⇨ Einstellen der Höhe des dynamischen PEEP-Niveaus)
- EzPAP-Kunststoffrohrkammer (= „dynamisches" PEEP-Ventil) mit 2 Anschlüssen für die Frischgaszufuhr und für die Druckmessung

Die EzPAP-Therapie kann über ein Mundstück (s. ▶ Abb. 9.4a), eine Gesichtsmaske (s. ▶ Abb. 9.4b) oder über eine Trachealkanüle (mittels eines Beatmungsfilters [HME] und eines Winkeladapters) angewendet werden [8]. Kommt die EzPAP-Therapie über eine Gesichtsmaske zur Anwendung, ist auf die Dichtigkeit der Maske besonders zu achten, da aufgrund des niedrigen Frischgasflusses keine Leckagekompensation erfolgt.

9.3.3 Funktionsprinzip

Ein Frischgasfluss in der Höhe von 5–15 l/min wird in die EzPAP-Rohrkammer geleitet, in der sich eine gekrümmte (konvexe) Oberfläche befindet. Aufgrund des „Coanda-Effekts" wird ein positiver Atemwegsdruck generiert, der in der Exspiration höher ist als in der Inspiration. Die EzPAP-Rohrkammer fungiert als dynamisches PEEP-Ventil ([8], [9]).

Definition

Coanda-Effekt
(nach Henri Marie Coanda [1886–1972], rumänischer Physiker)

Er beschreibt die Eigenschaft eines Gases (z. B. Luft) oder einer Flüssigkeit, an einer konvexen Oberfläche zu haften bzw. beim Vorbeiströmen deren Krümmung zu folgen, wodurch eine Flussverstärkung erzeugt wird. Die Luftströmung an der Oberseite wird nach unten gesogen, sodass über der gekrümmten Oberfläche ein Unterdruck und an der Unterseite ein Überdruck (= Auftrieb) entsteht.

Beispiel: Tragflügel eines Flugzeugs
Ausschlaggebend für den Auftrieb ist der Anstellwinkel der gekrümmten Oberfläche (z. B. Schrägstellung der „Flaps" = Lamellen an den Flügeln eines Flugzeugs): Je schräger die „Flaps" gestellt sind, umso größer ist der Auftrieb (vgl. Landung und Start eines Flugzeugs).

Durch den Coanda-Effekt wird ein Unterdruck erzeugt, der Umgebungsluft durch die nach hinten

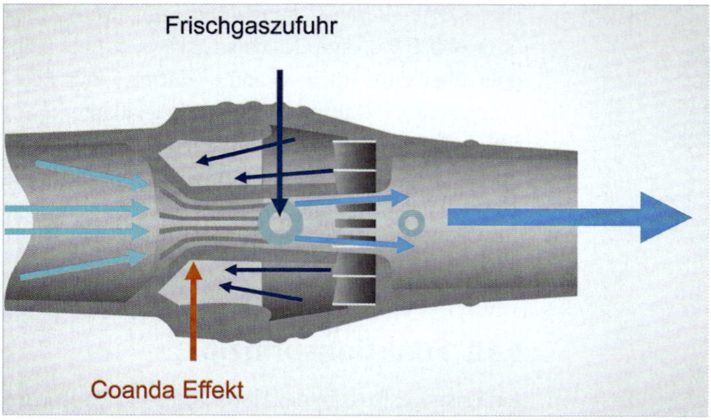

Abb. 9.5 Coanda-Effekt. (Quelle: Mit freundlicher Genehmigung der Smiths Medical GmbH)

geöffnete Rohrkammer ansaugt *(Air Entrainment)*, sodass am mundwärts gerichteten Rohraustritt ein etwa 4-fach höherer Flow entsteht als der eingespeiste Frischgasfluss. Der durch den Coanda-Effekt hohe Frischgasfluss erzeugt in der Exspiration einen dynamischen PEEP, dessen Höhe abhängig von der Höhe des Frischgasflusses ist (▶ Abb. 9.5).

9

Während bei der klassischen CPAP-Therapie der positive Atemwegsdruck während des gesamten Atemzyklus annähernd konstant ist, ist bei der EzPAP-Therapie der Atemwegsdruck während der Inspiration niedriger als während der Exspiration.

Je nach Atemanstrengung variiert der positive Atemwegsdruck (⇨ kann während der Inspiration auch negativ sein) und muss individuell über die Höhe des Frischgasflusses angepasst werden.

Merke

EzPAP ist nicht CPAP.

Gerade zu Beginn der Therapie wird durch den positiven Atemwegsdruck Sekret mechanisch mobilisiert und das Abhusten erleichtert (⇨ Steigerung der mukoziliären und tussiven Clearance). Die Sekretmobilisation kann durch zusätzliche Inhalation von Kochsalzlösung unterstützt bzw. erleichtert werden.

Im Vergleich zur klassischen CPAP-Therapie wird die EzPAP-Therapie von vielen Patienten besser toleriert bzw. als angenehmer empfunden (⇨ erhöhter Patientenkomfort). Als mögliche Erklärung kann angeführt werden, dass der im Vergleich zur CPAP-Atmung niedrigere Atemwegsdruck während der Inspiration die Einatmung erleichtert, sodass die Patienten weniger das subjektive Gefühl des „Aufgeblähtseins" empfinden ([8], [9]).

Die EzPAP-Atemtherapie soll mehrmals täglich, d. h. zumindest 3- bis 6-mal/Tag, durchgeführt werden.

Info

Klinische Effekte

- Verbesserung der Oxygenierung und Ventilation
- alveoläre Rekrutierung ⇨ Öffnung von Alveolen und Vermeidung eines endexspiratorischen Kollapses der Alveolen und der kleinen Atemwege (⇨ Aufbau eines dynamischen PEEP)
- Zunahme der funktionellen Residualkapazität (FRC ⇧)
- postoperative Prävention von Atelektasen (v. a. nach zwerchfellnahen Eingriffen [Herz-/Thorax-/Oberbauchchirurgie])
- Verbesserung der Sekretmobilisation (⇨ mukoziliäre Clearance ⇧)
- Steigerung der Husteneffektivität (⇨ Tussive Clearance ⇧)
- Erleichterung der Inspiration ⇨ Abnahme der Atemarbeit

9.3.4 Indikationen

- Postoperative Gasaustauschstörung – Hypoxämie
- adjuvante Atemtherapie während der Weaning-Phase
- Alternative zur klassischen CPAP-Therapie

9.4 Nasale High-Flow-Sauerstofftherapie (HFOT)

9.4.1 Synonyma

- Nasaler Highflow (NHF)
- High Flow Nasal Canula (HFNC)

HFNC ist eigentlich ein inkorrekter Begriff, da mit der nasalen High-Flow-Sauerstofftherapie eine Therapieform und kein Atemtherapiegerät beschrieben wird.

9.4.2 Definition

Bei der nasalen „High-Flow-Sauerstofftherapie" (HFOT) wird dem Patienten ein auf 37 °C erwärmtes und angefeuchtetes Luft-Sauerstoff-Gemisch in einer Konzentration zwischen 21 und 100 % Sauerstoff mit einem variablen Atemgasfluss (Flow) von bis zu 60 l/min über spezifische Nasenkanülen *(„Prongs")* verabreicht (▶ Abb. 9.6) ([10], [11], [12], [13], [14]).

9.4.3 Aufbau

Das nasale High-Flow-O_2-System besteht aus folgenden Komponenten (s. ▶ Abb. 9.6):

- Sauerstoffblender (Frischgasmischer) oder Flowgenerator zur Einstellung der inspiratorischen Sauerstoffkonzentration (FiO_2) und der Höhe des Frischgasflusses (Flow)
- aktives Befeuchtungssystem
- spezifische Nasenkanülen *(„Prongs")*

Die Nasenkanülen sind aus weichem Silikon ergonomisch geformt und bieten einen hohen Tragekomfort.

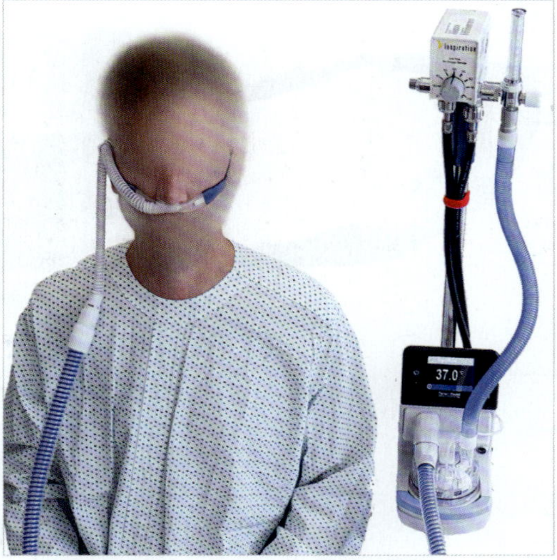

Abb. 9.6 Beispiel für ein Optiflow-System.

Info

Im Sauerstoffblender werden Sauerstoff und Druckluft über Flowventile im eingestellten Verhältnis gemischt.

Das befeuchtete und erwärmte Atemgas kann auch über einen im Gerät integrierten Flowgenerator (Turbine) mit aktivem Wärme- und Befeuchtungssystem *(Passover Humidification)* dem Patienten zugeführt werden (AIRVO2). Der Beatmungsschlauch enthält doppelte Spiralheizdrähte und einen integrierten Temperatursensor.

Ein wesentlicher Vorteil des Flowgenerators ist, dass für die Applikation des Atemgases kein Wandanschluss für Druckluft erforderlich ist. Der AIRVO2-Flowgenerator ist laut Herstellerangaben im Gegensatz zu aktuellen Sauerstoff- und Druckluft-Gas-Mischeinheiten wartungsfrei und verursacht daher keine Servicekosten durch routinemäßige Wartungsintervalle. Durch die im Gerät vorgegebenen Grenzwerteinstellungen können sichere und dem klinischen Bedarf entsprechende Maximal- und Minimalleistungen eingestellt werden. Die einfache Bedienung des AIRVO2-Flowge-

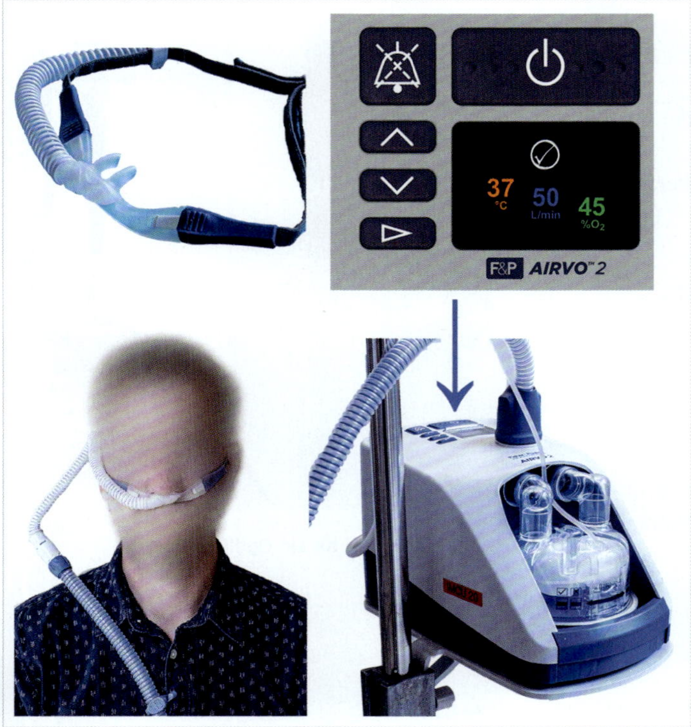

Abb. 9.7 AIRVO2.

9

nerators ermöglicht dessen Einsatz auch außerhalb von Intensiv- und Überwachungsstationen, wie z. B. in Aufwachräumen, aber auch auf Normalbettenstationen. Der AIRVO2-Flowgenerator kann mobil, auf fahrbaren Geräteeinheiten oder fest installiert am Bettplatz verwendet werden (▸ Abb. 9.7).

Bei HFOT-Geräten mit O_2-Flowmeter (z. B. AIRVO2, Optiflow-Systeme, Prisma VENT 50-C) ist die fraktionelle Sauerstoffkonzentration (FiO_2) im Inspirationsschenkel abhängig von der

- Höhe des Druckluftzuflusses (*Airflow* in l/min) und von der
- Höhe der zusätzlichen Sauerstoffgabe (*O_2-Flow* in l/min).

▸ Tab. 9.1 zeigt den Zusammenhang zwischen der Höhe des Druckluftzuflusses über einen zentralen Druckluft-Wandanschluss bzw. über einen Turbinengenerator (Airflow) und der Sauerstoffzufuhr (O_2-Flow) sowie die daraus resultierende fraktionelle Sauerstoffkonzentration (FiO_2) im Inspirationsschenkel.

Merke M!

Je höher der Druckluftzufluss *(Airflow)* bei HFOT-Geräten mit O_2-Flowmeter eingestellt ist, desto geringer wird die resultierende FiO_2 im Inspirationsschenkel.

Die nasale High-Flow-O_2-Therapie kann auch mit Respiratoren durchgeführt werden, die über einen entsprechenden „O_2-Therapie-Modus" verfügen. Die heutigen Generationen an Intensivrespiratoren verfügen praktisch alle über die Möglichkeit der HFOT. Erfolgt die HFOT über einen Respirator, entspricht die eingestellte FiO_2 der O_2-Konzentration im Inspirationsschenkel.

Tab. 9.1 Sauerstoffzufuhr *(O_2-Flow)* und Druckluftzufluss *(Airflow)* bei HFOT-Geräten mit O_2-Flowmeter und daraus resultierende FiO_2 im Inspirationsschenkel.

Sauerstoffzufuhr (O_2-Flow)	Druckluftzufluss oder Turbinenflow (Air-Flow)										
	10	15	20	25	30	35	40	45	50	55	60
1	29 %	26 %	25 %	24 %	24 %	23 %	23 %	23 %	23 %	22 %	22 %
1	29 %	26 %	25 %	24 %	24 %	23 %	23 %	23 %	23 %	22 %	22 %
2	37 %	31 %	29 %	27 %	26 %	25 %	25 %	24 %	24 %	24 %	24 %
3	45 %	37 %	33 %	30 %	29 %	28 %	27 %	26 %	26 %	25 %	25 %
4	53 %	42 %	37 %	34 %	31 %	30 %	29 %	28 %	27 %	27 %	26 %
5	60 %	47 %	41 %	37 %	34 %	32 %	31 %	30 %	29 %	38 %	37 %
6	68 %	53 %	45 %	40 %	37 %	35 %	33 %	31 %	30 %	30 %	29 %
7	76 %	58 %	49 %	43 %	39 %	37 %	35 %	33 %	32 %	31 %	30 %
8	84 %	63 %	53 %	46 %	42 %	39 %	37 %	35 %	34 %	32 %	31 %
9	92 %	68 %	57 %	49 %	45 %	41 %	39 %	37 %	35 %	34 %	33 %
10	100 %	74 %	60 %	53 %	47 %	44 %	41 %	39 %	37 %	35 %	34 %
11		79 %	64 %	56 %	50 %	46 %	43 %	40 %	38 %	37 %	35 %
12		84 %	68 %	59 %	53 %	48 %	45 %	42 %	40 %	38 %	37 %
13		89 %	72 %	62 %	55 %	50 %	47 %	44 %	42 %	40 %	38 %
14		95 %	76 %	65 %	58 %	53 %	49 %	46 %	43 %	41 %	39 %
15		100 %	80 %	68 %	60 %	55 %	51 %	47 %	45 %	43 %	41 %

9.4.4 Funktionsprinzip

Bei der HFOT wird dem Patienten ein auf 37 °C erwärmtes und angefeuchtetes Luft-Sauerstoff-Gemisch in einer Konzentration von bis zu 100 % Sauerstoff mit einem variablen Atemgasfluss (Flow) von bis zu 60 l/min über spezifische lumenstärkere weiche Nasenkanülen *(„Prongs")* verabreicht (s. ► Abb. 9.6 und ► Abb. 9.7). Im Vergleich: Der O_2-Gasfluss einer herkömmlichen Sauerstofftherapie beträgt maximal 15 l/min *(Low-Flow-O_2-Therapie)*.

Die physiologische Atemgaskonditionierung, d. h. eine Atemgastemperatur von 37 °C bei einer absoluten Feuchtigkeit von 44 mg/l bzw. relativen Feuchtigkeit von 100 %, führt zu einer Verbesserung der Sekretmobilisation und infolgedessen zu einer Verbesserung der mukoziliären Clearance [15].

Voraussetzung für eine hohe Effizienz der HFOT ist, dass der Patient durch die Nase atmet. Der hohe Atemgasfluss führt zu einer Durchspülung der Nasopharynxregion mit Sauerstoff und einer Auswaschung von Kohlendioxid aus den oberen Atemwegen *(„Wash-out-Effekt")*. Auf diese Weise wird der funktionelle Totraum reduziert und ein Frischgasreservoir aufgebaut, wodurch die alveoläre O_2-Konzentration erhöht und die alveoläre CO_2-Konzentration erniedrigt wird, da eine verminderte CO_2-Rückatmung erfolgt. Die Folgen sind eine Verbesserung des Gasaustausches und eine Reduktion der Atemarbeit ([10], [11], [12], [13], [14]).

Der hohe Gasfluss generiert einen flowabhängigen positiven exspiratorischen Druck *(„PEEP-Effekt")* von bis zu 6 mbar. Als Faustregel gilt, dass pro 10 l/min nasalem O_2-Atemgasfluss ein positiver Atemwegsdruck von 0,5–1 mbar generiert wird *(„nasaler CPAP")*. Dabei ist zu beachten, dass sich die Drücke bei geöffnetem Mund in etwa halbieren [10]. Dieser Effekt beruht im Wesentlichen auf 2 Mechanismen und ist überwiegend in der Exspiration zu beobachten:

- Einengung der nasalen Atemwege durch die nasale Kanüle
- gegensinnige Strömungsrichtungen des ausgeatmeten Atemgases und des Atemgasstroms des nasalen Highflow-O_2-Systems

Da es sich bei der HFOT um ein offenes (undichtes) Atemsystem handelt, dürfen die Nasenlöcher durch die Nasenkanülen nicht vollständig verschlossen werden, um eine Ausatmung durch die Nase zu ermöglichen.

9

Merke

Faustregel

Pro 10 l/min nasalem O_2-Atemgasfluss wird ein positiver Atemwegsdruck von 0,5–1 mbar generiert.

Die flowabhängige Generierung eines niedrigen PEEP-Niveaus führt zu einer pneumatischen Schienung der kleinen Atemwege und trägt auf diese Weise bei COPD-Patienten zur Senkung des intrinsischen PEEP bei [16].

Info

Physiologische Effekte

([10], [17])

- Durchspülung der Nasopharynxregion mit Sauerstoff und Auswaschung von Kohlendioxid aus den oberen Atemwegen *(„Wash-out-Effekt")* ⇨
- Erhöhung der alveolären O_2-Konzentration und Reduktion der alveolären CO_2-Konzentration infolge Verminderung der Totraumventilation (⇨ Aufbau eines Frischgasreservoirs im Nasopharynx) und
- Erhöhung der alveolären Ventilation
- Vermeidung eines endexspiratorischen Kollapses der kleinen Atemwege (⇨ Aufbau eines flowabhängigen positiven Atemwegsdruckes *[PEEP-Effekt]* ⇨ pneumatische Schienung der kleinen Atemwege)
- alveoläre Rekrutierung
- Prävention von Atelektasen
- Verbesserung der Sekretmobilisation (⇨ mukoziliäre Clearance ⇧) durch physiologische Atemgaskonditionierung (⇨ Atemgastemperatur von 37 °C, absolute Feuchtigkeit von 44 mg/l bzw. relative Feuchtigkeit von 100 %)
- Steigerung der Husteneffektivität (⇨ Tussive Clearance ⇧)

Klinische Effekte

([10], [17])

- **Verbesserung der Oxygenierung und Ventilation**
- Erleichterung der Inspiration durch hohen inspiratorischen Atemgasfluss ⇧
- Abnahme der Atemarbeit
- Verringerung der Intubationsrate bzw. der Reintubationsrate bei Postextubationsversagen
- signifikante Erhöhung der Anzahl beatmungsfreier Tage mit konsekutiver Verkürzung der Verweildauer auf der Intensivstation ⇨ Kostenersparnis
- Erleichterung von Pflegemaßnahmen wie z. B. Mundpflege
- erhöhter Patientenkomfort ⇨ Patienten können essen, trinken und sprechen

Im Rahmen der Anwendung der HFOT bei COVID-19-Patienten besteht häufig die Sorge, dass es durch die hohen Gasflüsse zur vermehrten Ausbreitung von Aerosolen kommt, die mit infektiösen Viruspartikeln beladen sind. Bei korrekter Platzierung der Nasenkanüle verteilt sich die Exspirationsluft weniger als 20 cm um den Patienten herum, bei Dislokation allerdings über 60 cm. Die Aerosolbildung ist jedoch aufgrund des besseren Sitzes der Nasenkanüle geringer als bei der konventionellen Sauerstoffgabe [17].

9.4.5 Indikationen

- Hypoxämische pulmonale Insuffizienz
  - Lungenödem
  - Pneumonie (inklusive COVID-19)
- hyperkapnische respiratorische Insuffizienz
  - chronisch obstruktive Lungenerkrankungen (COPD)
- Atemunterstützung während NIV-Pausen
- Entwöhnung vom Respirator – Atemtherapie nach Extubation
- Postextubationsversagen
- postoperative Gasaustauschstörungen (Hypoxämie)
- schwieriger Atemweg ⇨ Präoxygenierung vor Intubation
- Aufrechterhaltung der Oxygenierung während einer Bronchoskopie

In der aktuellen S3-Leitlinie zur Sauerstofftherapie wird empfohlen, oberhalb von 6 l/min Sauerstoffbedarf die HFOT anzuwenden [18].

Praxis

Initiale Einstellung der HFOT

- Flow: 40 l/min
- FiO_2: 50 % (bzw. nach SaO_2/PaO_2)
- Temperatur: 37 °C (wenn geräteseitig möglich)

Ziele

- Oxygenierung:
  - SaO_2: 92–96 % (bei COPD 88–92 %) bzw.
  - PaO_2: 65–85 mmHg (bei COPD 55–65 mmHg)
- Ventilation:
  - $PaCO_2 \leq 50$ mmHg bzw. pH > 7,3
  - Atemfrequenz (AF): < 30/min
  - Besserung der Atemnot
  - gute Toleranz

Klinische Evaluierung der Wirksamkeit

Initial nach 30–60 min, danach alle 1–2 h; in Abhängigkeit der SaO_2 und der Atemmechanik erfolgt die Anpassung von Flow und FiO_2:

- Anzeichen der respiratorischen Erschöpfung:
  ⇨ AF ≥ 30/min, paradoxe Atmung, Hechelatmung, $PaCO_2$-Anstieg in der BGA
  ⇨ Steigerung des Atemgasflusses in 10-l/min-Schritten auf 60 l/min (je nach Toleranz)
- $SaO_2 \geq 97$ % bzw. $PaO_2 \geq 90$ mmHg
  ⇨ Reduktion der FiO_2 in 10 %-Schritten bis zu einer FiO_2 von 60 %, danach in 5 %-Schritten

9.4.6 Klinische Anwendung

Die HFOT hat sich in den letzten Jahren, vor allem seit der COVID-19-Pandemie, zu einer etablierten Atemhilfe sowohl im Intensivbereich als auch im perioperativen Setting entwickelt und kommt als effizientes Atemunterstützungsverfahren bei Patienten mit drohender oder manifester respiratorischer Insuffizienz zum Einsatz.

Unter HFOT kommt es zu einer klinisch signifikanten Besserung des pulmonalen Gasaustausches mit Zunahme des arteriellen Sauerstoffpartialdrucks und Abnahme des arteriellen CO_2-Partialdrucks. Darüber hinaus nimmt das subjektive Gefühl der Atemnot (Dyspnoe) deutlich ab ([10], [19]).

Mit der HFOT kann im Vergleich zu einer Standardsauerstofftherapie eine Steigerung der endexspiratorischen Lungenimpedanz (EELI) um etwa 25 % erzielt werden. Da die endexspiratorische Lungenimpedanz als Surrogatparameter für das endexspiratorische Lungenvolumen (EELV) dient, kann auf diese Weise eine durch HFOT induzierte alveoläre Rekrutierung auch visuell mittels elektrischer Impedanztomografie (EIT) nachgewiesen werden [20].

Bereits vor der COVID-19-Pandemie konnte bei Patienten mit hypoxämischer respiratorischer Insuffizienz eine Senkung der Mortalität im Vergleich zu einer Standardsauerstofftherapie nachgewiesen werden [21].

An COPD-Patienten konnte gezeigt werden, dass die nasale HFOT einer konventionellen Low-Flow-Sauerstofftherapie überlegen ist ([16], [22], [23]).

Mit der HFOT kann bei drohender respiratorischer Insuffizienz eine Intubation oder eine Reintubation als Folge eines Postextubationsversagens und notwendiger invasiver Beatmung vermieden werden ([19], [24], [25]). Die Folge ist eine Verkürzung der Verweildauer auf der Intensivstation mit konsekutiver Kostenersparnis. Als weitere Konsequenz ist eine erhöhte „Patientenkapazität" im gesamten Intensivbereich mit besserer Bettenauslastung anzuführen [26]. Auch in 2 Metaanalysen konnte für die mit HFOT behandelten Patienten eine geringere Rate an Intubationen im Vergleich zur konventionellen Sauerstofftherapie nachgewiesen werden ([25], [27]).

In einer weiteren Studie konnte gezeigt werden, dass die HFOT ähnlich wirksam ist wie die nicht-invasive Beatmung (NIV), allerdings mit dem Vorteil, dass die HFOT von Patienten besser toleriert und als angenehmer empfunden wird (⇨ gesteigerter Patientenkomfort). Daher wird empfohlen, die HFOT zwischen den NIV-Phasen anzuwenden, um die NIV-induzierte alveoläre Rekrutierung und Verbesserung der Oxygenierung aufrechtzuerhalten [28]. Der Patient kann in den NIV-Pausen essen und trinken sowie ungehindert sprechen. Darüber hinaus wird die Mobilisation erleichtert. Somit stellt die HFOT eine klinisch bedeutsame Ergänzung sowohl zur herkömmlichen Sauerstofftherapie als auch zur nicht-invasiven Beatmung (NIV) dar.

An Patienten mit einem hohen Risiko für ein Postextubationsversagen wurde nachgewiesen, dass die Kombination von NIV mit HFOT die Reintubationsrate im Vergleich zu einer alleinigen HFOT-Therapie signifikant senken konnte. Dieser Effekt war bei hyperkapnischen Patienten besonders ausgeprägt [29].

Merke

Bei Patienten mit hohem Risiko für eine Intubation und invasive Beatmung sollte während der NIV-Pausen eine Atemtherapie mit HFOT erfolgen.

Info

HFOT und NIV dürfen nicht als konkurrierende Atemunterstützungsverfahren betrachtet werden, sondern müssen als sich ergänzende Komponenten einer gemeinsamen therapeutischen Strategie in der Behandlung der akuten respiratorischen Insuffizienz gesehen werden, deren Ziel es ist, den pulmonalen Gasaustausch und die Lungenventilation aufrechtzuerhalten.

Als weitere Anwendungsgebiete für die HFOT sind die Präoxygenierung vor einer Intubation sowie die Aufrechterhaltung der Oxygenierung im Rahmen des Managements eines schwierigen Atemwegs zu nennen ([30], [31]).

9.4.7 ROX-Index

Um die Wahrscheinlichkeit einer erfolgreichen HFOT-Therapie ohne Notwendigkeit einer nachfolgenden invasiven Beatmung vorherzusagen, kann der ROX-Index (Respiratory Rate – Oxygenation) angewendet werden [32].

$$\text{ROX-Index} = \frac{SaO_2/FiO_2}{\text{Atemfrequenz}}$$

Dabei ist ein ROX-Wert von < 4,88 12 h nach Therapiebeginn mit einer höheren Wahrscheinlichkeit für ein Versagen der HFOT assoziiert und geht mit einer höheren Wahrscheinlichkeit für eine notwendig werdende Intubation und invasive Beatmung einher [33].

Merke

Bei den in ▸ Abb. 9.8 angeführten ROX-Werten in Abhängigkeit der Anwendungsdauer der HFOT, sollte die Indikation zur Intubation und invasiven Beatmung erwogen werden.

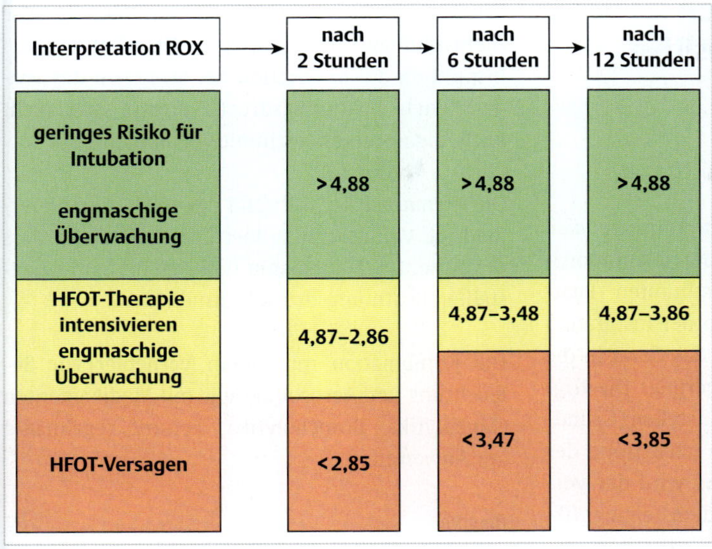

Abb. 9.8 Interpretation der ROX-Werte in Abhängigkeit der Anwendungsdauer. (Quelle: [40])

Bei ROX-Werten zwischen diesen Grenzwerten sollte die HFOT-Invasivität in Abhängigkeit des Allgemeinzustandes sowie der Komorbiditäten erhöht werden bzw. es sollte auf eine andere nicht-invasive Atemhilfe gewechselt werden. Eine engmaschige Reevaluierung der ROX-Werte sowie der klinischen Situation sollte in kurzen Zeitabständen von etwa 30–60 min erfolgen [34].

Sind aufgrund der Progredienz der Oxygenationsstörung höhere PEEP-Werte erforderlich, sollte der Patient eine CPAP-Therapie mit PEEP-Werten zwischen 8 und 12 mbar bei hoher FiO_2 erhalten. Bestehen zusätzlich die klinischen Zeichen des Atempumpversagens mit respiratorischer Globalinsuffizienz in der Blutgasanalyse (BGA), ist die Indikation zur nicht-invasiven Beatmung (NIV) mit einer inspiratorischen Druckunterstützung von 10 ± 5 mbar über PEEP gegeben (vgl. Kap. 4.5 [35]).

Die Indikation zur Intubation und invasiven Beatmung ist gegeben, wenn trotz adäquater nicht-invasiver Atemhilfen (HFOT, CPAP, NIV) die klinischen Zeichen der respiratorischen Erschöpfung sowie einer progredienten Oxygenationsstörung über einen Zeitraum von > 2 h vorliegen:

- Atemfrequenz (AF) ≥ 30/min
- Hechelatmung
- paradoxe Atmung („Schaukelatmung“)
- schwere Oxygenationsstörung mit PaO_2/FiO_2 ≤ 100 mmHg
- pathologischer ROX-Index in Abhängigkeit der Anwendungsdauer (► Abb. 9.8)
- übersteigerter Atemantrieb mit Tidalvolumen > 9 ml/kg KG

Es muss betont werden, dass die klinische Einschätzung sowie der Allgemeinzustand und das biologische Alter des Patienten sowie extrapulmonale Organinsuffizienzen wie hämodynamische Instabilität mit steigendem Bedarf an Vasopressoren und/oder Inotropika, maligne Herzrhythmusstörungen sowie ein verminderter Vigilanzzustand mit abgeschwächten Schutzreflexen, aber auch zunehmende Agitation oder mentale Verschlechterung (z. B. Delir), bei der Indikationsstellung zur Intubation und invasiven Beatmung mitberücksichtigt werden müssen.

> M!
> **Merke**
>
> Eine verzögerte Intubation und invasive Beatmung ist ein Risikofaktor für eine erhöhte Mortalität ([36], [37])!

9

9.5 Beatmungsinhalation (IPPB = Intermittent Positive Pressure Breathing)

9.5.1 Technik der Beatmungsinhalation

Bei der *Inhalationstherapie* mit *intermittierendem positivem Druck* wird während der Inspirationsphase Atemgas mit einem bestimmten Beatmungsdruck zugeführt. Zu Beginn der Inspiration wird ein Unterdruck erzeugt, der das Gerät in die Einatemphase schaltet *(Drucktriggerung)*. Die *Triggerschwelle* lässt sich individuell einstellen (Grundeinstellung –1 bis –1,5 mbar). Je nach Höhe des eingestellten *inspiratorischen Flows* wird der vorgegebene *Beatmungsdruck* (Grundeinstellung 10–20 mbar) schneller oder langsamer erreicht. Der Inspirationsflow muss ausreichend hoch sein, um dem Ventilationsbedürfnis des Patienten gerecht zu werden (Grundeinstellung 30–40 l/min) ([38], [39]).

Die *inspiratorische Sauerstoffkonzentration (FiO_2)* kann variiert werden. Die Einstellung erfolgt nach SaO_2 bzw. PaO_2. Bei einigen Geräten kann der *Ausatemwiderstand* (exspiratorische Resistance) durch unterschiedliche Stenosegrade am Exspirationsventil verändert werden. Der variable Ausatemwiderstand (PEP-Prinzip = Expiratory Positive Airway Pressure) wird am IPPB-Gerät über einen Drehknopf entweder stufenlos oder in den Stufen 1–4 eingestellt [38], [39].

Praxis

Grundeinstellung eines IPPB-Geräts

- Beatmungsdruck: 10–20 mbar
- Inspirationsflow: 30–40 l/min
- Triggerschwelle: 1–1,5 mbar
- inspiratorische Sauerstoffkonzentration: 50 % bzw. nach SaO_2/PaO_2
- Ausatemwiderstand: 30–50 % des Maximalwerts

Wie bei allen *druckgesteuerten* Geräten ist das Atemvolumen variabel, weil die Umschaltung von Inspiration auf Exspiration bei Erreichen des vorgegebenen Beatmungsdrucks erfolgt und nicht nach Abgabe eines bestimmten Volumens.

Die *Atemarbeit* ist während der IPPB-Therapie erniedrigt. Voraussetzung hierfür ist allerdings, dass der Patient sich entspannt und sich bis zum eingestellten Beatmungsdruck beatmen lässt.

Die Kombination mit einem Vernebler zur Befeuchtung und Aerosoltherapie mit Medikamenten (Mukolytika, Broncholytika) kommt regelmäßig zur Anwendung.

Beispiel:
Salvia Lifetec Alpha Produktlinie 301/302 (▶ Abb. 9.9)

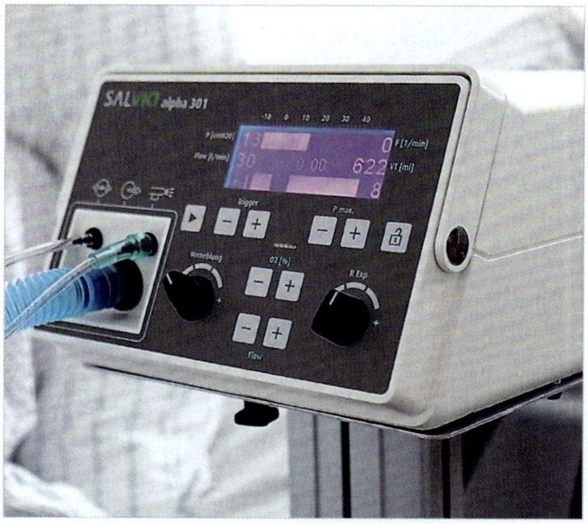

Abb. 9.9 IPPB-Atemtherapiegerät. Salvia Lifetec Alpha Produktlinie 301/302. (Quelle: Salvia Medical GmbH & Co. KG)

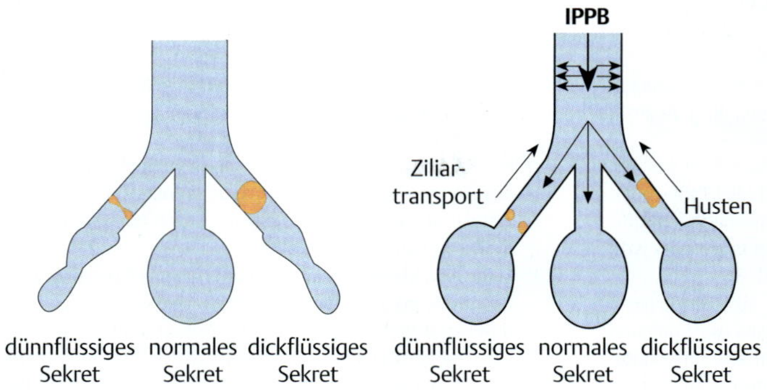

Abb. 9.10 Sekretelimination durch IPPB.

Info

Klinische Effekte

- Verbesserung der Oxygenierung und Ventilation infolge
- Sekretverflüssigung und -mobilisation (Sekretolyse ⇧)
- Wiedereröffnung atelektatischer Lungenareale (alveoläre Rekrutierung ⇧)
- Vermeidung eines endexspiratorischen Kollapses der kleinen Atemwege
- „mechanische Schienung“ der kleinen Atemwege
- Bronchospasmolyse durch Inhalation von Bronchodilatatoren (⇨ β_2-Mimetika, Vagolytika)
- Steigerung der Husteneffektivität (Tussive Clearance ⇧)
- Abnahme der Atemarbeit

Durch die mechanische Erweiterung der kleinen Atemwege („pneumatische Schienung“) unter IPPB werden Sekretmembranen „gesprengt“ bzw. an den Rand der Bronchialwand abgedrängt und die dahinterliegenden Lungenabschnitte wieder belüftet (▸ Abb. 9.10). Der Abtransport des Schleimes erfolgt dann durch Ziliartransport (mukoziliäre Clearance) und/oder Hustenstoß (Tussive Clearance).

9.5.2 Indikationen

- Prophylaxe und Therapie von Sekretretentionen
- bessere Verteilung von Medikamentenaerosolen (Broncholytika, Mukolytika)

Die IPPB-Therapie soll mehrmals täglich für etwa 15–20 min durchgeführt werden.

Weiterführende Literatur

[1] Mang H. Postoperative Atemtherapie mit Incentive Spirometry. Anaesthesist 1989; 38: 200–205

[2] Seibt J, Tiefel H, Kamp HD. Hustenfähigkeit nach großen Oberbauch- und thorakoabdominalen Eingriffen. Anästh Intensivther Notfallmed 1986; 21: 27–30

[3] Mang H, Rügheimer E. Perioperative Atemtherapie senkt das Risiko respiratorischer Komplikationen – Faktum oder Fiktion? Anästhesiol Intensivmed Notfallmed Schmerzther 1993; 28: 385–388

[4] Cegla U. Physiotherapie mit oszillierenden PEP-Systemen (RC-Cornet, VRP1) bei COPD. Pneumologie 2000; 54: 440–446

[5] Schwabbauer N, Riessen R. Sekretmanagement in der Beatmungsmedizin. 1. Aufl. Bremen: Uni-Med; 2010: 46

[6] App E, Wunderlich M, Lohes P et al. Oszillierende Physiotherapie bei Bronchialerkrankungen – rheologischer und antientzündlicher Effekt. Pneumologie 1999; 53: 348–359

[7] Volsko T, Difore J, Chatburn R. Performance comparison of two oscillating positive expiratory pressure devices: acapella versus flutter. Respir Care 2003; 48: 124–130

[8] Neubauer P. Atemtherapie mit EzPAP. Pflegen Intensiv 2012; 3: 38–40

[9] Rieg AD, Stoppe C, Rossaint R et al. EzPAP zur Therapie der postoperativen Hypoxämie im Aufwachraum. Erfahrungen mit dem neuen Kompaktsystem zum „endexpiratory positive airway pressure“. Anaesthesist 2012; 61: 867–874

[10] Bräunlich J, Nilius G. Nasaler Highflow (NHF): eine neue Therapiealternative zur Behandlung der respiratorischen Insuffizienz. Pneumologie 2016; 70 (1): 49–54

[11] Nishimura M. High-flow nasal canula oxygen therapy in adults. J Intensive Care 2015; 3: 15. doi:10.1186/s40560-015-0084-5

[12] Ward JJ. High-flow oxygen administration by nasal cannula for adult and perinatal patients. Respire Care 2013; 58: 98–120

[13] Parke R, McGuinness S, Eccleston M. Nasal high flow therapy delivers low level positive airway pressure. Br J Anaesth 2009; 103: 886–889

[14] Dysart K, Miller T, Wolfson M. Research in high flow therapy: mechanism of action. Respir Med 2009; 103 (10):1400–1405

[15] Hasani A,Chapman TH, McCool D et al. Domiciliary humidification improves lung mucociliary clearance in patients with bronchiectasis. Chron Respir Dis 2008; 5: 81–86

[16] Fraser JF, SpoonerA, Dunster K et al. Nasal high flow oxygen therapy in patients with COPD reduces respiratory rate and tissue carbon dioxide while increasing tidal and end-expiratory lung volumes: a randomised crossover trial. Thorax 2016; 71: 759–761

[17] Grensemann J, Simon M, Wachs C et al. High Flow-Sauerstofftherapie – Chancen und Risken. Pneumologe 2022; 19: 21–26

[18] Arbeitsgemeinschaft der Wissenschaftlichen Medizinischen Fachgesellschaften e.V. (AWMF). S3-Leitlinie „Sauerstoff in der Akuttherapie beim Erwachsenen“, Stand 2021. AWMF Register-Nr. 020–021. Im Internet: https://www.awmf.org/uploads/tx_szleitlinien/020-021l_S3_Sauerstoff-in-der-Akuttherapie-beim-Erwachsenen_2021-06.pdf (Stand: 13.10.2022)

[19] Maggiore SM, Idone FA, Vaschetto R et al. Nasal high-flow versus Venturi mask oxygen therapy after extubation. Effects on oxygenation, comfort, and clinical outcome. Am J Repir Crit Care Med 2014; 190: 282–282

[20] Corley A, Caruana L, Barnett A et al. Oxygen delivery through high-flow nasal cannulae increase end-expiratory lung volume and reduce respiratory rate in post-cardiac surgical patients. Br J Anaesth 2011; 107: 998–1004

[21] Frat JP, Arnaud W, Thille AW et al. High-flow oxygen through nasal cannula in acute hypoxemic respiratory failure. N Engl J Med 2015; 372: 2185–2196

[22] Pisani L, Vega ML. Use of nasal high flow in stable COPD: rationale and physiology. COPD 2017; 14: 346–350

[23] Nilius G, Franke KJ, Domanski U et al. Effects of nasal insufflation on arterial gas exchange and breathing pattern in patients with chronic obstructive pulmonary disease and hypercapnic respiratory failure. Adv Exp Med Biol 2013; 755: 27–34

[24] Hernandez G, Vaquero C, Colinas L et al. Effect of postextubation high-flow nasal cannula vs noninvasive ventilation on reintubation and postextubation respiratory failure in high risk patients: a randomized clinical trial. JAMA 2016; 316: 1565–1574

[25] Rochweg B, Einav S, Chaudhuri D et al. The role for high flow nasal cannula as a respiratory support strategy in adults: a clinical practice guideline. Intensive Care Med 2020; 46: 2226–2237

[26] Gaunt K, Spilman S, Meghan Halub M et al. High-flow nasal cannula in a mixed adult ICU. Respir Care 2015; 60: 1383–1389

[27] Lewis SR, Baker PE, Parker R et al. High-flow nasal cannulae for respiratory support in adult intensive care patients. Cochr Datab Syst 2021; 2021 (3): CD 010 172

[28] Frat JP, Brugiere B, Ragot S et al. Sequential application of oxygen therapy via high-flow nasal cannula and noninvasive ventilation in acute respiratory failure: an observational study. Respir Care 2015; 60: 170–178

[29] Thille AW, Muller G, Gacouin A et al. Effect of postextubation high flow nasal oxygen with noninvasive ventilation vs high flow nasal oxygen alone on reintubation among patients at high risk of extubation failure. JAMA 2019; 322: 1465–1475

[30] Miguel Montanes R, Hajage D, Messika J et al. Use of high-flow nasal cannula oxygen therapy to prevent desaturation during tracheal intubation of intensive care patients with mild-to-moderate hypoxemia. Crit Care Med 2015; 43: 574–583

[31] Patel A, Nouraei SAR. Transnasal humidified rapid-insufflation ventilatory exchange (THRIVE): a physiological method of increasing apnoea time in patients with difficult airways. Anaesthesia 2015; 70: 323–329

[32] Roca O, Messika J, Caralt B et al. Predicting success of high-flow nasal cannula in pneumonia patients with hypoxemic respiratory failure: the utility of the ROXindex. J Crit Care 2016; 35: 200–205

[33] Roca O, Caralt B, Messika J et al. An index combining respiratory rate and oxygenation to predict outcome of nasal high-flow therapy. Am J Respir Crit Care Med 2019; 199: 1368–1376

[34] Ricard JD, Roca O, Lemiale V et al. Use of nasal high flow oxygen during acute respiratory failure. Intensive Care Med 2020; 46: 2238

[35] Grieco DL, Maggiore SM, Roca O et al. Non-invasive ventilatory support and high-flow nasal oxygen as first line treatment of acute hypoxemic respiratory failure and ARDS. Intensive Care Med 2021; 47: 851–866

[36] Coppo A. Bellani G, Winterton D et al. Feasibility and physiological effects of prone positioning in non-intubated patients with acute respiratory failure due to COVID19 (PRON-COVID): a prospective cohort study. Lancet Respir Med 2020; 8 (8): 765–774. doi:10.1016/S 2213-2600(20)30 268-X

[37] Bellani G, Laffey JG, Pham T et al. Noninvasive Ventilation of Patients with Acute Respiratory Distress Syndrome. Insights from the LUNG SAFE study. Am J Respir Crit Care 2017; 195: 67–77

[38] Brandl M. Präoperative Atemtherapie. Anästh Intensivmed 1983; 24: 206–213

[39] Zapf CL, Mildner L. Beatmungsinhalation in der perioperativen Phase. Anaesthesiol Intensivmed 1987; 28: 81–89

[40] Kremeier P, Oczenski W. Bettseitiger Behandlungspfad für maschinelle Atemhilfen. Karlsruhe 2022

10 Beatmungsstrategien bei verschiedenen Krankheitsbildern

10.1 ARDS (= Acute Respiratory Distress Syndrome)

10.1.1 Pathophysiologie und klinischer Verlauf

Definition

Der Begriff Acute Respiratory Distress Syndrome (ARDS) fasst einen Symptomenkomplex zusammen, welcher im Jahr 1994 auf der „Amerikanisch-Europäischen Konsensuskonferenz" (AECC) definiert wurde. Diese Definition, die seitdem bis zum Jahr 2012 weltweit angewandt wurde [1], umfasste folgende Kriterien:

- akuter Beginn
- Schwere der Oxygenationsstörung
- bilaterale Verschattungen im Thoraxröntgen
- pulmonal-arterieller Verschlussdruck (PCWP) als Parameter zum Ausschluss einer Linksherzinsuffizienz [2]

Hinsichtlich des Schweregrads der Oxygenationsstörung wurde zwischen dem „Acute Lung Injury" (ALI) und dem „Acute Respiratory Distress Syndrome" (ARDS) unterschieden (▶ Tab. 10.1). Die Definition orientierte sich lediglich an der Schwere der Oxygenationsstörung, ausgedrückt als Quotient des arteriellen Sauerstoffpartialdrucks und der inspiratorischen Sauerstofffraktion (PaO_2/FiO_2), jedoch unabhängig von der Höhe des eingestellten PEEP-Niveaus.

In dieser Definition wurden allerdings 2 wichtige Determinanten des Gasaustausches unter maschineller Beatmung nicht berücksichtigt:

- der endexspiratorische Druck (PEEP) und
- die inspiratorische Sauerstoffkonzentration (FiO_2), bei der der Oxygenierungsindex ermittelt wurde.

> **Definition**
>
> **Akutes Lungenversagen (ARDS)**
> = Parenchymversagen der Lunge
> = hypoxämisches Lungenversagen

In der klinischen Praxis hatte dies zur Folge, dass anhand der AECC-Definition der Schweregrad eines akuten Lungenversagens nicht eindeutig definiert wurde und in Abhängigkeit des PEEP-Niveaus und der eingestellten FiO_2 eine hohe Variabilität aufweisen konnte. Dieser Umstand ist auch bei der Interpretation von wissenschaftlichen Studien zu bedenken, bei denen diese Definition zur Anwendung kam.

Zahlreiche neue Erkenntnisse auf dem Gebiet des akuten Lungenversagens sowie neue Therapieoptionen machten eine Aktualisierung bzw. Modifikation der bisher gültigen Definition erforderlich.

Die **„Berlin-Definition des ARDS"**, welche von einer internationalen Expertenkommission in Berlin ausgearbeitet und im Jahr 2012 publiziert wurde, berücksichtigt die medizinischen Erkenntnisse der letzten Jahre, aber auch die Kritikpunkte an der alten Definition: In der neuen Definition wird das akute Lungenversagen (ARDS) in *3 Schweregrade* (mild – moderat – schwer), abhängig vom Ausmaß der Hypoxämie, unterteilt. Der Begriff „Acute Lung Injury" wurde ersatzlos gestrichen. Als Maß für die Schwere der Oxygenationsstörung dient

Tab. 10.1 Definition der Amerikanisch-Europäischen Konsensuskonferenz [1].

Acute Lung Injury (ALI)	Acute Respiratory Distress Syndrome (ARDS)
• akuter Beginn • $PaO_2/FiO_2 \leq 300$ mmHg (unabhängig vom PEEP-Niveau) • bilaterale Infiltrate im Thoraxröntgen • PCWP ≤ 18 mmHg oder keine klinischen Zeichen einer linksatrialen Hypertonie	• akuter Beginn • $PaO_2/FiO_2 \leq 200$ mmHg (unabhängig vom PEEP-Niveau) • bilaterale Infiltrate im Thoraxröntgen • PCWP ≤ 18 mmHg oder keine klinischen Zeichen einer linksatrialen Hypertonie

Tab. 10.2 Die „Berlin-Definition“ des akuten Lungenversagens (ARDS).

Parameter	Schweregrad		
	mild	**moderat**	**schwer**
zeitlicher Verlauf	akuter Beginn oder Verschlechterung der respiratorischen Symptomatik innerhalb von einer Woche nach einem bekannten Auslöser eines ARDS		
Oxygenierungsindex/PEEP	$PaO_2/FiO_2 \leq 300$ mit PEEP/CPAP ≥ 5 mbar	$PaO_2/FiO_2 \leq 200$ mit PEEP ≥ 5 mbar	$PaO_2/FiO_2 \leq 100$ mit PEEP ≥ 5 mbar
Ursache des Lungenödems	respiratorisches Versagen infolge eines „Permeabilitätsödems“ (= nicht kardiogenes Lungenödem) Objektivierung bei unklarem Auslöser durch weitere Untersuchungen (Echokardiografie) zum Ausschluss eines hydrostatischen Lungenödems (kardiogenes Ödem, Hypervolämie)		
Radiologie	bilaterale Infiltrate, die nicht durch Pleuraergüsse, Atelektasen oder Rundherde erklärbar sind		

weiterhin der *„Oxygenierungsindex PaO_2/FiO_2“* (▶ Tab. 10.2; s. ▶ Tab. 10.1). Das Kriterium *„akuter Beginn“* ist als Zeitraum von innerhalb einer Woche definiert. Zu den radiologischen Zeichen gehören auch in der neuen Definition *„bilaterale Verschattungen“* im Thoraxröntgen oder in der Computertomografie des Thorax. Auf den pulmonal-arteriellen Verschlussdruck (PCWP = Pulmonary Capillary Wedge Pressure) als diagnostischer Parameter für ein Linksherzversagen wurde verzichtet. Definitionsgemäß ist die Ursache des Lungenödems primär Folge einer kapillären Permeabilitätsstörung *(„Permeabilitätsödem“)*. Ein hydrostatisches Lungenödem (= kardial bedingtes Lungenödem) oder ein Ödem durch Überwässerung (Hypervolämie) sind auszuschließen. Zum Ausschluss eines kardialen Lungenödems wird die Echokardiografie empfohlen ([3], [4]).

Kritisch anzumerken ist auch bei der neuen ARDS-Definition, dass in der ursprünglichen Version für die Definition eines schweren ARDS die Applikation eines positiven endexspiratorischen Drucks (PEEP) von mindestens 10 mbar erforderlich war. Von dieser Definition wurde allerdings wieder Abstand genommen mit der Begründung, dass der PEEP kein valider Mortalitätsprädiktor sei [4], obwohl in einer zuvor publizierten Metaanalyse gezeigt wurde, dass die Höhe des PEEP-Niveaus mit einer Verbesserung der Überlebensrate korrelierte, wenn entsprechend der „alten“ AECC-Definition ausschließlich ARDS-Patienten (und nicht auch Patienten mit ALI) in die Metaanalyse eingehen [5].

Der Schweregrad eines ARDS wird auch häufig nach dem Lung Injury Score nach Murray beurteilt (▶ Tab. 10.3) [6].

Entsprechend dem Murray-Score spricht man von einem leichten bis mäßigen ARDS bei einem Scorewert bis 2,5, von einem schweren ARDS bei einem Scorewert von > 2,5.

Info

Schweres ARDS ⇨ Murray-Score > 2,5.

Pathogenese – Pathophysiologie

Das ARDS ist gekennzeichnet durch eine akute generalisierte pulmonale Entzündungsreaktion mit konsekutiver Permeabilitätsstörung *(„Capillary Leakage Syndrome“)*, die zu einem *nicht kardiogenen Lungenödem* führt (⇨ Austritt von Plasmaproteinen in das Interstitium und in die Alveolen).

Tab. 10.3 Lung Injury Score nach Murray.

„Lung Injury Score" nach Murray	Zahlenwert	Scorewert
1. Röntgenbefund der Lunge		
keine alveolären Verschattungen		0
alveoläre Verschattungen in 1 Quadranten		1
alveoläre Verschattungen in 2 Quadranten		2
alveoläre Verschattungen in 3 Quadranten		3
alveoläre Verschattungen in allen Quadranten		4
2. Oxygenierungsindex		
PaO_2/FiO_2	≥ 300 mmHg	0
PaO_2/FiO_2	225–299 mmHg	1
PaO_2/FiO_2	175–224 mmHg	2
PaO_2/FiO_2	100–174 mmHg	3
PaO_2/FiO_2	< 100 mmHg	4
3. PEEP		
PEEP	≤ 5 mbar	0
PEEP	6–8 mbar	1
PEEP	9–11 mbar	2
PEEP	12–14 mbar	3
PEEP	≥ 15 mbar	4
4. Compliance		
effektive Compliance	≥ 80 ml/mbar	0
effektive Compliance	60–79 ml/mbar	1
effektive Compliance	40–59 ml/mbar	2
effektive Compliance	20–39 ml/mbar	3
effektive Compliance	≤ 19 ml/mbar	4

Der definitive Scorewert ist die Summe der Gruppenwerte dividiert durch die Anzahl der berücksichtigten Gruppen.

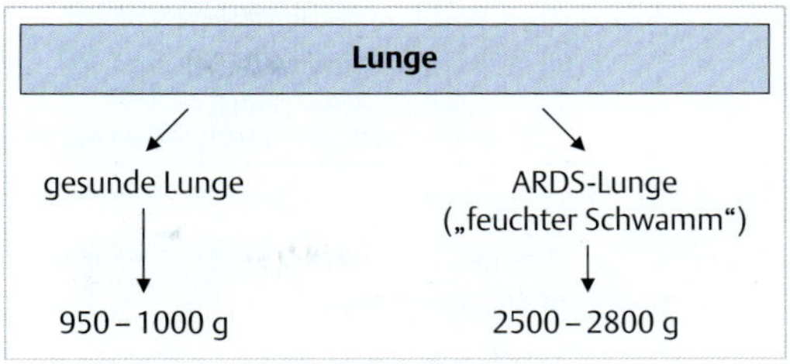

Abb. 10.1 ARDS-Lunge.

Merke

Im Mittelpunkt der Pathogenese des ARDS steht die *Schädigung* der *alveolokapillären Membran* durch eine akute pulmonale Entzündungsreaktion.

Folge: erhöhte alveolokapilläre Membrandurchlässigkeit (⇨ Permeabilitätsödem).

Die Lunge weist die Konsistenz eines *„feuchten schweren Schwammes"* auf (⇨ Zunahme des Lungengewichts auf das 2,5- bis knapp 3-Fache; ▸Abb. 10.1). Das extravaskuläre Lungenwasser (EVLW) kann auf über 15–20 ml/kg KG ansteigen (Normalwert: 3–7 ml/kg KG). In Rückenlage sammelt sich die Ödemflüssigkeit schwerkraftbedingt v. a. in den dorsobasalen Lungenarealen und führt infolge des hydrostatischen Drucks *(„Superimposed Pressure")* zur Ausbildung von Atelektasen in diesen „abhängigen" Lungenkompartimenten.

▸Abb. 10.2 gibt einen Überblick über die Pathogenese des ARDS: Ein „Trigger" unterschiedlicher Genese löst über die Aktivierung von körpereigenen Kaskadensystemen *(Entzündungskaskaden)* eine „lawinenartige" Bildung und Freisetzung von *proinflammatorischen Mediatoren* (= Wirkstoffe, die für die Entzündungsreaktion und die Parenchymschädigung verantwortlich sind) aus Makrophagen, Monozyten und aktivierten neutrophilen Granulozyten aus. Neutrophile Granulozyten setzen neben den schädlichen Mediatoren auch proteolytische Enzyme wie die neutrophile Elastase frei, die zu einer Zerstörung von Alveolarepithelzellen (Apoptose) führt. Gleichzeitig ist beim akuten Lungenversagen die Aktivität von Antiprotea-

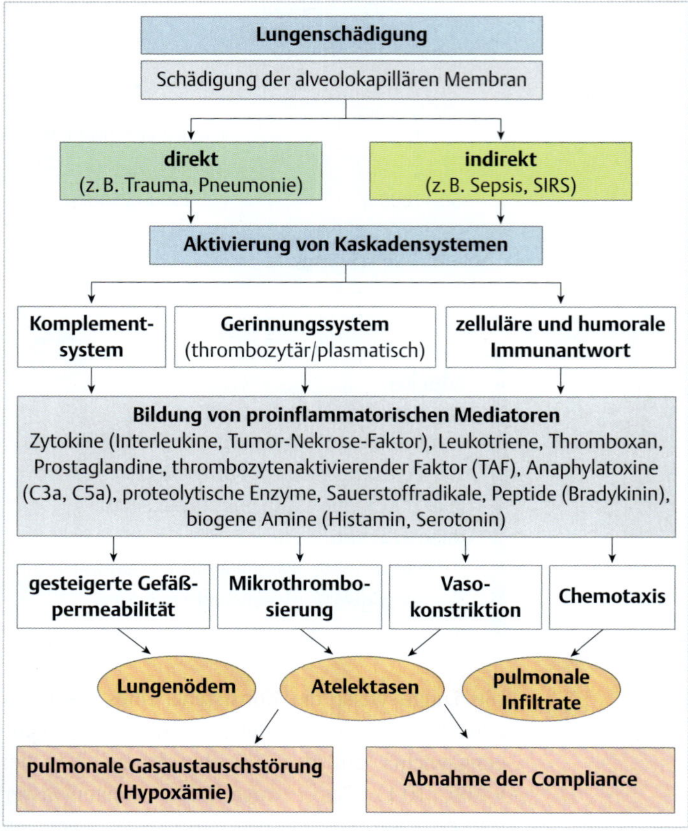

Abb. 10.2 Pathogenese des ARDS.

sen wie dem α1-Antitrypsin vermindert. Einen weiteren Anteil an der Lungenschädigung haben freie Sauerstoffradikale, die aus Alveolarmakrophagen, Epithel- und Endothelzellen freigesetzt werden. Durch die Schädigung der Pneumozyten Typ II kommt es zu einer Reduktion der Surfactant-Produktion. Zusätzlich weist der gebildete Surfactant aufgrund einer veränderten Zusammensetzung (verändertes Phospholipidmuster mit erniedrigtem Lipidanteil) auch eine verminderte Aktivität auf.

Die Freisetzung von proinflammatorischen Mediatoren – proteolytische Enzyme sowie freie Sauerstoffradikale – führen zu den schweren pathomorphologischen Veränderungen an der Lunge mit Verminderung der pulmonalen Gasaustauschfläche (FRC ⇩) infolge der Ausbildung von *Atelektasen, entzündlichen Infiltraten* (Exsudat) und einem *Lungenödem* (Transsudat).

Zusätzlich kommt es durch Freisetzung von Thromboplastin zu einer Aktivierung des Gerinnungssystems mit gleichzeitig verminderter Fibrinolyse. Die Folge ist die Ausbildung von Mikrothromben mit konsekutiver Störung der Mikrozirkulation. Zudem entstehen extravaskuläre Fibrinablagerungen, die histologisch als intraalveoläre *hyaline Membranen* imponieren. Der Übertritt von Plasmaproteinen (Inhibitorproteine) in die Alveolen führt zu einer Inaktivierung und damit zu einer weiteren Schädigung des alveolären Surfactant-Systems ([7], [8]).

Pathophysiologisch kommt es zu einer Zunahme des intrapulmonalen Rechts-Links-Shunts mit konsekutiver schwerer Gasaustauschstörung und Abnahme der Lungencompliance. Die pulmonale hypoxische Vasokonstriktion führt zu einer Zunahme des pulmonal-vaskulären Widerstands und zur Ausbildung einer akuten pulmonalen Hypertonie.

Da der intrapulmonale Rechts-Links-Shunt infolge ausgeprägter *Atelektasenbildung* eine wesentliche pathophysiologische Komponente der Gasaustauschstörung darstellt, besteht eine der wichtigsten Therapiemaßnahmen in der Stabilisierung und Rekrutierung von Alveolen durch entsprechende Beatmungsstrategien.

Da die pathophysiologischen Veränderungen regional sehr unterschiedlich ausgeprägt sind und somit ein *inhomogenes Schädigungsmuster* vorliegt, kann eine ARDS-geschädigte Lunge auch als ein Krankheitsbild definiert werden, welches aus inhomogenen, seriell und parallel geschalteten Alveolarkompartimenten mit unterschiedlicher Compliance (C) und Resistance (R) besteht *(⇨ Multikompartmentlunge)*. Daraus resultieren unterschiedliche Zeitkonstanten τ ($\tau = R \times C$) für die Be- und Entlüftung der einzelnen Alveolarkompartimente.

Durch Messung der statischen Druck-Volumen-Kurve und Bestimmung des unteren und oberen Inflektionspunkts (Lower Inflection Point [LIP], Upper Inflection Point [UIP]) lassen sich nur individuelle globale Druck-Volumen-Verhältnisse ableiten. Das globale *Druck-Volumen-Diagramm* zeigt eine im Vergleich zur gesunden Lunge wesentlich flachere und nach rechts verschobene Druck-Volumen-Beziehung, sodass für die Applikation des gleichen Tidalvolumens (VT) ein im Vergleich zur gesunden Lunge deutlich höherer Druckgradient (ΔP) aufgebracht werden muss (▸ Abb. 10.3).

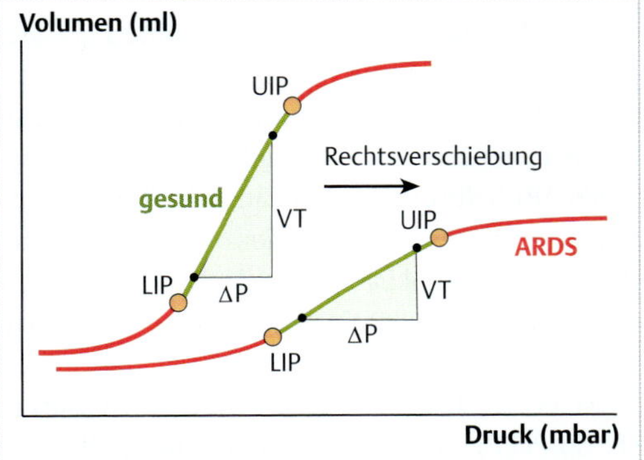

Abb. 10.3 Druck-Volumen-Kurve. Druck-Volumen-Kurve einer gesunden Lunge und einer ARDS-Lunge.

Info

ARDS ⇨ Rechtsverschiebung und Abflachung der Druck-Volumen-Kurve.

Die *pathophysiologischen Auswirkungen* des ARDS betreffen in erster Linie den Gasaustausch, die Atemmechanik und die pulmonale Hämodynamik:

- Hypoxämie infolge Verschlechterung des Ventilations-/Perfusionsverhältnisses mit
- Zunahme des intrapulmonalen Rechts-Links-Shunts durch atelektatische Lungenkompartimente ($\dot{Q}s/\dot{Q}t$ ⇧)
- Zunahme der alveolokapillären Sauerstoffpartialdruckdifferenz ($AaDO_2$ ⇧)
- Abnahme der Compliance des respiratorischen Systems
- pulmonale Hypertonie infolge der hypoxischen pulmonalen Vasokonstriktion (⇨ Zunahme des pulmonal-vaskulären Widerstands)

Merke

- Das Ausmaß des Verschattungsmusters im Thoraxröntgen oder im Thorax-CT korreliert nicht mit dem Schweregrad der Hypoxämie!
- Der Schweregrad der Hypoxämie korreliert mit der Höhe des intrapulmonalen Rechts-Links-Shunts!
- Die Höhe des intrapulmonalen Rechts-Links-Shunts hängt maßgebend von der hypoxischen pulmonalen Vasokonstriktion ab, welche durch vasokonstriktorische Mediatoren (z. B. Endothelin, Thromboxan) verstärkt oder durch Vasodilatatoren (z. B. Bradykinine, Prostaglandine, Kalziumantagonisten) abgeschwächt wird.

Ätiologie

Das ARDS ist ein Syndrom (= Symptomenkomplex), das durch verschiedene direkte (= primäres oder pulmonales ARDS) oder indirekte (= sekundäres oder extrapulmonales ARDS) ätiologische Faktoren hervorgerufen wird.

> **Merke**
>
> Das ARDS ist ein Syndrom (= Symptomenkomplex), aber kein eigenständiges Krankheitsbild.

Pulmonales ARDS (= primäres ARDS) ⇨ direkte Lungenschädigung

⇨ Erkrankung geht von der Lunge aus ⇨ Lunge ist primärer Krankheitsherd (Focus)

⇨ primär direkte Schädigung des Alveolarepithels durch Aktivierung von Makrophagen ⇨ Freisetzung von proinflammatorischen Mediatoren

Ursachen:

- Pneumonie (Bakterien, Viren, Pilze, Parasiten)
- Aspiration (Mageninhalt, Süß-, Salzwasser)
- Inhalationstrauma (z. B. Rauchgasvergiftung, NO_2)
- Thorax-/Lungenkontusion
- Pulmonalembolie
- chemische Substanzen (z. B. Paraquat, Bleomycin)
- Beinaheertrinken

10

Extrapulmonales ARDS (= sekundäres ARDS) ⇨ indirekte Lungenschädigung

⇨ Lunge ist Zielorgan ⇨ die Lunge wird im Rahmen einer systemischen Entzündungsreaktion geschädigt

⇨ primäre Schädigung des Alveolarendothels durch Aktivierung der Gerinnungskaskade und der Komplementkaskade ⇨ Leukozytenaggregation, Freisetzung von thrombozytären Mediatoren und Kininen

⇨ ausgeprägtes interstitielles Ödem

Ursachen:

- Sepsis/SIRS *(Systemic Inflammatory Response Syndrome)* und Multiple Organ Dysfunction Syndrome (MODS) infolge von
- Peritonitis
- Pankreatitis
- Polytrauma
- Verbrennungskrankheit
- extrakorporaler Zirkulation (⇨ Herz-Lungen-Maschine)
- Massivtransfusion
- disseminierter intravasaler Gerinnung (DIC)
- Leber-/Nierenversagen
- Präeklampsie/Eklampsie
- Fruchtwasserembolie (Amnioninfusionssyndrom)
- Chorionamnionitis
- Intoxikation (z. B. Kokain, Heroin, organische Phosphate)

Kommt es im Rahmen einer primären Pneumonie zu einer Sepsis (⇨ Translokation von Bakterien bzw. Endotoxinen) mit nachfolgendem akutem Lungenversagen, liegt eine Kombination von pulmonalem und extrapulmonalem ARDS vor *(„Mixed ARDS“)*.

Eine Unterscheidung dieser beiden ARDS-Formen mittels Computertomografie ist allerdings nicht möglich, da es kein pathognomonisches (= für die Krankheit kennzeichnendes) Verschattungsmuster gibt. Beim extrapulmonalen ARDS findet man allerdings häufig die typischen dorsobasalen Kompressionsatelektasen, die durch das Eigengewicht der ARDS-Lunge (⇨ hydrostatischer Druck) und durch den fortgeleiteten erhöhten intraabdominellen Druck entstehen.

Dagegen gibt es atemmechanische Unterschiede zwischen den beiden ARDS-Formen (▶ Abb. 10.4): Beim pulmonalem ARDS ist

- die Elastance der Lunge (E_L) höher und
- die Elastance der Thoraxwand (E_{TW}) niedriger als beim extrapulmonalen ARDS (▶ Abb. 10.5).

$$\text{Elastance} = 1/\text{Compliance}$$

Beim pulmonalen ARDS ist die erhöhte Elastance (= Maß für den elastischen Retraktionsdruck) der Lunge durch die primäre Schädigung des Lungenparenchyms bedingt, während beim extrapulmonalen ARDS die erhöhte Elastance der Thoraxwand bzw. die eingeschränkte Thoraxwandcompliance durch eine thorakoabdominelle Restriktion (z. B. erhöhter intraabdomineller Druck) verursacht wird.

Daher ist bei vorgegebenem Atemwegsdruck (Pinsp/PEEP) der resultierende transpulmonale Druck (Alveolardruck minus Pleuradruck) beim pulmonalen ARDS höher als beim extrapulmonalen ARDS.

	Pulmonales ARDS	Extrapulmonales ARDS
Compliance der Lunge (C_L)	⇓⇓-⇓⇓⇓	⊥ oder ⇓
Compliance der Thoraxwand (C_{TW})	⊥ oder ⇓	⇓⇓-⇓⇓⇓

Abb. 10.4 ARDS-Formen.

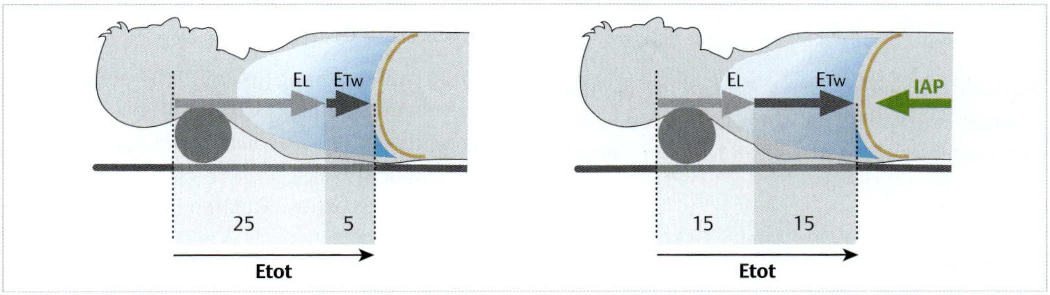

Abb. 10.5 Elastance von Lunge und Thoraxwand. Bei gleicher Gesamtelastance und gleichem endexspiratorischen Atemwegsdruck (PEEP) kann der endexspiratorische transpulmonale Druck (Ptp) in Abhängigkeit von dem Verhältnis aus Lungenelastance (E_L) und Thoraxwandelastance (E_{TW}) unterschiedlich hoch sein. IAP = Intraabdominal Pressure.

> **Merke**
>
> Der transpulmonale Druck ist die entscheidende Druckgröße für das Öffnen und Offenhalten von Alveolarkompartimenten.

Beim Lungengesunden beträgt das Verhältnis aus Lungenelastance (E_L) zur Gesamtelastance [E_{tot}] (= Elastance des respiratorischen Systems [E_{RS}]) etwa 0,7.

Der transpulmonale Druck hängt dabei maßgebend vom Verhältnis der Lungenelastance zur Gesamtelastance (Summe aus Elastance der Lunge und der Thoraxwand) ab (s. ► Abb. 10.5):

$$\text{transpulmonaler Druck (Ptp)} = E_L/E_{tot} \times \text{Atemwegsdruck}$$

Zahlenbeispiel 1: Pulmonales ARDS

- Gesamtelastance (E_{tot}) = 30 mbar/l
- Lungenelastance (E_L) = 25 mbar/l
- Thoraxwandelastance (E_{TW}) = 5 mbar/l
- Inspirationsdruck = 25 mbar
- PEEP = 10 mbar
- Druckamplitude ΔP („Driving Pressure") = 15 mbar

⇨ endinspiratorischer Ptp (Ptp*insp*) = (25:30) × 25 = 20,8 mbar
⇨ endexspiratorischer Ptp (Ptp*exp*) = (25:30) × 10 = 8,3 mbar
⇨ „Airway Driving Pressure" (Pinsp – PEEP) = 15 mbar
⇨ transpulmonaler „Driving Pressure" (Ptp*insp* – Ptp*exp*) = 20,83 – 8,33 = 12,5 mbar

Zahlenbeispiel 2: Extrapulmonales ARDS

- Gesamt-Elastance (E_{tot}) = 30 mbar/l
- Lungen-Elastance (E_L) = 15 mbar/l
- Thoraxwand-Elastance (E_{TW}) = 15 mbar/l
- Inspirationsdruck = 25 mbar
- PEEP = 10 mbar

⇨ endinspiratorischer Ptp (Ptp*insp*) = (15:30) × 25 = 12,5 mbar
⇨ endexspiratorischer Ptp (Ptp*exp*) = (15:30) × 10 = 5,0 mbar
⇨ „Airway Driving Pressure" (P*insp* – PEEP) = 15 mbar
⇨ transpulmonaler „Driving Pressure" (Ptp*insp* – Ptp*exp*) = 12,5 – 5,0 = 7,5 mbar

10

Diese Zahlenbeispiele zeigen, dass Patienten mit extrapulmonalem ARDS in der Regel höhere PEEP-Werte zur Vermeidung eines endexspiratorischen Alveolarkollapses (⇨ Atelektatrauma) benötigen als Patienten mit pulmonalem ARDS, da der endexspiratorische transpulmonale Druck (Ptp*exp*) infolge eines erhöhten intraabdominellen Drucks niedriger ist [9].

Der *transpulmonale Driving Pressure* ist die maßgebende Druckgröße für die beatmungsinduzierte Lungenschädigung und sollte < 12 mbar betragen (vgl. Kap. 6.5.1) ([10], [11]).

Formel

Transpulmonaler „Driving Pressure“

$$\Delta Ptp = Ptp\textit{insp} - Ptp\textit{exp}$$

Merke

Bei gleicher Gesamtelastance (E_{tot}), aber höherer Lungenelastance (E_L) und niedrigerer Thoraxwandelastance (E_{TW}), ist der *transpulmonale Driving Pressure* höher als bei niedrigerer Lungenelastance (E_L) und höherer Thoraxwandelastance (E_{TW}).

10

Der *transpulmonale Driving Pressure* ist die maßgebende Druckgröße für die beatmungsinduzierte Lungenschädigung und sollte ≤ 12 mbar betragen.

Klinische Zeichen

- Gasaustauschstörung (⇨ PaO_2/FiO_2 je nach Schweregrad < 300 bis < 100 mmHg)
- interstitielles und alveoläres nicht kardiogenes Lungenödem ⇨
- Zunahme des extravaskulären Lungenwassers (EVLW ⇧)
- radiologisch bilaterale Verschattungen (▶ Abb. 10.6)
- Ausbildung von v. a. dorsobasalen Atelektasen (▶ Abb. 10.7) ⇨
- Zunahme des intrapulmonalen Rechts-Links-Shunts ($\dot{Q}s/\dot{Q}t$ ⇧)
- Zunahme der alveoloarteriellen Sauerstoffpartialdruckdifferenz ($AaDO_2$ ⇧)
- Verminderung der Compliance des respiratorischen Systems ⇩
- pulmonale Hypertonie mit Zunahme des pulmonal-vaskulären Widerstands (PVR ⇧)
- echokardiografisch keine Zeichen der Linksherzdekompensation

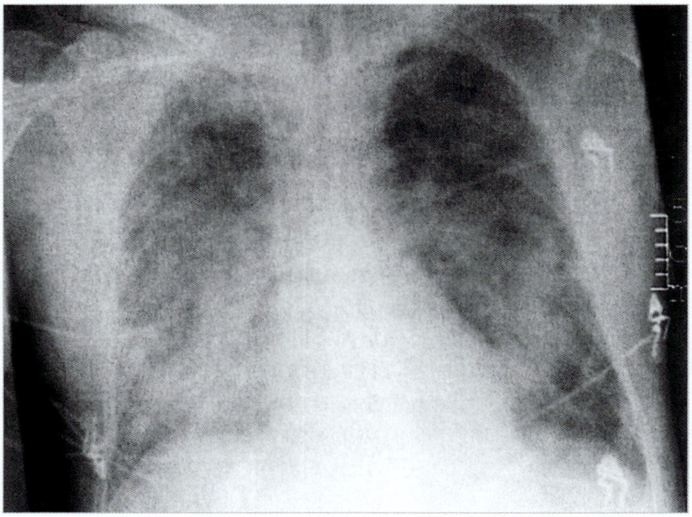

Abb. 10.6 Thoraxröntgen bei ARDS.

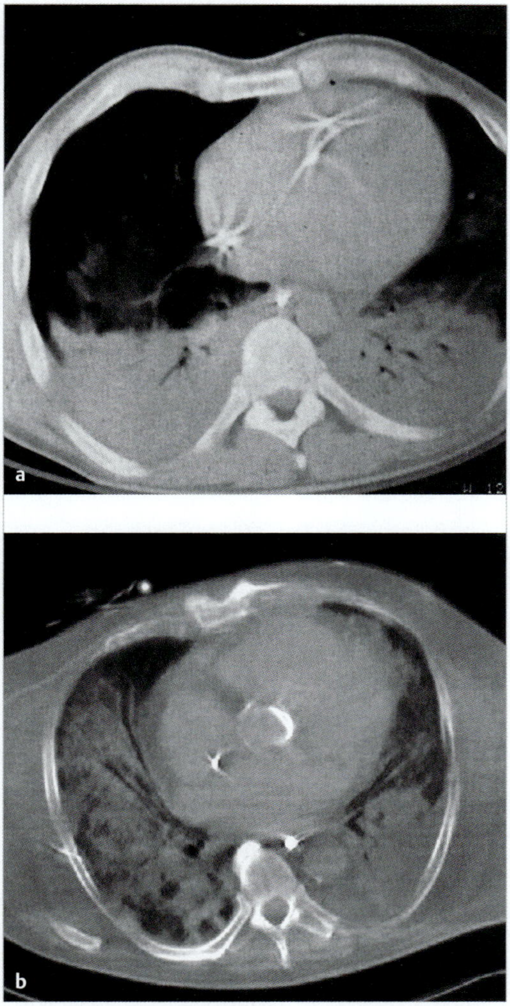

Abb. 10.7 Thorax-CT bei ARDS.
a Lobär-Typ (Zweikompartmentlunge).
b Diffuser Typ (Einkompartmentlunge).

Bereits im Frühstadium des ARDS nimmt der *pulmonal-vaskuläre Widerstand* zu.

Ursachen:

- Mikrothrombosen in der pulmonalen Strombahn (⇨ Mikrozirkulationsstörung)
- Bildung und Freisetzung endogener vasokonstriktiv wirkender Mediatoren (z. B. Thromboxan, Endothelin)
- hypoxische pulmonale Vasokonstriktion

Es muss betont werden, dass gerade im Bereich der schlecht ventilierten dorsobasalen Lungenkompartimente (⇨ Bereich der konsolidierten Atelektasen) der Mechanismus der hypoxischen pulmonalen Vasokonstriktion infolge Freisetzung proinflammatorischer, vasodilatierend wirkender Mediatoren sowie Schädigung des Surfactants abgeschwächt sein kann. Eine weitere Zunahme des intrapulmonalen Rechts-Links-Shunts ist die Folge.

Die *pulmonale Hypertonie* bewirkt einerseits einen Anstieg des mikrovaskulären Filtrationsdrucks mit Zunahme des alveolointerstitiellen Lungenödems, andererseits wird durch den akuten pulmonalen Hypertonus die Nachlast des rechten Ventrikels erhöht und ein Rechtsherzversagen begünstigt.

Stadien des ARDS

Der Ablauf des ARDS kann in 3 histopathologische Stadien unterteilt werden:

1. **Exsudatives Stadium**
   - Schädigung der alveolokapillären Membran mit Permeabilitätsstörung *(⇨ Capillary Leakage Syndrome)* ⇨
   - interstitielles bzw. intraalveoläres *Lungenödem* (⇨ proteinreiches, fibrinhaltiges Exsudat führt zur Ausbildung von *„hyalinen Membranen“*)
   - Inaktivierung des Surfactants durch Plasmaproteine (= Inhibitorproteine)
   - Ausbildung von Atelektasen
   - hyaline, kugelförmige Mikrothromben (⇨ Thrombozytenaggregate, Fibrinthromben, Fettemboli)
2. **Fibroproliferatives Stadium**
   - Beginn des morphologischen Umbaus der Lunge (beginnende Fibrosierung)
   - Ersatz der Pneumozyten Typ I durch Typ-II-Zellen (⇨ proliferieren zwar, aber es erfolgt keine Differenzierung in Typ-I-Zellen wie unter physiologischen Bedingungen)
   - Ausbildung von Infiltraten aus Monozyten und Alveolarmakrophagen
   - deutlich verbreitertes Interstitium (⇨ Einlagerung von Ödem, hyalinen Membranen und proliferierenden Zellen)

10

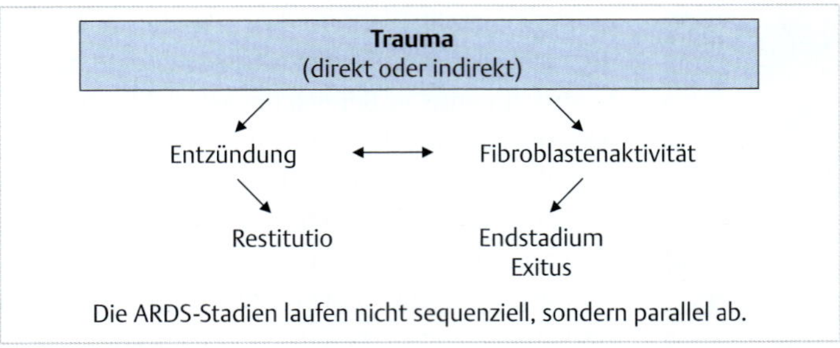

Abb. 10.8 ARDS-Stadien.

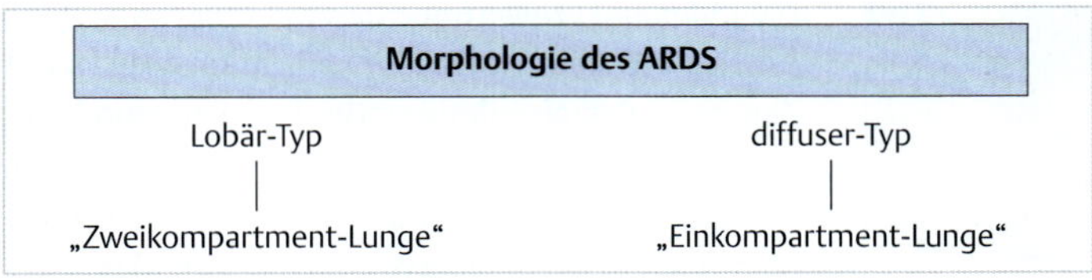

Abb. 10.9 ARDS-Formen.

- Flüssigkeitsübertritt in die Alveolen (⇨ alveoläres Lungenödem)
- beginnende interstitielle Fibrosierung (= einsprossendes Bindegewebe) und Intimaproliferation durch erhöhte Fibroblastenaktivität
- Dieses Stadium der beginnenden Fibrosierung ist noch *reversibel*!

3. **Spät- oder Endstadium**
   - *generalisierte Lungenfibrose* (⇨ Umbau der Alveolen- und Azinusarchitektur) mit
   - Verdickung der Alveolarsepten
   - fibrotischer Verschluss von Alveolen, Kapillaren und Arteriolen
   - Verdickung der alveolokapillären Membran
   - Rarefizierung der Kapillaroberfläche
   - keine Rekrutierbarkeit von Alveolen, die zum Teil bereits *irreversibel* geschädigt sind!

In klinischen Studien wurde gezeigt, dass die ARDS-Stadien nicht, wie früher angenommen wurde, sequenziell, sondern eher parallel ablaufen (▸ Abb. 10.8). So konnte in ARDS-Lungen bereits innerhalb der 1. Woche nach Diagnosestellung ein erhöhter Prokollagengehalt bzw. eine beginnende Lungenfibrosierung infolge erhöhter Aktivität von Fibroblasten nachgewiesen werden ([12], [13], [14]).

Die pathomorphologischen Veränderungen sind in der ARDS-Lunge nicht gleichmäßig ausgeprägt *(⇨ inhomogenes Schädigungsmuster)*. Computertomografische Aufnahmen des Thorax zeigen, dass die für das Krankheitsbild typischen Verschattungen (⇨ Atelektasen) v. a. in den abhängigen dorsobasalen Lungenabschnitten auftreten (s. ▸ Abb. 10.7).

Morphologisch kann im Thorax-CT im Wesentlichen zwischen 2 Formen des ARDS unterschieden werden (▸ Abb. 10.9; s. ▸ Abb. 10.7).

Diese beiden Ausdrücke beziehen sich ausschließlich auf die Morphologie, pathophysiologisch handelt es sich bei einer ARDS-Lunge, wie bereits erwähnt, um eine „Multikompartmentlunge“.

Beim Lobär-Typ des ARDS („Zweikompartmentlunge“) ist ein unterer Inflektionspunkt auf der „globalen“ Druck-Volumen-Kurve häufig nicht nachweisbar, da es während eines *„Best-of-Compliance-Manövers“* (s. u.) zu einer Überdehnung ventraler gut belüfteter Lungenabschnitte kommen kann, sodass die errechnete Gesamtcompliance des respiratorischen Systems gleichbleibt ([15], [16]). Patienten mit einem diffusen ARDS-Typ („Einkompartmentlunge“) im Thorax-CT haben nicht nur eine schlechtere Lungenmechanik (Compliance ⇩), sondern v. a. auch eine höhere Letalität [17].

10.1.2 Beatmungsstrategien beim ARDS

Die *Ziele* einer lungenprotektiven Beatmungsstrategie beim ARDS sind:

- Aufrechterhaltung eines suffizienten Gasaustausches durch
- Öffnen von Atelektasen *(„Open up the Lung“)* ⇨ alveoläre Rekrutierung
- Offenhalten der Alveolen *(„Keep the Lung open“)* ⇨ alveoläre Rekrutierung
- kleinstmögliche Beatmungsdruckamplitude *(„Baby Lung Concept“)*
- frühzeitige augmentierte Spontanatmung *(„BIPAP/APRV“)*
- Minimierung beatmungsinduzierter Lungenparenchymschäden *(„Minimal Shear Forces“)*
- möglichst flüssigkeitsrestriktives Volumenmanagement *(„Keep the Lung dry, but avoid Hypovolemia“)*

Konzept der lungenprotektiven Beatmung („Baby Lung Concept“)

Das Konzept der lungenprotektiven Beatmung beruht auf der Limitierung des inspiratorischen Plateaudrucks auf ≤30 mbar, der Druckamplitude (Plateaudruck minus PEEP) auf ≤15 mbar in Kombination mit einem adäquat hohen PEEP. Das resultierende Tidalvolumen (Freiheitsgrad) soll ≤6 ml/kg KG (bezogen auf Idealgewicht) betragen.

Info

Faustregel zur Berechnung des idealen Körpergewichts

- Frauen: ideales Körpergewicht (kg) = Körpergröße in cm minus 100 minus 10 %
- Männer: ideales Körpergewicht (kg) = Körpergröße in cm minus 100 minus 5 %

Ziel dieses Beatmungsmusters ist es, den mechanischen Stress der Lunge so gering wie möglich zu halten, auch wenn hierdurch die physiologischen Normalwerte der Blutgase nicht erreicht werden. Diese Beatmungsstrategie gilt derzeit als eine der wenigen evidenzbasierten Therapiestrategien in der Behandlung des ARDS, die zu einer signifikanten Verbesserung der Überlebensrate von ARDS-Patienten beitragen [2].

Info

Das Konzept der lungenprotektiven Beatmung basiert auf der Limitierung des inspiratorischen Plateaudrucks auf ≤ 30 mbar, der Druckamplitude („Driving Presssure“) auf ≤ 15 mbar in Kombination mit einem adäquat hohen PEEP. Das resultierende Tidalvolumen (Freiheitsgrad) soll ≤ 6 ml/kg KG (bezogen auf Idealgewicht) betragen.

Merke

Lungenprotektion hat Vorrang vor bester Oxygenierung!

Eine lungenprotektive Beatmung ist durch folgende *Beatmungseinstellungen* charakterisiert:

- druckkontrollierte Beatmungsform (BIPAP/APRV)
- niedriges Tidalvolumen
- niedriger Inspirationsdruck
- adäquat hoher PEEP
- kleinstmögliche Druckamplitude *(„Driving Pressure“)*
- Inverse-Ratio-Ventilation *(fakultativ)*
- permissive Hyperkapnie *(fakultativ)*

Da bei einem schweren ARDS die normal ventilierten Lungenareale nur noch 20–30 % der physiologischen Gasaustauschfläche ausmachen, hat der ARDS-Patient bildlich gesprochen nur noch die Gasaustauschfläche eines Kleinkinds. Aus diesem Grund wird für die ARDS-geschädigte Lunge auch der Begriff Babylunge („Babylung“) verwendet [18].

Info

ARDS-Lungen sind steife und kleine Lungen.

In der Computertomografie kann die ARDS-Lunge im Wesentlichen in 3 Zonen unterteilt werden (▶ Abb. 10.10) [18].

- Normal ventilierte gesunde Lungenareale (vorwiegend ventral) – *„Healthy Zone“* (H-Zone) ⇨ Gefahr der Überdehnung („Overstrain“) durch Applikation zu hoher Tidalvolumina in Bezug auf das funktionelle Lungenvolumen (FRC) ⇨ Gefahr eines Volu-/Barotraumas.
- Schlecht ventilierte Lungenareale – *„Recruitable Zone“* (R-Zone) ⇨ Zone des atemzyklischen Alveolarkollapses („tidale Rekrutierung“) ⇨ Gefahr eines Atelektatraumas und Scherkräftetraumas.
- Nicht ventilierte Lungenareale (vorwiegend dorsobasal) – *„Diseased Zone“* (D-Zone) ⇨ Diese Areale stehen für den Gasaustausch erst wieder mit zunehmender Ausheilung des ARDS zur Verfügung.

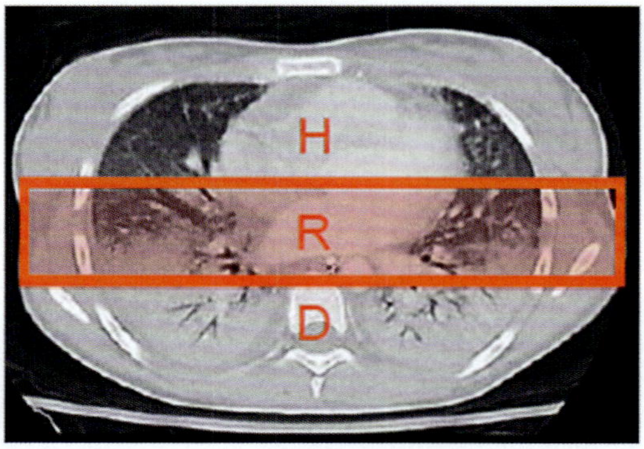

Abb. 10.10 Modell der „Baby-Lunge“ nach Gattinoni. Das Modell beschreibt 3 unterschiedliche Zonen der ARDS-Lunge [18]:

- Zone H („healthy“): normal ventilierte, gesunde Lungenareale
- Zone R („recruitable“): potenziell rekrutierbare Lungenareale – Zone der tidalen Rekrutierung
- Zone D („diseased“): nicht ventilierte Lungenareale (konsolidierte Lungenareale)

Der atemzyklische Alveolarkollaps mit konsekutivem Atelektatrauma und Scherkräftetrauma findet in der R-Zone statt. Eine lungenprotektive Beatmungsstrategie muss daher zum Ziel haben, dass die R-Zone so klein wie möglich ist, um einen atemzyklischen Alveolarkollaps mit konsekutivem Atelektatrauma zu vermeiden.

Einerseits soll durch die Applikation niedriger Tidalvolumina die endinspiratorische Überdehnung von Alveolen mit konsekutiver Parenchymschädigung und Kapillarkompression verhindert werden *(⇨ Baro-/Volutrauma)*, andererseits durch einen adäquat hohen PEEP ein atemzyklisches Öffnen und Kollabieren von aneinander liegenden Alveolarkompartimenten mit unterschiedlichen Zeitkonstanten vermieden werden *(⇨ Atelektatrauma)*. Die auf diese Weise entstehenden Scherkräfte an den Übergangszonen zwischen ventilierten und dys- und atelektatischen Lungenkompartimenten führen zu einer biophysikalischen Schädigung der Lunge *(⇨ Scherkräftetrauma)* und in der Folge zu

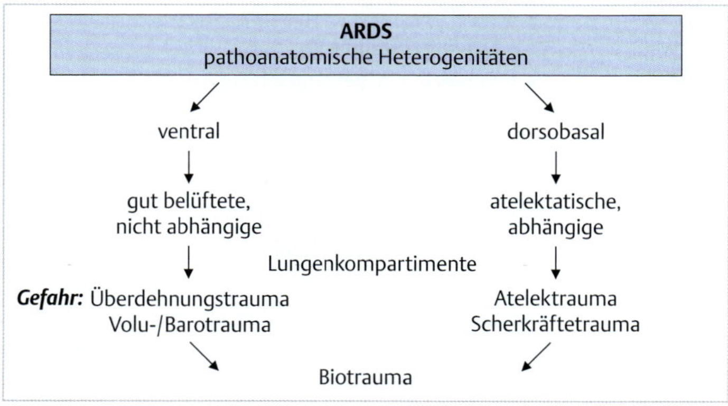

Abb. 10.11 ARDS, pathophysiologische Besonderheiten.

einer lokalen bzw. systemischen Entzündungsreaktion *(⇨ Biotrauma)* (▶ Abb. 10.11; vgl. Kap. 6) ([19], [20], [21], [22]).

Die Beatmungsstrategie muss daher an diese pathophysiologischen Gegebenheiten angepasst werden:

Basierend auf der statischen Druck-Volumen-Kurve sollen der PEEP oberhalb des unteren Inflektionspunkts sowie der Inspirationsdruck unterhalb des oberen Inflektionspunkts eingestellt werden (vgl. ▶ Abb. 2.14), um v. a. basale Lungenareale offenzuhalten, *ohne* die ventralen Alveolarkompartimente gleichzeitig zu überdehnen ([22], [23]). Um eine Hypoventilation des Patienten zu vermeiden, wird das Atemminutenvolumen (und damit der $PaCO_2$) über die Beatmungsfrequenz gesteuert.

Definition

Unter lungenprotektiver Beatmungsstrategie bzw. „Baby Lung Concept" versteht man eine

- Beatmung mit möglichst niedrigem Inspirationsdruck (Pinsp < oberer Inflektionspunkt) und adäquat hohem PEEP (PEEP > unterer Inflektionspunkt) ⇨
- Beatmung mit kleinstmöglicher Druckamplitude („Driving Pressure"), um den mechanischen Stress in der Lunge möglichst gering zu halten.
- Inspirationsdruck und PEEP sollen im linearen (steileren) Teil der Druck-Volumen-Kurve liegen, d. h. im Bereich der besten Compliance des respiratorischen Systems (▶ Abb. 10.12).

Da die pathomorphologischen Veränderungen einer ARDS-Lunge aufgrund ihrer Heterogenität regional sehr unterschiedlich ausgeprägt sind *(Multikompartmentlunge)*, ist eine regionale Differenzierung der benötigten PEEP-Werte anhand der globalen Druck-Volumen-Kurve nicht möglich. Die grafische Darstellung der Druck-Volumen-Kurve erlaubt nur eine Beurteilung der globalen Compliance (= Compliance des respiratorischen Systems). So kann beispielsweise während einer PEEP-Titration die Compliance des respiratorischen Systems gleichbleiben, da in den dorsobasalen Lungenarealen alveoläre Rekrutierung mit Verbesserung der regionalen Compliance und des Gasaustausches stattfindet, während ventrale Lungenkompartimente bereits überdehnt und potenziell geschädigt werden. Die Folge ist eine Abnahme der regionalen ventralen Compliance und eine Zunahme der Totraumventilation mit Anstieg des CO_2-Partialdrucks trotz Verbesserung der Oxygenierung. „Beste Oxygenierung" darf demnach nicht mit „bester Lungenprotektion", d. h. bester Compliance des respiratorischen Systems, gleichgesetzt werden (vgl. ▶ Abb. 10.3).

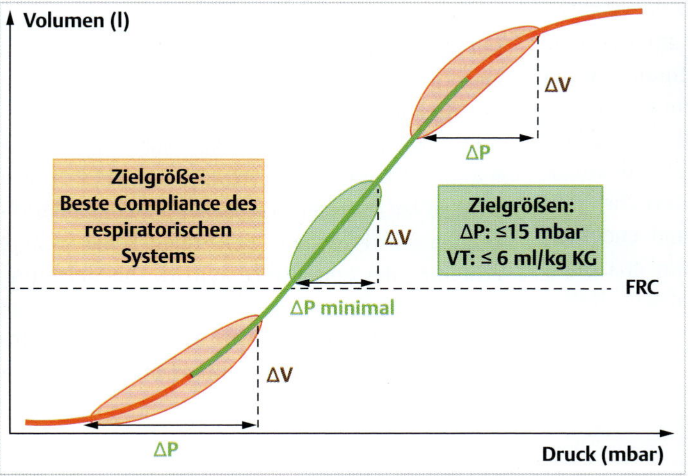

Abb. 10.12 Lungenprotektive Beatmung: Druck-Volumen-Kurve und Zielgrößen.

Merke

„Beste Oxygenierung" darf nicht mit „bester Lungenprotektion", d. h. bester Compliance des respiratorischen Systems, gleichgesetzt werden!

Berechnung der Inflektionspunkte („Inflection Points")

In der Praxis können die *Inflektionspunkte (Inflection Points)* annäherungsweise durch repetitive Compliancemessungen bei verschiedenen PEEP-Niveaus (⇨ aufsteigende PEEP-Reihe) ermittelt werden. Man spricht auch von einem *„Best-of-Compliance-Manöver"* ([24], [25], [26]).

Voraussetzungen:

Der Patient muss suffizient

- abgesaugt (⇨ keine Sekretretention),
- tief sediert, eventuell relaxiert (⇨ keine Eigenatmung) und
- hämodynamisch stabil sein.

10

Nach dem Absaugen soll der Patient 3-mal einem inspiratorischen Blähmanöver für etwa 15 s mittels der „Inspiratory Hold-Taste" (= manuelle Verlängerung des inspiratorischen Druckniveaus) unterzogen werden. Das Beatmungssystem muss auf Dichtigkeit überprüft werden, es dürfen keine Leckagen vorhanden sein (z. B. Bülau-Drainage wegen eines Pneumothorax). Während der Messungen dürfen keine Manipulationen am Patienten vorgenommen werden. Das Beatmungsmuster muss so eingestellt werden, dass kein endinspiratorischer oder endexspiratorischer Restflow (PEEPi) vorliegt. Am Display muss eine deutliche endinspiratorische und endexspiratorische „No-Flow-Phase" (= endinspiratorische und endexspiratorische Pause) erkennbar sein, um quasistatische Bedingungen (= annähernd statische Bedingungen) zu erreichen.

Berechnung des unteren Inflektionspunkts (Lower Inflection Point)

Das Prinzip der Ermittlung des unteren Inflektionspunkts besteht in der Berechnung der Compliance des respiratorischen Systems bei verschiedenen PEEP-Niveaus. Die in die Formel eingehenden Parameter werden vom Respiratordisplay entnommen:

Formel

$$\text{Compliance} = \frac{\text{Tidalvolumen}}{\text{Plateaudruck-PEEP}}$$

Einstellen eines druckkontrollierten Beatmungsmodus:

- Inspirationsdruck: 12–15 mbar > PEEP (abhängig von der Atemmechanik)
- Zielgröße: Tidalvolumen: 6–8 ml/kg KG (bezogen auf Idealgewicht)
- PEEP: initial 5 mbar
- Atemfrequenz: 12–15/min (endinspiratorische und endexspiratorische Pause am Display!)
- I:E-Verhältnis: 1 : 2

Das PEEP-Niveau wird, wenn das Atemhubvolumen stabil ist, in 2- bis 3-mbar-Stufen bei konstanter Druckamplitude (ΔP) in 5-min-Intervallen gesteigert und die Compliance des respiratorischen Systems berechnet. Kommt es ab einem bestimmten PEEP-Wert zu einer Verbesserung der Compliance, deutet dies auf alveoläre Rekrutierung hin und darauf, dass der PEEP auf dem linearen (steileren) Teil der Druck-Volumen-Kurve liegt (vgl. ▸ Abb. 2.14 und ▸ Abb. 10.12). Das PEEP-Niveau wird so lange gesteigert, bis bei 3 aufeinanderfolgenden aufsteigenden PEEP-Stufen keine weitere Erhöhung der Compliance auftritt. Die Steigerung des PEEP-Niveaus erfolgt in der Regel bis 20 mbar. Knapp unter dem PEEP-Wert mit der besten Compliance kann der untere Inflektionspunkt angesetzt werden.

Praxis

Berechnung des unteren Inflektionspunkts („Best-of-Compliance-Manöver")

- Pinsp: 12–15 mbar > PEEP
- PEEP-Steigerung in 2- bis 3-mbar-Schritten in 5-min-Intervallen
- konstante Druckamplitude (ΔP)
- Beginn mit 5 mbar PEEP ⇨ Steigerung bis auf 20 mbar
- Ablesen des exspiratorischen Tidalvolumens vom Respiratordisplay
- Berechnung der Compliance des respiratorischen Systems

Berechnung des oberen Inflektionspunkts (Upper Inflection Point)

Das Prinzip der Ermittlung des oberen Inflektionspunkts besteht in der Berechnung der Compliance des respiratorischen Systems bei verschiedenen inspiratorischen Druckniveaus. Die in die Formel eingehenden Parameter werden vom Respiratordisplay abgelesen.

Einstellen eines druckkontrollierten Beatmungsmodus:

- PEEP über dem unteren Inflektionspunkt (s. o.)
- Inspirationsdruck bei PEEP > Inflektionspunkt (maximal 35 mbar)
- Druckamplitude (ΔP) beibehalten
- Atemfrequenz: 12–15/min
- ⇨ endinspiratorische und endexspiratorische Pause am Display muss vorhanden sein!
- I:E-Verhältnis: 1 : 2

Der Inspirationsdruck wird in 2-mbar-Stufen bei unveränderter Druckamplitude (ΔP konstant) in 5-min-Intervallen reduziert, sobald das exspiratorische Tidalvolumen stabil ist, und die Compliance wird berechnet. Ab einem bestimmten Inspirationsdruck kann es zu einer Verbesserung der Compliance kommen. Der Pinsp wird so lange erniedrigt, bis bei 3 aufeinanderfolgenden absteigenden Pinsp-Werten keine weitere Verbesserung der Compliance auftritt. Knapp über dem Inspirationsdruck mit der besten Compliance kann der obere Inflektionspunkt angesetzt werden.

Praxis

Berechnung des oberen Inflektionspunkts („Best-of-Compliance-Manöver")

- PEEP über dem unteren Inflektionspunkt
- Pinsp bei PEEP > unteren Inflektionspunkt (maximal 35 mbar)
- konstante Druckamplitude (ΔP)
- Reduzierung von Pinsp in 2-mbar-Schritten in 5-min-Intervallen
- Ablesen des exspiratorischen Tidalvolumens vom Respiratordisplay
- Berechnung der Compliance des respiratorischen Systems

Merke

- Der *untere Inflektionspunkt* beschreibt den Druck, bei welchem *alveoläre Rekrutierung* beginnt.
- *Alveoläre Rekrutierung* ist ein dynamischer und zeitabhängiger Prozess, der entlang des gesamten inspiratorischen Schenkels der Druck-Volumen-Schleife stattfindet, d. h. während der gesamten Inspirationsdauer [27].
- Der *Alveolarverschlussdruck* befindet sich auf dem *absteigenden Schenkel der Druck-Volumen-Schleife*. Unterschreiten des kritischen Alveolarverschlussdrucks führt zu alveolärer Derekrutierung (Alveolarkollaps).
- Der kritische Alveolarverschlussdruck kann durch schrittweise Reduktion eines initialen hohen PEEP (*„Decremental PEEP-Trial"*) ermittelt werden (vgl. Lachmann-Manöver, s. u.).

Niedrigflussmessmanöver zur PEEP-Optimierung („Messmanöver Low Flow Pressure-Volume-Loop“)

Das „Messmanöver Low Flow Pressure-Volume-Loop“ (PV-Loop) zeichnet eine annähernd (quasi) statische Druck-Volumen-Kurve auf, mit deren Hilfe die mechanischen Eigenschaften der Lunge beurteilt werden können. Durch langsames Füllen der Lunge mit einem niedrigen konstanten Flow von etwa 4–6 l/min werden annähernd statische Bedingungen erreicht, sodass nur noch die elastischen Eigenschaften von Lunge und Thorax (Compliance bzw. elastischer Retraktionsdruck) in der Druck-Volumen-Kurve ermittelt werden ([28], [29], [30], [31]).

Im unteren Bereich der Kurve steigt der Druck zunächst langsam an, bis der Alveolaröffnungsdruck überschritten wurde (= unterer Inflektionspunkt). Danach steigt der Druck linear mit dem applizierten Volumen an (⇨ möglichst große Volumenverschiebung bei kleiner Druckamplitude). Erreichen die Alveolarkompartimente die Grenzen ihrer Dehnbarkeit, führt jede weitere Volumenapplikation zu einem überproportionalen Druckanstieg, d. h., der obere Inflektionspunkt wurde überschritten (vgl. ▶ Abb. 2.14).

Andere Untersuchungen empfehlen, den exspiratorischen Schenkel der Druck-Volumen-Schleife (PV-Loop) bei der Ermittlung des „Best-PEEP“ zu berücksichtigen, um den kritischen Alveolarverschlussdruck (Derecruitment Pressure [DR-P]) zu bestimmen. Als kritischer Alveolarverschlussdruck wird der Punkt definiert, an dem auf dem exspiratorischen Schenkel des PV-Loop die maximale Krümmung (exspiratorischer Knickpunkt) beginnt (▶ Abb. 10.13).

Um die Inflektionspunkte auf dem in- und exspiratorischen Schenkel zu ermitteln, können 2 Cursor über dem PV-Loop bewegt werden. Zusätzlich kann

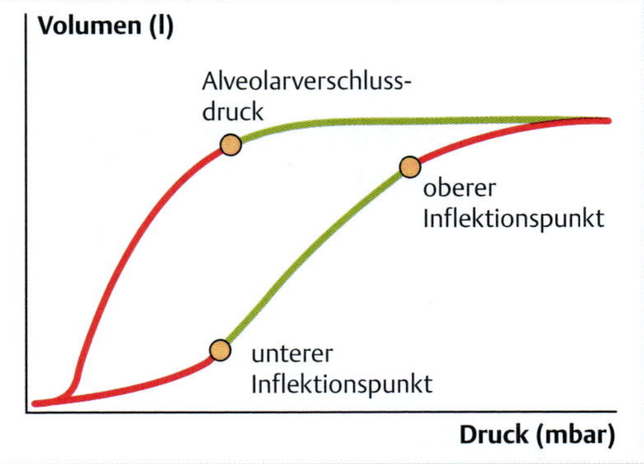

Abb. 10.13 Messmanöver „Low Flow Pressure-Volume-Loop“.

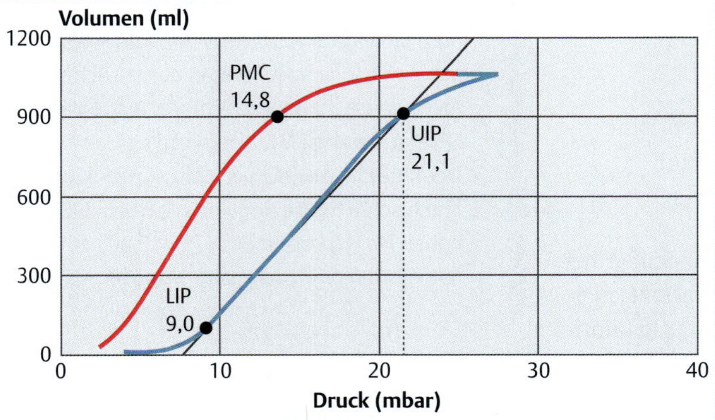

O2	I-Flow	P Low
100 %	**2,0** l/min	**3.0** mbar
Rekr. Zeit **2** sec	V Stopp **1000** ml	P Top **28** mbar

Abb. 10.14 Messmanöver „Low Flow PV-Loop“ – „PEEP-Finder“-Zahlenbeispiel (Intensivrespirator Elisa 800).

mit der Cursorfunktion die statische Compliance des respiratorischen Systems auf jedem Abschnitt der Druck-Volumen-Schleife am Respiratordisplay abgelesen werden (▶ Abb. 10.14; s. ▶ Abb. 10.13). Zusätzlich kann auch der kritische Alveolarverschlussdruck *(Point of Maximum Curvature [PMC])* ermittelt werden.

Limitierungen des Messmanövers:

- ausschließlich bei kontrollierter Beatmung ohne Spontanatemaktivität anwendbar bzw.
  - tiefe Sedierung, gegebenenfalls Relaxierung notwendig
  - steht im Widerspruch zu den derzeit in der Literatur empfohlenen Beatmungsstrategien zur Erhaltung der Spontanatemaktivität beim akuten Lungenversagen
- Notwendigkeit der Unterbrechung der Beatmung für bis zu 120 s

Des Weiteren ist kritisch ist anzumerken, dass die ARDS-Lunge eine Multikompartmentlunge darstellt und jedes einzelne Lungenkompartiment seine eigene Druck-Volumen-Beziehung hat. Da dieses Messmanöver nur eine globale Druck-Volumen-Beziehung aufzeichnet, können trotz „PEEP-Optimierung" nach der „Best-of-Compliance-Methode" atemzyklische Alveolarkollapse *(Atelektatrauma)* sowie regionale Überdehnungen *(Baro-/Volutrauma)* einzelner Lungenkompartimente auf regionaler Ebene nicht ausgeschlossen werden [32]. Dieser Effekt ist umso größer, je inhomogener die Lunge geschädigt ist.

Das *Messmanöver „Low Flow PV-Loop"* ist in Intensivrespiratoren unter unterschiedlicher Nomenklatur verfügbar (▶ Tab. 10.4).

Einstellgrößen am Respirator:

- inspiratorischer Flow (l/min)
- maximales Volumen (ml)
- Startdruck (mbar)
- maximaler Druck (mbar)
- inspiratorische Sauerstoffkonzentration (FiO_2)
- Dauer des Messmanövers (min)

Klinische Effekte der ungehinderten Spontanatmung

Die *frühzeitige ungehinderte Spontanatmung* im Biphasic-Positive-Airway-Pressure-Modus (BIPAP/APRV) ermöglicht aufgrund der erhaltenen Zwerchfellaktivität eine Verbesserung des Ventilations-/Perfusionsverhältnisses v. a. in den dorsobasalen Lungenkompartimenten ([33], [34], [35]). Die erhaltene Zwerchfellaktivität reduziert die Atelektasenbildung in den abhängigen Lungenarealen und kollabierte Alveolen werden wiedereröffnet *(alveoläre Rekrutierung)* [36]. Die Verbesserung des Gasaustausches kann dadurch erklärt werden, dass sich unter Spontanatmung die posterioren muskulären Abschnitte des Zwerchfells stärker als die anterior gelegene Sehnenplatte bewegen [37]. Daher erfolgt die Verteilung der spontanen Ventilation bevorzugt in den dorsalen (abhängigen) Lungenabschnitten, die gleichzeitig auch besser durchblutet sind. Die Folge ist eine Verbesserung des Ventilations-/Perfusionsverhältnisses unter erhaltener Spontanatmung.

Ein simultaner Spontanatemanteil von etwa 70–150 ml pro Atemzug im Biphasic-Positive-Airway-Pressure-Modus (BIPAP/APRV) bei sonst unveränderter Respiratoreinstellung führt zu einer Verbesserung der Oxygenierung aufgrund einer Abnahme des intrapulmonalen Rechts-Links-Shunts. Zusätzlich führt die Abnahme der Totraumventilation zu einer Verbesserung der CO_2-Elimination und der Hämodynamik ([38], [39], [40], [41]).

10

Tab. 10.4 Beispiel für die unterschiedliche Nomenklatur des Messmanövers „Low Flow PV-Loop".

Bezeichnung	Intensivrespirator	Hersteller
Lung Protection Package	Evita-Produktlinie	Dräger
PEEP-Finder	Elisa-Produktlinie	Löwenstein Medical
PV-Tool	G5/S6	Hamilton

Die Spontanatmung führt aufgrund der aktiven Zwerchfellkontraktion zu einer Senkung des Pleuradrucks (Ppl) und in der Folge zu einem Anstieg des transpulmonalen Drucks (Ptp), definiert als Differenz zwischen Alveolardruck (Palv) und Pleuradruck (Ppl). Dieser regionale Anstieg des transpulmonalen Drucks ist für die alveoläre Rekrutierung der nicht belüfteten zwerchfellnahen Lungenareale unter Spontanatmung verantwortlich.

$$\text{Ptp} = \text{Palv} - \text{Ppl}$$

Die alveoläre Rekrutierung dorsobasaler Lungenkompartimente durch Spontanatmung wurde durch CT-Untersuchungen bestätigt. In einer tierexperimentellen Studie konnte gezeigt werden, dass bereits innerhalb von 4 h die ungehinderte Spontanatmung im BIPAP/APRV-Modus zu einer signifikanten Reduktion von dorsobasalen Atelektasen mit konsekutiver Zunahme des endexspiratorischen Lungenvolumens (EELV) führte [42]. Demgegenüber zeigte eine Beatmung mit Pressure Support Ventilation (PSV/ASB) zwar eine Verbesserung des Gasaustausches, aber keine Zunahme der dorsobasalen Ventilation im Vergleich zur nicht augmentierten Spontanatmung im BIPAP/APRV-Modus [43]. Als pathophysiologische Erklärung kann angeführt werden, dass der Spontanatemanteil unter PSV den negativen Auswirkungen des maschinellen Beatmungshubs auf das Ventilations-/Perfusionsverhältnis nicht ausreichend entgegenwirkt. Vor allem bei höherer inspiratorischer Druckunterstützung entspricht PSV/ASB einer Assist/Control-Ventilation (A/C-Ventilation), da der Patient nur den maschinellen Atemhub triggert und de facto kontrolliert beatmet wird. Aufgrund der nur geringen spontanen Zwerchfellkontraktion führt der augmentierte Beatmungshub unter PSV/ASB zu keiner Umverteilung von Atemgas in die zwerchfellnahen dorsobasalen Lungenareale.

Die Zunahme der dorsobasalen Ventilation unter Spontanatmung im BIPAP/APRV-Modus kann auch mittels der elektrischen Impedanztomografie (EIT) nachgewiesen werden. ▶ Abb. 7.20 zeigt die Umverteilung des Tidalvolumens von ventral nach dorsobasal mit Einsetzen der Spontanatmung (⇨ *„Ventilationsshift"* nach dorsobasal).

10

Die Erhaltung der Spontanatmung bewirkt eine Zunahme des Herzzeitvolumens und damit des Sauerstoffangebots. In der Folge kommt es zu einer Verbesserung der Nieren-, Leber- und Splanchnikusperfusion ([34], [39], [40]). Die positiven Effekte auf die Hämodynamik können dadurch erklärt werden, dass durch die erhaltene Spontanatmung der intrathorakale Druck reduziert wird. Dadurch wird der venöse Rückstrom zum Herzen gefördert (⇨ Zunahme der Vorlast) und das Herzzeitvolumen und das Sauerstoffangebot gesteigert.

Die frühe Spontanatmung hat auch klinisch relevante Auswirkungen auf die Weaning-Phase von ARDS-Patienten. Frühe Spontanatmung im Biphasic-Positive-Airway-Pressure-Modus (BIPAP/APRV) führte im Vergleich zu einer konventionellen druckkontrollierten Beatmung (PCV) zu einer signifikanten Verkürzung der Beatmungsdauer (15 ± 2 vs. 21 ± 2 Tage, $p < 0{,}03$) und in der Folge zu einer kürzeren Verweildauer auf der Intensivstation (23 ± 2 vs. 30 ± 2 Tage, $p < 0{,}05$) [44].

Rekruitmentmanöver – Konzept der offenen Lunge

Pathophysiologischer Hintergrund

Unter *alveolärer Rekrutierung* versteht man die Wiedereröffnung atelektatischer Lungenkompartimente und deren Offenhalten durch die Anwendung eines adäquat hohen PEEP. Unter einem adäquat hohen PEEP versteht man einen PEEP oberhalb des kritischen Alveolarverschlussdrucks auf der Druck-Volumen-Schleife.

Für die alveoläre Rekrutierung kollabierter Lungenareale kommen bei Patienten mit akutem Lungenversagen (ARDS) mehrere synergistisch wirkende Rekrutierungsverfahren zur Anwendung:

- adäquat hoher PEEP *(⇨ „PEEP-Trial")*
- ungehinderte Spontanatmung im BIPAP/BiLevel/APRV-Modus
- Bauchlagerung (bei Kontraindikation: Schwenkbett)
- Rekruitmentmanöver

Die einzelnen Rekrutierungstechniken dürfen nicht als isolierte Therapieverfahren betrachtet werden, sondern müssen als Teile einer gemeinsamen Strategie in der Behandlung des ARDS gesehen werden, dessen wesentliche pathophysiologische Größe der transpulmonale Druckgradient Ptp (= Alveolardruck minus Pleuradruck) darstellt. Rekruitmentmanöver sind somit Teil eines Behandlungskonzepts, welches die alveoläre Rekrutierung zum Ziel hat. Die Anwendung der verschiedenen Rekrutierungsmethoden soll einerseits einen adäquaten Gasaustausch sicherstellen, andererseits beatmungsinduzierte Lungenschädigungen minimieren.

Rekruitmentmanöver im eigentlichen Sinn wurden als „Konzept der offenen Lunge" erstmals von Lachmann 1992 in seinem Editorial *„Open up the Lung and keep the Lung open"* beschrieben [45]. Formal besteht dieses Beatmungskonzept aus den Komponenten Wiedereröffnung *(„Open up the Lung")* und Offenhalten *(„Keep the Lung open")* kollabierter Alveolarkompartimente. Die Beatmungsstrategie basiert auf der Vorstellung, atelektatische Lungenareale durch kurzfristige Erhöhung des Beatmungsdrucks bis auf 60 mbar zu öffnen und danach die rekrutierten Alveolarkompartimente durch Anwendung eines adäquat hohen PEEP offenzuhalten. Die schnelle Rekrutierung von Atelektasen durch Rekruitmentmanöver *(„Fast alveolar Recruitment")* führt mitunter zu einer klinisch relevanten Verbesserung des Gasaustausches, die eine Reduktion der Beatmungsinvasivität ermöglicht ([46], [47], [48]). Basierend auf diesem Konzept kamen in den letzten Jahren verschiedene Rekrutierungstechniken zur Anwendung. Die Heterogenität der verschiedenen Rekruitmentmanöver erschwert allerdings Vergleiche zwischen den einzelnen Studien.

Definition

Unter einem **Rekruitmentmanöver** versteht man die kurzfristige Anwendung hoher Beatmungsdrücke von 40–60 mbar, um kollabierte Alveolarkompartimente zu öffnen und durch Applikation eines adäquat hohen PEEP offenzuhalten [45].

Ein weiteres Ziel dieser Beatmungsstrategie ist die Erhaltung des Surfactant-Systems, welches durch den ständigen atemzyklischen Wechsel von Kollaps und Wiedereröffnung von Alveolen *(„Tidal Recruitment")* geschädigt wird. Durch das rhythmische endexspiratorische Kollabieren von inspiratorisch eröffneten Alveolen werden die Surfactant-Moleküle so stark komprimiert, dass ein erheblicher Anteil aus den Alveolen in die Bronchiolen exprimiert („ausgewaschen") wird [46]. Die erhöhte Oberflächenspannung an der Luft-Flüssigkeit-Grenzschicht der Alveolen führt zur weiteren Ausbildung von Atelektasen *(„Loss-of-Surfactant Atelectasis")* mit konsekutiver Zunahme des intrapulmonalen Rechts-Links-Shunts und der Hypoxämie.

Die pathophysiologische bzw. physikalische Grundlage für Rekruitmentmanöver bildet das *Laplace-Gesetz*, welches das Verhältnis zwischen Innendruck, Durchmesser und Oberflächenspannung der Alveolen beschreibt.

Formel

Laplace-Gesetz

$$P = \frac{2T}{R}$$

Das Laplace-Gesetz sagt aus, dass der Druck (P) in einer Gasblase direkt proportional zur Oberflächenspannung T und indirekt proportional zum Radius (R) der Gasblase (= Alveole) ist. Der Druck in einer kleinen Gasblase ist demnach höher als in einer großen.

Für die Beatmungstherapie hat dies zur Folge, dass entsprechend dem Laplace-Gesetz mit Abnahme des Alveolardurchmessers ein höherer Druck zum Offenhalten der Alveolen notwendig ist. Bei Unterschreiten eines kritischen Drucks *(= Alveolarverschlussdruck)* kommt es zum Alveolarkollaps. Andererseits erfordert das Öffnen kollabierter Alveolen einen wesentlich höheren *Alveolaröffnungsdruck*, welcher beim ARDS-Patienten bis über 60 mbar betragen kann ([48], [49]).

Merke

Beim ARDS kann die *Differenz* zwischen *Alveolarverschlussdruck* und *Alveolaröffnungsdruck* 20–40 mbar betragen.

Info

Je kleiner der Alveolardurchmesser, desto höhere PEEP-Werte sind zum Offenhalten von Alveolarkompartimenten erforderlich.

Voraussetzungen für ein Rekruitmentmanöver:

Vor der Durchführung eines Rekruitmentmanövers muss der Patient

- hämodynamisch stabil (⇨ Normovolämie),
- tief sediert, eventuell relaxiert (⇨ keine Eigenatmung) und
- endotracheal abgesaugt (⇨ keine Sekretretentionen) sein;
- Kontraindikationen müssen ausgeschlossen sein (s. u.).

Techniken zur Durchführung eines Rekruitmentmanövers

Zur Durchführung eines Rekruitmentmanövers kommen mehrere Techniken klinisch zur Anwendung (▶ Abb. 10.15) ([46], [50], [51], [52], [53], [54], [55], [56], [57]):

- *klassisches Rekruitmentmanöver nach Lachmann („Pressure Controlled Ventilation-RM")* ⇨ kurzfristige druckkontrollierte Beatmung mit Erhöhung des Inspirationsdrucks auf 50–60 mbar und des PEEP-Niveaus auf 20–25 mbar für etwa 5–15 Atemhübe
- *CPAP-Rekruitmentmanöver („Sustained Inflation")* ⇨ Blähmanöver mit einem kontinuierlichen positiven Atemwegsdruck zwischen 40 und 60 mbar für 20–40 s
- *intermittierende Seufzer („Intermittent Sighs")* ⇨ Applikation von 3 aufeinanderfolgenden Seufzern/min durch Steigerung des Atemhubvolumens bis zu einem inspiratorischen Plateaudruck von 45 mbar

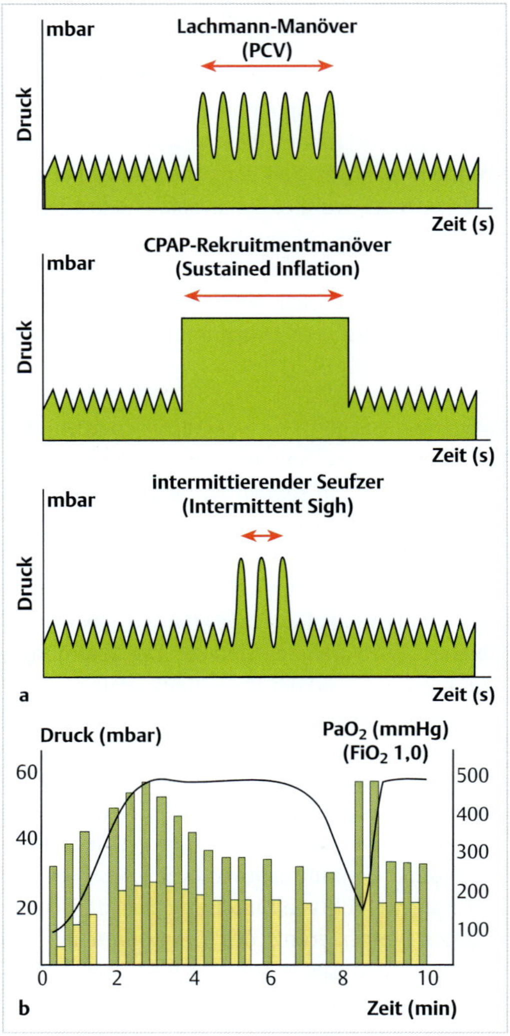

Abb. 10.15 Rekruitmentmanöver (RM).
a Techniken zur Durchführung eines Rekruitmentmanövers.
b Rekruitmentmanöver nach Lachmann.
Links: Rekrutierung von Lungengewebe durch Erhöhung von Pinsp und PEEP mit konsekutivem Ansteigen des PaO_2/FiO_2-Quotienten.
Mitte: Trotz Reduktion von Pinsp und PEEP bleibt bei „eröffneter Lunge" der PaO_2/FiO_2-Quotient hoch. Bei Unterschreiten des kritischen Alveolarverschlussdrucks ⇨ steiler Abfall des PaO_2/FiO_2-Quotienten durch erneuten Alveolarkollaps.
Rechts: Erneute kurzfristige Rekrutierung durch Anheben von Pinsp und PEEP. Rücknahme von Pinsp und PEEP, der über dem Alveolarverschlussdruck eingestellt wird. Der PaO_2/FiO_2-Quotient bleibt hoch.

- *verlängerte Seufzer („Extended Sighs")* ⇨ stufenweise Steigerung des inspiratorischen Plateaudrucks bis auf ≥ 40 mbar und des PEEP bis auf 30 mbar über mehrere Minuten

Das klassische *Rekruitmentmanöver nach Lachmann* besteht in der kurzfristigen druckkontrollierten Beatmung mit einem Inspirationsdruck von 50–60 mbar für etwa 5–15 Atemhübe und dem Offenhalten der Alveolen durch einen hohen PEEP von ≥ 20 mbar (s. ▶ Abb. 10.15) ([45], [46], [47], [48]). Nach durchgeführter Rekrutierung erfolgt die PEEP-Optimierung durch eine absteigende PEEP-Reihe *(„Decremental PEEP-Trial")* mit dem Ziel, den PEEP über den Alveolarverschlussdruck einzustellen.

Praxis

Klassisches Rekruitmentmanöver nach Lachmann

([45], [46], [47], [48])

- Erhöhung der FiO_2 auf 100 %
- Erhöhung von Pinsp auf 50–60 mbar für etwa 5–15 Atemhübe bei gleichzeitiger Erhöhung des Gesamt-PEEP (PEEPe + PEEPi) auf 20–25 mbar durch Steigerung des externen PEEP und/oder Generierung eines intrinsischen PEEP (⇨ Atemzeitverhältnis, Frequenz)
- wiederholte Messungen des arteriellen Sauerstoffpartialdrucks (⇨ idealerweise kontinuierliches PaO_2-Monitoring)
- bei Erreichen eines Oxygenierungsindex $PaO_2/FiO_2 > 450$ mmHg ⇨ Lunge vollständig eröffnet (= rekrutiert); Alveolaröffnungsdruck ist definiert
- nach dem Rekruitmentmanöver Senkung von Pinsp über 3–5 Atemhübe auf 30–35 mbar ⇨ danach weitere Reduktion von Pinsp in 1- bis 2-mbar-Schritten sowie
- Reduktion des PEEP-Niveaus in 1- bis 2-mbar-Schritten bis zum Erreichen des kritischen Alveolarverschlussdrucks ⇨ erkennbar am erneuten Abfall des PaO_2
- kurzfristiges erneutes Rekrutieren der Lunge durch Erhöhung von Pinsp und PEEP für etwa 5 Atemhübe
- Reduktion von Pinsp und Einstellen des PEEP etwa 2 mbar über dem Alveolarverschlussdruck
- Einstellen der kleinstmöglichen Beatmungsdruckamplitude bei gleichbleibendem gutem Gasaustausch *(⇨ Babylung-Concept)*

Info

„Maintain optimal gas exchange at the smallest possible pressure amplitude"
Lachmann 1992

Im eigenen Arbeitsbereich wird das Rekruitmentmanöver bevorzugt als *„Sustained Inflation"* (CPAP-Rekruitmentmanöver) durchgeführt, indem im APRV-Modus das obere Druckniveau (Phoch) auf 50 mbar und die Inspirationszeit (Thoch) auf 30 s eingestellt werden (⇨ „50/30-Manöver") ([57], [58]). Danach erfolgt eine erneute PEEP-Optimierung *(Re-Setting of PEEP)* in Form einer absteigenden PEEP-Reihe *(„Decremental PEEP-Trial")*, wobei mit einem PEEP-Wert ≥ 20 mbar begonnen wird. Ziel ist es, nach dem Rekruitmentmanöver den Patienten möglichst lungenprotektiv zu beatmen, d. h. mit möglichst kleiner Beatmungsdruckamplitude („Driving Pressure") von < 15 mbar und einer FiO_2 von ≤ 60 %.

Effektivität eines Rekruitmentmanövers

Aus pathophysiologischer Sicht hängt der Rekrutierungseffekt unabhängig von der angewandten Technik in erster Linie vom *Rekrutierungspotenzial* der ARDS-geschädigten Lunge ab, d. h. vom Ausmaß der Atelektasen [59]. Der direkte Effekt auf die Oxygenierung wird hingegen von der Abnahme des intrapulmonalen Shunts bestimmt, welcher seinerseits von der Effektivität der hypoxischen pulmonalen Vasokonstriktion *(Euler-Liljestrand-Mechanismus)* maßgebend beeinflusst wird.

Die Effektivität *(„Responsiveness")* eines Rekruitmentmanövers wird somit im Wesentlichen vom

10

pathomorphologischen Substrat der ARDS-Lunge bestimmt:

- ARDS mit überwiegend kollabierten Lungenkompartimenten („mechanische Atelektasen“) ⇨ hohes Rekrutierungspotenzial ⇨ hohe Effektivität eines Rekruitmentmanövers
- ARDS mit hohem Anteil an konsolidierten Lungenkompartimenten infolge
  - alveolärer Flüssigkeitsansammlung (Ödem und/oder entzündliches Exsudat [„inflammatorische Atelektasen“]) und/oder
  - struktureller Schädigung des Lungenparenchyms ⇨ niedriges Rekrutierungspotenzial ⇨ niedrige Effektivität eines Rekruitmentmanövers

Eine höhere Effektivität eines Rekruitmentmanövers kann unter folgenden klinischen und pathophysiologischen Gegebenheiten erzielt werden:

- hohes Rekrutierungspotenzial (⇨ Überwiegen von mechanischen Atelektasen) [59]
- Frühphase des ARDS (< 72–96 h nach Diagnosestellung) ([54], [55])
- Bauchlagerung (⇨ höherer transpulmonaler Druck) ([58], [60], [61])
- normale Thoraxwandcompliance (⇨ höherer transpulmonaler Druck) [54]
- niedriger PEEP und niedriges Tidalvolumen (⇨ Derekruitment) ([47], [62], [63])
- hohe FiO_2 (⇨ Resorptionsatelektasen) [64]
- wenig extravaskuläres Lungenwasser von < 10 ml/kg [65]

Effektivitätskriterien für alveoläre Rekrutierung

- Verbesserung der Oxygenierung (PaO_2 ⇧)
- Verbesserung der alveolären Ventilation ($PaCO_2$ ⇩)
- Abnahme des intrapulmonalen Rechts-Links-Shunts ($\dot{Q}s/\dot{Q}t$ ⇩)
- Verbesserung der Atemmechanik (Compliance ⇧ bzw. Elastance ⇩)
- Zunahme des endexspiratorischen Lungenvolumens (EELV ⇧)
- Abnahme der atelektatischen Verschattungen im Thorax-CT
- Zunahme der Impedanzänderungen in der elektrischen Impedanztomografie (EIT)

Kommt es im Rahmen einer absteigenden PEEP-Reihe *(„Decremental PEEP-Trial“)* zu einem Abfall des $PaCO_2$ bzw. zu einer Zunahme der Compliance des respiratorischen Systems, so ist dies ein Zeichen für eine gesteigerte alveoläre Ventilation, auch wenn die Oxygenierung gleichbleibt oder sich sogar verschlechtert. Da die ARDS-Lunge eine Multikompartmentlunge ist, deutet dieser Umstand darauf hin, dass die Reduktion von Inspirationsdruck und PEEP zu einer Abnahme der Totraumventilation (⇨ Abnahme der alveolären Überdehnung und Kapillarkompression) in den ventralen Lungenkompartimenten führte (▶ Abb. 10.16) ([66], [67]).

Merke

- Beste Oxygenierung darf nicht mit bester Lungenprotektion (= beste Compliance des respiratorischen Systems) gleichgesetzt werden.
- Lungenprotektion hat Vorrang vor bester Oxygenierung!

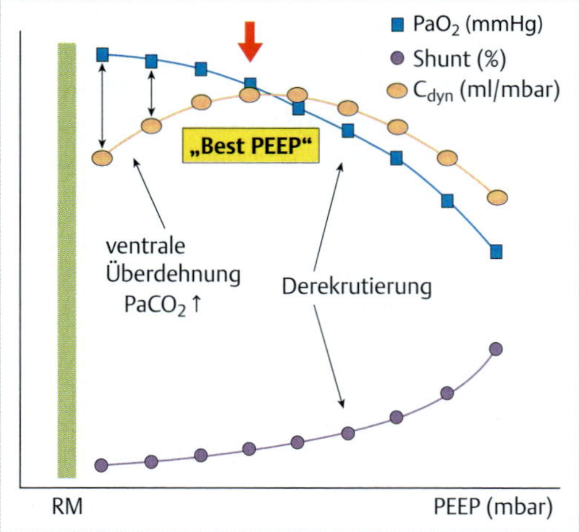

Abb. 10.16 PEEP-Optimierung nach Rekruitmentmanöver. Beste Oxygenierung korreliert nicht mit bester Atemmechanik, d. h. mit der besten Compliance des respiratorischen Systems (Quelle: [67]).

Klinischer Stellenwert eines Rekruitmentmanövers

Die Anwendung eines Rekruitmentmanövers bleibt nach wie vor Gegenstand kontroverser Diskussionen, v. a. im Zusammenhang mit einer *lungenprotektiven Beatmungsstrategie* [68]. Eine hohe Effektivität eines Rekruitmentmanövers konnte nur in jenen Untersuchungen gezeigt werden, in denen die Patienten mit inadäquat niedrigem PEEP ≤ 10 mbar beatmet wurden ([47], [50], [51]). Bei Patienten, die lungenprotektiv mit adäquat hohem PEEP beatmet wurden, führten Rekruitmentmanöver, unabhängig von der verwendeten Rekrutierungstechnik, zu keiner oder lediglich nur zu einer kurz anhaltenden Verbesserung des Gasaustausches und der Atemmechanik ([53], [54], [55], [56], [57]).

Im Gegensatz zu den nur temporären Effekten in Rückenlage konnte in klinischen Studien gezeigt werden, dass die Durchführung eines *Rekruitmentmanövers in Bauchlage* zu einer anhaltenden Verbesserung der Oxygenierung führte ([58], [61]). Als mögliche Erklärung kann angeführt werden, dass in Bauchlage der ventrodorsale Pleuradruckgradient abnimmt und in der Folge der transpulmonale Druck (Ptp) ansteigt [69]. Die Bauchlagerung führt zu einer Linksverschiebung der Druck-Volumen-Schleife mit konsekutiver Abnahme des kritischen Alveolarverschlussdrucks, sodass niedrigere PEEP-Werte ausreichen, um einen endexspiratorischen Alveolarkollaps zu vermeiden [60].

Kommt es nach einem Rekruitmentmanöver nur zu einer kurz anhaltenden Verbesserung des Gasaustausches, kann eine mögliche Ursache darin bestehen, dass der applizierte PEEP zu niedrig ist, um die rekrutierten Alveolarkompartimente offenzuhalten, da die wiedereröffneten Alveolarkompartimente erneut kollabieren, wenn der transpulmonale Druck negativ wird. In diesen Fällen konnte durch eine PEEP-Erhöhung nach einem Rekruitmentmanöver *(„Re-Setting des PEEP“)* eine anhaltende Verbesserung des Gasaustausches und der Atemmechanik erzielt werden ([70], [71]). Bei der Interpretation dieser Ergebnisse muss allerdings bedacht werden, dass der applizierte PEEP mit 10 mbar vor dem Rekruitmentmanöver inadäquat niedrig war. Anhand dieser Daten stellt sich die Frage, ob nicht derselbe Rekrutierungseffekt über die Zeit durch die alleinige Erhöhung des PEEP hätte erzielt werden können. In computertomografischen Untersuchungen wurde gezeigt, dass bei ARDS-Patienten PEEP-Werte zwischen 15 und 20 mbar erforderlich sind, um endinspiratorisch eröffnete Alveolarkompartimente endexspiratorisch weitgehend offenzuhalten [72]. Nach derzeit vorliegender Datenlage kann somit nicht zwischen den Effekten eines Rekruitmentmanövers mit nachfolgendem *„Re-Setting des PEEP“* und den zeitabhängigen Effekten einer alleinigen PEEP-Steigerung unterschieden werden [57].

M!

Merke

Bei schwerem ARDS sind *PEEP-Werte* zwischen 15 und 20 mbar zum *Offenhalten der rekrutierten Alveolarkompartimente* und damit zur Optimierung des pulmonalen Gasaustausches erforderlich.

Nebenwirkungen und Komplikationen eines Rekruitmentmanövers

- Hämodynamische Instabilität (⇨ Blutdruckabfall)
- Abnahme des Schlagvolumens
- Abnahme des Herzzeitvolumens
- Nachlasterhöhung für den rechten Ventrikel (⇨ Rechtsherzbelastung)
- Herzrhythmusstörungen (⇨ Bradykardie)
- Abfall der arteriellen Sauerstoffsättigung
- Baro-/Volutrauma (⇨ Pneumothorax)
- Abnahme des zerebralen Perfusionsdrucks
- Steigerung des intrakraniellen Drucks
- Steigerung des intraabdominellen Drucks

Die hämodynamischen Nebenwirkungen eines Rekruitmentmanövers sind v. a. vom Grad der fortgeleiteten Druckübertragung auf das Herz und auf die großen intrathorakalen Venen abhängig (⇨ Verminderung des venösen Rückstroms zum Herzen) und sind umso ausgeprägter, je niedriger die Compliance der Thoraxwand ist *(„Stiff Chest Wall“)* [54].

Kontrovers wird in der Literatur die Frage diskutiert, ob der mechanische Stress während eines Rekruitmentmanövers zu einer weiteren Schädigung der alveolokapillären Membran führen kann, sodass eine Translokation von Bakterien und/oder Zytokinen in die systemische Zirkulation begünstigt wird. In diesem Zusammenhang konnte zumindest bis dato weder in tierexperimentellen noch in klinischen Untersuchungen eine Translokation von Bakterien und/oder Zytokinen nach einem Rekruitmentmanöver nachgewiesen werden ([73], [74]).

Ob Rekruitmentmanöver Auswirkungen auf die Inzidenz einer beatmungsinduzierten Lungenschädigung bzw. auf die Letalität des ARDS haben, kann zum jetzigen Zeitpunkt nicht beantwortet werden.

Kontraindikationen für ein Rekruitmentmanöver

- Pneumothorax (auch bei liegender Bülau-Drainage!)
- hämodynamische Instabilität (Hypovolämie, Schocksymptomatik)
- Lungenemphysem (⇨ Gefahr der Ruptur von Emphysemblasen)
- unilateral betontes ARDS (⇨ Gefahr der Hyperinflation der weniger geschädigten Lunge)
- Status post Lungenresektion oder Lungentransplantation (⇨ Gefahr der Nahtdehiszenz)
- RDS (Respiratory Distress Syndrome) des Früh- bzw. Neugeborenen (⇨ Gefahr des Rechtsherzversagens)
- erhöhter Hirndruck (⇨ relative Kontraindikation, Nutzen-Risiko-Abwägung)

Indikation für ein Rekruitmentmanöver

Vor dem Hintergrund der derzeit verfügbaren Literatur sind Rekruitmentmanöver als eine *„Rescue Therapy"* in der Frühphase eines lebensbedrohenden hypoxämischen Lungenversagens anzusehen. Dies gilt für Patienten, bei denen bei stabiler Hämodynamik unter einer lungenprotektiven Beatmungsstrategie trotz PEEP-Optimierung sowie additiver Maßnahmen, wie Lagerungstherapie und Applikation von inhalativen Vasodilatatoren, kein

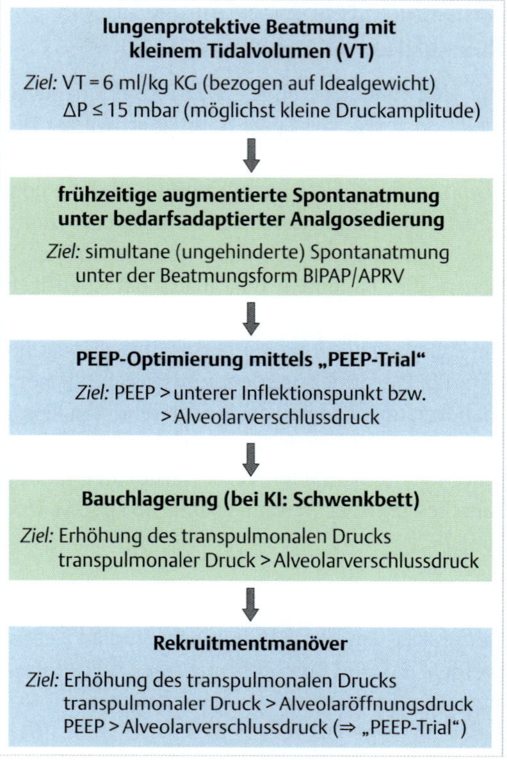

Abb. 10.17 Pulmonaler Gasaustausch. Algorithmus zur Verbesserung des pulmonalen Gasaustausches bei ARDS-Patienten.

adäquater Gasaustausch mit einer $FiO_2 \leq 0{,}6$ erzielt werden kann [58].

▸ Abb. 10.17 zeigt einen Algorithmus zur Verbesserung des pulmonalen Gasaustausches bei ARDS-Patienten.

Rekruitmentmanöver und Letalität

In der intensivmedizinischen Fachliteratur wird die Durchführung von Rekruitmentmanövern nach wie vor kontrovers diskutiert, v. a. im Zusammenhang mit einem *lungenprotektiven Beatmungsmuster*. So empfehlen die American Thoracic Society (ATS), die European Society of Intensive Care Medicine (ESICM) sowie die Society of Critical Care Medicine (SCCM) in einer 2017 publizierten gemeinsamen Leitlinie die Durchführung von Rekruitmentmanövern bei allen Patienten mit ARDS

[75]. Demgegenüber empfiehlt die Surviving Sepsis Campaign Rekruitmentmanöver nur bei schwerem ARDS [76]. In der 2017 veröffentlichten deutschen S3-Leitlinie „Invasive Beatmung und Einsatz extrakorporaler Verfahren bei akuter respiratorischer Insuffizienz" wird keine Empfehlung für oder gegen die Durchführung von Rekruitmentmanövern bei ARDS-Patienten abgegeben [77].

Im sog. *Alveolar Recruitment for Acute Respiratory Distress Syndrome Trial (ART)* wurde erneut die Effektivität von Rekruitmentmanövern mit anschließender PEEP-Titration in einer Multizenterstudie an insgesamt 1010 Patienten mit ARDS ($PaO_2/FiO_2 \leq 200$ mmHg) untersucht [78]. In der Interventionsgruppe wurde ein Rekruitmentmanöver unter Muskelrelaxierung mit einem „Driving Pressure" von 15 mbar und einem PEEP von 25 und 35 mbar für je 1 min sowie einem PEEP von 45 mbar für 2 min durchgeführt *(„Incremental PEEP-Trial")*. Anschließend wurde der PEEP schrittweise bis auf 11 mbar reduziert *(„Decremental PEEP-Trial")*. Nach jeder PEEP-Reduktion wurde die statische Compliance des respiratorischen Systems gemessen. Als „Best" PEEP wurde der PEEP 2 mbar über dem Wert der höchsten Compliance des respiratorischen Systems definiert.

Aufgrund von 3 Kreislaufstillständen während des Rekruitmentmanövers wurde die Rekrutierungstechnik nach Einschluss von 555 Personen modifiziert und der PEEP auf maximal 35 mbar reduziert, bei einem maximalen Plateaudruck von 50 mbar. Alle Patienten wurden lungenprotektiv mit einem Tidalvolumen von 6 ml/kg KG und einem Plateaudruck von maximal 30 mbar beatmet. In der Kontrollgruppe wurden die Patienten mit einem konventionellen lungenprotektiven Beatmungsmuster entsprechend dem ARDS-Net-Protokoll mit einer FiO_2/PEEP-Tabelle beatmet (vgl. ▶ Tab. 4.3).

Der mittlere PEEP-Wert in der Rekrutierungsgruppe betrug zwischen 14 und 16,4 mbar in den ersten 3 Tagen, in der Kontrollgruppe zwischen 10,5 und 13 mbar.

Als wichtigstes Studienergebnis zeigte sich eine signifikant erhöhte 28-Tages-Mortalität in der Gruppe, die nach dem Open-Lung-Konzept beatmet wurde, im Vergleich zur Kontrollgruppe (55,3 vs. 49,3 %, $p = 0{,}041$). Als sekundäre Endpunkte verringerte sich die Zahl der beatmungsfreien Tage (5,3 vs. 6,4, $p = 0{,}03$) in der Rekrutierungsgruppe im Vergleich zur Kontrollgruppe. Auch wurde eine erhöhte Inzidenz an drainagebedürftigen Pneumothorazes im Vergleich zur Kontrollgruppe beobachtet (3,2 vs. 1,2 %, $p = 0{,}03$). Intensiv- und Krankenhausaufenthaltsdauer unterschieden sich nicht zwischen den beiden Gruppen.

Info

Die Autoren dieser Studie ziehen aus ihren Ergebnissen die Schlussfolgerung, dass eine Beatmungsstrategie mit Durchführung eines Rekruitmentmanövers bei Patienten mit moderatem und schwerem ARDS die Mortalität erhöht und deshalb nicht routinemäßig durchgeführt werden sollte.

Mittlerweile gibt es 4 große randomisierte Studien, in denen kein Überlebensvorteil für ARDS-Patienten gezeigt werden konnte, die nach dem „Open-Lung-Konzept" beatmet wurden ([78], [79], [80]). Im Gegensatz zu den 3 älteren Studien, in denen sich zumindest kein Unterschied in der Überlebensrate zeigte, wurde in der ART-Studie erstmals eine höhere Mortalität bei jenen Patienten, die nach einem „Open-Lung-Protokoll" beatmet wurden, beobachtet.

Die „ART-Studie" ist bis dato die größte randomisierte, multizentrische Studie zu diesem Themenkomplex. Bei der Interpretation der Studienergebnisse sind dennoch einige Aspekte diskussionsbedürftig:

- Indikation für ein Rekruitmentmanöver
- angewandte Technik und Effektivität von Rekruitmentmanöver
- Höhe des PEEP-Niveaus – *„PEEP-Responsiveness"*
- Höhe der Druckamplitude *(Driving Pressure)*
- Beatmungsmodus

Ad Indikation für ein Rekruitmentmanöver:
Rekruitmentmanöver sind als eine *„Rescue-Therapy"* in der Frühphase eines lebensbedrohenden hypoxämischen Lungenversagens anzusehen, wenn bei stabiler Hämodynamik unter einer lungenprotektiven Beatmungsstrategie trotz PEEP-Optimierung und

additiver Therapiemaßnahmen, wie Lagerungstherapie und inhalativer Vasodilatatoren oder nach Diskonnektion vom Beatmungsgerät, kein adäquater Gasaustausch mit einer $FiO_2 \leq 0{,}6$ erzielt werden kann ([57], [58]).

Daher stellt sich die kritische Frage, ob bei den in der ART-Studie vorliegenden „Basiswerten" (Plateaudruck von im Mittel 25,8 cmH_2O, Driving Pressure von 13,5 mbar sowie PEEP-Werte von 12,2 cmH_2O bei einem resultierenden Tidalvolumen von 5,8 ml/kg KG) überhaupt eine Indikation für ein Rekruitmentmanöver bestand. Aus meiner persönlichen Sicht bestätigt die ART-Studie eindrucksvoll, dass Rekruitmentmanöver ausschließlich eine *„Rescue Therapy"* darstellen und die routinemäßige Anwendung eines Rekruitmentmanövers unter lungenprotektiver Beatmung bei moderaten Beatmungsdrücken und einem daraus resultierenden Tidalvolumen von etwa 6 ml/kg KG nicht indiziert ist und mitunter zu lebensbedrohlichen pulmonalen und hämodynamischen Komplikationen führen kann.

Ad angewandte Technik und Effektivität von Rekruitmentmanövern:

Die Heterogenität der verschiedenen Rekruitmentmanöver und die somit fehlende Standardisierung erschweren Vergleiche zwischen den einzelnen Studien. Auch gibt es keine vergleichenden Untersuchungen zu den einzelnen Rekruitmentmanövern, die die Effektivität bei gleichem Druck-Zeit-Produkt untersucht haben, sodass derzeit keine Empfehlung für die Bevorzugung eines bestimmten Verfahrens gegeben werden kann. So variieren die Parameter Rekrutierungsdruck, PEEP, Druckamplitude und Zeitdauer von Rekruitmentmanövern erheblich. Auch die Leitlinien der verschiedenen Fachgesellschaften schweigen zu diesem Thema.

Die hämodynamischen Auswirkungen eines Rekruitmentmanövers sind v. a. vom Grad der fortgeleiteten Druckübertragung auf das Herz und die großen intrathorakalen Gefäße während des Rekruitmentmanövers abhängig und sind umso ausgeprägter, je niedriger die Compliance der Thoraxwand ist *(⇨ „Stiff Chest Wall")* ([54], [81], [82]). Wenn man sich die in der ART-Studie angewandte Rekrutierungstechnik (Gesamtdauer des Rekruitmentmanövers von 4 min bei Anwendung eines PEEP-Wertes von bis zu 45 mbar und einem maximalen Rekrutierungsdruck von 60 mbar über 2 min!) vor Augen hält, ist es nicht verwunderlich, dass Patienten mit erheblichen hämodynamischen Nebenwirkungen bis zum Kreislaufstillstand infolge Rechtsherzversagen auf das Rekruitmentmanöver reagierten.

Auch wenn die gewählten hohen PEEP-Werte die Oxygenierung der Patienten verbesserten, ist hervorzuheben, dass das primäre Ziel eines lungenprotektiven Beatmungskonzepts eine möglichst lungen- und kreislaufschonende Beatmung ist, nicht aber die Optimierung des Gasaustausches mit physiologischen Zielgrößen [83]. Auch darf „optimale" Lungenprotektion basierend auf der besten Compliance des respiratorischen Systems nicht mit dem besten Ventilations-/Perfusionsverhältnis und der bestmöglichen Oxygenierung gleichgesetzt werden. Aus pathophysiologischer Sicht muss demnach bei der maschinellen Beatmung von Intensivpatienten auf die Interaktion zwischen Beatmung und Hämodynamik geachtet werden und die Auswirkungen auf das Sauerstoffangebot müssen berücksichtigt werden [84].

Bezüglich der Dauer von Rekruitmentmanöver konnte gezeigt werden, dass bei einem Rekrutierungsdruck von 40 mbar ein Großteil der atelektatischen Lungenareale bereits nach 10 s geöffnet ist und dass dieser Rekrutierungseffekt auch nach 30 s kaum mehr gesteigert werden konnte. Bei dieser Rekrutierungsdauer wurden auch keine hämodynamischen Nebenwirkungen beobachtet, jedoch kam es nach 20 bzw. 30 s zu einer kurzfristigen klinisch signifikanten Abnahme der systolischen bzw. mittleren arteriellen Blutdruckwerte, die sich jedoch innerhalb von 30 s wieder normalisierten ([57], [58], [85]).

Zusammenfassend kann vor dem Hintergrund der derzeit verfügbaren Literaturdaten gesagt werden, dass Rekruitmentmanöver als eine *„Rescue Therapy"* in der Frühphase eines lebensbedrohenden hypoxämischen Lungenversagens anzusehen sind. Diese Therapiemaßnahme sollte bei ARDS-Patienten erwogen werden, bei denen bei stabiler Hämodynamik unter einer lungenprotektiven Beatmungsstrategie trotz PEEP-Optimierung und supportiver Maßnahmen kein adäquater Gasaustausch mit einer $FiO_2 \leq 60\,\%$ erzielt werden kann. Die Indikation muss demnach unter Abwägung der Risiken als individualisierte Einzelfallentscheidung sowie unter Beachtung der Kontraindikationen erfolgen.

Konzept der permissiven Atelektasen

Während das Open-Lung-Konzept nach Lachmann eine vollständige alveoläre Rekrutierung vorsieht, um bestmöglichen Gasaustausch und Compliance des respiratorischen Systems bei kleinstmöglicher Druckamplitude („Driving Pressure") zu erzielen, geht das *Konzept der permissiven Atelektasen* von folgenden pathophysiologischen Überlegungen und folgender Beatmungsstrategie aus:

- Vermeidung eines atemzyklischen Alveolarkollapses (Atelektatrauma) durch adäquat hohen PEEP, d. h. Minimierung der Lungenareale mit tidaler Rekrutierung, welche mittels elektrischer Impedanztomografie nachgewiesen bzw. monitiert werden kann (vgl. ▶ Abb. 7.20)
- nur teilweise alveoläre Rekrutierung *(„keep the lungs partially collapsed")*, um die mechanische Druck- und Volumenbelastung *(„Stress and Strain")* der Lunge und die hämodynamischen Auswirkungen der Beatmung möglichst gering zu halten mit dem Ziel, eine lungenprotektive Beatmung mit einer $FiO_2 \leq 0{,}6$ zu ermöglichen [86]

Permissive Hyperkapnie

Die lungenprotektive Beatmung basiert auf der Limitierung des inspiratorischen Plateaudrucks auf ≤ 30 mbar und des Tidalvolumens auf 6 ml/kg KG in Kombination mit einem adäquat hohen PEEP mit dem Ziel, den mechanischen Stress der Lungen so gering wie möglich zu halten. Die Limitierung von Atemhubvolumen und Inspirationsdruck hat zum Konzept der permissiven Hyperkapnie geführt, welche eine wesentliche Säule der lungenprotektiven Beatmungsstrategie darstellt [87].

Definition

Unter permissiver Hyperkapnie (engl. *Permissive Hypercapnia* [PHC]) versteht man eine Beatmungsstrategie, bei der ein erhöhter arterieller Kohlendioxidpartialdruck ($PaCO_2$) von > 45 mmHg zugunsten einer möglichst kleinen Beatmungsdruckamplitude („Driving Pressure") akzeptiert wird.

Merke

Lungenprotektion hat Vorrang gegenüber CO_2-Elimination!

Pathophysiologie

Die Hyperkapnie führt zu einer *respiratorischen Azidose*, die nur von einer gesunden Niere ausreichend metabolisch kompensiert werden kann. Für die ungünstigen Begleiteffekte der akuten Hyperkapnie ist jedoch nicht der extrazelluläre pH entscheidend, sondern das Ausmaß der intrazellulären Azidose, welche innerhalb weniger Stunden durch intrazelluläre Kompensationsmechanismen (Pufferung, Abbau organischer Säuren und H^+-Ionen-Austausch durch Protonenpumpen der Zellwand [z. B. H^+/Na^+-Pumpe]) weitgehend normalisiert wird. Die gute Toleranz der permissiven Hyperkapnie wird zum großen Teil auf diesen schnellen Ausgleich der intrazellulären Azidose zurückgeführt [87]. Demgegenüber kann die Normalisierung des extrazellulären pH in Abhängigkeit von der Nierenfunktion bis zu einige Tage benötigen.

Info

- Der *limitierende Faktor* der permissiven Hyperkapnie ist nicht ein bestimmter $PaCO_2$-Wert, sondern der pH ⇨ *Zielgröße:* pH ≥ 7,2.
- Bei pH-Werten < 7,2 sollte eine Pufferung mit Tris (Tris[hydroxymethyl]-aminomethan) erfolgen ⇨ Nierenfunktion beachten, da renale Elimination.

Auch bei Patienten mit chronischen Lungenerkrankungen werden ausgeprägte Hyperkapnien gut toleriert, wenn sie sich langsam entwickeln. Bei diesen Patienten stellt die Hyperkapnie einen Adaptationsmechanismus dar, welcher eine ausreichende CO_2-Elimination bei reduzierter Atemarbeit ermöglicht. So bewirkt ein 100 %iger Anstieg des $PaCO_2$ von 40 auf 80 mmHg eine Reduktion der alveolären Ventilation um etwa 50 %.

Das Ausmaß der Abnahme des alveolären Sauerstoffpartialdrucks (PAO_2) und in der Folge des arteriellen Sauerstoffpartialdrucks (PaO_2) unter permissiver Hyperkapnie kann anhand der Alveolargasgleichung errechnet werden (vgl. Kap. 2.7):

$$PAO_2 = FiO_2 \times (Patm - PH_2O) - PaCO_2/RQ$$

Beispiel 1:
$PaCO_2$: 40 mmHg, FiO_2: 1,0, Patm: 760 mmHg, PH_2O: 47 mmHg, RQ: 0,8
⇨ $PAO_2 = 1{,}0 \times (760 - 47) - 40/0{,}8 = 663$ mmHg

Beispiel 2:
$PaCO_2$: 80 mmHg, FiO_2: 1,0, Patm: 760 mmHg, RQ: 0,8
⇨ $PAO_2 = 1{,}0 \times (760 - 47) - 80/0{,}8 = 613$ mmHg

10

Ein auf die alveoläre Hypoventilation zurückzuführender geringfügiger Abfall des PAO_2 kann durch geringe Erhöhung der FiO_2 korrigiert werden und stellt somit beim maschinell beatmeten Patienten keine limitierende Nebenwirkung dar.

Die permissive Hyperkapnie führt zu einer Vasokonstriktion in der pulmonalen Strombahn und damit zu einer Verstärkung der hypoxischen pulmonalen Vasokonstriktion (HPV). Die Auswirkungen auf die Oxygenierung sind allerdings variabel und von mehreren Faktoren abhängig:

- Ausmaß der alveolären Hypoventilation (⇨ erhöhter alveolärer $PACO_2$ führt zu Abnahme des alveolären PAO_2; vgl. Alveolargasgleichung und Gasgesetz von Dalton)
- Ausmaß der Verstärkung der hypoxischen pulmonalen Vasokonstriktion (⇨ Blutflussumverteilung in besser belüftete Lungenareale)
- kardiale Pumpfunktion

So kann einerseits die verstärkte Blutflussumverteilung in besser belüftete Lungenkompartimente sich positiv auf die Shuntdurchblutung und somit auf die Oxygenierung auswirken, andererseits kann eine Steigerung des Herzminutenvolumens zu einer Zunahme des intrapulmonalen Rechts-Links-Shunts mit Verschlechterung der Oxygenierung führen.

Merke M!

Die permissive Hyperkapnie führt zu einer Verstärkung der hypoxischen pulmonalen Vasokonstriktion!

Hyperkapnie und Immunantwort

Einige Studienergebnisse weisen darauf hin, dass die permissive Hyperkapnie auch im Sinne einer *therapeutischen Hyperkapnie* wirkt. Diese *zytoprotektive Wirkung* beruht auf *antiinflammatorischen Effekten* unabhängig von der mechanischen Stressreduktion. Der zugrundeliegende Pathomechanismus ist zumindest teilweise auf die Hemmung der Aktivierung des nukleären Faktors (NF)-κB (= Schlüsselenzym für die Bildung von proinflammatorischen Mediatoren) in neutrophilen Granulozyten, Makrophagen und Endothelzellen zurückzuführen. So konnten unter PHC folgende *zytoprotektive Effekte* nachgewiesen werden ([88], [89], [90], [91], [92]):

- verminderte Expression proinflammatorischer Zytokine (Interleukine, TNFα), Chemokine (Proteine, die Chemotaxis auslösen) und Adhäsionsmoleküle (Selektine)
- verminderte Konzentration an proinflammatorischen Mediatoren in der bronchoalveolären Lavageflüssigkeit (BAL)
- Hemmung der Xanthinoxidase und in der Folge verminderte Bildung von freien Sauerstoffradikalen

Indikationen

- Akutes Lungenversagen (ARDS)
- Status asthmaticus

Die klinische Praxis zeigt, dass beim akuten Lungenversagen (ARDS) die gewünschten lungenprotektiven Grenzen für Atemhubvolumen und inspiratorischen Plateaudruck in den meisten Fällen mit Hyperkapnien von 50 bis < 70 mmHg eingehalten werden können. Bei schweren Fällen eines hyperkapnischen ARDS oder bei Vorliegen einer Kontraindikation für die permissive Hyperkapnie muss die Indikation für ein extrakorporales CO_2-Eliminationsverfahren evaluiert werden (vgl. Kap. 12).

Nebenwirkungen

Das Konzept der permissiven Hyperkapnie ist ein weitreichender Eingriff in die Physiologie des Organismus und hat wesentliche Auswirkungen auf die Hämodynamik ([88], [93]):

Hyperkapnie:

- systemische und intrazerebrale Vasodilatation
- Abnahme des systemischen Gefäßwiderstands (SVR ⇩)
- Abnahme des zerebralen Gefäßwiderstands (CVR ⇩)
- Abnahme der linksventrikulären Nachlast mit konsekutiver Steigerung des Herzzeitvolumens (Cardiac Output ⇧)
- Zunahme der Sauerstofftransportkapazität (DO_2 ⇧)
- pulmonale Vasokonstriktion mit konsekutivem Anstieg des pulmonal-arteriellen Drucks (PAP ⇧)
- Anstieg des pulmonal-vaskulären Widerstands (PVR ⇧)
- Zunahme der rechtsventrikulären Nachlast

Azidose:

- Rechtsverschiebung der Sauerstoffbindungskurve *(Bohr-Effekt)*
- Verminderung der Myokardkontraktilität (*Cave* bei Kardiomyopathie)
- Herzrhythmusstörungen
- Hyperkaliämie

Die periphere Vasodilatation mit konsekutiver Abnahme des systembedingten Widerstands kann v. a. bei Patienten mit SIRS/Sepsis (⇨ Vasoplegiesyndrom) zu einer Zunahme der hämodynamischen Instabilität mit erhöhtem Vasopressorbedarf (Noradrenalin) führen.

Eine akute Hyperkapnie führt zu reversiblen Störungen der myokardialen Kontraktilität, die durch ein vermindertes Ansprechen der Myofilamente auf Kalzium bedingt sind (⇨ kalziumantagonistischer Effekt der Azidose). Obwohl CO_2 durch Öffnung ATP-abhängiger Kaliumkanäle eine koronare Vasodilatation und somit einen erhöhten koronaren Blutfluss bewirkt, sind positive Effekte bei der koronaren Herzerkrankung dennoch fraglich. Vielmehr ist in Analogie zum Gehirn die Möglichkeit eines *„koronaren Steal-Phänomens“* zu diskutieren ([87], [94]).

Während bei Patienten mit normaler Linksventrikelfunktion die Ejektionsfraktion durch die hyperkapniebedingte Abnahme des systemischen Widerstands verbessert wird, bewirkt die azidosebedingte Abnahme der myokardialen Kontraktilität bei gleichzeitigem Vorliegen einer Kardiomyopathie eine weitere Abnahme des Schlagvolumens. Gleichzeitig birgt die hyperkapniebedingte pulmonale Vasokonstriktion bei Patienten mit vorhandener rechtsventrikulärer Funktionsstörung die Gefahr der Rechtsherzdekompensation [94]. Die durch PHC induzierte Erhöhung des pulmonal-vaskulären Widerstands mit konsekutiver Zunahme der rechtsventrikulären Nachlast kann durch die Applikation von *inhalativen Vasodilatatoren* antagonisiert werden [94].

Arrhythmien unterschiedlicher Ausprägung können bei hyperkapnischer Azidose beobachtet werden, die zum Teil auf eine erhöhte Katecholaminfreisetzung, zum Teil auf eine direkte Wirkung der Hyperkapnie auf das Myokard zurückzuführen sind.

Die Hyperkapnie führt über Stimulierung der Chemorezeptoren zu einer Aktivierung des sympathischen Nervensystems (Erhöhung des Sympathikotonus) mit sekundären sympathoadrenergen Effekten:

- Stimulation der Hypothalamus-Hypophysen-Nebennieren-Achse ⇨

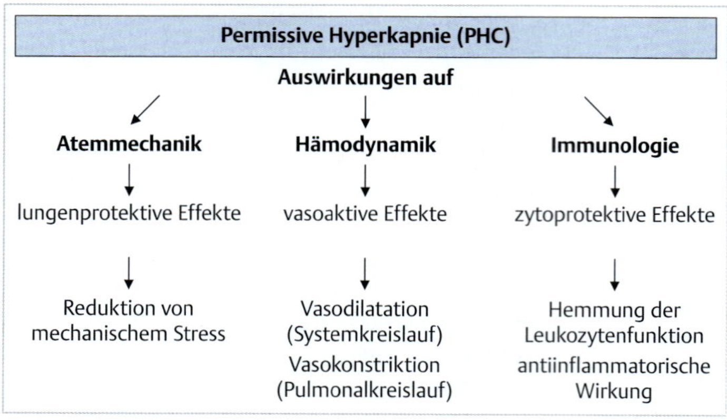

Abb. 10.18 Permissive Hyperkapnie. Auswirkungen auf die Atemmechanik, Hämodynamik und Immunologie.

- vermehrte Sekretion von ACTH, ADH, Kortisol und Aldosteron
- vermehrte Freisetzung von Adrenalin und Noradrenalin aus den Nebennieren ⇨ hyperkapniebedingte Abnahme der renalen Perfusion und der glomerulären Filtrationsrate ($PaCO_2 \geq 100$ mmHg)

Ein erhöhter intrakranieller Druck ist eine absolute Kontraindikation für die Anwendung einer PHC, da die Hyperkapnie zu einer zerebralen Vasodilatation mit Zunahme des zerebralen Blutvolumens und in der Folge zu einer Erhöhung des Hirndrucks führt. Hyperkapniebedingte zerebrale Krampfanfälle treten allerdings erst bei sehr hohen $PaCO_2$-Werten ($PaCO_2 \geq 140$ mmHg!) auf. Vorsicht ist allerdings bei Patienten mit erniedrigter Krampfschwelle geboten.

Kontraindikationen

- Absolut:
  - erhöhter intrakranieller Druck
  - Rechtsherzinsuffizienz
- relativ:
  - Linksherzinsuffizienz
  - ischämische Kardiomyopathie
  - zerebrales Krampfleiden

► Abb. 10.18 fasst die Auswirkungen der permissiven Hyperkapnie auf die Atemmechanik, Hämodynamik und Immunologie zusammen.

► Abb. 10.19 fasst die lungenprotektiven Effekte der permissiven Hyperkapnie und deren Auswirkungen auf die Oxygenierung zusammen.

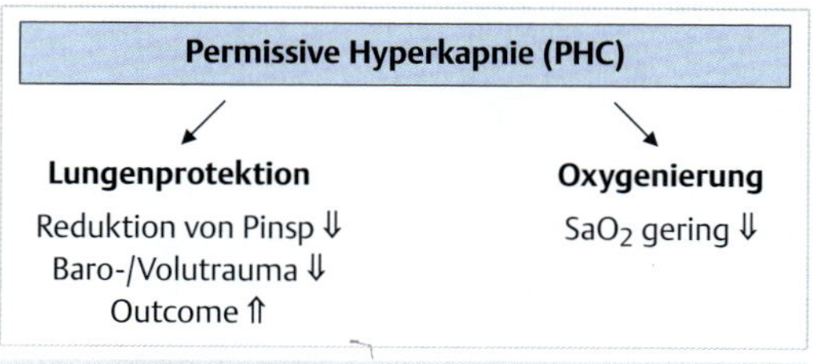

Abb. 10.19 Permissive Hyperkapnie. Lungenprotektive Effekte der PHC und deren Auswirkungen auf die Oxygenierung [95], [96].

Zielparameter der lungenprotektiven Beatmung und Letalität

In der Literatur wird die Letalität des ARDS mit 25 bis über 50 % angegeben, wobei Patienten mit akutem Lungenversagen äußerst selten an der Hypoxämie sterben (Ausnahme: Covid-19-Pneumonie), sondern fast immer an den Folgen der beatmungsinduzierten systemischen Inflammation mit konsekutivem Multiorganversagen [96]. In mehreren prospektiv randomisierten klinischen Studien wurde nachgewiesen, dass durch eine lungenprotektive Beatmungsstrategie mit kleinen Tidalvolumina, niedrigem Plateaudruck, adäquat hohem PEEP und niedriger Druckamplitude („Driving Pressure") die Letalität signifikant gesenkt werden konnte ([97], [98], [99], [100], [101]).

Die einzelnen Beatmungsparameter (*Tidalvolumen, Plateaudruck, PEEP* und *Druckamplitude*) dürfen nicht als isolierte Einstellgrößen bzw. Zielparameter betrachtet werden, sondern müssen als Komponenten einer gemeinsamen lungenprotektiven Beatmungsstrategie in der Behandlung des ARDS gesehen werden, dessen Ziel es ist, die mechanische Druck- und Volumenbelastung der Lunge („*Stress* and *Strain*") möglichst gering zu halten, um die Gefahr einer beatmungsinduzierten Lungenschädigung zu minimieren.

Die Erkenntnis, dass die Beatmung von ARDS-Patienten mit einem niedrigen Tidalvolumen von 6 ml/kg KG im Vergleich zu einem hohen Tidalvolumen von 12 ml/kg KG zu einem besseren Outcome führt [98], darf nicht dahingehend fehlinterpretiert werden, dass unter Anwendung niedriger Tidalvolumina, aber ohne adäquat hohen PEEP, keine beatmungsinduzierte Lungenschädigung auftreten kann. So führt ein inadäquat niedriger PEEP auch bei einem Tidalvolumen von 6 ml/kg KG und einer kleinen Druckamplitude zu einem atemzyklischen Alveolarkollaps *(Tidal Recruitment)*, da der PEEP unterhalb des unteren Inflektionspunkts auf der Druck-Volumen-Kurve liegt [102]. Dieses *Atelektatrauma* oder *„Low Volume Injury"* führt in weiterer Folge zu einer biochemischen Schädigung der Lunge *(Biotrauma)* mit Aktivierung von neutrophilen Granulozyten und Freisetzung proinflammatorischer Mediatoren (Zytokine, Leukotriene; vgl. Kap. 6) ([102], [103]).

Bei der Interpretation der amerikanischen ARDS-Network-Studien muss die Tatsache berücksichtigt werden, dass in beiden Studien die lungenprotektive Gruppe mit Atemfrequenzen von ≥ 30/min beatmet wurde, aber der intrinsische PEEP nicht gemessen und daher der Gesamt-PEEP *(Total PEEP)* nicht dokumentiert wurde ([98], [99]). In einer Studie von De Durante und Mitarbeitern, bei der das lungenprotektive Beatmungsmuster der ARDS-Network-Studie kopiert wurde, konnte gezeigt werden, dass eine Beatmung mit Atemfrequenzen von etwa 30/min auch bei kleinen Tidalvolumina von 6 ml/kg KG zur Generierung eines intrinsischen PEEP in der Höhe von im Mittel 5,8 mbar führte. Die durchschnittlichen Gesamt-PEEP-Werte lagen daher für die lungenprotektive Gruppe im Bereich von 16 mbar und somit deutlich höher als der am Respirator eingestellte PEEP von im Mittel 9,4 mbar [104]. Der höhere Gesamt-PEEP resultierte auch in einer deutlich niedrigeren und somit lungenprotektiven Druckamplitude (*„Driving Pressure"*). Somit kann argumentiert werden, dass die höhere Überlebensrate der protektiven Gruppe in der ARDS-Network-Studie nicht nur auf das niedrigere Tidalvolumen, sondern auch auf den höheren Gesamt-PEEP bei gleichzeitig erniedrigter Druckamplitude zurückgeführt werden kann. Bei der amerikanischen Alveoli-Studie ist anzumerken, dass die untersuchten Patientenkollektive mit niedrigen *„Driving Pressures"* von 15,7 bzw. 13,2 mbar beatmet wurden und die Plateaudrücke in der Kontrollgruppe sogar niedriger waren als in der protektiven Gruppe (im Mittel 24 vs. 27 mbar) [99].

In einer retrospektiven Studie von Amato und Mitarbeitern, in der 3 562 Patienten aus 9 prospektiv randomisierten Studien nachuntersucht wurden, konnte nachgewiesen werden, dass die Druckamplitude (*„Driving Pressure"*) enger mit der Letalität assoziiert war als das Tidalvolumen und der PEEP, und zwar auch bei jenen Patienten, die streng nach einem lungenprotektiven Protokoll, d. h. mit einem Tidalvolumen von 6 ml/kg KG und einem Plateaudruck (Inspirationsdruck) von ≤ 30 mbar, beatmet wurden [101].

Eine direkte Korrelation zwischen Überlebensrate und Höhe des PEEP-Niveaus zeigte sich nur bei jenen Patienten, bei denen ein höherer PEEP auch mit einer Erniedrigung der Beatmungsdruckamplitude (ΔP = Pplat – PEEP) einherging.

Als *„Cut-off-Level"* für beatmungsinduzierte Lungenschädigung wurde ein *„Driving Pressure"* (ΔP) von 15 mbar identifiziert.

In diesem Zusammenhang muss allerdings betont werden, dass die Angabe eines fixen *„Cut-off-Levels"* für die beatmungsinduzierte Lungenschädigung als problematisch anzusehen ist, da die Höhe der Atemwegsdruckamplitude einerseits vom idealen Körpergewicht des ARDS-Patienten, andererseits vom intraabdominellen Druck und somit von der Thoraxwandcompliance abhängt. So ist bei gleicher Compliance des respiratorischen Systems die Druckamplitude bei einem Tidalvolumen von 6 ml/kg KG bezogen auf ein Idealgewicht von 50 kg deutlich niedriger als bei einem Idealgewicht von 80 kg. Des Weiteren ist zu bedenken, dass bei erniedrigter Thoraxwandcompliance (z. B. infolge eines erhöhten intraabdominellen Drucks) der *„transpulmonale Driving Pressure"* deutlich niedriger ist als die errechnete Atemwegsdruckamplitude (ΔP = Pplat – PEEP). Zukünftige Studien müssen klären, ob diese Diskrepanz der beiden Druckamplituden klinisch relevante Auswirkungen auf eine beatmungsinduzierte Lungenschädigung und somit auf die Überlebensrate von ARDS-Patienten hat.

Der *„Driving Pressure"* als Outcomeparameter gibt eine mögliche Erklärung, warum in Studien, in denen ARDS-Patienten mit einem niedrigen Tidalvolumen von 6 ml/kg KG, aber unterschiedlich hohen PEEP-Niveaus, beatmet wurden, kein Unterschied im Outcome nachgewiesen werden konnte ([79], [80]). Die Höhe des *„Driving Pressure"* zeigte weder in der Studie von Mercat und Mitarbeitern noch in der Untersuchung von Meade und Mitarbeitern klinisch signifikante Unterschiede zwischen der protektiven Gruppe und der Kontrollgruppe (ΔP im Mittel 12,6 vs. 11,4 mbar [79] respektive 14,6 vs. 14,8 mbar [80]).

In jenen Studien, bei denen die PEEP-Optimierung *nach atemmechanischen Kriterien* durchgeführt wurde *(„Best-PEEP" = PEEP > unterer Inflektionspunkt)*, konnte auch ein Überlebensvorteil in der protektiven Gruppe nachgewiesen werden ([97], [100]). Aus pathophysiologischer Sicht resultierte der höhere PEEP in einer Verbesserung der Compliance des respiratorischen Systems, sodass dasselbe Tidalvolumen mit einer geringeren Druckamplitude appliziert werden konnte. Nach der PEEP-Optimierung war der PEEP oberhalb des unteren Inflektionspunkts eingestellt, d. h. im Bereich der besten respiratorischen Compliance auf der Druck-Volumen-Kurve *(„Best of Compliance Strategy")*.

10

Eine Beatmungsstrategie, bei der die PEEP-Optimierung nach atemmechanischen Kriterien erfolgt und somit auf pathophysiologischen Kriterien basiert, führt zu einer Verbesserung der Überlebensrate von ARDS-Patienten [5].

Bis dato gibt es in der Literatur weder einen allgemeinen Konsens, wie hoch der PEEP bei der Beatmung von ARDS-Patienten gewählt werden soll, noch, welche Methode der PEEP-Optimierung als Methode der Wahl anzusehen ist [9]. Unter einer *PEEP-Optimierung nach endexspiratorischem transpulmonalem Druck (Ptpexp)* konnten Talmor und Mitarbeiter nachweisen, dass bei einem auf diese Weise „optimierten" PEEP *(„Best-PEEP" = positiver Ptpexp)* das Auftreten eines Atelektatraumas minimiert und die Oxygenierung sowie die Compliance des respiratorischen Systems verbessert wurden. Bezogen auf den Schweregrad des ARDS konnte trotz der geringen Fallzahl von nur 60 Patienten ein klinisch signifikanter Zusammenhang zwischen der PEEP-Optimierung nach transpulmonalem Druck – im Vergleich zu einer PEEP-Einstellung nach einer FiO_2-PEEP-Tabelle – und der Überlebensrate nachgewiesen werden (Mortalität: 17 vs. 39 %, $p < 0{,}055$) [105]. Diese Studie zeigt eindrucksvoll, dass eine FiO_2-PEEP-Tabelle zur PEEP-Optimierung nicht geeignet ist, da weder atemmechanische Kriterien wie die Compliance des respiratorischen Systems noch der intraabdominelle Druck berücksichtigt werden.

Da die ARDS-Lunge eine *Multikompartmentlunge* mit einer erheblichen Bandbreite an unterschiedlich großem noch belüftetem Lungenparenchym darstellt, stellt sich aus pathophysiologischer Sicht die Frage, ob für eine ARDS-Lunge eine absolute Zahl für das zu applizierende Tidalvolumen bezogen auf das ideale Körpergewicht, d. h. Normierung des VT auf das ideale Körpergewicht, überhaupt zielführend ist. Diese Negativhypothese wurde durch eine CT-gestützte Studie von Terragni und Mitarbeitern bekräftigt, in der nachgewiesen wurde, dass auch bei ARDS-Patienten, die streng nach lungenprotektivem ARDS-Net-Protokoll (VT von 6 ml/kg KG und Pinsp ≤ 30 mbar) beatmet wurden, in den ventralen Lungenbezirken überblähte Lungenareale auftraten. Bei jenen Patienten, die mit einem Tidalvolumen von 6 ml/kg KG, aber mit Plateaudrücken von nur 25 bis < 28 mbar, beatmet wurden, konnte keine Überdehnung nachgewiesen werden [106]. Betroffen waren Patienten mit signifikant höherem Anteil nicht belüfteter (= konsolidierter) Lungenkompartimente. Als pathophysiologische Erklärung kann angeführt werden, dass die Höhe des zu applizierenden Tidalvolumens nur das ideale Körpergewicht berücksichtigt, jedoch nicht das Ausmaß der konsolidierten Lungenareale. Bei gleichem Körpergewicht können je nach Schweregrad der Lungenschädigung verschieden große Lungenanteile nicht belüftet sein. Je größer der Anteil an inspiratorisch nicht belüfteten Lungenkompartimenten ist, desto kleiner ist der Anteil an Lungenarealen, welche das applizierte Tidalvolumen aufnehmen. Somit steigt in diesen Lungenkompartimenten die Gefahr eines *Volutraumas* infolge Überdehnung *(„Overstrain")* durch ein in Bezug auf die verbleibende noch belüftete Gasaustauschfläche zu großes Tidalvolumen (vgl. ► Abb. 6.9). Wenn große Anteile der Lunge konsolidiert sind, kann es demnach zweckmäßig sein, das Tidalvolumen weiter zu reduzieren, d. h. auf ein VT < 6 ml/kg KG, um eine Beatmung mit möglichst niedrigem Plateaudruck bzw. möglichst kleiner Druckamplitude *(„Driving Pressure")* zu ermöglichen.

Eine Post-hoc-Analyse von ARDS-Net-Daten ergab eine indirekte Korrelation von Plateaudruck und Outcome [107].

Studienergebnisse zeigten, dass durch die Anwendung eines *ultraprotektiven Beatmungsmusters* der lungenprotektive Effekt weiter erhöht werden kann. Unter diesem Begriff versteht man eine Respiratoreinstellung mit einem Tidalvolumen von < 6 ml/kg KG und einem Plateaudruck von < 28 mbar bei adäquat hohem PEEP ([106], [108]).

So konnten Terragni und Mitarbeiter in einer klinischen Studie an ARDS-Patienten nachweisen, dass ein kombiniertes Therapieverfahren mit einem ultraprotektiven Beatmungsmuster und extrakorporaler CO_2-Elimination im Vergleich zu einem herkömmlichen protektiven Beatmungsmuster zu einer signifikant geringeren Freisetzung von proinflammatorischen Zytokinen in die bronchoalveoläre Lavageflüssigkeit führte (vgl. Kap. 12.1) [108].

In einer prospektiv randomisierten Studie an Patienten mit akutem Lungenversagen untersuchten Bein und Mitarbeiter, ob ein ultraprotektives Beatmungsmuster mit einem Tidalvolumen von 3 ml/kg KG und extrakorporaler CO_2-Elimination einer „konventionellen" protektiven Beatmung mit einem Tidalvolumen von 6 ml/kg KG überlegen ist. In dieser Untersuchung zeigte sich zwar, dass bei ARDS-Patienten mit einem PaO_2/FiO_2-Quotienten < 150 mmHg, die mit einem ultraprotektiven Beatmungsmuster beatmet wurden, die Beatmungsdauer signifikant verkürzt war, allerdings konnte kein signifikanter Überlebensvorteil nachgewiesen werden. Als eine mögliche Erklärung kann angeführt werden, dass der mittlere *„Driving Pressure"* in der ultraprotektiven Gruppe zwar niedriger war, allerdings in beiden Gruppen unterhalb des „Cut-off-Levels" von 15 mbar lag [109].

Kontinuierliche Muskelrelaxierung und Letalität

Im Jahr 2010 publizierten Papazian und Mitarbeiter, dass bei Patienten in der Frühphase eines schweren ARDS, die mit einem volumenkonstanten Beatmungsmodus beatmet wurden, eine Muskelrelaxierung mit Cis-Atracurium über 48 h sich positiv auf die Überlebensrate auswirkte, ohne die Inzidenz einer Critical-Illness-Myopathie zu erhöhen [110]. Die Ergebnisse der ACURASYS-Studie *(ARDS et Curarisation Systematique Study)* geben auch heute noch Anlass für kontroverse Diskussionen [111].

Bei der Interpretation der Studienergebnisse muss betont werden, dass die Patienten mit dem volumenkonstanten Beatmungsmodus *„Volume Assist/Control Ventilation"* beatmet wurden, einer Beatmungsform, die kaum eine Interaktion von spontaner und maschineller Ventilation zulässt und in der Folge zu einem erhöhten Auftreten einer Patient-Respirator-Asynchronie führt [112]. Die Autoren führen als eine der möglichen Ursachen für die niedrigere Mortalität unter Muskelrelaxierung eine verbesserte Synchronisation zwischen Patient und Respirator an. Slutsky schreibt im begleitenden Editorial, dass die komplette Ruhigstellung des Zwerchfells die schädliche „aktive Exspiration" unterdrückt und auf diese Weise zu einer Verbesserung der Synchronisation zwischen Patient und Respirator beiträgt [113]. So kann eine spontane Einatembemühung des Patienten einen weiteren mandatorischen Atemhub während der Inspirationsphase auslösen *(„Double Triggering")*, bevor das applizierte Tidalvolumen ausgeatmet wird (► Abb. 10.20). Die Folge ist eine inadäquate Erhöhung des Tidalvolumens mit der Gefahr eines Baro-/Volutraumas infolge Überdehnung von Alveolarkompartimenten ([114], [115]). Diese Form der Desynchronisation ist auch eine mögliche Erklä-

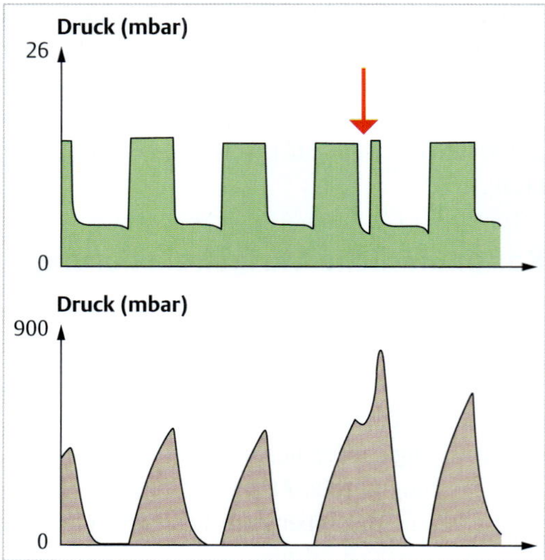

Abb. 10.20 Double Triggering.

rung für die deutlich erhöhte Pneumothoraxinzidenz in der Kontrollgruppe (11,7 vs. 4,0 %).

Kritisch zu bewerten ist auch das Analgosedierungsregime in dieser Studie, da beide Patientenkollektive tief sediert und somit vollständig immobilisiert waren. Ein derartiges Analgosedierungskonzept widerspricht den aktuellen evidenzbasierten Sedierungsstandards, sodass negative Auswirkungen auf die Überlebensrate in beiden Patientengruppen nicht ausgeschlossen werden können [116].

Daher sei die kritische Frage erlaubt, ob durch Anwendung einer anderen Beatmungsstrategie, welche infolge bedarfsadaptierter Analgosedierung ungehinderte Spontanatmung zulässt, es überhaupt noch einer Muskelrelaxierung bedarf, um eine Patient-Respirator-Asynchronie zu unterdrücken. In diesem Zusammenhang erweist sich das Monitoring des Ösophagusdrucks als effektives Instrument zur Detektierung einer Patient-Respirator-Asynchronie, um frühzeitig das Beatmungsmuster an den neuronalen Atemzyklus des Patienten anzupassen und auf diese Weise die Desynchronisation zu durchbrechen ([117], [118]).

Merke

Das Ziel jeder Beatmungsstrategie muss sein, das Beatmungsgerät an die ventilatorischen Bedürfnisse des Patienten anzupassen und nicht umgekehrt!

Die Frage, ob eine Beatmungsstrategie mit ungehinderter Spontanatmung im Vergleich zu einer Beatmung im Volume-Assist/Control-Modus und mit Muskelrelaxierung einen Letalitätsvorteil bringt, kann zum momentanen Zeitpunkt aufgrund fehlender Studienergebnisse nicht beantwortet werden.

Spontanatmung und transpulmonaler Druck

Eine komplett andere pathophysiologische Erklärung für die erhöhte beatmungsinduzierte Lungenschädigung unter augmentierter Spontanatmung wird von Yoshida und Mitarbeitern angeführt. In einer tierexperimentellen Studie wurden unter augmentierter Spontanatmung im Vergleich zu einer druckkontrollierten Beatmung deutlich höhere transpulmonale Drücke gemessen [119]. Die erhöhten transpulmonalen Drücke sind auf einen inadäquat hohen zentralen Atemantrieb *(„Respiratory Drive")* als Folge einer erhöhten inspiratorischen Atemanstrengung *(„Inspiratory Effort")* zurückzuführen, die einerseits Folge einer zu geringen maschinellen Augmentation der Spontanatmung (⇨ maschinelle ventilatorische Unterkompensation), andererseits einer inadäquaten Analgosedierung sein könnte.

Infolgedessen kommt es durch die hohe inspiratorische Atemmuskelanstrengung während der Inspiration zu einer ausgeprägten Pleuradrucknegativierung, sodass exzessiv hohe transpulmonale Drücke generiert werden. Da der transpulmonale Druck die entscheidende Druckgröße ist, die auf die Alveolen einwirkt, und somit den entscheidenden Faktor für den mechanischen Stress in der Lunge darstellt, kommt es durch diesen Mechanismus zu einer durch den Patienten selbst zugefügten beatmungsinduzierten Lungenschädigung (= P-SILI [„Patient self-inflicted Lung Injury") ([120], [121], [122]). Durch die hohe inspiratorische Atemmuskelanstrengung kommt es zu ausgeprägten negativen Pleuradrücken, sodass infolgedessen exzessiv hohe transpulmonale Drücke generiert werden (vgl. Kap. 6.5.1; s. ▶ Abb. 6.15 und ▶ Abb. 6.21).

Definition

Patient self-inflicted Lung Injury (P-SILI)
Darunter versteht man eine durch den Patienten selbst zugefügte Lungenschädigung aufgrund hoher inspiratorischer Einatemanstrengungen *(„Inspiratory Effort")* durch einen hohen zentralen Atemantrieb *(„Inspiratory Drive")* infolge einer respiratorischen Insuffizienz.

Darüber hinaus resultiert die Negativierung des Pleuradrucks in einer Erhöhung des transmuralen pulmonalvaskulären Drucks, wodurch die Entstehung eines Lungenödems, insbesondere bei vorgeschädigter Lungen *(„Capillary-Leakage-Syndrom")* begünstigt wird. Die Folge ist eine weitere Verschlechterung der Atemmechanik mit Abnahme der Lungencompliance und konsekutiver Steigerung der Atemarbeit sowie einer Verschlechterung des Gasaustausches.

Es ist demnach von entscheidender klinischer Bedeutung, auf welche Art die Augmentierung der Spontanatmung erfolgt [123]:
- Augmentation des Atemzugvolumens
- Augmentation des Atemminutenvolumens

Bei der Augmentation des Atemzugvolumens resultiert jede spontane Einatembemühung des Patienten in einer maschinellen Druckunterstützung durch das Beatmungsgerät *(„Breath to Breath Support")*.

Beispiel:
Pressure Support Ventilation (PSV), Assist-Control-(AC-)Ventilation

Bei der Augmentation des Minutenvolumens erfolgen maschinelle Beatmung und Spontanatmung in unabhängiger zeitlicher Abfolge. Die einzelnen Einatembemühungen des Patienten werden bei einem derartigen Beatmungsverfahren nicht augmentiert. Daher spricht man auch von „nicht augmentierter Spontanatmung", da kein *„Breath to Breath Support"* erfolgt *(=„Non assisted spontaneous Breathing")*.

Die Spontanatmung ist jederzeit möglich, unabhängig vom mandatorischen Atemzyklus, auf dem oberen und unteren Druckniveaus (⇨ Spontanatmung auf 2 CPAP-Niveaus). Die niedrigen spontanen Atemzugvolumina zwischen 50 und 150 ml erzeugen nur geringe atemzyklische Pleuradruckschwankungen, sodass die resultierenden transpulmonalen Drücke und infolgedessen der mechanische Stress, der auf die Lunge und auf das Zwerchfell einwirkt, niedrig sind.

Beispiele:
Biphasic Positive Airway Pressure (BIPAP/BiLevel), Airway Pressure Release Ventilation (APRV)

Lungenprotektive Effekte der Spontanatmung im BIPAP/ARV-Modus

Bei suffizienter Augmentation der Spontanatmung im BIPAP/APRV-Modus konnte in einem tierexperimentellen ARDS-Lavagemodell nachgewiesen werden, dass ein Spontanatemanteil von größer 30 % des Minutenvolumens im BIPAP/APRV-Modus mit einer geringeren Freisetzung von proinflammatorischen Zytokinen einhergeht und zu einer geringeren beatmungsinduzierten alveolären Lungenschädigung führte als unter alleiniger lungenprotektiver druckkontrollierter Beatmung [124]. Diese Daten lassen die Schlussfolgerung zu, dass die Höhe der durch die Spontanatmung resultierenden transpulmonalen Drücke vom Ausmaß der Zwerchfellkontraktion, d. h. von der Einatemanstrengung, und somit vom zentralen Atemantrieb abhängt (vgl. ▶ Abb. 6.15). Ein hoher zentraler Atemantrieb als Folge der respiratorischen Insuffizienz kann durch eine suffiziente Augmentation der Spontanatmung sowie durch bedarfsadaptierte Analgosedierung so weit moduliert werden, dass die Generierung hoher negativer

Pleuradrücke während spontaner Einatembemühungen vermieden wird.

Da die Spontanatmung im BIPAP/APRV-Modus mit niedrigen Tidalvolumina erfolgt, sind auch die Pleuradruckschwankungen niedrig, sodass in der Folge auch die resultierenden transpulmonalen Drücke niedrig bleiben (vgl. ▶ Abb. 10.24) [125]. Die nicht augmentierte Spontanatmung im BIPAP/APRV-Modus führt zu alveolärer Rekrutierung mit Vergrößerung der funktionellen Residualkapazität (FRC) und infolgedessen zu einer Verminderung von mechanischem „*Stress*“ und „*Strain*“ [126].

In der aktuellen S3-Leitlinie zur „*invasiven Beatmung und Einsatz extrakorporaler Verfahren bei akuter respiratorischer Insuffizienz*“ wird keine Empfehlung für oder gegen die Ermöglichung der Spontanatmung bei Patienten in der Frühphase (≤48 h) eines schweren ARDS abgegeben, sehr wohl aber wird der Erhalt der Spontanatmung bereits frühzeitig bei leichtem und mittelschwerem ARDS empfohlen, und zwar unabhängig von der zugrundeliegenden Ursache der respiratorischen Insuffizienz [77].

10

In der multizentrischen randomisierten ROSE-Studie *(Re-Evaluation of Systemic Early Neuromuscular Blockade)* wurde erneut der Effekt einer kontinuierlichen Muskelrelaxierung mit Cisatracurium über 48 h bei Patienten in der Frühphase eines mittelschweren und schweren ARDS (PaO_2/FiO_2 < 150 mmHg) an 1006 Patienten untersucht. Beide Patientenkollektive wurden lungenprotektiv mit einem Tidalvolumen von 6 ml/kg KG bezogen auf Idealgewicht und einem PEEP ≥ 8 mbar beatmet. Es fand sich kein Unterschied in der Mortalität nach 90 Tagen (42,5 % in der Cisatracurium-Gruppe vs. 42,8 % in der Kontrollgruppe). Auch bei den sekundären Endpunkten wie 28-Tage-Mortalität, Organdysfunktion anhand des SOFA-Scores und beatmungsfreien Tagen gab es keine signifikanten Unterschiede. Auffallend war allerdings, dass Patienten in der Interventionsgruppe eine signifikant höhere Inzidenz an schweren kardiovaskulären Ereignissen wie malignen Herzrhythmusstörungen bis hin zum Herzstillstand hatten (14 vs. 4 %, p = 0,02) [127].

Bei der Interpretation der Studienergebnisse muss als wesentliche Limitation angeführt werden, dass die Patienten in den beiden Studiengruppen unterschiedliche Sedierungstiefen aufwiesen, sodass neben dem Effekt der Muskelrelaxierung auch 2 unterschiedliche Sedierungskonzepte miteinander verglichen wurden (RASS 0 bis −1 vs. RASS −5) [128]. Aus diesem Grund lässt sich nur schwer zwischen den möglichen Effekten der Hypnotika/Analgetika und der Muskelrelaxierung unterscheiden. Somit kann nur spekuliert werden, ob in der Interventionsgruppe die tiefere Sedierung oder die Muskelrelaxierung zu der höheren Inzidenz an Komplikationen wie kardiovaskulären Ereignissen, nosokomialen Infektionen, zwerchfellinduzierter Muskelschwäche, längerer Beatmungsdauer sowie Delir beitrugen ([129], [130]). Aufgrund dieser Limitation ist eine direkte Vergleichbarkeit mit der ACURASYS-Studie nur unvollständig gegeben [110].

Zwerchfellprotektive Effekte der augmentierten Spontanatmung

Durch den möglichst frühzeitigen Einsatz eines augmentierenden Spontanatmungsverfahrens kann einer beatmungsinduzierten Inaktivitätsatrophie des Zwerchfells entgegengewirkt werden. Der Erhalt der Spontanatmung hat zwerchfellprotektive Effekte, die jedoch abhängig vom Grad der Entlastung der Zwerchfellmuskulatur sind. So können sowohl eine zu hohe Entlastung *(⇨ ventilatorische Überkompensation)* als auch eine zu geringe Entlastung der Zwerchfellmuskulatur *(⇨ ventilatorische Unterkompensation)* ein beatmungsinduziertes diaphragmales Myotrauma hervorrufen (vgl. Kap. 6.5.2).

Voraussetzung für eine zwerchfellprotektive Beatmung ist ein Analgosedierungskonzept, welches einerseits Spontanatmung zulässt, andererseits inadäquate hohe inspiratorische Atemmuskelanstrengung *(„Inspiratory Effort“)* infolge eines inadäquat hohen zentralen Atemantriebs *(„Respiratory Drive“)* vermeidet (▶ Abb. 10.21) ([131], [132], [133], [134]).

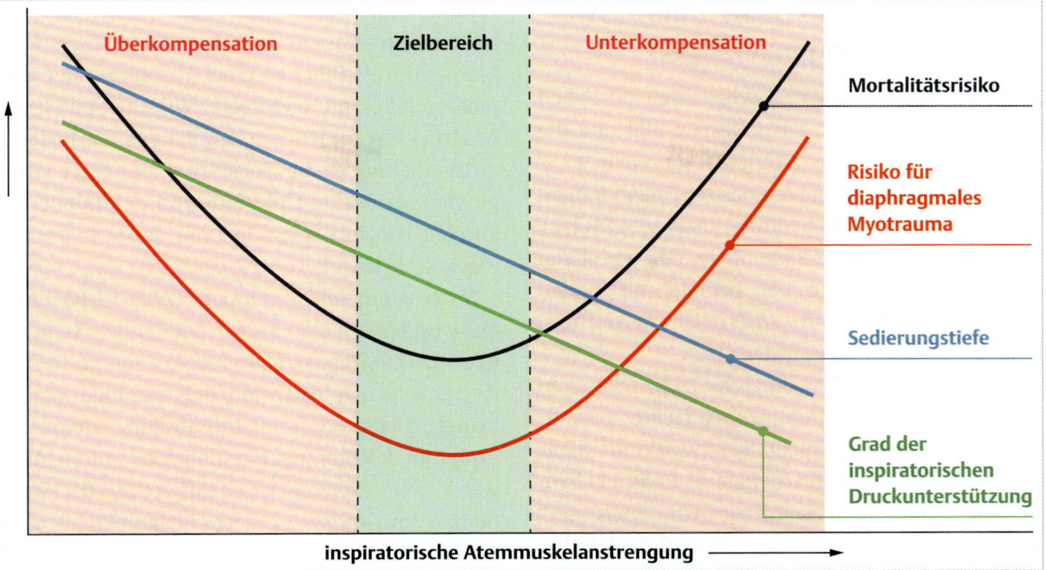

Abb. 10.21 Konzept der zwerchfellprotektiven Beatmung. [131].

In diesem Zusammenhang ist v. a. das respiratorische Monitoring der inspiratorischen Atemmuskelanstrengung von wesentlicher klinischer Bedeutung (vgl. Kap. 5.4) [135].

M!

Merke

Der Erhalt der Spontanatmung mittels eines druckunterstützten Spontanatmungsverfahrens kann einem beatmungsinduzierten diaphragmalen Myotrauma vorbeugen. Das Monitoring der inspiratorischen Atemmuskelanstrengung ist dabei von wesentlicher klinischer Bedeutung, um eine ventilatorische Über- oder Unterkompensation zu vermeiden.

Zwar konnte bisher keine Studie einen Überlebensvorteil für ein Spontanatmungsverfahren belegen, jedoch lassen sich durch eine frühzeitige augmentierende Beatmung die Beatmungsdauer und der Intensivaufenthalt verkürzen und damit möglicherweise auch die Prognose verbessern ([136], [137]).

Zusammenfassend kann vor dem Hintergrund der derzeit verfügbaren Literaturdaten gesagt werden, dass der Überlebensvorteil einer kontinuierlichen Muskelrelaxierung in der Frühphase eines schweren ARDS nur für die Anwendung der Beatmungsform Volume Assist/Control gezeigt werden konnte, sodass für eine andere augmentierende Beatmungsstrategie die Anwendung einer routinemäßigen kontinuierlichen Muskelrelaxierung nicht evidenzbasiert empfohlen werden. Basierend auf den Daten der ROSE-Studie bleibt die Anwendung einer kontinuierlichen Muskelrelaxierung über 48 h bei schwerem ARDS eine Einzelfallentscheidung [123].

Durch den möglichst frühzeitigen Einsatz eines augmentierenden Spontanatmungsverfahrens kann einem beatmungsinduzierten Zwerchfellschaden entgegengewirkt und die Entwöhnung vom Respirator verkürzt werden. In diesem Zusammenhang kommt v. a. dem respiratorischen Monitoring der Atemmuskelanstrengung eine wesentliche klinische Bedeutung zu, um eine *zwerchfellprotektive Beatmung*, d. h. eine adäquate inspiratorische Druckunterstützung unter Vermeidung einer beatmungsinduzierten Überkompensation bzw. Unterkompensation zu gewährleisten.

Spezielle Aspekte beim SARS-CoV-2-induzierten Lungenversagen

Das neuartige Coronavirus erhielt den offiziellen Namen „SARS-CoV-2“, das klinische Bild und die Erkrankung werden als „COVID-19“ bezeichnet.

SARS-CoV-2-Viren nutzen das transmembranäre Enzym Angiotensin Converting Enzyme 2 (ACE 2), welches sich in der Zellmembran der alveolären Epithel- und Endothelzellen befindet, als viralen Zielrezeptor, um in ihre Wirtszellen zu gelangen und ihre Replikation zu starten.

Beim SARS-CoV-2-bedingten Lungenversagen besteht ein extrem inhomogen verteiltes Schädigungsmuster, welches nicht die schwerkraftabhängige Verteilung von überdehntem, funktionellem und atelektatischem Lungengewebe eines herkömmlichen ARDS aufweist (▶ Abb. 10.22) [138].

Klinisch äußert sich die COVID-19-Pneumonie als akute hypoxämische respiratorische Insuffizienz. In der Frühphase der Erkrankung (L-Phänotyp) ist die Atemmechanik nur wenig gestört, die Elastizität der Lunge (Elastance/Compliance) ist noch weitgehend erhalten. Dennoch kann bereits zu diesem Zeitpunkt eine schwere Hypoxämie mit Sauerstoffsättigungswerten (SaO_2) von < 90 % bestehen, die auf *Vasoregulationsstörungen* mit Dysfunktion der pulmonalen Autoregulation zurückzuführen sind. Die Dysfunktion der hypoxischen pulmonalen Vasokonstriktion (Euler-Liljestrand Mechanismus) führt zu einer Vasoplegie der Pulmonalgefäße mit niedrigem $\dot{V}/\dot{Q}$-Quotienten als Ausdruck eines schweren Ventilations-/Perfusionsmissverhältnisses. Die Folge ist ein erhöhter intrapulmonaler Rechts-Links-Shunt in den minderbelüfteten Lungenarealen, der mit der Schwere der Hypoxämie korreliert.

Im Zusammenhang mit der COVID-19-Pneumonie wurde auch der Begriff der „stillen Hypoxämie“ *(„Silent/Happy Hypoxemia“)* geprägt. Darunter versteht man Patienten, die trotz einer pathologisch niedrigen Sauerstoffsättigung kaum das Symptom der Atemnot (Dyspnoe) verspüren. Auch wenn dieses Phänomen gehäuft bei COVID-19-Patienten auftritt, gibt es dieses Phänomen auch bei anderen Formen einer respiratorischen Insuffizienz. Als pathophysiologische Erklärung kann angeführt werden, dass das subjektive Symptom der Atemnot (Dyspnoe) primär von der Atemarbeit abhängt und nicht vom Sauerstoffpartialdruck (PaO_2) bzw. von der Sauerstoffsättigung (SaO_2).

Der pathophysiologisch bedeutsame Parameter für das Gefühl von Dyspnoe ist das Verhältnis aus der Last der Atempumpe zur Pumpkapazität der Atempumpe (vgl. Kap. 3.2). Zusätzlich werden di-

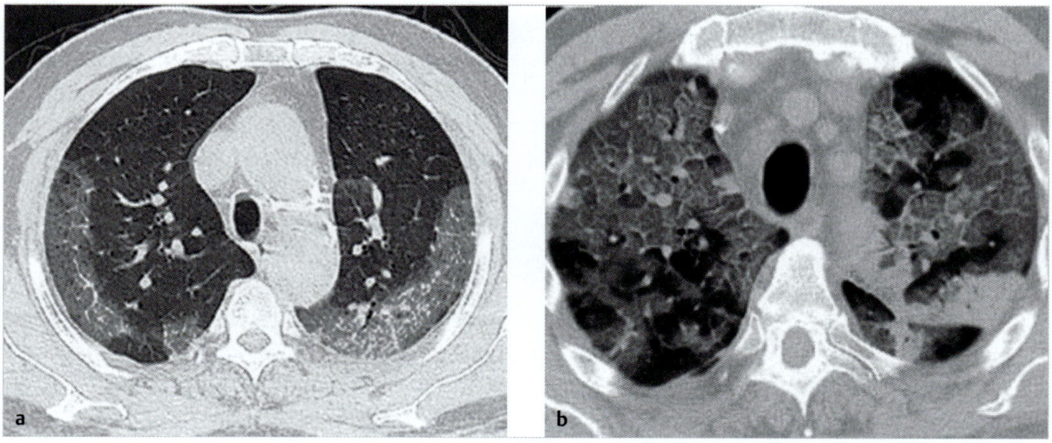

Abb. 10.22 Thorax-CT bei SARS-CoV-2-Pneumonie. Milchglasartige, initial subpleurale Infiltrate, die sich nach zentral ausbreiten.
a Initiale subpleurale Infiltrate.
b Ausbreitung der Infiltrate nach zentral.
(Quelle: Anästhesiologische Intensivstation; Klinik Floridsdorf, Wien)

rekte Einflüsse des SARS-CoV-2-Virus auf die Empfindlichkeit der Chemorezeptoren diskutiert [139].

Im Verlauf der Erkrankung kann sich auch ein hyperkapnisches respiratorisches Versagen entwickeln. Infolge einer Schädigung des Alveolarendothels kommt es zur Ausbildung von Mikro- und Makrothromben in der pulmonalen Strombahn (⇨ Hyperkoagulabilität) und infolgedessen zu einer erhöhten alveolären Totraumventilation (▸ Abb. 10.23) [140]. In einer aktuellen Autopsiestudie konnte gezeigt werden, dass sowohl periphere als auch zentrale Lungenembolien und nicht zuletzt tiefe Beinvenenthrombosen bei COVID-19-Patienten gefunden wurden [141].

Radiologisch zeigen sich milchglasartige Infiltrate, die initial in den subpleuralen peripheren Lungenabschnitten beginnen und sich dann nach zentral ausbreiten (s. ▸ Abb. 10.22).

Im weiteren Krankheitsverlauf kann sich ein „klassisches" pneumonisches ARDS entwickeln, bei dem neben der Inflammation mit bilateralen Infiltraten auch ein interstitielles/alveoläres Lungenödem als Folge eines *„Capillary-Leakage-Syndroms"* in den Vordergrund tritt.

Vor dem Hintergrund der derzeit verfügbaren Literatur scheint es beim COVID-19-bedingten Lungenversagen 2 klinische Erscheinungsbilder („Phänotypen") zu geben [142]. Dabei wird bezogen auf Elastance/Compliance, Ventilations-/Perfusionsverhältnis, Lungengewicht und Rekrutierungspotenzial zwischen einem phänotypischen

- L-Typ („low") und einem
- H-Typ („high")

unterschieden. Beide Phänotypen zeigen als klinisches Leitsymptom eine ausgeprägte Hypoxämie (⇨ hypoxämisches Lungenversagen).

- *Typische Merkmale des L-Typs (Form einer akuten hypoxämischen respiratorischen Insuffizienz):*
  - normale oder nur gering erniedrigte Compliance bzw. erhöhte Elastance
  - niedriger Ventilations-/Perfusionsquotient (low $\dot{V}/\dot{Q}$ ⇩) infolge einer pulmonalen Vasoplegie
  - nur mäßig ausgeprägtes interstitielles/alveoläres Lungenödem
  - niedriges Lungengewicht
  - niedriges Rekrutierungspotenzial, daher
  - mäßiges Ansprechen auf PEEP (PEEP-Response ⇩)

- *Typische Merkmale des H-Typs (Form eines pneumonischen ARDS):*
  - erniedrigte Compliance bzw. erhöhte Elastance
  - erhöhter intrapulmonaler Rechts-Links-Shunt ($\dot{Q}s/\dot{Q}t$ ⇧)
  - ausgeprägtes interstitielles/alveoläres Lungenödem

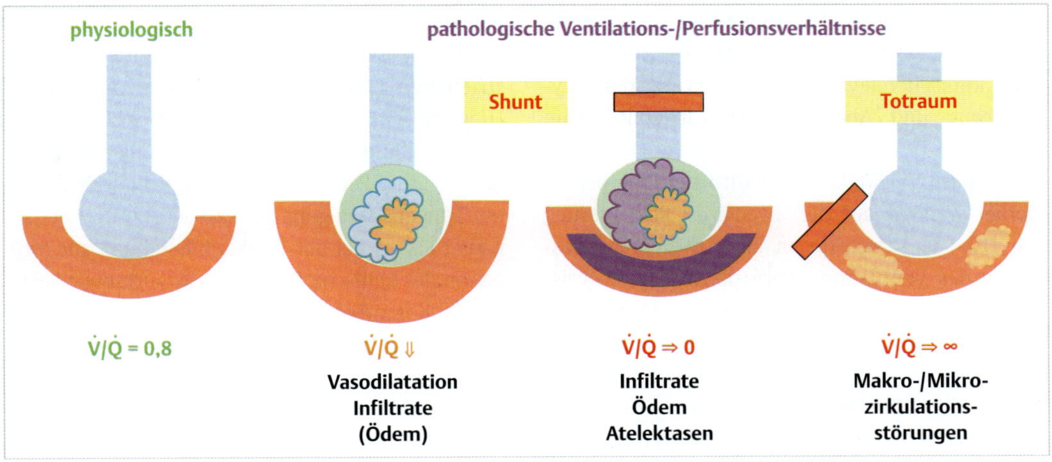

Abb. 10.23 Pathophysiologie des „SARS-CoV-2-induzierten Lungenversagens".

- erhöhtes Lungengewicht
- erhöhtes Rekrutierungspotenzial, daher
- besseres Ansprechen auf PEEP (PEEP-Response ⇧)
- erhöhte Inzidenz an bakteriellen und fungalen Superinfektionen

Beide Phänotypen lassen sich CT-morphologisch unterscheiden ([142], [143]). Darüber hinaus gibt es Mischformen, die weder dem einen noch dem anderen Phänotyp eindeutig zugeordnet werden können und ein unterschiedliches Ansprechen auf PEEP aufweisen.

Da beim L-Typ pathophysiologisch primär Perfusionsstörungen die wesentliche Ursache der Hypoxämie sind, stehen nicht-invasive Atemhilfen wie die High-Flow-Sauerstofftherapie (HFOT) mit Gasflüssen bis zu 60 l/min und inspiratorischer Sauerstoffkonzentration (FiO_2) bis zu 100 %, die CPAP-Therapie mit hoher FiO_2 bei moderaten PEEP-Werten von 8–12 mbar sowie die nicht-invasive Beatmung (NIV) mit einer inspiratorischen Druckunterstützung von 10 ± 5 mbar über PEEP im Vordergrund [144].

Auch im eigenen Arbeitsbereich konnten wir die Beobachtung bestätigen, dass viele COVID-19-Patienten von einer intermittierenden wachen Bauchlagerung (*"Awake Proning"*) bereits in der Frühphase des hypoxämischen Lungenversagens sowohl unter HFOT bzw. CPAP-Atmung als auch unter nicht-invasiver Beatmung (NIV) profitieren, sodass es bereits innerhalb weniger Stunden zu einer klinisch relevanten Verbesserung der Oxygenierung und Abnahme der Tachypnoe kam ([145], [146]).

Der positive Effekt der Bauchlagerung beruht hierbei weniger auf der alveolären Rekrutierung von Dys- und Atelektasen als auf einer Verbesserung des Ventilations-/Perfusionsmissverhältnisses, welche auf eine Homogenisierung der regionalen Ventilation (⇨ gleichmäßigere Atemgasverteilung über die ganze Lunge) zurückzuführen ist [145] [147] [148]. Die Homogenisierung der Atemgasverteilung in Bauchlage konnte bereits vor der COVID-19-Pandemie mittels elektrischer Impedanztomografie (EIT) nachgewiesen werden [149].

In Studien an COVID-19-Patienten konnte gezeigt werden, dass unter intermittierender wacher Bauchlagerung sowohl die Intubationsrate als auch die Mortalität signifikant niedriger als in der Kontrollgruppe bei ansonsten gleicher Therapiestrategie waren ([150], [151], [152]).

Basierend auf diesen Studienergebnissen wird die wache Bauchlagerung als supportive Therapie in der Behandlung der COVID-19-Pneumonie bereits in der Frühphase der Erkrankung empfohlen [153].

Da es bei COVID-19-Patienten zu einer raschen (d. h. innerhalb von wenigen Stunden) progredienten Verschlechterung der Oxygenierung kommen kann, muss ein kontinuierliches respiratorisches und hämodynamisches Monitoring unter ständiger Intubationsbereitschaft gewährleistet sein.

Ineffektivität oder Inakzeptanz nicht-invasiver Therapiestrategien machen eine Intubation und invasive Beatmung notwendig. Die Indikation zur Intubation und invasiven Beatmung ist gegeben, wenn über einen Zeitraum von ≥ 2 h die klinischen Zeichen der respiratorischen Erschöpfung (Atemfrequenz ≥ 30 min, Hechelatmung, Schaukelatmung) sowie eine Progredienz der Oxygenationsstörung ($PaO_2/FiO_2 \leq 100$ mmHg) vorliegen. Zusätzlich kann auch der ROX-Index ([SpO_2/FiO_2]/Atemfrequenz) als valider Scorewert zur Entscheidungshilfe für die Intubation herangezogen werden [154] (vgl. Kap. 9.4). Auch hohe Tidalvolumina > 9 ml/kg KG infolge des übersteigerten Atemantriebes erhöhen das Risiko für die Entstehung eines durch den Patienten selbst zugefügten Lungenschadens (Patient self-inflicted Lung Injury [P-SILI]) und sollten daher bei der Indikationsstellung zur Intubation miteinbezogen werden (vgl. die Pathogenese der beatmungsinduzierten Lungenschädigung in Kap. 6.5.1). Darüber hinaus müssen bei der Indikationsstellung zur Intubation der klinische Allgemeinzustand sowie bestehende Komorbiditäten (extrapulmonale Organinsuffizienzen und Vigilanzzustand) mitberücksichtigt werden.

Grundsätzlich gelten auch beim SARS-CoV2-induzierten ARDS die gleichen Beatmungsprinzipien der lungenprotektiven Beatmung mit einem Tidalvolumen von 6 ml/kg bezogen auf das ideale Körpergewicht und mit einem „Driving Pressure" von ≤ 15 mbar bei einer Drucklimitierung von ≤ 30 mbar [140]. Die initiale Einstellung des PEEP-Niveaus kann anhand der ARDS-Network-FiO_2-PEEP-Tabelle erfolgen [155]. Vor allem bei Patienten mit erhöhtem intraabdominellem Druck (z. B. Patienten mit metabolischem Syndrom) sollte eine individualisierte PEEP-Einstellung anhand des „Best-of-Compliance-Konzeptes" sowie der transpulmonalen Druckmessung erfolgen, um die atemmechanischen Eigenschaften der Lunge erfassen zu können. Bei „schwer zu beatembaren Patienten", d. h. bei Patienten, bei denen die Guideline-konformen numerischen Zielgrößen für eine lungenprotektive Beatmung zur Aufrechterhaltung eines adäquaten Gasaustausches nicht eingehalten werden können, kann zusätzlich die elektrische Impedanztomografie (EIT) als erweitertes respiratorisches Monitoring zur lungenprotektiven Beatmungseinstellung empfohlen werden.

Bei schweren Verlaufsformen des SARS-CoV2-induzierten ARDS sollte eine individualisierte lungen- und zwerchfellprotektive Beatmung im BIPAP/APRV-Modus mit auf die Atemmechanik angepassten PEEP-Werten in Kombination mit einer intermittierenden Bauchlagerung angestrebt werden. Dabei sind Lagerungsintervalle von mindestens 24–36 h (im Einzelfall auch bis 48 h) notwendig, um eine arterielle Entsättigung in Rückenlage zu vermeiden. Als weitere supportive Therapiemaßnahme zur Verbesserung des Ventilations-/Perfusionsmissverhältnisses kann die Applikation von inhalativem Stickstoffmonoxid (NO) erwogen werden [155].

Bei Patienten mit therapierefraktärer Hypoxämie mit einem PaO_2/FiO_2-Quotienten von < 80 mmHg über länger als 6 h bzw. < 50 mmHg länger als 3 h unter Ausschöpfung sämtlicher lungenprotektiver Beatmungsstrategien und supportiver Therapiemaßnahmen muss die Indikation zur veno-venösen extrakorporalen Membranoxygenierung (ECMO) unter Beachtung der Kontraindikationen evaluiert werden (vgl. Kap. 12.1) ([156], [157]).

Augmentierte Spontanatmung:
Auch beim SARS-CoV2-induzierten ARDS soll das Konzept der augmentierten Spontanatmung bei bedarfsadaptierter Analgosedierung möglichst früh zur Anwendung kommen, um die Entwicklung einer beatmungsinduzierten *„Critical-Illness-Polyneuromyopathie" („ICU-aquired Weakness")* zu minimieren. Ein prolongierter Weaning-Verlauf führt zu einer Verlängerung der Beatmungsdauer und erhöht die Mortalität ([158], [159]).

Patienten mit COVID-19-Pneumonie haben in der Regel einen pathologisch gesteigerten Atemantrieb, der zu einer weiteren Lungenschädigung führen kann. Durch die hohe inspiratorische Atemmuskelanstrengung kommt es zu einer ausgeprägten Pleuradrucknegativierung, sodass exzessiv hohe transpulmonale Drücke generiert werden ([160], [161]). Da der transpulmonale Druck die entscheidende Druckgröße ist, die auf die Alveolen einwirkt und somit den entscheidenden Faktor für den mechanischen Stress in der Lunge darstellt, kann es durch diesen Mechanismus zu einer patienteninduzierten Lungenschädigung (⇨ „Patient self-inflicted Lung Injury" [P-SILI] kommen (vgl. Kap. 6.5.1).

Darüber hinaus resultiert die frühinspiratorische Negativierung des Pleuradrucks in einer Erhöhung des transmuralen pulmonalvaskulären Druckgradienten (⇨ Sogwirkung), wodurch die Entstehung eines Lungenödems, insbesondere bei vorgeschädigter Lunge *(„Capillary-Leakage-Syndrom")* begünstigt wird. Die Folgen sind eine weitere Verschlechterung der Atemmechanik mit Abnahme der Lungencompliance und konsekutiver Steigerung der Atemarbeit sowie eine Verschlechterung des Gasaustausches.

Mit der *Ösophagusdruckmessung* steht ein Messverfahren zur Verfügung, mit dem eine erhöhte Atemmuskelanstrengung detektiert werden kann. Eine *Ösophagusdruckamplitude („Pressure Swing")* > 12 mbar (Normalbereich: 4–8 mbar) unter (augmentierter) Spontanatmung ist ein valider Indikator für eine erhöhte Atemmuskelanstrengung mit der Gefahr der Entwicklung eines P-SILI (vgl. Kap. 5.4.6; s. ► Abb. 5.13) [162].

Im Gegensatz zu einem *„Breath-to-Breath-Support"*-Modus (z. B. Pressure Support Ventilation) könnte der BIPAP/APRV-Modus zu einer Minderung der Entstehung einer P-SILI-Symptomatik

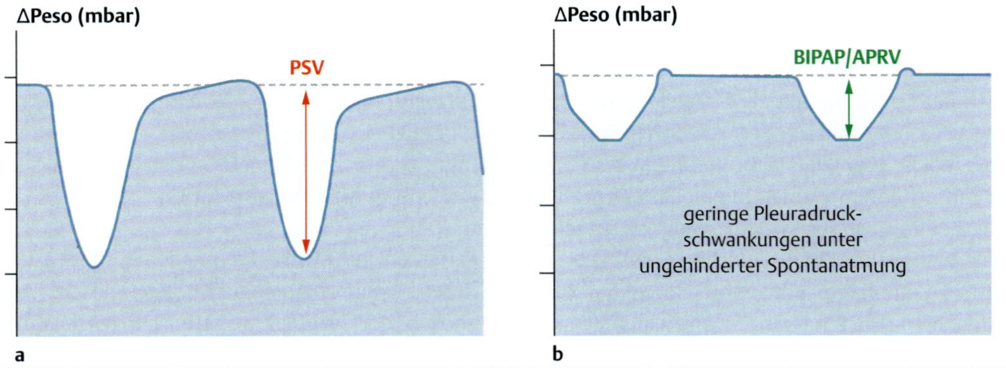

Abb. 10.24 Ösophagusdruckamplitude (ΔPeso) unter PSV und unter BIPAP/APRV. Der BIPAP/APRV-Modus ermöglicht eine höhere Dosierung an Analgosedierung, da die mandatorischen Beatmungshübe mit einer voreingestellten Beatmungsfrequenz appliziert werden. Bei unzureichender Spontanatmung wirken die mandatorischen Beatmungsanteile als Back-up-Ventilation, um eine Hypoventilation des Patienten zu vermeiden.
a PSV.
b BIPAP/APRV.

beitragen. Die Spontanatmung ist jederzeit möglich, unabhängig vom mandatorischen Atemzyklus (⇨ Spontanatmung auf 2 CPAP-Niveaus). Die niedrigen spontanen Atemzugvolumina zwischen 50 und 150 ml erzeugen nur geringe atemzyklische Pleuradruck- bzw. Ösophagusdruckschwankungen, sodass die resultierenden transpulmonalen Drücke und infolgedessen der mechanische Stress, der auf die Lunge und auf das Zwerchfell einwirkt, niedrig sind ▶ Abb. 10.24 (vgl. Kap. 6.5.1).

Die Beatmungsform BIPAP/APRV ermöglicht eine Beatmung mit hohem Mitteldruck bei möglichst kleinem „Driving Pressure". Je länger die Zeitdauer des oberen Druckniveaus, umso mehr Zeit steht für alveoläre Rekrutierung zur Verfügung (vgl. Kap. 4.3.6 unter „Airway: Pressure Release Ventilation (APRV)"). Die ungehinderte Spontanatmung führt zu alveolärer Rekrutierung mit Vergrößerung der funktionellen Residualkapazität (FRC) und infolgedessen zu einer Verminderung von mechanischem „*Stress*" und „*Strain*" [124], [163].

Der hohe Atemantrieb beim COVID-19-induzierten Lungenversagen ist manchmal nur mit einer tiefen Sedierung oder vorübergehenden Muskelrelaxierung (bis zu maximal 48 h) zu unterdrücken. In diesem Zusammenhang ist allerdings zu betonen, dass diese Maßnahmen keinen therapeutischen Effekt haben und zur Entstehung eines diaphragmalen Myotraumas beitragen können [164]. Die vollständige Unterdrückung der Spontanatmung sollte demnach so kurz wie möglich erfolgen. Durch tägliche Evaluierung der respiratorischen Situation und durch Monitoring des Sedierungsbedarfs sollte die Spontanatmung möglichst frühzeitig wieder ermöglicht werden.

Praxis – Zusammenfassung

Beatmungsstrategien beim ARDS (⇨ lungenprotektive Beatmung)

Beatmungsform
- Druckkontrollierte Beatmungsform mit der Möglichkeit der ungehinderten Spontanatmung (BIPAP/APRV)

Beatmungsmuster
- **„Driving Pressure“: ≤ 15 mbar** ⇨ Beatmung mit möglichst kleiner Druckamplitude
- **PEEPtotal: 12–20 mbar** (in Einzelfällen auch > 20 mbar)
  ⇨ *„Best of Compliance Concept“*
  ⇨ PEEP im linearen Bereich der P/V-Kurve (= „Best-PEEP“)
- **Inspirationsdruck: ≤ 30 mbar** (in Abhängigkeit des intraabdominellen Drucks in Einzelfällen auch > 30 mbar erforderlich ⇨ transpulmonale Druckmessung)
  ⇨ Pinsp im linearen Bereich der P/V-Kurve
  ⇨ *„Best of Compliance Concept“*
- **transpulmonaler Druck:**
  - endexspiratorisch: Ptp*exp* ≥ 1 mbar
    ⇨ „Best-PEEP“
  - endinspiratorisch: Ptp*insp* < 15–20 mbar
  - transpulmonaler Driving Pressure
    ΔPtp (Ptp*insp* – Ptp*exp*): **≤ 12 mbar**
- **Tidalvolumen: ≤ 6 ml/kg KG**
  (bezogen auf Idealgewicht)
  fakultativ: < 6 ml/kg KG, um Inspirationsdruck ≤ 30 mbar zu halten ⇨ ultraprotektives Beatmungsmuster
  fakultativ: extrakorporale CO_2-Elimination
- **Atemfrequenz: 15–30 min** (in Abhängigkeit vom $PaCO_2$)
  fakultativ: permissive Hyperkapnie
- **Phasenzeitverhältnis: 1:1** bzw. in Abhängigkeit vom PaO_2
  ⇨ Inverse Ratio Ventilation (IR-BIPAP/APRV)
- **FiO_2: ≤ 60 %** bzw. in Abhängigkeit vom PaO_2
  ⇨ *Zielgröße:*
  SaO_2 ≥ 92 % bzw. PaO_2 ≥ 65–80 mmHg [156]

Additive Therapiemaßnahmen
- Lagerungstherapie (Bauchlagerung, Seitenlagerung, kinetische Therapie)
- inhalative Vasodilatatoren *(Prostazyklin, Iloprost, Stickstoffmonoxid)*
- Rekruitmentmanöver
- restriktives Flüssigkeitsmanagement
- Surfactant-Therapie

Bei Versagen der konservativen Beatmungstherapie:
- extrakorporales Gasaustauschverfahren (ECMO, $ECCO_2$-R)
- Hochfrequenzbeatmung

10.1.3 Analgosedierung

Es gibt keine spezifische Analgosedierung für den ARDS-Patienten. Bevorzugt werden kurzwirksame Substanzen, die Applikation erfolgt als Monosubstanzen über separate Perfusoren.

Die Analgosedierung erfolgt *„bedarfsadaptiert“*, d. h. abhängig von
- der dem ARDS zugrundeliegenden Erkrankung,
- dem Stadium des Krankheitsbilds (Akutphase – Entwöhnungsphase),
- den übrigen Organfunktionen (ZNS, Herz/Kreislauf, Leber, Niere, Darm).

Ziele der Analgosedierung sind:
- Sedierung
- Anxiolyse
- Analgesie
- Amnesie
- Stressreduktion
- Toleranz des Endotrachealtubus und der maschinellen Atemhilfe
- *Weaning-Phase:* subjektives Wohlbefinden, Ansprechbarkeit und Kooperationsfähigkeit

Die Analgosedierung soll bei Anwendung augmentierender Beatmungsformen so titriert werden, dass die *Spontanatemfähigkeit* erhalten bleibt, der Patient jedoch den Endotrachealtubus und das Beatmungsverfahren gut toleriert (⇨ s. in Kap. 10.1.3 unter „Appendix“, „Monitoring der Analgosedierung – Sedierungsskalen“) [165].

Als *Basissedativum* v. a. für die Kurzzeit- und mittellange Analgosedierung bis zu 7 Tage bzw. während der Weaning-Phase kann *Propofol* aufgrund seiner kurzen Halbwertszeit, guten Steuerbarkeit und fehlender Toleranz- und Entzugsproblematik in einer Dosierung von 2 bis maximal 4 mg/kg/h für die Dauer von 7 Tagen (laut Arzneimittelkommission der Deutschen Ärzteschaft) empfohlen werden. Da Propofol als 10 %ige Fettemulsion appliziert wird, muss die Fettbelastung in das Ernährungsregime einberechnet werden, da 1 ml Propofol 0,1 g Fett enthält.

Midazolam in einer Dosierung von 0,05–0,15 mg/kg/h bewirkt eine zuverlässige und sichere Langzeitsedierung (Analgosedierung > 7 Tage) bei Intensivpatienten. Bei der Applikation von Midazolam ist allerdings zu bedenken, dass auch die Metaboliten biologisch aktiv sind und daher zu einer Verlängerung der Wirkdauer führen. Verzögerte Aufwachreaktion und dadurch eine Verlängerung der Weaning-Phase sind die Folgen. Daher ist bei Vorliegen einer Leber-/Niereninsuffizienz (⇨ Midazolam wird hepatal metabolisiert und renal ausgeschieden!) eine Dosisanpassung vorzunehmen [166]. Auch durch die tägliche Unterbrechung der Sedierung („Wake up-Call“) kann eine Übersedierung („Oversedation“) v. a. bei eingeschränkter Leber-/Nierenfunktion, aber auch bei geriatrischen Patienten, vermieden werden. Eine mittlerweile etablierte Alternative zur kontinuierlichen Applikation (⇨ aufgrund der Nebenwirkungen kaum mehr in Verwendung) ist die bedarfsadaptierte Bolus-Applikation von kurz- bis mittellang wirksamen Benzodiazepinen (z. B. Lormetazepam in einer Dosierung von 1–2 mg). Als Vorteil von Lormetazepam ist anzuführen, dass die in der Leber gebildeten Metaboliten biologisch inaktiv sind.

Als *Basisanalgetikum* für die Langzeitanalgosedierung hat sich *Sufentanil* in einer Dosierung von 0,5–1,5 µg/kg/h bewährt. Bei kreislaufinstabilen Patienten kann als Analgetikum *Ketamin* in einer Dosierung von 0,5–2 mg/kg/h zusätzlich appliziert werden und die Opioidanalgesie kann reduziert werden.

Für die Kurzzeitanalgosedierung bzw. für Patienten mit Nieren- und/oder Leberinsuffizienz hat sich *Remifentanil* in einer Dosierung von 0,1–0,2 µg/kg/min als Opioidanalgetikum der Wahl bewährt. Der wesentliche Vorteil von Remifentanil ist die sehr gute Steuerbarkeit aufgrund der extrem kurzen kontextsensitiven Halbwertszeit (= Wirkdauer eines Medikaments in Abhängigkeit von der Dauer der kontinuierlichen Verabreichung) von nur 3–4 min. Da diese Substanz als einziges Opioid eine Esterbindung aufweist, wird sie sehr schnell durch unspezifische Plasma- und Gewebeesterasen zu inaktiven Metaboliten hydrolysiert, sodass keine Dosisanpassung bei eingeschränkter Nieren- oder Leberfunktion notwendig ist. Als weitere Opioidanalgetika und zur Dämpfung eines erhöhten Atemantriebs sowie Senkung der Spontanatemfrequenz eigen sich auch *Hydromorphon* in einer Dosierung von 0,2–0,35 mg/h oder *Piritramid* in einer Dosierung von 3–5 mg/h.

Bei agitierten bzw. deliranten Patienten hat sich die Gabe von *Dexmedetomidin*, einem selektiven Alpha-2-Agonisten mit kurzer Halbwertszeit von etwa 1,5 h in einer Dosierung von 0,4–1,4 µg/kg/h etabliert. Als wesentlicher Vorteil dieser Substanz ist anzuführen, dass Dexmedetomidin eine sog. kooperative Analgosedierung ermöglicht. Darunter versteht man einen Zustand der Schläfrigkeit bei erhaltenem Atemantrieb und erhaltenen Schutzreflexen sowie die leichte Weckbarkeit durch Ansprache oder Berührung. Im Wachzustand wirkt der Patient ruhig und kooperativ und Aufforderungen werden trotz ausreichender Sedierung gezielt befolgt. Als weitere Vorteile sind der opioidsparende Effekt, die herzfrequenzsenkende Wirkung bei tachykarden Patienten aufgrund der zentralen Sympathikolyse sowie die inaktiven Metaboliten zu nennen, die keine Dosisanpassung bei eingeschränkter Nierenfunktion erforderlich machen. In Studien konnte eine Verkürzung der Beatmungsdauer und der Weaning-Phase gezeigt werden ([167], [168]).

Bei erhöhtem Sympathikotonus kann alternativ auch *Clonidin* zur vegetativen Dämpfung in einer Dosierung von 0,03–0,12 mg/h gegeben werden.

Bei intermittierender Bauchlage ist häufig eine Erhöhung der Analgosedierung notwendig, v. a. während der Umlagerung des Patienten.

Appendix

Monitoring der Analgosedierung – Sedierungsskalen

Sedierungsskalen (*„Sedation-Scores"*) definieren verschiedene „Bewusstseinsstadien" und ermöglichen durch die Benutzung einer einheitlichen Terminologie zur Beschreibung der Sedierungstiefe die Erstellung eines *„Sedierungsprotokolls"*. Auf diese Weise kann der anzustrebende Sedierungsgrad exakt vorgegeben werden. Ein Sedierungsscore ist kein Stufenschema, sondern ist durch fließende Übergänge der Sedierungsqualitäten gekennzeichnet ([165], [169]).

Ramsay-Score

Anhand der Sedierungsskala (▶ Tab. 10.5) kann in Abhängigkeit vom Schweregrad des Krankheitsbilds tagsüber ein Sedierungsgrad von 2–3 angestrebt werden, d. h., der Patient zeigt Reaktionen nur auf Ansprache und toleriert den Endotrachealtubus und das Beatmungsregime. Nachts soll ein Sedierungsgrad von 4 angestrebt werden, um auch auf der Intensivstation einen Schlaf-Wach-Rhythmus zu ermöglichen. Auch in Bauchlage oder im Schwenkbett (RotoRest-Bett) soll der Patient einen Sedierungsgrad von 4 aufweisen.

Richmond Agitation Sedation Scale (RASS)

Für den RASS (▶ Tab. 10.6) konnte eine signifikante Korrelation zwischen der Sedierungstiefe und der Dosierung von Sedativa gezeigt werden. Als Zielwert für die Sedierung wird tagsüber eine Sedierungstiefe von 0 bis –2 angestrebt, für die Nachtstunden von –3.

Analgesiebasiertes Analgosedierungskonzept

Durch ein *„analgesiebasiertes Analgosedierungskonzept"* im Vergleich zu den älteren „hypnotikabasierten Analgosedierungskonzepten" können die Beatmungsdauer und der Intensivaufenthalt des Patienten verkürzt werden [170]. Unter einem „analgesiebasierten Analgosedierungskonzept" versteht man die großzügige Applikation von Analgetika bei gleichzeitiger zurückhaltender Anwendung von Sedativa.

M!

Merke

Durch ein *„analgesiebasiertes Analgosedierungskonzept"* kann eine Verkürzung der Beatmungsdauer und des Intensivaufenthalts erzielt werden!

Tab. 10.5 Ramsay-Score.

Sedierungsgrad	Beschreibung
Stadium 1 (R1)	Patient wach, agitiert unruhig, ängstlich, unkooperativ
Stadium 2 (R2)	Patient wach, kooperativ, ruhig, orientiert, Beatmungstoleranz
Stadium 3 (R3)	Patient schläft, weckbar auf Ansprache
Stadium 4 (R4)	Patient schläft, träge Reaktion auf manuellen Stimulus (Klopfen zwischen den Augenbrauen) oder lautes Geräusch
Stadium 5 (R5)	Patient schläft, träge Reaktion nur auf schmerzhaften Stimulus auslösbar, stuporös
Stadium 6 (R6)	Patient nicht weckbar, keinerlei Reaktion auslösbar, komatös

Tab. 10.6 Richmond Agitation Sedation Scale (RASS).

Score	Bezeichnung	Beschreibung
+ 4	wehrhaft	wehrhaft oder aggressiv, Streitlust, gewalttätig, unmittelbare Gefahr für das Personal
+ 3	sehr agitiert	zieht oder entfernt Schläuche, Katheter etc. oder verhält sich aggressiv gegenüber dem Personal
+ 2	agitiert	häufige ungezielte Bewegungen, atmet gegen das Beatmungsgerät (Asynchronität)
+ 1	Unruhe	ängstlich, aber Bewegungen sind nicht aggressiv oder lebhaft
0	wach und ruhig	–
–1	schläfrig	nicht komplett wach, weckbar auf Ansprache mit kurzen Wachphasen, Blickkontakt > 10 s anhaltend
–2	leichte Sedierung	Kurze Wachphasen auf Ansprache, Blickkontakt < 10 s anhaltend
–3	mäßige Sedierung	Bewegung oder Augenöffnung durch Ansprache, aber kein Blickkontakt
–4	tiefe Sedierung	keine Reaktion auf Ansprache, aber Bewegungen durch physikalische Reize
–5	nicht erweckbar	keine Reaktion auf Ansprache oder körperlichen Reiz

Behavioral Pain Scale (BPS)

Während sich bei wachen Patienten die visuelle Analogskala (VAS) mit einer Skalierung zwischen 0 und 10 (⇨ 0 keine Schmerzen, 10 stärkste Schmerzen) im Klinikalltag auf den Normal- und Überwachungsstationen bewährt hat, sind auf der Intensivstation der individuellen Einschätzung der Schmerzen beim analgosedierten Patienten häufig aufgrund der eingeschränkten Kommunikationsmöglichkeiten Grenzen gesetzt. Daher müssen anstatt der subjektiven Einschätzung objektive Parameter zur Ermittlung der Schmerzintensität wie Mimik („Grimassieren“), Bewegung der Extremitäten sowie physiologische Parameter wie Schwitzen, Herz- und Atemfrequenz, Blutdruck sowie deren Änderung nach analgetischer Therapie herangezogen werden. Dem Intensivpflegepersonal kommt in diesem Zusammenhang eine entscheidende Bedeutung zu.

Im klinischen Alltag auf der Intensivstation hat sich die Behavioral Pain Scale bewährt (▸ Tab. 10.7), die es ermöglicht, auch beim analgosedierten Patienten eine Quantifizierung der Schmerzintensität vorzunehmen [171]. Die Auswertung erfolgt durch Addition der Punkte, wobei ein Zielwert ≤ 5 angestrebt wird.

Tab. 10.7 Behavioral Pain Scale (BPS).

Beurteilungskriterium	Beschreibung	Punkte
Gesichtsausdruck	entspannt	1
	teilweise angespannt	2
	stark angespannt	3
	Grimassieren	4
obere Extremität	keine Bewegung	1
	teilweise Bewegung	2
	Anziehen mit Bewegung der Finger	3
	ständiges Anziehen	4
Toleranz der maschinellen Beatmung	Toleranz	1
	seltenes Husten	2
	„Kämpfen“ mit dem Beatmungsgerät („Pressen“)	3
	kontrollierte Beatmung nicht möglich	4

10.2 COPD und Asthma bronchiale

10.2.1 Definition und Pathophysiologie

Definition

Asthma bronchiale ist definiert als eine *akute, anfallsweise* auftretende, generalisierte *Atemwegsobstruktion* aufgrund einer *Hyperreaktivität* und *Entzündungsreaktion* der Atemwege infolge Freisetzung bronchokonstriktorisch wirkender proinflammatorischer Mediatoren aus Mastzellen (z. B. Histamin, Leukotriene [SRS-A = Slow-Reacting-Substance of Anaphylaxis]).

Unter *Status asthmaticus* versteht man einen über mehrere Stunden anhaltenden Asthma-bronchiale-Anfall mit vitaler Gefährdung des Patienten.

COPD (Chronic Obstructive Pulmonary Disease) ist definiert als eine durch strukturelle und funktionelle Faktoren (Hypertrophie und Hyperplasie der bronchialen Schleimdrüsen, Dyskrinie, Mukostase, Erweiterung der Lufträume distal der terminalen Bronchiolen mit Destruktion von Lungenparenchym) bedingte exspiratorische Atemgasflussbehinderung (exspiratorische Flusslimitierung), die sich innerhalb eines Beobachtungszeitraums von einigen Monaten nicht ändert.

Unter dem Begriff COPD werden 3 obstruktive Krankheitsbilder zusammengefasst:

- chronische Bronchitis
- Lungenemphysem
- Obstruktion der peripheren Atemwege *(„Small Airway Disease")*

Pathophysiologische Auswirkungen

- Zunahme des Atemwegswiderstands *(Resistance)* infolge
    - Tonuserhöhung der Bronchialmuskulatur bis zum Bronchospasmus
    - Hypertrophie und Hyperplasie der Schleimhaut
    - Schleimhautödem und Dyskrinie
    - *„dynamische Atemwegskompression"* bis zum endexspiratorischen Kollaps der kleinen Atemwege durch Verlust an elastischen Fasern (⇨ Emphysem)
- Ausbildung eines *„intrinsischen PEEP"* als Folge der exspiratorischen Flusslimitierung in den obstruktiven Lungenkompartimenten

Folgen:

- Überblähung der nachgeschalteten Lungenareale *(„Air Trapping")*
- Zunahme der funktionellen Residualkapazität (FRC ⇧)
- Kapillarkompression mit Anstieg des pulmonalvaskulären Widerstands und der rechtsventrikulären Nachlast
- Rarefizierung der pulmonalen Kapillaren (⇨ Emphysem)
- erhöhte Totraumventilation

10.2.2 Klinische Symptome

- Dyspnoe mit Verlängerung des Exspiriums (⇨ Lippenbremse zur Generierung eines externen PEEP)
- Husten und Auswurf (⇨ bei chronischer Bronchitis, v. a. morgens)
- Einsatz der Atemhilfsmuskulatur
- auskultatorisch feuchte sowie trockene Rasselgeräusche bis zur „stillen Lunge" *(„Silent Lung")* als Zeichen schwerster Atemwegsobstruktion

Info

- Der *intrinsische PEEP* ist ein Maß für die dynamische Überblähung der Lunge infolge von *„Air Trapping"*.
- Der COPD-Patient muss seine Atemmuskulatur zunächst einsetzen, um den intrinsischen PEEP, d. h. den *endexspiratorischen Restflow* der vorangegangenen Exspiration, zu überwinden, bevor ein inspiratorischer Atemgasfluss zustande kommt ⇨ *flussunwirksame Anstrengung der Atemmuskulatur = isometrische Atemarbeit.*

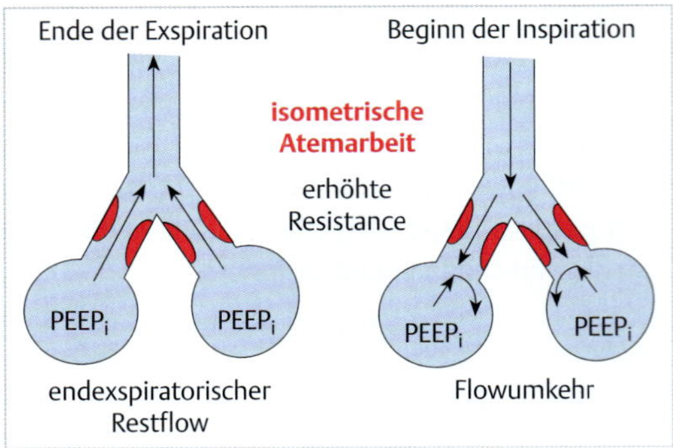

Abb. 10.25 Atemwegskompression und PEEPi. Generierung eines PEEPi am Ende der Exspiration infolge exspiratorischer Atemgasflusslimitierung in den kleinen Atemwegen. Der Patient muss seine Atemmuskulatur zunächst einsetzen, um den PEEPi, d. h. den endexspiratorischen Restflow der vorangegangenen Exspiration, zu überwinden, bevor ein inspiratorischer Atemgasfluss zustande kommt = isometrische Atemarbeit.

Merke

M!

- Je höher der intrinsische PEEP, desto größer die isometrische *Atemarbeit*.
- Die *isometrische Atemarbeit* kann bei schwerer COPD bis zu 50 % der Gesamtatemarbeit betragen.

▶ Abb. 10.25 zeigt die Generierung eines PEEPi am Ende der Exspiration infolge exspiratorischer Atemgasflusslimitierung in den kleinen Atemwegen.

10.2.3 Klassifikation des Schweregrads der COPD

Die aktuelle Schweregradeinteilung der COPD durch das GOLD-Komitee der WHO ist in ▶ Tab. 10.8 dargestellt (GOLD = Global Initiative for Chronic Obstructive Lung Disease) [172]. Das Haupteinteilungskriterium ist die relative Einsekundenkapazität in % des Sollwerts. Klinische Zeichen wie Husten, Atemnot und Auswurf gehen optional in die Stadieneinteilung mit ein. In höheren Schweregraden finden auch Blutgaswerte und

Tab. 10.8 Klassifikation des Schweregrads der COPD nach GOLD [172].

Schweregrad	Kriterien
Stadium I: leichte COPD	$FEV_1 \geq 80\,\%$ Soll
	$FEV_1/VC < 70\,\%$
	mit/ohne chronische Symptome (Husten, Auswurf)
Stadium II: mittelschwere COPD	$50\,\%$ Soll $\leq FEV_1 < 80\,\%$ Soll
	$FEV_1/VC < 70\,\%$
	mit/ohne chronische Symptome (Husten, Auswurf, Dyspnoe)
Stadium III: schwere COPD	$30\,\%$ Soll $\leq FEV_1 < 50\,\%$ Soll
	$FEV_1/VC < 70\,\%$
	mit/ohne chronische Symptome (Husten, Auswurf, Dyspnoe)
Stadium IV: sehr schwere COPD	$FEV_1 < 30\,\%$ Soll, $FEV_1/VC < 70\,\%$ oder
	$FEV_1 < 50\,\%$ Soll und
	chronische respiratorische Insuffizienz

klinische Zeichen der respiratorischen Insuffizienz Berücksichtigung. Bei zahlreichen Patienten im Stadium IV treten gehäuft Exazerbationen mit einem potenziell lebensbedrohlichen Verlauf auf. Arterielle Hypoxämie, häufig verbunden mit einer Hyperkapnie (⇨ respiratorische Globalinsuffizienz), oder ein chronisches Cor pulmonale mit peripheren Ödemen als Zeichen der Rechtsherzinsuffizienz kennzeichnen das Spätstadium der Erkrankung.

10.2.4 Indikation zur maschinellen Atemhilfe

Die Indikation zur maschinellen Atemhilfe (nichtinvasiv oder invasiv) muss in erster Linie anhand klinischer Parameter gestellt werden und weniger anhand der Blutgasparameter ([173], [174], [175], [176]):

Pulmonale Symptomatik:

- Atemfrequenz ≥ 35/min („Rapid Shallow Breathing")
- paradoxe Atmung („Schaukelatmung" ⇨ inspiratorische Einwärtsbewegung des Abdomens)
- inspiratorisch interkostale Einziehungen
- Einsatz der Atemhilfsmuskulatur (Mm. pectorales, Mm. scaleni, Mm. sternocleidomastoidei)
- progredient zunehmende Dyspnoe (⇨ subjektives Symptom)

Blutgaswerte:

- $PaCO_2$ > 55 mmHg bzw. Ansteigen des $PaCO_2$ ≥ 10 mmHg/h
- PaO_2 < 55 mmHg und SaO_2 < 88 % trotz Sauerstofftherapie (nächtliche Hypoxämie für mindestens 5 min oder mehr als 2 Exazerbationen der COPD innerhalb eines Jahres, die einen stationären Aufenthalt erfordern)
- respiratorische Azidose mit einem pH < 7,3

Die *nicht-invasive Beatmung* über eine dicht sitzende Nasen- oder Gesichtsmaske hat sich bei der *akuten (hyperkapnischen) respiratorischen Insuffizienz* infolge Exazerbation einer COPD als Beatmungsstrategie der Wahl etabliert (vgl. Kap. 4.5). Neben der konventionellen medikamentösen und physikalischen Therapie sollte die nicht-invasive Beatmung bereits im Frühstadium der akuten respiratorischen Insuffizienz, d. h. bevor eine respiratorische Azidose mit einem pH < 7,3 aufgetreten ist, zur Anwendung kommen ([176], [177]).

Merke

Beim pulmonal dekompensierten COPD-Patienten soll die *maschinelle Atemhilfe primär nicht-invasiv (NIV)* erfolgen, sofern keine Kontraindikationen vorliegen. Die *Indikation* zur *Intubation* soll so *restriktiv* wie möglich gestellt werden.

Die Indikation zur Intubation und zur invasiven maschinellen Beatmung ist gegeben, wenn innerhalb von etwa 2 h Abbruchkriterien bzw. Kontraindikationen für die nicht-invasive Beatmung auftreten (vgl. Kap. 4.5).

10.2.5 Abbruch- bzw. Intubationskriterien bei NIV

- Mangelnde Kooperation des Patienten
- zunehmende Agitiertheit oder Bewusstseinseintrübung (Somnolenz)
- unzureichende Schutzreflexe (⇨ Gefahr der Aspiration!)
- „Rapid Shallow Breathing" (AF > 35/min, VT < 300 ml)
- fehlende Besserung der Hypoxämie (SaO_2 ≤ 85 %)
- Anstieg des $PaCO_2$ > 15–20 % des Ausgangswerts mit Abfall des pH auf ≤ 7,3
- zunehmende hämodynamische Instabilität trotz vasoaktiver Medikation
  - Tachykardie ≥ 140/min ⇨ *Vorsicht* bei KHK-Patienten (⇨ ST-Streckensenkung im EKG auch schon bei deutlich niedrigeren Herzfrequenzen möglich!)
  - maligne Herzrhythmusstörungen
  - Schocksymptomatik
- nicht beherrschbare Aerophagie
- nicht beherrschbare Maskenprobleme (*Alternative:* Beatmungshelm)
- Aspiration
- Auftreten von Kontraindikationen

Die Anwendung von *PEEP/CPAP* muss beim COPD-Patienten individuell und mit Vorsicht erfolgen. Ein initialer PEEP von 5–8 mbar liegt im Allgemeinen unterhalb des „intrinsischen PEEP" (PEEPi), sodass eine weitere Erhöhung der funktionellen Residualkapazität (FRC) nicht zu erwarten ist.

Die Applikation eines externen PEEP (PEEPe) unterhalb des intrinsischen PEEP wirkt der dynamischen Atemwegskompression in den kleinen Atemwegen entgegen (⇨ Gefahr des endexspiratorischen Bronchiolenkollapses) (▶ Abb. 10.26). Der externe PEEP erfüllt eine Art *intrapulmonale Gerüstfunktion (= „innere pneumatische Schienung")* und bewirkt auf diese Weise eine Abnahme der Atemarbeit ([178], [179]).

Bei COPD-Patienten können mit einem moderaten PEEP von 5–8 mbar die Ventilation und der Gasaustausch günstig beeinflusst werden. In Abhängigkeit vom intrinsischen PEEP können auch höhe-

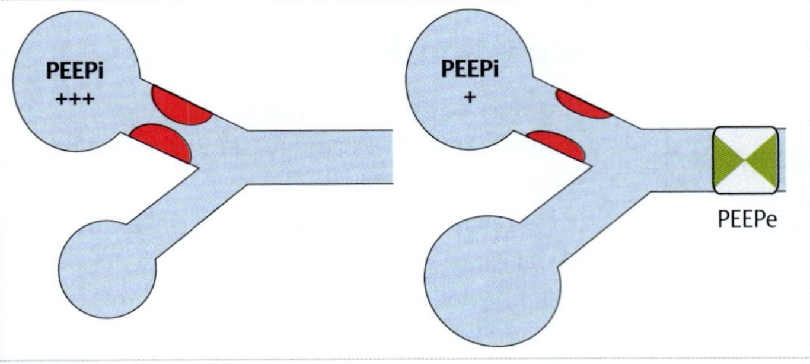

Abb. 10.26 Wirkmechanismus von PEEPe bei COPD. Intrapulmonale Gerüstfunktion (innere pneumatische Schienung) von PEEPe bei obstruktiven Ventilationsstörungen.

re PEEP-Werte von ≥ 10 mbar zur Anwendung kommen [179].

> **Merke**
>
> PEEPe muss kleiner als PEEPi sein.

Durch die Anwendung von *Masken-CPAP* können folgende Komponenten der Gesamtatemarbeit vermindert werden:

- resistive Atemarbeit (⇨ Offenhalten der kleinen Atemwege durch externen PEEP ⇨ pneumatische Schienung)
- elastische Atemarbeit (⇨ Abnahme der dynamischen Überblähung durch Verlagerung der Atemschleife in den linearen Teil des Druck-Volumen-Diagramms; ▶ Abb. 10.27).
- isometrische Atemarbeit (⇨ Abnahme von PEEPi durch pneumatische Schienung)

Die Atemschleife des COPD-Patienten befindet sich infolge dynamischer Lungenüberblähung im oberen flachen Teil der Druck-Volumen-Kurve. Bei jeder Inspiration muss er zunächst seinen intrinsischen PEEP durch eine flussunwirksame Pleuradruckerniedrigung (⇨ Reduktion des intrapulmonalen Drucks auf Atmosphärendruck) überwinden, bevor ein inspiratorischer Atemgasfluss zustande kommt (s. ▶ Abb. 10.27; ▶ Abb. 10.28).

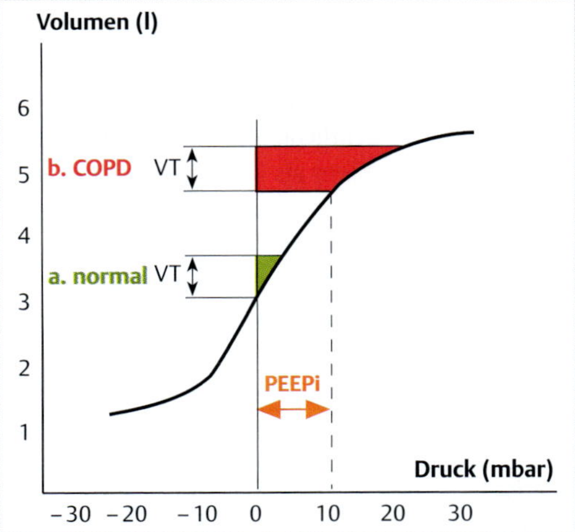

Abb. 10.27 Druck-Volumen-Diagramm des respiratorischen Systems.
a. Normal: Mit Beginn der Inspiration wird eine „flusswirksame“ Drucknegativierung generiert.
b. COPD: Mit Beginn der Inspiration muss zunächst, um den PEEPi zu überwinden, eine „flussunwirksame“ intrapulmonale Druckerniedrigung auf Atmosphärendruck erfolgen, bevor ein inspiratorischer Atemgasfluss zustande kommt.
Die Fläche (grün bzw. rot) ist ein Maß für die zu leistende elastische Atemarbeit.

> **Merke**
>
> - Je höher der intrinsische PEEP, umso höher ist die isometrische (= flussunwirksame) Atemarbeit.
> - Die isometrische Atemarbeit kann bis zu 50 % der Gesamtatemarbeit betragen.

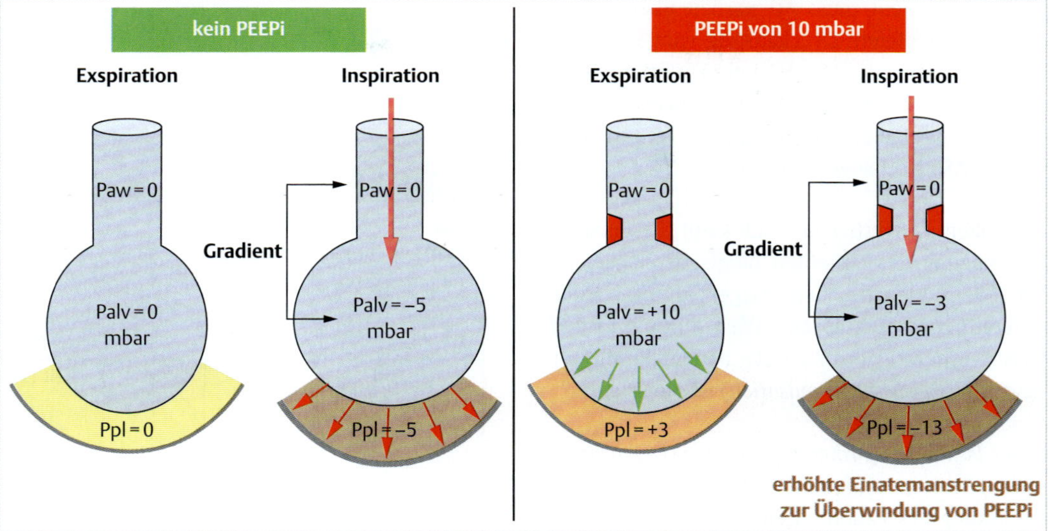

Abb. 10.28 Überwindung eines intrinsischen PEEP durch erhöhte Pleuradrucknegativierung. Um den PEEPi abzubauen, ist isometrische (= flussunwirksame) Atemarbeit durch erhöhte inspiratorische Atemmuskelanstrengung notwendig.

Durch CPAP-Atmung mit einem externen PEEP, der kleiner ist als der intrinsische PEEP, muss die initial erforderliche *intrapulmonale Druckerniedrigung* zur Überwindung des intrinsischen PEEP nicht bis auf Atmosphärendruck (= Nulldruck), sondern nur bis auf *CPAP-Niveau (= PEEP-Niveau)* erfolgen. Eine Verminderung der elastischen Atemarbeit ist die Folge.

10.2.6 Beatmungsform – Beatmungsmuster

Die Wahl der Atemhilfe ist abhängig von der im Vordergrund stehenden Symptomatik. Die *pulmonale Pumpschwäche* bzw. das *pulmonale Pumpversagen* erfordern eine Atemhilfe, bei der anfangs der Respirator die gesamte Atemarbeit (⇨ chronisch erschöpfte Atempumpe) oder zumindest einen Teil der Atemarbeit übernimmt.

Die frühzeitige Anwendung von *Masken-CPAP* und *Masken-PSV/ASB* hat beim COPD-Patienten einen hohen therapeutischen Stellenwert, da durch diese nicht-invasiven Atemhilfen die endotracheale Intubation und invasive Beatmung in vielen Fällen vermieden werden können ([179], [180], [181], [182]).

Für den COPD-Patienten hat sich als *augmentierende Atemhilfe* der Wahl PSV/ASB etabliert.

10

Klinische Effekte von PSV/ASB

- Verminderung der Spontanatemfrequenz mit konsekutiver
- Verlängerung der Atemzykluszeit und damit der Exspirationszeit
- Verkürzung der Inspirationsdauer zugunsten einer verlängerten Exspiration als Folge der variablen Flowsteuerung (⇨ Anhebung der inspiratorischen Terminierung von z. B. 25 % auf ≥ 40 % des Spitzenflows)
- Senkung des intrinsischen PEEP
- Abnahme der Atemarbeit
- Abnahme des O_2-Verbrauchs

Bei der *Atemhilfe PSV/ASB* ist auf eine schnelle *Druckanstiegsgeschwindigkeit* von etwa 0,1–0,2 s *(⇨ „steile Rampe")* zu achten, da ein hoher initialer Inspirationsflow zu einer signifikanten Abnahme der Atemarbeit führt [183]. Die Ursache liegt darin begründet, dass v. a. bei höherer Atemfrequenz und langsamer Druckanstiegsgeschwindigkeit die eingestellte Druckunterstützung erst spät erreicht wird. Der Patient muss Atemarbeit übernehmen, die bei schnellerem Druckanstieg vom Respirator übernommen wird. Des Weiteren wird auch der inspiratorische Spitzenflow erst später erreicht und in der Folge die inspiratorische Terminierung (⇒ PSV/ASB ist flowgesteuert!).

Bei hohem *intrinsischem PEEP* kann die Einatemanstrengung des Patienten nicht ausreichen, um bei jedem Atemzug den Trigger für die Druckunterstützung auszulösen *(„Wasted inspiratory Efforts“)*. Eine triggerinduzierte Patient-Respirator-Asynchronie *(Desynchronisation)* ist die Folge.

Unter *Patient-Respirator-Asynchronie (Desynchronisation)* versteht man, dass nicht auf jede Einatembemühung des Patienten eine maschinelle Druckunterstützung vom Respirator folgt. Die spontane Atemfrequenz des Patienten/min ($AF_{Patient}$) ist größer als die Anzahl der maschinellen Druckunterstützungen/min ($AF_{PSV/ASB}$) (vgl. Kap. 4.6).

Definition

Patient-Respirator-Asynchronie

$$\sum AF_{Patient} > \sum AF_{PSV/ASB}$$

Unter Asynchronieindex versteht man das Verhältnis aus nicht maschinell getriggerten Einatembemühungen *(„Wasted Efforts“)* zur Gesamtzahl an maschinell getriggerten und nicht getriggerten Einatembemühungen.

▸ Abb. 10.29 zeigt schematisch das Auftreten einer Patient-Respirator-Asynchronie unter druckunterstützter Spontanatmung (PSV/ASB).

Prädisponierend sind alle Faktoren, die zu einer Erhöhung des PEEPi führen.

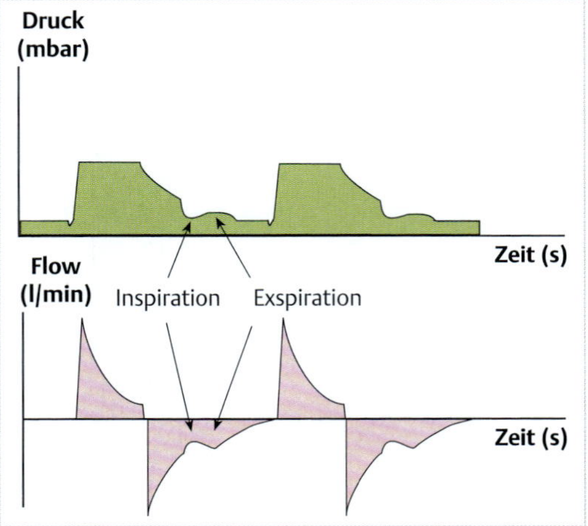

Abb. 10.29 Patient-Respirator-Asynchronie. Nur jeder 2. Einatembemühung des Patienten folgt eine maschinelle Druckunterstützung.

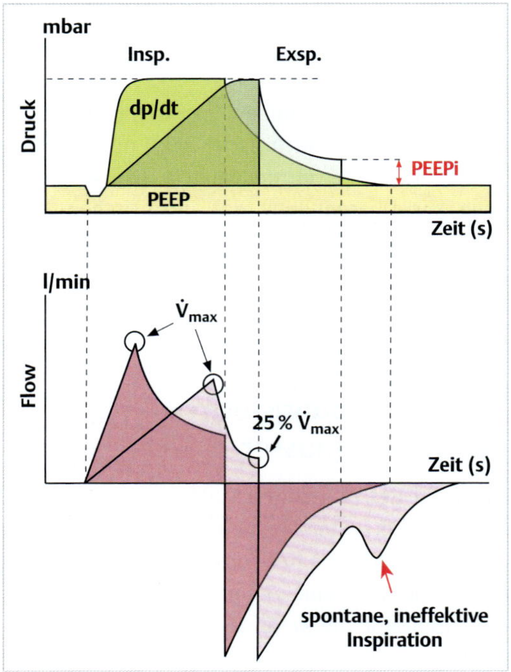

Abb. 10.30 Erhöhung des PEEPi durch zu niedrige Druckanstiegsgeschwindigkeit. Das inspiratorische Flowmaximum und damit auch die inspiratorische Terminierung werden erst verspätet erreicht (= Phasenverschiebung nach rechts). *Folge:* Zu Beginn der nächsten Inspiration muss ein höherer endexspiratorischer Restflow (PEEPi) überwunden werden.

Prädisponierende Faktoren für das Auftreten einer Patient-Respirator-Asynchronie sind:

- Tachypnoe (⇨ PEEPi ⇧)
- enger Tubus (⇨ PEEPi ⇧)
- hohe Triggerschwelle (⇨ direkt oder indirekt infolge PEEPi ⇧)
- langsame Druckanstiegsgeschwindigkeit (flache „Rampe" ⇨ PEEPi ⇧) (▸ Abb. 10.30)
- hohe inspiratorische Druckunterstützung (⇨ VT kann nicht komplett ausgeatmet werden ⇨ „Air Trapping" ⇨ PEEPi ⇧)

Auch eine zu hohe inspiratorische Druckunterstützung kann zum Auftreten einer Patient-Respirator-Asynchronie führen. Die Erhöhung des Inspirationsdrucks führt zu einer Zunahme des Atemhubvolumens (*Ziel-Tidalvolumen:* 6–8 ml/kg KG). Aufgrund der großen Zeitkonstanten der obstruktiven Lungenkompartimente hat der COPD-Patient nicht genug Zeit für die Abatmung des erhöhten Atemhubvolumens. In der Folge kommt es zum Auftreten von „Air Trapping" mit Erhöhung des intrinsischen PEEP.

Neben der klinischen Beobachtung des Patienten *(⇨ „Look at the Patient")* kann eine Desynchronisation zwischen Patient und Respirator auch durch doppeltes Frequenzmonitoring erkannt bzw. demaskiert werden, indem man die am Respiratordisplay angezeigte Atemfrequenz *(Maschinenmonitoring)* mit der mittels *Impedanzmessung* (über EKG-Elektroden) ermittelten Atemfrequenz, welche am Hämodynamikmonitor angezeigt wird, vergleicht *(⇨ „Look at the Monitor")*:

Info

Patient-Respirator-Asynchronie

AF (über Impedanzmonitoring) > AF (über Respiratormonitoring)

Eine mögliche therapeutische Intervention, die Patient-Respirator-Asynchronie zu durchbrechen, besteht darin, den PEEPe anzuheben, wodurch die Triggerschwelle (= bestimmter Druck unter PEEP) erniedrigt wird, da bei augmentierenden Beatmungsformen die Höhe der Triggerschwelle maßgeblich von der Höhe des intrinsischen PEEP abhängt.

Der vom Patienten zu erbringende Druckgradient P (Triggerschwelle) zur Auslösung des Drucktriggers ist durch folgende Gleichung definiert:

$$P = P_{Trigger} + PEEPi$$

Die Messung des intrinsischen PEEP erfolgt am spontan atmenden Patienten mittels Ösophagusdruckmessung. Durch Anwendung eines externen PEEP (PEEPe) wird die Triggerschwelle gesenkt und die isometrische Atemarbeit vermindert (vgl. ▸ Abb. 5.1) [178].

Zahlenbeispiele bei Drucktriggerung:

- $P_{Trigger}$: 1 mbar unter PEEPe, PEEPe = 0 mbar, PEEPi = 12 mbar
  ⇨ Der Patient muss zum Auslösen des Triggers einen Druckgradienten von 13 mbar aufbringen.
- $P_{Trigger}$: 1 mbar unter PEEPe, PEEPe = 10 mbar, PEEPi = 12 mbar
  ⇨ Der Patient muss zum Auslösen der Triggerschwelle eine Druckerniedrigung von 3 mbar aufbringen.

▸ Abb. 10.31 zeigt die Erniedrigung der Triggerschwelle durch Erhöhung von PEEPe beim COPD-Patienten.

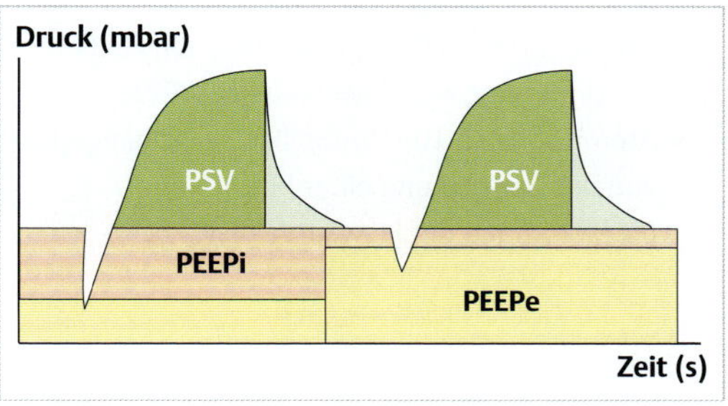

Abb. 10.31 Erniedrigung der Triggerschwelle. Erniedrigung der Triggerschwelle durch Erhöhung von PEEPe.

Bei COPD-Patienten hat sich auch die Beatmungsform *Proportional Pressure Support (PPS)* als vorteilhaft erwiesen. So konnte in klinischen Untersuchungen gezeigt werden, dass unter PPS im Vergleich zu PSV/ASB die Atemarbeit niedriger und der Patientenkomfort am Respirator höher ist ([184], [185], [186]). Außerdem ist das Auftreten einer Asynchronie zwischen Patient und Respirator vermindert, da bei PPS weder Beginn noch Ende der inspiratorischen Druckunterstützung getriggert werden müssen ([187], [188]).

Praxis

Beatmungsformen und Beatmungsmuster bei COPD

Beatmungsstrategie der Wahl

- Nicht-invasive Beatmung (NIV)

Bei Kontraindikationen und/oder Abbruchkriterien:

- Intubation und invasive Beatmung

Beatmungsform

- Druckregulierte Beatmungsform
  - nicht proportionale oder proportionale druckunterstützte Spontanatmung (PSV/ASB, PPS, PAPS, NAVA)
  - druckkontrollierter Beatmungsmodus (PCV)

Beatmungsmuster – Invasive Beatmung

Druckkontrollierter Beatmungsmodus (vgl. S. 513)

- Inspiratorische Druckunterstützung so hoch einstellen, dass ein *Ziel-Tidalvolumen* von 6–8 ml/kg KG resultiert
- Druckanstiegsgeschwindigkeit: ≤ 0,2 s (steile „Rampe")
- positiver endexspiratorischer Druck (PEEPe): initial 5–7 mbar; in Abhängigkeit von PEEPi ⇨ schrittweise Steigerung von PEEPe auf ≥ 8–10 mbar bis PEEPe etwa 80 % von PEEPi (⇨ Monitoring der Flowkurve bzw. PEEPi)
- Atemfrequenz: 10–15/min bzw. in Abhängigkeit von der Generierung eines PEEPi (⇨ Monitoring der Flowkurve bzw. PEEPi)
- I:E-Verhältnis: 1 : 2 bis 1 : 3 (⇨ lange Exspirationszeit)
- inspiratorische Sauerstoffkonzentration (FiO_2): 40 % bzw. nach PaO_2;
  Zielgröße: PaO_2: 70–80 mmHg

PSV/ASB-Modus – invasive Beatmung

- inspiratorische Terminierung („Cycling"): ≥ 40 % des Spitzenflows
- positiver endexspiratorischer Druck (PEEP): initial 5–7 mbar – schrittweise Steigerung in 2-mbar-Schritten bis etwa 80 % von PEEPi (⇨ Monitoring der Flowkurve bzw. von PEEPi)
- Triggerschwelle (Flowtrigger): 3 l/min

PSV/ASB-Modus – nicht-invasive Beatmung (NIV):

- Druckunterstützung: initial 8–10 mbar *über* PEEP ⇨ schrittweise Steigerung, sodass ein *Ziel-Tidalvolumen* von etwa 6 ml/kg KG resultiert ⇨ maximal 25 mbar absoluter Beatmungsdruck
- Druckanstiegsgeschwindigkeit: ≤ 0,2 s (steile „Rampe")
- inspiratorische Terminierung („Cycling"): ≥ 40 % des Spitzenflows
- positiver endexspiratorischer Druck (PEEP): initial 5–7 mbar – schrittweise Steigerung in 2-mbar-Schritten bis etwa 80 % von PEEPi (⇨ Monitoring der Flowkurve bzw. von PEEPi)
- Triggerschwelle(Flowtrigger): 3 l/min

Status asthmaticus

Bei Vorliegen eines schweren Bronchospasmus bzw. bei einem Status asthmaticus unterschiedlicher Genese empfiehlt sich folgende Beatmungsstrategie:

Praxis

Beatmungsform und Beatmungsmuster bei Status asthmaticus

Beatmungsstrategie der Wahl
- Nicht-invasive Beatmung (NIV)

Bei Kontraindikationen und/oder Abbruchkriterien:
- Intubation und invasive Beatmung

Beatmungsform
- Druckregulierte Beatmungsform (druckunterstützte Spontanatmung [PSV/ASB] oder druckkontrollierter Modus [PCV])

Beatmungsmuster
Oxygenierung:
- „Aufsättigung" durch initial hohe inspiratorische O_2-Konzentration, danach Reduktion der FiO_2 nach PaO_2;
  Zielgröße: PaO_2: 70–80 mmHg (bei COPD-Patienten), ansonsten Normoxämie

Ventilation (⇨ permissive Hyperkapnie [kontrollierte Hypoventilation]; Ziel-pH: > 7,2)

Druckkontrollierter Beatmungsmodus:
- Druckunterstützung bis Pinsp ≤ 40 mbar (⇨ so hoch einstellen, dass ein *Ziel-Tidalvolumen* von 4–6 ml/kg KG resultiert)
- Atemfrequenz: initial 4–6/min ⇨ schrittweise Steigerung auf 8–10/min (*„Low Frequency Ventilation"*)
- I:E-Verhältnis: 1 : 3 bis 1 : 4, bei hochgradiger Überblähung: initial lange Exspirationszeit (Texp) von bis zu 10–15 s
- Druckanstiegsgeschwindigkeit: ≤ 0,2 s (steile „Rampe")
- positiver endexspiratorischer Druck (PEEP): initial 5–7 mbar
- Ultima Ratio: Handbeatmung mit Beatmungsbeutel mit langer Exspirationszeit ⇨ Cave: Barotrauma

PSV/ASB-Modus – invasive Beatmung:
- Druckunterstützung: 10–15 mbar *über* PEEP ⇨ schrittweise Steigerung, sodass ein *Ziel-Tidalvolumen* von etwa 5–6 ml/kg KG resultiert
- Druckanstiegsgeschwindigkeit: ≤ 0,2 s (steile „Rampe")
- inspiratorische Terminierung („Cycling"): ≥ 50 % des Spitzenflows
- positiver endexspiratorischer Druck (PEEP): initial 5–6 mbar ⇨ schrittweise Steigerung in 2-mbar-Schritten bis etwa 80 % von PEEPi (⇨ Monitoring der exspiratorischen Flowkurve)
- Triggerschwelle (Flowtrigger): 3 l/min

PSV/ASB-Modus – nicht-invasive Beatmung (NIV):
- Druckunterstützung: 8–10 mbar *über* PEEP ⇨ schrittweise Steigerung, sodass ein *Ziel-Tidalvolumen* von etwa 6 ml/kg KG resultiert ⇨ maximal 25 mbar absoluter Beatmungsdruck
- Druckanstiegsgeschwindigkeit: ≤ 0,2 s (steile „Rampe")
- inspiratorische Terminierung („Cycling"): ≥ 50 % des Spitzenflows
- positiver endexspiratorischer Druck (PEEP): initial 5–7 mbar – schrittweise Steigerung in 2-mbar-Schritten bis etwa 80 % von PEEPi (⇨ Monitoring der Flowkurve bzw. von PEEPi)
- Triggerschwelle (Flowtrigger): 3 l/min

Durch hohe *inspiratorische O_2-Konzentration* kann der Hypoxämie entgegengesteuert werden.

Das *Atemminutenvolumen* sollte nach dem pH (*Zielgröße* > 7,2) und nicht nach dem $PaCO_2$ gesteuert werden, um eine „Überbeatmung" mit konsekutivem Alkaliverlust und eingeschränkter renaler Kompensation zu vermeiden.

Bei schwerem Bronchospasmus lassen sich gerade zu Beginn der kontrollierten Beatmung oft nur sehr kleine Atemhubvolumina mit exzessiv hohen Beatmungsdrücken erzwingen. Ein Pinsp ≤ 40 mbar sollte dennoch angestrebt werden.

Eine *Hyperkapnie* mit $PaCO_2$-Werten < 100 mmHg kann, da sie selbst nicht vital bedrohlich ist, zu Beginn der Beatmung toleriert werden *(⇨ „permissive Hyperkapnie")*. Man spricht auch von *„kontrollierter Hypoventilation"* bzw. *„hyperkapnischer Ventilation"*. Eine zu rasche Normalisierung des CO_2-Partialdrucks führt zur hypokapnischen Alkalose mit konsekutivem Abfall des freien Serumkalziums. Die (Pseudo-)Hypokalzämie kann tetanische Krämpfe auslösen, Bronchospasmen verstärken sowie Arrhythmien und weitere Elektrolytstörungen verursachen.

10

Info

Die *Korrektur* der *Hyperkapnie* sollte 10–15 mmHg/h nicht übersteigen.

Beim COPD-Patienten soll der *PaO_2* zwischen 70 und 80 mmHg gehalten werden. Höhere Werte können den Atemantrieb supprimieren, da beim hyperkapnischen COPD-Patienten infolge der chronisch erhöhten $PaCO_2$-Werte die Empfindlichkeit der Chemorezeptoren gegenüber dem $PaCO_2$ vermindert ist. Die Atemregulation über den $PaCO_2$ bleibt jedoch auch bei chronischer Hyperkapnie erhalten, allerdings auf einem höheren $PaCO_2$-Niveau (⇨ Sollwertverstellung im Atemzentrum). Die Steuerung des Atemantriebs erfolgt auch über den PaO_2. Eine *hohe inspiratorische O_2-Konzentration* kann durch Hemmung des hypoxischen Atemantriebs zu einer *Hypoventilation* führen!

Ferner muss bei stark erhöhtem bronchialem Widerstand für die Exspiration genügend Zeit zur Verfügung stehen, um eine Zunahme des PEEPi als Folge der exspiratorischen Flusslimitierung zu vermeiden. Man wählt deshalb initial eine niedrige *Atemfrequenz* von 8–10/min und ein *I:E-Verhältnis* von 1 : 3. Eine Verlängerung des I:E-Verhältnisses bis auf 1 : 4 und eine Erniedrigung der Atemfrequenz auf 6–8/min können vorübergehend (⇨ Wirkungseintritt der medikamentösen broncholytischen Therapie) notwendig werden, um progressives „Air Trapping" zu vermeiden. Man spricht auch von einer *„Low Volume – low Frequency Ventilation"*.

Als *additive Therapie* in der Behandlung des Status asthmaticus hat sich ein Gemisch aus Sauerstoff und Helium *(Heliox)* klinisch bewährt. Dieses Gasgemisch weist eine geringere Dichte als Luft auf und führt daher zu einer Verringerung des bronchialen Strömungswiderstands.

10.2.7 Analgosedierung

Zur Analgosedierung des intubierten und maschinell beatmeten COPD-Patienten bzw. beim Status asthmaticus nimmt *Ketamin* in einer Dosierung von 1–3 mg/kg/h aufgrund seines bronchodilatatorischen Effekts einen festen Platz ein. Zur Vermeidung psychomimetischer Nebenwirkungen hat sich die Kombination mit *Propofol* in einer Dosierung von 1–4 mg/kg/h oder mit *Midazolam* in einer Dosierung von 0,05–0,1 mg/kg/h bewährt.

Bei der Applikation von Midazolam ist allerdings zu bedenken, dass auch die Metaboliten biologisch aktiv sind und daher zu einer Verlängerung der Wirkdauer führen. Daher ist bei Vorliegen einer Leber-/Niereninsuffizienz (Midazolam wird hepatal metabolisiert und renal ausgeschieden!) eine Dosisanpassung vorzunehmen. Auch durch die tägliche Unterbrechung der Sedierung *(„Wake up-Call")* kann eine „Übersedierung" *(„Oversedation")* v. a. bei eingeschränkter Leber-/Nierenfunktion, aber auch bei geriatrischen Patienten, vermieden werden. Eine mittlerweile etablierte Alternative zur kontinuierlichen Applikation (⇨ aufgrund der Nebenwirkungen kaum mehr in Verwendung) ist

v. a. bei Patienten mit eingeschränkter Leber-/Nierenfunktion, aber auch bei geriatrischen Patienten, die bedarfsadaptierte Bolus-Applikation von kurz bis mittellang wirksamen Benzodiazepinen (z. B. *Lormetazepam* in einer Dosierung von 1–2 mg). Als Vorteil von Lormetazepam ist anzuführen, dass die in der Leber gebildeten Metaboliten biologisch inaktiv sind.

Zur Dämpfung eines erhöhten Atemantriebs und zur Senkung der Spontanatemfrequenz eignet sich auch die Applikation eines niedrigdosierten Opioid-Bypasses (z. B. *Piritramid* in einer Dosierung von 3–5 mg/h, *Hydromorphon* in einer Dosierung von 0,2–0,35 mg/h oder *Remifentanil* in einer Dosierung 0,05–0,15 µg/kg/min).

Bei agitierten bzw. deliranten Patienten sowie v. a. auch für die nicht-invasive Beatmung (NIV) hat sich die Gabe von *Dexmedetomidin* in einer Dosierung von 0,4–1,4 µg/kg/h etabliert. Als wesentlicher Vorteil von Dexmedetomidin ist anzuführen, dass diese Substanz eine sog. *kooperative Analgosedierung* ermöglicht. Darunter versteht man einen Zustand der Schläfrigkeit bei erhaltenem Atemantrieb und Schutzreflexen sowie die leichte Weckbarkeit durch Ansprache oder Berührung. Im Wachzustand wirkt der Patient ruhig und kooperativ und Aufforderungen werden trotz ausreichender Sedierung gezielt befolgt. Als weitere Vorteile sind neben der fehlenden Atemdepression der opioidsparende Effekt, die herzfrequenzsenkende Wirkung bei tachykarden Patienten sowie die inaktiven Metaboliten zu nennen, die keine Dosisanpassung bei eingeschränkter Nierenfunktion erforderlich machen. In Studien konnte eine Verkürzung der Beatmungsdauer und der Weaning-Phase gezeigt werden ([167], [168]).

Bei erhöhtem Sympathikotonus kann alternativ auch *Clonidin* zur vegetativen Dämpfung in einer Dosierung von 0,03–0,12 mg/h gegeben werden.

10.3 Schädel-Hirn-Trauma – erhöhter intrakranieller Druck

10.3.1 Pathophysiologie

Die Auswirkungen der maschinellen Beatmung – insbesondere bei Patienten mit akuten zerebralen Erkrankungen – setzen eingehende pathophysiologische Kenntnisse über ihren Einfluss auf den intrakraniellen Druck und die Hirndurchblutung voraus.

Innerhalb der starren Schädelknochen können *3 Kompartimente* unterschieden werden [189]:

- Gehirn: Das Gewicht des Hirngewebes beträgt ca. 1400 g, dies entspricht etwa 85 % des intrakraniellen Volumens ⇨ Zunahme durch vasogenes und/oder zytotoxisches Hirnödem (s. u.) bzw. neoplastische Erkrankungen.
- Intrazerebrales Blutvolumen: Dies beträgt ca. 100–150 ml, dies entspricht etwa 10 % des intrakraniellen Volumens, der größte Teil des Blutvolumens befindet sich im venösen System ⇨ Zunahme durch Vasodilatatoren (z. B. volatile Narkotika und Hyperkapnie).
- Liquorvolumen: Dies beträgt ca. 70 ml, dies entspricht etwa 5 % des intrakraniellen Volumens ⇨ Zunahme durch Abflussbehinderung (z. B. Hydrozephalus).

Pathologische Kompartimente: intrakranielle Hämatome (epidural, subdural, intrazerebral)

Definition

- **Vasogenes Hirnödem:** erhöhte Gefäßpermeabilität infolge Schädigung der Blut-Hirn-Schranke (direkt durch mechanisches Trauma oder durch Freisetzung von inflammatorischen Mediatoren)
- **zytotoxisches Hirnödem:** hypoxiebedingte Zellschwellung mit Versagen der Na^+-K^+-ATPase ⇨ intrazellulärer Einstrom von Na^+ und H_2O in die Nerven- und Gliazellen

Ein Hirnödem nach Schädel-Hirn-Trauma hat in den meisten Fällen sowohl eine vasogene als auch eine zytotoxische Komponente.

Info

Monro-Kellie-Doktrin

Das intrakranielle Volumen (Hirngewebe [85 %] + Liquor cerebrospinalis [5 %] + Blutvolumen [10 %]) ist eine konstante Größe.

Der Druck, den diese 3 Kompartimente auf die Dura ausüben, wird als intrakranieller Druck bezeichnet.

Intrakranieller Druck

Der intrakranielle Druck (ICP = Intracranial Pressure) ist keine statische, sondern eine dynamische Größe und beträgt beim Erwachsenen 5–15 mmHg. Ein intrakranieller Druck > 20 mmHg ist therapiebedürftig, wobei nicht der Absolutwert des ICP, sondern der intrazerebrale Perfusionsdruck (s. u.) maßgebend ist [190]. Ein ICP > 30 mmHg gilt als kritisch mit der Gefahr der zerebralen Ischämie. Bei intrakraniellen Druckwerten > 40 mmHg beginnt der kritische Bereich mit Einklemmungsgefahr von Hirnteilen (Teile des Temporallappens, Kleinhirntonsillen) im Tentoriumsschlitz und im Foramen magnum.

Merke

Intrakranieller Druck

- Normalbereich: 5–15 mmHg
- ICP > 20 mmHg: therapiebedürftig
- ICP > 30 mmHg: Gefahr der zerebralen Ischämie
- ICP > 40 mmHg: lebensgefährlich ⇨ Gefahr der Einklemmung (Herniation)
- *Zielgröße beim Schädel-Hirn-Trauma (SHT):* < 20 mmHg

Hirndurchblutung

Für die globale Hirndurchblutung *(CBF = Cerebral Blood Flow)* gelten unter physiologischen Bedingungen folgende Werte:

- 50 ml/min/100 g Hirngewebe
- 700–900 ml/min
- 15 % des Herzzeitvolumens

Als Grundlage für die maschinelle Beatmung bei erhöhtem Hirndruck seien die klassischen Beziehungen zwischen Hirndurchblutung, $PaCO_2$, systemischem Blutdruck bzw. zerebralem Perfusionsdruck vorangestellt. Aufgrund der Autoregulation bleibt die Hirndurchblutung im Bereich arterieller Mitteldrücke (MAP) zwischen 60 und 150 mmHg konstant, unabhängig vom zerebralen Perfusionsdruck (▶ Abb. 10.32).

Info

Autoregulation der Hirndurchblutung

- Normotoniker: zwischen 60 und 150 mmHg
- Hypertoniker: *Rechtsverschiebung* der Autoregulation zu höheren Druckwerten; *Folge:* höherer Perfusionsdruck für normale Hirndurchblutung erforderlich!

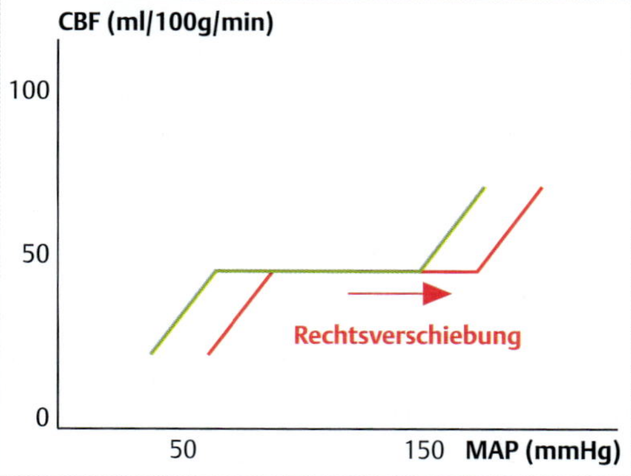

Abb. 10.32 Autoregulationskurve beim Normotoniker und beim Hypertoniker.

Folgende Faktoren können zu einer Aufhebung der Autoregulation führen:

Aufhebung der Autoregulation:
- arterieller Mitteldruck (MAP) < 60 mmHg
- arterieller Mitteldruck (MAP) > 150 mmHg
- Hypoxämie (PaO_2 < 50 mmHg)
- Hirnödem unterschiedlicher Genese
- Schädel-Hirn-Trauma
- Hirntumor
- volatile Anästhetika
- Vasodilatatoren

Arterieller Mitteldruck < 60 mmHg ⇨ Abnahme der Hirndurchblutung trotz maximaler Vasodilatation

Folge: Hirndurchblutung ist passiv vom zerebralen Perfusionsdruck abhängig!

Der *zerebrale Perfusionsdruck* (CPP = Cerebral Perfusion Pressure) ist die Differenz zwischen arteriellem Mitteldruck (MAP) und intrakraniellem Druck (ICP = Intracranial Pressure).

$$CPP = MAP - ICP \text{ (mmHg)}$$

- Normalbereich: 60–90 mmHg
- Zielgröße beim SHT: 60–70 mmHg ([189], [190])

Info

Ziel der Hirndrucktherapie

Sicherstellung des zerebralen Sauerstoffangebots

Zielgrößen
- ICP: < 20 mmHg
- CPP: 60–70 mmHg
- SaO_2: > 95–97 % entsprechend PaO_2 > 80–100 mmHg
- Hb-Wert: ≈ 10 g/dl (entsprechend Hk ≈ 30 %)

Der zerebrale Perfusionsdruck korreliert eng mit Veränderungen des $PaCO_2$. Eine Veränderung dieses Parameters durch die Beatmung hat demnach unmittelbare Auswirkungen auf die Hirndurchblutung.

Es gilt:

Info

- **Hypokapnie** ($PaCO_2$ ⇩) führt zur Kontraktion der Hirngefäße: Die Durchblutung nimmt ab.
- **Hyperkapnie** ($PaCO_2$ ⇧) führt zur Dilatation der Hirngefäße: Die Durchblutung nimmt zu.

Die Hirndurchblutung ändert sich pro Millimeter Quecksilbersäule $PaCO_2$-Änderung um etwa 2 ml/min × 100 g Gehirn. Bei einem $PaCO_2$ von 15–20 mmHg nimmt die Hirndurchblutung um 40–60 % des Normalwerts ab; bei einem $PaCO_2$ von 70–80 mmHg steigt sie maximal um 100–120 % an. Diese Veränderungen treten sehr rasch, d. h. innerhalb weniger Minuten, auf.

Eine Hypoventilation kann durch die Vasodilatation zu sekundären Hirndruckanstiegen führen, während eine Hyperventilation durch eine zerebrale Vasokonstriktion sekundäre Ischämien verursachen kann. Aus diesem Grund werden unter maschineller Beatmung $PaCO_2$-Werte im unteren Normbereich *(Normoventilation mit $PaCO_2$-Werten um 35–38 mmHg)* angestrebt ([189], [190], [191]).

Eine kurzfristige kontrollierte Hyperventilation (⇨ Senkung des $PaCO_2$ auf 30–32 mmHg) bzw. eine forcierte Hyperventilation (⇨ Senkung des $PaCO_2$ auf 28–30 mmHg $PaCO_2$) sollte nur bei Hirndruckanstiegen („Hirndruckkrise") mit der Gefahr der transtentoriellen Einklemmung („Herniation") zur Anwendung kommen ([189], [190], [191]).

$PaCO_2$-Werte von 25 mmHg dürfen nicht unterschritten werden, um eine zerebrale Minderperfusion zu vermeiden ([192], [193]).

Merke

$PaCO_2$-Werte < 25 mmHg ⇨ Gefahr der zerebralen Ischämie!

10

Praxis

Basierend auf der besonderen Physiologie der Hirndurchblutung sollen als Zielgröße $PaCO_2$-Werte im unteren Normbereich angestrebt werden ⇨ *Normoventilation mit $PaCO_2$-Werten zwischen 35–38 mmHg.*

Wirkprinzip der kontrollierten Hyperventilation bei akuter Hirndrucksteigerung

Im geschädigten Hirngewebe besteht besonders in den ödematösen Arealen eine Störung der Autoregulation mit einer anhaltenden *Vasodilatation* und *Vasoparalyse*. Diese Veränderungen werden hervorgerufen durch eine zerebrale *Laktatazidose* infolge eines vermehrten anaeroben Stoffwechsels in dieser Hirnregion.

Die Hypokapnie infolge kontrollierter Hyperventilation führt zu einer Steigerung der regionalen Durchblutung im ödematösen Areal, bezeichnet als „Inverse-Steal-Syndrom" oder „Robin-Hood-Phänomen". Diese paradoxe Reaktion lässt sich erklären als Ausdruck einer durch die Hyperventilation hervorgerufenen Vasokonstriktion in den gesunden Hirnarealen mit konsekutiver Abnahme des intrakraniellen Blutvolumens und des intrakraniellen Drucks. Die Folge ist eine Umverteilung des zerebralen Blutflusses, indem Blut aus den gesunden Hirnarealen in traumatisierte, vasoparalytische Bezirke abfließt ([194], [195]).

Der *Effekt der kontrollierten Hyperventilation* liegt in der Kombination mehrerer Faktoren:

- Verminderung des intrakraniellen Drucks durch Vasokonstriktion
- „Inverse-Steal-Syndrom"
- Neutralisation der interstitiellen Laktatazidose durch respiratorische Alkalose

Zerebrale Kompensationsmechanismen limitieren die Effektivität einer über 24 h dauernden kontrollierten Hyperventilation, da der Plexus choroideus bei erhöhtem perivaskulärem pH-Wert kompensatorisch weniger Bikarbonat sezerniert. Die Folge ist eine Normalisierung des pH-Wertes innerhalb von 24 h mit Verlust der zerebrovaskulären Vasokonstriktion [196]. Chronische Hyperventilation mit $PaCO_2$-Werten < 30 mmHg bringt demnach keinen Vorteil für den Patienten, im Gegenteil, der neurologische „Outcome" wird sogar verschlechtert ([192], [197]). Bei einer länger als 24–36 h notwendigen maschinellen Beatmung sollen demnach $PaCO_2$-Werte im unteren Normbereich angestrebt werden.

10.3.2 Beatmungsform – Beatmungsmuster

Ziele der Beatmungstherapie beim SHT (⇨ erhöhter intrakranieller Druck):

- Sicherstellung der Sauerstoffversorgung des Gehirns
- Steuerung der Hirndurchblutung (⇨ über den $PaCO_2$)
- Senkung des erhöhten intrakraniellen Drucks
- Sicherung der Atemwege beim bewusstseinseingetrübten Patienten (⇨ Schutz vor Aspiration)

Praxis

Beatmungsform und Beatmungsmuster beim SHT

Beatmungsform

- Druckregulierte volumenkonstante Beatmung (PRVC, Autoflow, Dynamic/Dual BiLevel, BiLevel VG)
- druckkontrollierte Beatmung (PCV, BIPAP/BiLevel)

Beatmungsmuster

- Inspiratorische Sauerstoffkonzentration (FiO_2): *Zielgröße:* PaO_2: > 80–100 mmHg bzw. SaO_2 > 95–97 %
- Atemfrequenz: 12–20/min bzw. nach $PaCO_2$ – *Zielgröße:* $PaCO_2$: 35–38 mmHg
- Atemhubvolumen: 6–8 ml/kg KG (abhängig von der Lungenpathologie)
- niedriger PEEP von 5–8 mbar (⇨ Steigerung des PEEP in Abhängigkeit vom Schweregrad der Oxygenationsstörung ⇨ „Best-of-Compliance-Strategie")
- Atemzeitverhältnis I:E von 1 : 2 bis 1 : 1 (⇨ *Vermeidung einer IRV-Beatmung*)

Info

- Beim SHT sind $PaCO_2$-Werte von < 30 und > 40 mmHg zu vermeiden!
- Die Regulierung des $PaCO_2$ erfolgt über die Atemfrequenz!

Bei Patienten mit erhöhten ICP-Werten sollen konstante $PaCO_2$-Werte angestrebt werden. Dies ist am einfachsten mit einer volumenkonstanten druckregulierten Beatmungsform zu erreichen (PRVC, Autoflow-Modus).

Kontinuierliches endtidales CO_2-Monitoring mittels Kapnometrie ist bei Patienten mit erhöhtem Hirndruck zur Steuerung der Beatmung obligat!

Merke

Endtidales CO_2-Monitoring mittels Kapnometrie ist bei Patienten mit erhöhtem Hirndruck für die Steuerung der maschinellen Beatmung obligat!

Praxis

Zur *Verbesserung* der *Oxygenierung* zuerst die FiO_2 erhöhen, erst als 2. Maßnahme unter ICP-Monitoring Steigerung des PEEP.

Eine *volumenkontrollierte (volumenkonstante) Beatmung* (VCV) kann bei Patienten mit isoliertem Schädel-Hirn-Trauma und unauffälligem Lungenbefund durchgeführt werden. Der Vorteil besteht in der Konstanthaltung des $PaCO_2$ auch bei sich ändernder Atemmechanik. Es ist allerdings zu bedenken, dass eine Steigerung des Beatmungsdrucks (= Freiheitsgrad!) bei Verschlechterung der Atemmechanik zu einer Abnahme des venösen Rückstroms aus den Jugularvenen mit konsekutiver Steigerung des Hirndrucks führen kann. Eine möglichst enge Einstellung der Alarmgrenzen ist daher obligat.

Eine *druckkontrollierte (druckkonstante) Beatmung* (PCV) ist in der Akutphase eines Schädel-Hirn-Traumas bei gleichzeitigem Vorliegen einer Lungenpathologie indiziert (z. B. ARDS). Es ist jedoch zu bedenken, dass bei Veränderungen der Atemmechanik das Atemhubvolumen und damit der $PaCO_2$ zum Freiheitsgrad wird (⇨ Änderung der Hirndurchblutung). Eine Steigerung des Hirndrucks ist die Folge. Der Vorteil einer druckkontrollierten Beatmung besteht in der Konstanthaltung des jugulären Rückstroms auch bei einer Verschlechterung der Atemmechanik. Eine möglichst enge Einstellung der Alarmgrenzen ist ebenfalls obligat.

Die Beatmungsform *BIPAP* bietet aufgrund der Möglichkeit der ungehinderten Spontanatmung den Vorteil, dass die Gefahr der Gegenatmung *(„Fighting the Respirator“)* minimiert ist (vgl. Kap. 4.3). Andererseits ist auf eine bedarfsadaptierte Sedierung zu achten, um Husten oder Pressen mit konsekutiver Hirndrucksteigerung zu vermeiden.

Bei einer *druckregulierten volumenkonstanten Beatmungsform* (Hybridbeatmung) passt sich der Beatmungsdruck den atemmechanischen Veränderungen der Lunge (Compliance, Resistance) innerhalb bestimmter Druckgrenzen automatisch an. Diese Beatmungsform ist in den Respiratoren – je nach Hersteller – unter verschiedenen Bezeichnungen verfügbar (z. B. Autoflow, PRVC, BiLevel-VG, Dual BiLevel; vgl. Kap. 4.3). Die Hybridbeatmung vereinigt die Vorteile einer volumenkonstanten Beatmung (konstanter $PaCO_2$) mit denen einer druckkonstanten Beatmung (dezelerierender Atemgasfluss). Der hohe initiale Atemgasfluss zu Beginn der Inspiration führt zu einer besseren CO_2-Elimination [198]. Da auch bei dieser Beatmungsform der Druck Freiheitsgrad ist, gelten die gleichen pathophysiologischen Überlegungen wie bei der volumenkontrollierten Beatmung.

Merke

Für Patienten mit einer ICP-Erhöhung hat sich eine druckregulierte volumenkonstante Beatmung (Hybridbeatmung) als vorteilhaft erwiesen.

Eine volumenkonstante Beatmung schließt allerdings Schwankungen des $PaCO_2$ nicht aus. Als *Ursachen* sind anzuführen:

- Veränderungen des Ventilations-/Perfusionsverhältnisses (⇨ CO_2-Elimination)
- Veränderungen des Metabolismus, z. B. bei Änderung der Körpertemperatur (⇨ CO_2-Produktion)

Kommen nach Reduktion des intrakraniellen Drucks auf normale bzw. hochnormale Werte *druckunterstützende Spontanatemverfahren* zur Anwendung, muss auf ein enges Atemvolumenmonitoring geachtet werden, um eine Hypoventilation ($PaCO_2$ ⇧) mit erneuter Hirndrucksteigerung zu vermeiden.

► Tab. 10.9 fasst die Vor- und Nachteile einer VCV und einer PCV bei erhöhtem intrakraniellem Druck zusammen.

Die Auswirkungen einer Beatmung mit höheren PEEP-Werten (⇨ erhöhter intrathorakaler Druck) sind im Kap. 6.4 beschrieben.

Bei Vorliegen intrakranieller Pathologien mit eingeschränkter zerebraler Perfusion und gestörter Autoregulation ist die Indikation zur intrakraniellen Druckmessung gegeben.

Merke

M!

Anwendung höherer PEEP-Werte nur unter kontinuierlichem ICP-Monitoring!

Zur Sicherstellung eines ausreichend hohen intrazerebralen Perfusionsdrucks (CPP) von ≥ 70 mmHg ist häufig die zusätzliche Applikation eines Vasopressors (Noradrenalin) notwendig. Ist ein Hirndruckmonitoring nicht möglich, sollte bei erhöhtem intrakraniellem Druck aus Sicherheitsgründen der mittlere arterielle Druck (MAP) ≥ 90–100 mmHg betragen.

Extrakorporale CO_2-Elimination

Kann eine Normoventilation trotz der Erhöhung der Atemfrequenz nicht erzielt werden, sollte die Indikation zur extrakorporalen CO_2-Elimination evaluiert werden ([199], [200], [201]). Dieses Verfahren wird vorwiegend über ein pumpengetriebenes venovenöses System durchgeführt, welches im Fall einer gleichzeitig vorliegenden schweren Oxygenationsstörung auch den arteriellen Sauerstoffpartialdruck (PaO_2) und damit das zerebrale Sauerstoffangebot verbessern kann. Der Übergang zur extrakorporalen Membranoxygenierung (ECMO) ist fließend, abhängig von der Höhe des eingestellten Blutflusses (vgl. Kap. 12.1).

10.3.3 Analgosedierung

Von entscheidender Bedeutung bei Patienten mit erhöhtem Hirndruck ist die rasche und/oder möglichst häufige neurologische Beurteilung. Empfehlenswert sind daher Medikamente mit möglichst kurzer „kontextsensitiver Halbwertszeit" (= Wirkdauer eines Medikaments in Abhängigkeit von der Dauer der kontinuierlichen Verabreichung). Als eine etablierte Analgosedierungsstrategie gilt die kombinierte Anwendung von *Propofol* in einer Dosie-

Tab. 10.9 Vor- und Nachteile einer VCV und einer PCV bei erhöhtem intrakraniellem Druck.

Vorteile/Nachteile	VCV	PCV
Vorteile	CO_2-Konstanz ⇨ konstante Hirndurchblutung	Druckkonstanz bei Verschlechterung der Atemmechanik ⇨ konstanter jugulärer Rückstrom
Nachteile	Abnahme des jugulären Rückstroms bei Zunahme des Beatmungsdrucks infolge Verschlechterung der Atemmechanik ⇨ ICP-Anstieg ⇧	CO_2-Anstieg bei Verschlechterung der Atemmechanik ⇨ ICP-Anstieg ⇧

rung von 3–4 mg/kg/h (maximal 7 Tage) und *Remifentanil* in einer Dosierung von 0,05–0,2 µg/kg/min.

Bei stark erhöhten ICP-Werten und/oder Instabilität des intrakraniellen Drucks kann die kontinuierliche Zufuhr höherer Dosen eines Barbiturats (*„Barbituratkoma“*) unter Ableitung eines „Burst-Suppression-EEGs“ erforderlich sein (z. B. *Methohexital* in einer Dosierung bis 4 mg/kg/h), um den zerebralen Sauerstoffverbrauch möglichst effektiv zu senken. Unter einem „Burst-Suppression-EEG“ versteht man ein EEG-Muster, welches durch einen Wechsel von Salven hochamplitudiger rascher Aktivität (*= engl. Burst*) und abgeflachten Kurvenabschnitten (*= engl. Suppression*) gekennzeichnet ist.

Bei länger erforderlicher Analgosedierung (> 7 Tage) hat sich bei Patienten mit stabilem intrakraniellem Druck die Kombination von *Sufentanil* in einer Dosierung von 0,8–2 µg/kg/h und *Midazolam* in einer Dosierung von 0,05–0,2 mg/kg/h bewährt. Eine mittlerweile etablierte Alternative zur kontinuierlichen Applikation (⇨ aufgrund der Nebenwirkungen kaum mehr in Verwendung) ist v. a. bei Patienten mit eingeschränkter Leber-/Nierenfunktion, aber auch bei geriatrischen Patienten, die bedarfsadaptierte intermittierende Bolus-Applikation von kurz- bis mittellang wirksamen Benzodiazepinen (z. B. *Lormetazepam* in einer Dosierung von 1–2 mg). Als Vorteil von Lormetazepam ist anzuführen, dass die in der Leber gebildeten Metaboliten biologisch inaktiv sind.

Bei agitierten Patienten mit erhöhtem Sympathikotonus hat sich die zusätzliche Gabe von *Dexmedetomidin*, einem selektiven Alpha-2-Agonisten mit kurzer Halbwertszeit von etwa 1,5 h, in einer Dosierung von 0,4–1,4 µg/kg/h bewährt.

Bei erhöhtem Sympathikotonus kann alternativ auch *Clonidin* zur vegetativen Dämpfung in einer Dosierung von 0,03–0,12 mg/h gegeben werden.

Eine *„bedarfsadaptierte“* Muskelrelaxierung mit einem nicht depolarisierenden Muskelrelaxans (z. B. *Rocuronium* oder *Cisatracurium*) wird durchgeführt

- zur Verhinderung von Druckanstiegen durch Husten und Pressen v. a. im Rahmen der Bronchialtoilette,
- zur Vermeidung von Kältezittern (Shivering) im Rahmen der kontrollierten Hypothermie (32–33 °C),
- während des inner- oder außerklinischen Transports,
- zur kurzfristigen Adaptation des Patienten an den Respirator (*⇨ „Fighting the Respirator“*).

Eine Dauerrelaxierung von SHT-Patienten gilt als obsolet, da sie das Auftreten einer *„Critical-Illness“-Polyneuropathie/-Polymyopathie* mit prolongierter Muskelschwäche des Zwerchfells begünstigt. Eine Verlängerung der Beatmungsdauer und der Weaning-Phase ist die Folge.

10.4 Herzinsuffizienz

10.4.1 Pathophysiologie

Die maschinelle Beatmung kann das Herz-Kreislauf-System auf verschiedene Art und Weise beeinflussen. In Abhängigkeit vom *Volumenstatus* und von der *Pumpfunktion* des rechten und linken Ventrikels hat die maschinelle Beatmung unterschiedliche Kreislaufeffekte zur Folge, sodass ein und dasselbe Beatmungsmuster bei einem Patienten zu einer Zunahme, bei einem anderen zu einer Abnahme des Herzzeitvolumens führen kann.

Die pathophysiologischen Auswirkungen der maschinellen Beatmung auf die Vorlast und die Nachlast des linken und rechten Ventrikels werden im Kap. 6.1 ausführlich besprochen.

Linksherzinsuffizienz

Bei Patienten mit einem Rückwärtsversagen des linken Herzens und konsekutivem Lungenödem kann eine maschinelle Atemhilfe (positive Druckbeatmung) durch folgende Mechanismen zu einer Verbesserung der Herzauswurfleistung führen:

- Senkung der *Vorlast* durch Abnahme des venösen Rückstroms und damit Abnahme der ventrikulären Wandspannung (*„Nitroeffekt“*)
- Senkung der *Nachlast* durch Abnahme des Druckgradienten zwischen dem intra- und dem extrathorakalen Gefäßkompartiment (*„peripherer arterieller vasodilatatorischer Effekt“*)

10

Folgen:
- Erhöhung des Herzzeitvolumens (HZV ⇧)
- Abnahme des Lungenödems (EVLW ⇩)
- Senkung des global enddiastolischen Volumenindexes (GEDI ⇩) bzw. des intrathorakalen Blutvolumenindexes (ITBVI ⇩)
- Senkung des pulmonal-kapillären Verschlussdrucks (PCWP ⇩)

Rechtsherzinsuffizienz

Eine maschinelle Atemhilfe mit PEEP hat folgende Auswirkungen auf den rechten Ventrikel:
- Senkung der Vorlast durch Abnahme des venösen Rückstroms *(„Nitroeffekt")*. Der Abnahme des HZV kann durch Volumenzufuhr sowie durch die Applikation positiv inotrop wirkender Pharmaka (z. B. Levosimendan, Dobutamin, Phosphodiesterasehemmer) entgegengewirkt werden.

Die Auswirkungen auf die rechtsventrikuläre Nachlast durch PEEP sind variabel:

10

- *Erhöhung der rechtsventrikulären Nachlast*

Die maschinelle Beatmung führt zu einer Kompression der Kapillaren durch den Alveolardruck: Übersteigt der Alveolardruck den linken Vorhofdruck (⇨ Zone II nach West), kommt es zu einer Abnahme des venösen Rückstroms zum linken Herzen und zu einem Ansteigen des pulmonal-arteriellen Drucks mit Zunahme der Nachlast. Die rechtsventrikuläre Nachlasterhöhung ist umso ausgeprägter, je stärker die West-Zonen I und II auf Kosten der Zone III zunehmen.

Die PEEP-bedingte Nachlasterhöhung ist bei Patienten mit *akuter pulmonaler Hypertonie (z. B. Pulmonalembolie)* und respiratorischer Insuffizienz zu bedenken: Durch eine beatmungsbedingte Erhöhung der Nachlast kann die rechtsventrikuläre Funktion weiter beeinträchtigt werden.

- *Senkung der rechtsventrikulären Nachlast*

Bei *ARDS-Patienten* kann durch alveoläre Rekrutierung von Gasaustauschfläche und Offenhalten von Alveolen durch einen adäquat hohen PEEP eine Abnahme der regionalen hypoxischen pulmonalen Vasokonstriktion und damit des pulmonalen Gefäßwiderstands erzielt werden. Die Folge ist eine Abnahme der rechtsventrikulären Nachlast [202].

10.4.2 Beatmungsstrategie bei Linksherzinsuffizienz und kardiogenem Lungenödem

Folgende Beatmungsstrategien kommen zur Anwendung:

Praxis

Beatmungsstrategie bei akuter Linksherzinsuffizienz mit kardiogenem Lungenödem

Nicht-invasive Atemhilfen
- Masken-CPAP mit 5 ⇨ 10 ⇨ 12 mbar PEEP und initiale Aufsättigung mit einer FiO_2 bis 1,0 bzw. nach PaO_2/SaO_2
- Masken-PSV/ASB mit 5 ⇨ 10 ⇨ 12 mbar PEEP bei einem Inspirationsdruck (Pinsp) von 5–12 mbar über PEEP und initiale Aufsättigung mit einer FiO_2 bis 1,0 bzw. nach PaO_2/SaO_2

Invasive Atemhilfen
Beatmungsformen
Augmentierte oder kontrollierte Beatmung:
- PSV/ASB
- BIPAP/BiLevel
- PCV

Beatmungsmuster
- FiO_2: initial bis 1,0 zur Aufsättigung bzw. nach PaO_2 – *Zielgröße:* Normoxämie
- Inspirationsdruck: 10–15 mbar über PEEP (⇨ *Zielgröße:* Pinsp ≤ 30 mbar)
- PEEP: 5 ⇨ 10 ⇨ 15 mbar *(Titration des PEEP-Niveaus ⇨ „Nitroeffekt")*
- Atemhubvolumen: 6–8 ml/kg KG *(Freiheitsgrad)*
- Atemfrequenz: 10–15/min bzw. nach $PaCO_2$ – *Zielgröße:* Normokapnie
- I:E-Verhältnis: 1 : 2 bis 1 : 1

Info

Kardiogenes Lungenödem ⇨ Abnahme der Lungencompliance.

Merke

Die Regulierung des $PaCO_2$ erfolgt über die Beatmungsfrequenz!

Durch das Lungenödem (⇨ die Lunge ist vergleichbar mit einem feuchten Schwamm) kommt es nicht nur zu einer Störung des pulmonalen Gasaustausches mit konsekutiver Abnahme des Sauerstoffangebots in der Peripherie, sondern auch zu einer Zunahme der Atemarbeit durch Abnahme der Lungencompliance. Die Erhöhung des Energiebedarfs führt zu einem *Missverhältnis* zwischen *Sauerstoffangebot* und *Sauerstoffbedarf* der Atempumpe. Da die Sauerstoffextraktion des Zwerchfells – wie die des Herzens – schon in Ruhe höher ist als bei den anderen Organen (⇨ $SvO_2 \approx 40\,\%$), kann der erhöhte O_2-Verbrauch der Atemmuskulatur nur durch einen gesteigerten Blutfluss gedeckt werden. Da der Blutfluss zum Zwerchfell proportional zum Herzzeitvolumen (HZV) ist, kann eine suffiziente O_2-Versorgung der Atempumpe nur über eine HZV-Steigerung erreicht werden. Ist dies aufgrund der herabgesetzten kardialen Pumpfunktion nicht möglich, wird durch die Herzinsuffizienz die Entwicklung eines sekundären Atempumpversagens begünstigt.

Info

Das HZV ist der limitierende Faktor für das O_2-Angebot der Atemmuskulatur.

Die frühzeitige Anwendung von *Masken-CPAP* bzw. *Masken-PSV/ASB mit PEEP-Werten* von 8–12 mbar hat eine große therapeutische Wirkung, sodass mit dieser Atemhilfe die endotracheale Intubation

Tab. 10.10 Hämodynamische Auswirkungen der Rücknahme der Beatmungsinvasivität während der Weaning-Phase.

Vorlast/ Nachlast	Rechter Ventrikel	Linker Ventrikel
Vorlast	⇧	⇧
Nachlast	⇩	⇧

und invasive Beatmung in vielen Fällen vermieden werden können.

Der Einsatz nicht-invasiver Atemhilfen führt zu einer Abnahme der Atemarbeit mit konsekutiver Besserung des Missverhältnisses zwischen Sauerstoffangebot und Sauerstoffbedarf.

Das *Weaning* eines *herzinsuffizienten Patienten* ist aus mehreren Gründen eine risikoreiche Phase: Die Reduzierung der Beatmungsinvasivität, d. h. des Beatmungsmitteldrucks, führt zur Abnahme des intrathorakalen Drucks mit konsekutiver Erhöhung des venösen Rückstroms (⇨ *„erhöhter Rückshift"* aus dem extrathorakalen Gefäßkompartiment). Die Erhöhung der Vorlast (= enddiastolisches Ventrikelvolumen) hat eine Volumenbelastung des Herzens zur Folge. Die Abnahme des Druckgradienten zwischen dem intrathorakalen und dem extrathorakalen Gefäßkompartiment hat eine Erhöhung der linksventrikulären Nachlast zur Folge (▶ Tab. 10.10). Die gleichzeitige Volumen- und Druckbelastung können daher beim insuffizienten Herzen zur akuten kardialen Dekompensation mit konsekutivem Lungenödem führen (vgl. Kap. 5) [203].

Merke

Eine zu rasche *Rücknahme der Beatmungsinvasivität* (⇨ Beatmungsmitteldruck) während der *Weaning-Phase* kann bei herabgesetzter Linksventrikelfunktion zur *akuten kardialen Dekompensation* führen.

Die Folge ist eine Abnahme der Lungencompliance durch die interstitielle und alveoläre Wassereinlagerung (Lungenödem) mit Erhöhung der Atemarbeit für den Patienten. Um eine Aggravierung der kardialen Dysfunktion bis zur kardialen Dekompensation zu vermeiden, kann beim herzinsuffizienten Patienten während der Weaning-Phase und v. a. vor der Extubation die Gabe von *Schleifendiuretika* (z. B. Furosemid) und *positiv inotrop wirkenden Medikamenten* (z. B. Levosimendan, Dobutamin, Phosphodiesterasehemmer) notwendig werden, um knappe bzw. negative Flüssigkeitsbilanzen zu erzielen.

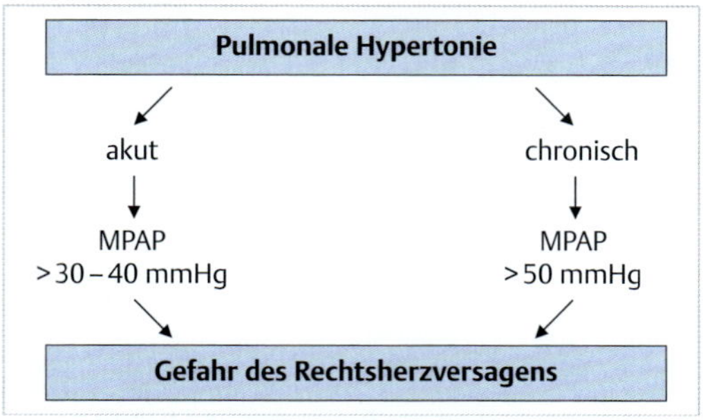

Abb. 10.33 Pulmonale Hypertonie.

10.5 Pulmonalembolie – akute pulmonale Hypertonie

10.5.1 Pathophysiologie

Die Pulmonalembolie (PE) ist definiert als akute partielle oder totale mechanische Verlegung der Lungenstrombahn infolge Einschwemmung von Thromben *(Thromboembolie)*, Luft *(Luftembolie)* oder Fett *(Fettembolie)*.

Die pathophysiologischen Auswirkungen einer Pulmonalembolie sind im Wesentlichen durch 3 Faktoren bedingt:

- präkapilläre mechanische Verlegung der Lungenstrombahn
- reflektorische Vasokonstriktion
- mediatorinduzierte Vasokonstriktion (Serotoninfreisetzung aus Thrombozyten) und Bronchokonstriktion (bis zum Bronchospasmus)

Klinische Folgen:

- Zunahme des funktionellen Totraums und der Totraumventilation
- Zunahme des $PaCO_2$-$PetCO_2$-Gradienten
- Zunahme des intrapulmonalen Rechts-Links-Shunts infolge Öffnung arteriovenöser Anastomosen durch die Drucksteigerung im Lungenkreislauf und Blutumverteilung in schlechter belüftete Lungenareale ⇨
- arterielle Hypoxämie ⇨ pulmonale hypoxische Vasokonstriktion ⇨
- akute pulmonale Hypertonie mit konsekutiver
- akuter Druckbelastung des rechten Herzens (rechtsventrikuläre Nachlasterhöhung) (▶ Abb. 10.33) ⇨
- akutes Cor pulmonale ⇨
- verminderter Rückstrom zum linken Herzen
- Abnahme des Herzzeitvolumens mit konsekutiver
- Schocksymptomatik
- kardiorespiratorische Insuffizienz

Die *Ursachen* einer akuten pulmonalen Hypertonie sind:

- Verlegung der präkapillären Lungenstrombahn (Pulmonalembolie, Mikrothromben)
- mediatorbedingte Vasokonstriktion (z. B. Histamin, Serotonin, Thromboxan, Endothelin)
- metabolisch-chemisch bedingte Vasokonstriktion (Hypoxie, Hyperkapnie, Azidose)
- medikamentös bedingte Vasokonstriktion (z. B. Vasopressoren, anaphylaktische Reaktion auf Protamin)
- „durchgestaute" Linksherzinsuffizienz (postkapillärer pulmonaler Hypertonus)
- akute Mitralklappendysfunktion (postkapillärer pulmonaler Hypertonus)
- Ventrikelseptumperforation
- Reperfusionssyndrom bei orthotoper Lebertransplantation
- persistierende pulmonale Hypertension des Neugeborenen (PPHN)

Bei bestimmten Krankheitsbildern wie z. B. der Pulmonalembolie oder beim akuten Lungenversagen (ARDS) sind mehrere der oben angeführten pathogenetischen Faktoren an der Ausbildung einer akuten pulmonalen Hypertonie beteiligt.

10.5.2 Beatmungsstrategie bei akuter pulmonaler Hypertonie und Rechtsherzinsuffizienz

Ziele der Beatmungsstrategie sind:
- Sicherstellung des pulmonalen Gasaustausches (Oxygenation, Ventilation)
- Abnahme der Atemarbeit
- Aufhebung der hypoxischen pulmonalen Vasokonstriktion
- Vermeidung einer Zunahme der rechtsventrikulären Nachlasterhöhung

Ein beatmungspflichtiger Patient mit akuter Pulmonalembolie bzw. akuter pulmonaler Hypertonie soll kontrolliert hyperventiliert werden mit $PaCO_2$-Werten von 28–35 mmHg, da die respiratorische Alkalose einen pulmonal vasodilatierenden Effekt hat und somit der pulmonalen Hypertonie und der Rechtsherzbelastung entgegenwirkt. Initial werden die Patienten mit hoher FiO_2 mit PaO_2-Zielwerten ≥ 100 mmHg zur Aufhebung der hypoxischen pulmonalen Vasokonstriktion beatmet [204].

Zur Aufrechterhaltung der funktionellen Residualkapazität (FRC) ist ein *niedriger PEEP von 5–7 mbar* notwendig, da eine Abnahme der FRC eine Zunahme des pulmonal-vaskulären Widerstands zur Folge hat (vgl. Kap. 2.14; s. ▶ Abb. 2.26). Andererseits hat eine Steigerung des PEEP-Niveaus bei diesen Patienten mit äußerster Vorsicht zu erfolgen, da durch Zunahme des Beatmungsmitteldrucks die Nachlast des rechten Ventrikels weiter erhöht wird (⇨ echokardiografisches Monitoring!).

Es muss betont werden, dass Patienten mit Pulmonalembolie mit *möglichst niedrigen Beatmungsmitteldrücken* zu beatmen sind, d. h. mit niedrigem PEEP und normalem I:E-Verhältnis, da die Pulmonalembolie eine primär hämodynamische Erkrankung und keine Erkrankung des Lungenparenchyms ist.

> **Info**
>
> **Beatmungsstrategie bei Pulmonalembolie und akuter pulmonaler Hypertonie**
>
> *Ziele:*
> - Sicherstellung des pulmonalen Gasaustausches (Oxygenation und Ventilation)
> - Vermeidung einer beatmungsinduzierten Aggravierung der pulmonalen Hypertonie und rechtsventrikulären Nachlasterhöhung
>
> daher:
> - Beatmung mit möglichst niedrigem Beatmungsmitteldruck (MAP ⇩)
> - kontrollierte Hyperventilation (⇨ $PaCO_2$ ⇩)
>
> *AdditiveTherapie:*
> - inhalative pulmonale Vasodilatatoren: Prostazyklin, Ilomedin, Stickstoffmonoxid (NO)
> - Inotropika mit pulmonal vasodilatierender Wirkung: Levosimendan, Phosphodiesterasehemmer

10.5.3 Atemhilfen

Der Einsatz von Atemhilfen erfolgt in Abhängigkeit vom klinischen Schweregrad nach einem *„Step by Step Approach"*.

Als Grundregel gilt:
- Sauerstoffzufuhr (⇨ Aufhebung der hypoxischen pulmonalen Vasokonstriktion)
- Hyperventilation und Alkalisierung (⇨ pulmonale Vasodilatation)

Praxis

Atemhilfen bei Pulmonalembolie und akuter pulmonaler Hypertonie

„Step by Step Approach

Nicht-invasive Atemhilfen

- Masken-CPAP: PEEP von 5–7 mbar, FiO_2 initial bis 1,0 bzw. nach PaO_2/SaO_2
- Masken-PSV/ASB: PEEP von 5–7 mbar bei einem Inspirationsdruck (Pinsp) von 5–10 mbar *über* PEEP, FiO_2 initial bis 1,0 bzw. nach PaO_2/SaO_2

Invasive Atemhilfen

Augmentierte oder kontrollierte Beatmung

- PSV/ASB
- BIPAP/BiLevel
- PCV

Beatmungsform und Beatmungsmuster bei Pulmonalembolie und akuter pulmonaler Hypertonie

Beatmungsform

- Druckunterstützte Spontanatmung (PSV/ASB)
- druckkontrolliert (BIPAP/BiLevel oder PCV)

Beatmungsmuster

- FiO_2: initial zur Aufsättigung bis 1,0, danach nach PaO_2
- Inspirationsdruck: 8–12 mbar *über* PEEP – *Zielgröße Pinsp:* „So gering wie möglich!“
- Atemhubvolumen: 6–8 ml/kg KG *(Freiheitsgrad!)*
- Atemfrequenz: 12–20/min bzw. nach $PaCO_2$ – *Zielgröße $PaCO_2$:* 30–35 mmHg
- I:E-Verhältnis: 1 : 2
- PEEP: 5–7 mbar (⇨ Aufrechterhaltung der FRC)

Praxis

Zielgrößen bei Pulmonalembolie und akuter pulmonaler Hypertonie

Gasaustausch

- PaO_2: ≥ 100 mmHg ⇨ Aufhebung der hypoxischen pulmonalen Vasokonstriktion
- $PaCO_2$: 30–35 mmHg ⇨ mäßige kontrollierte Hyperventilation ⇨ pulmonale Vasodilatation

Bei schwerer pulmonaler Hypertonie (MPAP > 30 mmHg):

- $PaCO_2$: 28–30 mmHg ⇨ kontrollierte Hyperventilation ⇨ pulmonale Vasodilatation

Metabolik

- pH > 7,45
- *Vorsicht:* Hyperkapnie ⇨ pulmonale Vasokonstriktion ⇨ Aggravierung der pulmonalen Hypertonie!

Merke

Die Regulierung des $PaCO_2$ erfolgt über die Beatmungsfrequenz!

10.5.4 Analgosedierung

Für die Analgosedierung bis zu 7 Tagen bieten sich aufgrund der kurzen „kontextsensitiven Halbwertszeit“ (= Wirkdauer eines Medikaments in Abhängigkeit von der Dauer der kontinuierlichen Verabreichung) und folglich der guten Steuerbarkeit *Propofol* in einer Dosierung von 2–4 mg/kg/h und *Remifentanil* in einer Dosierung von 0,05–0,2 µg/kg/min an. Alternativ zu Remifentanil kann eine erforderliche Analgesie auch bedarfsadaptiert mit *Piritramid* (3- bis 5-mg-Boli oder kontinuierlich in einer Dosierung von 3–5 mg/h) oder mit *Hydromorphon* (0,4-mg-Boli oder kontinuierlich in einer Dosierung von 0,2–0,35 mg/h) durchgeführt werden.

Bei agitierten oder deliranten Patienten bzw. bei länger erforderlicher Analgosedierung hat sich die kombinierte Applikation eines Opioidanalgetikums mit *Dexmedetomidin* in einer Dosierung von 0,4–1,4 µg/kg/h bewährt. Als wesentlicher Vorteil von Dexmedetomidin ist anzuführen, dass diese Substanz eine sog. kooperative Analgosedierung ermöglicht. Darunter versteht man einen Zustand der Schläfrigkeit bei erhaltenem Atemantrieb und erhaltenen Schutzreflexen sowie die leichte Weckbarkeit durch Ansprache oder Berührung. Im Wachzustand wirkt der Patient ruhig und kooperativ und Aufforderungen werden trotz ausreichender Sedierung gezielt befolgt.

Bei erhöhtem Sympathikotonus kann alternativ auch *Clonidin* zur vegetativen Dämpfung in einer Dosierung von 0,03–0,12 mg/h gegeben werden.

10.6 Volatile Sedierung

Die inhalative Sedierung hat sich auf vielen Intensivstationen zu einem etablierten Sedierungskonzept etabliert und kam bei Intensivpatienten erstmals im Jahr 2004 mit dem Anästhetikareflektor AnaConDa (von „Anaesthetic Conserving Device" abgeleitetes Kurzwort), zur Anwendung ([205], [206]).

10.6.1 Funktionsprinzip

Volatile Anästhetika können zur Sedierung von Intensivpatienten mithilfe spezieller Systeme (Sedaconda, MIRUS) angewendet werden. Im Vergleich zu intravenösen Sedativa weisen Flurane eine niedrigere Kumulation in Körperkompartimenten auf. Die Elimination geschieht überwiegend über die Lunge und somit weitgehend unabhängig von Leber und Niere, wodurch die Konzentration im exspiratorischen Atemgas zur Überwachung der Sedierungstiefe genutzt werden kann. Somit ist eine gute Steuerbarkeit der Sedierung möglich, woraus kurze Aufwachphasen resultieren [206].

Funktionskomponenten

In ▶ Abb. 10.34 sind die einzelnen Funktionskomponenten des Sedaconda-Systems (vormals AnaConDa) dargestellt:

- Spritzenpumpe (Perfusor) für das volatile Anästhetikum mit Wirkstoffzuleitung
- Anästhetikaevaporator
- Anästhetikareflektor
- Narkosegasmonitor mit Gasmessleitung und integrierter Wasserfalle
- Narkosegasabsorber (Aktivkohlefilter), angeschlossen am Intensivrespirator

Flüssiges Sevofluran oder Isofluran wird von einer Spritzenpumpe (Perfusor) über die Wirkstoffzuleitung in den Evaporator (= Verdunster) appliziert. Der Evaporator ist ein weißer hohler Stab aus porösem Plastik, durch dessen Poren das flüssige Anästhetikum auf die Oberfläche des Evaporators sickert und verdunstet [207], ▶ Abb. 10.34.

> **Info**
>
> **Faustregel**
>
> 1 ml flüssiges volatiles Anästhetikum verdunstet zu 200 ml gasförmigem Anästhetikum.

Der Anästhetikareflektor Sedaconda ermöglicht die Anwendung von Inhalationsanästhetika über das Reflexionsprinzip bei invasiv beatmeten Patienten. In der Fachliteratur wird hierfür die Abkürzung ACD verwendet [207]. Der Anästhetikareflektor wird zwischen dem Endotrachealtubus und dem Y-Stück des Beatmungsschlauchsystems eingesetzt (▶ Abb. 10.34, ▶ Abb. 10.35).

Das Sedaconda-System kann mit fast allen derzeit auf dem Markt befindlichen Intensivrespiratoren verwendet werden, mit Ausnahme von Hochfrequenzrespiratoren.

Während der Inspiration wird das Atemgas vom Beatmungsgerät durch das „Anaesthetic Conserving Device" zum Patienten geleitet.

Während der Exspiration enthält das Exspirationsgas volatiles Anästhetikum und Kohlendioxid (CO_2), wobei der überwiegende Teil des Anästhetikums vom Anästhetikareflektor adsorbiert wird (▶ Abb. 10.35, ▶ Abb. 10.36). Gleichzeitig passiert CO_2 die Sedaconda. Der geringe Anteil an Narkosegas, welches dennoch in die Exspirationsluft gelangt, wird durch einen am Exspirationsauslass angebrachten Kohleabsorber („Scavenger") absorbiert (▶ Abb. 10.34).

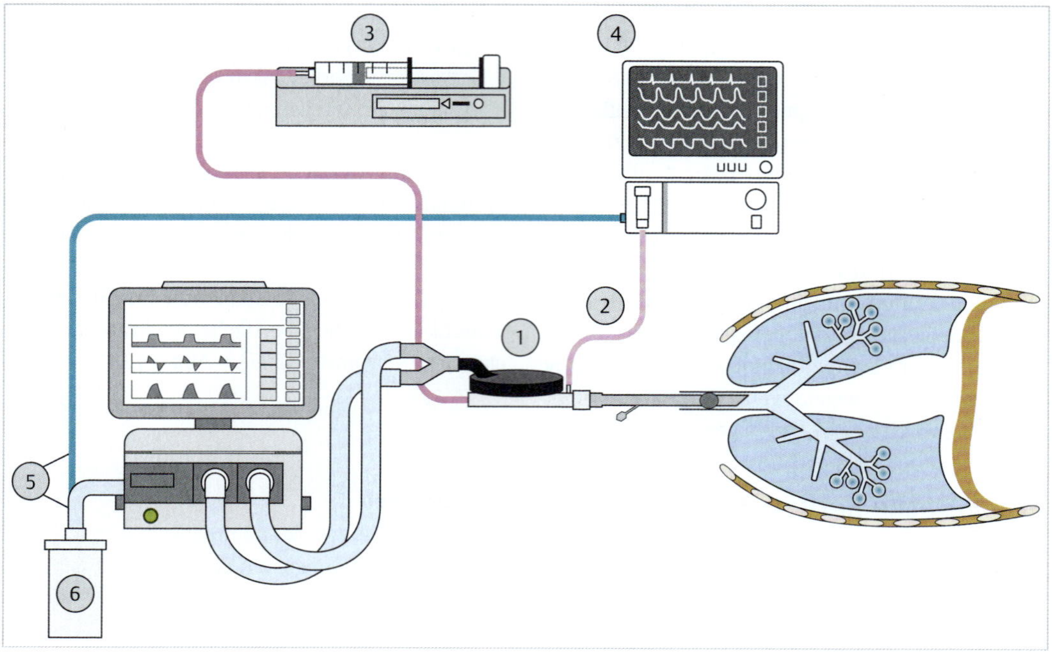

Abb. 10.34 Funktionskomponenten des „Anaesthetic Conserving Device" (Sedaconda). 1 = Sedaconda, 2 = Gasmessleitung, 3 = Spritzenpumpe mit Wirkstoffzuleitung, 4 = Narkosegasmonitor mit integrierter Wasserfalle, 5 = Absorber-Zubehörset, 6 = Narkosegasabsorber („Scavenger").

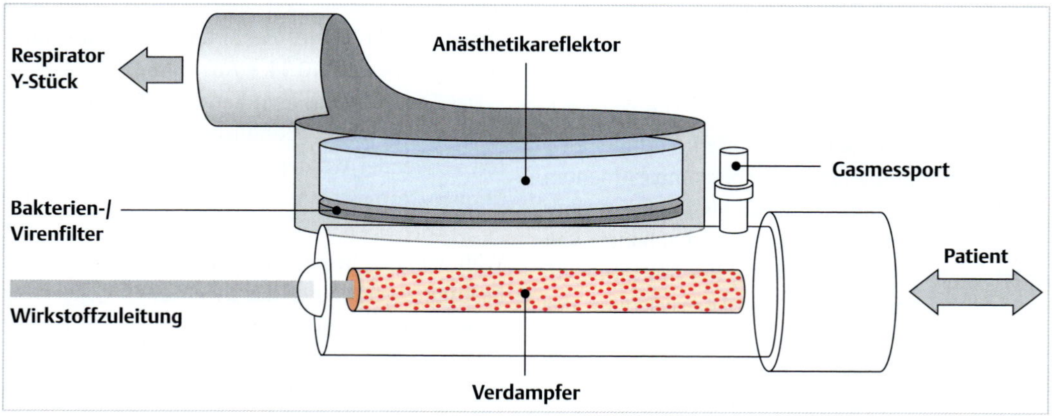

Abb. 10.35 Sedaconda-System.

Mit der nächsten Inspiration wird das während der Exspiration im Anästhetikareflektor adsorbierte Anästhetikum wieder freigegeben und zusammen mit neu verdunstetem Anästhetikum dem Patienten zugeführt.

Der *Anästhetikareflektor* besteht aus Kohlefasern (Karbonfasern) mit einem Totraum von 100 bzw. 50 ml (Sedaconda ACD-L bzw. Sedaconda ACD-S). Mit der Zulassung des weiterentwickelten Sedaconda-ACD-S-Applikationssystems wurde das Totraumvolumen auf 50 ml verkleinert, wodurch auch

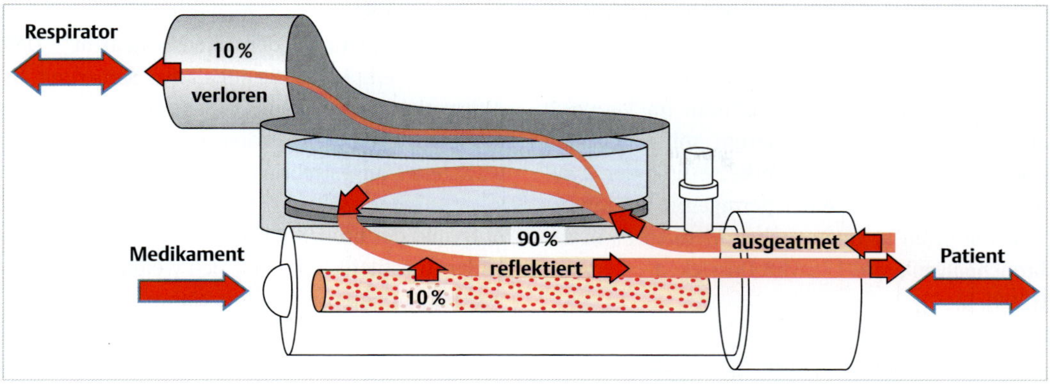

Abb. 10.36 Sedaconda – Reflexionsschema. Von 100 % ausgeatmeten Gasmolekülen werden etwa 90 % an den Anästhetikareflektor angelagert und stehen bei der nächsten Inspiration wieder zur Verfügung. Etwa 10 % der Gasmoleküle passieren den Anästhetikareflektor und müssen über die kontinuierliche Infusion (Perfusor) ersetzt werden.

die Beatmung mit niedrigem Tidalvolumen (200–350 ml) bei Patienten mit einem Körpergewicht von < 60 kg ermöglicht wird (▶ Abb. 10.34, ▶ Abb. 10.36).

Der Anästhetikareflektor funktioniert hierbei wie ein molekulares Sieb mit großer Oberfläche. Während der Exspiration lagern sich Anästhetikamoleküle an die Kohlefasern an. Die Bindungsstärke der Anästhesiegasmoleküle ist jedoch nur gering, sodass sich die Anästhetikamoleküle bei der nächsten Inspiration wieder von der Oberfläche lösen und mit dem Atemstrom in den Inspirationsschenkel des Beatmungssystems abgegeben (= „reflektiert“) und dem Patienten wieder verabreicht werden.

Das Anästhetikum wird demnach in ähnlicher Weise reflektiert wie Wasserdampf durch einen Wärme- und Feuchtigkeitsaustauscher („Heat and Moisture Exchanger“ [HME]). Auf diese Weise werden etwa 90 % des ausgeatmeten volatilen Anästhetikums reflektiert, während etwa 10 % den Anästhetikareflektor passieren und über den Perfusor ersetzt werden müssen [208] (▶ Abb. 10.36). Mit jedem Atemzyklus gehen somit etwa 10 % des pro Tidalvolumen applizierten Anästhetikums über den Exspirationsschenkel des Respirators verloren. Das ausgeatmete Narkosegas wird über einen Absorber (Aktivkohlefilter) entsorgt, welcher am Exspirationsauslass des Beatmungsgeräts angebracht ist (▶ Abb. 10.34).

Laut Herstellerempfehlung muss die Sedaconda alle 24 h gewechselt werden.

Darüber hinaus fungiert das Sedaconda-System als Wärme- und Feuchtigkeitstauscher („Heat and Moisture Exchanger“ [HME]) und verfügt auch über einen Bakterien-/Virenfilter mit einer viralen Effizienz (VFE) von 99,98 %.

Eine aktive Atemgasklimatisierung oder die gleichzeitige Medikamentenvernebelung muss kritisch hinterfragt werden, da zusätzliche Feuchtigkeit bzw. Restmedikament im „Anaesthetic Conserving Device“ zu einer zunehmenden Erhöhung der Strömungswiderstände führen. Infolgedessen kommt es zu einer Erhöhung der gemessenen Atemwegsdrücke und im Extremfall zu einem Verschluss des Filtersystems.

Ein Anstieg des $PaCO_2$ bzw. des $etCO_2$ kann bei unveränderter Respiratoreinstellung und Klinik des Patienten ein Hinweis sein, dass das Anaesthetic-Conserving-Device-System aufgrund von eingedicktem Sekret verstopft ist. In diesem Fall muss die Sedaconda ausgetauscht werden.

Organprotektive Effekte

Tierexperimentelle Daten konnten eine spezifische Lungenprotektion durch Verminderung der Entzündungsreaktion durch Reduktion proinflammatorischer Zytokine wie Interleukin 1 (IL 1), Interleukin 6 (IL 6), Tumor Necrosis Factor (TNFα) sowie der Aufrechterhaltung der Integrität des Alveolarepithels nachweisen. Darüber hinaus konnte an ARDS-Patienten gezeigt werden, dass es unter inhalativer Sedierung mit Sevofluran im Vergleich zu einer intravenösen Sedierung mit Midazolam oder Propofol zu einer Verbesserung der Oxygenierung sowie zu einer geringeren Konzentration von proinflammatorischen Mediatoren in der bronchoalveolären Lavageflüssigkeit kommt ([209], [210]).

Im Vergleich zu einer intravenösen Sedierung mit Propofol oder Midazolam konnten für ein inhalatives Sedierungsregime mit Sevofluran oder Isofluran kürzere Entwöhnungszeiten vom Respirator nachgewiesen werden [206].

Basierend auf der kurzen kontextsensitiven Halbwertzeit (= Zeit, die notwendig ist, bis die Plasmakonzentration eines Wirkstoffs nach kontinuierlicher Infusion von definierter Dauer [„Kontext"] auf die Hälfte abgesunken ist) ermöglichen volatile Anästhetika im Vergleich zu Midazolam oder Propofol eine raschere neurologische Beurteilbarkeit, und zwar unabhängig von der Anwendungsdauer.

10.6.2 Klinische Anwendung

Bis dato belegen mehrere randomisierte kontrollierte Studien die Effektivität und Sicherheit der inhalativen Sedierung. In allen Studien wurden aufgrund der guten Steuerbarkeit der inhalativen Sedierung signifikant kürzere Aufwach- und Erholungszeiten nach inhalativer Sedierung im Vergleich zur intravenösen Sedierung beschrieben. Als Begründung lassen sich die hohe pulmonale Clearance und die Unabhängigkeit von der Leber- und Nierenfunktion anführen, ein Vorteil, der v. a. älteren und multimorbiden Patienten zugutekommt ([206], [207], [208], [211], [212]).

Die aktuelle S3-Leitinie „Analgesie, Sedierung und Delirmanagement in der Intensivmedizin" (DAS Taskforce) empfiehlt die inhalative Sedierung als Alternative zur intravenösen Sedierung, wenn eine moderate oder tiefe Sedierung bei kurzen Aufwachzeiten angestrebt wird [116].

Aufgrund der bronchodilatatorischen Wirkung volatiler Anästhetika ergeben sich weitere Indikationen bei Patienten mit Status asthmaticus, exazerbierter COPD, ARDS sowie im Weaning von der maschinellen Beatmung [208].

Bei ARDS-Patienten ermöglicht die inhalative Sedierung eine frühzeitigere Spontanatmung. Für Patienten mit schwerem Lungenversagen, die eine extrakorporale Membranoxygenierung benötigen, konnte eine Verbesserung der Lungenfunktion bei gleichzeitiger Reduktion des Vasopressorbedarfs gezeigt werden [213].

Unter inhalativer Sedierung kann die Opioiddosis reduziert werden. Dadurch können eine bessere Spontanatemaktivität und Darmmotilität im Vergleich mit einer intravenösen Sedierungsstrategie erreicht werden [214].

Als weitere Indikationen für eine inhalative Sedierung sind Patienten mit Alkohol- und/oder Drogenabusus zu nennen. Dieses Patientenkollektiv ist selbst durch die Kombination mehrerer intravenöser Sedativa erfahrungsgemäß schwer zu sedieren. Darüber hinaus haben viele dieser Patienten alkoholassoziierte Leberfunktionsstörungen wie Fettleber, Hepatitis oder Leberzirrhose.

Info

Indikationen für inhalative Sedierung
- ARDS
- Pneumonie
- COPD – pulmonale Bronchokonstriktion
- Status asthmaticus
- pulmonale Hypertonie
- Adipositas permagna
- Alkohol- und/oder Drogenabusus
- Patienten mit ausgeprägten Leber- und/oder Nierenfunktionsstörungen
- Schädel-Hirn-Trauma (⇨ nach Ausschluss eines erhöhten intrakraniellen Drucks)
- Überschreiten der empfohlenen Dosisbegrenzung von Propofol von 4 mg/kg/h
- Langzeitsedierung mit Propofol > 7 Tage
- Hypertriglyzeridämie

Kontraindikationen
- Maligne Hyperthermie
- erhöhter intrakranieller Druck
- Tidalvolumen < 200 ml
- fehlendes Gasmonitoring

Die Steuerung der Sedierungstiefe erfolgt zum einen über die Beurteilung anhand klinischer Sedierungs-Scoringsysteme (z. B. RAAS oder Ramsey-Score), zum anderen über die endexspiratorischen Narkosegaswerte, welche am Display des Narkosegasmonitors angezeigt werden.

10.6.3 Dosierung

Durchschnittliche endtidale Werte (Fet%) während der Behandlung:
- Sevofluran: 0,5–1,5 %
- Isofluran: 0,3–1,0 %

Die Dosierung wird anhand des kontinuierlichen Narkosegasmonitorings gesteuert. Die kontinuierliche Förderrate liegt hierfür erfahrungsgemäß bei durchschnittlich 2–10 ml/h (bis zu 15 ml/h können erforderlich sein).

Die Zielkonzentration wird in Form einer MAC-Fraktion vom Anwender festgelegt. Die MAC ist die minimale alveoläre Konzentration eines volatilen Anästhetikums. Unter einer „MAC 50" versteht man diejenige alveoläre Konzentration eines Narkosegases, bei der 50 % der Patienten auf einen festgelegten Schmerzstimulus (⇨ Hautschnitt) mit keiner Abwehrbewegung mehr reagieren. Die „MAC 50" ist u. a. vom Alter und von der Körpertemperatur abhängig.

Weiterführende Literatur

[1] Bernard CR, Artigas A, Brigham KL et al. and the Consensus Committee. Report of the American-European Consensus Conference on ARDS: Definitions, mechanisms, relevant outcomes and clinical co-ordination. Am J Respir Crit Care Med 1994; 149: 818–824

[2] Jürgens E, Kuhlen R, Max M et al. Beatmungsstrategie beim akuten Lungenversagen. Intensivmed 2001; 38: 601–610

[3] The ARDS Definition Task Force. Acute respiratory distress syndrome: the Berlin definition. JAMA 2012; 307: 2526–2533

[4] Ferguson ND, Fan E, Camporata L et al. The Berlin definition of ARDS: an expanded rationale, justification, and supplementary material. Intensive Care Med 2012; 38: 1573–1582

[5] Briel M, Meade M, Mercat A et al. Higher versus lower positive endexpiratory pressure in patients with acute lung injury and acute respiratory distress syndrome. Systematic review and meta-analysis. JAMA 2010; 303: 865–873

[6] Murray JF, Matthay MA, Luce JM et al. An expanded definition on the adult respiratory distress syndrome. Am Rev Respir Dis 1988; 138: 720–723

[7] Deja M, Lojewski C, Hommel M et al. Lungenversagen: Epidemiologie und Pathophysiologie des akuten Lungenversagens (ARDS). Anästhesiol Intensivmed Notfallmed Schmerzther 2008; 11–12: 758–766

[8] Uhlig S, Frerichs I. Lungenprotektive Beatmung – Pathophysiologie und Diagnostik. Anästhesiol Intensivmed Notfallmed Schmerzther 2008; 11–12: 438–445

[9] Putensen C, Muders T, Kreyer S et al. Lungenversagen: alveoläre Ventilation und Rekrutierung unter lungenprotektiver Beatmung. Anästhesiol Intensivmed Notfallmed Schmerzther 2008; 11–12: 770–776

[10] Kassis E, Loring S, Talmor D. Mortality and pulmonary mechanics in relation to respiratory system and transpulmonary driving pressures in ARDS. Intensive Care Med 2016; 42: 1206–1213

[11] Mauri T, Yoshida T, Bellani G. Esophageal and transpulmonary pressure in the clinical setting: meaning, usefulness and perspectives. Intensive Care Med 2016; 42: 1360–1372

[12] Marshall R, Bellingan G, Laurant G. The acute respiratory distress syndrome: fibrosis in the fast lane. Thorax 1998; 53: 815–817

[13] Liebler JM, Qu Z, Buckner B et al. Fibroproliferation and mast cells in the acute respiratory distress syndrome. Thorax 1998; 53: 823–829

[14] Marshall RP, Bellingan G, Webb S et al. Fibroproliferation occurs early in the acute respiratory distress syndrome and impacts on outcome. Am J Respir Crit Care Med 2000; 162: 1783–1788

[15] Puybasset L, Gusman P, Muller JC et al. and the CT Scan ARDS Study Group. Regional distribution of gas and tissue in acute respiratory distress syndrome. III. Consequences for the effects of positive end-expiratory pressure. Intensive Care Med 2000; 26: 1215–1227
[16] Vieira S, Puybasset L, Lu Q et al. A scanographic assessment of pulmonary morphology in acute lung injury – significance of the lower inflection point detected on the lung pressure-volume curve. Am J Respir Crit Care Med 1999; 159: 1612–1623
[17] Rouby JJ, Puybasset L, Cluzel P et al. and the CT Scan ARDS Study Group. Regional distribution of gas and tissue in acute respiratory distress syndrome. II. Physiological correlations and definition of an ARDS Severity Score. Intensive Care Med 2000; 26: 1046–1056
[18] Gattinoni L, Pesenti A, Bombino M et al. Relationship between lung computed tomographic density, gas exchange, and PEEP in acute respiratory failure. Anesthesiology 1988; 69: 824–832
[19] Slutsky AS, Ranieri VM. Ventilator-induced lung injury. N Engl J M 2013; 369: 126–136
[20] Gattinoni L, Caironi P, Carlesso E. How to ventilate patients with acute lung injury and acute respiratory distress syndrome. Curr Opin Crit Care 2005; 11: 69–76
[21] Ranieri VM, Suter PM, Tortorella C et al. Effect of mechanical ventilation on inflammatory mediators in patients with acute respiratory distress syndrome: a randomized controlled trial. JAMA 1999; 282: 54–61
[22] Slutsky AS, Tremblay LN. Multiple system organ failure. Is mechanical ventilation a contributing factor? Am J Respir Crit Care Med 1998; 157: 1721–1725
[23] Mergoni M, Volpi A, Rossi A. Inflection point and alveolar recruitment in ARDS. In: Vincent JL, ed. Yearbook of intensive Care and Emergency Medicine. New York: Springer; 1997: 556–567
[24] Hörmann C, Oczenski W. Determination of the lower and upper inflection point in ventilated patients: a clinical approach. Anästhesiol Intensivmed Notfallmed Schmerzther 1999; (Suppl.) 2: 137
[25] Marini JJ, Amato MB. Lung recruitment during ARDS. In: Marini JJ, Evans TW, eds. Update in intensive care and emergency medicine 30 – acute lung injury. New York: Springer; 1998: 236–257
[26] Ward NS, Lin DY, Nelson DL et al. Successful determination of lower inflection point and maximal compliance in a population of patients with acute respiratory distress syndrome. Crit Care Med 2002; 30: 963–968
[27] Crotti S, Mascheroni D, Caironi P et al. Recruitment and derecruitment during acute respiratory failure – a clinical study. Am J Respir Crit Care Med 2001; 164: 131–140
[28] Ranieri VM, Giuliani R, Fiore T et al. Volume-pressure curve of the respiratory system predicts effects of PEEP in ARDS: „Occlusion“ versus „constant flow“ technique. Am J Respir Crit Care Med 1994; 149: 19–27
[29] Bensenor FE, Viera JE, Auler JO. Guidelines for inspiratory flow setting when measuring the pressure-volume relationship. Anesth Analg 2003; 97: 145–150
[30] Blanc Q, Sab JM, Philit F et al. Inspiratory pressure volume curves obtained using automated low constant flow inflation and automated occlusion methods in ARDS patients with a new device. Intensive Care Med 2002; 28: 990–994
[31] Lu Q, Viera SR, Richecoeur J et al. A simple automated method for measuring pressure volume curves during mechanical ventilation. Am J Respir Crit Care Med 1999; 159: 275–282
[32] Hinz J, Moerer O, Neumann P et al. Regional pulmonary pressure volume curves in mechanically ventilated patients with acute respiratory failure measured by electrical impedance tomography. Acta Anaesthesiol Scand 2006; 50: 331–339
[33] Hörmann C, Baum M, Putensen C et al. Effects of spontaneous breathing with BIPAP on pulmonary gas exchange in patients with ARDS. Acta Anaesthesiol Scand Suppl 1997; 111: 152–155
[34] Putensen C, Mutz NJ, Putensen-Himmer G et al. Spontaneous breathing during ventilatory support improves ventilation-perfusion distributions in patients with adult respiratory distress syndrome. Am J Respir Crit Care Med 1999; 159: 1241–1248
[35] Putensen C, Muders T, Kreyer S et al. Lungenprotektive Beatmung: assistierte Spontanatmung: physiologische Grundlagen und protektive Effekte. Anästhesiol Intensivmed Notfallmed Schmerzther 2008; 6: 456–462
[36] Sydow M, Burchardi H, Ephraim E et al. Long-term effects of two different ventilatory modes on oxygenation in acute lung injury. Comparison of airway pressure release ventilation and volume controlled inverse ratio ventilation. Am J Respir Crit Care Med 1994; 149: 1550–1556
[37] Froese AB, Bryan AC. Effects of anesthesia and paralysis on diaphragmatic mechanics in man. Anesthesiology 1974; 41: 242–255
[38] Putensen C, Wrigge H, Hering R. The effects of mechanical ventilation on the gut and abdomen. Curr Opin Crit Care 2006; 12: 160–165
[39] Hering R, Peters D, Zinserling J et al. Effects of spontaneous breathing during airway pressure release ventilation on renal perfusion and function in patients with acute lung injury. Intensive Care Med 2002; 28: 1426–1433
[40] Hering R, Bolten JC, Kreyer S et al. Spontaneous breathing during airway pressure release ventilation in experimental lung injury: effects on hepatic blood flow. Intensive Care Med 2008; 34: 523–527
[41] Wrigge H, Zinserling J, Neumann P et al. Spontaneous breathing with airway pressure release ventilation favors ventilation in dependent lung regions and counter cyclic alveolar collapse in oleic-acid-induced lung injury: a randomized controlled computed tomography trial. Crit Care 2005; 9: R780–R789
[42] Wrigge H, Zinserling J, Neumann P et al. Spontaneous breathing improves lung aeration in oleic acid induced lung injury. Anesthesiology 2003; 99: 376–384
[43] Yoshida T, Hiroshi R, Arito K et al. The impact of spontaneous ventilation on distribution of lung aeration in patient with acute respiratory distress syndrome: airway pressure release ventilation versus pressure support ventilation. Anesth Analg 2009; 109: 1892–1900
[44] Putensen C, Zech S, Wrigge H et al. Effects of spontaneous breathing during ventilatory support in patients with acute lung injury. Am J Respir Crit Care Med 2001; 164: 43–49
[45] Lachmann B. Open up the lung and keep the lung open. Intensive Care Med 1992; 18: 319–321
[46] Böhm S, Suarez Sipmann F, Lachmann B. Das Konzept der offenen Lunge. Intensivmed 1999; 36 (Suppl. 1): 31–34
[47] Schreiter D, Reske A, Stichert B et al. Alveolar recruitment in combination with sufficient positive end-expiratory pressure increases oxygenation and lung aeration in patients with severe chest trauma. Crit Care Med 2004; 32: 968–975

[48] Engelmann L. Das Open-Lung-Konzept. Anaesthesist 2000; 49: 1046–1053

[49] Van der Kloot T, Blanch L, Youngblood A et al. Recruitment maneuvers in three experimental models of acute lung injury. Effects of lung volume and gas exchange. Am J Respir Crit Care Med 2000; 161: 1485–1494

[50] Lapinsky SE, Aubin M, Metha S et al. Safety and efficacy of a sustained inflation for alveolar recruitment in adults with respiratory failure. Intensive Care Med 1999; 25: 1297–1301

[51] Foti G, Cereda M, Sparacino ME et al. Effects of periodic lung recruitment maneuvers on gas exchange and respiratory mechanics in mechanically ventilated acute respiratory distress syndrome (ARDS) patients. Intensive Care Med 1999; 26: 501–507

[52] Lim CM, Jung H, Koh Y et al. Effect of alveolar recruitment maneuver in early respiratory distress syndrome according to antiderecruitment strategy, etiological category of diffuse lung injury, and body position of the patient. Crit Care Med 2003; 31: 411–418

[53] Villagra A, Ochagavia A, Vatua S et al. Recruitment maneuvers during lung protective ventilation in acute respiratory distress syndrome. Am J Respir Crit Care Med 2002; 165: 165–170

[54] Grasso S, Mascia L, Del Turco M et al. Effects of recruiting maneuvers in patients with acute respiratory distress syndrome ventilated with protective ventilatory strategy. Anesthesiology 2002; 96: 795–802

[55] Pelosi P, Cadringher P, Bottino N et al. Sigh in acute respiratory distress syndrome. Am J Respir Crit Care Med 1999; 159: 872–880

[56] Bein T, Kuhr LP, Bele S et al. Lung recruitment maneuver in patients with cerebral injury: effects on intracranial pressure and cerebral metabolism. Intensive Care Med 2002; 28: 554–558

[57] Oczenski W, Hörmann C, Keller C et al. Recruitment maneuvers following a positive end-expiratory pressure trial do not induce sustained effects in adult respiratory distress syndrome. Anesthesiology 2004; 101: 620–625

[58] Oczenski W, Hörmann C, Keller C et al. Recruitment maneuvers during prone positioning in patients with acute respiratory distress syndrome. Crit Care Med 2005; 33: 54–61

[59] Gattinoni L, Caironi P, Cressoni M et al. Lung recruitment in patients with acute respiratory distress syndrome. N Engl J Med 2006; 354: 1775–1786

[60] Cakar N, Van der Kloot T, Youngblood M et al. Oxygenation response to a recruitment maneuver during supine and prone positions in an oleic acid-induced lung injury model. Am J Respir Crit Care Med 2000; 161: 1949–1956

[61] Pelosi P, Bottino N, Chiumello D et al. Sigh in supine and prone position during acute respiratory distress syndrome. Am J Respir Crit Care Med 2003; 167: 521–527

[62] Richard JC, Brochard L, Vandelet P et al. Respective effects of end-expiratory and end-inspiratory pressures on alveolar recruitment in acute lung injury. Crit Care Med 2003; 31: 89–92

[63] Richard J, Maggiore S, Jonson B et al. Influence of tidal volume on alveolar recruitment. Am J Respir Crit Care Med 2001; 163: 1609–1613

[64] Rothen HU, Sporre G, Enberg G et al. Reexpansion of atelectasis during general anaesthesia may have a prolonged effect. Acta Anaesthesiol Scand 1995; 39: 118–125

[65] Smetkin AA, Kuzkov VV, Suborov EV et al. Increased extravascular lung water reduces the efficacy of alveolar recruitment maneuver in acute respiratory distress syndrome. Crit Care Res Pract 2012; 2012: 606 528

[66] Badet M, Bayle F, Richard JC et al. Comparison of optimal positive end-expiratory pressure and recruitment maneuvers during lung protective ventilation in patients with acute lung injury/acute respiratory distress syndrome. Respir Care 2009; 54: 847–854

[67] Suarez-Sipman F, Böhm SH, Tusman G et al. Use of dynamic compliance for open positive end-expiratory pressure titration in an experimental study. Crit Care Med 2007; 35: 214–221

[68] Oczenski W, Schwarz S, Fitzgerald RD. Klinischer Stellenwert des Rekruitmentmanövers bei Patienten mit akutem Lungenversagen. Anästhesiol Intensivmed Notfallmed Schmerzther 2004; 39: 463–470

[69] Mutoh T, Guest RJ, Lamm WJ et al. Prone position alters the effect of volume overload on regional pleural pressures and improves hypoxemia in pigs in vivo. Am Rev Respir Dis 1992; 146: 300–306

[70] Tugrul S, Akinci O, Ozcan PE et al. Effects of sustained inflation and postinflation positive end-expiratory pressure in acute respiratory distress syndrome. Focusing on pulmonary and extrapulmonary forms. Crit Care Med 2003; 31: 738–744

[71] Girgis K, Hamed H, Khater Y et al. A decremental PEEP trial identifies the PEEP level that maintains oxygenation after lung recruitment. Respir Care 2006; 51: 1132–1139

[72] Gattinoni L, Pelosi P, Crotti S et al. Effects of positive end-expiratory pressure on regional distribution of tidal volume and recruitment in adult respiratory distress syndrome. Am J Respir Crit Care Med 1995; 151: 1807–1814

[73] Cakar N, Akinci O, Tugrul S et al. Recruitment maneuver: Does it promote bacterial translocation? Crit Care Med 2002; 30: 2103–s2106

[74] Puls A, Pollok-Kopp B, Wrigge H et al. Effects of a single recruitment maneuver on the systemic release of inflammatory mediators. Intensive Care Med 2006; 32: 1080–1085

[75] Fan E, Del Sorbo L, Goligher EC et al. An Official American Thoracic Society/European Society of IntensiveCare Medicine/Society of Critical Care Medicine Clinical Practice Guideline: Mechanical ventilation in adult patients with acute respiratory distress syndrome. Am J Respir Crit Care Med 2017; 195: 1253–1263

[76] Rhodes A, Evans LE, Alhazzani W et al. Surviving sepsis campaign; international guidelines for management of sepsis and septic shock: 2016. Intensive Care Med 2017; 43: 304–377

[77] Deutsche Gesellschaft für Anästhesiologie & Intensivmedizin. S3-Leitlinie „Invasive Beatmung und Einsatz extrakorporaler Verfahren bei akuter respiratorischer Insuffizienz, 2017. AWMF Register-Nr. 001/021. Im Internet: https://www.awmf.org/uploads/tx_szleitlinien/001-021l_S3_Invasive_Beatmung_2017-12.pdf (Stand: 05.06.2022)

[78] Writing Group for the Alveolar Recruitment for Acute Respiratory Distress Syndrome Trial (ART) investigators. Effect of lung recruitment and titrated positive end-expiratory positive pressure (PEEP) vs low PEEP on mortality in patients with acute respiratory distress syndrome: a randomized clinical trial. JAMA 2017; 318: 1335–1345

[79] Mercat A, Richard JC, Vielle B et al. Positive end-expiratory pressure setting in adults with acute lung injury and acute respiratory distress syndrome. JAMA 2008; 299: 646–655

[80] Meade MO, Cook DJ, Guyatt GH et al. Ventilation strategy using low tidal volumes, recruitment maneuvers, and high

positive end-expiratory pressure for acute lung injury and acute respiratory distress syndrome. JAMA 2008; 299: 637–645
[81] Musch G, Harris RS, Vidal Melo MF et al. Mechanisms by which a sustained inflation can worsen oxygenation in acute lung injury. Anesthesiology 2004; 100: 323–330
[82] Iannuzi M, De Sio A, De Robertis E et al. Different pattern of lung recruitment maneuvers in primary acute respiratory distress syndrome: effects on oxygenation and central hemodynamics. Minerva Anestesiol 2010; 76: 692–698
[83] Rhodes A, Evans LE, Alhazzani W et al. Surviving sepsis campaign: international guidelines for management of sepsis and septic shock: 2016. Intensive Care Med 2017; 43: 304–377
[84] Suter PM, Fairley B, Isenberg MD. Optimum end-expiratory airway pressure in patients with acute pulmonary failure. N Engl J Med 1975: 292: 284–289
[85] Arnal JM, Paquet J, Wysocki M et al. Optimal duration of a sustained inflation recruitment maneuver in ARDS patients. Intensive Care Med 2011; 37: 1588–1594
[86] Pelosi P, Rocco PR, Gama der Abreu M. Close down the lungs and keep them resting to minimize ventilator-induced lung injury. Critical Care 2018; 22: 72
[87] Feihl F, Perret C. Permissive hyperkapnia. Am J Respir Crit Care Med 1994; 150: 1722–1737
[88] Marhong J, Fan E. Carbon dioxide in the critically ill: too much or too little of a good thing? Respir Care 2014; 59: 1597–1605
[89] Curley G, Contreras M, Nichol A et al. Hypercapnia and acidosis in sepsis. Anesthesiology 2010; 112: 462–472
[90] Laffey J, Engelberts D, Kavanagh B. Buffering hypercapnic acidosis worsens acute lung injury. Am J Respir Crit Care 2000; 161 :141–146
[91] Takeshita K, Suzuki Y, Nishio K et al. Hypercapnic acidosis attenuates endotoxin-induced nuclear factor-[kappa] B activation. Am J Respir Cell Mol Biol 2003; 29: 124–132
[92] Laffey JG, Honan D, Hopkins N et al. Hypercapnic acidosis attenuates endotoxin-induced acute lung injury. Am J Respir Crit Care Med 2004; 169: 46–56
[93] Laffey JG, O'Croinin D, McLoughlin P et al. Permissive hypercapnia – role in protective lung ventilatory strategies. Intensive Care Med 2004; 30: 347–356
[94] Weber-Carstens S, Lohbrunner H, Kaisers U. Lungenprotektive Strategien zur Therapie des ARDS. Intensivmed 1999; 36: 677–693
[95] Hickling KG, Walsh J, Henderson S et al. Low mortality rate in adult respiratory distress syndrome using low-volume, pressure-limited ventilation with permissive hypercapnia: a prospective study. Crit Care Med 1994; 22: 1568–1578
[96] Putensen C, Wrigge H. Ventilator-associated systemic inflammation in acute lung injury. Intensive Care Med 2000; 26: 1411–1413
[97] Amato MBP, Barbas CSV, Medeiros DM et al. Effect of a protective ventilation strategy on mortality in the acute respiratory distress syndrome. N Engl J Med 1998; 338: 347–354
[98] Acute Respiratory Distress Syndrome Network. Ventilation with lower tidal volumes as compared with traditional tidal volumes for acute lung injury and acute respiratory distress syndrome. N Engl J Med 2000; 342: 1301–1308
[99] Brower RG, Lanken PN, MacIntyre N et al; National Heart Lung and Blood Institute ARDS Clinical Trials Network. Higher versus lower positive end-expiratory pressures in patients with the acute respiratory distress syndrome. N Engl J Med 2004; 351: 327–336
[100] Villar J, Kacmarek RM, Mendez LP et al. A high positive end-expiratory pressure, low tidal volume ventilatory strategy improves outcome in persistent acute respiratory distress syndrome: a randomized, controlled trial. Crit Care Med 2006; 34: 1311–1318
[101] Amato MB, Meade MD, Slutsky AS et al. Driving pressure and survival in the acute respiratory distress syndrome. N Engl J Med 2015; 372: 747–755
[102] Muscedere JG, Mullen JG, Gan K et al. Tidal ventilation at low airway pressures can augment lung injury. Am J Resp Crit Care Med 1994; 149: 1327–1334
[103] Slutsky AS. Ventilator-induced lung injury: from barotrauma to biotrauma. Respir Care 2005; 50: 646–659
[104] de Durante G, del Turco M, Rustichini L et al. ARDSnet lower tidal volume ventilatory strategy may generate intrinsic positive end-expiratory pressure in patients with acute respiratory distress syndrome. Am J Respir Crit Care Med 2002; 165: 1271–1274
[105] Talmor D, Sarge T, Malhotra A et al. Mechanical ventilation guided by esophageal pressure in acute lung injury. N Engl J Med 2008; 359: 2095–2104
[106] Terragni PP, Rosboch G, Tealdi A et al. Tidal hyperinflation during low tidal volume ventilation in acute respiratory distress syndrome. Am J Respir Crit Care 2007; 175: 160–166
[107] Hager DN, Krishnan JA, Hayden DL et al. Tidal volume reduction in patients with acute lung injury when plateau pressures are not high. Am J Respir Crit Care 2005; 172: 1241–1245
[108] Terragni PP, del Sorbo L, Mascia L et al. Tidal volume lower than 6 ml/kg enhances lung protection: role of extracorporeal carbon dioxide removal. Anesthesiology 2009; 111: 826–835
[109] Bein T, Weber-Carstens S, Goldmann A et al. Lower tidal volume strategy (≈ 3 ml/kg) combined with extracorporeal CO_2 removal versus „conventional" protective ventilation (6 ml/kg) in severe ARDS. Intensive Care Med 2013; 39: 847–856
[110] Papazian L, Forel JM, Gacouin A et al. Neuromuscular blockers in early acute respiratory distress syndrome. N Engl J Med 2010; 363: 1107–1116
[111] Horner D, Cairns C. Early neuromuscular blockade in severe ARDS. J Intensive Care Soc 2011; 12: 153–154
[112] Thille AW, Rodriguez P, Cabello B et al. Patient-ventilator asynchrony during assisted mechanical ventilation. Intensive Care Med 2006; 32: 1515–1522
[113] Slutsky AS. Neuromuscular blocking agents in ARDS. N Engl J Med 2010; 363: 1176–1180
[114] Yoshida T, Fujino Y, Amato MB et al. Fifty years of research in ARDS, spontaneous breathing during mechanical ventilation: risks, mechanisms, and management. Am J Respir Crit Care Med 2017; 195: 985–992
[115] Branson R, Blakman T, Robinson T. Asynchrony and dyspnea. Respir Care 2013; 58: 973–986
[116] DAS Taskforce 2015. Evidence and consensus based guideline for the management of delirium, analgesia, and sedation in intensive care medicine. Revision 2015 (DAS-Guideline 2015) – short version. Ger Med Sci 2015; 13: Doc19
[117] Thille AW, Cabello B, Galia F et al. Reduction of patient-ventilator asynchrony by reducing tidal volume during pressure-support ventilation. Intensive Care Med 2008; 34: 1477–1486
[118] Brochard L. Measurement of esophageal pressure at bedside: pros and cons. Curr Opin Crit Care 2014; 20: 39–46
[119] Yoshida T, Uchiyama A, Matsuura N et al. Spontaneous breathing during lung-protective ventilation in an experimen-

tal acute lung injury model: high transpulmonary pressure associated with strong spontaneous breathing effort may worsen lung injury. Crit Care Med 2012; 40: 1578–1585
[120] Goligher EC, Jonkman AH, Dianti J et al. Clinical strategies for implementing lung and diaphragm-protective ventilation: avoiding insufficient and excessive effort. Int Care Med 2020; 46: 2314–2326
[121] Tonelli R, Marchioni A, Tabbi L et al Spontaneous breathing and evolving phenotypes of lung damage in patients with COVID-19: review of current evidence and forecast of a new scenario. J Clin Med 2021; 10: 875
[122] Neetz B, Flohr T, Herth F. „Patient self-inflicted lung injury" (P-SILI) – von der Pathophysiologie zur klinischen Evaluation mit differenziertem Management. Med Klin Intensivmed Notfallmed 2021; 116: 614–623
[123] Oczenski W, Hörmann C. Spontanatmung beim ARDS – Mythos oder pathophysiologische Rationale. Was gegen Muskelrelaxierung spricht. Anästh Intensivmed 2018; 59: 705–713
[124] Carvalho N, Güldner A, Beda A et al. Higher levels of spontaneous breathing reduce lung injury in experimental moderate acute respiratory distress syndrome. Crit Care Med 2014; 42: e702–e715
[125] Güldner A, Pelosi P, Gama de Abreu M. Spontaneous breathing in mild and moderate versus severe acute respiratory distress syndrome. Curr Opin Crit Care 2014; 20: 69–76
[126] Güldner A, Braune A, Carvalho N et al. Higher levels of spontaneous breathing induce lung recruitment and reduce global stress/strain in experimental lung injury. Anesthesiology 2014; 120: 673–682
[127] National Heart, Lung, and Blood Institute PETAL Clinical Trials network, Moss M, Huang DT et al. Early neuromuscular blockade in the acute respiratory distress syndrome. N Engl J Med 2019; 380: 1997–2008
[128] Ely EW, Truman B, Shintani A et al. Monitoring sedation status over time in ICU patients: reliability and validity of the Richmond Agitation-Sedation Scale (RASS). JAMA 2003; 289: 2983–2991
[129] Shah FA, Girard TD, Yende S. Limiting sedation for patients with ARDS – time to wake up. Curr Opin Crit Care 2017; 23: 4551
[130] Torbic H, Krishnan S, Duggal A. Neuromuscular blocking agents for acute respiratory distress syndrome: How did we get conflicting results? Crit Care 2019; 23: 305
[131] Schepans T, Goligher E. Lung and diaphragm-protective ventilation in acute respiratory distress syndrome. Anesthesiology 2019; 130: 620–633
[132] Schepens T, Dres M, Heunks L et al. Diaphragma-protective mechanical ventilation. Curr Opin Crit Care 2019; 25: 77–85
[133] Goligher E, Brochard LJ, Reid WD et al. Diaphragmatic myotrauma: a mediator prolonged ventilation and poor patient outcomes in acute respiratory failure. Lancet Respir Med 2019; 7: 90–98
[134] Heunks L. Diaphragm-protective ventilation to improve outcomes in ICU patients? Am J Respir Crit Care Med 2018: 150–151
[135] Heunks L, Doorduin J, Hoeven JG. Monitoring and preventing diaphragm injury. Curr Opin Crit Care 2015; 21: 34–41
[136] Putensen C, Zech S, Wrigge H et al. Long-term effects of spontaneous breathing during ventilatory support in patients with acute lung injury. Am J Respir Crit Care Med 2001; 164: 43–49
[137] Putensen C, Muders T, Varelmann D et al. The impact of spontaneous breathing during mechanical ventilation. Curr Opin Crit Care 2006; 12: 13–18
[138] Gattinoni L, Chiumello D, Rossi S. COVID-19 pneumonia: ARDS or not? Crit Care 2020; 24: 154
[139] Dhont S, Derom E, Braeckel EV et al. The pathophysiology of „happy" hypoxemia in COVID-19. Respir Res 2020; 21 (1): 198. doi:10.1186/s12931-020-01462-5
[140] Wrigge H, Glien C. Spezifische Therapie des akuten Lungenversagens. Anaesthesist 2020; 69: 847–856
[141] Edler C, Schröder AS, Aepfelbacher M et al. Dying with SARS-CoV-2 infection – an autopsy study of the first consecutive 80 casaes in Hamburg, Germany. Int J Legal Med 2020; 134: 1275–1284
[142] Gattinoni L, Chiumello D, Caironi P et al. COVID-19 pneumonia: different respiratory treatments for different phenotypes? Intensive Care Med 2020; 46: 1099–1102
[143] Windisch W, Weber-Carstens S, Kluge S et al. Invasive und nichtinvasive Beatmung bei COVID-19-Patienten. Dtsch Ärztebl Int 2020; 117: 528–533
[144] Grieco D, Menga LS, Eleuteri D et al. Patient self inflected lung injury: implications for acute hypoxemic rerspiratory failure and ARDS patients on non-invasive support. Minerva Anestesiol 2019; 85: 1014–1023
[145] Touchon F, Trigui Y, Prud'-homme E et al. Awake proning positioning for hypoxaemic respiratory failure: past, COVID-19 and perspectives. Eur Respir Rev 2021; 30: 210022
[146] Sztajnbok J, Maselli-Schoueri JH, Mendes Cunha de Resende Brasil I et al. Prone positioning to improve oxygenation and relieve respiratory symptoms in awake, spontaneously breathing non intubated patients with COVID-19 pneumonia. Resp Med Case Rep 2020; 30: 101096
[147] Telias I, Katira BH, Brochard L. Is the prone position helpful during spontaneous breathing in patients with COVID-19? JAMA 2020; 323: 2265–2267
[148] Sartini C, Tresoldi M, Scarpellini P et al. Respiratory parameters in patients with COVID-19 after using noninvasive ventilation in the prone position outside the intensive care unit. JAMA 2020; 323: 2338–2340
[149] Riera J, Pérez P, Cortés J et al. Effect of high-flow nasal cannula and body position on end-expiratory lung volume: a cohort study using electrical impedance tomography. Respir Care 2013; 58: 589–596
[150] Perez-Nieto OR, Escarraman-Martinez D, Guerrero-Gutierrez MA et al. Awake prone positioning and oxygen therapy in patients with COVID-19. The APRONOX study. Eur Respir J 2022; 59 (2): 2100265. doi:10.1183/13993003.00265-2021
[151] Tonelli R, Pisani L, Tabbi L et al. Early awake proning and severe COVID-19 patients undergoing noninvasive respiratory support: a retrospective multicenter cohort study. Pulmonology 2022; 28: 181–192
[152] Ehrmann S, Ibarra-Estrada M, Perez J et al. Awake proning positioning for COVID-19 acute hypoxaemic respiratory failure: a randomized, controlled, multinational, open-label meta-trial. Lancet Respir Med 2021; 9: 1387–1395
[153] Pfeifer M, Ewig S, Voshaar T et al. Positionspapier zur praktischen Umsetzung der apparativen Differentialtherapie der akuten respiratorischen Insuffizienz bei COVID-19. Pneumologie 2020; 74: 337–357
[154] Ricard JD, Roca O, Lemiale V et al. Use of nasal high flow oxygen during acute respiratory failure. Intensive Care Med 2020; 46: 2238–2247

10

[155] Kluge S, Janssens U, Welte T et al. Empfehlungen zur intensivmedizinischen Therapie von Patienten mit Covid-19 – 3. Version – S 1-Leitlinie. Anaesthesist 2020; 69: 653–664

[156] Kluge S, Janssens U, Welte T et al. S3-Leitlinie „Empfehlungen zur stationären Therapie von Patienten mit COVID-19", 2021; AWMF Register-Nr. 113/001. Im Internet: https://www.awmf.org/uploads/tx_szleitlinien/113-001LGl_S 3_Empfehlungen-zur-stationaeren-Therapie-von-Patienten-mit-COVID-19_2022-03.pdf (Stand: 05.06.2022)

[157] Köstenberger M, Hasibeder W, Dankl D et al. SARS-Cov-2: recommandations for treatment in intensive care medicine. Wien Klin Wochenschr 2020; 132 (21-22):664–670

[158] Funk GC, Anders S, Breyer MK et al. Incidence and outcome of weaning from mechanical ventilation according to new categories. Eur Resp J 2010; 35: 88–94

[159] Sellares J, Ferrer M, Cano E et al. Predictors of prolonged weaning and survival during ventilator weaning in a respiratory ICU. Intensive Care Med 2011; 37: 775–784

[160] Brochard L, Slutsky A, Pesenti A. Mechanical ventilation to minimize progression of lung injury in acute respiratory failure. Am J Respir Crit Care Med 2017; 195: 438–442

[161] Spinelli E, Mauri T, Beitler JR, et al. Respiratory drive in acute respiratory distress syndrome: pathophysiology, monitoring, and therapeutic interventions. Intensive Care Med 2020;46:606–618

[162] Bellani G, Grasselli G, Teggia-Droghi M et al. Do spontaneous and mechanical breathing have similar effects an average transpulmonary and alveolar pressure? A clinical crossover study. Crit Care 2016; 20 (1): 142. doi:10.1186/s13 054-016-1290-9

[163] Güldner A, Braune A, Carvalho N et al. Higher levels of spontaneous breathing induce lung recruitment and reduce global stress/strain in experimental lung injury. Anesthesiology 2014; 120: 673–682

[164] Levine S, Nguyen T, Taylor N et al. Rapid disuse atrophy of diaphragm fibers in mechanically ventilated humans. N Engl J Med 2008; 358: 1327–1335

[165] Ramsay MAE, Savege TM, Simpson BRJ et al. Controlled sedation with alphaxalone-alphadolone. Br Med J 1974; 22: 656–659

[166] Spina SP, Ensom MH. Clinical pharmacokinetic monitoring of midazolam in critically ill patients. Pharmacotherapy 2007; 27: 389–398

[167] Shehabi Y, Botha JA, Ernest D et al. Clinical application, the use of dexmedetomidine in intensive care sedation. Crit Care Shock 2010; 13: 40–50

[168] Jakob S, Ruokonen E, Grounds RM et al. Dexmedetomidine vs. Midazolam or Propofol for sedation during prolonged mechanical ventilation. JAMA 2012; 307: 1151–1160

[169] Ely EW, Truman B, Shintani A et al. Monitoring sedation status over time in ICU patients: reliability and validity of the Richmond Agitation-Sedation Scale (RASS). JAMA 2003; 289: 2983–2991

[170] Breen D, Karabinis A, Malbrain M et al. Decreased duration of mechanical ventilation when comparing analgesia-based sedation using remifentanil with standard hypnotic-based sedation for up to 10 days in intensive care unit patients: a randomised trial. Crit Care 2005; 9: R200–R210

[171] Payen JF, Bru O, Bosson JL et al. Assessing pain in critically ill sedated patients by using behavioral pain scale. Crit Care Med 2001; 29: 2258–2263

[172] Rabe KF, Hurd S, Anzueto A et al. Global strategy for the diagnosis, management, and prevention of chronic obstructive pulmonary disease – GOLD executive summary. Am J Respir Crit Care Med 2007; 176: 532–555

[173] Burchardi H, Kuhlen R, Schönhofer B et al. Konsensus-Statement zu Indikation, Möglichkeiten und Durchführung der nicht-invasiven Beatmung bei der akuten respiratorischen Insuffizienz. Intensivmed 2001; 38: 611–621

[174] Heyder S, Alte C, Gröschel A et al. Nicht invasive Beatmung bei der COPD. Intensivmed 2001; 38 (Suppl. 1): I/23–I/38

[175] Metha S, Hill N. Noninvasive ventilation. Am J Respir Crit Care Med 2001; 163: 540–577

[176] Plant PK, Owen JL, Elliott MW. One year period prevalence study of respiratory acidosis in acute exacerbations of COPD: implications for the provision of non-invasive ventilation and oxygen administration. Thorax 2000; 55: 550–554

[177] Ambrosino N. Non invasive mechanical ventilation in acute respiratory failure. Eur Respir J 1996; 9: 795–807

[178] Heindl W, Kapfhammer. Intrinsic PEEP bei COPD Patienten. In: Deutsch E, Dienstl F, Kleinberger G, Laggner A, Lenz K, Ritz R, Schuster HP, Hrsg. Aktuelle Intensivmedizin 7 – Pulmonale Probleme des Intensivpatienten. Stuttgart: Schattauer; 1989

[179] Petrof BJ, Legare M, Goldberg P et al. Continuous positive airway pressure reduces work of breathing and dyspnea during weaning from mechanical ventilation in severe chronic obstructive pulmonary disease. Am Rev Respir Dis 1990; 141: 281–289

[180] Appendini L, Patessio A, Zanaboni S et al. Physiologic effects of positive end-expiratory pressure and mask pressure support during exacerbations of chronic obstructive pulmonary disease. Am J Respir Crit Care Med 1994; 149: 1069–1076

[181] Brochard L, Mancebo J, Wysocky M et al. Noninvasive ventilation for acute exacerbations of chronic obstructive pulmonary disease. N Engl J Med 1995; 333: 817–822

[182] MacIntyre NR, Cheng CK, McConnell R. Applied PEEP during pressure support reduces the inspiratory threshold load of intrinsic PEEP. Chest 1997; 111: 188–193

[183] Sydow M, Thies K, Engel J et al. Variation des inspiratorischen Gasflusses unter druckunterstützter Spontanatmung – Einfluss auf Atemmechanik und Atemarbeit. Anaesthesist 1996; 45: 1051–1058

[184] Grasso S, Puntillo F, Mascia L et al. Compensation for increase in respiratory workload during mechanical ventilation. Am J Respir Crit Care Med 2000; 161: 819–826

[185] Ranieri VM, Giuliani R, Mascia L et al. Patient-ventilator interaction during acute hypercapnia: pressure-support vs. proportional assist ventilation. J Appl Physiol 1996; 81: 426–436

[186] Mols G, von Ungern-Sternberg B, Rohr E et al. Respiratory comfort and breathing pattern during proportional assist ventilation and pressure support ventilation: a study on volunteers with artificially reduced compliance. Crit Care Med 2000; 28: 1940–1946

[187] Giannouli E, Webster K, Roberts D et al. Response of ventilator-dependent patients to different levels of pressure support and proportional assist. Am J Respir Crit Care Med 1999; 159: 1716–1725

[188] Ranieri VM, Grasso S, Mascia L et al. Effects of proportional assist ventilation on inspiratory muscle effort in patients with chronic obstructive pulmonary disease and acute respiratory failure. Anesthesiology 1997; 86: 79–91

[189] Juratli TA, Stephan SE, Stephan AE et al. Akutversorgung des Patienten mit schwerem Schädel-Hirn-Trauma. Anaesthesist 2015; 64: 159–174

[190] Prabhakar H, Sandhu K, Bhagat H et al. Current concepts of optimal cerebral perfusion pressure in traumatic brain injury. J Anaesthesiol Clin Pharmacol 2014; 30: 318–327
[191] DGAI 2009. Innerklinische Akutversorgung des Patienten mit Schädel-Hirn-Trauma. Aktualisierte Empfehlung des Wissenschaftlichen Arbeitskreises Neuroanästhesie der Deutschen Gesellschaft für Anästhesiologie und Intensivmedizin. Anästh Intensivmed 2009; 50: S 496–S 508
[192] Imberti R, Bellinzona G, Langer M. Cerebral tissue PO_2 and $SjvO_2$ changes during moderate hyperventilation in patients with severe traumatic brain injury. J Neurosurg 2002; 96: 97–102
[193] Muizelaar JP, Marmarou A, Ward JD et al. Adverse effects of prolonged hyperventilation in patients with severe head injury: a randomized clinical trial. J Neurosurg 1991; 75: 731–739
[194] Singbartl G, Cunitz G. Pathophysiologische Grundlagen, notfallmedizinische Aspekte und anaesthesiologische Maßnahmen beim schweren Schädel-Hirn-Trauma. Anaesthesist 1987; 36: 321–332
[195] Artru AA, Merriman HG. Hypocapnia added to hypertension to reverse EEG changes during carotid endarterectomy. Anesthesiology 1989; 70: 1016–1018
[196] Ruta TS, Drummond JC, Cole DJ. The effect of acute hypocapnia on local cerebral blood flow during middle cerebral artery occlusion in isoflurane anesthetized rats. Anesthesiology 1993; 78: 134–140
[197] Werner C. Experimental and clinical neuroprotection: an update. In: Vincent JL, ed. Yearbook of intensive care and emergency medicine. New York: Springer; 1998: 688–697
[198] Markstrom AM, Lichtwarck-Aschoff M, Svensson BA et al. Ventilation with constant versus decelerating inspiratory flow in experimentally induced acute respiratory failure. Anesthesiology 1996; 84: 882–889
[199] Munoz-Bendix C, Beseoglu K, Kram R. Extracorporeal decarboxylation in patients with severe traumatic brain injury and ARDS enables effective control of intracranial pressure. Crit Care 2015; 19: 381
[200] Biscotti M, Gannon WD, Abrams D et al. Extracorporeal membrane oxygenation use in patients with traumatic brain injury. Perfusion 2015; 30: 407–409
[201] Young N, Rhodes J, Mascia L et al. Ventilatory strategies for patients with acute brain injury. Curr Opin Crit Care 2010; 16: 45–52
[202] Hachenberg T. ARDS: „Konventionelle Beatmungsstrategien“. INA 1995; 85: 132–144
[203] Lemaire F, Teboul JL, Cinoti L. Acute left ventricular dysfunction during unsuccessful weaning from mechanical ventilation. Anesthesiology 1988; 69: 171–179
[204] Zwissler B. Das akute Rechtsherzversagen. Anaesthesist 2000; 49: 788–808
[205] Enlund M, Wiklund L, Lambert H. A new device to reduce the consumption of a halogenated anaesthetic agent. Anaesthesia 2001; 56: 429–432
[206] Sackey PV, Martling CR, Granath F et al. Prolonged isoflurane sedation of intensive care unit patients with the Anaesthetic Conserving Device. Crit Care Med 2004; 32: 2241–2246
[207] Meiser A, Bellgardt M, Vogelsang H et al. Funktionsweise des „Anaesthetic Conserving Device“ – Besonderheiten beim Einsatz zur inhalativen Sedierung. Anaesthesist 2010; 59: 1029–1040
[208] Meiser A, Bomberg H, Volk T et al. Neue technische Entwicklungen der inhalativen Sedierung. Anaesthesist 2017; 66: 274–282
[209] Jabaudon M, Boucher P, Imhoff E et al. Sevoflurane for sedation in ARDS. A randomized controlled study. Am J Respir Crit Care Med 2017; 195: 792–800
[210] Jerath A, Parotto M, Wasowicz M et al. Volatile anaesthetics: Is a new player emerging in critical care sedation? Am J Respir Crit Care Med 2016; 193: 1202–1212
[211] Meiser A, Sirtl C, Bellgardt M et al. Desflurane compared with propofol for postoperative sedation in the intensive care unit. Br J Anaesth 2003; 90: 273–280
[212] Rohm KD, Wolf MW, Schollhorn T et al. Short-term sevoflurane sedation using the Anaesthetic Conserving Device after cardiothoracic surgery. Intensive Care Med 2008; 34: 1683–1689
[213] Rand A, Zahn P, Schildhauer T et al. Inhalative sedation with small tidal volumes under venovenous ECMO. J Artif Organs 2018; 21: 201–205
[214] Mesnil M, Capdevila X, Bringuier S et al. Long term sedation in intensive care unit: a randomized comparision between inhaled sevoflurane and intravenous propofol or midazolam. Intensive Care Med 2011; 37: 933–941

11 Additive Therapie beim akuten Lungenversagen (ARDS)

11.1 Lagerungstherapie – kinetische Therapie

11.1.1 Oberkörperhochlagerung und Seitenlagerung

Grundsätzlich sollen intubierte Patienten zur Aspirations- und Pneumonieprophylaxe mit erhöhtem Oberkörper gelagert werden, wobei der Winkel etwa 30–45° betragen soll (⇨ halbsitzende Lagerung mit Beugung im Hüftgelenk). Die Oberkörperhochlagerung bei Patienten mit hohem Risiko zur Atelektasenbildung (⇨ Adipositas) erscheint auch im Sinne einer Verbesserung des Gasaustausches angezeigt [1]. Voraussetzung für eine Oberkörperhochlagerung ist allerdings, dass der Patient hämodynamisch stabil ist (⇨ intravaskuläre Normovolämie).

Bei einseitiger (unilateraler) Lungenschädigung ist eine intermittierende Seitenlagerung von ca. 90° mit der gesunden Seite nach unten zur Verbesserung des Gasaustausches indiziert, da sich unter Spontanatmung Ventilation und Perfusion vorwiegend in den abhängigen Lungenarealen verteilen (vgl. ► Abb. 2.21).

11

Merke

- Die bevorzugte Lagerung für intubierte Patienten ist die Oberkörperhochlagerung von 20–45°, vorzugsweise ≥ 30°, unter Beachtung von Einschränkungen (⇨ Volumenstatus!).
- Bei Patienten mit erhöhtem Hirndruck kann durch eine Oberkörperhochlagerung von 15–30° der Hirndruck gesenkt werden. Die Auswirkungen auf den zerebralen Perfusionsdruck (CPP) sind vom Volumenstatus des Patienten abhängig und zu kontrollieren [1].

Info

Im Rahmen der Entwöhnung vom Respirator sollte der Oberkörper des Patienten hochgelagert werden, um die Atemarbeit zu senken und den Patientenkomfort zu erhöhen [1].

Merke

Bei der Beatmung von Patienten mit unilateraler Lungenschädigung ist eine Seitenlagerung von ca. 90° mit der gesunden Seite nach unten zur Verbesserung des Gasaustausches indiziert.

11.1.2 Bauchlagerung

Bei Patienten mit akutem Lungenversagen ist die intermittierende Bauchlagerung oder der kontinuierliche axiale Lagerungswechsel (= kinetische Therapie) eine etablierte Methode zur Verbesserung des pulmonalen Gasaustausches. In mehreren klinischen Studien wurde durch diese Therapiemaßnahme in etwa 60–80 % der Fälle eine klinisch relevante Verbesserung der Oxygenierung erreicht, welche in der Folge eine Rücknahme der inspiratorischen Sauerstoffkonzentration (FiO_2) ermöglichte ([2], [3], [4], [5], [6], [7]).

Pathophysiologie

Der ventrodorsale Pleuradruckgradient nimmt gravitationsbedingt (schwerkraftbedingt) von apikal nach basal zu (vgl. ► Abb. 2.20). Der Druck im Pleuraspalt (Pleuradruck) ist bei aufrechter Körperhaltung in den apikalen Lungenabschnitten am stärksten negativ (apikal etwa –10 mbar) und nimmt nach basal durch das Eigengewicht der Lunge zu (basal etwa –2,5 mbar). Setzt man den atmosphärischen Druck, welcher endexspiratorisch gleich dem Alveolardruck ist, gleich null, so beträgt der transpulmonale Druck endexspiratorisch apikal + 10 mbar (0 – (–10) = 10), basal nur + 2,5 mbar (0 – (– 2,5) = 2,5). Der transpulmonale

Druck ist demnach in den apikalen Lungenkompartimenten am größten und nimmt kontinuierlich – etwa 0,25–0,3 mbar/cm Lungenhöhe – basalwärts ab.

Der ***transpulmonale Druck (Ptp)***, definiert als die Druckdifferenz zwischen Alveolardruck (Palv) und Pleuradruck (Ppl), bestimmt maßgebend das Lumen der Alveolen und Bronchiolen.

$$Ptp = Palv - Ppl$$

Für das „Offenhalten" von Alveolen und Bronchiolen ist ein positiver transpulmonaler Druck notwendig. Wird der transpulmonale Druck negativ, kommt es zum Bronchiolen- und Alveolarkollaps (= Atelektasen).

Man kann sich die Lunge als eine große Anzahl von Einheiten *(Units)* vorstellen, bestehend aus einem Luft- und Gewebekompartiment (▶ Abb. 11.1): Jede Lungeneinheit drückt auf die unter ihr liegende Lungeneinheit, sodass in Rückenlage der größte Druck auf den dorsal lokalisierten Lungeneinheiten lastet und somit in diesem Bereich das Verhältnis Luft/Gewebe am kleinsten ist.

Je flüssigkeitsreicher die Gewebeeinheiten sind, z. B. beim akuten Lungenversagen (ARDS), desto höher ist auch der ***hydrostatische Druck („Superimposed Pressure")*** in den dorsobasalen (abhängigen) Lungenarealen, sodass diese Lungenareale durch Kompression ihren Luftanteil verlieren und nur noch aus ihrem Gewebeanteil (⇨ Atelektasen) bestehen ([8], [9]).

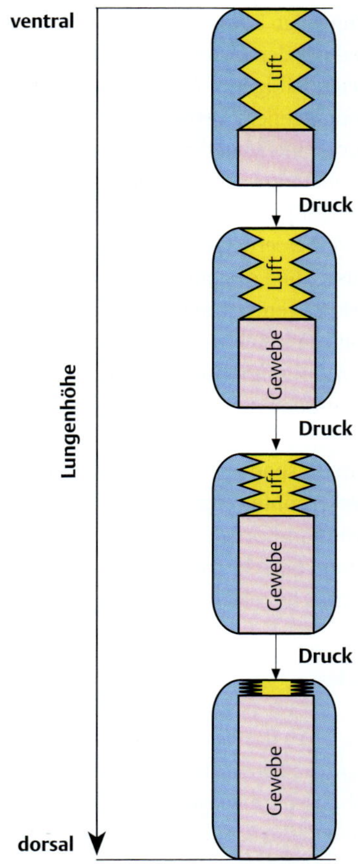

Abb. 11.1 Luft/Gewebe-Relation in der Lunge. Veränderung von ventral nach dorsal.

▶ Abb. 11.2 gibt eine schematische Darstellung der Ventilations-/Perfusionsverhältnisse beim akuten Lungenversagen (oben) und einer korrespondierenden Lunge in Rückenlage (unten): In den dorsobasalen *(= abhängigen)* Lungenarealen treten häufig Atelektasen auf (dunkelgraue Fläche). Klinische Folge ist eine Einschränkung der regionalen Ventilation mit konsekutiver Abnahme der funktionellen Residualkapazität (FRC). Diese Bereiche werden

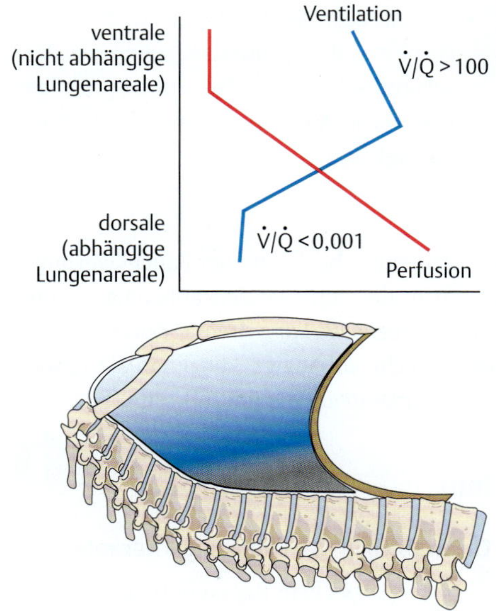

Abb. 11.2 Ventilations-/Perfusionsverhältnisse ($\dot{V}/\dot{Q}$) beim ARDS.

jedoch gravitationsbedingt gut perfundiert, sodass niedrige $\dot{V}/\dot{Q}$-Quotienten resultieren *($\dot{V}/\dot{Q} < 0{,}001$)*, d. h., es liegt ein ***intrapulmonaler Rechts-Links-Shunt*** vor. Gleichzeitig kommt es durch die beatmungsbedingte inspiratorische Erhöhung des intrathorakalen Drucks in den gut belüfteten ventralen *(= nicht abhängigen)* Lungenarealen zu einer Verminderung der regionalen Perfusion. Die klinischen Folgen sind erhöhte $\dot{V}/\dot{Q}$-Quotienten, d. h. eine Zunahme der *Totraumventilation ($\dot{V}/\dot{Q} > 100$)* mit konsekutiver Verschlechterung des pulmonalen Gasaustausches [10].

Wirkprinzip

Der klinische Effekt der Bauchlagerung hängt maßgebend vom *Rekrutierungspotenzial* der ARDS-Lunge ab, d. h. vom Ausmaß der dorsobasalen Atelektasen. Der direkte Effekt auf die Oxygenierung hängt hingegen von der Höhe des intrapulmonalen Rechts-Links-Shunts ab.

Merke

- Das gleiche Ausmaß an dorsobasalen Atelektasen kann zu unterschiedlich hohen intrapulmonalen Shunts führen.
- *Ursache:* Beim ARDS-Patienten ist der Mechanismus der hypoxischen pulmonalen Vasokonstriktion infolge Freisetzung proinflammatorischer Mediatoren unterschiedlich ausgeprägt.

Der therapeutische Ansatz der Bauchlagerung liegt nun darin, die dorsobasalen abhängigen Lungenareale *(„Dependent Lung Areas“)* durch Bauchlagerung in nicht abhängige Lungenareale *(„Non dependent Lung Areas“)* zu überführen.

Info

Grundprinzip der Lagerungstherapie

„Down with the good Lung.“

Das wesentliche Wirkprinzip der Bauchlagerung besteht in der Rekrutierung (Wiedereröffnung) dorsobasaler Atelektasen infolge Abnahme des ventrodorsalen Pleuradruckgradienten und konsekutiver Erhöhung des transpulmonalen Drucks ([11], [12]). Die Abnahme des ventrodorsalen Pleuradruckgradienten ist einerseits auf die in Bauchlage veränderte Thoraxgeometrie zurückzuführen, andererseits lastet der Druck von Herz und Mediastinum auf dem Sternum und nicht – wie in Rückenlage – auf Lungengewebe ([13], [14]).

Die Veränderung der Atemmechanik in Bauchlage ist auf die Abnahme der Compliance der ventralen Thoraxwand durch Fixierung auf einer Unterlage zurückzuführen, bei gleichzeitig kaum veränderbarer Compliance der dorsalen Thoraxwand, bedingt durch die nun oben liegende, wenig bewegliche Wirbelsäule und die Rippen. Die Homogenisierung der Thoraxwandcompliance hat eine Umverteilung der regionalen Ventilation im Sinne einer gleichmäßigeren Atemgasverteilung zur Folge. Die homogenere Verteilung der Ventilation bewirkt auch eine Abnahme der regionalen ventralen Überblähung (⇨ Abnahme der tidalen Hyperinflation) ([15], [16], [17], [18]).

Folge: Verbesserung des Ventilations-/Perfusionsverhältnisses und des pulmonalen Gasaustausches.

Die Homogenisierung der Lungenventilation kann mit der elektrischen Impedanztomografie (EIT) sowohl numerisch als auch grafisch dargestellt werden [19].

Bei einem „Responder“ der Bauchlagerung wird infolge des erhöhten transpulmonalen Drucks der Alveolaröffnungsdruck kollabierter Alveolarkompartimente überschritten und auf diese Weise Gasaustauschfläche rekrutiert [12].

Merke

- Die durch die Bauchlagerung bedingte *Erhöhung des transpulmonalen Drucks* in den dorsobasalen Lungenkompartimenten ist der wesentliche Pathomechanismus für die *Rekrutierung atelektatischer Alveolen.*
- Transpulmonaler Druck > Alveolaröffnungsdruck ⇨ alveoläre Rekrutierung.

11

Als weiteres Wirkprinzip der Bauchlagerung wird auch eine verbesserte bronchoalveoläre Sekretmobilisation aus dys- und atelektatischen Lungenkompartimenten angenommen *(⇨ „Drainageeffekt")* ([1], [5]).

Während die Bauchlagerung zu einer klinisch relevanten Umverteilung der regionalen Ventilation führt, kommt es nur zu einer geringen Veränderung in der Verteilung der pulmonalen Perfusion [10]. Auch eine Umverteilung oder Resorption von Ödemflüssigkeit infolge der Bauchlagerung wird als eher unwahrscheinlich angesehen, da die Matrixstruktur des Lungenparenchyms rasche Flüssigkeitsverschiebungen nicht zulässt [20].

Info

Physiologische Effekte der Bauchlagerung

- Veränderung der Atemmechanik ⇨ Abnahme der Compliance der ventralen Thoraxwand durch Fixierung auf einer Unterlage bei kaum veränderbarer Compliance der dorsalen Thoraxwand (bedingt durch die nun oben liegende, wenig bewegliche Wirbelsäule und die Rippen) ⇨
- Reduktion und Homogenisierung der Thoraxwandcompliance

Folgen:

- Homogenisierung der regionalen Ventilation (= gleichmäßigere Atemgasverteilung über die ganze Lunge)
- Reduktion des Pleuradruckgradienten ⇨
- Zunahme des transpulmonalen Drucks in den dorsobasalen Lungenkompartimenten
- Abnahme der regionalen ventralen Überblähung (tidale Hyperinflation ⇩)

Folgen:

- Reduktion des intrapulmonalen Rechts-Links-Shunts
- Verbesserung des Ventilations-/Perfusionsverhältnisses
- Verbesserung des pulmonalen Gasaustausches (PaO_2 ⇧, $PaCO_2$ ⇩)
- Abnahme der Inzidenz an beatmungsinduzierten Pneumonien (kontroverse Daten)
- Anstieg des intraabdominellen Drucks (Schaumstoffmatratze)

Cave

Unmittelbar nach der Umlagerung von Rückenlage in Bauchlage kann es zu einer vorübergehenden Verschlechterung des pulmonalen Gasaustausches kommen (⇨ Kompression ventraler Lungenkompartimente). Während des Lagerungsmanövers soll der Patient aus Sicherheitsgründen mit einer inspiratorischen Sauerstoffkonzentration von 100 % beatmet werden!

Klinische Effekte der Bauchlagerung

- Homogenisierung der Atemgasverteilung und der pulmonalen Perfusion
- alveoläre Rekrutierung von Gasaustauschfläche (⇨ FRC ⇧) durch
- Eröffnung dorsobasaler Atelektasen

Responder – Nonresponder

Unter *„O_2-Responder"* versteht man Patienten, bei denen durch die Bauchlagerung eine klinisch relevante Verbesserung der Oxygenierung innerhalb von wenigen Stunden erreicht wird, definiert als Steigerung des Oxygenierungsindex PaO_2/FiO_2 um ≥ 20 % [1].

Definition

O_2-Responder ⇨ PaO_2/FiO_2-Anstieg um ≥ 20 %.

Als Ursache für die Verbesserung der Oxygenierung kann angeführt werden, dass die Erhöhung des transpulmonalen Drucks den Alveolaröffnungsdruck atelektatischer Alveolarkompartimente übersteigt, bei *„O_2-Nonrespondern"* reicht die Erhöhung des transpulmonalen Drucks hierfür nicht aus.

Aus klinischen Studien ist bekannt, dass eine anhaltende Verbesserung des Gasaustausches nur bei etwa 50 % der Patienten erreicht werden konnte *(„Persistent O_2-Responder“)*, während bei den übrigen auf die Behandlung ansprechenden Patienten die Drehung in Rückenlage reproduzierbar zu einer Reduktion des Oxygenierungsindex auf Werte nahe denen vor Beginn der Bauchlagerung führte *(„Non-persistent O_2-Responder“)* ([2], [21], [22]). Ob die Effekte der Bauchlagerung auch in Rückenlage anhaltend sind, hängt maßgebend vom kritischen Verschlussdruck der eröffneten Alveolarkompartimente ab und damit von der Höhe des eingestellten PEEP. Der Rekrutierungseffekt der Bauchlagerung ist somit eng mit dem zugrundeliegenden Beatmungskonzept verknüpft. Da in Bauchlage aufgrund des höheren transpulmonalen Drucks niedrigere PEEP-Werte als in Rückenlage notwendig sind, um rekrutierte Alveolen offenzuhalten [23], könnte als eine mögliche Ursache für *Non-persistent O_2-Responder* angeführt werden, dass die eingestellten PEEP-Werte für die Rückenlage zu niedrig sind, um die rekrutierten Alveolarkompartimente offenzuhalten, zumal in vielen Bauchlagenstudien nur relativ niedrige mittlere PEEP-Werte zwischen 7 und 11 mbar zur Anwendung kamen ([2], [3], [4], [5], [21], [24]).

Die Bauchlagerung ist bei Patienten in der Frühphase des ARDS, die einen hohen intrapulmonalen Shunt infolge dorsobasaler Atelektasen aufweisen, effektiver als in späteren Phasen des Krankheitsverlaufs. Der therapeutische Effekt ist v. a. auf die Rekrutierung dieser dorsobasalen Atelektasen zurückzuführen ([4], [25]). Dies erklärt auch, warum die Bauchlagerung bei Patienten mit Lungenfibrosen keine zielführende Therapie darstellt [26].

In klinischen Studien wurde eine höhere Effektivität der Bauchlagerung bei Patienten mit extrapulmonalem ARDS im Vergleich zu einem primär pulmonal bedingten Lungenversagen beobachtet [22]. Auch traten die positiven Effekte der Bauchlagerung bei Patienten mit sekundärem ARDS wesentlich rascher ein, d. h. innerhalb einer halben Stunde, mit einem Plateaueffekt nach etwa 2–4 h ([2], [5]), während bei Patienten mit pulmonalem ARDS die Verbesserung des Gasaustausches eher kontinuierlich über einen Zeitraum von mehreren Stunden erfolgte [27]. Die Ursachen für diese unterschiedlichen Effekte und Zeitverläufe sind in der unterschiedlichen Pathophysiologie begründet, da beim extrapulmonalen Lungenversagen v. a. Kompressionsatelektasen („mechanische Atelektasen“) das Krankheitsbild bestimmen, während beim pulmonalen ARDS die Konsolidierung des Lungengewebes mit entzündlichem Exsudat („inflammatorische Atelektasen“) im Vordergrund steht [27].

Synergieeffekte der Bauchlagerung mit weiteren Maßnahmen

Verbesserung der Oxygenierung unter Bauchlagerung bei zusätzlicher

- Applikation eines adäquat hohen PEEP
- Kombination mit Oberkörperhochlagerung [29]
- Durchführung eines Rekruitmentmanövers (⇨ anhaltender Effekt im Gegensatz zur Rückenlage) [28]
- ungehinderter (simultaner) Spontanatmung im BIPAP/APRV-Modus
- Applikation von inhalativen Vasodilatatoren [28], [29]

Indikationen für die Bauchlagerung

- *Akutes Lungenversagen* mit einem Oxygenierungsindex $PaO_2/FiO_2 < 150$ mmHg unter lungenprotektiver Beatmungsstrategie [1]
- Computertomografisch v. a. dorsobasal lokalisiertes atelektatisches Verschattungsmuster

M!

Merke

Die Bauchlagerung soll bei ARDS-Patienten mit einem Oxygenierungsindex von < 150 mmHg zur Anwendung kommen.

Im eigenen Arbeitsbereich wird bei Patienten mit hypoxämischem Lungenversagen die Indikation zur Bauchlagerung dann gestellt, wenn unter einer lungenprotektiven Beatmungsstrategie und nach Durchführung einer PEEP-Titration *(„PEEP-Trial“)* keine klinisch relevante Verbesserung des Gasaustausches (PaO_2/FiO_2 > 150 mmHg) erzielt werden konnte, die eine Rücknahme der FiO_2 auf < 0,6 ermöglicht [29].

Merke

Vor der Anwendung der Bauchlagerung muss der Patient hämodynamisch stabilisiert werden und der Volumenstatus ausgeglichen sein (*Ziel:* intravaskuläre Normovolämie).

Kontraindikationen für die Bauchlagerung

Absolute Kontraindikationen ([1], [30])

- akute zerebrale Läsion mit intrakranieller Drucksteigerung
- manifester Schock
- maligne Herzrhythmusstörungen
- Instabilität der Wirbelsäule
- instabile Beckenfraktur
- Verletzungen im Gesichts- oder Brustbereich
- offenes Abdomen (Peritonitis, Pankreatitis, Kompartmentsyndrom)
- kardiochirurgische Patienten mit offenem oder instabilem Sternum
- Verbrennungen im Thoraxbereich

Relative Kontraindikationen [9]

- Fixateur externe (abhängig von der Positionierung; Absprache mit dem Operateur)

Im Einzelfall und in Absprache mit der jeweiligen Fachdisziplin kann nach individueller Risiko-Nutzen-Abwägung von einer Kontraindikation abgewichen werden.

Merke

- Die Indikation zur Bauchlagerung bei akuten zerebralen Läsionen kann nur nach individueller Abwägung von Nutzen (⇨ Verbesserung der Oxygenierung) und Risiko (⇨ Hirndrucksteigerung) gestellt werden.
- Kontinuierliches Hirndruckmonitoring während der Lagerungstherapie ist obligat.

Nebenwirkungen und Komplikationen der Bauchlagerung

Bei der Umlagerung des Patienten

- Abfall der Sauerstoffsättigung (SaO_2)
- Dislokation des Endotrachealtubus oder der Endotrachealkanüle
- unbeabsichtigte Extubation
- unbeabsichtigte Entfernung von Kathetern oder Drainagen
- hämodynamische Instabilität (Hypotension)
- gastrointestinaler Reflux bis zum Erbrechen ⇨ enterale Ernährung oft nicht möglich

Mechanische Schäden durch Auflagedruck

- Hautdefekte – Druckulzera (Blasen, Ödem, Nekrosen) v. a. im Bereich des Gesichts, der Hornhaut, der Knie
- periphere Nervenläsionen

Cave

Bauchlagerung ist mit einer erhöhten Inzidenz an Atemwegsproblemen assoziiert ⇨ sorgfältige Atemwegssicherung und Atemwegsüberwachung!

Modifikationen der Bauchlagerung

Neben der *„kompletten"* Bauchlagerung (180°) wird auch die *„inkomplette"* Bauchlagerung (135°) angewendet, da sie als nebenwirkungsärmer für den Patienten und leichter durchführbar für das Intensivpflegepersonal angesehen wird (▶ Abb. 11.3). Die klinischen Effekte sind allerdings schwächer ausgeprägt als bei einer 180°-Bauchlagerung. Hinsichtlich der Überlebensrate gibt es keine Unterschiede zwischen den beiden Methoden, jedoch stellt sich der Therapieerfolg bei der 180°-Bauchlagerung rascher ein ([1], [30], [31]).

> **Merke**
>
> Die komplette 180°-Bauchlagerung hat einen stärkeren Effekt auf die Oxygenierung als die inkomplette 135°-Bauchlagerung.

Die Kombination der Bauchlagerung mit Erhöhung des Oberkörpers hat einen zusätzlichen synergistischen Effekt hinsichtlich einer Verbesserung der Oxygenierung [28].

Eine Lagerungstherapie ist immer nach *standardisiertem Protokoll* durchzuführen. Solche Protokolle sollten die Indikation, Dauer und Frequenz sowie die Beendigung dieser Maßnahme berücksichtigen. Zudem sind darin auch der notwendige Personalaufwand, das notwendige Monitoring sowie entsprechende Richtlinien bei Auftreten von Problemen und Komplikationen festzuhalten und im Intensivteam vor Implementierung einer Lagerungstherapie zu besprechen.

Dauer der Bauchlagerung

11

In der Literatur wird ein Bauchlagerungsintervall von 16 h empfohlen, wenngleich die Auswirkungen der Lagerungstherapie eine hohe Variabilität aufweisen können ([1], [32]). Je nach Grundkrankheit lässt sich der positive Effekt auf den Gasaustausch bereits unmittelbar, d. h. innerhalb von 30–60 min, oder mit einer Verzögerung von bis zu 24 h nach Beginn der Bauchlagerung feststellen ([1], [2], [5], [33], [34], [35]).

Auch über eine erneute Verschlechterung des Gasaustausches während der Bauchlagerung wurde berichtet, die auf eine zunehmende Kompression ventraler Lungenanteile mit konsekutiven Atelektasen und intrapulmonaler Shuntbildung zurückzuführen ist [36]. Vor dem Hintergrund dieser Datenlage kann empfohlen werden, dass die „optimalen" Zeitintervalle der Lagerungstherapie individuell ermittelt werden müssen, einerseits nach klinischen Kriterien *(⇨ Verbesserung der Oxygenierung)*, andererseits anhand bildgebender Verfahren wie der Computertomografie des Thorax oder der elektrischen Impedanztomografie *(⇨ Homogenisierung der Atemgasverteilung durch Zunahme der dorsobasalen Ventilation)*, und nicht nach einem starren Zeitschema. Auch eine Liegedauer pro Bauchlagenzyklus von über 24 h kann bei manchen ARDS-Patienten indiziert sein [37].

> **Merke**
>
> Ein Bauchlagerungsintervall von 16 h sollte angestrebt werden [1].

Ist der Patient ein *„O_2-Responder"*, sollte die Lagerungstherapie zumindest über *einige Tage* (⇨ mehrere Lagerungszyklen) durchgeführt werden, um einen nachhaltigen Effekt auf die Besserung des Gasaustausches in Rückenlage zu erzielen bzw. einen *„Rebound"* (= erneute anhaltende Verschlechterung des pulmonalen Gasaustausches) zu vermeiden [1].

> **Merke**
>
> - Die intermittierende Bauchlagerung sollte beendet werden bei anhaltender Verbesserung der Oxygenierung in Rückenlage ($PaO_2/FiO_2 > 150$ mmHg), bei einem PEEP ≤ 10 mbar und einer $FiO_2 \leq 60$ %
> - oder wenn mehr als 2 Lagerungsversuche erfolglos geblieben sind [1].

Pflegerische Aspekte im Zusammenhang mit der Bauchlagerung

Die Bauchlagerung stellt hohe Anforderungen an das Intensivpflegeteam. Schon das Lagerungsmanöver erfordert einen hohen arbeitsorganisatorischen Aufwand, da beim Lagewechsel 2–3 diplomierte Pflegepersonen und ein Arzt anwesend sein sollten, um eine Dislokation des Endotrachealtubus oder eine unbeabsichtigte Entfernung von Kathetern oder Drainagen zu vermeiden, was unter Umständen lebensbedrohende Folgen für den Patienten nach sich ziehen könnte.

Während der Bauchlagerung ist darauf zu achten, dass die Expansion des Abdomens während der Inspiration möglichst frei erfolgen kann. Dies gelingt derzeit am besten bei Lagerung des Patienten in einem Luftkissenbett (z. B. ArjoHuntleigh GmbH, Wien, Österreich) mit variabler Einstellung der Füllungsdrücke der einzelnen Luftkissen, sodass der Auflagedruck im Abdominalbereich reduziert werden kann *(⇨ Dekompression des Abdomens).* Spezielle Luftkissen sowie andere spezifische Konstruktionen zur Lagerung des Kopfes und der Extremitäten stehen kommerziell zur Verfügung, um Lagerungsdefekte v. a. im Bereich des Gesichts (⇨ Stirn, Augen, Nase, Lippen, Zunge) möglichst gering zu halten (Antidekubitusmatratzensystem). Um eine freie Inspiration zu ermöglichen, werden der obere Teil des Brustkorbs sowie das Becken auf ein Kissen gelagert, um eine Einschränkung der Zwerchfellexkursion durch den abdominalen Druck zu vermeiden. Die Arme liegen entweder nach oben bis zu einer maximalen Abduktion von 90° im Schultergelenk abgewinkelt oder sind gestreckt parallel zum Körper. Ein zusätzliches Kissen unter den Unterschenkeln verhindert Drucknekrosen im Bereich der Knie und Füße. Besonders sorgfältig muss die Lagerung des Kopfes erfolgen, da im Bereich von Augen, Kinn und Nase leicht druckbedingte Lagerungsschäden auftreten können. Luftkissenbetten verfügen daher über eine U-förmige Aussparung für den Kopf (s. ▶ Abb. 11.3).

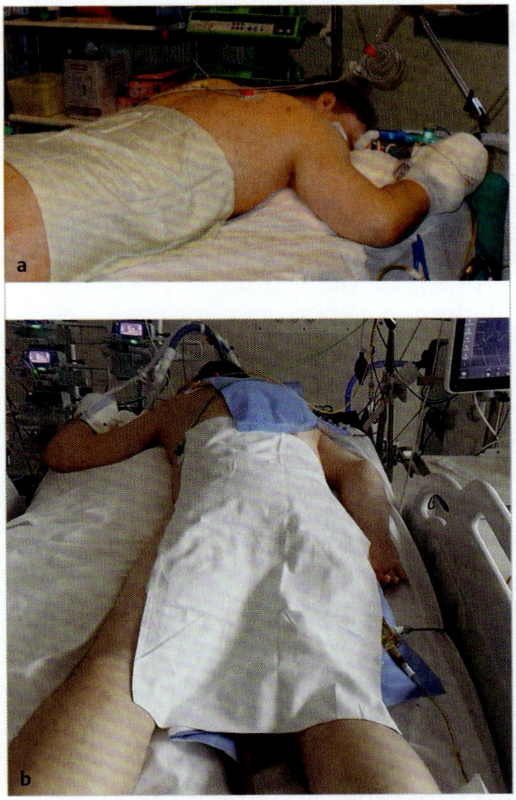

Abb. 11.3 Bauchlagerung.
a 180°-Bauchlagerung.
b 135°-Bauchlagerung.

Zum endotrachealen Absaugen wird der Kopf vorsichtig zur Seite gedreht. Ein *geschlossenes Absaugsystem* sollte angewendet werden, da mit einem solchen System eine Diskonnektion vom Respirator während des Absaugens nicht erforderlich ist und somit einerseits ein hygienisch sauberes Arbeiten möglich ist, andererseits der eingestellte PEEP aufrechterhalten wird.

Praxis

Voraussetzungen für die Bauchlagerung und Durchführung
[1]

Vorbereitungen
- Erfahrenes und gut geschultes Intensivteam
- ausreichend Personal: mindestens 3 Personen (2 diplomierte Pflegepersonen und ein Arzt) müssen für die Umlagerung verfügbar sein)
- Gewährleistung der Verlängerung von Beatmungsschläuchen, Infusionsleitungen und Drucksystemen
- Gewährleistung der Dekompression des Abdomens
- Sicherung der verschiedenen „Zugänge" durch jene Person, die den Kopf des Patienten führt

Vor dem Drehmanöver
- Erhöhung der FiO_2 auf 100 % (⇨ O_2-Reserve)
- Unterbrechung der enteralen Ernährung, Absaugen von Mageninhalt über Magensonde
- Vertiefung der Analgosedierung für das Drehmanöver (*Ziel:* RASS ≤ –3)

Nach dem Drehmanöver
- Durchführung spezieller Maßnahmen zur Druckentlastung im Kopfbereich sowie im Becken- und Kniebereich
- Komplettierung des Monitorings
- Durchführung der enteralen Ernährung mit niedriger Flussrate (≤ 30 ml/h) möglich, regelmäßige Refluxkontrolle obligat

Bauchlagerung und Letalität

Der *Therapieerfolg* der Bauchlagerung ist umso größer, je kürzer die Anamnese des akuten Lungenversagens ist *(⇨ „Early ARDS")*. Obwohl durch die Bauchlagerung zu einem hohen Prozentsatz eine klinisch relevante Verbesserung der Oxygenierung erreicht wird, konnte bislang eine Senkung der Letalität nur bei Patienten mit mittelschwerem bzw. schwerem ARDS, d. h. mit einem $PaO_2/FiO_2 < 150$ mmHg, nachgewiesen werden ([6], [7], [32], [38], [39], [40], [41], [42]).

Merke

Bei ARDS-Patienten mit einem Oxygenierungsindex $PaO_2/FiO_2 < 150$ mmHg, die entsprechend den Kriterien einer lungenprotektiven Beatmungsstrategie beatmet werden, führt die frühe Anwendung der prolongierten Bauchlagerung mit einem Lagerungsintervall von ≥ 16 h über mehrere Tage zu einer signifikanten Senkung der Letalität im Vergleich zur Rückenlagerung [41].

Vor dem Hintergrund der aktuellen Literatur kann bei Patienten mit hypoxämischem Lungenversagen die Bauchlagerung als adjuvante Therapiesäule zur Behandlung von schweren Oxygenationsstörungen und zur Reduktion ventilatorassoziierter Lungenschäden empfohlen werden, wenn trotz einer lungenprotektiven Beatmungsstrategie mit adäquat hohem PEEP kein zufriedenstellender Gasaustausch mit einer $FiO_2 \leq 60$ % zu erzielen ist. Möglicherweise ist als Prognoseindikator nicht nur die Verbesserung der Oxygenierung, sondern auch die Verbesserung der alveolären Ventilation (Abfall des $PaCO_2$ während der Bauchlagerung ⇨ *„$PaCO_2$-Responder"*) von klinischer Bedeutung [43].

11.1.3 Kontinuierliche laterale Rotationstherapie (KLRT)

Unter der kontinuierlichen lateralen Rotationstherapie versteht man die *kinetische Therapie* mit motorgetriebenen *Drehbetten*, die eine kontinuierliche und automatische Drehbewegung des Patienten um seine Längsachse bis zu einem Winkel von maximal 62° zu jeder Seite ermöglichen. In der Seitenlage sind variable Pausenzeiten bis maximal 30 min einstellbar (▶ Abb. 11.4, Traumabett RotoRest, [ArjoHuntleigh GmbH, Wien, Österreich]).

Das Luftkissenbett *TriaDyne Proventa* (ArjoHuntleigh GmbH, Wien, Österreich) erlaubt eine kontinuierliche Rotation bis maximal 45° bei gleichzeitiger Oberkörperhochlagerung von 30–45°. Zu-

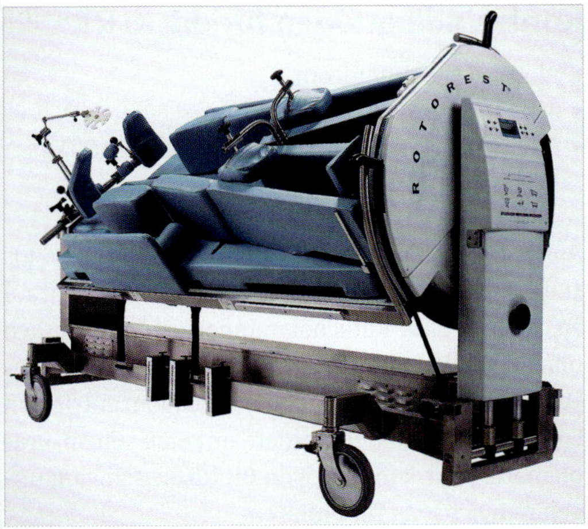

Abb. 11.4 Traumabett RotoRest. (Quelle: Traumabett Rotorest MKIV, Fa. ArjoHuntleigh)

sätzlich ist in diesem Bett auch eine 180°-Bauchlagerung möglich

Definition

Die **kinetische Therapie** ist definiert als kontinuierliche Drehung des Patienten um seine Längsachse mittels spezieller Bettensysteme.

Kurze Pausenzeiten in Seitenlage (≤ 20 min) können sich fakultativ positiv auf den pulmonalen Gasaustausch auswirken, da durch eine kurze Stehzeit der kinetische Effekt weiter gesteigert wird. Demgegenüber weist der Patient bei kontinuierlichem „Durchschwenken über die meiste Zeit nur einen Rotationswinkel von < 40° auf ([44], [45]). Längere Pausenzeiten sind nicht zielführend, da sich hierdurch der Gasaustausch infolge erneuter Ausbildung von Atelektasen wieder verschlechtern kann [1].

Um eine optimale Ausnutzung des kinetischen Effekts zu erzielen, sollte die *tägliche Rotationszeit mindestens 20 h* betragen. Diese Voraussetzung verlangt eine exakte Planung sämtlicher Pflegemaßnahmen sowie medizinischer Tätigkeiten.

Klinische Effekte der KLRT

Folgende klinische Effekte können durch die kontinuierliche axiale Drehung mit einem Drehwinkel von ≥ 40° erzielt werden ([1], [46], [47], [48], [49], [50], [51], [52]):

- Verbesserung des Ventilations-/Perfusionsverhältnisses
- Verbesserung der Oxygenierung (PaO_2 ⇧) durch
- Öffnen bzw. verminderte Bildung von Atelektasen v. a. in den dorsobasalen Lungenkompartimenten sowie
- Verminderung des intrapulmonalen Rechts-Links-Shunts ($\dot{Q}s/\dot{Q}t$ ⇩)
- Reduktion des extravaskulären Lungenwassers (EVLW) (⇨ möglicherweise durch vermehrte Drainage durch das Lymphsystem der Lunge)
- Verringerung der Inzidenz an nosokomialen Pneumonien
- Steigerung der bronchopulmonalen Sekretolyse mit konsekutiver Verbesserung der Sekretmobilisation *(⇨ Drainageeffekt)* ⇨ empirisch, kein evidenzbasierter Nachweis
- Abschwächung der pulmonalen Inflammationsreaktion *(„Inflammatory Response“)* bei Traumapatienten (⇨ Reduktion pulmonaler und systemischer proinflammatorischer Zytokine wie IL-6 und TNFα)
- keine Steigerung des intrakraniellen Drucks (⇨ strenge Indikationsstellung und intrakranielles Druckmonitoring obligat)
- Stimulierung der Darmfunktion
- Verringerung der Dekubitusgefährdung beim Luftkissendrehbett *TriaDyne Proventa* durch ein Luftkissensystem aus GoreTex sowie durch die Pulsationsfunktion
  Cave: sorgfältige Dekubitusprophylaxe im *Roto-Rest-Bett* aufgrund der relativ harten Schaumstoffauflagepolster erforderlich!
- möglicherweise Verringerung der Inzidenz an thromboembolischen Komplikationen wie Venenthrombose und Pulmonalembolie (⇨ kein evidenzbasierter Nachweis)

Folgen:

- Verkürzung der Beatmungsdauer
- Verkürzung der Verweildauer auf der Intensivstation

Um einen nachhaltigen Effekt auf die Verbesserung der Oxygenierung zu erzielen, soll die KLRT zumindest über 72 h durchgeführt werden. Im Vergleich zur intermittierenden Bauchlagerung tritt bei der axialen Rotation die Verbesserung der Oxygenierung langsamer ein, allerdings ist nach etwa 72 h zwischen den beiden Therapieverfahren kein Unterschied mehr nachweisbar ([1], [53]).

Indikationen für die KLRT

- Schwere pulmonale Gasaustauschstörung (PaO_2/FiO_2 < 150 mmHg), wenn die intermittierende Bauchlagerung kontraindiziert ist

Definition

Unter „*O_2-Responder*" versteht man Patienten, bei denen durch die KLRT eine klinisch relevante Verbesserung der Oxygenierung, definiert als Steigerung des Oxygenierungsindex PaO_2/FiO_2 um ≥ 20 %, innerhalb von 24 bis maximal 72 h eintritt [1].

Merke

- Wird die KLRT zur Therapie der Oxygenationsstörung eingesetzt, sollte die Indikation zur Fortführung täglich anhand der Verbesserung der Oxygenierung (wie bei der Bauchlagerung) überprüft werden
- Die KLRT sollte beendet werden bei Stabilisierung des Gasaustausches in Rückenlage oder wenn die kontinuierliche Anwendung über maximal 72 h erfolglos geblieben ist.

Info

- Für die Beatmung während der KLRT gelten die Prinzipien der lungenprotektiven Beatmungsstrategie.
- Die Kombination mit einem extrakorporalen Gasaustauschverfahren ist möglich.

Kontraindikationen für die KLRT

- Akutes Schocksyndrom
- instabile Wirbelsäule
- Adipositas permagna (Körpergewicht ≥ 160 kg; laut Herstellerangabe)

Außerdem ist Vorsicht bei hämodynamischer Instabilität geboten [47]. In diesem Fall ist v. a. darauf zu achten, dass Katecholaminperfusoren deutlich über dem Patientenniveau angebracht sind, des Weiteren sollen auch keine hochkonzentrierten Lösungen verwendet werden, um eine „Flush-Problematik" mit konsekutiven Blutdruckschwankungen möglichst zu minimieren.

11.1.4 Bauchlagerung versus kontinuierliche laterale Rotationstherapie

Vorteile der Bauchlagerung

- Rasche Verbesserung des pulmonalen Gasaustausches (innerhalb von 30 min möglich)
- optimale Ausnutzung des schwerkraftbedingten Effekts durch 180°-Drehung
- Druck des Mediastinums lastet auf dem Sternum (▶ Abb. 11.5)
- kein zusätzlicher Kostenaufwand

Nachteile bzw. Gefahren der Bauchlagerung

- Höherer Personalbedarf: 3–4 Pflegekräfte für Lagerungsmanöver notwendig
- kardiopulmonale Reanimation erschwert, da Zeitverlust durch Umlagerung
- keine Pupillenkontrolle möglich (⇨ in vielen Fällen Lidschwellung)
- Gefahr der Tubusdislokation und der unbeabsichtigten Extubation ⇨
- Reintubation wegen Ödembildung im Mund- und Kehlkopfbereich erschwert
- Augen- und Mundpflege erschwert
- Bronchialtoilette erschwert
- Gefahr von Lagerungsschäden
  - Drucknekrosen
  - Extremitäten- und Nervenverletzungen durch unphysiologische Bewegungen während der Umlagerung

- Gefahr der Dislokation und Diskonnektion von zentralvenösen und arteriellen Kathetern

Vorteile der KLRT

- Nur 2 Pflegepersonen zum Umlagern erforderlich – geringerer Zeitaufwand
- sofortige Intervention bei einer Notfallsituation möglich ⇨
- keine Zeitverzögerung bei kardiopulmonaler Reanimation
- keine Beeinträchtigung von Pflegemaßnahmen

Nachteile der KLRT

- Anhaltende Verbesserung des Gasaustausches tritt im Vergleich zur Bauchlagerung erst verzögert ein, d. h. etwa 24–48 h später
- verzögerte Sekretolyse und Sekretmobilisation

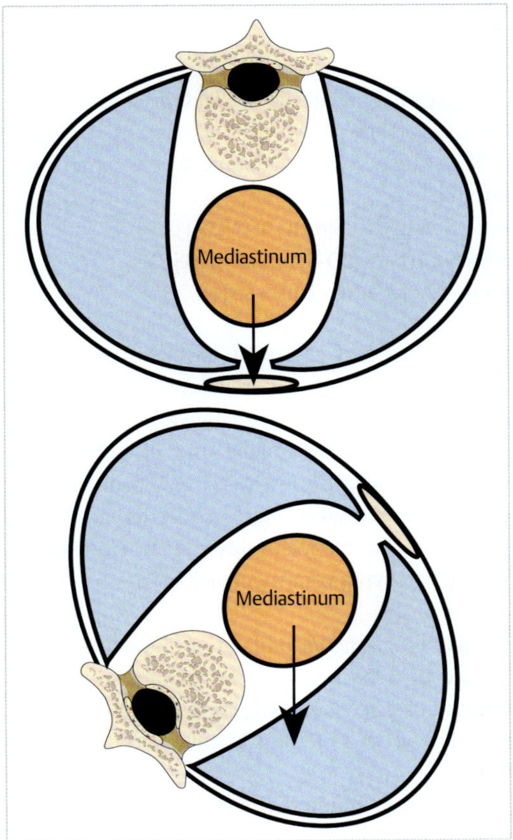

Abb. 11.5 Bauchlagerung versus KLRT. Auswirkungen des Mediastinaldrucks bei Bauchlagerung und bei KLRT.

- Druck des Mediastinums lastet auf Lungenparenchym (s. ► Abb. 11.5) [14]
- Gefahr von Drucknekrosen, v. a. durch Stehzeiten
- druckbedingte Nervenläsionen
- hämodynamische Instabilität (Blutdruckabfall, v. a. in Rechtsseitenlage)
- Intoleranz der KLRT (⇨ Husten, Pressen, vegetative Symptome, Regurgitation)
- Dislokation und Diskonnektion von Kathetern und Infusionsleitungen (⇨ Vermeidung durch entsprechende Vorkehrungen)
- Kinetose
- kostenintensiv (*Alternative:* Mietvertrag, Leasingvertrag)
- hoher Platzbedarf

Praxis

Empfehlungen zur praktischen Durchführung der KLRT

[1]

- Prophylaktische adäquate Polsterung potenzieller Druckstellen
- stufenweise Steigerung bzw. Reduzierung des Drehwinkels
- Positionierung der Druckabnehmer in der medianen Achse patientennah am Schwenkbett
- Anbringen von Katecholaminperfusoren deutlich über Patientenniveau sowie
- keine Applikation hochkonzentrierter Lösungen, um „Flush-Problematik" mit konsekutiven Blutdruckschwankungen möglichst zu minimieren

11.2 Inhalative Vasodilatatoren

11.2.1 Stickstoffmonoxid – NO

Physiologie und Pharmakologie

Stickstoffmonoxid (NO [engl.: Nitric Oxide]) ist ein *physiologischer Vaso- und Bronchodilatator*, der im Gefäßendothel aus der Aminosäure L-Arginin mittels des Enzyms NO-Synthase (NOS) gebildet wird. NO diffundiert in die glatte Muskelzelle und führt über Aktivierung der löslichen Guanylatcyclase (sGCi ⇨ sGCa) und Bildung von zyklischem Guano-

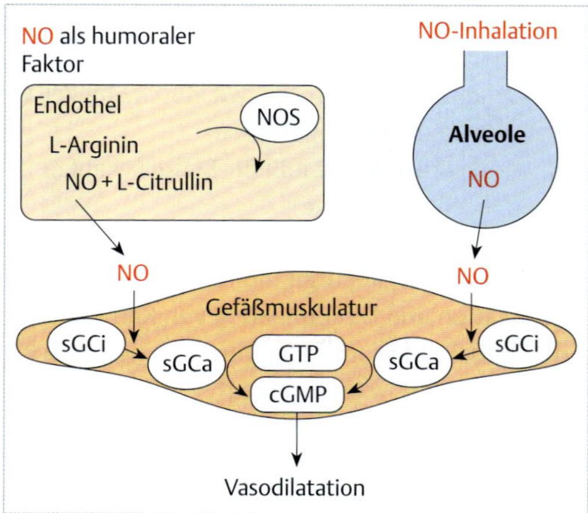

Abb. 11.6 Biosynthese von Stickstoffmonoxid. cGMP = zyklisches Guanosinmonophosphat, GTP = Guanosintriphosphat, NOS = NO-Synthase, sGCi ⇨ sGCa = Aktivierung der löslichen Guanylatcyclase.

sinmonophosphat (cGMP) aus Guanosintriphosphat (GTP) zur Relaxation der glatten Muskelzelle (▶ Abb. 11.6) [54]. Zyklisches Guanosinmonophosphat (cGMP) fungiert als *„Second Messenger"* und führt über Aktivierung einer Proteinkinase zu Phosphorylierungsprozessen der kontraktilen Muskelproteine mit Abnahme des intrazellulären Kalziums und damit zur Relaxation der glatten Gefäßmuskulatur. Aktivierung dieses *„Second-Messenger"*-Systems ist auch für andere NO-vermittelte Wirkungen wie die Hemmung der Thrombozytenaggregation verantwortlich.

NO bewirkt als endogener Vasodilatator einen aktiven Dilatationszustand der Gefäße (Arterien und Venen) und trägt maßgeblich zur Regulation des systemischen wie auch des pulmonal-arteriellen Gefäßtonus bei.

NO wird unter physiologischen Bedingungen nicht nur im

- Gefäßendothel, sondern auch in
- Thrombozyten,
- Makrophagen und
- Gehirnzellen produziert.

Neben der Regulation des Blutdrucks ist NO auch an der Regulation der Thrombozytenfunktion *(⇨ Hemmung der Thrombozytenaggregation)* sowie der makrophagenabhängigen Infektabwehr *(⇨ bakterizide Wirkung)* beteiligt. Außerdem wirkt NO als Neurotransmitter im zentralen Nervensystem und ist für das Langzeitgedächtnis von Bedeutung [54].

Die endogene NO-Synthese findet auch in den Mukosazellen des oberen Respirationstrakts (Nasennebenhöhlen, Nasopharynx) statt und führt zu einer *„physiologischen Autoinhalation"* von etwa 0,1 ppm NO. Während bei Rauchern niedrigere Syntheseraten gemessen werden (⇨ Feedback-Mechanismus), finden sich bei Patienten mit Asthma bronchiale erhöhte NO-Konzentrationen in der Exspirationsluft. NO fungiert bei Patienten mit Asthma bronchiale als endogener Bronchodilatator [55]. Infolge Intubation und Beatmung wird diese physiologische Autoinhalation unterbrochen. Ob dies von klinischer Bedeutung ist, kann zurzeit nicht beantwortet werden.

Schlüsselenzyme für die *NO-Bildung* sind verschiedene *Isoenzyme* der *NO-Synthase.*

Nach ihrem Vorkommen unterscheidet man 3 Isoenzyme:

- neuronale NO-Synthase (NOS 1),
- induzierbare NO-Synthase (NOS 2),
- endotheliale NO-Synthase (NOS 3).

Endotheliale und neuronale NO-Synthase werden auch als *„konstitutiv"* bezeichnet, d. h., es findet eine kontinuierliche Ca-abhängige NO-Freisetzung statt. Die durch Endotoxine und Zytokine *„induzierbare"* NO-Synthase (iNOS) ist Ca-unabhängig und für die NO-Biosynthese in Makrophagen, neutrophilen Granulozyten, Myozyten, Fibroblasten und Hepatozyten verantwortlich [54].

Die pathologische Vasodilatation (= Vasoplegie) im septischen Schock ist auf eine endotoxin- bzw. zytokininduzierte Überproduktion von NO im Endothel und in der Gefäßmuskelzelle zurückzuführen [54].

Nitrovasodilatatoren wie Nitroglyzerin oder Nitroprussidnatrium wirken als exogene NO-Donatoren, d. h., ihr vasodilatierender Effekt ist NO-ab-

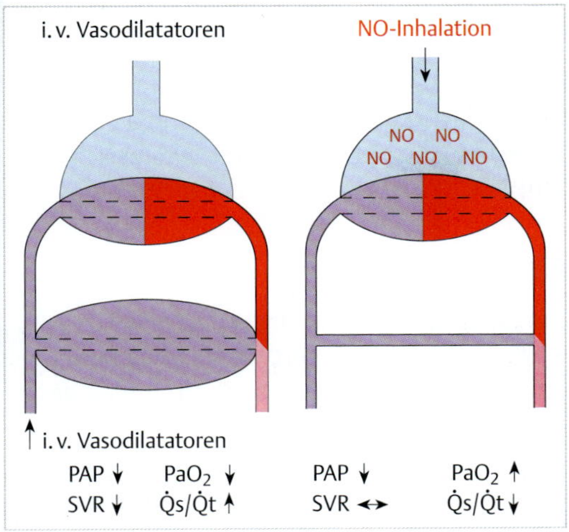

Abb. 11.7 Systemische Vasodilatatoren im Vergleich zu inhalativem NO. Hämodynamische und respiratorische Wirkungen.

hängig. Kortison und Cyclosporin A führen zu einer Hemmung der endogenen NO-Produktion.

Systemisch infundierte Vasodilatatoren wie Prostaglandine, Nitroglyzerin oder Nitroprussidnatrium senken zwar den pulmonal-arteriellen Druck (PAP), doch aufgrund ihrer Wirkung auf das Gefäßbett im großen und im kleinen Kreislauf sind sie nur eingeschränkt einsetzbar. Im Systemkreislauf verursacht die Vasodilatation eine Hypotonie mit potenzieller Organminderperfusion. In der pulmonalen Strombahn führt die globale Gefäßweitstellung auch zu einer verstärkten Durchblutung von schlecht belüfteten Lungenkompartimenten mit konsekutiver Zunahme des intrapulmonalen Rechts-Links-Shunts und zusätzlicher Verschlechterung der Oxygenierung (▶ Abb. 11.7) ([56], [57]).

Demgegenüber führt die Inhalation von niedrigen Konzentrationen von Stickstoffmonoxid (NO) zu einer *selektiven Vasodilatation* in ventilierten Lungenarealen mit konsekutiver Senkung des pulmonal-arteriellen Drucks (PAP) sowie zu einer Abnahme des pulmonalen Rechts-Links-Shunts mit Verbesserung der Oxygenierung durch Blutumverteilung in gut belüftete Lungenareale [57].

Definition

NO per inhalationem kann als *selektiver pulmonaler Vasodilatator* definiert werden.

Klinische Effekte

- Senkung des pulmonal-arteriellen Drucks (PAP ⇩)
- Verbesserung der Oxygenierung (PaO_2 ⇧)
- Abnahme des intrapulmonalen Rechts-Links-Shunts ($\dot{Q}s/\dot{Q}t$ ⇩)
- Verbesserung des Ventilations-/Perfusionsverhältnisses ($\dot{V}/\dot{Q}$ ⇧)
- Verbesserung der rechtsventrikulären Funktion (RVEF ⇧)
- Bronchodilatation (schwächer als β_2-Agonisten)
- keine Wirkung auf den Systemkreislauf (⇨ keine Änderung von MAP und SVR)

Indikationen

- Akutes Lungenversagen (ARDS), wenn unter einer lungenprotektiven Beatmungsstrategie trotz hoher Beatmungsinvasivität eine schwere Gasaustauschstörung besteht
- akute Rechtsherzdysfunktion (RVEF < 30 %) bzw. akutes Rechtsherzversagen
- akute pulmonale Hypertonie unterschiedlicher Genese (Verhältnis von pulmonal-arteriellem zu system-arteriellem Druck [PAP/SAP] > 0,5)
- perioperatives Ischämie-/Reperfusionssyndrom nach Lungentransplantation
- PPHN = persistierende pulmonale Hypertonie des Neugeborenen (PaO_2/FiO_2 < 100 + Rechts-Links-Shunt bzw. bidirektionaler Shunt auf Ductus-Botalli-Ebene oder auf Vorhofebene bei bereits verschlossenem Ductus Botalli [⇨ Echokardiografie])

Kontraindikationen

Absolut:

- Methämoglobin-Reduktasemangel
- Methämoglobinämie ≥ 5 %

Relativ:
- intrakranielle Blutung
- hämorrhagische Diathesen
- schwere Linksherzinsuffizienz (⇨ Erhöhung der linksventrikulären Vorlast)

Metabolismus

Über den beschriebenen Wirkmechanismus kommt es zu einer Vasodilatation in gut belüfteten Lungenkompartimenten. Freies NO hat eine *Halbwertszeit* von nur wenigen Sekunden, da es im Blut durch Bindung an Hämoglobin inaktiviert wird.

> **Merke**
>
> NO hat eine 1500-fach höhere Affinität zu Hämoglobin als zu Kohlenmonoxid!

Das entstehende Nitrosyl-Hämoglobin (NOHb) wird in Anwesenheit von Sauerstoff zu Methämoglobin (MetHb) oxidiert, aus dem unter Bildung von Nitrat (NO_3^-) wieder freies Hb mittels des Methämoglobin-Reduktasesystems regeneriert wird. Das gebildete Nitrat wird über die Niere ausgeschieden [56].

$$NO + HbO_2 \Rightarrow NOHb + O_2$$

$$NOHb + O_2 \Rightarrow MetHb$$

$$MetHb \Rightarrow Hb + NO_3^-$$

Nicht in die Blutbahn diffundiertes NO wird bei Kontakt mit Sauerstoff zu NO_2 (Stickstoffdioxid) oxidiert, welches mit dem Wasserdampf der Atemluft durch Hydrolyse zu Nitrit (= Salz der salpetrigen Säure) und Nitrat (= Salz der Salpetersäure) reagiert. Diese Metaboliten wirken in höherer Konzentration zytotoxisch auf das Lungenparenchym und führen zu einem toxischen Lungenödem mit Lungenparenchymschaden [58].

Die gebildete NO_2-Konzentration ist direkt proportional zu der inspiratorischen Sauerstoffkonzentration (FiO_2), der NO-Konzentration sowie der Kontaktzeit [59].

$$2\,NO + O_2 \Rightarrow 2\,NO_2$$

$$2\,NO_2 + H_2O \Rightarrow NO_2^- + NO_3^- + 2\,H^+$$

Im therapeutischen Dosisbereich von 5–10 ppm ist eine Erhöhung der Methämoglobinkonzentration und der NO_2-Konzentration nicht zu erwarten, jedoch bei NO-Konzentrationen > 15 ppm. Eine NO-Konzentration > 200 ppm wirkt zytotoxisch ([59], [60]).

Nebenwirkungen – Toxikologie

Durch *Überdosierung* können entstehen:
- erhöhte MetHb-Spiegel (v. a. bei Säuglingen Gefahr der Hypoxämie) (Normalwert: < 0,2 % des Gesamt-Hb)
- erhöhte NO_2-Spiegel (> 0,3 ppm bronchokonstriktorisch, > 2,25 ppm proinflammatorisch)
- Peroxynitritanionen ($NO + O_2^- \Rightarrow ONOO^-$)

Folgen:
- Lipidperoxidation mit Zellnekrose
- Zerstörung von Surfactant
- toxisches Lungenödem ⇨ Hypoxämie
- Gerinnungsstörungen ⇨ Hemmung der Plättchenaggregation und -adhäsion

> **Info**
>
> Durch plötzliches Absetzen der NO-Therapie kann ein *Rebound-Effekt* ausgelöst werden.

Der Rebound-Effekt durch plötzliches Absetzen der NO-Therapie ist auf ein *Ungleichgewicht* zwischen *endogenen Vasodilatatoren* und *Vasokonstriktoren* zurückzuführen mit Überwiegen der körpereigenen Vasokonstriktoren, da durch die exogene Zufuhr von Stickstoffmonoxid die körpereigene NO-Synthese supprimiert wird. Da ein akuter Ausfall der NO-Zufuhr schwerwiegende, unter Umständen sogar lebensbedrohliche Folgen haben kann, ist es notwendig, dass bei einem Geräteausfall ein rasch einsetzbares *„Back-up-System"* (= Notversorgung mit NO) zur Verfügung steht. Um Rebound-Effekte zu vermeiden bzw. zu minimieren, darf die NO-Therapie nur schrittweise ausgeschlichen werden.

NO – in geringerer Menge auch NO_2 – entsteht in unserer Umwelt bei verschiedenen Verbrennungs-

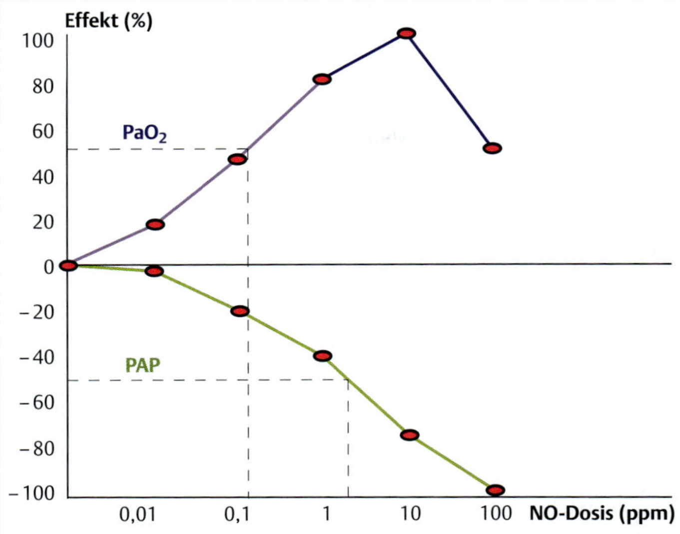

Abb. 11.8 Dosierung von NO. Dosis-Wirkung-Kurve von NO für die Oxygenation und Hämodynamik.

prozessen als Oxid des Stickstoffs. Es tritt in der Stadtluft in Konzentrationen von 0,02–0,2 ppm auf (bei Smog in entsprechend höherer Konzentration!). Außerdem bildet sich NO an glühenden Zigarettenspitzen und kann beim Rauchen in einer Konzentration von über 100 ppm inhaliert werden [54].

Während im Tierexperiment und beim Menschen NO-Konzentrationen von > 5 000 ppm sehr schnell zu einer Methämoglobinämie und einem toxischen Lungenödem führen, scheint nach heutigem Wissensstand die Inhalation von Konzentrationen < 50 ppm keine akute Toxizität zu besitzen [54].

Dosierung – Dosis-Wirkung-Kurve

- Empfohlener Dosisbereich: 0,5–20 ppm *(„Dosistitration")*
- maximale Dosis: 40 ppm

Die Konzentration von stark verdünnten Gasen wird in ppm (= Parts per Million) angegeben. 1 ppm NO entspricht 1 mm^3 NO (⇨ ein Würfel mit 1 mm Kantenlänge) in 1 l (⇨ ein Würfel mit 10 cm Kantenlänge).

In klinischen Studien konnte gezeigt werden, dass die *Dosis-Wirkung-Beziehung* von NO in Bezug auf Oxygenierung und Hämodynamik (⇨ Senkung erhöhter Pulmonalisdrücke) unterschiedlich ist. Während der pulmonale Gefäßwiderstand linear mit zunehmender NO-Dosis sinkt (Dosisbereich zwischen 0,1 und 100 ppm – *„Dose depending Effect"*), fand sich in Bezug auf die Oxygenierung ein therapeutisches Optimum bei 10 ppm. Dieser Befund lässt sich dadurch erklären, dass es bei niedriger Dosierung (≤ 10 ppm) zu einer streng selektiven pulmonalen Vasodilatation in gut ventilierten Lungenkompartimenten kommt und dass bei höherer Dosierung (> 10 ppm) eine Diffusion von NO auch in nicht ventilierte Shuntareale mit konsekutiver Verschlechterung der Oxygenierung stattfindet (► Abb. 11.8) [61].

Merke

M!

- Zur Verbesserung der Oxygenierung sollte NO in Konzentrationen ≤ 10 ppm appliziert werden.
- Zur Aufrechterhaltung des therapeutischen Effekts soll die minimal effektive Dosis appliziert werden!

Bereits Dosierungen im ppb-Bereich (= Parts per Billion – 1 ppm = 1000 ppb) führen zu einer Verbesserung der Oxygenierung, haben aber kaum

Einfluss auf den pulmonalen Gefäßwiderstand *(⇨ selektive Verbesserung der Oxygenierung)* [62].

NO-Responder – NO-Nonresponder

Unter *„NO-Responder"* versteht man Patienten, bei denen nach Applikation von Stickstoffmonoxid innerhalb von 30 min eine

- Verbesserung der Oxygenierung ⇨ Zunahme des PaO_2/FiO_2-Quotienten um ≥ 20 % bzw.
- Abnahme erhöhter Pulmonalisdrücke ⇨ Abnahme des PAP um ≥ 20 % stattfindet.

Als weitere Effektivitätskriterien gelten eine Zunahme der rechtsventrikulären Ejektionsfraktion (RVEF) um ≥ 10 % sowie der gemischt-venösen Sauerstoffsättigung (SvO_2) um ≥ 5 %. In der Echokardiografie lässt sich eine Abnahme der rechtsventrikulären Volumina nachweisen.

Sogenannte *„NO-Nonresponder"* sind entweder Patienten mit normalem pulmonal-vaskulärem Gefäßtonus oder Patienten, deren erhöhter pulmonal-vaskulärer Widerstand auf mechanische Faktoren (Mikrothromben) oder auf anatomische Umbauvorgänge (Intimafibrose, Mediahyperplasie) innerhalb des pulmonal-arteriellen Gefäßbetts zurückzuführen ist *(= „Vascular Remodelling")* [59].

11

MAK-Werte für NO (= maximale Arbeitsplatzkonzentration):

Derzeit betragen die MAK-Werte für

- NO: 25 ppm
- NO_2: 3 ppm

Eine weitere EU-weite Herabsetzung der MAK-Werte ist in Diskussion.

Geräte zur NO-Applikation

Zur Applikation von inhaliertem NO sind derzeit mehrere Systeme im klinischen Einsatz, die eine genaue Dosierung der Substanz sowie ein Monitoring von NO sowie NO_2 erlauben. Um die Kontaktzeit mit Sauerstoff so kurz wie möglich zu halten, wird dabei inhaliertes NO entweder atemhubgetriggert oder kontinuierlich in den Inspirationsschenkel des Respirators eingespeist [63].

Seit der Zulassung von NO in der Europäischen Union wird von verschiedenen Herstellern eine vollständige Behandlungseinheit (z. B. *Kinox*, *Air-Liquid*) angeboten, die an die meisten verfügbaren Beatmungsgeräte anschließbar ist und aus einem Dosier- und Analysesystem sowie dem NO-Gas selbst besteht. Dieses Therapiesystem kann in Verbindung mit Intensiv- und Narkoserespiratoren eingesetzt werden und funktioniert unabhängig von der Respiratoreinstellung oder dem Beatmungsmodus. Integrierte Alarmfunktionen gewährleisten die kontinuierliche Überwachung der NO-, NO_2- und O_2-Konzentration (▶ Abb. 11.9).

Monitoring

Als zusätzliches intensivmedizinisches Monitoring sind die

- Messung der NO_2-Konzentration im Inspirationsschenkel des Beatmungsgeräts sowie die
- Überwachung der Methämoglobinkonzentration als Sicherheitsstandard obligat.

Prognose

Trotz der positiven Effekte von Stickstoffmonoxid auf die Oxygenierung und die pulmonale Hämodynamik konnte bis dato keine Senkung der Letalität von ARDS-Patienten nachgewiesen werden ([57], [58], [59], [60], [61]). Es zeigte sich jedoch eine signifikante Reduktion der ECMO-Frequenz bei Patienten, die mit NO behandelt wurden, im Vergleich zur Kontrollgruppe [58].

11.2.2 Prostanoide

Ein weiterer therapeutischer Ansatz beim ARDS besteht in der Applikation von inhalierten (vernebelten) Prostanoiden (*Prostazyklin [PGI_2]* oder *Iloprost* [= stabiler Metabolit des Prostazyklins mit längerer Halbwertszeit]). In klinischen Studien konnte ein ähnlicher Effekt auf die Oxygenierung und pulmonale Hämodynamik wie durch inhaliertes Stickstoffmonoxid (NO) gezeigt werden ([59], [63]).

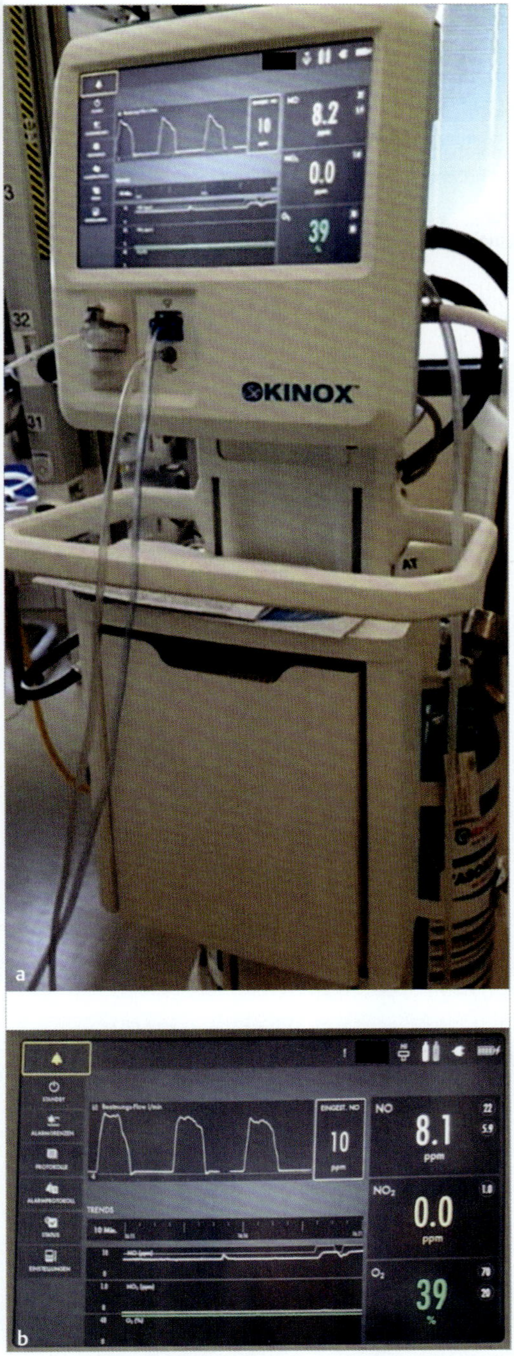

Abb. 11.9 Kinox – inhalative Stickstoffmonoxid-therapie.
a Kinox.
b Monitoranzeige.

Physiologie und Pharmakologie

Prostazyklin (PGI_2) ist ein *physiologischer Vasodilatator*, welcher v. a. im Gefäßendothel und im Herzen synthetisiert wird und ubiquitär im Organismus vorkommt.

Prostazyklin wird unter Vermittlung des Enzyms Zyklooxygenase aus Arachidonsäure (über die Zwischenprodukte Prostaglandin G_2 [PGG_2] und Prostaglandin H_2 [PGH_2]) gebildet und hydrolysiert spontan innerhalb weniger Minuten (HWZ: 2–3 min) zu dem biologisch inaktiven Metaboliten 6-Keto-Prostaglandin-$F_{1\alpha}$ (6-Keto-$PGF_{1\alpha}$; ► Abb. 11.10).

PGI_2 wird an spezifischen Rezeptoren der glatten Gefäßmuskelzellen gebunden und führt über eine Aktivierung der Adenylatcyclase (ACi ⇨ ACa) zur Umwandlung von Adenosintriphosphat (ATP) in zyklisches Adenosinmonophosphat (cAMP). cAMP fungiert als *„Second Messenger“* und aktiviert die Proteinkinase A, welche eine Reduktion des intrazellulären Kalziumgehalts bewirkt und damit zu einer Relaxation der glatten Gefäßmuskulatur führt (► Abb. 11.11) ([63], [64]).

► Abb. 11.12 zeigt die unterschiedlichen Aktivierungswege *(„Pathways“)* von Prostazyklin und Stickstoffmonoxid, die zu einer Abnahme des intrazellulären Kalziums an den Myofibrillen führen. Die beiden Substanzen entfalten dieselbe biochemische Wirkung, jedoch über unterschiedliche *„Second Messengers“* (⇨ Prostazyklin über cAMP, Stickstoffmonoxid über cGMP).

Die Aktivierung dieses *„Second-Messenger“*-Systems (⇨ cAMP) ist auch für andere PGI_2-vermittelte Wirkungen wie die Hemmung der Thrombozytenaggregation verantwortlich.

Für die inhalative Applikation liegt PGI_2 in Form seines stabilen Analogons Epoprostenol (Flolan) bzw. in Form des ebenfalls chemisch stabilen, synthetisch hergestellten Iloprost (Ilomedin) vor. Die Eliminationshalbwertszeit von Iloprost beträgt etwa 30 min und ist damit deutlich länger als diejenige von Prostazyklin (2–3 min). Sowohl die Metaboliten von Prostazyklin als auch diejenigen von Iloprost werden vorwiegend renal eliminiert.

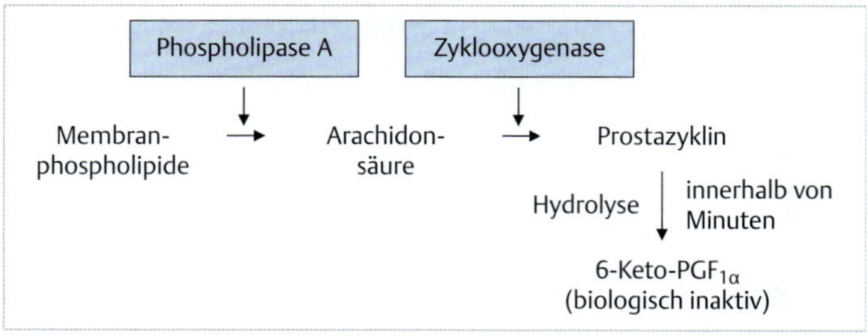

Abb. 11.10 Prostazyklinbildung und -abbau.

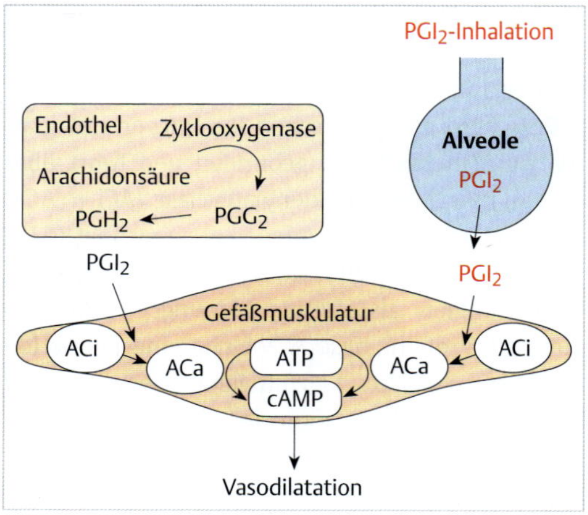

Abb. 11.11 Biosynthese von Prostazyklin. ACi = inaktive Adenylatcyclase, ACa = aktivierte Adenylatcyclase.

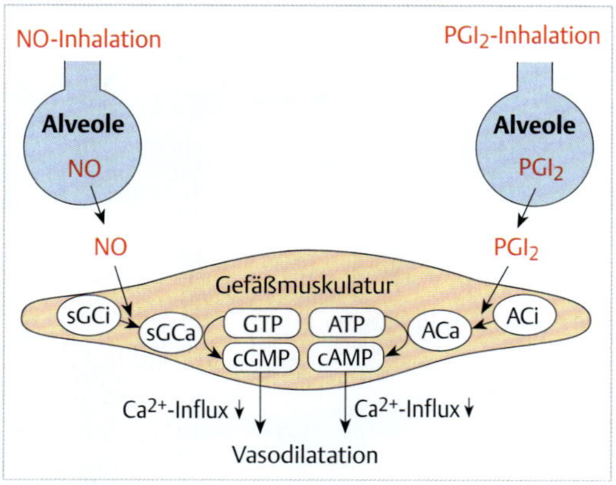

Abb. 11.12 Aktivierungswege. Aktivierungsweg („Pathway") von Prostazyklin im Vergleich zu Stickstoffmonoxid. ACi = inaktive Adenylatcyclase, ACa = aktivierte Adenylatcyclase.

Klinische Effekte

Die klinischen Effekte sind in ▸Abb. 11.13 dargestellt:

- Senkung des pulmonal-arteriellen Drucks (PAP ⇩)
- Verbesserung der Oxygenierung (PaO_2/FiO_2 ⇧)
- Abnahme des intrapulmonalen Rechts-Links-Shunts ($\dot{Q}s/\dot{Q}t$ ⇩)
- Verbesserung des Ventilations-/Perfusionsverhältnisses ($\dot{V}/\dot{Q}$ ⇧)
- Verbesserung der rechtsventrikulären Funktion (RVEF ⇧)
- dosisabhängiger arterieller Blutdruckabfall im Systemkreislauf (⇨ $PGI_2 > 10$ ng/kg/min)

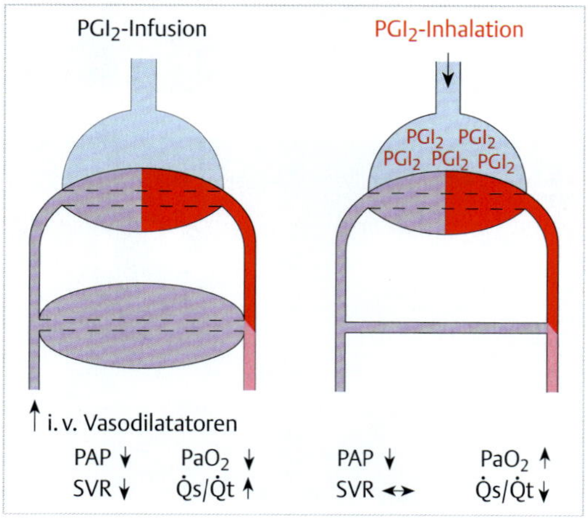

Abb. 11.13 Klinische Effekte von Prostazyklin. Hämodynamische und respiratorische Wirkungen von intravenös appliziertem Prostazyklin im Vergleich zu inhaliertem Prostazyklin.

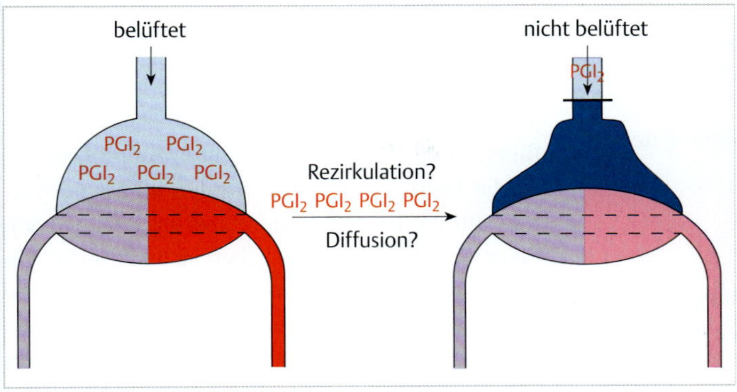

Abb. 11.14 Erklärungsmodell. Ausgeprägtere Senkung des pulmonalarteriellen Drucks von inhaliertem PGI_2 im Vergleich zu inhaliertem NO. Infolge der längeren Halbwertszeit diffundiert PGI_2 in schlechter belüftete Lungenareale und führt nach Rezirkulation in das Blut zur Abschwächung der hypoxisch pulmonalen Vasokonstriktion (HPV).

In klinischen Studien konnte gezeigt werden, dass unter PGI_2 der pulmonal-arterielle Druck effektiver als unter Stickstoffmonoxid gesenkt wird, die Auswirkungen auf die Oxygenierung und den intrapulmonalen Rechts-Links-Shunt waren jedoch unter Stickstoffmonoxid (NO) ausgeprägter ([65], [66]). Als Ursache wird angenommen, dass inhaliertes PGI_2 nach systemischer Resorption und Rezirkulation auch Gefäße der pulmonalen Strombahn dilatiert und somit der hypoxisch pulmonalen Vasokonstriktion (HPV) entgegenwirkt (▶ Abb. 11.14) ([63], [66]).

Neben der Blutdruckregulation ist Prostazyklin auch an der Regulation der Thrombozytenfunktion *(⇨ Hemmung der Thrombozytenaggregation)* sowie an der zellvermittelten Infektabwehr beteiligt *(⇨ Hemmung der Leukozytenaggregation, Hemmung der Proliferation und Migration von T-Lymphozyten).*

Folgende weitere klinische Effekte von PGI_2 sind in der Literatur beschrieben ([64], [67]):

- Stimulation der endothelialen NO-Freisetzung
- physiologischer Thromboxan-A_2-Antagonist
- immunmodulierende Effekte
  - Antagonisierung von Leukotrienen
  - Hemmung der Leukozytenaggregation
  - Hemmung der Proliferation und Migration von T-Lymphozyten
  - Hemmung der Freisetzung von lysosomalen Enzymen aus Leukozyten
  - Hemmung der Sekretion von Zytokinen (TNFα, Interleukine)

Indikationen

- Akutes Lungenversagen (ARDS), wenn unter einer lungenprotektiven Beatmungsstrategie trotz hoher Beatmungsinvasivität eine schwere Gasaustauschstörung besteht
- akute pulmonale Hypertonie unterschiedlicher Genese
- akutes Rechtsherzversagen
- primäre pulmonale Hypertonie des Neugeborenen (PPHN)

Dosierung

- Prostazyklin (Flolan): 10–40 ng/kg/min (kontinuierlich)
- Iloprost (Ilomedin): 20 µg über 10–20 min (bis 6 × /Tag)

Nebenwirkungen – Toxikologie

- Dosisabhängiger arterieller Blutdruckabfall im Systemkreislauf (⇨ PGI_2 > 10 ng/kg/min)
- geringe Schleimhautirritation (möglicherweise durch Trägerlösung?)
- Bronchokonstriktion (selten ⇨ Stimulation afferenter vagaler C-Fasern)

Nach derzeitigem Kenntnisstand besitzen Prostanoide und deren Metaboliten keine spezifisch toxischen Wirkungen [63].

Kontraindikationen

- Intrakranielle Blutung (⇨ Hemmung der Thrombozytenaggregation)
- hämorrhagische Diathesen (⇨ Hemmung der Thrombozytenaggregation)

Applikationstechnik

Ein Problem bei der Therapie mit inhalierten wässrigen Lösungen beim beatmeten Intensivpatienten stellt die Produktion, Applikation und Dosierung eines geeigneten Aerosols (= Suspension flüssiger oder fester Teilchen in Gas) dar. Für die inhalative Behandlung von Erwachsenen eignen sich Aerosole mit einer Teilchengröße von 2–6 µm [63]. Auch wenn die inhalativ applizierte Menge im Bereich der intravenösen Dosis liegt, muss bedacht werden, dass nur weniger als 10 % des Aerosols in die Alveolen gelangen, über 90 % werden in den großen Atemwegen und in den Beatmungsschläuchen abgeschieden. Die tatsächlich alveolär verabreichte Dosis an inhalativem Prostanoid kann daher nie exakt angegeben werden und ist von folgenden Faktoren abhängig [68]:

- Verneblersystem (Düsen- oder Ultraschallvernebler)
- physikochemische Eigenschaften des Aerosols (z. B. Oberflächenspannung)
- Beatmungsmuster
- Art der Erkrankung

Düsenvernebler, auch als Jet-Vernebler bezeichnet, arbeiten nach dem Venturi-Prinzip, in dem Druckluft aus einer Düse an einer Kapillaröffnung vorbei geblasen wird. Durch den an der Kapillaröffnung entstehenden Unterdruck wird das flüssige Medikament aus dem Reservoirbehälter angesaugt und zu Aerosoltröpfchen zerstäubt (z. B. Aeroneb Pro).

Bei *Ultraschallverneblern* erfolgt die Aerosolbildung durch einen elektrisch in Schwingung versetzten Quarzkristall. Diese Schwingungen werden auf die zu vernebelnde Flüssigkeit übertragen. Die gebildeten Aerosoltröpfchen werden vom vorbeiströmenden Atemgas „mitgenommen".

Eine optimale Therapie erfordert eine sorgfältige Titrierung der Dosis. Wegen der letztendlich unbekannten Menge an alveolär deponiertem Aerosol wird neben der Dosisangabe in „ng/kg/min" lediglich die Konzentration des Medikaments in der Verneblerlösung (z. B. 20 µg/ml) angegeben [63].

Sowohl Düsen- als auch Ultraschallvernebler erfüllen in der Regel die genannten Anforderungen an die Teilchengröße und wurden klinisch erfolgreich für die Therapie mit inhalierten Prostanoiden eingesetzt. In der Praxis haben sich allerdings Ultraschallvernebler als vorteilhaft erwiesen, da sie im Gegensatz zu Düsenverneblern nicht gasflussgesteuert sind und daher das Beatmungsmuster nicht beeinflussen. Bei Ultraschallverneblern ist daher keine Korrektur des eingestellten Tidalvolumens in der Höhe des Gasflusses des Verneblers notwendig [63]. Der von Stoßwellen erzeugte Aerosolnebel wird dem normalen Atemhub des Respirators zugegeben. Ultraschallvernebler produzieren auch bei druckkontrollierter Beatmung ein Aerosol von geeigneter Menge und Tröpfchengröße ([63], [69]).

Prognose – Letalität

Trotz guter klinischer Effekte konnte bis dato – so wie für Stickstoffmonoxid – keine Verbesserung der Überlebensrate durch die Therapie mit inhalierten Prostanoiden nachgewiesen werden. Auch bezüglich einer Kombinationstherapie von inhalierten Prostanoiden mit Stickstoffmonoxid bzw. anderen inhalierten Vasodilatatoren (z. B. inhaliertem Milrinon) liegen derzeit nur wenige, allerdings erfolgversprechende Untersuchungen vor ([70], [71]).

11.3 Flüssigkeitsmanagement

11.3.1 Pathophysiologischer Hintergrund

Das akute Lungenversagen (ARDS) ist durch ein interstitielles und alveoläres Lungenödem infolge Zunahme der Kapillarpermeabilität und des kapillären Filtrationsdrucks gekennzeichnet. Während beim kardiogenen Lungenödem der erhöhte intravasale hydrostatische Druck zu einem gesteigerten Flüssigkeitsausstrom aus den Lungenkapillaren in das Lungeninterstitium führt, ist beim ARDS v. a. die durch proinflammatorische Mediatoren induzierte Permeabilitätsstörung für den Anstieg des extravaskulären Lungenwassers verantwortlich (⇨ *Permeabilitätsödem*). Darüber hinaus ist aber auch der intravasale hydrostatische Druck einerseits durch die hypoxische pulmonale Vasokonstriktion (HPV), andererseits durch vasokonstriktorische Substanzen (Thromboxan, Endothelin) erhöht (⇨ pulmonale Hypertension).

Es muss betont werden, dass bei geschädigter endothelialer Barriere ein erhöhter hydrostatischer Druck mit einem überproportionalen Flüssigkeitsaustritt in das Lungeninterstitium und mit der Zunahme des extravaskulären Lungenwassers (EVLW) einhergeht (▸ Abb. 11.15) [72].

Eine Reduktion des hydrostatischen Drucks führt bei einer intakten alveolokapillären Membran zu einer Rückfiltration von interstitieller Flüssigkeit. Im Gegensatz dazu kann bei einer generalisierten Barrierestörung nur eine prozentuale Abnahme des interstitiellen Flüssigkeitsgehalts (⇨ extrapulmonales ARDS), bei einer entzündlich geschädigten alveolokapillären Membran (⇨ pulmonales ARDS) keine Abnahme des interstitiellen Flüssigkeitsgehalts beobachtet werden.

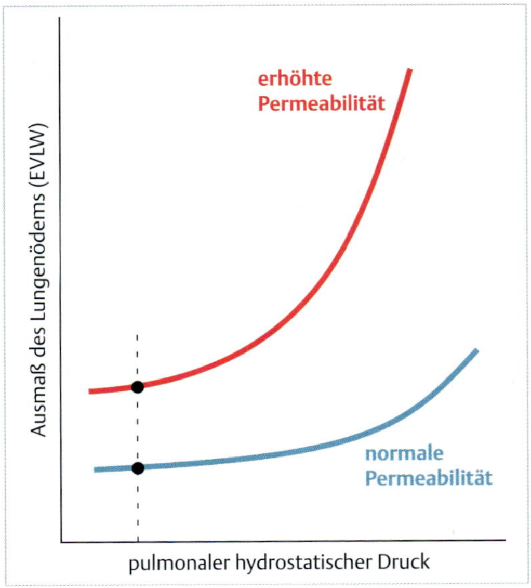

Abb. 11.15 Zunahme des extravaskulären Lungenwassers (EVLW). Zusammenhang zwischen extravaskulärem Lungenwasser (EVLW) und pulmonalem hydrostatischem Druck bei intakter und bei geschädigter alveolokapillärer Membran.

Merke

M!

- Kleine Druckerhöhungen im pulmonalen Kreislauf bewirken beim ARDS im Gegensatz zum hydrostatischen, kardial bedingten Lungenödem einen überproportionalen Flüssigkeitseinstrom in das Lungeninterstitium.
- Bei einer geschädigten alveolokapillären Membran (⇨ ARDS) führt eine Hypervolämie zu einer überproportionalen Zunahme des extravaskulären Lungenwassers.

Bei deutlich erhöhten Pulmonalisdrücken kann durch die inhalative Applikation von pulmonalen Vasodilatatoren (Prostanoide, Stickstoffmonoxid) der intravasale hydrostatische Druck gesenkt und in der Folge das extravaskuläre Lungenwasser reduziert werden (vgl. Kap. 11.2).

11.3.2 Restriktives Flüssigkeitsmanagement

Der früher oft zitierte Leitsatz *„Keep the Lung dry"* ist insofern irreführend, da er zu dem Umkehrschluss verleitet, dass eine Erniedrigung des hydrostatischen Drucks bzw. eine Hypovolämie zu einer Verminderung der interstitiellen Flüssigkeit führt. Dieser Umkehrschluss ist jedoch falsch! Die Therapiestrategie *„Keep the Lung dry"* muss so verstanden werden, dass auch beim ARDS-Patienten eine intravaskuläre Normovolämie als entscheidende Zielgröße angestrebt wird, aber eine Hypervolämie vermieden werden muss. Nach Meinung des Autors kommt der Leitsatz *„Die ARDS-geschädigte Lunge soll so trocken wie möglich, jedoch so feucht wie notwendig geführt werden"* der Therapiestrategie des akuten Lungenversagens wesentlich näher.

Bei Vorliegen einer intravaskulären Hypervolämie kann die Dehydratation sowohl medikamentös mittels Schleifendiuretika (Furosemid) als auch apparativ durch kontinuierliche venovenöse Hämofiltration (CVVHF) erreicht werden. Bei intakter Nierenfunktion erfolgt die Therapie zur Erreichung einer intravaskulären Normovolämie mittels Schleifendiuretika, bei gleichzeitigem Vorliegen

11

eines akuten Nierenversagens mittels venovenöser Hämofiltration.

Eine Dehydratation, die zu einer intravaskulären Hypovolämie führt, ist unter allen Umständen zu vermeiden, da eine derart überhöhte Flüssigkeitsrestriktion einerseits zu einer Abnahme der Lungenperfusion mit konsekutiver Verschlechterung des Ventilations-/Perfusionsverhältnisses (⇨ Oxygenierung ⇩), andererseits zu einer inadäquaten Organperfusion (Niere, Splanchnikus) infolge Abnahme der Sauerstofftransportkapazität führt. Die Folge wäre eine weitere Aggravierung der Mikrozirkulationsstörung mit konsekutiver Organschädigung (v. a. Gefahr des akuten Nierenversagens) [73]. Die angestrebte Volumenrestriktion soll daher weder zu einer Zunahme des Vasopressorenbedarfs noch zu einem Anstieg der Serumlaktatkonzentration führen [74].

Merke

Die Prophylaxe weiterer Organschäden ist für die Prognose beatmeter Intensivpatienten von entscheidender Bedeutung, da v. a. ein akutes Nierenversagen mit einer signifikanten Verschlechterung der Überlebensrate einhergeht [73].

Praxis

Flüssigkeitsmanagement beim ARDS

Ziel: intravaskuläre Normovolämie (*„so trocken wie möglich, so feucht wie notwendig“*)

Vorsicht:

- intravaskuläre Hypovolämie ⇨ Gefahr von Organschädigungen infolge Minderdurchblutung (v. a. Gefahr des akuten Nierenversagens!)
- intravaskuläre Hypervolämie ⇨ überproportionale Zunahme des extravaskulären Lungenwassers

In einer großen klinischen Studie an ARDS-Patienten konnte gezeigt werden, dass ein restriktives Flüssigkeitsmanagement zu einer

- Verbesserung der Oxygenierung,
- Zunahme der Lungencompliance,
- Verbesserung des Lung Injury Score nach Murray,
- Verkürzung der Beatmungsdauer,
- Verkürzung des Intensivaufenthalts führte.

Gleichzeitig zeigte sich keine Funktionsverschlechterung anderer Organe [75].

Die Abnahme des interstitiellen/alveolären Flüssigkeitsgehalts in der Lunge lässt sich sowohl radiologisch als auch durch Messung des extravaskulären Lungenwassers (EVLW) nachweisen [76].

Info

Ziel des restriktiven Flüssigkeitsmanagements bei ARDS-Patienten ist eine Reduktion des Lungenödems mit konsekutiver Verbesserung des Gasaustausches.

11.3.3 Monitoring des Volumenstatus

Das Monitoring des Volumenstatus mittels PiCCO-Technologie (= Pulse Contour Cardiac Output) oder Pulmonaliskatheter sowie mittels transösophagealer Echokardiografie ist zu empfehlen. Zum Monitoring der Vorlast (= enddiastolisches Volumen) können folgende Parameter herangezogen werden:

PiCCO-Technologie:

- globaler enddiastolischer Volumenindex (GEDI)
- intrathorakaler Blutvolumenindex (ITBVI)
- extravaskuläres Lungenwasser (EVLW)
- Schlagvolumenvariation (SVV)

Pulmonaliskatheter:

- rechtsventrikulärer enddiastolischer Volumenindex (REDVI)

Echokardiografie:

- transgastrischer Schnitt

11.3.4 Prognose – Letalität

Trotz der positiven klinischen Effekte konnte bislang keine Verbesserung der Überlebensrate durch ein restriktives Flüssigkeitsmanagement erzielt werden, allerdings konnten sekundäre Outcomeparameter wie Beatmungsdauer und Intensivaufenthalt signifikant reduziert werden [75].

Weiterführende Literatur

[1] Bein T, Bischoff M, Brückner U et al. S2e guideline: positionung and early mobilisation in prophylaxis or therapy of pulmonary disorders. Revision 2015: S2e guideline of the German Society of Anaesthesiology and Intensive Care Medicine (DGAI). Anaesthesist 2015; 64 (Suppl. 1): S1–S26

[2] Chatte G, Sab JM, Dubois JM et al. Prone position in mechanically ventilated patients with severe acute respiratory failure. Am J Respir Crit Care Med 1997; 155: 473–478

[3] Mure M, Martling CR, Lindahl SGE. Dramatic effect on oxygenation in patients with severe acute lung insufficiency treated in the prone position. Crit Care Med 1997; 25: 1539–1544

[4] Blanch L, Mancebo J, Perez M et al. Short-term effects of prone position in critically ill patients with acute respiratory distress syndrome. Intensive Care Med 1997; 23: 1033–1039

[5] Papazian L, Paladini MH, Bregeon F et al. Is a short trial of prone positioning sufficient to predict the improvement in oxygenation in patients with acute respiratory distress syndrome? Intensive Care Med 2001; 27: 1044–1049

[6] Beitler JR, Shaefi S, Montesi SB et al. Prone positioning reduces mortality from acute respiratory distress syndrome in the low tidal volume era: a meta-analysis. Intensive Care Med 2014; 40: 332–341

[7] Sud S, Friedrich JO, Adhikari NKJ et al. Effects of prone positioning during mechanical ventilation on mortality among patients with acute respiratory distress syndrome: a systematic review and meta-analysis. CMAJ 2014; 186: 381–390

[8] Hörmann C, Benzer H, Baum M et al. Bauchlagerung im ARDS. Anaesthesist 1994; 43: 454–462

[9] Hörmann C, Benzer H, Putz G et al. Kinetische Therapie beim ARDS. Intensivmed 1993; 30: 161–167

[10] Pappert D, Rossaint R, Slama K et al. Influence of positioning on ventilation-perfusion relationships in severe adult respiratory distress syndrome. Chest 1994; 106: 1511–1516

[11] Mutoh T, Guest RJ, Lamm WJ et al. Prone position alters the effect of volume overload on regional pleural pressures and improves hypoxemia in pigs in vivo. Am Rev Respir Dis 1992; 146: 300–306

[12] Lamm WJ, Graham MM, Albert RK. Mechanisms by which the prone position improves oxygenation in acute lung injury. Am J Respir Crit Care Med 1994; 150: 184–193

[13] Albert RK, Hubmayr RD. The prone position eliminates compression of the lungs by the heart. Am J Respir Crit Care Med 2000; 161: 1660–1665

[14] Koulouras V, Papathanakos G, Papathanasiou A et al. Efficacy of prone position in acute respiratory distress syndrome patients. A pathophysiology based review. World J Crit Care Med 2016; 5: 121–136

[15] Guerin C, Baboi L, Richard JC. Mechanisms of the effects of prone positioning in acute respiratory distress syndrome. Intensive Care Med 2014; 40: 1634–1642

[16] Guerin C. Prone position. Curr Opin Crit Care 2014; 20: 92–97

[17] Cornejo RA, Diaz JC, Tobar EA et al. Effects of prone positioning on lung protection in patients with acute respiratory distress syndrome. Am J Respir Crit Care Med 2013; 188: 440–448

[18] Galiatsou E, Kostanti E, Svarna E et al. Prone position augments recruitment and prevents alveolar overinflation in acute lung injury. Am J Respir Crit Care Med 2006; 174: 187–197

[19] Riera J, Pérez P, Cortés J et al. Effect of high-flow nasal cannula and body position on end-expiratory lung volume: a cohort study using electrical impedance tomography. Respir Care 2013; 58: 589–596

[20] Guerin C, Badet M, Roselli S et al. Effects of prone position on alveolar recruitment and oxygenation in acute lung injury. Intensive Care Med 1999; 25: 1222–1230

[21] Gattinoni L, Tognoni G, Pesenti A et al. Effect of prone positioning on the survival of patients with acute respiratory failure. N Engl J Med 2001; 345: 568–573

[22] Pelosi P, Brazzi L, Gattinoni L. Prone position in acute respiratory distress syndrome. Eur Respir J 2002; 20: 1017–1028

[23] Cakar N, Van der Kloot T, Youngblood M et al. Oxygenation response to a recruitment maneuver during supine and prone positions in an oleic acid-induced lung injury model. Am J Respir Crit Care Med 2000; 161: 1949–1956

[24] Guerin C, Gaillard S, Lemasson S et al. Effects of systematic prone positioning in hypoxemic acute respiratory distress failure: a randomized controlled trial. JAMA 2004; 292: 2379–2387

[25] Lee DL, Chiang HAT, Lin SL et al. Prone position ventilation induces sustained improvement in oxygenation in patients with acute respiratory distress syndrome who have a large shunt. Crit Care Med 2002; 30: 1446–1452

[26] Nakos G, Tsangaris I, Kostanti E et al. Effect of prone position on patients with hydrostatic pulmonary edema compared with patients with acute respiratory distress syndrome and pulmonary fibrosis. Am J Respir Crit Care Med 2000; 161: 360–368

[27] Lim CM, Kim EK, Lee JS et al. Comparison of the response to the prone position between pulmonary and extrapulmonary acute respiratory distress syndrome. Intensive Care Med 2001; 27: 477–485

[28] Robak O, Schellongowski P, Bojic A et al. Short-term effects of combining upright and prone positions in patients with ARDS: a prospective randomized study. Crit Care 2011; 15: 230

[29] Oczenski W, Hörmann C, Keller C et al. Recruitment maneuvers during prone positioning in patients with acute respiratory distress syndrome. Crit Care Med 2005; 33: 54–61

[30] Bein T. Patientenlagerung – Kinetische Therapie in der Intensivmedizin. Anaesthesist 1998; 47: 74–80

[31] Bein T, Sabel K, Scherer A et al. Comparison of incomplete (135 degrees) and complete prone position (180 degrees) in patients with acute respiratory distress syndrome. Results of a prospective, randomized trial. Anaesthesist 2004; 53: 1054–1060

[32] Guerin C, Reignier J, Richard JC et al. Prone positioning in severe acute respiratory distress syndrome. N Engl J Med 2013; 368: 2159–2168

[33] Mc Auley DF, Giles S, Fichter H et al. What is the optimal duration of ventilation in the prone position in acute lung injury and ARDS? Intensive Care Med 2002; 28: 414–418
[34] Stocker R, Neff T, Stein S et al. Prone positioning and low-volume pressure-limited ventilation improve survival in patients with severe ARDS. Chest 1997; 111: 1008–1017
[35] Fridrich P, Krafft P, Hochleutner H et al. The effects of long-term prone positioning in patients with trauma-induced adult respiratory distress syndrome. Anesth Analg 1996; 83: 1206–1211
[36] Voggenreiter G, Neudeck F, Aufmkolk M et al. Intermittent prone positioning in the treatment of severe and moderate posttraumatic lung injury. Crit Care Med 1999; 27: 2375–2382
[37] Prebio M, Katz-Papatheophilou T, Heindl W et al. Verminderung von Hautdefekten bei Bauchlagerung bei beatmeten Intensivpatienten durch das Prone-Head-Support-System: eine Pilotstudie. Wien Klin Wschr 2005; 117: 98–105
[38] Mancebo J, Fernandez R, Blanch L et al. A multicenter trial of prolonged prone ventilation in severe acute respiratory distress syndrome. Am J Respir Crit Care Med 2006; 173: 1233–1239
[39] Delaney A, Gray H, Laupland KB et al. Kinetic bed therapy to prevent nosocomial pneumonia in mechanically ventilated patients: a systemic review and meta-analysis. Crit Care 2006; 10: R70
[40] Sud S, Friedrich JO, Taccone P et al. Prone ventilation reduces mortality in patients with acute respiratory failure and severe hypoxemia: systematic review and meta-analysis. Intensive Care Med 2010; 36: 585–599
[41] Abroug F, Ouanes-Besbes L, Dachraoui F et al. An updated study-level meta-analysis of randomised controlled trials on proning in ARDS and acute lung injury. Crit Care 2011; 15: R6
[42] Perez-Nieto OR, Escarraman-Martinez D, Guerrero-Gutierrez MA et al. Awake prone positioning and oxygen therapy in patients with COVID-19: The APRONOX study. Eur Respir J 20 222; 59: 2 100 265. DOI: 10.1183/13 993 003.00 265-2021
[43] Gattinoni L, Vagginelli F, Carlesso E et al. for the Prone-Supine Study Group. Decrease in $PaCO_2$ with prone position is predictive of improved outcome in acute respiratory distress syndrome. Crit Care Med 2003; 31: 2727–2733
[44] Hörmann C, Baum M, Putensen C et al. Effects of kinetic therapy in patients with severe adult respiratory distress syndrome. Crit Care Med 1994; 22 (1): A87
[45] Schlitt HJ, Werner U, Schandelmaier P et al. Posttraumatisches akutes Lungenversagen – Behandlung durch drucklimitierte Beatmung und kontinuierlichen Lagewechsel. Dtsch Med Wschr 1991; 116: 1257–1264
[46] Bein T, Metz C, Sembach M et al. Verbesserung des pulmonalen Gasaustausches mit Hilfe der kinetischen Therapie. Anästhesiol Intensivmed Notfallmed Schmerzther 1996; 31: 391–394
[47] Pape HC, Regel W, Borgmann W et al. Der Einfluss des kontinuierlichen axialen Lagewechsels bei der Behandlung des posttraumatischen Lungenversagens (ARDS). Unfallchirurgie 1993; 19: 329–338
[48] Bein T, Metz P, Eberl M et al. Akute pulmonale und kardiovaskuläre Effekte der kontinuierlichen axialen Rotation (Kinetische Therapie) beim Lungenversagen. Schweizer Med Wschr 1994; 124: 2167–2172
[49] Staudinger T, Bojic A, Holzinger U et al. Continuous lateral rotation therapy to prevent ventilator-associated pneumonia. Crit Care Med 2010; 38: 486–490
[50] Tillett J, Marmarou A, Agnew JP et al. Effects of continuous rotational therapy on intracranial pressure in the severely brain-injured patient. Crit Care Med 1993; 21: 1005–1011
[51] Gentilello L, Thompson DA, Tonnesen AS et al. Effect of a rotating bed on the incidence of pulmonary complications in critically ill patients. Crit Care Med 1988; 16: 783–786
[52] Simonis G, Steiding K, Schaefer K et al. A prospective, randomized trial of continuous lateral rotation („kinetic therapy") in patients with cardiogenic shock. Clin Res Cardiol 2012; 101: 955–962
[53] Staudinger T, Kofler J, Mullner M et al. Comparison of prone positioning and continuous rotation of patients with adult respiratory distress syndrome: results of a pilot study. Crit Care Med 2001; 29: 51–56
[54] Bauer M. Stickstoffmonoxid. Anaesthesist 1997; 46: 441–450
[55] Gerlach H, Rossaint R, Pappert D et al. Autoinhalation of nitric oxide after endogenous synthesis in nasopharynx. Lancet 1994; 343: 518–519
[56] Rossaint R, Gerlach H, Pappert D et al. Stickstoffmonoxid bei Sepsis und akutem Lungenversagen. In: Rügheimer, Hrsg. Respiratorische Therapie nach operativen Eingriffen. Berlin: Springer; 1995: 279–291
[57] Rossaint R, Falke K, Lopez F et al. Inhaled nitric oxide for the adult respiratory distress syndrome. N Engl J Med 1993; 328: 399–405
[58] Gerlach H, Keh D, Semmerow A et al. Dose-response characteristics during long-term inhalation of nitric oxide in patients with severe acute respiratory distress syndrome. A prospective randomized study. Am J Respir Crit Care Med 2003; 167: 1008–1015
[59] Puybasset L, Rouby JJ. Pharmacologic approach of hypoxemia in ARDS patients. In: Vincent JL, ed. Yearbook of intensive care and emergency medicine. New York: Springer; 1996: 434–465
[60] Young JD, Dyar O, Xiong L et al. Methaemoglobin production in normal adults inhaling low concentrations of nitric oxide. Intensive Care Med 1994; 20: 581–584
[61] Gerlach H, Rossaint R, Pappert D et al. Time-course and dose response of nitric oxide inhalation for systemic oxygenation and pulmonary hypertension in patients with adult respiratory distress syndrome. Eur J Clin Invest 1993; 23: 499–502
[62] Zapol WM. Minidose inhaled nitric oxide: less is better. Intensive Care Med 1993; 19: 433–434
[63] Zwissler B. Inhalierte Vasodilatatoren. Anaesthesist 2002; 51: 603–624
[64] Scheeren T, Radermacher R. Prostacyclin (PGI_2): new aspects of an old substance in the treatment of critical ill patients. Intensive Care Med 1998; 23: 146–158
[65] Walmrath D, Schneider T, Schermuly R et al. Direct comparison of inhaled nitric oxide and aerosolized prostacyclin in acute respiratory distress syndrome. Am J Respir Crit Care Med 1996; 153: 991–996
[66] Zwissler B, Kemming G, Habler O et al. Inhaled prostacyclin (PGI_2) versus inhaled nitric oxide (NO) in adult respiratory distress syndrome (ARDS). Am J Respir Crit Care Med 1996; 154: 1671–1677
[67] Kleen M, Zwissler B. Intraoperative use of inhaled vasodilators: Are there indications? Curr Opin Anaesth 2002; 15: 79–83
[68] Zwissler B, Welte M, Messmer K. Inhaled vasodilatory drugs and gases. Curr Opin Anaesth1995; 8: 557–564

[69] Kemming GI, Kreyling W, Habler O et al. Aerosol production and aerosol droplet size distribution during mechanical ventilation (IPPV) with a new ultrasonic nebulizer. Eur J Med Res 1996; 1: 321–327

[70] Haraldsson A, Kieler-Jensen N, Ricksten SE. The additive pulmonary vasodilatory effects of inhaled prostacyclin and inhaled milrinone in postcardiac surgical patients with pulmonary hypertension. Anaesth Analg 2001; 93: 1439–1445

[71] Hill LL, Pearl RG. Combined inhaled nitric oxide and inhaled prostacyclin during experimental chronic pulmonary hypertension. J Appl Physiol 1999; 86: 1160–1164

[72] Deja M, Lojewski C, Hommel M et al. Lungenversagen – Epidemiologie und Pathophysiologie des akuten Lungenversagens (ARDS). Anästhesiol Intensivmed Notfallmed Schmerzther 2008; 11–12: 758–766

[73] Metnitz PG, Krenn CG, Steltzer H et al. Effect of acute renal failure requiring renal replacement therapy on outcome in critically ill patients. Crit Care Med 2002; 30: 2051–2058

[74] Laudi S, Busch T, Bercker S et al. Akutes Lungenversagen – Therapeutische Optionen im Überblick. Anaesthesiol Intensivmed Notfallmed Schmerzther 2007; 11–12: 794–799

[75] The National Heart, Lung, and Blood Institute Acute Respiratory Distress Syndrome (ARDS) Clinical Trials Network. Comparison of two fluid management strategies in acute lung injury. N Engl J Med 2006; 354: 2564–2575

[76] Rossaint R, Lewandowski K, Pappert D et al. Die Therapie des ARDS Teil 1. Anaesthesist 1994; 43: 298–308

12 Spezielle Behandlungsstrategien in der Therapie des akuten Lungenversagens

12.1 Extrakorporale Gasaustauschverfahren

Wenn das bisher beschriebene therapeutische Management (lungenprotektive Beatmungsstrategie und supportive Therapiemaßnahmen) in der Behandlung des schweren akuten Lungenversagens zu keiner zufriedenstellenden klinischen Besserung des pulmonalen Gasaustausches geführt hat und weiterhin eine lebensbedrohliche Gasaustauschstörung vorliegt, die immer höhere inspiratorische Sauerstoffkonzentrationen und Beatmungsdrücke notwendig macht, sollte die Indikation für ein extrakorporales Gasaustauschverfahren evaluiert werden.

12.1.1 Definitionen

Extrakorporaler Gasaustausch

Darunter versteht man ein maschinelles Organersatzverfahren, bei dem die Sauerstoffaufnahme (Oxygenierung) und die CO_2-Elimination außerhalb des Körpers über eine Membranlunge (Oxygenator) erfolgen.

Die einzelnen extrakorporalen Gasaustauschverfahren werden unterschieden hinsichtlich der

- Art des Organersatzes (Unterstützung von Herz- und Lungenfunktion oder alleinige Unterstützung der Lungenfunktion)
- Art des Gasaustausches (Oxygenierung und CO_2-Elimination oder vorwiegend CO_2-Elimination)
- Höhe des Blutflusses (Low-Flow-, Mid-Flow-, High-Flow-Verfahren)
- Art der Zugangswege (venovenöse, venoarterielle, arteriovenöse Verfahren)

Extrakorporale Membranoxygenierung (Extracorporeal Membrane Oxygenation [ECMO])

Darunter versteht man ein pumpenbetriebenes Therapieverfahren, bei dem der komplette Gasaustausch (Oxygenation und CO_2-Elimination) zu einem hohen Prozentsatz von einer extrakorporalen Membranlunge übernommen wird *(⇨ komplette Unterstützung der Lungenfunktion)*.

Bei einem akuten Lungenversagen mit lebensbedrohlicher Hypoxämie *(hypoxämisches Lungenversagen)* kommt die pumpenbetriebene extrakorporale Membranoxygenierung (ECMO) zur Anwendung.

Extrakorporale CO_2-Elimination (Extracorporeal CO_2-Removal [$ECCO_2$-R])

Darunter versteht man ein pumpenbetriebenes oder pumpenfreies Therapieverfahren, bei dem vorwiegend die CO_2-Elimination von einer extrakorporalen Membranlunge übernommen wird. Die Oxygenierung erfolgt großteils über konventionelle Beatmung der Patientenlunge und wird nur in begrenztem Ausmaß, in Abhängigkeit von der Höhe des extrakorporalen Blutflusses, von der Membranlunge unterstützt *(⇨ partielle Unterstützung der Lungenfunktion)*.

Bei einem akuten hyperkapnischen Lungenversagen mit nicht beherrschbarer respiratorischer Azidose kommt ein extrakorporales CO_2-Eliminationsverfahren zum Einsatz ([1], [2]).

Die gezielte extrakorporale CO_2-Elimination ist mit einem ECMO-System (z. B. iLA-activve), mit dem ILA-Membranventilator und mit dem Decap-System möglich.

Die heutigen Generationen von extrakorporalen Gasaustauschsystemen werden mittels einer Zentrifugalpumpe betrieben und sind als Kompaktsysteme konzipiert („miniaturisierte“ ECMO). Diese Systeme ermöglichen eine partielle oder komplette Übernahme der Herz-/Lungenfunktion (Heart/Lung-Support [HLS]) bei geringerer systemischer Belastung und niedrigerer Komplikationsrate als die früheren rollerpumpenbetriebenen ECMO-Systeme [3].

Merke

- Für die „extrakorporale CO_2-Elimination" wird gelegentlich der Begriff „extrakorporale Decarboxylierung" als Synonym verwendet. Dieser Begriff ist aus chemischer Sicht nicht korrekt, da man unter Decarboxylierung eine chemische Reaktion bezeichnet, bei der aus einem organischen Molekül eine Carboxylgruppe unter Freisetzung von Kohlendioxid (CO_2) abgespalten wird.
- „Decarboxylierung" beschreibt eine chemische Reaktion und nicht die Elimination von CO_2 aus dem Organismus, sei es physiologisch über die Lungen oder über ein extrakorporales Verfahren.

12.1.2 Extrakorporale Membranoxygenierung (ECMO)

Aufbau und Funktionsprinzip

Das Funktionsprinzip der extrakorporalen Membranoxygenierung (ECMO) basiert darauf, dass venöses, sauerstoffarmes Blut aus der V. femoralis drainiert wird und mittels einer Zentrifugalpumpe durch einen Membranoxygenator (Membranlunge) gepumpt wird, wo der Gasaustausch stattfindet. Das mit Sauerstoff angereicherte Blut wird über eine Reperfusionskanüle wieder in den venösen oder arteriellen Schenkel des Systemkreislaufs zurückgeführt (▸ Abb. 12.1a und ▸ Abb. 12.1b).

Info

Komponenten des ECMO-Systems

- Kreissystem aus Kanülen und Schlauchsystem (heparinbeschichtet)
- Zentrifugalpumpe
- Membranoxygenator (Membranlunge) mit
- Wärmetauscher
- Frischgaszufuhr und Gasmischer (O_2/Air-Blender)
- Steuerkonsole mit
- Überwachungseinheit (Monitoring)

Membranoxygenator (Membranlunge)

Das Patientenblut umströmt die Hohlfasern der Membranlunge, während gleichzeitig angefeuchtetes und erwärmtes Frischgas (Sauerstoff-Luft-Gemisch) durch die Membranlunge geleitet wird. Durch die permeablen Hohlfasern findet der Gastransport durch Diffusion statt. Der Gasaustausch erfolgt durch die Partialdruckunterschiede von Kohlendioxid und Sauerstoff im Blut (Blutseite) und im Frischgas (Gasseite). Über den Frischgasregler und den Gasmischer (O_2/Air-Blender) können die Höhe des Frischgasflusses und die O_2-Konzentration variiert werden. Durch Veränderungen der Gas- und Blutflussraten wird der CO_2- und O_2-Transfer innerhalb gewisser Grenzen geregelt.

Die Gasaustauschmembranen in den Oxygenatoren waren in der Vergangenheit meist aus Silikon oder Polypropylen gefertigt. Heute kommen ausschließlich Membranoxygenatoren mit plasmadichten Hohlfasern aus Polymethylpenten ohne Mikroporen zur Anwendung. Durch ihre dreidimensionale Netzstruktur mit stark verdrehten durchgehenden Kanälen haben diese neuen Oxygenatoren den Vorteil, dass ein Plasma-Leckage-Syndrom praktisch nicht mehr auftritt (▸ Abb. 12.1c) ([3], [4]).

Die Gasaustauschfläche der Membranlungen variiert je nach Indikation (CO_2-Elimination oder kompletter Lungenersatz) und Patientenalter zwischen 0,3 und 1,9 m^2.

Beispiele:

- PLS-Quadrox-D-Oxygenator (PLS = Permanent Life Support; Maquet)
- XLung Membranlunge für Erwachsene
- MiniLung (petite) Membranlunge für Säuglinge und Kinder (beide Novalung)

Das nach Verlassen der Membranlunge oxygenierte und decarboxylierte Blut wird vor der Reperfusion in den Körper über einen Wärmetauscher geleitet, wodurch der durch die extrakorporale Zirkulation aufgetretene Wärmeverlust des Blutes ausgeglichen wird. Beim extrakorporalen Lungenunterstützungsverfahren iLA activve (⇨ „vv" steht für „venovenös") fungiert als Wärmetauscher eine thermostatgesteuerte Wasserpumpe (NovaTherm), über die der Patient bei Bedarf auf eine bestimmte Temperatur erwärmt, aber auch abgekühlt werden kann.

Info

Über den Wärmetauscher kann das Blut im extrakorporalen Kreislauf aktiv gekühlt oder erwärmt werden.

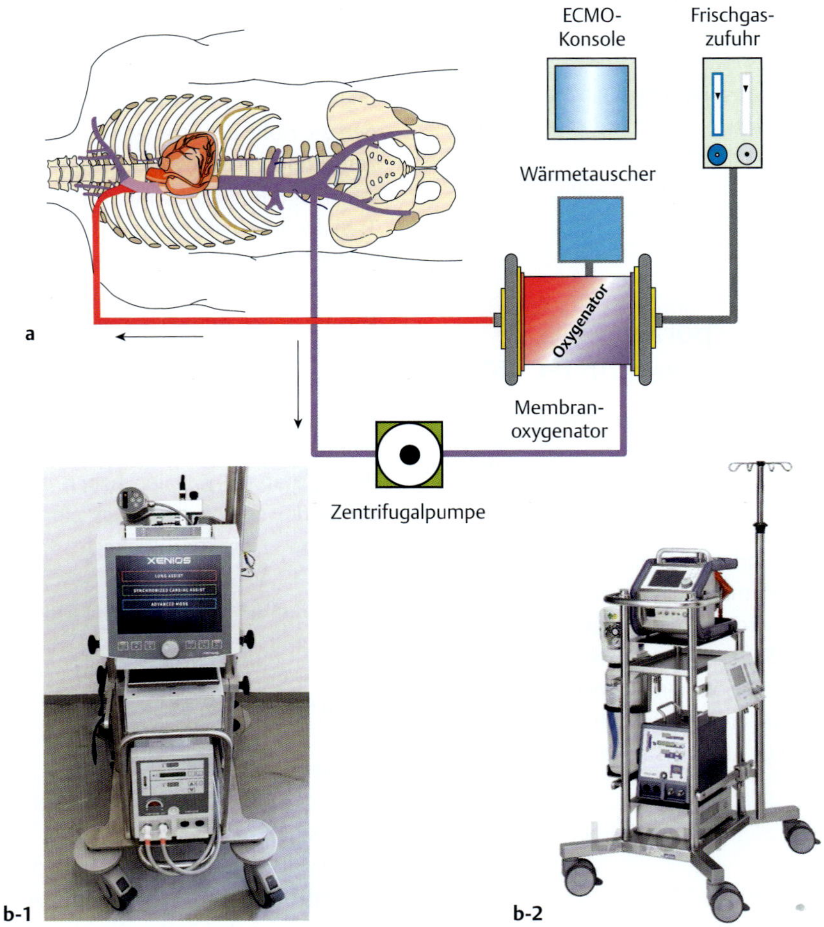

Abb. 12.1 Extrakorporaler Gasaustausch (ECMO).
a Funktionsprinzip der venovenösen ECMO („pulmonale“ ECMO).
b Beispiele für ECMO-Systeme: b-1) Xenios-Konsole, b-2) CardioHelp-Konsole. (Quellen: b-1: Mit freundlicher Genehmigung von Fresenius Medical Care AG & Co. KGaA) (b-2: Mit freundlicher Genehmigung der MAQUET GmbH & Co. KG, Rastatt)

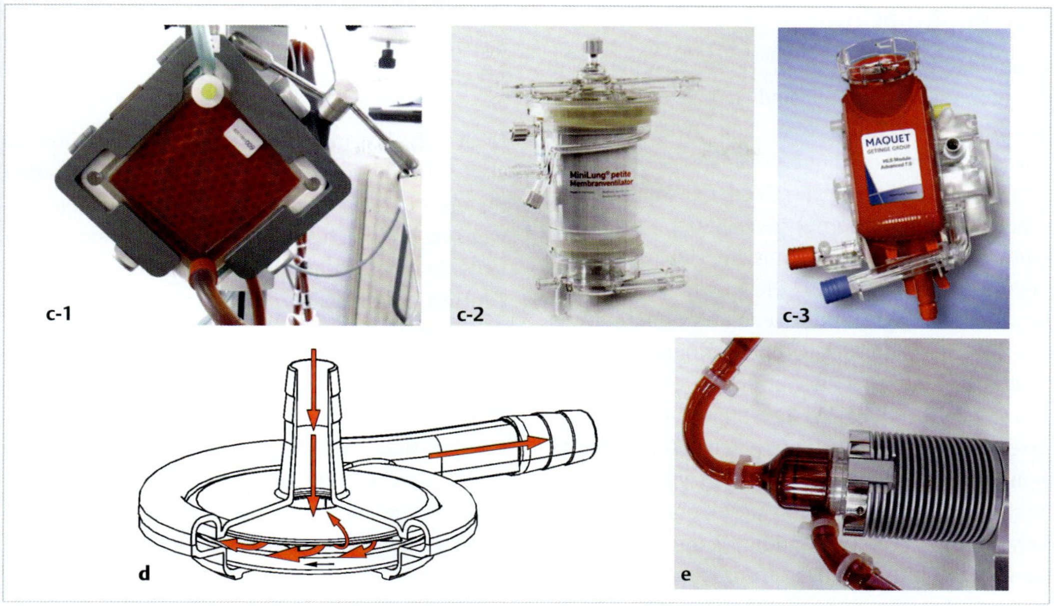

Abb. 12.1 Fortsetzung.

c c-1) iLA-Membranlunge für Erwachsene, c-2) MiniLung (petite) für Säuglinge und Kinder, c-3) HLS-Modul: kompaktes Komplettsystem aus PLS-Membranoxygenator, Zentrifugalpumpe und integriertem Wärmetauscher. (Quellen: c-1: Mit freundlicher Genehmigung der NOVALUNG GmbH, Heilbronn, c-2: Mit freundlicher Genehmigung der NOVALUNG GmbH, Heilbronn, c-3: Mit freundlicher Genehmigung der MAQUET GmbH & Co. KG, Rastatt)

d Zentrifugalpumpe: Funktionsprinzip. (Quelle: Mit freundlicher Genehmigung der MAQUET/Getinge Group)

e Zentrifugalpumpe: iLA activve. (Quelle: Mit freundlicher Genehmigung der NOVALUNG GmbH, Heilbronn)

Zentrifugalpumpe

Als maschinelle Blutpumpe werden heute anstelle von Rollerpumpen vorwiegend Zentrifugalpumpen (= magnetische Kreiselpumpen) verwendet (▶ Abb. 12.1d und ▶ Abb. 12.1e). Bei diesem Pumpentyp gelangt das Blut über einen zentralen Einlass in das Pumpengehäuse, wird durch die Rotation des Pumpenkopfs aktiv weiterbefördert und verlässt die Zentrifugalpumpe am peripheren Auslass. Zentrifugalpumpen können einen Vorwärtsdruck von 900 mmHg und einen Sog von bis zu 500 mmHg erzeugen. Im Gegensatz zu der früher verwendeten rollerpumpengetriebenen ECMO werden eine geringere systemische Belastung und Komplikationsrate (⇨ weniger zelltraumatisch, Reduktion der inflammatorischen Reaktion durch die Fremdoberfläche, geringere Hämolyse) postuliert [5].

Info

Vorteile von Zentrifugalpumpen im Vergleich zu Rollerpumpen

- Reduktion der inflammatorischen Reaktion durch die minimale Fremdoberfläche
- minimale Durchlaufzeit ⇨
- geringere Traumatisierung des Blutes ⇨ geringere Hämolyseneigung
- geringere Gerinnungsaktivierung
- Pumpe stoppt bei Luftblasenerkennung (⇨ kein Lufttransport möglich ⇨ Schutz vor Luftembolie)
- kein Schlauchabrieb ⇨ keine Schlauchruptur
- minimales Füllvolumen
- Spiralgehäuse für hohe Flussraten konzipiert
- keine stehenden Blutbereiche ⇨ geringes Risiko von Ablagerungen von Blut bzw. Blutgerinnseln

Antikoagulation

Kanülen, Schlauchsystem, Pumpenköpfe und Membranoxygenatoren sind heparinbeschichtet. Mit dieser Technik lässt sich eine geringere Thrombogenität bei höherer Biokompatibilität (⇨ geringere Aktivierung verschiedener immunologischer Kaskadensysteme) realisieren, sodass auf eine hoch dosierte systemische Heparinisierung verzichtet werden kann. Die bei einem heparinbeschichteten System notwendigen Heparindosierungen liegen in der Größenordnung von 10–20 IE/kg/h, um pTT-Zielwerte von etwa 1,5 der Norm bzw. Anti-Xa-Werte von 0,2–0,5 IU/ml zu erreichen (▶ Tab. 12.1). Sofern keine Kontraindikation besteht, können zur Thrombozytenaggregationshemmung additiv 100 mg Azetylsalizylsäure verabreicht werden [5]. Additiv kann auch Alprostadil (PGE_1) in einer Dosierung von 2,5–5 ng/kg/min verabreicht werden (Medizinische Universitätsklinik Wien).

> **M!**
>
> **Merke**
>
> Bei postkardiochirurgischen Patienten ist bei heparinbeschichteten ECMO-Systemen in den ersten 24 h meistens keine Heparinisierung notwendig.

Bei einem verstärkten Thrombozytenabfall muss das gesamte System auf Thrombenbildungen und Ablagerungen untersucht werden.

Nach derzeitigem Konsens stellt die heparininduzierte Thrombopenie (HIT) keine Kontraindikation für eine ECMO-Therapie dar. Einige Zentren verwenden oberflächenheparinisierte Systeme unter Verzicht auf systemische Heparinisierung, andere Zentren benutzen als Antikoagulans Argatroban, Bivalirudin oder Lepirudin ([6], [7], [8], [9], [10]).

ECMO-Formen

Da das Blut aktiv über eine Zentrifugalpumpe durch den extrakorporalen Kreislauf gepumpt wird, ermöglicht dieses Verfahren sowohl den extrakorporalen Gasaustausch als auch die Übernahme der Herz-Kreislauf-Funktion.

Nach der Art des Zugangs unterscheidet man 2 ECMO-Formen:

- venovenöse ECMO (vv-ECMO = „pulmonale" ECMO) ⇨ Übernahme der Lungenfunktion bei noch ausreichender kardialer Pumpfunktion; *Indikation:* akutes hypoxämisches Lungenversagen unterschiedlicher Genese
- venoarterielle ECMO (va-ECMO = „kardiale" ECMO) ⇨ Übernahme der Herz- und Lungenfunktion; *Indikation:* akutes kardiales Pumpversagen mit oder ohne Lungenversagen

Tab. 12.1 Zielgrößen für die Antikoagulation [5].

Parameter	Zielgröße
partielle Thrombinzeit (pTT)	50–60 s bzw. 1,5 des Normalwerts
Activated Clotting Time (ACT)	160–200 s (abhängig von der Höhe des Blutflusses)
Anti-Xa	0,2–0,5 IU/ml
Quick-Wert oder Normotest (NT)	> 50 %
International Normalized Ratio (INR)	< 1,3
Antithrombin III (AT III)	> 80 %
Thrombozyten	> 80 000/mm³
Fibrinogen	> 2,0 g/l

Voraussetzung für die venovenöse ECMO ist demnach eine ausreichende kardiale Funktion. Ist eine suffiziente myokardiale Pumpleistung nicht gegeben, muss ein venoarterieller extrakorporaler Bypass angelegt werden.

In Abhängigkeit von der Indikation ist die Kanülierung zu planen: Je höher der angestrebte extrakorporale Blutfluss sein soll, umso größer sind die Kanülenquerschnitte für die venöse Kanüle zu wählen.

vv-ECMO

Das Funktionsprinzip basiert darauf, dass venöses, sauerstoffarmes Blut aus der V. femoralis drainiert wird und mittels einer Zentrifugalpumpe in den Membranoxygenator gepumpt wird, wo der Gasaustausch stattfindet. Das mit Sauerstoff angereicherte Blut wird zumeist über die rechte V. jugularis zurückgeführt. Das venöse Blut ist daher bereits vor der Lungenpassage oxygeniert und CO_2 ist eliminiert.

Bei der vv-ECMO sind der pulmonale und der systemische Blutfluss gleich und das Herz muss die gesamte Kreislaufleistung übernehmen, sodass mit diesem Verfahren nur die Lungenfunktion unterstützt werden kann. Der extrakorporale Kreislauf ist in Serie mit dem körpereigenen Kreislauf geschaltet (s. ▶ Abb. 12.1a).

> **Merke** M!
>
> Für eine vv-ECMO ist eine ausreichende Herzfunktion unabdingbare Voraussetzung!

Eine Erhöhung des Herzzeitvolumens z. B. infolge einer Vorlasterhöhung durch Volumensubstitution oder infolge eines septischen Fieberschubs führt bei unverändertem ECMO-Fluss zu einer Verschlechterung der Oxygenierung (⇨ Verschlechterung des Ventilations-/Perfusionsverhältnisses).

Kanülierung

Bei der vv-ECMO werden die Kanülen perkutan mittels Seldinger-Technik in die V. femoralis (Drainagekanüle) und in die rechte V. jugularis interna (Reperfusionskanüle) gelegt *(femorojugulärer Bypass)*. Alternativ kommt auch eine bifemorale Kanülierung zum Einsatz *(femorofemoraler Bypass)*.

> **Merke** M!
>
> **Faustregel**
>
> Da die Drainagekanüle den klinisch bedeutsamsten limitierenden Faktor für den Blutfluss darstellt, sollte wenn immer möglich die größtmögliche Drainagekanüle verwendet werden, d. h. zumindest eine 23-Fr-Kanüle!

Als Alternative zu den klassischen ECMO-Kanülen stehen für die vv-ECMO auch spezifische Doppellumenkanülen in verschiedenen Größen zur Verfügung (Novaport Twin, Novalung; AvalonElite, Gepamed). Der Vorteil dieser Kanülen besteht darin, dass nur ein Gefäßzugang benötigt wird (jugulär oder femoral).

Bei der Doppellumenkanüle NovaportTwin (Xenios) sollte bei zu erwarteten Blutflüssen von über 3 l/min allerdings eine getrennte Kanülierung über 2 Gefäßzugänge erfolgen, um Rezirkulationsphänomene als Folge des erhöhten Sogdrucks zu vermeiden. In Abhängigkeit des Blutflusses kommen für die Kanülierung der V. jugularis 18- bis 22-Fr-NovaportTwin-Kanülen (Blutfluss < 1,5 l/min), für die Kanülierung der V. femoralis 24-Fr-NovaportTwin-Kanülen (Blutfluss < 2,5 l/min) zur Anwendung.

Bei der Doppellumenkanüle AvalonElite (Gepamed) wird das venöse Blut über die obere und untere Hohlvene drainiert (Drainageöffnungen) und das oxygenierte Blut wird über eine separate Öffnung (Reperfusionsöffnung) in den rechten Vorhof appliziert. Die exakte Positionierung dieses Doppellumenkatheters im rechten Vorhof ist daher für die Funktionstüchtigkeit unabdingbare Voraussetzung und erfolgt unter radiologischer Durchleuchtung oder Echokardiografie.

va-ECMO

Dieses Verfahren ermöglicht die Unterstützung der Herz-Kreislauf-Funktion sowie zusätzlich die Sicherstellung des Gasaustausches. Bei dieser Technik wird ein Teil des Blutes aus dem venösen

System in das arterielle System des Patienten zurückgepumpt. Dadurch wird die Funktion des Herzens und der Lunge großteils vom ECMO-System übernommen.

Info

- Bei der va-ECMO wird das Blut des extrakorporalen Kreislaufs parallel zum körpereigenen Kreislauf gepumpt. Es liegen somit 2 parallele Kreislaufsysteme vor.
- Die Zentrifugalpumpe unterstützt die Funktion des Herzens, der Membranoxygenator unterstützt die Lungenfunktion.

Der ECMO-Fluss und das HZV stehen in direkter Abhängigkeit: Wird der Blutfluss im ECMO-System erhöht (ECMO-Flow ⇧), verringert sich die Auswurfleistung des Herzens (HZV ⇩), da dem körpereigenen Kreislauf das durch den ECMO-Kreislauf geförderte Blut gleichsam „wegdrainiert“ wird. Umgekehrt führt eine Reduktion des ECMO-Flows wieder zu einer Zunahme des körpereigenen Herzminutenvolumens (⇨ ausreichende Herzfunktion vorausgesetzt!).

Bei der va-ECMO erfolgt die venöse Drainage über die V. femoralis oder über die V. jugularis interna, die Rückflusskanüle wird entweder in die A. femoralis oder in die A. subclavia gelegt. Bei einer femorofemoralen venoarteriellen Kanülierung wird die Aorta retrograd perfundiert. In Abhängigkeit von Linksventrikelfunktion und ECMO-Fluss treffen antegrades HZV und retrograder ECMO-Fluss in der Aorta aufeinander. Bei Patienten, die zusätzlich eine schlechte Lungenfunktion haben, besteht daher die Gefahr einer unzureichenden Oxygenierung von Herz und Gehirn. Außerdem besteht bei diesem Zugangsweg die Gefahr der Beinischämie. Die Durchblutung des Beines sollte über eine an einem Sideport der ECMO-Kanüle angeschlossene und nach distal gerichtete Kanüle verbessert werden. Ein arterieller Zugangsweg über die rechte A. subclavia vermeidet die oben beschriebenen Probleme, hat aber den Nachteil, dass diese Kanülierung nicht perkutan durchgeführt werden kann.

Bei Neugeborenen und Kleinkindern werden bevorzugt die Halsgefäße (A. carotis, V. jugularis) zur Kanülierung herangezogen.

Info

Harlekin-Syndrom („Differential Hypoxia“)
Darunter versteht man einen konkurrierenden Blutfluss zwischen dem retrograden ECMO-Fluss bei Kanülierung der A. femoralis und dem antegraden Blutfluss durch die Auswurfleistung des Herzens.

Klinische Folge:
Bei zusätzlicher pulmonaler Oxygenationsstörung besteht bei Verbesserung der Herzauswurfleistung die Gefahr einer Hypoxämie des Gehirns und der oberen Extremität durch schlecht oxygeniertes Blut über den Truncus brachiocephalicus (▶ Abb. 12.2).

Steuerung des extrakorporalen Gasaustausches – geschichtliche Entwicklung

Die *extrakorporale Membranoxygenierung (ECMO)* wurde zunächst unter der Zielvorstellung eingesetzt, die zugrundeliegende schwere Oxygenationsstörung durch einen möglichst hohen extrakorporalen O_2-Transfer zu kompensieren *(⇨ extrakorporale Oxygenierung)*.

Bei dem von Gattinoni modifizierten Behandlungskonzept der *$ECCO_2$-R (Extracoporeal CO_2-Removal)* stand v. a. die extrakorporale CO_2-Elimination im Vordergrund unter der Zielvorstellung, beatmungsinduzierte Lungenschäden durch Vermeidung hoher Beatmungsdrücke zu minimieren [11]. Die Oxygenation erfolgte im Wesentlichen über die Beatmung der patienteneigenen Lunge. Im Gegensatz zur venoarteriellen Technik betrug der extrakorporale Blutfluss für die primäre CO_2-Elimination nur etwa 25–40 % des Herzminutenvolumens (⇨ entsprechend einem Blutfluss von nur 1,0–2,0 l/min), sodass für dieses Verfahren ein venovenöser Bypass verwendet werden konnte. Die

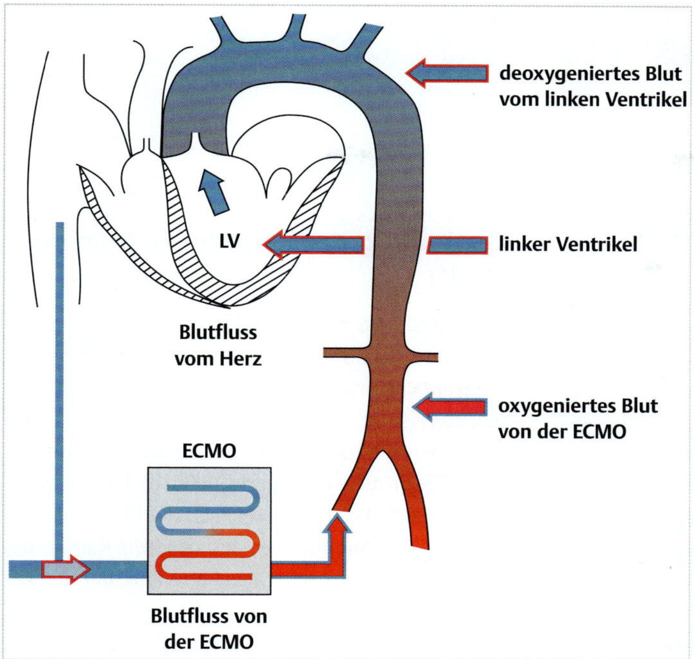

Abb. 12.2 Harlekin-Syndrom mit konkurrierendem Blutfluss.

Oxygenierung wurde durch kontinuierliche Sauerstoffinsufflation von etwa 1,0 l/min über einen dünnen, intratracheal liegenden Katheter aufrechterhalten *(= apnoische Oxygenierung)* [6]. Gleichzeitig wurde unter der Vorstellung, dass sich die Ruhigstellung der Lunge auf den Heilungsverlauf günstig auswirkt (⇨ Minimierung von Scherkräften durch möglichst kleine Druckamplitude) ein möglichst lungenprotektives Beatmungsmuster mit Inspirationsdrücken von 25–30 mbar, PEEP-Werten von 10–20 mbar bei niedrigen Beatmungsfrequenzen von ≤ 10/min und einem I:E-Verhältnis von zumeist 1 : 1 am Respirator eingestellt *(„Bridging to Recovery“)*.

Mit diesem Behandlungskonzept, welches niedrigfrequente positive Überdruckbeatmung mit extrakorporaler CO_2-Elimination genannt wurde *(LFPPV-ECCO$_2$R = Low Frequency Positive Pressure Ventilation with Extracorporeal CO_2-Removal)*, konnten Überlebensraten von teilweise über 50 % erreicht werden [12].

Die heutigen Generationen von ECMO-Systemen ermöglichen sowohl eine extrakorporale Oxygenierung als auch CO_2-Elimination mit wesentlich geringerem technischem Aufwand.

Regelgrößen zur Steuerung des Gasaustausches an der ECMO

Das Ausmaß der Oxygenierungs- und CO_2-Eliminationskapazität ist abhängig einerseits vom Frischgasfluss und vom Blutfluss durch die extrakorporale Membranlunge, andererseits vom Verhältnis ECMO-Flow zu Herzzeitvolumen.

Die Steuerung der Oxygenierung und der CO_2-Elimination erfolgt über die Regelgrößen Blutfluss (⇨ Flowregler) und Frischgasfluss (⇨ Frischgasregler) (▶ Abb. 12.3). Am Gasmischer (⇨ O_2/Air-Blender) kann zusätzlich die Sauerstoffkonzentration des Frischgasflusses zwischen 21 und 100 % variiert werden.

- Oxygenierung: abhängig von der Höhe des Blutflusses über die Membranlunge, d. h. vom ECMO-Flow *(⇨ Blutflussvariable)* und von der Sauerstoffkonzentration des Frischgasflusses *(⇨ FdO$_2$ [Fraction of delivered Oxygen im Frischgasfluss])*
- CO_2-Elimination: abhängig von der Höhe des Frischgasflusses über die Membranlunge *(⇨ Gasflussvariable)*

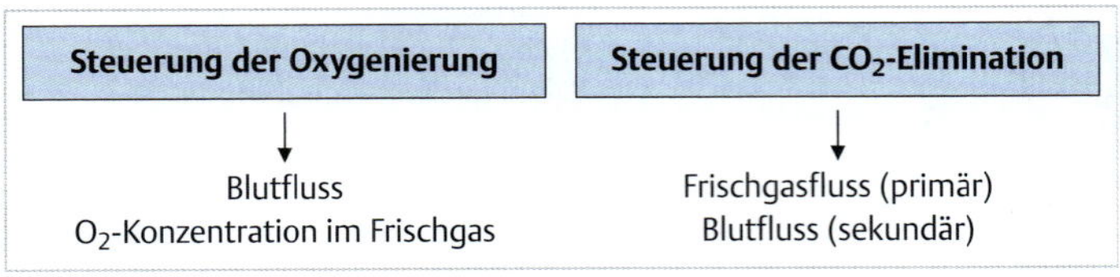

Abb. 12.3 Steuerung der Oxygenierung und der CO_2-Elimination.

Weitere Determinanten der Oxygenierung:

- Membranlunge
  - Membranoberfläche
  - Diffusionskoeffizient (Diffusivität = Diffusion eines Stoffes durch eine Membran)
  - Gas/Blut-Kontaktzeit
- Druckgradient
- Sauerstoffgehalt
- „Venous Admixture"
- Rezirkulation (auf ausreichenden Abstand der beiden Kanülenenden von mindestens 10 cm achten!)

Weitere Determinanten der CO_2-Elimination:

- Membranlunge
  - Membranoberfläche
  - Diffusionskoeffizient (= Diffusionskonstante)
- Druckgradient

„Venous Admixture"

Eine der Hauptdeterminanten der Oxygenierung ist das Verhältnis des venösen Rückstroms aus dem Patientenkreislauf zum ECMO-Blutfluss.

Unter „Venous Admixture" versteht man die Vermischung von schlecht oxygeniertem venösem Blut aus der oberen und unteren Körperhälfte mit dem maximal oxygenierten Blut aus dem ECMO-Kreislauf zum rechten Herzen (⇨ Mischperfusion).

> **Merke** M!
>
> **Faustregel**
> Ein ECMO-Blutfluss von mindestens > 60 % des HZV ist notwendig, um eine adäquate Oxygenierung bei gleichzeitiger Reduktion der Beatmungsinvasivität zu erreichen.
> *Zielwert:* ECMO-Blutfluss > 80 % des HZV

Einstellung der Regelgrößen an der ECMO

Nach Anschluss an die ECMO wird die extrakorporale Unterstützung mit einer niedrigen Pumpendrehzahl von etwa 2000/min gestartet, danach wird schrittweise in 100- bis 500-ml-Schritten bis zum Erreichen der hämodynamischen und respiratorischen Zielgrößen gesteigert (s. u.). Die Höhe des resultierenden ECMO-Flusses (ECMO-Flow) ist abhängig vom Durchmesser der venösen Kanüle sowie vom Volumenstatus des Patienten. Bei der va-ECMO spielt zusätzlich der arterielle Blutdruck als dynamischer Widerstand, gegen den der ECMO-Fluss erfolgt, eine bedeutsame Rolle. Der initiale resultierende Blutfluss sollte etwa 1,5 l/min betragen.

Die Pumpendrehzahl wird entsprechend des erforderlichen Blutflusses adaptiert, um eine adäquate Organperfusion mit einer zentralvenösen Sättigung ($ScvO_2$) von > 60 % zu erzielen. Der extrakorporale Blutfluss beträgt je nach klinischen Erfordernissen zwischen 2 und 5,5 l/min und wird über die Pumpendrehzahl der Zentrifugalpumpe generiert.

Mit steigender Pumpendrehzahl steigt das Risiko der Hämolyse.

> **Merke** M!
>
> **Blutfluss**
>
> - Ab einem Blutfluss von > 1,5 l/min erfolgt die Oxygenierung über die ECMO.
> - Änderungen des Blutflusses sollten in Abhängigkeit der Oxygenierung und der Hämodynamik in 300- bis 500-ml-Schritten erfolgen.
> - Eine optimale Oxygenierung wird erreicht, wenn der ECMO-Blutfluss ≥ 80 % des Herzzeitvolumens beträgt.
> - Beim ARDS ist häufig ein Blutfluss von 4,0–5,5 l/min notwendig.

extrakorporaler Gasaustausch		notwendige Blutflüsse
CO_2-Elimination	→	0,35 – 1,5 l/min
Oxygenierung	→	2 – 5 l/min

Abb. 12.4 Extrakorporaler Gasaustausch und Blutfluss.

Für eine adäquate Oxygenierung ist ein deutlich höherer ECMO-Fluss erforderlich als für eine suffiziente CO_2-Elimination (▶ Abb. 12.4), sodass bei niedrigem Blutfluss von < 2 l/min gleichzeitig auch eine gezielte CO_2-Elimination durchgeführt werden kann ([3], [5]).

Die Höhe der Einstellung des Frischgasflusses *(„Sweep Gas")* erfolgt nach dem arteriellen Kohlendioxidpartialdruck ($PaCO_2$) sowie der Kreislaufsituation des Patienten. Der initiale Frischgasfluss beträgt meist 1–2 l/min und muss schrittweise in Abhängigkeit des arteriellen Kohlendioxidpartialdrucks ($PaCO_2$) in 1-l-Schritten erhöht werden. Eine moderate Hyperkapnie im Sinne einer permissiven Hyperkapnie wird toleriert. Ein maximaler Gasfluss von 10 l/min soll nicht überschritten werden (⇨ Risiko von Luftembolien).

Merke

Frischgasfluss („Sweep Gas")

- Ab einem Frischgasfluss von etwa 2 l/min ist das venöse Blut zu 100 % mit O_2 gesättigt.
- Bei einem Frischgasfluss > 2 l/min erfolgt kein weitere Oxygenierung, sondern nur mehr CO_2-Elimination.
- Ab einem Fischgasfluss > 10 l/min erfolgt keine weitere CO_2-Elimination.

Cave

Zu schnelle Reduktion eines erhöhten $PaCO_2$ geht mit der Gefahr des Auftretens einer intrazerebralen Blutung oder eines Hirnödems einher!

Praxis

Zielgrößen für den Gasaustausch und die Hämodynamik

- Arterieller Sauerstoffpartialdruck (PaO_2): 70–90 mmHg
- zentralvenöse Sauerstoffsättigung ($ScvO_2$): ≥ 65 %
- PaO_2 nach dem Membranoxygenator: 150–200 mmHg
- $PaCO_2$ nach dem Membranoxygenator: 40 mmHg
- mittlerer Blutdruck (MAP): ≥ 60 mmHg

Allgemeine Zielgrößen:

- Hämatokrit (Hk): ≥ 27–30 % bzw. Hämoglobin (Hb): > 9–10 g/dl
- freies Hämoglobin: < 20 mg/l
- Laktat: < 2 mmol/l
- Normothermie

Merke

Verbesserung der Oxygenierung

- Erhöhung der Sauerstoffkonzentration (FiO_2) des Frischgasflusses
- Erhöhung des Blutflusses (ECMO-Flow)

Verbesserung der CO_2-Elimination

- Erhöhung des Frischgasflusses (primär)
- Erhöhung des Blutflusses (sekundär)

Kann der $PaCO_2$ trotz Erhöhung des Frischgasflusses nicht auf den gewünschten Wert erniedrigt werden, muss zusätzlich der Blutfluss erhöht werden, um das Ventilations-/Perfusionsverhältnis zu verbessern.

Maßnahmen bei Abfall des PaO_2:

- Überprüfung des Oxygenators (Thrombenbildung?)
- Überprüfung der FiO_2-Einstellung am Frischgasmischer (O_2-Konzentration zu niedrig?)
- Überprüfung des Blutflusses (ECMO-Flow zu niedrig?)
- Überprüfung des Volumenstatus (Hypovolämie?)
- Überprüfung des Herzzeitvolumens (Zunahme des HZV?)
- Überprüfung der Respiratoreinstellungen
- Ausschluss eines Pneumothorax
- Überprüfung des Hämatokrits

Maßnahmen bei Anstieg des $PaCO_2$:

- Überprüfung des Frischgasflusses: ⇨ Der Frischgasfluss wurde verändert und ist zu gering.
- Überprüfung des Blutflusses: ⇨ Der ECMO-Flow wurde verändert und ist zu gering.

Merke

Der Oxygenator sollte spätestens dann getauscht werden, wenn bei einer FiO_2 von 100 % die SaO_2 auf 93 %, entsprechend einem PaO_2 von 70 mmHg, absinkt.

Einstellung des Respirators an der ECMO

Mit Beginn der extrakorporalen Zirkulation wird am Respirator ein lungenprotektives Beatmungsmuster eingestellt, wobei es diesbezüglich in der Literatur keinen einheitlichen Konsens gibt. Somit differieren die Empfehlungen je nach ECMO-Zentrum, die von einer minimalen Ventilation mit möglichst niedrigen Beatmungsfrequenzen und niedrigem PEEP *(„Resting Lung Approach")* bis zu einer Einstellung mit hohem PEEP *(„Open Lung Approach")*, jedoch mit möglichst kleinem Tidalvolumen und niedrigen Plateaudrücken, reichen.

Die extrakorporale Membranoxygenierung ermöglicht auch die Einstellung eines sog. *„ultraprotektiven Beatmungsmusters"* mit dem Ziel, die Beatmungsinvasivität zu reduzieren und die Lunge möglichst ruhigzustellen *(„Bridging to Recovery")*. Darunter versteht man eine Beatmungseinstellung mit einem Tidalvolumen von 3 bis < 6 ml/kg KG, einem inspiratorischen Plateaudruck von 25 bis < 28 mbar und adäquat hohem PEEP bei möglichst kleiner Druckamplitude *(„Open Lung Approach")* sowie einer möglichst niedrigen Beatmungsfrequenz. Da die CO_2-Elimination primär über die extrakorporale Zirkulation stattfindet, kann auch die Beatmungsfrequenz entsprechend reduziert werden, um die frequenzbedingten Scherkräfte *(„Frequenztrauma")* möglichst gering zu halten [13].

Praxis

Einstellung des Respirators während der ECMO

- Beatmungsform: BIPAP/BiLevel (⇨ augmentierte Spontanatmung anstreben)
- Inspirationsdruck: möglichst niedrig ⇨ Pinsp 25 bis < 28 mbar
- adäquat hoher PEEP: 10–20 mbar (nach Atemmechanik und PaO_2)
- Druckamplitude *(„Driving Pressure")*: ≤ 15 mbar
- Tidalvolumen: 3 bis < 6 ml/kg KG (bezogen auf Idealgewicht)
- Beatmungsfrequenz: ≤ 10/min (bzw. nach $PaCO_2$)
- inspiratorische Sauerstoffkonzentration (FiO_2): < 60 % (bzw. nach PaO_2)
- Ruhigstellung der Lunge *(„Bridging to Recovery"* bzw. *„Bridging to Transplant")*

Indikationen

Pulmonale Indikationen

- Akutes hypoxämisches Lungenversagen (ARDS) unterschiedlicher Genese

Die einzelnen ECMO-Anschluss- und -Ausschlusskriterien variieren zwischen den verschiedenen ECMO-Zentren ([6], [14], [15], [16], [17]). Potenzielle Reversibilität der akuten Lungenschädigung und Fortbestand der lebensbedrohlichen Hypoxämie (PaO_2/FiO_2 < 80 mmHg > 6 h bzw. < 50 mmHg > 3 h) bei einer FiO_2 von > 80 % unter „optimierter" lungenprotektiver Beatmungseinstellung und zusätzlicher Anwendung supportiver Therapiemaßnahmen (⇨ Lagerungstherapie, Applikation von inhalativen Vasodilatatoren, Rekruitmentmanöver) stellen die Voraussetzung für die Durchführung einer ECMO-Therapie dar ([18], [19], [20]).

M!

Merke

Anschlusskriterien für eine vv-ECMO („pulmonale“ ECMO) (Kriterien der EOLIA-Studie) [19]

- Akutes Lungenversagen (ARDS) unterschiedlicher Genese mit lebensbedrohlicher Hypoxämie
  - PaO_2/FiO_2-Quotienten von < 80 mmHg mit FiO_2 > 80 % für > 6 h
  - PaO_2/FiO_2-Quotienten von < 50 mmHg mit FiO_2 > 80 % für > 3 h
  - pH < 7,25 und $PaCO_2$ > 60 mmHg bei einer Beatmungsfrequenz bis 35/min für > 6 h
  - unter lungenprotektiver Beatmungsstrategie und Anwendung sämtlicher supportiver Therapiemaßnahmen (⇨ PEEP-Optimierung, Bauchlagerung, Rekruitmentmanöver, inhalative Vasodilatatoren, Muskelrelaxierung)
  - hämodynamische Optimierung
  - Ausschluss von Kontraindikationen

Kardiale Indikationen

- Therapierefraktärer kardiogener Schock (akutes Herzversagen unterschiedlicher Genese [akuter Myokardinfarkt, akute Myokarditis, „Acute-on-chronic“-Herzversagen, therapierefraktäre Arrhythmien, Medikamentenintoxikation])
- Kardiochirurgie: erfolgloser „Abgang“ von der Herz-Lungen-Maschine aufgrund eines kardialen Pumpversagens
- Postkardiotomie-Low-Cardiac-Output-Syndrom (LCOS)
- Herz-/Kreislaufversagen bei akzidenteller Hypothermie
- Überbrückung zur Herz-/Lungentransplantation *(„Bridging to Transplant“)*
- akute Transplantatabstoßung nach Herz-/Lungentransplantation (HTX/LTX)
- prolongierte Reanimation

Kontraindikationen

Absolut:

- Ablehnung durch den Patienten (schriftlich dokumentiert – Patientenverfügung)
- Alter > 75 Jahre oder Alter > 70 Jahre plus ≥ 2 relative Kontraindikationen
- schweres vorbestehendes neurologisches Defizit bzw. irreversible zerebrale Schädigung
- aktive intrakranielle Blutung
- aktive Blutung – Kontraindikation für therapeutische Antikoagulation
- fortgeschrittene Demenz
- terminale chronische Lungenerkrankung *(„End-Stage Disease“)*
- Leberzirrhose Child C
- Terminalstadium von Malignomen und konsumierenden Erkrankungen

Relativ:

- fortgeschrittenes Multiorganversagen (mit geringer Wahrscheinlichkeit auf Reversibilität)
- verzögerte Indikationsstellung ⇨ Beatmung mit einem Pinsp > 30–35 mbar (sofern keine morbide Adipositas) und einer FiO_2 > 0,8 länger als 7 Tage
- höheres Lebensalter > 65 Jahre (abhängig vom biologischen Alter)
- terminale Systemerkrankung mit einer Lebenserwartung < 1 Jahr
- Immunsuppression (z. B. myelodysplastisches Syndrom, HIV-Infektion, immunsuppressive Therapie)
- hämatologische Systemerkrankung
- Malignom mit unklarer Prognose
- chronische Herzinsuffizienz (NHYA IV, ohne Option zur Herztransplantation)
- „Frailty“ (Gebrechlichkeit)

Zusätzlich für va-ECMO:

- schwere Aortenklappeninsuffizienz
- schwere PAVK

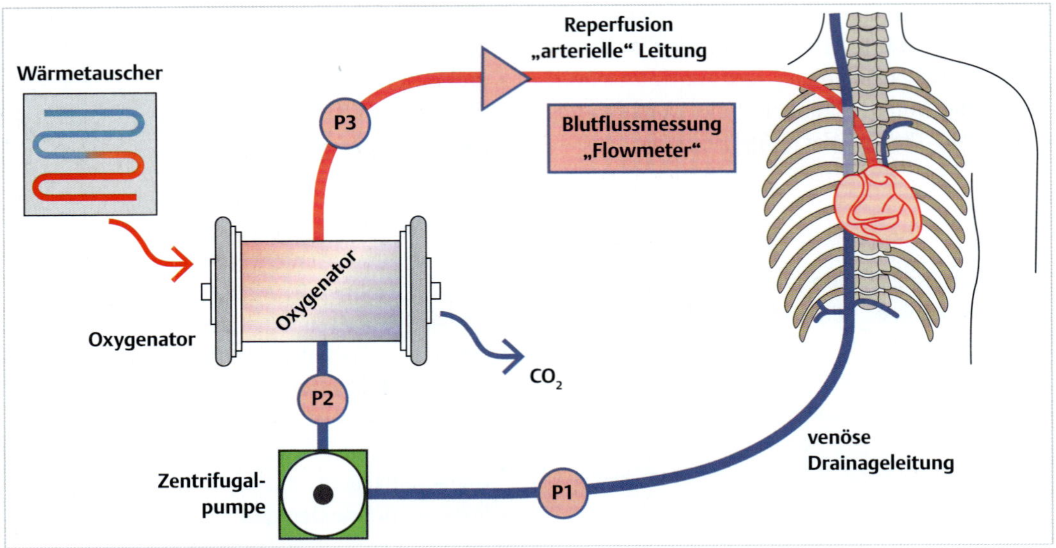

Abb. 12.5 Druckabnehmer im ECMO-Kreislauf.

Druckabnehmer im ECMO-Kreislauf

Im ECMO-Kreislauf sind an folgenden Stellen Druckabnehmer platziert (▶ Abb. 12.5):

- *Vor der Zentrifugalpumpe:* Der durch die Zentrifugalpumpe erzeugte Ansaugdruck wird als Drainagedruck oder Sogdruck (P1) bezeichnet. *Zielbereich:* > -100 mmHg (Cave: Hämolyse!)
- *Vor dem Membranoxygenator:* Der vor dem Membranoxygenator gemessene Druck wird als Präoxygenatordruck oder Membrandruck (P2) bezeichnet. Dieser Druck ist vom Widerstand der Oxygenatormembran sowie vom Blutfluss abhängig.
  Zielbereich: 150–200 mmHg
- *Nach dem Membranoxygenator:* Der nach dem Membranoxygenator gemessene Druck wird als Postoxygenatordruck oder Reperfusionsdruck (P3) bezeichnet. Dieser Druck ist vom Durchmesser der Reperfusionskanüle und vom Blutdruck („Nachlast“) im Gefäßsystem abhängig (abhängig davon, ob vv-ECMO oder va-ECMO).
  Zielbereich: 150–250 mmHg

12

Definition

Transmembrandruck (ΔP = P2 – P3)
Dieser Druck ist definiert als die Differenz von Präoxygenatordruck minus Postoxygenatordruck. Der Transmembrandruck ist von der Höhe des Blutflusses und von etwaigen Gerinnselbildungen („Clots“) im Oxygenator abhängig.

Dem Membranoxygenator nachgeschaltet ist das Monitoring der Blutflussmessung. Drainagedruck, Präoxygenatordruck und Postoxygenatordruck sowie der Transmembrandruck werden kontinuierlich monitiert.

Druckalarme

- **Druckalarm P1** (**Drainagedruck**) **< –100 mmHg** (d. h. Ansteigen des Drainagedrucks in den negativen Bereich)

Mögliche Ursachen

- Hypovolämie, zu geringer Blutfluss
  Therapiemaßnahme: Volumenzufuhr (Kristalloide, Kolloide, Blutprodukte)

- Ansaugen der Drainagekanüle an der Gefäßwand
  Therapiemaßnahme: kurzfristige Reduktion des Blutflusses
- Thrombenbildung an der Drainagekanüle
  Therapiemaßnahmen: Anpassung der Antikoagulation, Optimierung des Blutflusses, evtl. Wechsel der Drainagekanüle
- Drainagekanüle zu kurz und/oder mit zu geringem Durchmesser
  Therapiemaßnahmen: Reduktion des Blutflusses, Wechsel der Drainagekanüle

M!

Merke

Bei Reduktion des Blutflusses ist eine Anpassung der Respiratoreinstellung notwendig!

- **Druckalarm – Transmembrandruck (P2 – P3) Anstieg > 20 mmHg in 24 h bzw. > 50 mmHg bei unverändertem Blutfluss**

Mögliche Ursachen:
Klinisch relevante Thrombenbildung im Membranoxygenator („Clotting")
- weiße Ablagerungen: ⇨ Lipidablagerungen
- gelbe Ablagerungen: ⇨ Fibrinablagerungen
- dunkle Ablagerungen: ⇨ „Clots" (Thrombozyten)

Therapiemaßnahme: Austausch des Membranoxygenators

- **Druckalarm P3 – Postoxygenatordruck > 300 mmHg**

Mögliche Ursachen:
Erhöhte Nachlast infolge
- Hypertonie
- Knick („Kinking") im Schlauchsystem

Therapiemaßnahmen:
- Überprüfung der Hämodynamik
- Ausschluss einer Dislokation der Reperfusionskanüle
- Korrektur der Schlauchfixierung („gerade" Fixierung)
- evtl. Kanülenwechsel

▶ Abb. 12.6 zeigt ein ECMO-System im klinischen Betrieb (Xenios-Konsole, Fresenius Medical Care).

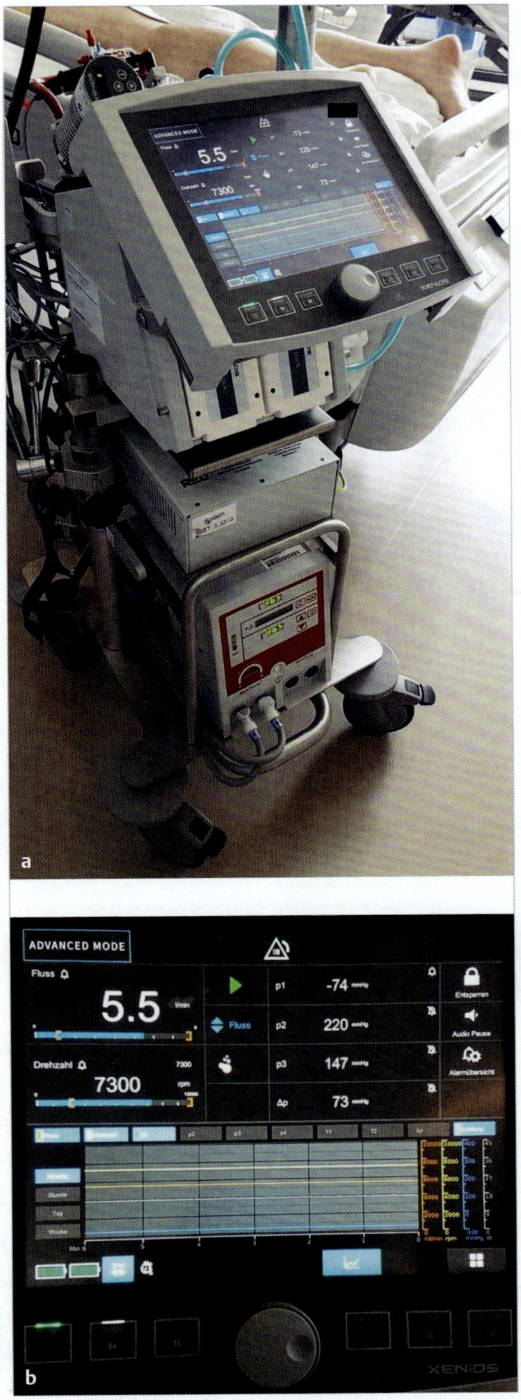

Abb. 12.6 ECMO-System im klinischen Betrieb.
a Xenios-Konsole (Fresenius Medical Care).
b Display des Xenios-ECMO-Systems (Fresenius Medical Care).
(Quelle: Anästhesiologische Intensivstation, Klinik Floridsdorf, Wien)

Info

Indikationen für einen Wechsel des ECMO-Systems (Oxygenator, Pumpenkopf, Schlauchset)

- PaO_2 < 250 mmHg bei einer FiO_2 von 100 %
- deutlicher Anstieg des Transmembrandrucks (ΔP = P2 minus P3) über 20 mmHg in 24 h
- Notwendigkeit einer deutlichen Erhöhung der Pumpendrehzahl innerhalb kurzer Zeit um > 10 %, um denselben Blutfluss aufrechtzuerhalten (⇨ Verdacht auf „Clotting")
- sichtbare Thrombenbildung und Fibrinablagerungen im Oygenator („Clotting")
  ⇨ rote Ablagerungen („Gerinnsel"): Thrombozytenablagerungen („dunkle Punkte" im Oxygenator)
  ⇨ gelbe Ablagerungen: Fibrinablagerungen
  ⇨ weiße Ablagerungen: Lipidablagerungen
- kontinuierliche Abnahme der Thrombozytenzahl auf < 50 000/µl
- kontinuierlicher Verbrauch an Gerinnungsfaktoren
  ⇨ Abnahme von Fibrinogen auf < 1,5 g/l
- Anstieg von D-Dimer
- Anstieg der Hämolyseparameter
- Laufgeräusche, „Rattern", Verfärbung des Rotorlagers (⇨ isolierter Pumpenwechsel)

12

Cave

Drainagedruck (P1) von < –100 mmHg („<", da negativer Wert!):

- Hämolysegefahr!
  ⇨ Anstieg von freiem Hb auf > 20 mg/dl
  ⇨ Abfall des Haptoglobins auf < 0,3 g/l
  ⇨ Anstieg der LDH
  ⇨ Nachweis von unkonjugiertem Bilirubin

Komplikationen

Technische Komplikationen ([3], [6]):

- Funktionsverlust des Membranoxygenators
- Thrombenbildung (Pumpenkopf, Oxygenator, Kanülen)
- „Plasma-Leckage-Syndrom" (= Übertritt von eiweißreichem Plasmaschaum auf die Gasseite und Zusammenbruch des Gasaustausches ⇨ Austausch des Oxygenators notwendig!) ⇨ vermeidbar durch Verwendung von plasmadichten Membranoxygenatoren aus Polymethylpenten (⇨ heutzutage Standard!)
- Luftembolie (⇨ ZNS!)
- „Ansaugen" der Pumpe mit Vibrieren der ECMO-Schläuche (⇨ Zeichen für Hypovolämie!)
- Kanülenprobleme (Knick oder Diskonnektion einer Kanüle oder eines Schlauches, Dislokation)
- Riss eines Pumpenschlauchs (⇨ Risiko minimiert bei Verwendung von Zentrifugalpumpen)
- Diskonnektion

Klinische Komplikationen ([5], [6]):

- Blutungen (Punktionsstelle, OP-Gebiet, intrakraniell)
- Thromboembolie, Luftembolie (ZNS!)
- disseminierte intravasale Gerinnung (DIC)/Verbrauchskoagulopathie
- Thrombopenie
- Hämolyse
- Beinischämie
- Multiorganversagen durch systemische Inflammation bzw. im Rahmen der Grunderkrankung

Weaning von der pulmonalen ECMO

Derzeit gibt es in der Literatur keinen Konsens bezüglich einer einheitlichen Weaning-Strategie [21]. Somit differiert das Vorgehen je nach ECMO-Zentrum. Einige Abteilungen haben eine kurze Anwendungsdauer der ECMO zum Ziel, um ECMO-assoziierte Komplikationen möglichst gering zu halten. Das Weaning von der ECMO wird eingeleitet, sobald ein suffizienter Gasaustausch mit einem lungenprotektiven Beatmungsmuster über die Patientenlunge wieder möglich ist. Demgegenüber wird in anderen ECMO-Zentren eine fast vollständige Entwöhnung vom Respirator unter vollem ECMO-Support angestrebt.

In Abhängigkeit von der gewählten Weaning-Strategie empfiehlt sich das folgende klinische Vorgehen, meist über mehrere Tage: Mit Verbesserung des Gasaustausches bzw. der kardialen Pumpfunktion erfolgt das Weaning von der extrakorporalen Zirkulation durch

- schrittweise und langsame Reduktion des Frischgasflusses um jeweils 1 l/min und
- schrittweise und langsame Reduktion des Blutflusses um jeweils 0,5 l/min entsprechend der Verbesserung von Oxygenierung und Ventilation,
- weitere stufenweise Reduktion des Gasflusses bis auf 1 l/min und
- stufenweise Reduktion des FdO_2 (Fraction of delivered Oxygen im Frischgasfluss) auf < 30 %,
- protektives Beatmungsmuster am Respirator und
- möglichst frühzeitig augmentierte Spontanatmung.

Cave

Bei einem Blutfluss von ≤ 1,5 l/min besteht „Clottinggefahr“ im ECMO-System!

Beendigung der pulmonalen ECMO („Trial-off“)

Die pulmonale ECMO kann beendet werden („Trial-off“) und die Kanülen können entfernt werden, wenn bei einem Blutfluss von 1,5–2 l/min und einer Pausierung des Frischgasflusses von etwa 8 h eine adäquate Oxygenierung und CO_2-Elimination unter einem lungenprotektiven Beatmungsmuster aufrechterhalten werden können. Die Antikoagulation sollte etwa 2 h vor der Kanülenentfernung pausiert werden.

Prognose und Outcome

Während in der pädiatrischen Intensivmedizin in mehreren Studien eine Verbesserung der Überlebensrate durch den Einsatz der ECMO nachgewiesen werden konnte, ist die Datenlage in der Erwachsenen-Intensivmedizin nicht eindeutig geklärt [22]. Auch müssen die Ergebnisse älterer Studien mit Vorsicht interpretiert werden, da in den letzten Jahren einerseits grundlegende technische Neuerungen eingeführt wurden, andererseits sich die Beatmungsstrategie in Richtung Lungenprotektion grundlegend geändert hat. In einer im Jahr 2009 publizierten prospektiv randomisierten Studie (CESAR-Trial = Conventional Ventilation on ECMO for Severe Acute Respiratory Failure) konnte erstmals auch beim ARDS des Erwachsenen eine Verbesserung der Überlebensrate (63 vs. 47 %) durch einen früheren Beginn der ECMO-Behandlung im Vergleich zu einer konservativen Beatmungsstrategie gezeigt werden [23]. Die Ergebnisse dieser Studie sind allerdings aufgrund des Studiendesigns nicht unumstritten und werden in der Literatur kontrovers diskutiert.

Zusammenfassung

Extrakorporale Membranoxygenierung (ECMO)

Kanülenimplantation

- Ultraschallkontrolle der Gefäße
- Kanülendurchmesser in French (1 Fr = 0,03 mm):
  - venöse Kanüle: 23 Fr (V. jugularis), 23–27 Fr (V. femoralis)
  - arterielle Kanüle: 21–25 Fr (A. subclavia, A. femoralis)

Alternative:
Doppellumenkanülen:

- NovaportTwin-Kanülen:
  - Kanülierung der V. jugularis: 18–22 Fr (⇨ Blutfluss < 1,5 l/min)
  - Kanülierung der V. femoralis: 24 Fr (⇨ Blutfluss < 2,5 l/min)
- Avalon-Elite-Kanüle (13–31 Fr)

Blutfluss

- Pumpendrehzahl: 2500–7 500 U/min (in Abhängigkeit vom PaO_2 und von der $ScvO_2$)
- Blutfluss: 2,0–5,5 l/min (abhängig vom Kanülendurchmesser und Volumenstatus)

Frischgasfluss

- 4–10 l/min (in Abhängigkeit vom $PaCO_2$)

Antikoagulation

- Unfraktioniertes Heparin i. v.: *Zielgröße pTT:* etwa 1,5 des Normalwerts bzw. Anti-Xa 0,2–0,5 IU/ml
- zusätzlich Aspirin 100 mg, sofern keine Kontraindikation

Respiratoreinstellung

- Lungenprotektives Beatmungsmuster

12.1.3 Pumpenfreie extrakorporale Lungenunterstützung zur CO_2-Elimination (Interventional Lung Assist [iLA])

12

Synonyma

- iLA-Membranventilator
- iLA-AV
- pECLA (Pumpless Extracorporeal Lung Assist)

Die pumpenfreie extrakorporale Lungenunterstützung (Interventional Lung Assist [iLA]; Novalung) ist ein arteriovenöses CO_2-Eliminationsverfahren und stellt eine klinisch bedeutsame Therapieergänzung zu den pumpenbetriebenen extrakorporalen Gasaustauschverfahren dar. Der iLA-Membranventilator ist so kompakt, dass er zwischen den Beinen des Patienten platziert werden kann (▶ Abb. 12.7).

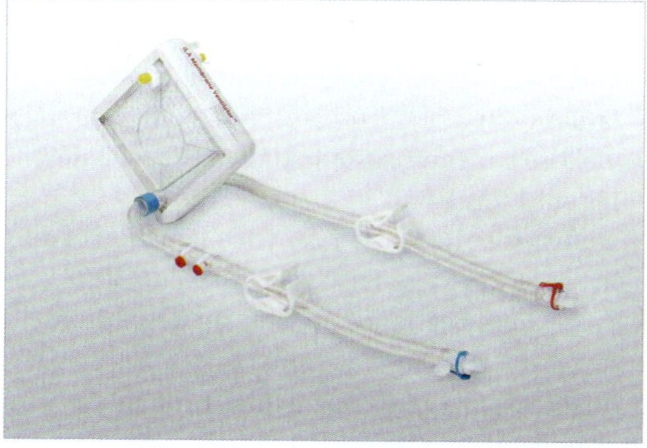

Abb. 12.7 Pumpenfreie extrakorporale Lungenunterstützung. Interventional Lung Assist (iLA-Membranventilator). (Quelle: Mit freundlicher Genehmigung der NOVALUNG GmbH, Heilbronn)

Info

Komponenten des iIA-Membranventilators

- Membranlunge („Membranventilator")
- arterielle und venöse Kanüle (13–17 F, heparinbeschichtet)
- Sauerstoffanschluss für O_2-Frischgaszufuhr
- Überwachungseinheit für Blutflussmessung (NovaFlow-Monitor)
- CRRT-Konnektor (für Nierenersatztherapie)

Funktionsprinzip

Nach ultraschallgezielter Ausmessung des arteriellen Gefäßdurchmessers erfolgt die Kanülierung der A. und V. femoralis mittels Seldinger-Technik. Auf ein ausreichendes Restlumen der Gefäße ist zu achten, wobei die empfohlene arterielle Kanülengröße beim Erwachsenen 13–15 Fr (1 French = 0,03 mm), die venöse Kanülengröße 15–17 Fr beträgt.

Die körpereigene arteriovenöse Druckdifferenz (= treibende Kraft für den Blutfluss) ermöglicht eine pumpenfreie extrakorporale Lungenunterstützung. In diesem arteriovenösen Bypass ist eine Membranlunge mit niedrigem transmembranösem Widerstand und mit einer Gasaustauschfläche von 1,3 m^2 zwischengeschaltet.

Info

- Die treibende Kraft für den Blutfluss ist die arteriovenöse Druckdifferenz.
- Druckgradient = mittlerer arterieller Druck (MAP) minus zentralvenöser Druck (ZVD).

Das Patientenblut umströmt die Hohlfasern der *Membranlunge* (Diffusionsmembran), während gleichzeitig ein kontinuierlicher Frischgasfluss (100 % Sauerstoff) durch die Hohlfasern geleitet wird. Über die Höhe des *Frischgasflusses* wird die CO_2-Elimination gesteuert. Durch die permeablen Hohlfasern findet der diffusive Gastransport statt. Der Gasaustausch in der Membranlunge erfolgt durch die Partialdruckunterschiede von Kohlendioxid und Sauerstoff im Blut (Blutseite) und im Frischgas (Gasseite). Durch die arteriovenöse Blutdruckdifferenz wird bei Verwendung von arteriellen 15-Fr-Kanülen eine durchschnittliche Blutflussrate von etwa 1,0–1,5 l/min erzeugt. Der extrakorporale Blutfluss wird mittels eines Flowmessgeräts (NovaFlow-Monitor) kontinuierlich gemessen. Ein Blutfluss von 0,5 l/min darf nicht unterschritten werden (⇨ Thrombosierung der Membranlunge, Aktivierung der Blutgerinnung) ([15], [24]).

Info

- Die O_2-Frischgaszufuhr dient der CO_2-Elimination durch Aufbau eines entsprechenden Partialdruckgradienten zwischen der „Blutseite" und der „Gasseite" der Membranlunge.
- Die Höhe des O_2-Frischgasflusses wird über ein O_2-Flowmeter reguliert.

Der iLA-Membranventilator ermöglicht v. a. eine suffiziente CO_2-Elimination mit einer Senkung des $PaCO_2$ um bis zu 50 % des Ausgangswerts. Demgegenüber ist die Oxygenierungskapazität des Systems auch bei höheren Blutflussraten mit etwa 10–20 % des O_2-Bedarfs limitiert, da bei diesem Therapieverfahren arterialisiertes, oxygeniertes Blut in den Membranventilator fließt (⇨ niedriger O_2-Partialdruckgradient) ([15], [24]).

Die *CO_2-Elimination* ist direkt proportional

- der Höhe des O_2-Frischgasflusses *(⇨ Gasflussvariable)*,
- der Membranoberfläche,
- den Diffusionscharakteristika der Membran *(Gesetz nach Fick)*.

Die *O_2-Aufnahme* ist direkt proportional

- der Höhe des Blutflusses *(⇨ Blutflussvariable)*,
- der Membranoberfläche,
- den Diffusionscharakteristika der Membran *(Gesetz nach Fick)*.

Merke

- Je höher der O_2-Frischgasfluss, desto effektiver die CO_2-Elimination.
  Vorsicht: Bei hohem O_2-Frischgasfluss besteht die Gefahr des Gasübertritts in das Blut, wenn der Druck auf der Gasseite höher wird als der Druck auf der Blutseite ⇨ Risiko der Luftembolie!
- Je höher der Blutfluss, desto effektiver ist die Verbesserung der Oxygenierung ⇨ *limitierender Faktor* für den Blutfluss: Durchmesser der arteriellen Kanüle.

Voraussetzung für den Einsatz des iLA-Membranventilators sind stabile Herz-Kreislauf-Verhältnisse bei einem adäquat hohen mittleren arteriellen Blutdruck mit oder ohne Katecholaminunterstützung (*Zielgröße:* MAP > 60–70 mmHg) ([15], [24]). Da das Herz die treibende Kraft ist, muss die myokardiale Pumpleistung vor der Indikationsstellung mittels Echokardiografie ermittelt werden. Außerdem muss eine schwere arterielle Verschlusskrankheit (PAVK) ausgeschlossen werden.

Merke

Normales Herzzeitvolumen (HZV) ist die Voraussetzung für die Anwendung des iLA-Membranventilators.

Zur Optimierung der Hämobiokompatibilität ist das System heparinbeschichtet. Eine für Intensivpatienten übliche Low-Dose-Heparinisierung reicht meistens aus (*Zielgröße:* pTT: ≥ 50–55 s). Die Verwendung von Polymethylpentenmembranen statt der früher verwendeten Polypropylenmembranen macht die Membranlunge resistent gegenüber einem „Plasma-Leckage-Syndrom" und das reduzierte Risiko einer Luftembolie erlaubt einen deutlich höheren O_2-Frischgasfluss mit einer effizienteren Kohlendioxidelimination [15].

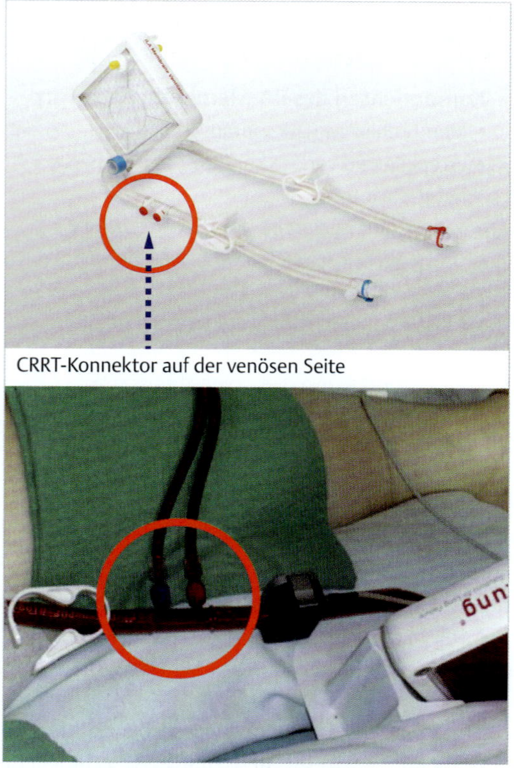

Abb. 12.8 iLA-Membranventilator bei akutem Nierenversagen. CRRT-Konnektor zur gleichzeitigen Anwendung einer kontinuierlichen Nierenersatztherapie. (Quelle: Mit freundlicher Genehmigung der NOVALUNG GmbH, Heilbronn)

Bei gleichzeitigem Vorliegen eines akuten Nierenversagens kann der iLA-Membranventilator über einen spezifischen integrierten CRRT-Konnektor *(CRRT = Continuous Forms of Renal Replacement Therapy)* mit einer kontinuierlichen Nierenersatztherapie kombiniert werden. Der CRRT-Konnektor ist aus Sicherheitsgründen auf der venösen Seite des iLA-Membranventilators angebracht und ermöglicht somit 2 extrakorporale Therapieverfahren über einen Gefäßzugang (► Abb. 12.8).

Einstellung der Beatmungsparameter

Initial wird mit einem niedrigen O_2-Frischgasfluss von 2 l/min begonnen, welcher schrittweise, in Abhängigkeit vom $PaCO_2$, auf 6–10 l/min erhöht wird. Der maximale O_2-Frischgasfluss soll 12 l/min nicht überschreiten, um das Risiko einer Luftembolie möglichst gering zu halten [6].

Merke

Faustregel
Pro Liter Steigerung des O_2-Frischgasflusses ⇨ Reduktion des Atemminutenvolumens um 10 %.

Bezüglich der genauen Einstellung der Beatmungsparameter am Respirator gibt es zurzeit keinen einheitlichen Konsens in der Literatur: Grundsätzlich ermöglicht die extrakorporale CO_2-Elimination die Einstellung eines *„ultraprotektiven Beatmungsmusters“*, mit dem Ziel, die Beatmungsinvasivität zu reduzieren und die Lunge möglichst ruhigzustellen *(„Bridging to Recovery“)*. Darunter versteht man eine Beatmungseinstellung mit einem Tidalvolumen von 3 bis < 6 ml/kg KG, einem inspiratorischen Plateaudruck von 25 bis < 28 mbar und einem adäquat hohen PEEP bei möglichst kleiner Druckamplitude *(„Open Lung Approach“)* sowie einer möglichst niedrigen Beatmungsfrequenz. Da die CO_2-Elimination primär über die extrakorporale Zirkulation stattfindet, kann auch die Beatmungsfrequenz entsprechend reduziert werden, um die frequenzbedingten Scherkräfte *(„Frequenztrauma“)* möglichst gering zu halten [13].

Praxis

Einstellung des Respirators während der extrakorporalen CO_2-Elimination

- Augmentierte Spontanatmung (BIPAP/APRV, PSV/ASB)
- Inspirationsdruck: 25 bis < 28 mbar
- adäquat hoher PEEP: 10–20 mbar (nach Atemmechanik und PaO_2)
- möglichst kleine Druckamplitude *(„Driving Pressure“)*
- Tidalvolumen: 3 bis < 6 ml/kg KG (bezogen auf Idealgewicht)
- Beatmungsfrequenz: möglichst niedrig (nach $PaCO_2$ bzw. pH)
- inspiratorische Sauerstoffkonzentration (FiO_2): möglichst ≤ 60 % bzw. nach PaO_2
- ⇨ Ruhigstellung der Lunge *(„Bridging to Recovery“)*

Protektives versus ultraprotektives Beatmungsmuster

Computertomografische Untersuchungen konnten nachweisen, dass bei ARDS-Patienten trotz Anwendung eines niedrigen Tidalvolumens von 6 ml/kg KG und einer Limitierung des Plateaudrucks auf 28–30 mbar eine Überdehnung in den ventralen Lungenkompartimenten auftrat [25]. Als pathophysiologische Erklärung kann angeführt werden, dass die Höhe des zu applizierenden Tidalvolumens nur das ideale Körpergewicht berücksichtigt, jedoch nicht das Ausmaß der verbleibenden endexspiratorischen Gasaustauschfläche (funktionelle Residualkapazität [FRC]). Bei gleichem Körpergewicht können je nach Schweregrad der Lungenschädigung verschieden große Lungenareale konsolidiert und damit nicht rekrutierbar sein. Je größer der Anteil an Lungenkompartimenten ist, welche während der Inspiration nicht ventiliert werden, desto kleiner ist der Anteil an Lungenarealen, welche das applizierte Tidalvolumen aufnehmen *(⇨ „Baby Lung“)*. Somit steigt in diesen Lungenarealen die Gefahr eines Überdehnungstraumas (Volutrauma) durch ein in Bezug auf die verbleibende Gasaustauschfläche (FRC) zu großes Tidalvolumen. In diesem Fall kann es demnach zweckmäßig sein, das Tidalvolumen auf < 6 ml/kg KG zu reduzieren, um den mechanischen Stress in der Lunge möglichst gering zu halten (vgl. Kap. 6).

Merke M!

- Beim ARDS-Patienten richtet sich die Höhe des zu applizierenden Tidalvolumens nicht nur nach dem idealen Körpergewicht, sondern auch nach der verbleibenden endexspiratorischen Gasaustauschfläche (= funktionelle Residualkapazität).
- Das Tidalvolumen muss daher an die kleine funktionelle Residualkapazität des ARDS-Patienten *(Baby Lung)* angepasst werden, um die Gefahr eines Volutraumas zu minimieren.

Weaning vom iLA-Membranventilator

Das Weaning vom iLA-Membranventilator erfolgt durch schrittweise Reduktion des O_2-Frischgasflusses unter augmentierter Spontanatmung, wobei eine Reduktion der Beatmungsinvasivität Vorrang gegenüber einer Reduktion des O_2-Frischgasflusses hat. Wenn unter Reduktion des O_2-Frischgasflusses der arterielle $PaCO_2$ nicht um mehr als 10 % ansteigt und der Patient keine Zeichen der respiratorischen Erschöpfung zeigt, kann der O_2-Frischgasfluss schließlich bis auf ≤ 1 l/min reduziert werden. Nach Unterbrechung des O_2-Frischgasflusses für einige Stunden *(„Cessation Trial")* und Aufrechterhaltung adäquater Blutgaswerte kann die extrakorporale CO_2-Elimination beendet werden ([21], [26]).

Indikationen

- Akutes hyperkapnisches Lungenversagen, welches mit einer therapeutisch nicht beherrschbaren respiratorischen Azidose (pH < 7,15) einhergeht
- Kontraindikation für permissive Hyperkapnie
- Überbrückung zur Lungentransplantation *(„Bridging to Transplant")*
- akutes Atempumpversagen
  - akute exazerbierte COPD (AE-COPD)
  - prolongierte Entwöhnung vom Respirator

Beim akuten Lungenversagen ist dieses Therapieverfahren v. a. bei jenen Patienten von Vorteil, bei denen das lungenprotektive Konzept der permissiven Hyperkapnie kontraindiziert ist (⇨ erhöhter Hirndruck!) oder durch eine therapeutisch nicht beherrschbare respiratorische Azidose an seine Grenzen gerät. Basierend auf pathophysiologischen Überlegungen und Einzelfallberichten ergibt sich eine spezielle Indikation bei gleichzeitigem Vorliegen eines akuten hyperkapnischen Lungenversagens und eines Schädel-Hirn-Traumas, da durch dieses therapeutische Vorgehen das Problem einander konterkarierender Therapiekonzepte („Neuroprotektion" vs. „Lungenprotektion") gelöst werden kann [15].

Kontraindikationen

- Dekompensierte Herzinsuffizienz
- hypodynamer Schock
- heparininduzierte Thrombozytopenie (HIT)
- schwere periphere arterielle Verschlusskrankheit (PAVK)
- Durchmesser der A. femoralis ≤ 0,5 cm
- Körpergewicht < 20 kg

Komplikationen

- Ischämie der unteren Extremität
- Blutung
- Luftembolie
- Thrombosierung (⇨ Schwarzfärbung der Membranlunge)

Als wesentliche *Komplikation* ist die Ischämie der arteriell kanülierten Extremität zu nennen, welche in der Literatur in Abhängigkeit von der verwendeten Kanülengröße mit bis zu 12 % angegeben wird. Durch Reduktion der Kanülengröße lässt sich diese Komplikationsrate deutlich reduzieren [27].

Zusammenfassung

iLA-Membranventilator zur extrakorporalen CO_2-Elimination

Kanülenimplantation

- Ultraschall der Femoralgefäße
- Platzierung der Kanülen nach Seldinger-Technik
- Zugang: unilateral oder bilateral
- A. femoralis: Kanülendurchmesser:
  - 15 Fr, wenn Durchmesser der A. femoralis ≥ 6 mm
  - 13 Fr, wenn Durchmesser der A. femoralis zwischen 5 und 6 mm
- V. femoralis: Kanülendurchmesser:
  - 17 Fr, wenn Durchmesser der V. femoralis ≥ 6 mm
  - 15 Fr, wenn Durchmesser der V. femoralis zwischen 5 und 6 mm

Blutfluss und Hämodynamik

- Extrakorporaler Blutfluss: 1,5 l/min (⇨ Blutflussmonitoring)
- mittlerer arterieller Druck: > 60–70 mmHg
- Herzzeitvolumen im Normbereich

O_2-Frischgasfluss

- 4–10 l/min (in Abhängigkeit vom $PaCO_2$)

Antikoagulation

- Unfraktioniertes Heparin i. v.: *Zielgröße pTT:* ≥ 50–55 s
- Anti-Xa: 0,2–0,3 IU/ml

Respiratoreinstellung

- Lungenprotektives Beatmungsmuster

Merke

Das Ziel der extrakorporalen CO_2-Elimination ist die Reduktion der Beatmungsinvasivität und in weiterer Konsequenz die Vermeidung einer beatmungsinduzierten Lungenschädigung.

12.1.4 Extrakorporale Low-Flow-CO_2-Elimination am Nierenersatzverfahren

Ein weiteres Verfahren zur extrakorporalen Elimination von Kohlendioxid stellt die Low-Flow-CO_2-Elimination direkt am Nierenersatzverfahren dar. Bei dieser Technik handelt es sich um ein über Rollerpumpen angetriebenes CO_2-Eliminationsverfahren, welches auch für die gleichzeitige Durchführung einer venovenösen Hämofiltration vorgesehen ist (⇨ „duale extrakorporale Organ-Support-Therapie") (▶ Abb. 12.9 und ▶ Abb. 12.10).

Funktionsprinzip

Das Funktionsprinzip basiert auf der Technik der venovenösen Hämofiltration. Im extrakorporalen Kreislauf ist dem Hämofiltrationsfilter eine Membranlunge mit einer Membranoberfläche von 0,3 m^2 zur CO_2-Elimination nachgeschaltet. Aufgrund des niedrigen extrakorporalen Blutflusses von nur etwa 350–400 ml/min ist auch die CO_2-Eliminationskapazität mit etwa 20 % bei gleichzeitiger Steigerung des pH-Wertes um 0,1–0,15 vom Ausgangswert deutlich geringer als bei anderen Verfahren zur extrakorporalen CO_2-Elimination. Die *duale extrakorporale Organ-Support-Therapie bietet aber den Vorteil, dass in* der Regel keine zusätzliche Kanülierung notwendig ist. Als weiterer Vorteil ist anzuführen, dass ein derartig kombiniertes Nierenersatzverfahren nicht nur die Besserung der respiratorischen Azidose umfasst, sondern gleichzeitig durch die bikarbonatgepufferte Dialyselösung eine metabolische Azidose ausgeglichen werden kann [28].

In der klinischen Praxis wird die Membranlunge mit einem variablen O_2-Frischgasfluss von bis zu 10 l/min durchspült, wodurch eine Partialdruckdifferenz von Kohlendioxid und Sauerstoff zwi-

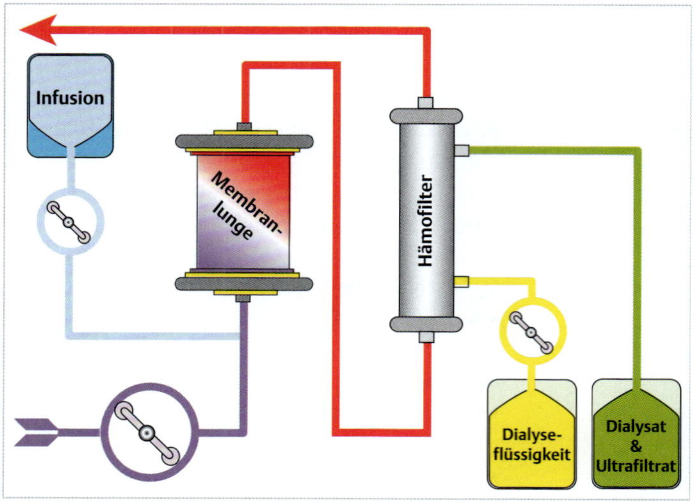

Abb. 12.9 Low-Flow-CO_2-Elimination am Nierenersatzverfahren. Funktionsprinzip der extrakorporalen CO_2-Elimination mit gleichzeitiger Hämofiltration.

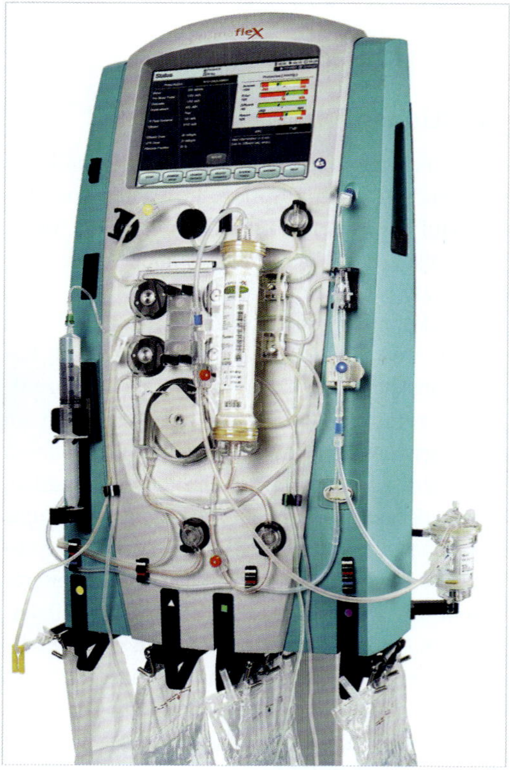

Abb. 12.10 Kombiniertes Nierenersatzverfahren. Low-Flow-CO_2-Elimination am Nierenersatzverfahren – Prismalung-System. (Quelle: Mit freundlicher Genehmigung der Fa. Baxter Health Care GmbH, © Baxter Healthcare GmbH)

schen der „Gasseite" und der „Blutseite" entsteht, welche den Gasaustausch ermöglicht.

Die Steuerung der CO_2-Elimination und der O_2-Aufnahme erfolgt nach den gleichen pathophysiologischen Kriterien wie bei anderen extrakorporalen Gasaustauschverfahren, sodass auch bei dieser Technik die gleichen Zielgrößen für die Einstellung der Beatmungsparameter am Respirator zur Anwendung kommen (vgl. Kap. 12.1.3). Ob mit diesem dualen Organ-Support-Verfahren eine klinisch relevante Reduzierung der Beatmungsdrücke und -volumina mit Verbesserung der Überlebensrate erreicht werden kann, kann zum jetzigen Zeitpunkt nicht gesagt werden und muss in zukünftigen Studien evaluiert werden.

Indikationen

Es gelten die gleichen Indikationen wie für den iLA-Membranventilator.

12.1.5 Extrakorporale CO_2-Elimination und Evidenz

In der Literatur finden sich mittlerweile zahlreiche Einzelfallberichte und Fallserien, die die Effektivität des iLA-Membranventilators beim akuten Lungenversagen unterschiedlicher Genese zeigen ([28], [29], [30], [31], [32], [33], [34]). Die größte Datenanalyse für dieses Therapieverfahren ist eine retrospektive Kohortenuntersuchung, welche die

Tab. 12.2 Indikationen der unterschiedlichen extrakorporalen Gasaustauschverfahren.

Art der Erkrankung	Extrakorporales Gasaustauschverfahren
hypoxämisches Lungenversagen	⇨ venovenöse ECMO (vv-ECMO)
hypoxämisches Lungenversagen mit kardialem Pumpversagen	⇨ venoarterielle ECMO (va-ECMO)
hyperkapnisches Lungenversagen in Abhängigkeit von der Herzfunktion	⇨ extrakorporales CO_2-Eliminationsverfahren ⇨ arteriovenöses oder venovenöses System
kardiales Pumpversagen	⇨ venoarterielle ECMO (va-ECMO)

Effektivität hinsichtlich einer suffizienten CO_2-Elimination bei geringen Kosten und niedrigem personellem Aufwand nachweisen konnte [29].

Bei Patienten mit schwerer hyperkapnischer AE-COPD führt die extrakorporale CO_2-Elimination zu einer signifikanten Senkung der mittleren Pulmonalisdrücke und in der Folge zu einer Senkung der rechtsventrikulären Nachlast ([1], [2]).

Des Weiteren wird die extrakorporale CO_2-Elimination erfolgreich als Überbrückung zur Lungentransplantation („Bridging to Transplant") eingesetzt ([30], [35]).

In einer klinischen Studie an ARDS-Patienten wurde gezeigt, dass durch Anwendung eines ultraprotektiven Beatmungsmusters (Tidalvolumen von etwa 4 ml/kg KG und Plateaudruck von etwa 25 mbar) und Anwendung eines extrakorporalen CO_2-Eliminationsverfahrens die Freisetzung von proinflammatorischen Zytokinen in die bronchoalveoläre Lavageflüssigkeit reduziert werden konnte [13].

In einer prospektiv randomisierten Multicenter-Studie, in der bei ARDS-Patienten ein ultraprotektives Beatmungsmuster mit einem protektiven Beatmungsmuster (3 ml/kg KG und extrakorporaler CO_2-Elimination vs. 6 ml/kg KG ohne extrakorporales Lungenunterstützungsverfahren) verglichen wurde, konnte allerdings kein Überlebensvorteil in der ultraprotektiv beatmeten Behandlungsgruppe nachgewiesen werden. Allerdings war bei Patienten mit moderatem bis schwerem ARDS ($PaO_2/FiO_2 < 150$ mmHg), die ultraprotektiv beatmet wurden, die Beatmungsdauer signifikant kürzer [36].

12.1.6 Zusammenfassung: extrakorporale Gasaustauschverfahren

Unter Beachtung der Kontraindikationen bleibt die venovenöse ECMO bis heute eine Rescue-Therapie in der Behandlung des schweren akuten Lungenversagens mit lebensbedrohlicher Hypoxämie. Das akute kardiale Pumpversagen mit und ohne Lungenversagen stellt eine Indikation für die venoarterielle ECMO dar. Ihr Einsatz ist speziellen Zentren vorbehalten. Die Anwendung einer gezielten extrakorporalen CO_2-Elimination empfiehlt sich bei einem hyperkapnischen Lungenversagen mit nicht beherrschbarer respiratorischer Azidose oder bei welchem das lungenprotektive Konzept der permissiven Hyperkapnie kontraindiziert ist (▸ Tab. 12.2).

▸ Tab. 12.2 und ▸ Tab. 12.3 geben einen Überblick über die Unterschiede zwischen dem iLA-Membranventilator und den extrakorporalen pumpenbetriebenen Lungenunterstützungssystemen.

▸ Tab. 12.4 gibt einen zusammenfassenden Überblick über verschiedene Verfahren der extrakorporalen Lungenunterstützung [37].

12

Tab. 12.3 Unterschiede zwischen dem iLA-Membranventilator und dem extrakorporalen Lungenunterstützungssystem iLA activve.

iLA-Membranventilator	iLA activve
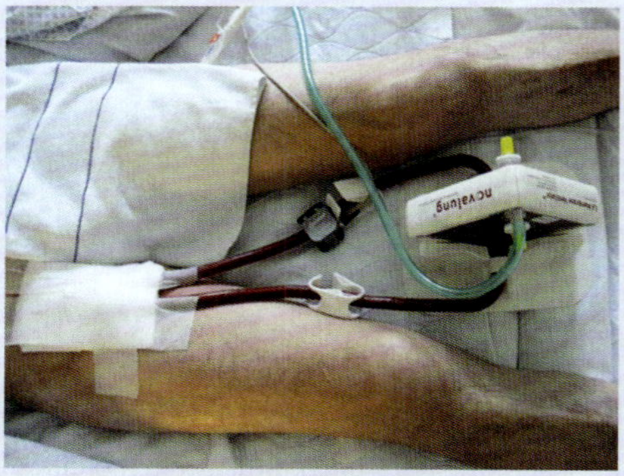 (Quelle: Mit freundlicher Genehmigung der NOVALUNG GmbH, Heilbronn)	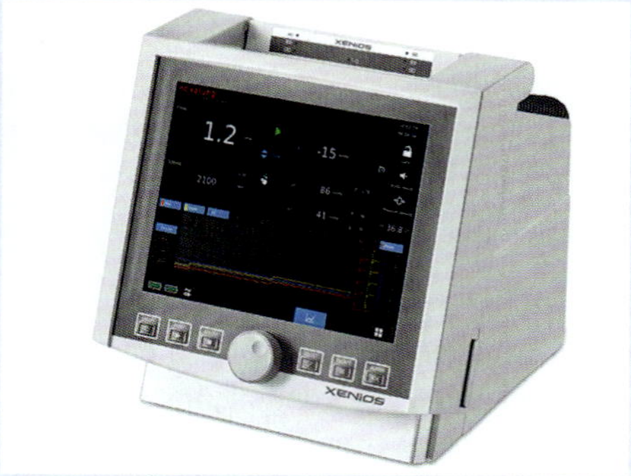 (Quelle: Mit freundlicher Genehmigung von Fresenius Medical Care AG & Co. KGaA)
arteriovenöses System ⇨ pumpenfreies System	venovenöses System ⇨ pumpenbetriebenes System
normale Myokardfunktion erforderlich	auch bei reduzierter myokardialer Pumpfunktion und PAVK einsetzbar
nur im Mid-Flow-Bereich (1 bis < 2,5 l/min) anwendbar	im High-Flow-Bereich (> 2,5–6 l/min), im Mid-Flow-Bereich (1–2,5 l/min) und im Low-Flow-Bereich (0,3 bis < 1 l/min) anwendbar
nur partielle Unterstützung der Lungenfunktion möglich ⇨ zur gezielten CO_2-Elimination konzipiert	komplette Unterstützung der Lungenfunktion möglich ⇨ sowohl bei schwerer Hypoxämie als auch bei CO_2-Eliminationsstörung anwendbar
ischämische Komplikationen möglich (*Cave:* PAVK)	keine Nebenwirkungen wie bei einem arteriovenösen System

Tab. 12.4 Vergleich verschiedener Verfahren zur extrakorporalen Lungenunterstützung.

Eigenschaften	va-ECMO	vv-ECMO	iLA-Membranventilator
Effekt auf Oxygenierung	++	++	(+)
Effekt auf CO_2-Elimination	++	++	++
Kreislaufunterstützung	++	–	–
Kanülierung	venoarteriell	venovenös	arteriovenös
Blutfluss (l/min)	2,5–5,5	2,5–5,5	1,0–1,5
O_2-Transferrate (ml/min)	bis zu 400	150–350	10–50
CO_2-Elimination (%)	> 50	> 50	≈ 50
Hauptindikation	kardiopulmonales Versagen	ARDS	Hyperkapnie
Komplikationen (Auswahl)	Beinischämie Blutung Thromboembolie	Blutung Thrombusbildung Luftleckage	Beinischämie Blutung Thrombusbildung

12.2 Hochfrequenzbeatmung (High Frequency Ventilation [HFV])

12.2.1 Definition

Die Hochfrequenzbeatmung ist ein Überbegriff für alle hochfrequenten Beatmungstechniken, bei denen das Atemgas in Schwingung versetzt und mit einer Atemfrequenz von > 1 Hz in die Atemwege appliziert wird, wobei die verabreichten Atemhubvolumina kleiner als der anatomische Totraum sind.

Definition

High Frequency Ventilation
= Beatmung mit Atemfrequenzen > 60/min
und
Atemhubvolumina ≤ anatomischer Totraum.

Bei der Hochfrequenzbeatmung kommen folgende Techniken zur Anwendung:

- „Zerhackung" eines kontinuierlichen Gasstroms („Flow-Zerhacker") durch *Magnetventile* und Applikatoren mit Düsen (⇨High Frequency Jet Ventilation),
- durch eine schnell laufende *Kolbenpumpe* (durch 2 Magnete aktivierter Kolben, der mit einer Membran verbunden ist) oder
- mittels einer elektromagnetisch angetriebenen, *oszillierenden Membran* (⇨ High Frequency Oscillation), ähnlich der Membran eines Lautsprechers.

Die Hochfrequenzbeatmung hat sich in den letzten Jahren zu einem etablierten Beatmungsverfahren sowohl in der operativen Medizin (HNO) und interventionellen Medizin (Bronchologie) als auch in der Intensivmedizin entwickelt. Gerade in der laryngealen Stenosechirurgie ermöglicht diese Technik eine kontinuierliche Beatmung unter Anwendung der Laserchirurgie. Außerdem bietet sie optimale Sichtverhältnisse für den Chirurgen und ermöglicht die Vermeidung einer sonst notwendigen Tracheotomie.

Das Hochfrequenz-Jet-Beatmungsverfahren (⇨ High Frequency Jet Ventilation) hat die Weiterentwicklung der interventionellen Bronchoskopie um die Lungenvolumenreduktion, die Navigationsbronchoskopie und die endoskopisch-bronchiale Rheoplastie ermöglicht.

Info

Interventionelle Bronchoskopie

- *Bronchoskopische Lungenvolumenreduktion* = durch Implantation von Einwegventilen in die Segmentbronchien kann eine Lungenvolumenreduktion mit konsekutiver Verbesserung der Lungenfunktion erreicht werden.
- *Elektromagnetische Navigationsbronchoskopie* = mithilfe eines 3-D-CT-Bildes können kleine, peripher gelegene Rundherde bzw. Konsolidierungen mit hoher Genauigkeit bronchoskopisch gezielt biopsiert werden.
- *Bronchiale Rheoplastie* = über einen flexiblen Katheter werden nicht thermische elektrische Impulse EKG-gesteuert an die Bronchialschleimhaut abgegeben. Dieses Verfahren ermöglicht eine Regeneration der Schleimhaut mit konsekutiver Besserung der bronchitischen Symptomatik bei COPD-Patienten.

In der Intensivmedizin kann unter Hochfrequenzbeatmung bei Patienten mit akutem Lungenversagen eine raschere alveoläre Rekrutierung erzielt werden. Durch Verwendung sehr kleiner Tidalvolumina wird das Auftreten mechanischer Traumata (⇨Volu-/Barotrauma) minimiert. Die kleinen Druckamplituden, gekoppelt mit einem hohen Beatmungsmitteldruck, reduzieren die Scherkräfte und in der Folge den mechanischen Stress der Lunge (⇨ lungenprotektive Beatmungsstrategie) [38].

12.2.2 Formen der Hochfrequenzbeatmung

In Abhängigkeit der Höhe der Beatmungsfrequenzen werden folgende Verfahren der Hochfrequenzbeatmung unterschieden:

- Hochfrequenzüberdruckbeatmung (HFPPV = High Frequency Positive Pressure Ventilation): Beatmungsfrequenz 60–120/min (= 1–2 Hz)
- Hochfrequenz-Jet-Beatmung (HFJV = High Frequency Jet Ventilation): Beatmungsfrequenz 60–1500/min (1–25 Hz)
- superponierte Hochfrequenz-Jet-Beatmung (SHFJV = Superimposed High Frequency Jet Ventilation): Beatmungsfrequenz 60–1500/min (1–25 Hz), überlagert mit konventionellen Beatmungsfrequenzen von 1–100/min
- Hochfrequenzoszillationsbeatmung (HFOV = High Frequency Oscillation Ventilation): Beatmungsfrequenz 180–900/min (= 3–15 Hz)

Bei der Hochfrequenzbeatmung wird die Beatmungsfrequenz in Zyklen pro Minute oder in Hertz angegeben. Es gilt:

Info

Beatmungsfrequenz = Gasstöße/Zeiteinheit

1 Hz = 1 Gasstoß pro Sekunde = 60 Gasstöße pro Minute = 60 Zyklen pro Minute

Beispiel:
600 cycles/min (cpm) = 10 Hz = 600 Gasstöße/min

12

Applikation der Jet-Applikatoren bei der Hochfrequenz-Jet-Beatmung

Die Einteilung in supra- und infraglottische Hochfrequenz-Jet-Beatmung erfolgt über die Atemwegsebene, in welcher der Jet-Strahl einmündet (s. ▶ Abb. 12.20). Demzufolge spricht man von supraglottischer Technik, wenn sich die Einmündungen der Jet-Düsen über der Glottisebene befinden.

Merke

Die Einteilung in supra- und infraglottische Hochfrequenz-Jet-Beatmung erfolgt über die Atemwegsebene, in welcher der Jet-Strahl einmündet.

Folgende Platzierungen der Jet-Düsen werden unterschieden (s. ▶ Abb. 12.20):

- Supraglottische Hochfrequenz-Jet-Beatmung = Austritt des Jet-Gases erfolgt proximal der Glottisebene (⇨ Jet-Laryngoskop, Jet-Bronchoskop).
- Infraglottische Hochfrequenz-Jet-Beatmung = Austritt des Jet-Gases erfolgt distal der Glottisebene (⇨ Jet-Katheter).
- Infraglottische perkutane transtracheale Hochfrequenz-Jet-Beatmung = Austritt des Jet-Gases erfolgt distal der Glottisebene (⇨ Ravussin-Kanüle).

Das Jet-Bronchoskop wird demnach der supraglottischen Technik zugeordnet, da sich die Einmündungen der Jet-Düsen über der Glottisebene befinden. Die Düsen sind supraglottisch am starren Jet-Bronchoskop angeordnet. Das aus der Düse austretende Jet-Gas hat eine Geschwindigkeit von etwa 100 m/s.

Die Hauptöffnung des Jet-Bronchoskops befindet sich natürlich unterhalb der Glottisebene. Hier tritt allerdings kein direkter Jet-Strahl aus, sondern ein Gasgemisch aus Jet-Gas und angesaugter Raumluft *(= Entrainment)*. Die Geschwindigkeit dieses in die Trachea austretenden Gasgemisches beträgt etwa 10 m/s.

Hochfrequenzüberdruckbeatmung (High Frequency Positive Pressure Ventilation [HFPPV])

Es handelt sich im Wesentlichen um eine Überdruckbeatmung mit Beatmungsfrequenzen von 60–120/min (= 1–2 Hz). Die Vorteile dieser Technik liegen in ihrer einfachen technischen Durchführbarkeit auch unter Verwendung herkömmlicher

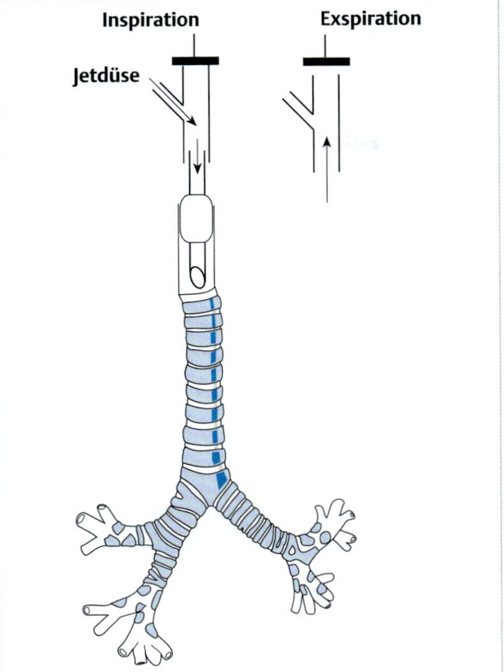

Abb. 12.11 HFPPV = High Frequency Positive Pressure Ventilation.

Intensivrespiratoren. Man spricht daher auch von konventioneller Hochfrequenzbeatmung.

Am proximalen Tubusende befindet sich ein Y-Stück, über dessen einen Schenkel in der Inspirationsphase Atemgas mit einer Beatmungsfrequenz von 1–2 Hz und einem Atemhubvolumen von 2–4 ml/kg KG verabreicht wird. Während der Inspiration ist das pneumatische Ventil am anderen Schenkel geschlossen. Aufgrund des während der Inspiration geschlossenen Ventils gibt es bei diesem Beatmungsverfahren kein Air Entrainment (s. u.). Die *Exspiration* erfolgt *passiv* über den anderen Schenkel des Y-Stückes, das pneumatische Ventil öffnet, sobald die Frischgaszufuhr unterbrochen wird (▶ Abb. 12.11).

Bei der „eigentlichen" Hochfrequenzbeatmung kommen Beatmungsfrequenzen zwischen 300/min und 1500/min (5–25 Hz) zur Anwendung. Die erzielbaren Tidalvolumina sind kleiner als der anatomische Totraum und die resultierenden Spitzendrücke niedriger als unter konventioneller Beatmung. Das Produkt aus Tidalvolumen (VT) und Frequenz (f) ist indes um ein Vielfaches höher. Die Unmöglichkeit, derartige Flussmuster mit den Ventilsystemen konventioneller Beatmungsgeräte zu erzeugen, macht den Einsatz von Jet-Injektoren oder Oszillatoren mit entsprechend hohem „Biasflow" erforderlich ([38], [39]).

Prinzipiell werden 4 Hochfrequenztechniken unterschieden:

- monofrequente Hochfrequenz-Jet-Beatmung (HFJV)
- superponierte Hochfrequenz-Jet-Beatmung (SHFJV)
- pulsatile BiLevel-Ventilation (p-BLV)
- Hochfrequenzoszillationsventilation (HFOV)

Monofrequente Hochfrequenz-Jet-Beatmung (High Frequency Jet Ventilation [HFJV])

Bei der monofrequenten Hochfrequenz-Jet-Beatmung werden mittels eines Jet-Injektors (Einspritzdüse) kleine Gasvolumina unter hohem Druck und mit hoher Geschwindigkeit durch eine Düse appliziert (▶ Abb. 12.12). Diese kleinen Atemgasportionen generieren Atemhubvolumina zwischen 1 und 3 ml/kg KG und werden mit Frequenzen von 60–1500/min (1–25 Hz) appliziert.

Info

Monofrequente Hochfrequenz-Jet-Beatmung

- Frequenzbereich 60–1500/min (1–25 Hz)
- bei Anwendung der Pausendruckmessung: Bereich eingeschränkt von 60–200/min

Da die abgegebenen Gasvolumina mit hohem Druck (bis zu 3,5 bar) durch englumige Leitungen und Düsen (= sich verengende Röhren mit einem Durchmesser von 1,5–2 mm) hindurchfließen, werden die Gaspartikel auf sehr hohe Geschwindigkeiten beschleunigt. Dadurch entstehen die typischen Strömungsgeräusche beim Austritt durch diese Röhren, welche die Einführung des „Jet-Begriffs" begründeten.

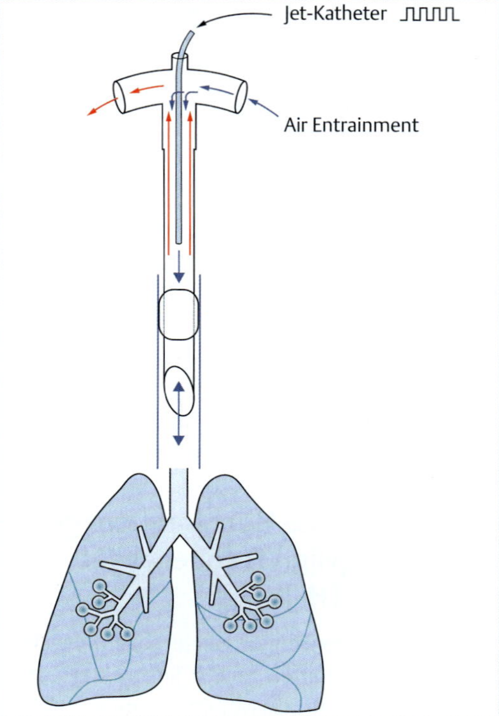

Abb. 12.12 High Frequency Jet Ventilation (HFJV).

Definition

Unter dem Begriff **Jet-Beatmung** versteht man die Applikation eines komprimierten Gasvolumens in Form pulsatiler Gasstöße, welches unter hohem Druck mit hoher Geschwindigkeit durch eine Düse geleitet wird.

- Supraglottische Jet-Beatmung ⇨ Jet-Gasapplikation erfolgt über ein Jet-Laryngoskop proximal der Glottisebene (s. ► Abb. 12.20a).
- Infraglottische Jet-Beatmung ⇨ Jet-Gasapplikation erfolgt über einen Jet-Katheter oder über eine perkutan gesetzte Jet-Kanüle distal der Glottisebene (s. ► Abb. 12.20c).

Da es sich bei der Hochfrequenz-Jet-Beatmung um ein *offenes System* (⇨ kein In- bzw. Exspirationsventil) handelt, tritt während der Inspiration ein *Air Entrainment* auf.

Definition

Air Entrainment

(Definition nach Ihra [40])

Unter jeder Form der Jet-Beatmung wird je nach Konfiguration und Position der Jet-Düse Luft, die den Jet-Strahl umgibt, angesaugt („entrained"). Das Gasvolumen, das die Lunge erreicht, ist somit wesentlich größer, kann aber auch wesentlich kleiner sein (bei Stenosen) als die vom Beatmungsgerät abgegebene Gasmenge.

Das Ausmaß des Air Entrainments ist großen Schwankungen unterworfen, da es von einer Vielzahl wechselnder Faktoren abhängt, wie

- Abstrahldruck des Jet-Respirators und damit Höhe des Gasflusses,
- Inspirationsdauer,
- Dimension, Geometrie und Position des Jet-Applikators [41],
- Atemwegsdruck (zu Beginn der Inspiration Air Entrainment hoch, am Ende der Inspiration gering),
- Compliance und Resistance des Patienten.

Das *Air Entrainment* unter Jet-Beatmung wird fälschlicherweise in der Literatur immer wieder auf einen Venturi-Effekt zurückgeführt (⇨ falsche Annahme, dass im Jet-Strahl selbst subatmosphärische Drücke vorherrschen und daher Luft angesaugt wird). Tatsächlich beruht dieser Effekt jedoch auf Reibungskräften zwischen Luftmolekülen, während die Drücke im Jet-Strahl wesentlich höher sind (= Friktionseffekt) [40]. Eine einfache Analogie findet man in der Luftbewegung um Fahrzeuge, die sich mit hoher Geschwindigkeit bewegen.

Jet-Beatmungsgeräte sind nach der traditionellen Einteilung als *„offene Atemsysteme"* konzipiert, da die Verbindung zum Patienten gegenüber der Umgebung offen ist und dadurch jederzeit Raumluft dem Beatmungsgas beigemischt werden kann. Zentraler Bestandteil dieser Technologie ist ein schnell schaltendes *Magnetventil*, welches die einzelnen Gasimpulse freigibt. Eine wichtige sicher-

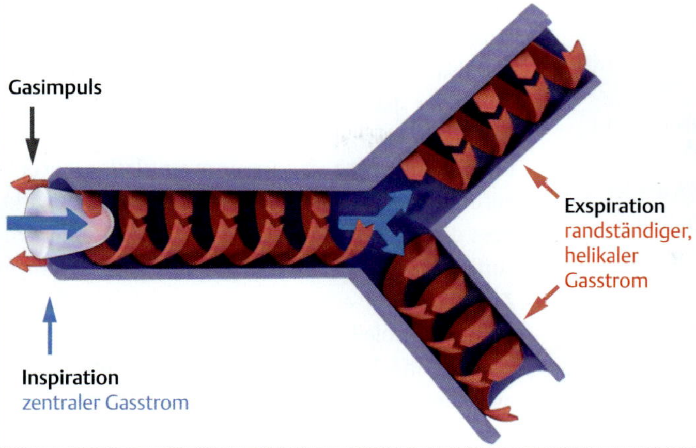

Abb. 12.13 Koaxiale Gasströmung. Inspiration ⇨ zentraler Atemgasfluss, Exspiration ⇨ wandständiger, spiralförmiger Atemgasfluss (helikale Gasströmung). (Quelle: Mit freundlicher Genehmigung der Carl Reiner GmbH, © 2016, Künstler Ciléin Kearns, Studie Artibiotics)

heitsrelevante Eigenschaft des Magnetventils ist seine zuverlässige Rückkehr in den geschlossenen Zustand, um z. B. bei einem Stromausfall die Dauerfreigabe vom Atemgas zu verhindern.

Da das System offen ist, atmet der Patient zwischen den Jet-Gasimpulsen passiv aus *(passive Exspiration)*.

Der Jet-Applikator erzeugt einen zentralen inspiratorischen Atemgasfluss. Das exspiratorische Atemgasvolumen entweicht wandständig und spiralförmig (= helikale Gasströmung) (▶ Abb. 12.13).

> **Info**
>
> **Koaxiale Gasströmung**
> Der Jet-Applikator erzeugt einen zentralen inspiratorischen Atemgasfluss. Das exspiratorische Atemgasvolumen entweicht wandständig und spiralförmig (= helikale Gasströmung).

Sofern geräteseitig (⇨ herstellerabhängig) kein adäquates Druckmonitoring mit entsprechenden Alarmmeldungen vorhanden ist, besteht bei zu kurzen Exspirationszeiten die Gefahr von *„Air Trapping"* mit konsekutiver Lungenüberblähung (Volu-/Barotrauma). Die heutige Generation von Jet-Beatmungsgeräten besteht aus mikroprozessorgesteuerten Geräten mit integriertem Beatmungsmonitoring, welche sowohl im Operationssaal als auch auf der Intensivstation zum Einsatz kommen.

Kann am Jet-Beatmungsgerät nur eine Jet-Frequenz (Beatmungsfrequenz) eingestellt werden, spricht man von *„Mono Frequency Jet Ventilation"*. Kann man 2 getrennte Jet-Frequenzen (Beatmungsfrequenz und Hochfrequenz) unabhängig voneinander applizieren, spricht man von *„Superimposed High Frequency Jet Ventilation"*.

Beispiele:

- Jet-Beatmungsgerät TwinStream (Fa. Carl Reiner)
- Jet-Beatmungsgerät Monsoon* (Fa. Vyaire) (* wird nicht mehr produziert, möglicherweise auf manchen klinischen Abteilungen noch in Verwendung)

Die Jet-Beatmungsgeräte verfügen je nach Gerätetyp über eine externe (TwinStream) oder über eine im Gerät integrierte (Monsoon) Gasklimatisierungseinheit, welche automatisch die jeweils maximal mögliche Menge Wasserdampf zum Jet-Gas hinzufügt, um eine adäquate Erwärmung und Befeuchtung zu erzielen.

Info

Einstellparameter bei HFJV
- Inspiratorische Sauerstoffkonzentration (FiO_2)
- Jet-Frequenz (Beatmungsfrequenz)
- i:e-Verhältnis oder Inspirationszeit (% der Jet-Atemzykluszeit) – abhängig vom Gerätetyp
- Abstrahldruck oder Arbeitsdruck (bar) – abhängig vom Gerätetyp

Die Höhe des Atemhubvolumens (Tidalvolumen) wird bestimmt durch
- Abstrahldruck
- Jet-Frequenz (Beatmungsfrequenz)
- i:e-Verhältnis

Die am Beatmungsgerät einstellbare Drosselung des an der primären Gasquelle anstehenden Drucks ergibt den *Abstrahldruck*, welcher in der Jet-Leitung nach Umschaltung in die Inspirationsphase zustande kommt und auf die Jet-Düse wirkt.

Je nach Gerätetyp wird entweder der Abstrahldruck (TwinStream) oder bei älteren Jet-Geräten der Arbeitsdruck (Monsoon) eingestellt.

Unter Abstrahldruck versteht man den Druck, der direkt an der Jet-Düse wirkt. Unter Arbeitsdruck versteht man den Druck, mit dem die interne Ansteuerung des Geräts vor der nächsten Inspiration erfolgt.

12

Merke

- Abstrahldruck darf nicht mit Arbeitsdruck gleichgesetzt werden!
- Nur der Abstrahldruck in Kombination mit standardisiertem Zubehör erlaubt eine verlässliche Geräteeinstellung und lässt eine Korrelation mit dem Atemwegsdruck zu, d. h., je höher der Abstrahldruck, desto höher ist der Atemwegsdruck und umgekehrt!
- Der Abstrahldruck bleibt während der Inspirationsphase konstant (stabil).
- Der Arbeitsdruck fällt während der Inspirationsphase ab.

Die *Beatmungsfrequenz (Jet-Frequenz)* entsteht durch die Anzahl der abgegebenen Gasportionen (= pulsatile Gasstöße) pro Zeiteinheit. Eine Erhöhung der Jet-Frequenz geht mit einer Verminderung der CO_2-Elimination einher, was auf eine relative Zunahme der Totraumventilation zurückzuführen ist. Eine Frequenzsteigerung bewirkt, dass die Intervalle zwischen den einzelnen Gasinsufflationen kürzer werden und somit weniger Zeit für die Ausatmung des gesamten insufflierten Volumens bleibt [41]. Die Beatmungsfrequenz kann je nach Gerätetyp und Beatmungsmodus zwischen 60 und 1500/min (1–25 Hz) variiert werden.

Die *Inspirationsdauer* wird durch die Öffnungsperiode des Magnetventils (Jet-Ventils) im Verhältnis zum Zeitabstand zwischen 2 Beatmungsimpulsen definiert. Die Inspirationsdauer kann je nach Gerätetyp zwischen 20 und 70 %, das i:e-Verhältnis zwischen 1:5 und 3:1 variiert werden.

Die eingestellte inspiratorische *Sauerstoffkonzentration* (FiO_2) stimmt infolge *Air Entrainments* oft nicht mit der tatsächlichen trachealen Sauerstoffkonzentration überein (⇨ Verminderung der trachealen FiO_2 um bis zu 50 %!).

Aus diesem Grund verfügt das Jet-Beatmungsgerät TwinStream über 2 Sauerstoffmesszellen, sodass einerseits die inspiratorische Sauerstoffkonzentration in der Jet-Leitung (FiO_2-Jet), andererseits die Sauerstoffkonzentration in den Atemwegen (FiO_2-Aw) erfasst werden [41]. Dies ist v. a. bei aktiviertem Lasermodus von Bedeutung.

Praxis

Grundeinstellung bei HFJV (Einlumenkatheter-Modus)
- Abstrahldruck: 1 bar oder
- Arbeitsdruck: 2 bar (je nach Gerätetyp)
- Jet-Frequenz: 2 Hz (= 120 cpm/min)
- i:e-Verhältnis: 1 : 1 bis 1 : 2 entsprechend einer
- Inspirationszeit: 33–50 %
- FiO_2: 80 % bzw. nach SaO_2/PaO

Druckmessung bei der Jet-Beatmung

Zwei Verfahren der Druckmessung kommen zur Anwendung:

- Atemwegsdruckmessung
- Pausendruckmessung

Atemwegsdruck

Der Atemwegsdruck (Paw) wird kontinuierlich gemessen. Durch die Anwendung im offenen System ist der entstehende Atemwegsdruck abhängig vom verwendeten Zubehör.

Der Atemwegsdruck-Alarm für die obere und untere Druckgrenze kann manuell eingestellt werden. Bei Standardeinstellung erfolgt die Alarmierung bei einem Atemwegsdruck von ≥ 35 mbar (abhängig vom aktuellen Patientengewicht).

Ursachen für erhöhten Atemwegsdruck

- Abstrahldruck zu hoch
- Exspirationszeit zu kurz ⇨ e-Anteil des i:e-Verhältnisses zu kurz
- Lageänderung des Jet-Instruments
- zu viele Instrumente im Operationsgebiet ⇨ verminderte Abatmung
- Lageänderung des Jet-Katheters ⇨ verstärktes Air Entrainment oder verminderte Abatmung mit Generierung eines intrinsischen PEEP (Auto-PEEP)
- Aufwachphase – aktive Patientenatmung

Diese Atemwegsdruckmessung kommt bei der SHFJV im gesamten Frequenzbereich zur Anwendung.

Pausendruck

Der Pausendruck (PD) ist der Druck zwischen 2 abgegebenen Jet-Gasimpulsen in der Jet-Gasleitung. Er wird 10 ms vor der nächsten Inspiration gemessen. Der Pausendruck korreliert mit dem endexspiratorischen Atemwegsdruck, ersetzt allerdings nicht die Atemwegsdruck-Messung.

Der Pausendruck-Alarm kann manuell eingestellt werden. Bei Standardeinstellung erfolgt die Alarmierung bei einem Pausendruck von ≥ 15 mbar.

Ursachen für erhöhten Pausendruck

- Abstrahldruck zu hoch
- Exspirationszeit zu kurz ⇨ e-Anteil des i:e-Verhältnisses zu klein
- Beatmungsfrequenz zu hoch
- zu viele Instrumente im Operationsgebiet – verminderte Abatmung
- Lageänderung des Jet-Katheters ⇨ verstärktes Air Entrainment oder verminderte Abatmung mit Generierung eines intrinsischen PEEP (Auto-PEEP)

Diese Pausendruckmessung kommt bei der HFJV im sicheren Frequenzfenster von 50–200/min zur Anwendung.

Superponierte Hochfrequenz-Jet-Beatmung (Superimposed High Frequency Jet Ventilation [SHFJV])

Definition

Die superponierte Hochfrequenz-Jet-Beatmung (Superimposed High Frequency Jet Ventilation [SHFJV]) ist definiert als simultane Applikation eines hochfrequenten und eines niederfrequenten Jet-Strahls in die Trachea des Patienten.

> **Definition**
>
> **Superponierte Hochfrequenz-Jet-Beatmung (SHFJV)**
> Simultane Applikation eines hochfrequenten und eines niederfrequenten Jet-Gasstroms.

Funktionsprinzip

Das Funktionsprinzip basiert auf der Kombination von 2 Jet-Ventilationsformen unterschiedlicher Frequenz.

- Einem niederfrequenten Jet-Gasstrom (NFJV; Frequenz einstellbar von 1–100/min) wird ein
- hochfrequenter Jet-Gasstrom (HFJV; Frequenz einstellbar von 50–1500/min überlagert (▸ Abb. 12.14).

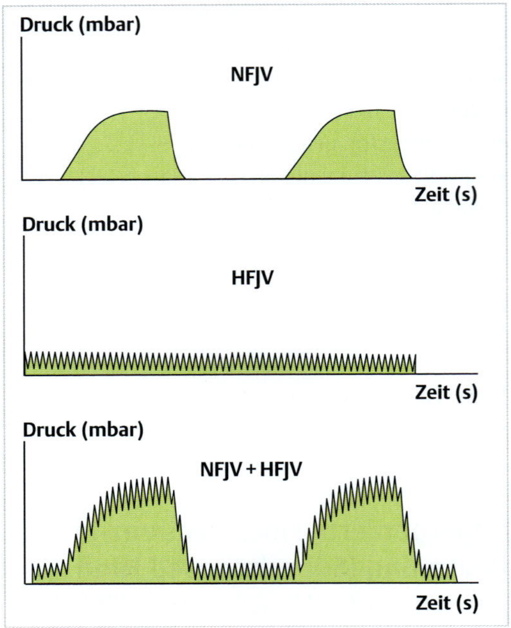

Abb. 12.14 Superimposed High Frequency Jet Ventilation (SHFJV) – Druck-Zeit-Diagramm.

Funktionell entstehen durch die Kombination der beiden Jet-Gasströme unterschiedlicher Frequenz 2 variable Druckplateaus. Das obere (= inspiratorische) Druckniveau (PIP = Pinsp) wird durch den Abstrahldruck des niederfrequenten Jet-Gasstroms erzeugt, das untere (= exspiratorische) Druckniveau (= PEEP) wird durch den Abstrahldruck des hochfrequenten Jet-Gasstroms generiert.

Merke

M!

- Der niederfrequente Jet-Gasstrom generiert das inspiratorische Druckplateau (PIP = Pinsp).
- Der hochfrequente Jet-Gasstrom generiert das endexspiratorische Druckplateau (PEEP).

Bei der *SHFJV* erfolgt eine getrennte Steuerung von Oxygenierung und CO_2-Elimination: Über den niederfrequenten Jet-Gasstrom wird die CO_2-Elimination (Ventilation) geregelt, über den hochfrequenten Jet-Gasstrom wird die Oxygenierung gesteuert.

Merke

M!

- Hochfrequenter Jet-Gasstrom ⇨ Steuerung der Oxygenierung
- niederfrequenter Jet-Gasstrom ⇨ Steuerung der Ventilation (CO_2-Elimination)

Die Kombination der beiden Jet-Gasströme ermöglicht einen suffizienten Gasaustausch bei niedrigeren Beatmungsdrücken als unter konventioneller Beatmung. Daher ist die *SHFJV* auch als eine lungenprotektive Beatmungsstrategie anzusehen.

Info

Die *SHFJV* ist ein bedeutsames Beatmungsverfahren im Rahmen einer lungenprotektiven Beatmungsstrategie.

Die technische Realisierung der Applikation eines niederfrequenten und hochfrequenten Jet-Gasstroms erfolgt über ein von der Firma Carl Reiner GmbH, Wien, und dem Wiener Anästhesisten Univ.-Prof. Dr. Alexander Aloy speziell entwickeltes „Hochfrequenz-Jet-Beatmungsgerät" *(TwinStream)* ([42], [43]).

Das SHFJV-Beatmungsgerät *TwinStream* ist ein elektrisch betriebenes, mikroprozessorgesteuertes Jet-Beatmungsgerät, das aus einer

- hochfrequenten Beatmungseinheit und aus einer
- niederfrequenten Beatmungseinheit besteht (▶ Abb. 12.15; s. auch ▶ Abb. 12.14).

Das aus 2 Jet-Düsen strömende Atemgas mit niedriger Flowrate (ca. 50 l/min) und hohem Druck (1–3,5 bar) wird in einen Gasfluss mit hoher Flowrate (bis 270 l/min) und niedrigem Druck (3–25 mbar) umgewandelt. Die Atemgasgeschwindigkeit (Flow) wird dabei extrem vermindert. Beträgt der Flow an der Düse noch etwa 100 m/s, reduziert sich der Flow nach etwa 10 cm auf unter 10 m/s.

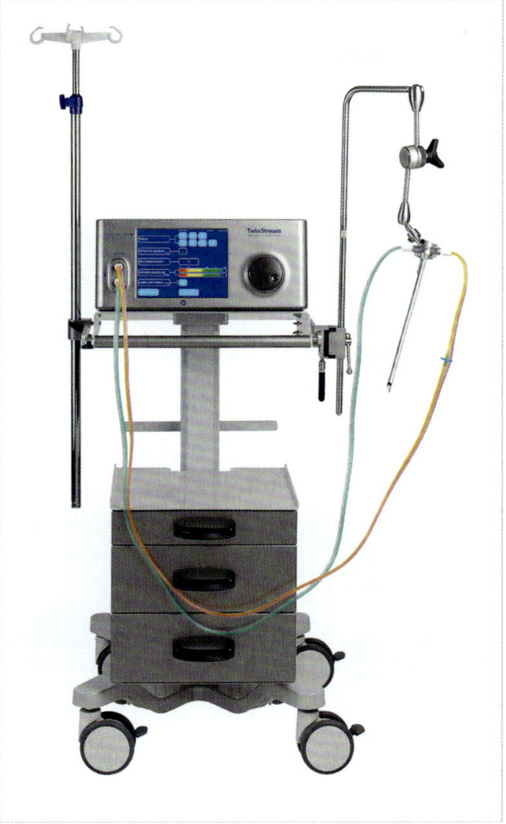

Abb. 12.15 TwinStream. (Quelle: Mit freundlicher Genehmigung der Carl Reiner GmbH)

Die Beatmung erfolgt dabei im offenen System und erlaubt die Anwendung sowohl der alleinigen, hochfrequenten Jet-Ventilation (HFJV) als auch der superponierten Hochfrequenz-Jet-Ventilation (SHFJV).

Die SHFJV kann auch als druckkontrollierte, zeitgesteuerte Beatmung definiert werden, bei der die Atemgasdosierung, d. h. die Abgabe der pulsatilen Gasströmung, nach einem Flow-Zerhacker-Prinzip über ein schnell schaltendes Magnetventil erfolgt.

Das Jet-Gas kann auf mehrere Arten zugeführt werden (▶ Abb. 12.16):

- über ein *Jet-Endoskop (Jet-Laryngoskop, Jet-Bronchoskop)*
- über einen *Jet-Konverter*, der an jeden kommerziell erhältlichen Endotrachealtubus oder an eine Larynxmaske konnektiert werden kann
- über einen Jet-Katheter
- über eine *Jet-Kanüle* (Ravussin-Kanüle; s. ▶ Abb. 12.22)

Das Jet-Beatmungsgerät *TwinStream* ermöglicht die Beatmung von Neugeborenen bis zu übergewichtigen Erwachsenen (Adipositas permagna) [44].

SHFJV in der operativen Medizin

In der operativen Medizin werden für die SHFJV spezifische, auf das Gesamtsystem abgestimmte Jet-Applikatoren verwendet. Das Jet-Beatmungssystem umfasst neben dem Jet-Beatmungsgerät TwinStream auch die jeweils benötigten Systemkomponenten wie die patentierten Jet-Endoskope (Jet-Laryngoskop und Jet-Bronchoskop; ▶ Abb. 12.17), die Jet-Katheter sowie den Jet-Konverter (Carl Reiner GmbH, Wien). Das gesamte Jet-Zubehör ist strömungstechnisch optimiert und auf das Jet-Beatmungsgerät TwinStream abgestimmt. Des Weiteren garantiert das „Easy-Connect"-Schlauchsystem (Einmalprodukt) verwechslungssichere Steckverbindungen (s. ▶ Abb. 12.17). Bei Verwendung dieses „Komplett-Beatmungssystems" werden auch alle Anforderungen des Medizinproduktegesetzes (MPG) erfüllt.

Kombiniert der Anwender ein Beatmungsgerät mit Zubehör, dessen Zweckbestimmung nicht zur Beatmung vorgesehen ist (z. B. Standardendoskop oder Absaugkatheter), wird laut Beschluss der Europäischen Kommission der Anwender zum Hersteller (Medizinprodukteverordnung – VO (EU) 2017/745, kurz MDR [= Medical Device Regulation]).

Bei Änderung der Zweckbestimmung eines bereits im klinischen Betrieb befindlichen Produkts werden gemäß EU-Verordnung 2017/745 über Medizinprodukte (MDR), Artikel 16, die Pflichten eines Herstellers geltend. Es empfiehlt sich daher, die Kompatibilität der einzelnen Medizinprodukte unterschiedlicher Hersteller schriftlich bestätigen zu lassen bevor das zusammengesetzte Beatmungssystem am Patienten zur Anwendung kommt.

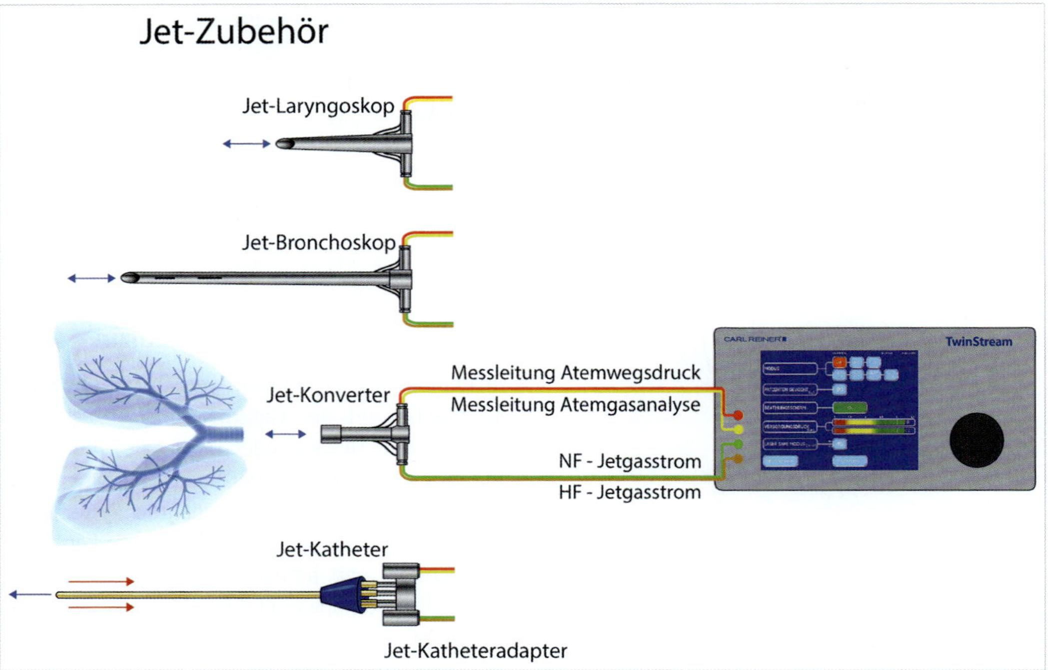

Abb. 12.16 TwinStream OR – Jet-Zubehör. Das Jet-Gas kann auf mehrere Arten zugeführt werden. (Quelle: Mit freundlicher Genehmigung der Carl Reiner GmbH)

12

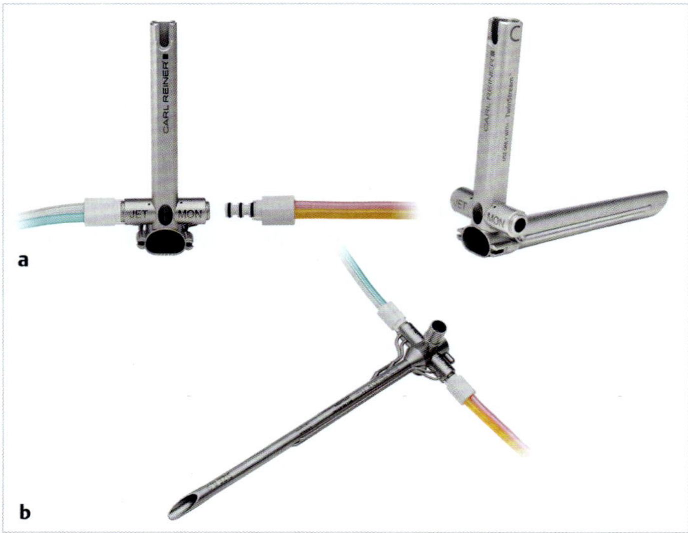

Abb. 12.17 Jet-Endoskope. SHFJV-Jet-Applikatoren.
- **a** Jet-Laryngoskop mit „Easy-Connect"-Verbindungssystem.
- **b** Jet-Bronchoskop mit „Easy-Connect"-Verbindungssystem.

(Quelle: Mit freundlicher Genehmigung der Carl Reiner GmbH)

M!

Merke

- Bei der Kombination von Medizinprodukten unterschiedlicher Hersteller ohne Kompatibilitätsbescheinigung muss laut Medizinproduktegesetz (MPG) der Anwender die Pflichten eines Herstellers übernehmen!
- Bei der Kombination von Medizinprodukten entgegen den Herstellerangaben werden Produkte zu einem vom Hersteller nicht vorgesehenen Zweck verwendet. Bei Änderung der Zweckbestimmung eines bereits im klinischen Betrieb befindlichen Produkts werden gemäß EU-Verordnung über Medizinprodukte die Pflichten des Herstellers geltend.

Jet-Laryngoskop

Das Jet-Laryngoskop verfügt über 2 seitlich integrierte Jet-Düsen (s. ► Abb. 12.17). Die beiden Jet-Düsen sind so im offenen Rohrdrittel platziert, dass die Umwandlung des primären Jet-Drucks in einen niedrigen Beatmungsdruck bereits im Rohr des Jet-Laryngoskops stattfindet und nicht im Operationsgebiet. Auf diese Weise werden Druckschäden der Schleimhaut vermieden.

Zusätzlich verfügt das Jet-Laryngoskop auf der gegenüberliegenden Seite über 2 separate Leitungen für ein kontinuierliches Beatmungsmonitoring. Die der Rohrspitze nähere Leitung dient der Atemwegsdruckmessung, während die 2. Leitung für die Messung der Sauerstoffkonzentration im Atemweg (FiO_{2AW}) und des abgeatmeten Kohlendioxids ($etCO_2$) vorgesehen ist.

Die Öffnung am Instrumentengriff dient der Befeuchtung und Erwärmung des Atemgases über spezifisch abgestimmte aktive Befeuchtersysteme.

Über das Jet-Laryngoskop wird eine sichere und effektive *„tubuslose"* Beatmung im offenen System ermöglicht. Gleichzeitig wird für den Operateur das Operationsgebiet vergrößert (⇨ freie Sicht auf die Larynxregion) und auf diese Weise werden die Arbeitsbedingungen verbessert. Durch das Jet-Laryngoskop können auch große Y-Stents platziert werden.

Jet-Konverter

Der T-förmige Jet-Konverter (= Veres-Adapter) kann direkt an einer handelsüblichen Larynxmaske, einem Endotrachealtubus oder einem Doppellumentubus konnektiert werden (► Abb. 12.18) [45]. Die Applikation der beiden Jet-Gasströme sowie das Beatmungsmonitoring erfolgen in Analogie zum Jet-Laryngoskop (s. o.).

Der Jet-Konverter kommt in der Thoraxchirurgie (einseitige selektive Lungenbeatmung mit Doppellumentubus), in der Bronchologie (flexible Bronchoskopie, endobronchiale Ultraschalldiagnostik [EBUS]), in der Urologie (extrakorporale Stoßwellenlithotripsie [ESWL]) sowie in der interventionellen Radiologie und Kardiologie zur Anwendung (► Abb. 12.19).

Bei der flexiblen Bronchoskopie oder der endobronchialen Ultraschalldiagnostik wird dabei das

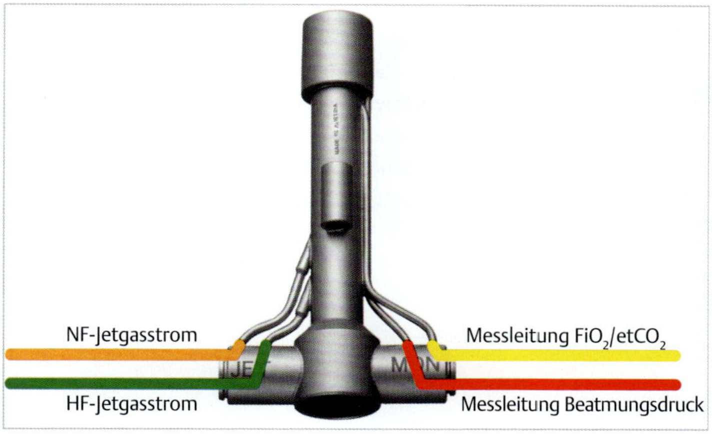

Abb. 12.18 Jet-Konverter. (Quelle: Mit freundlicher Genehmigung der CARL REINER GmbH)

12

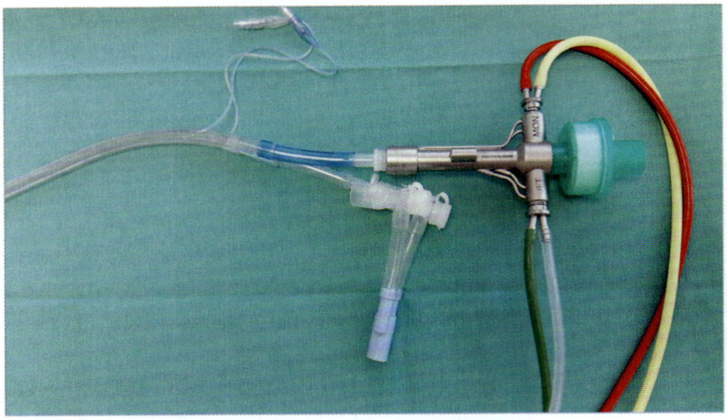

Abb. 12.19 Jet-Konverter in der Thoraxchirurgie. Anschluss der zu operierenden (kollabierten) Lunge an einen Doppellumentubus zur Jet-Beatmung. Die Jet-Beatmung erfolgt ausschließlich mit der hochfrequenten Beatmungseinheit mit oder ohne Pulsation (⇒ PEEP-Applikation), um eine Beeinträchtigung des operativen Vorgehens durch die gering geblähte Lunge zu minimieren. Die nicht operierte (abhängige) Lunge wird konventionell beatmet.

Bronchoskop über den offenen Kanal des Jet-Konverters eingeführt, sodass eine suffiziente und sichere Jet-Beatmung während des gesamten Eingriffs gewährleistet ist *(= Veres-Methode)* [45]. Die Narkoseführung erfolgt dabei als totale intravenöse Anästhesie (TIVA). Da bei diesem Verfahren keine Überstreckung des Kopfes notwendig ist, ist diese Untersuchungstechnik auch bei Patienten mit eingeschränkter Beweglichkeit der Halswirbelsäule möglich.

Einstellungen am SHFJV-Beatmungsgerät TwinStream

Info

Einstellparameter bei SHFJV (TwinStream)

- Niederfrequente (normofrequente) Beatmungseinheit
  - Abstrahldruck (P_{NF})
  - Beatmungsfrequenz (= Niederfrequenz [F_{NF}])
  - I:E-Verhältnis
- hochfrequente Beatmungseinheit
  - Abstrahldruck (P_{HF})
  - Jet-Frequenz (= Hochfrequenz [F_{HF}])
  - i:e-Verhältnis (der Hochfrequenz)
- inspiratorische Sauerstoffkonzentration (FiO_{2Jet})
- Biasflow
- obere und untere Alarmgrenze

Praxis

Initiale Respiratoreinstellung bei SHFJV für operative Eingriffe (TwinStream)

- Abstrahldruck – niederfrequenter Beatmungsteil (P_{NF}): erfolgt automatisch, gewichtsadaptiert
- Abstrahldruck – hochfrequenter Beatmungsteil (P_{HF}): erfolgt automatisch, gewichtsadaptiert
- Beatmungsfrequenz – niederfrequenter Beatmungsteil (F_{NF}): 12–15/min (abhängig davon, ob Erwachsener oder Kind)
- Beatmungsfrequenz – hochfrequenter Beatmungsteil (F_{HF}): 600/min (= 10 Hz)
- I:E-Verhältnis – niederfrequenter Beatmungsteil ($I:E_{NF}$): 1 : 1 (Erwachsener), 1 : 1,5 (Kind)
- i:e-Verhältnis – hochfrequenter Beatmungsteil ($i:e_{HF}$): 1 : 1 (Erwachsener), 1 : 1,5 (Kind)
- inspiratorische Sauerstoffkonzentration (FiO_2): 80 % bzw. nach SaO_2/PaO_2
- Biasflow: aus
- obere Alarmgrenze:
  - bei Erwachsenen: 30–35 mbar bzw. gewichtsadaptiert
  - bei Kindern: 20 mbar
- untere Alarmgrenze: 5 mbar

Grundeinstellung für die supraglottische SHFJV (TwinStream)

Mittels Jet-Laryngoskop oder Jet-Bronchoskop (Larynxchirurgie, Bronchologie)

Patient: 50–90 kg KG

- FiO_{2Jet}: 80 % (in Abhängigkeit von SaO_2/PaO_2)
- NF-Einheit:
  - P_{NF}: 0,9–1,2 bar
  - F_{NF}: 12/min
  - $I:E_{NF}$: 1 : 1
- HF-Einheit:
  - P_{HF}: 0,8–1,0 bar
  - F_{HF}: 600/min (= 10 Hz)
  - $i:e_{HF}$: 1 : 1,5
- Biasflow: aus
- obere Alarmgrenze: 30 mbar
- untere Alarmgrenze: 5 mbar

Merke

Je höher die Hochfrequenz (F_{HF}) eingestellt ist, desto geringer sind eventuell störende Vibrationen („Flattern") der Stimmbänder ⇨ Erhöhung der Hochfrequenz (F_{HF}), bis „Ruhigstellung" des Operationsgebiets erreicht ist oder bis zur Deaktivierung der Pulsation (Absprache mit dem Operateur).

SHFJV bei laryngealen oder trachealen Atemwegsstenosen

Einstellung der Beatmungsparameter bei *Atemwegsstenosen* und *supraglottischer SHFJV* mittels eines Jet-Laryngoskops: ⇨ Sowohl die Jet-Gasapplikation als auch die Abatmung des Atemgases erfolgen durch die Atemwegsstenose (▶ Abb. 12.20).

Geräteeinstellung:

- Abstrahldruck: hoch
- Beatmungsfrequenz: hoch
- Inspirationszeit: lang
- Exspirationszeit: kurz

Merke

Hoher Abstrahldruck und lange Inspirationszeit sind notwendig, um ausreichende Tidalvolumina distal der Atemwegsstenose zu erzielen.

Cave

Bei der supraglottischen Stenoseventilation gilt:

Der Atemwegsdruck hinter der Stenose ist am Ende der Inspiration gleich hoch wie der angezeigte Atemwegsdruck vor der Stenose. Er kann niemals höher sein!

Einstellung der Beatmungsparameter bei *Atemwegsstenosen* und *infraglottischer SHFJV* mittels eines Jet-Katheters (▶ Abb. 12.21) oder einer Ravussin-Kanüle (▶ Abb. 12.22):

Die Platzierung des Jet-Katheters erfolgt translaryngeal durch die Glottis (Stimmritze), die Platzierung der Ravussin-Kanüle transkrikoidal (⇨ poststenotische Jet-Gasapplikation). Die Abatmung des Atemgases erfolgt in beiden Fällen durch das (Rest-) Lumen der Atemwegsstenose (s. ▶ Abb. 12.20c).

Geräteeinstellung:

- Abstrahldruck: niedrig
- Beatmungsfrequenz: niedrig
- Inspirationszeit: kurz
- Exspirationszeit: lang

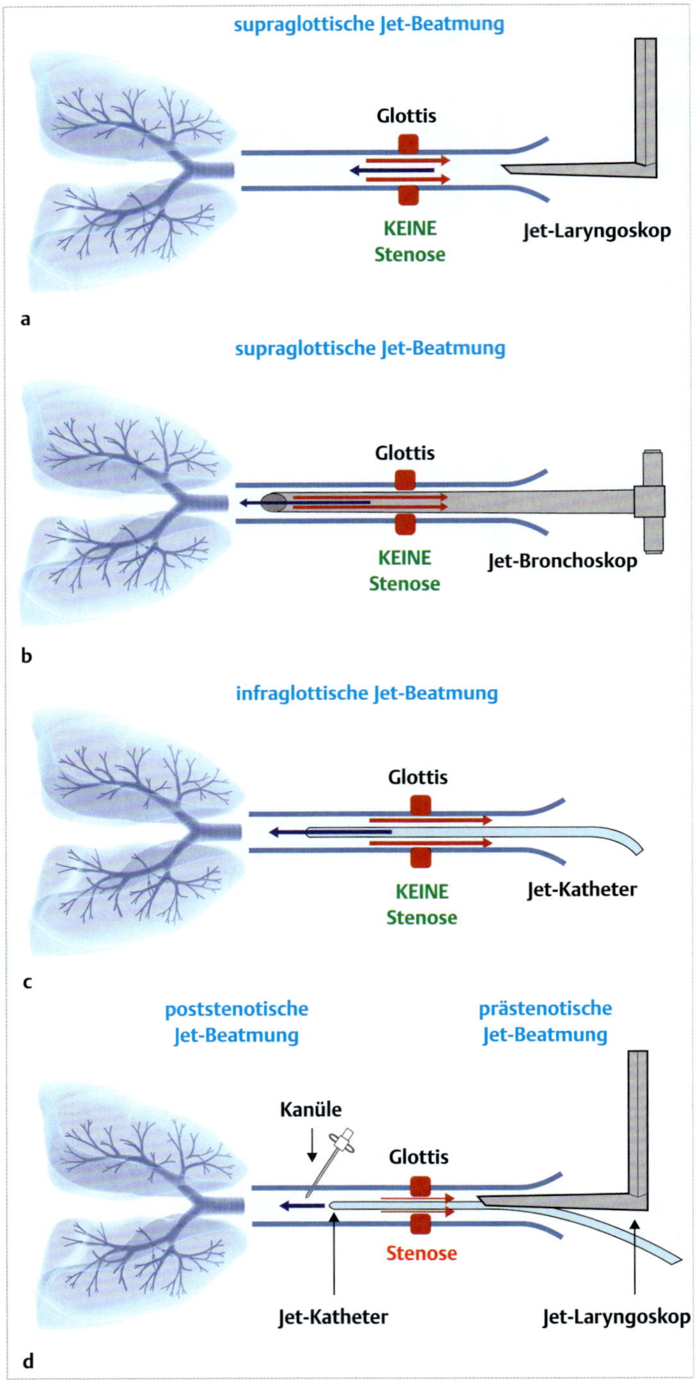

Abb. 12.20 Formen der Hochfrequenz-Jet-Beatmung.

- **a** Supraglottische Jet-Beatmung mit Jet-Laryngoskop.
- **b** Supraglottische Jet-Beatmung mit Jet-Bronchoskop.
- **c** Infraglottische Jet-Beatmung mit Jet-Katheter.
- **d** Prästenotische und poststenotische Jet-Beatmung.

(Quelle: Mit freundlicher Genehmigung der Carl Reiner GmbH)

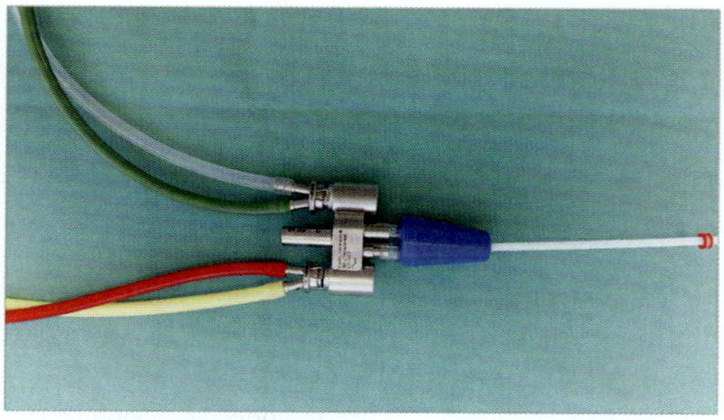

Abb. 12.21 Jet-Katheter mit Jet-Adapter. Jet-Katheter mit spezifischem Jet-Adapter für die infraglottische SHFJV.

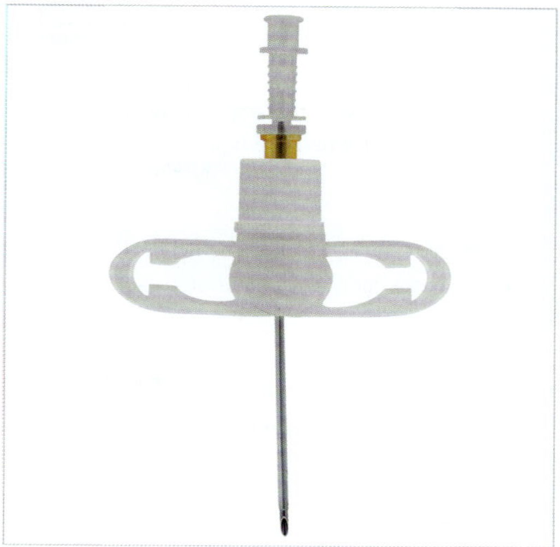

Abb. 12.22 Ravussin-Kanüle für die perkutane transtracheale Jet-Beatmung. (Quelle: Mit freundlicher Genehmigung der Carl Reiner GmbH)

Cave

- Die Abatmung des Atemgases erfolgt durch das Lumen der Atemwegsstenose: Bei **Platzierung des Jet-Katheters durch die Atemwegsstenose** erfolgt eine weitere Einengung der Stenose durch den Jet-Katheter ⇨ Gefahr eines Barotraumas mit Spannungspneumothorax!
- Eine infraglottische SHFJV ist möglich, wenn der Durchmesser der Atemwegsstenose etwa doppelt so groß ist wie der Durchmesser des Jet-Katheters ⇨ Atemgasabstrom möglich.
- Ist der Durchmesser der Atemwegsstenose kleiner als der doppelte Durchmesser des Jet-Katheters, ist eine infraglottische SHFJV nur noch sehr eingeschränkt möglich ⇨ kein gesicherter Atemgasabstrom ⇨ Gefahr der kompletten Atemwegsobstruktion ⇨ Gefahr eines Barotraumas mit Spannungspneumothorax!

Grundeinstellung für die infraglottische SHFJV über einen Jet-Katheter bei Trachealresektion (TwinStream)

Der Jet-Katheter wird mit Eröffnung der Trachea über den konventionellen Endotrachealtubus in die Trachea eingeführt und durch die Stenose vorgeschoben, der Endotrachealtubus wird zurückgezogen. Auf diese Weise wird die Überbrückung des Operationsgebiets bei gleichzeitiger Ventilation der Lunge ermöglicht. Die Jet-Gasapplikation erfolgt distal des stenotischen Trachealsegments während der Phase der Trachealresektion.

Bei zunehmender Behinderung des Atemgasabstroms durch die Atemwegsstenose steigt der endexspiratorisch gemessene Pausendruck an, bis die Alarmgrenze erreicht wird. Um ein Barotrauma zu vermeiden, muss die Alarmgrenze niedrig eingestellt werden, da der Pausendruck nicht mit dem tatsächlichen intrapulmonalen Druck gleichzusetzen ist.

Merke

Der intrapulmonale Druck ist immer höher als der endexspiratorisch gemessene Pausendruck!

Cave

Je höher die Beatmungsfrequenz, umso weniger Zeit steht für den Atemgasabstrom zur Verfügung.

Folgen:

- Generierung eines intrinsischen PEEP
- Abnahme der CO_2-Elimination

Steigt der Pausendruck kontinuierlich an, muss die Beatmungseinstellung folgendermaßen schrittweise adaptiert werden:

- Reduzierung des Abstrahldrucks
- Senkung der Beatmungsfrequenz
- Verlängerung der Exspirationszeit (I:E-Verhältnis)
- Erhöhung der FiO_2 in Abhängigkeit von SaO_2/PaO_2
- Senkung der Alarmgrenze für den Pausendruck

Durch diese Maßnahmen sinkt der Pausendruck und es steht wieder mehr Zeit für den Atemgasabstrom zur Verfügung ⇨ Senkung des intrinsischen PEEP.

Praxis

Grundeinstellung der Beatmungsparameter bei trachealer Atemwegsstenose und infraglottischer SHFJV mittels eines Jet-Katheters
(▶ Tab. 12.5)

⇨ Die Jet-Gasapplikation erfolgt poststenotisch.

⇨ Die Jet-Beatmung erfolgt nur über die hochfrequente Beatmungseinheit.

⇨ Ausgehend von einer vorgegebenen Grundeinstellung *(= Einlumenkatheter-Modus)* erfolgt die weitere Adaptierung der Beatmungseinstellung in Abhängigkeit der Höhe des Pausendrucks.

Tab. 12.5 Grundeinstellung der Beatmungsparameter bei trachealer Atemwegsstenose.

Parameter	Grundeinstellung		Adaptierung		
Abstrahldruck (P_{HF})	1,0 bar	⇨	0,5 bar	⇨	0,1 bar
Beatmungsfrequenz (F_{HF})	120/min	⇨	120/min	⇨	80/min
i:e-Verhältnis ($I:E_{HF}$)	1 : 2	⇨	1 : 3	⇨	1 : 5
FiO_2	80 %	⇨	80 %	⇨	100 % (nach SaO_2/PaO_2)
Pausendruckalarm	15 mbar	⇨	15 mbar	⇨	5 mbar

Laserchirurgie und SHFJV

Im Rahmen von operativen Eingriffen im HNO-Bereich besteht grundsätzlich das Problem, dass das Operationsgebiet gleichzeitig auch für das anästhesiologische Management (⇨ Atemwegssicherung!) von größter Bedeutung ist. Die „tubuslose“ Jet-Beatmung ermöglicht dem Operateur eine freie Sicht auf das enge Operationsgebiet im Bereich der Larynxregion ohne zusätzliche Beeinträchtigung durch den Endotrachealtubus.

Die *Vorteile* der Laserchirurgie im HNO-Bereich bestehen in einer gewebeschonenden atraumatischen Operationstechnik (präzise chirurgische Schnittführung durch den Laserstrahl), der geringen Blutungstendenz, der verminderten Ödembildung, der verminderten Fibrosierung von Geweben (⇨ keine Stenosen) sowie im geringeren postoperativen Wundschmerz [46].

Als weiterer Vorteil ist die Anwendbarkeit über spezielle Endoskope an chirurgisch schlecht zugänglichen Operationsgebieten zu nennen.

Postoperative Komplikationen, wie akute, mitunter lebensbedrohliche Atemwegsobstruktionen infolge von Schleimhautödem (Larynxödem) oder Blutkoagel, können durch die Anwendung der Lasertechnologie minimiert werden.

Als *Nachteil* dieser Technik ist allerdings die Gefahr einer Entflammung oder eines Brandes in den Atemwegen durch den Laserstrahl zu nennen, einerseits durch von außen eingebrachte Materialien, wie z. B. Tuben, Katheter, Tupfer, andererseits durch brennbares körpereigenes Material, wie z. B. eingetrocknetes Blut und Gewebepartikel [47].

Der thermische Effekt des Laserstrahls führt zur Zerstörung von Zellstrukturen (Denaturierung von Proteinen) und zum Verdampfen von interstitieller und intrazellulärer Flüssigkeit. Die Zellfragmente bilden gemeinsam mit der verdampften Flüssigkeit ein sichtbares Aerosol (*„Lasersmog“*), welches in einer sauerstoffreichen Atmosphäre entflammbar ist ([46], [47]).

Um die Entflammung von Kunststoffen oder von Blut- oder Gewebepartikeln unter Jet-Beatmung zu minimieren, muss während eines laserchirurgischen Eingriffs

- die inspiratorische Sauerstoffkonzentration (FiO_2) ≤ 40 % betragen,
- ein Sauerstoff-Luft-Gemisch verwendet werden, da auch Lachgas eine Entflammung begünstigt,
- die Laserenergie so gering wie möglich und so kurz wie nötig abgeben werden,
- die „Rauchabsaugung“ ständig verwendet werden.

> **Merke** (M!)
>
> - Bei Laseranwendung wird durch die Applikation einer inspiratorischen Sauerstoffkonzentration von ≤ 40 % das Brandrisiko in den Atemwegen deutlich gesenkt.
> - Darüber hinaus ist die Laserenergie so gering wie möglich zu wählen und die „Rauchabsaugung“ ist ständig zu verwenden.

Das Jet-Beatmungsgerät *TwinStream* verfügt als einziges Jet-Beatmungsgerät über einen *Lasersicherheitsmodus („Laser Safe Mode“)* mit *integrierter FiO_{2AW}-Messung.*

Die Aktivierung dieser Sicherheitseinrichtung bewirkt

- die automatische Absenkung der FiO_2 auf 40 % (wenn FiO_2 > 40 % am Gerät eingestellt),
- den Start der automatischen FiO_2-Messung im Atemweg (AW) über eine dafür vorgesehene separate Sauerstoffmesszelle,
- die Überwachung der Druckluftversorgung des Geräts inklusive Sauerstoffsperre bei Druckluftabfall.

Ein grünes Blinkzeichen signalisiert nach Erreichen des vom Anwender gewählten O_2-Sicherheitszielwerts (einstellbar zwischen 21 und 40 %) die Freigabe für die Laserapplikation. Auf diese Weise kann die Gefahr eines Atemwegsbrands bei der supraglottischen SHFJV nahezu ausgeschlossen werden [48].

Als Narkoseverfahren der Wahl gilt eine totale intravenöse Anästhesie (TIVA), da die unter normalen Bedingungen nicht entflammbaren Inhalationsanästhetika bei hohen Temperaturen lokal toxische Substanzen (Pyrolyseprodukte) bilden [46].

Monitoring

Beim Jet-Beatmungsgerät TwinStream werden folgende Parameter gemessen und am Display angezeigt:

- inspiratorischer Spitzendruck (PIP = Pinsp)
- positiver endexspiratorischer Druck (PEEP)
- mittlerer Atemwegsdruck (MAP = M_{Paw})
- Pausendruck (PD)
- inspiratorische Sauerstoffkonzentration in der Jet-Leitung (FiO_{2Jet})
- Sauerstoffkonzentration im Atemweg (FiO_{2AW})
- endtidales CO_2 ($etCO_2$)
- Frequenzen, I:E-Verhältnisse und Abstrahldrücke

Indikationen für die SHFJV in der operativen Medizin

- Supraglottische Jet-Beatmung (mit einem Jet-Endoskop oder dem Jet-Konverter):
  - *HNO:* Mikrolarynxchirurgie, Laserchirurgie, Stentimplantation
  - *Thoraxchirurgie:* Eingriffe mit Einlungenbeatmung über einen Doppellumentubus
  - *Pneumologie/Bronchologie:* diagnostische und interventionelle Bronchoskopie, endobronchiale Ultraschalldiagnostik *(EBUS)*, Stentimplantation, Laserchirurgie, Fremdkörperentfernung, Lungenvolumenreduktion, Rheoplastie, Navigationsbronchoskopie
  - *Urologie:* extrakorporale Stoßwellenlithotripsie (ESWL)
- infraglottische Jet-Beatmung (mit einem Jet-Katheter):
  - Trachealchirurgie
- perkutane transtracheale Jet-Beatmung (mit der Ravussin-Kanüle):
  - Notfallbeatmung bei einer „Cannot-ventilate-cannot-intubate“-Situation

12

Kontraindikationen für die SHFJV in der operativen Medizin

Jet-Endoskop (Jet-Laryngoskop, Jet-Bronchoskop)

- eingeschränkte Mundöffnung
- Verletzungen der Halswirbelsäule
- eingeschränkte Überstreckbarkeit des Kopfes anderer Ursache

Jet-Katheter

- hochgradige Behinderung des Gasabflusses aus den Atemwegen ⇨ Gefahr des Barotraumas infolge Air Trapping

Info

Vorteile des superponierten Hochfrequenz-Jet-Beatmungsgeräts TwinStream

- Konzipiert für den operativen und für den intensivmedizinischen Bereich
- anwendbar in jedem Lebensalter mit standardisierten Einstellungen
- kein Endotrachealtubus im Operationsgebiet *(tubuslose Beatmung)* ⇨
- freie Sicht auf das Operationsgebiet
- integrierte Atemgasanalyse
- verwechslungssichere Anschlüsse durch Easy-Connect-Steckverbindungen von Atemgas- und Messleitungen
- sichere Laseranwendung mit dem *Laser Safe Mode*
- Kompatibilität des auf das Jet-Beatmungsgerät abgestimmten und adaptierten Jet-Zubehörs

Pulsatile BiLevel-Ventilation (p-BLV) in der Intensivmedizin

Die pulsatile BiLevel-Ventilation (p-BLV) ist eine Weiterentwicklung der SHFJV mit dem Ziel, eine möglichst lungenprotektive Beatmung mit niedriger Beatmungsdruckamplitude *(„Driving Pressure“)* bei gleichzeitiger Verbesserung des pulmonalen Gasaustausches zu ermöglichen.

Der Jet-Applikator (p-BLV-Modul oder p-BLV-Konverter) ist am Ende des Beatmungssystems als Exspirationsventil platziert (▶ Abb. 12.23). Daher

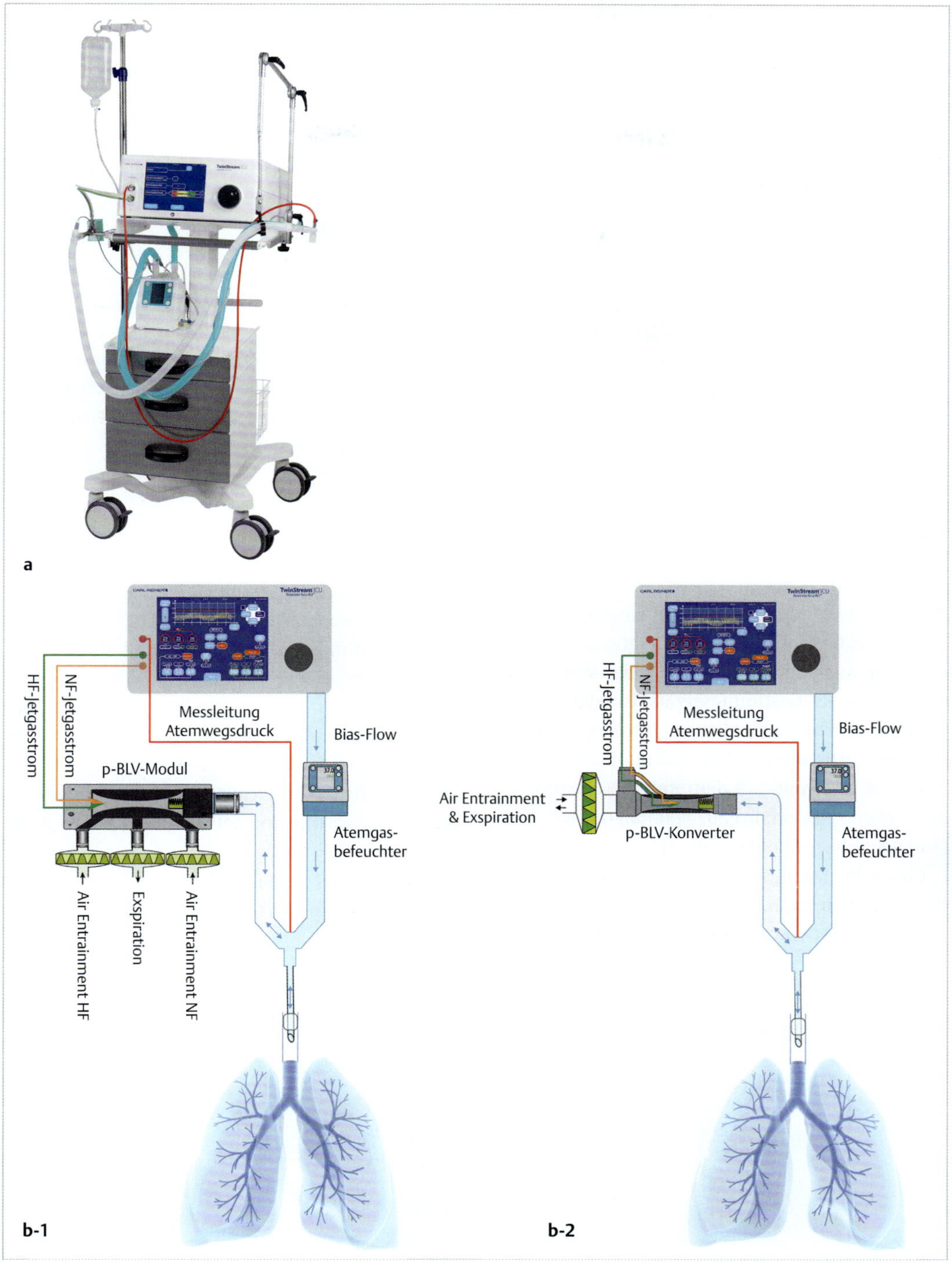

Abb. 12.23 Pulsatile BiLevel-Ventilation (p-BLV).
a TwinStream-ICU.
b Funktionsprinzip (mit p-BLV-Modul und mit p-BLV-Konverter).
(Quelle: Mit freundlicher Genehmigung der Carl Reiner GmbH)

kommen die Jet-Impulse nur indirekt durch die in Schwingung versetzte Gassäule mit der beatmeten Lunge in Berührung.

Ein variabel einstellbarer *Biasflow* wird über die im Inspirationsschenkel zwischengeschaltete Atemgasklimatisierungseinheit erwärmt und befeuchtet und zum Y-Stück geleitet, welches auf dem Endotrachealtubus aufgesetzt ist. Am Y-Stück befindet sich auch der Anschluss für die Atemwegsdruckmessung.

Bei der pulsatilen BiLevel-Ventilation (p-BLV) treffen somit 2 Gasströme aufeinander:

- einerseits der anterograde kontinuierliche Atemgasfluss *(Biasflow)*, der über den Inspirationsschenkel geleitet wird,
- andererseits die hoch- und niederfrequenten Jet-Gasströme, die als retrograde Atemgasflüsse (*Gegenflow*) über den Exspirationsschenkel geleitet werden (s. ▶ Abb. 12.23).

Wie bei der konventionellen biphasischen positiven Druckbeatmung („BiLevel-Ventilation") ermöglicht auch die *„pulsatile BiLevel-Ventilation" (p-BLV)* des Jet-Beatmungsgeräts TwinStream-ICU die freie Durchatemmöglichkeit am Respirator, sodass der Patient zu jedem Zeitpunkt des Atemzyklus, d. h. sowohl auf dem unteren als auch auf dem oberen Druckniveau, spontan atmen kann (= ungehinderte Spontanatmung).

12

Dieses Beatmungsverfahren ermöglicht die Applikation von biphasischen, druckkontrollierten, zeitgesteuerten Beatmungshüben mit oder ohne pulsatile Überlagerung (▶ Abb. 12.24). Bei Abschalten der Pulsation resultiert eine konventionelle druckkontrollierte Beatmung mit der Möglichkeit der ungehinderten Spontanatmung auf 2 unterschiedlichen Druckniveaus (⇨ „BIPAP-Prinzip").

p-BLV = HF-BIPAP

Merke

Die „pulsatile BiLevel-Ventilation (p-BLV)" ermöglicht die Applikation von biphasischen, druckkontrollierten, zeitgesteuerten Beatmungshüben mit oder ohne pulsatile Überlagerung mit der Möglichkeit der ungehinderten Spontanatmung.

Das p-BLV-Modul ist ein am Exspirationsschenkel des Beatmungssystems angebrachter modifizierter Doppel-Venturi-Körper, der einen pulsatilen Jet-Strahl in eine oszillierende Gassäule umwandelt. Zusätzlich fungiert das p-BLV-Modul als pneumatisch angesteuertes PEEP-Ventil (▶ Abb. 12.25).

Während der *Inspirationsphase* wird durch das p-BLV-Modul ein retrograder Atemgasfluss in den Exspirationsschenkel appliziert. Der dadurch entstehende Druck im Exspirationsschenkel bewirkt, dass der erwärmte und befeuchtete Biasflow in die Patientenlunge (um-)geleitet wird.

Während der Exspirationsphase entweicht der Biasflow ungehindert über das am Ende des Ex-

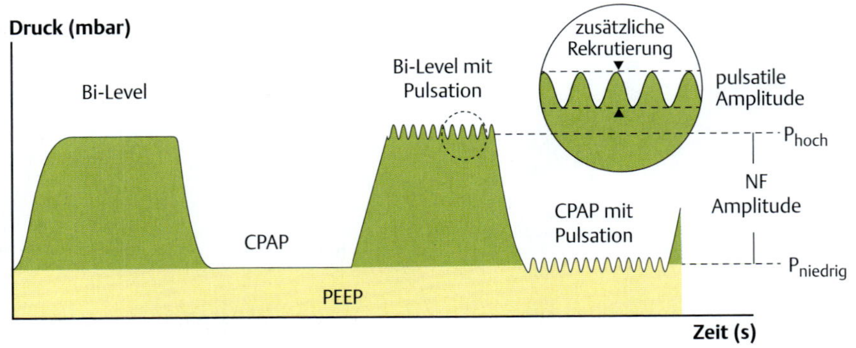

Abb. 12.24 Pulsatile BiLevel-Ventilation (p-BLV) – Druck-Zeit-Diagramm.

spirationsschenkels angebrachte p-BLV-Modul (s. ► Abb. 12.25).

Aufgrund des erhöhten Bedarfs an diesem Beatmungssystem für COVID-19-Patienten wurde das p-BLV-Modul zum p-BLV-Konverter weiterentwickelt. Der p-BLV-Konverter ist ein am Exspirationsschenkel des Beatmungssystems angebrachter modifizierter Venturi-Körper, der einen pulsatilen Jet-Strahl in eine oszillierende Gassäule umwandelt. Zusätzlich fungiert der p-BLV-Konverter als pneumatisch angesteuertes PEEP-Ventil (► Abb. 12.26; s. auch ► Abb. 12.23).

Den p-BLV-Konverter gibt es in 2 Ausführungen, für Kinder (1–40 kg KG) und für Erwachsene (40–200 kg KG) (s. ► Abb. 12.26).

Definition

Jet-Applikatoren: p-BLV-Modul und p-BLV-Konverter

- Dabei handelt es sich um einen an dem Exspirationsschenkel des Beatmungssystems angebrachten modifizierten Venturi-Körper, der einen pulsatilen Jet-Strahl in eine oszillierende Gassäule umwandelt.
- Zusätzlich fungieren das p-BLV-Modul und der p-BLV-Konverter als pneumatisch angesteuertes PEEP-Ventil.

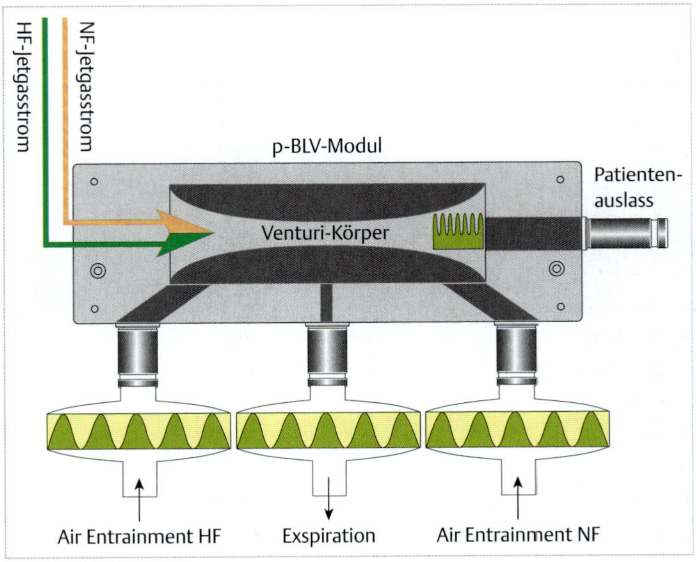

Abb. 12.25 p-BLV-Modul. Schematische Darstellung.

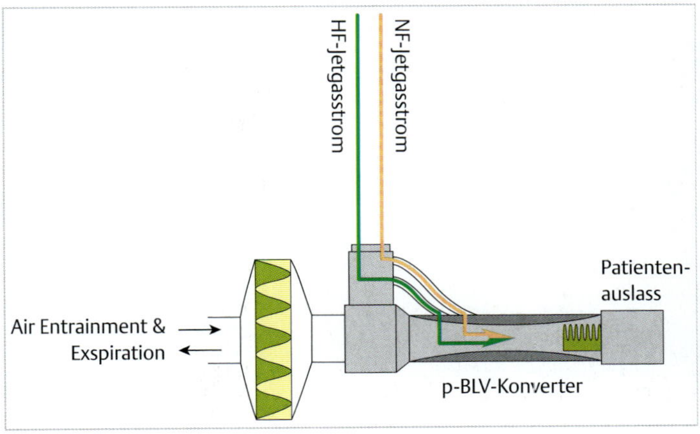

Abb. 12.26 p-BLV-Konverter.

Über *Air Entrainment* wird zusätzlich Raumluft im Bereich der Düsenöffnung angesaugt und auf diese Weise das Tidalvolumen vergrößert.

Da In- und Exspirationsschlauch gleich lang sind (symmetrisch), ist der Effekt der FiO_2-Verdünnung nur im Exspirationsschenkel wirksam. Zum Tubus gelangt der befeuchtete und erwärmte Biasflow mit der am TwinStream-ICU eingestellten FiO_2.

Info

Die pulsatile BiLevel-Ventilation (p-BLV) bietet den Vorteil der Kombination von ungehinderter Spontanatmung und effizienter Sekretmobilisation (⇨ Thixotropieeffekt).

In das Jet-Beatmungsgerät TwinStream-ICU ist zur Atemgaskonditionierung ein aktives Befeuchtungssystem (Heated Humidifier) integrierbar (s. ▶ Abb. 12.23).

Die Trachealschleimhaut muss regelmäßig mittels flexibler Bronchoskopie sowohl in Bezug auf Austrocknung als auch hinsichtlich starker Sekretbildung kontrolliert werden.

Die gleichzeitige *Applikation von Stickstoffmonoxid (NO)* oder die *Vernebelung von Medikamenten* (z. B. Prostaglandinen, Bronchospasmolytika) wird über spezielle Adapter/Vernebler ermöglicht, die in den Inspirationsschenkel des Beatmungssystems integriert werden (▶ Abb. 12.27).

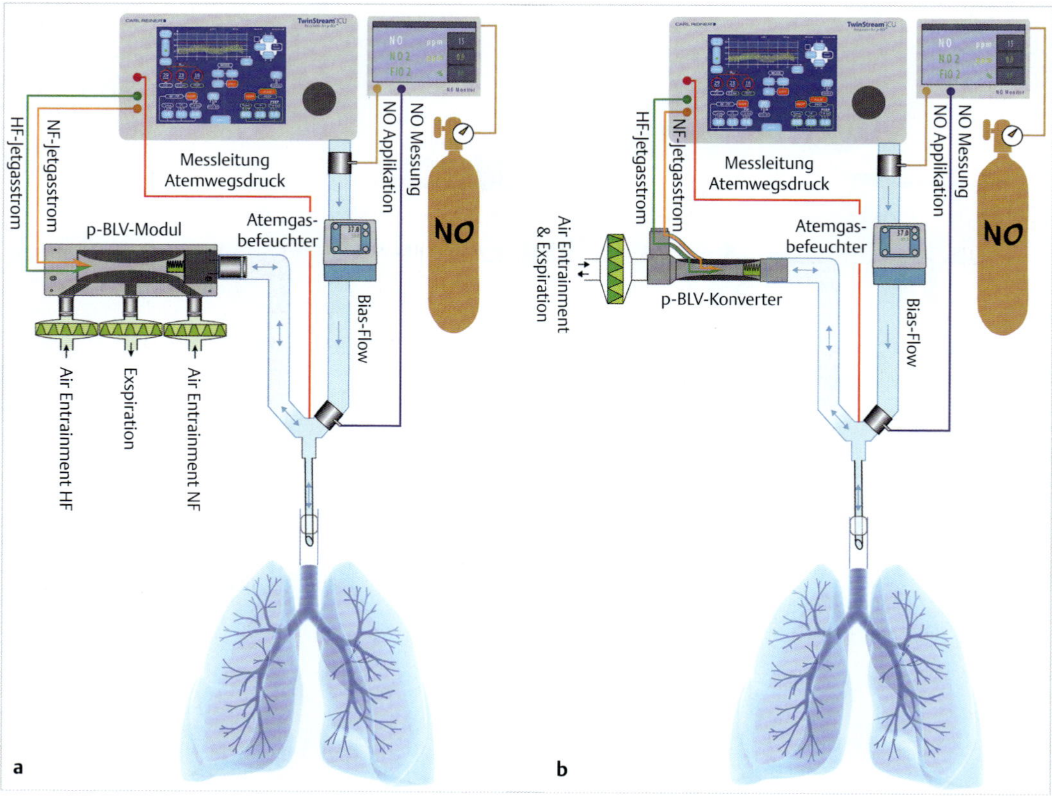

Abb. 12.27 p-BLV und NO-Applikation.
a Mit p-BLV-Modul.
b Mit p-BLV-Konverter.
(Quelle: Mit freundlicher Genehmigung der Carl Reiner GmbH)

Pulsatile Hochfrequenzbeatmung beim akuten Lungenversagen

In der Intensivmedizin werden bei der Umstellung von der konventionellen Beatmung auf die pulsatile BiLevel-Ventilation (p-BLV) zunächst die Abstrahldrücke am Jet-Beatmungsgerät *TwinStream-ICU* so eingestellt, dass die gleichen Atemwegsdrücke wie unter der konventionellen Beatmung resultieren. Beim akuten Lungenversagen (ARDS) kann für die Respiratoreinstellung in Abhängigkeit von der Blutgasanalyse folgender Algorithmus empirisch empfohlen werden *(„Step by Step Approach")*:

Praxis

Algorithmus zur Einstellung der Beatmungsparameter beim akuten Lungenversagen (ARDS) mit dem Beatmungsmodus p-BLV mit dem TwinStream-ICU

Beatmungsparameter

- Abstrahldruck – niederfrequenter Beatmungsteil (P_{NF}): 1 bar (bzw. nach Gewichtstabelle)
  ⇨ Adaptierung von P_{NF}, bis gleicher PIP (= Pinsp) wie unter konventioneller Beatmung erreicht ist
  ⇨ weitere Adaptierung von P_{NF} in 0,1-bar-Schritten in Abhängigkeit von der Ventilation ($PaCO_2$)
  ⇨ fakultativ permissive Hyperkapnie (sofern keine KI)
  Zielgröße: PIP (Pinsp): < 30 mbar
- Abstrahldruck – hochfrequenter Beatmungsteil (P_{HF}): 0,5 bar
  ⇨ Adaptierung von P_{HF}, bis gleicher PEEP wie unter konventioneller Beatmung erreicht ist
  ⇨ weitere Adaptierung von P_{HF} in 0,1-bar-Schritten in Abhängigkeit von der Oxygenierung (PaO_2)
  ⇨ „Open Lung Approach"
  Zielgröße: PEEP: 12–20 mbar (nach PaO_2)
- Beatmung mit kleinstmöglicher Druckamplitude
  ⇨ *„Lungenprotektion"*
- Beatmungsfrequenz – niederfrequenter Beatmungsteil (F_{NF}): 12–20/min
  ⇨ konventionelle Respiratoreinstellung übernehmen
- Beatmungsfrequenz – hochfrequenter Beatmungsteil (F_{HF}): 600/min (10 Hz)
- I:E-Verhältnis – niederfrequenter Beatmungsteil ($I{:}E_{NF}$): 1 : 1
- i:e-Verhältnis – hochfrequenter Beatmungsteil ($i{:}e_{HF}$): 1 : 3
- inspiratorische Sauerstoffkonzentration (FiO_2): wie unter konventioneller Beatmung
  ⇨ Adaptierung nach PaO_2 bzw. SaO_2
  Zielgröße: FiO_2: < 60 % bei PaO_2 von ≥ 60–80 mmHg bzw. SaO_2 ≥ 90–95 %
- Biasflow: 20 l/min

Alarmgrenzen

- Obere Alarmgrenze: 5 mbar über der Jet-Druckamplitude
- untere Alarmgrenze: 5 mbar unter dem Spitzendruck (PIP)

Merke

Verbesserung von Oxygenierung und Ventilation

Verbesserung der Oxygenierung
(⇨ Steigerung von SaO_2/PaO_2)
- Erhöhung des Abstrahldrucks des hochfrequenten Beatmungsteils P_{HF} (PEEP)
- Erhöhung der FiO_2
- Erhöhung der Hochfrequenz (F_{HF})

Verbesserung der Ventilation
(⇨ Reduktion von $etCO_2$/$PaCO_2$)
- Erhöhung der konventionellen Beatmungsfrequenz (F_{NF})
- Erhöhung des Abstrahldrucks des niederfrequenten Beatmungsteils P_{NF} (PIP = Pinsp)
- Senkung der Hochfrequenz (F_{HF})

► Tab. 12.6 fasst die Einflussgrößen der Beatmungsparameter auf die Blutgaswerte zusammen.

Monitoring

Beim Jet-Beatmungsgerät *TwinStream-ICU* werden folgende Parameter gemessen und am Display angezeigt (► Abb. 12.28):
- inspiratorischer Spitzendruck (PIP = Pinsp)
- positiver endexspiratorischer Druck (PEEP)
- mittlerer Atemwegsdruck (MAP = M_{Paw})
- inspiratorische Sauerstoffkonzentration in der Jet-Leitung (FiO_{2Jet})
- Biasflow
- Frequenzen, i:e-Verhältnisse und Abstrahldruck

Tab. 12.6 Einfluss der Beatmungsparameter auf die Blutgaswerte.

BGA-Parameter	FiO_{2Jet}	Abstrahldruck P_{NF}	Abstrahldruck P_{HF}	Frequenz F_{NF}	Frequenz F_{HF}	I:E-Verhältnis i:e-Anteil
PaO_2-Steigerung	⇧	⇧	⇧	=	⇧	⇧
$PaCO_2$-Senkung	=	⇧	=	⇧	⇩	⇩

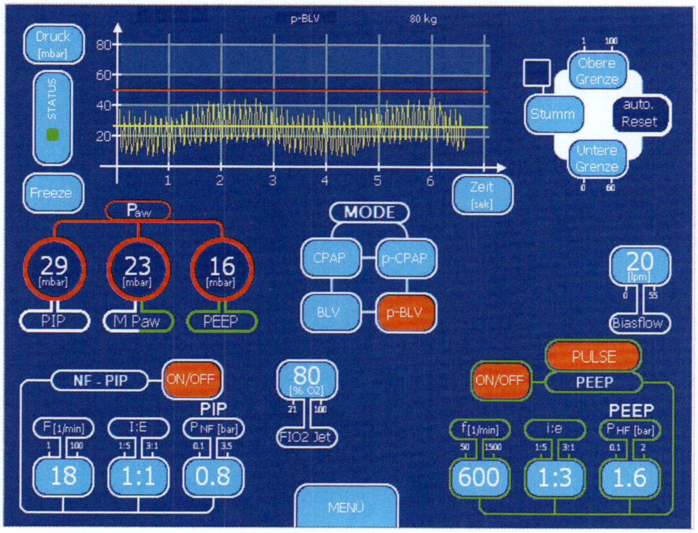

Abb. 12.28 TwinStream-ICU – Display. (Quelle: Mit freundlicher Genehmigung der Carl Reiner GmbH)

Indikationen für die p-BLV in der Intensivmedizin

- Akutes Lungenversagen (ARDS)
- SARS-CoV-2-ARDS
- Thoraxtrauma
- Rekrutierung atelektatischer Lungenkompartimente
- bronchopleurale Fisteln
- erhöhter Hirndruck
- perkutane Dilatationstracheotomie (PDT)

Fazit

Vorteile des p-BLV-Jet-Beatmungsgeräts TwinStream-ICU

- konzipiert für den intensivmedizinischen Bereich
- anwendbar in jedem Lebensalter mit standardisierten Einstellungen
- verwechslungssichere Anschlüsse durch Easy-Connect-Steckverbindungen
- 4 Beatmungsmodi (CPAP, p-CPAP, BLV, p-BLV)
- rasche alveoläre Rekrutierung bei akutem Lungenversagen
- effiziente Sekretmobilisation (⇨ Thixotropieeffekt)
- Minimierung von mechanischen Traumata (Volu-/Barotrauma) durch kleine Tidalvolumina
- Reduktion der Scherkräfte durch kleine Druckamplituden und hohen Beatmungsmitteldruck
- Reduktion des mechanischen Stresses der Lunge (⇨ lungenprotektive Beatmungsstrategie)

Hochfrequenzoszillationsbeatmung (High Frequency Oscillation Ventilation [HFOV])

Die Hochfrequenzoszillationsbeatmung (HFOV) ist eine Form der Hochfrequenzbeatmung (HFV), bei der Oszillationen (= hochfrequente sinusoidale Atemgasschwingungen) mit einer Frequenz von 3–15 Hz erzeugt werden. Durch diese hohen Beatmungsfrequenzen werden sehr niedrige Atemhubvolumina generiert, die kleiner als der anatomische Totraum (2,2 ml/kg KG) sind.

Diese Beatmungstechnik ist seit vielen Jahren auf neonatologischen Intensivstationen eine etablierte Therapie in der Behandlung des Atemnotsyndroms des Frühgeborenen.

Über einige Jahre wurde auch versucht, die HFOV in der Therapie des akuten Lungenversagens des Erwachsenen einzusetzen. Zum Zeitpunkt der Veröffentlichung der aktuellen Auflage dieses Buches sind für erwachsene Patienten keine HFOV-Geräte in der EU zugelassen.

Funktionsprinzip

Angewärmtes und befeuchtetes Atemgas wird über einen konventionellen Atemgasbefeuchter kontinuierlich mit einem variablen Frischgasfluss (Flussrate bis zu 60 l/min einstellbar) quer zur Oszillationsrichtung an einer Oszillationsmembran vorbeigeleitet *(= „Biasflow")*.

Info

Die von einer Membran oder Kolbenpumpe erzeugten sinusoidalen Schwingungen werden auf den „Biasflow" übertragen.

Dieser „Biasflow" erzeugt einen *kontinuierlichen Distensionsdruck (CDP = Continuous Distending Pressure)*, über den das Lungenvolumen (⇨ funktionelle Residualkapazität) reguliert wird. Dieser kontinuierliche Distensionsdruck entspricht dem mittleren Atemwegsdruck (MAP) und wird auch als *„Super-CPAP"* bezeichnet. Der MAP (CDP) wird über die Höhe des Frischgasflusses („Biasflow") und über das Exspirationsventil eingestellt. Der Oszillator (Membran oder Kolbenpumpe) erzeugt in diesem „Continuous-Flow-CPAP-System" Oszillationen (= Luftsäule, die in Schwingung versetzt wird) mit einer Schwingungsfrequenz zwischen 3 und 15 Hz, welche die sehr kleinen Tidalvolumina von 1–4 ml/kg KG generieren (▶ Abb. 12.29) ([49], [50]).

Die technische Basis des Oszillators besteht aus 2 Komponenten:

- Continuous-Flow-CPAP-System (⇨ Steuerung der Oxygenierung)
- elektromagnetisch angetriebene oszillierende Membran (⇨ generiert die Atemhubvolumina ⇨ Steuerung der Ventilation)

Für die Erzeugung der hochfrequenten Atemgasschwingungen und damit zur Sicherstellung einer ausreichenden *Ventilation* stehen mehrere technische Möglichkeiten zur Verfügung. Das Atemgas wird in Schwingung versetzt durch ([38], [49]):

- eine Oszillatormembran, vergleichbar mit der Membran eines großen Lautsprechers (Geräte für Erwachsene werden nicht mehr produziert, möglicherweise vereinzelt noch auf Intensivstationen in Verwendung)
  - Vision-α
  - Sensor Medics 3 100 A/B
- einen Oszillatorkolben
  - Stephan SHF 3 000
  - Dufour OHF1
- die Membran des Exspirationsventils
  - Babylog VN500/VN800 (▶ Abb. 12.30)
  - Babylog 8 000plus
  - Fabian HFO
  - Stephanie
  - LeoniPlus
  - Infant Star

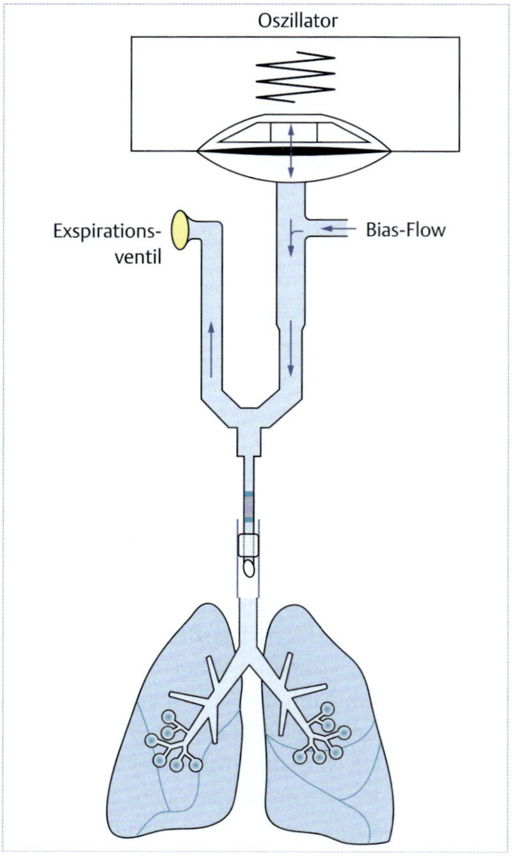

Abb. 12.29 High Frequency Oscillation Ventilation (HFOV). Funktionsprinzip.

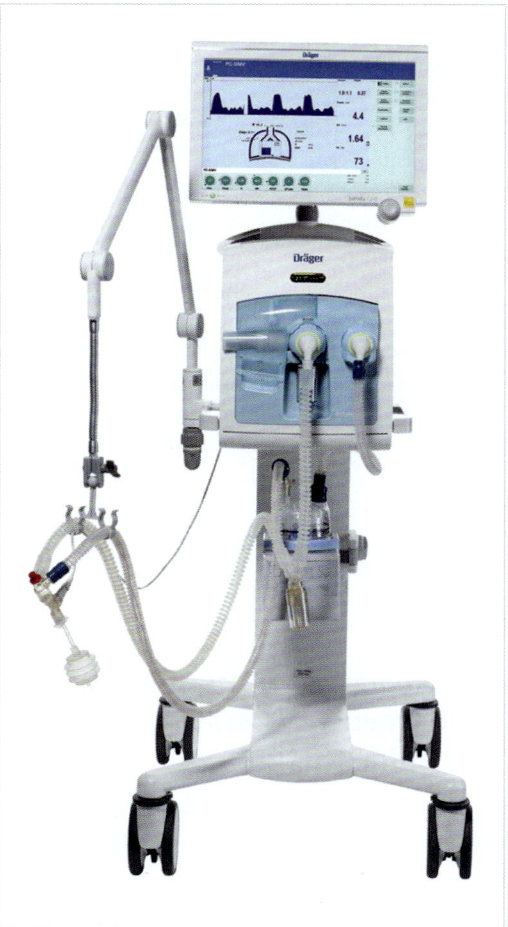

Abb. 12.30 Hochfrequenzoszillator. Babylog VN500/VN800. (Quelle: Mit freundlicher Genehmigung von © Drägerwerk AG & Co. KGaA, Lübeck)

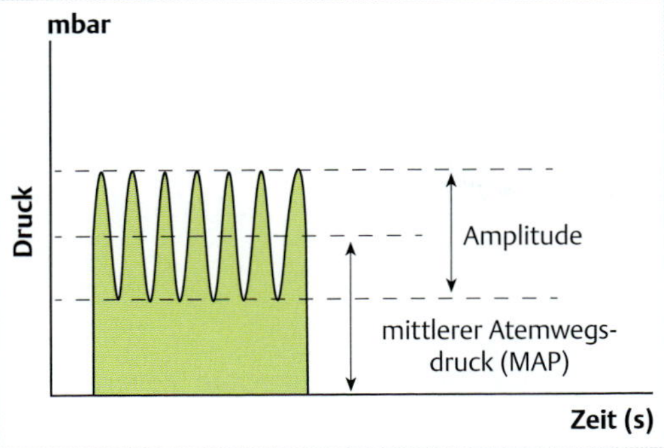

Abb. 12.31 Regel- bzw. Steuergrößen der HFOV.

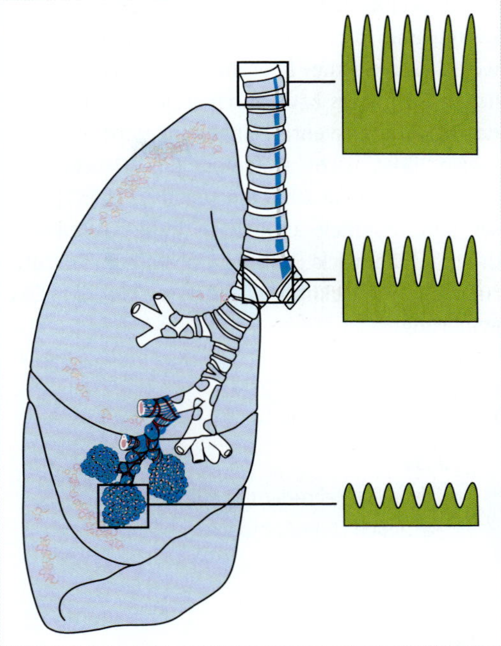

Abb. 12.32 **HFOV-Druckamplitude.** Dämpfung der HFOV-Druckamplitude im respiratorischen System.

Die hochfrequenten Beatmungszyklen oszillieren mit der am HFOV-Beatmungsgerät eingestellten Druckamplitude um den mittleren Atemwegsdruck (► Abb. 12.31 und ► Abb. 12.32). Das Ausmaß der Membranauslenkung bzw. des Oszillatorkolbens (⇨ abhängig vom Respiratortyp) wird durch einen Regler am Gerät gesteuert und bestimmt die *Druckamplitude (Δp)*, welche das Atemhubvolumen definiert. Die Druckamplitude ist die Differenz zwischen dem maximalen und dem minimalen Druck der Schwingung. Die sinusförmigen Druckwellen pflanzen sich über den Endotrachealtubus in das Bronchialsystem bis in die Alveolen fort. Die geräteseitige Druckamplitude kann je nach Einstellung bis über 100 mbar erreichen und wird bis zum Erreichen der Alveolen auf einen Bruchteil gedämpft (in der Regel 0,1–5 mbar), sodass das alveoläre Tidalvolumen sehr klein ist (s. ► Abb. 12.32) [51]. Die minimale Druckamplitude auf Alveolarebene kann anhand von CT-Aufnahmen eindrucksvoll gezeigt werden [37]. Neben der Druckamplitude wird das Tidalvolumen durch die *Oszillationsfrequenz* (meist 5–10 Hz) und die *Inspirationszeit* (einstellbar von 30–70 % der Atemzykluszeit, je nach Respiratortyp) bestimmt.

Von der konventionellen Beatmung, aber auch von den vorgenannten Formen der Jet-Beatmung, unterscheidet sich die HFOV v. a. durch eine *aktive Exspiration*. Die Vorwärtsbewegung der Oszillationsmembran bzw. des Oszillatorkolbens schiebt eine definierte Gasmenge in Richtung Patient (= Inspiration), durch die Rückwärtsbewegung der Oszillationsmembran bzw. des Oszillatorkolbens kommt es zu einer aktiven Exspiration. Durch den aktiven exspiratorischen Atemgasfluss ist die Gefahr von *„Air Trapping“* vermindert [49].

Die „Ruhigstellung“ der Lunge als Folge der sehr kleinen Druckamplitude führt zu einer Minimierung von Scherkräften (*„Bridging to Recovery“*). Unter HFOV ist es möglich, mit höheren MAP-Werten bei gleichzeitig niedrigeren Inspirationsdrücken (Pinsp) als unter konventioneller Beatmung zu beatmen (⇨ lungenprotektive Beatmung).

Regel- bzw. Steuergrößen der HFOV

Die HFOV ist durch 3 Kenngrößen charakterisiert (s. ► Abb. 12.31):

- mittlerer Atemwegsdruck (MAP) = Distensionsdruck (CDP)
- Oszillationsdruckamplitude (Δp)
- Oszillationsfrequenz (f)

Die Oxygenierung ist bei einer vorgegebenen FiO_2 weitgehend proportional zum mittleren Atemwegsdruck, welcher über die Höhe des kontinuierlichen Gasflusses bzw. durch stufenweise Öffnung des Exspirationsventils eingestellt wird. Auf diese Weise lässt sich stufenlos ein Druckbereich (= CPAP) von 0–55 mbar einstellen ([37], [51]). Dieser kontinuierlich applizierte hohe Distensionsdruck („Blähdruck“) führt zu alveolärer Rekrutierung mit konsekutiver Verbesserung der Oxygenierung.

Merke

HFOV

⇨ alveoläre Rekrutierung durch CPAP
⇨ „Open Lung Approach“

Info

Einstellgrößen am HFOV-Beatmungsgerät

- Mittlerer Atemwegsdruck (MAP)
- Biasflow
- Oszillationsdruckamplitude
- Oszillationsfrequenz
- Inspirationszeit
- inspiratorische Sauerstoffkonzentration (FiO_2)

Praxis

Initiale Respiratoreinstellung bei HFOV beim Erwachsenen

- Mittlerer Atemwegsdruck (MAP): 3–5 mbar > MAP der konventionellen Beatmung
- Biasflow: 20–40 l/min
- Oszillationsfrequenz: 5–7 Hz (abhängig vom $PaCO_2$ und pH)
- Oszillationsdruckamplitude (Δp): 70–80 mbar bzw. bis Thoraxwandvibrationen sichtbar
- inspiratorische Sauerstoffkonzentration (FiO_2): gleich wie bei der konventionellen Beatmung (abhängig vom PaO_2)

Merke

Faustregel für die initiale Einstellung der Oszillationsdruckamplitude (Δp)

Höhe der Druckamplitude ⇨ 20 mbar über dem $PaCO_2$.

Bei der HFOV erfolgt eine getrennte Steuerung von Oxygenierung und Ventilation.

Merke

Steuerung von Oxygenierung und Ventilation

Steuerung der Oxygenierung

- MAP (CDP)
- FiO_2

Steuerung der Ventilation

- Druckamplitude Δp
- Oszillationsfrequenz f
- Inspirationszeit

Verbesserung von Oxygenierung und CO_2-Elimination

Verbesserung der Oxygenierung

- Erhöhung des CDP (MAP)
- Erhöhung der FiO_2

Verbesserung der CO_2-Elimination

- Erhöhung der Druckamplitude Δp
- Erniedrigung der Oszillationsfrequenz f

Weaning von der HFOV beim Erwachsenen

Für das Weaning von der HFOV empfiehlt sich folgender *Step by Step Approach* [52]:

Praxis

Weaning von der HFOV

- Reduktion der FiO_2
  Ziel: $FiO_2 < 0{,}5$ bei $PaO_2 \geq 60–80$ mmHg bzw. $SaO_2 \geq 90–95$ %
- Reduktion des MAP in 2-mbar-Schritten
- wenn MAP ≤ 25 mbar ⇨
- Umschalten auf konventionelle Beatmung
- lungenprotektives Beatmungsmuster mit VT von 6 ml/kg KG (bezogen auf Idealgewicht)
- weiteres Weaning über augmentierte Spontanatmung (BIPAP/BiLevel oder PSV/CPAP)

Hochfrequenzoszillationsbeatmung (HFOV) in der Neonatologie und Pädiatrie

Die Hochfrequenzoszillationsbeatmung stellt auf vielen neonatologischen Intensivstationen eine etablierte Beatmungsstrategie für die Behandlung des *Atemnotsyndroms des Frühgeborenen* dar.

Für die Anwendung der HFOV in der Neonatologie und Pädiatrie steht eine Reihe von Gerätetypen zur Verfügung:

Beispiele:

- Babylog VN500/VN800
- Babylog 8 000plus
- Fabian HFO
- Stephanie
- Sensor Medics 3 100A
- Vision α
- LeoniPlus
- Infant Star (Infrasonics)

Einstellgrößen

Mittlerer Atemwegsdruck (MAP)

Der mittlere Atemwegsdruck (MAP) ist der entscheidende Parameter für die Oxygenierung.

In Abhängigkeit von der zugrundeliegenden Lungenerkrankung kommen bei der HFOV 2 Beatmungsstrategien zur Anwendung:

Hoch-Volumen-Strategie

Der MAP wird 2–4 mbar höher als bei der konventionellen Beatmung eingestellt.

Zielgrößen:

- Thoraxröntgen: Lungendehnung etwa bis zur 9. Rippe
- Blutgase: $PaO_2 > 60$ mmHg bzw. $SaO_2 > 90$ % und $PaCO_2$ von etwa 45 mmHg

Diese Beatmungseinstellung erfolgt v. a. bei homogenen Lungenerkrankungen (z. B. RDS).

Niedrig-Volumen-Strategie

Der MAP wird gleich oder 1–2 mbar niedriger als bei der konventionellen Beatmung eingestellt. Diese Strategie ist bei Erkrankungen mit Air Leak indiziert.

Zielgrößen:

- Thoraxröntgen: Lungendehnung etwa bis zur 8. Rippe.
- Blutgase: höhere $PaCO_2$-Werte bzw. niedrigere PaO_2-Werte als bei der Hoch-Volumen-Strategie werden akzeptiert.

Die Einstellung des mittleren Atemwegsdrucks erfolgt entweder direkt (MAP-Regler) oder über PEEP (PEEP-Regler).

Oszillationsdruckamplitude – Oszillationsvolumen

Die Höhe der Oszillationsdruckamplitude ist direkt proportional zum Oszillationsvolumen (= Tidalvolumen), welches der entscheidende Parameter für die Ventilation und damit für die CO_2-Elimination ist. Die CO_2-Elimination steigt exponentiell mit dem Oszillationsvolumen.

Info

- Die *Oszillationsdruckamplitude* ist direkt proportional zur CO_2-Elimination.
- Das *Oszillationsvolumen (= Tidalvolumen)* soll in der Größenordnung des anatomischen Totraumvolumens (= 2,2 ml/kg KG) eingestellt werden.

Die Oszillationsdruckamplitude und damit das Tidalvolumen sind von der Oszillationsfrequenz abhängig.

Es gilt:
- Oszillationsfrequenz ⇧ ⇨ Oszillationsdruckamplitude bzw. Tidalvolumen ⇩
- Oszillationsfrequenz ⇩ ⇨ Oszillationsdruckamplitude bzw. Tidalvolumen ⇧

Merke

Da die *Oszillationsdruckamplitude* mit steigender Oszillationsfrequenz abnimmt, führt eine Erhöhung der Oszillationsfrequenz zu einer Abnahme der CO_2-Elimination.

12

Zur Vermeidung eines Volutraumas verfügen die heutigen Generationen von HFOV-Geräten über die Möglichkeit der Volumengarantiebeatmung (⇨ einstellbares Ziel-Tidalvolumen) unter HFOV.

Oszillationsfrequenz

Als Beatmungsfrequenzen werden Oszillationsfrequenzen von 5–15 Hz angewendet. Die optimale Oszillationsfrequenz wird durch die Eigenresonanz der Lungen und des Thorax bestimmt. Diese ist umso tiefer, je größer das Kind ist. Deshalb werden bei Frühgeborenen Frequenzen zwischen 10 und 15 Hz, bei Termingeborenen und Säuglingen zwischen 6 und 10 Hz gewählt [53].

Info

Die *Oszillationsfrequenz* ist indirekt proportional zur CO_2-Elimination.

Gastransport-Koeffizient DCO_2

Bei Oszillationsfrequenzen > 3 Hz korreliert der arterielle Kohlendioxidpartialdruck ($PaCO_2$) weniger mit dem Atemminutenvolumen, sondern wesentlich besser mit dem Gastransport-Koeffizienten (DCO_2).

Unter dem Gastransport-Koeffizienten (DCO_2) versteht man das Produkt aus dem Quadrat des Oszillationsvolumen ($VT^2{}_{HF}$) und der Oszillationsfrequenz (f):

$$DCO_2 = VT_{HF}^2 \times f \left[ml^2/s\right]$$

Info

Der DCO_2 ist indirekt proportional zum $PaCO_2$.

HFO-Seufzer

Beim *Babylog 8 000plus* und *Babylog VN500* können während der Hochfrequenzoszillation intermittierende Seufzer („Blähmanöver“) appliziert werden (▸ Abb. 12.33). Durch diese Form von Rekruitmentmanövern soll eine zusätzliche alveoläre Rekrutierung erzielt werden.

Im Beatmungsmodus „HFO-Seufzer“ werden dabei folgende Parameter eingestellt:
- Höhe des Rekrutierungsdrucks (in Form eines konventionellen druckkontrollierten Beatmungshubs) *[$P_{Seufzer}$]*
- Dauer des einzelnen Seufzers *[$TI_{Seufzer}$]*
- Frequenz der intermittierenden Seufzer pro Minute *[$f_{Seufzer}$]*
- Anstiegssteilheit des druckkontrollierten Beatmungshubs [Rampe]

Die Hochfrequenzoszillationen setzen für 150 ms vor dem Seufzer aus und werden 250 ms nach dem Seufzer wieder gestartet.

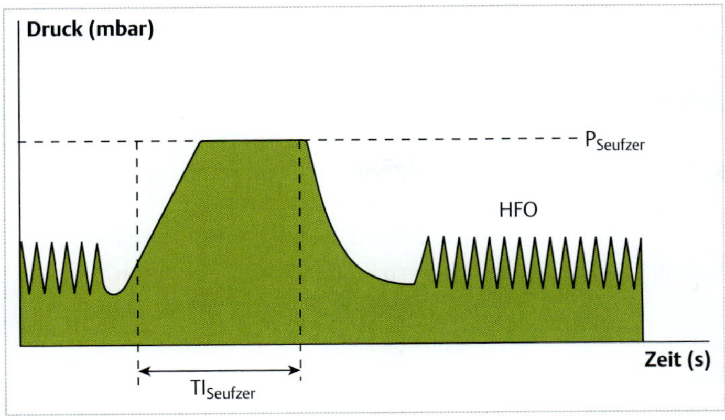

Abb. 12.33 HFO-Seufzer. Intermittierende Seufzer während HFOV (Dräger Babylog VN500/VN800).

Intermittierende Seufzer dürfen nicht angewendet werden bei

- bronchopleuralen Fisteln *(„Air Leaks")*,
- interstitiellem bzw. bullösem Emphysem,
- persistierender pulmonaler Hypertonie des Neugeborenen (PPHN).

Die zusätzlichen HFO-Seufzer führen zu einem weiteren Ansteigen des MAP. Bei den oben angeführten Krankheitsbildern sollte der Beatmungsdruck allerdings so niedrig wie möglich eingestellt werden!

Ob die zusätzliche Applikation von intermittierenden Seufzern während der HFOV beim neonatalen Atemnotsyndrom klinische Vorteile bringt, kann derzeit nicht beantwortet werden, da keine klinischen Studienergebnisse vorliegen.

Einstellalgorithmen

Initiale Respiratoreinstellung bei HFOV in der Neonatologie und Pädiatrie

Für die initiale Respiratoreinstellung bei HFOV kann folgender *„Step by Step Approach"* empfohlen werden ([52], [54], [55]):

Praxis

Initiale Respiratoreinstellung bei HFOV in der Neonatologie und Pädiatrie

- Mittlerer Atemwegsdruck (MAP): 2–3 mbar über MAP der konventionellen Beatmung, meist 10–12 mbar, gegebenenfalls bis 25 mbar steigern
  Cave ⇨ RR-Abfall/ZVD-Anstieg!
- Biasflow: 15–20 l/min
- Oszillationsfrequenz: 8 Hz bei Neugeborenen, 10 Hz bei Frühgeborenen
- Oszillationsdruckamplitude (Δp): 10–30 mbar
  - Frühgeborene: 10(–20) mbar ⇨ schrittweise Steigerung, bis Thoraxvibrationen sichtbar
  - Neugeborene: 20 mbar
  - Kinder: 30 mbar
- FiO_2: wie bei der konventionellen Beatmung (nach PaO_2 bzw. SaO_2)
- Tinsp bzw. I:E-Verhältnis: 33 % bzw. 1 : 2

Merke

Faustregel für die Einstellung der Oszillationsdruckamplitude (Δp)
Höhe der Druckamplitude ⇨ MAP der konventionellen Beatmung × 2.

Ein Thoraxkontrollröntgen soll nach ca. 30–60 min durchgeführt werden, um den Entfaltungszustand der Lunge zu beurteilen ⇨ *Ziel:* Entfaltung der Lunge über 8–9 Interkostalräume.

Praxis

Adaptierung der Respiratoreinstellung

- Bei guter Oxygenierung:
  - Reduktion der FiO_2 bis ≤ 30 %
  - Reduktion des MAP (maximal in 1- bis 2-mbar-Schritten/h)
    Ausnahme: bei Zeichen der Überblähung ⇨ umgekehrte Reihenfolge
- bei Hypoxämie:
  - Erhöhung des MAP bis auf 25 mbar, bis Reduktion der FiO_2 ≤ 30 % möglich, in Einzelfällen auch > 25 mbar
    (*Voraussetzung:* kein ZVD-Anstieg)
  - intermittierende Blähmanöver für 10–20 s mit Druck 10–15 mbar > MAP (manuelles oder maschinelles Rekruitmentmanöver)
- bei Hyperkapnie: DCO_2 erhöhen durch
  - Amplitude erhöhen (bis 100 % bzw. Δp ⇧)
  - Frequenz erniedrigen (bis auf 5 Hz)
  - MAP erhöhen
    Vorsicht: Ausschluss von Sekretretention
- bei Hypokapnie: DCO_2 reduzieren durch
  - Amplitude erniedrigen (< 100 % bzw. Δp ⇩)
  - Frequenz erhöhen
  - MAP erniedrigen
- bei Überblähung
  - MAP reduzieren
  - Frequenz reduzieren
  - evtl. HFOV beenden
- ZVD-Anstieg/RR-Abfall:
  - Katecholamine
  - MAP reduzieren
  - evtl. HFOV beenden

► Abb. 12.34 zeigt einen Algorithmus zur Optimierung des mittleren Atemwegsdrucks (MAP) und des Lungenvolumens beim neonatalen Atemnotsyndrom ([38], [54], [55]).

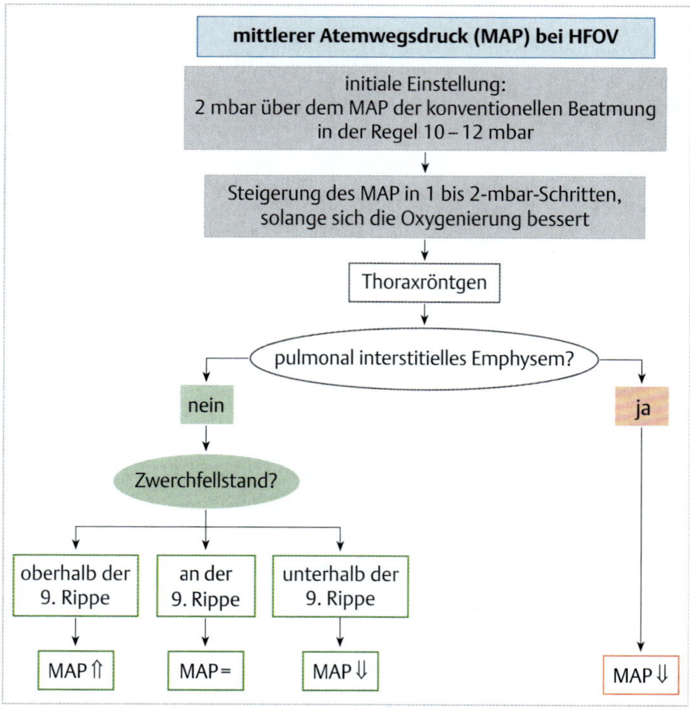

Abb. 12.34 Neonatales Atemnotsyndrom. Algorithmus zur Optimierung des mittleren Atemwegsdrucks und des Lungenvolumens unter HFOV beim neonatalen Atemnotsyndrom.

Weaning von der HFOV in der Neonatologie und Pädiatrie

Für das Weaning von der HFOV kann folgender *„Step by Step Approach"* empfohlen werden [52]:

> **Praxis**
>
> **Weaning von der HFOV in der Neonatologie und Pädiatrie**
> - Reduktion der FiO_2 (*Ziel:* $FiO_2 \leq 30\,\%$)
> - Reduktion des MAP in 1- bis 2-mbar-Schritten bis auf ≤ 8 mbar
> - Reduktion der HFO-Amplitude
> - Erhöhung der SIMV-Frequenz
> - Beobachtung des klinischen Effekts für ungefähr 60 min ⇨ bei stabilem pulmonalem Gasaustausch ⇨
> - Umschalten auf konventionelle Beatmung
> - weiteres Weaning über augmentierende Beatmungsformen *oder*
> - Extubation aus HFOV (⇨ MAP < 8 mbar), falls Spontanatmung suffizient

Vorteile der HFOV (im Vergleich zur konventionellen Beatmung)

Basierend auf den pathophysiologischen Überlegungen stellt die HFOV eine „ideale" Methode zur *lungenprotektiven Beatmung* dar (⇨ minimale Druckamplitude):

- Verbesserung der Oxygenierung durch
- Beatmung mit höherem Beatmungsmitteldruck bei minimaler Druckamplitude ⇨ „Ruhigstellung" der Lunge *(„Bridging to Recovery")*
- alveoläre Rekrutierung atelektatischer Lungenkompartimente mit konsekutiver
- Minimierung des intrapulmonalen Rechts-Links-Shunts
- Minimierung der zyklischen Rekrutierung/Derekrutierung atelektatischer Alveolen (⇨ Atelektatrauma ⇩)
- Minimierung alveolärer Scherkräfte (⇨ Scherkräftetrauma ⇩)
- geringeres Risiko eines Volu-/Barotraumas (⇨ Vermeidung hoher Druckamplituden)
- Sekretolyse durch innere Perkussion *(⇨ Thixotropie-Effekt)*

Indikationen zur HFOV beim Erwachsenen

- Akutes Lungenversagen (hypoxämisches ARDS)
- bronchopleurale Fisteln
- Larynxchirurgie
- Thoraxchirurgie (z. B. Trachealresektion, Stentimplantation)

Beim akuten hypoxämischen Lungenversagen (ARDS) kann die Indikation zur HFOV evaluiert werden, wenn unter konventioneller Beatmung die Einstellung eines lungenprotektiven Beatmungsmusters (VT von 6 ml/kg KG, Pinsp ≤ 30 mbar bei adäquat hohem PEEP) nicht möglich ist und zur Aufrechterhaltung der Oxygenierung eine inspiratorische Sauerstoffkonzentration (FiO_2) von > 0,6 benötigt wird.

Indikationen zur HFOV in der Neonatologie

- Primäre Indikationen:
  - Lungenhyperplasie
  - Zwerchfellhernie
- sekundäre Indikationen:
  - wenn zur Aufrechterhaltung einer adäquaten Oxygenierung und/oder CO_2-Elimination (*Zielgrößen:* PaO_2: 55–70 mmHg bzw. SaO_2: 88–93 %, $PaCO_2$ < 60 mmHg) trotz „optimierter" konventioneller Beatmungs- und Behandlungsstrategie (⇨ altersentsprechende Beatmungsfrequenz, Surfactant-Gabe, Bauchlagerung, inhalative Vasodilatatoren) eine Reduktion der
    - Inspirationsdrücke (PIP) auf < 30 mbar und der
    - Tidalvolumina (VT) von ≤ 6 ml/kg KG nicht möglich ist
- weitere optionale Indikationen:
  - Mekoniumaspiration
  - chronisches „Air Leak"
  - pulmonales interstitielles Emphysem

12

Nebenwirkungen der HFOV

Die Nebenwirkungen der HFOV sind mit denen der konventionellen Beatmung vergleichbar ([50], [56]).

Pulmonale Nebenwirkungen:
- Volu-/Barotrauma v. a. infolge pulmonaler Überblähung *(Air Trapping)*
- nekrotisierende Tracheobronchitis infolge ungenügender Atemgaskonditionierung
- Sekretretentionen (z. B. Schaumbildung nach Surfactant-Applikation)
- bronchopulmonale Dysplasie (bei Frühgeborenen)

Hämodynamische Nebenwirkungen:
- Erhöhung des intrathorakalen Drucks
- Abnahme des venösen Rückstroms zum Herzen
- Anstieg des zentralvenösen Drucks (ZVD)
- Abnahme der Vorlast (enddiastolisches Volumen)
- Abnahme des Herzzeitvolumens
- Abnahme des arteriellen Blutdrucks

Zerebrale Nebenwirkungen:
- intraventrikuläre Blutungen (bei Frühgeborenen)

Relative Kontraindikationen für die HFOV

- Obstruktive Ventilationsstörungen

Kombination mit anderen adjuvanten Verfahren

Bei ARDS-Patienten erscheint eine Kombinationstherapie von HFOV und einem extrakorporalen CO_2-Eliminationsverfahren wie z. B. dem iLA-Membranventilator aus pathophysiologischen Überlegungen sinnvoll, da sich beide Verfahren komplementär ergänzen. Durch das iLA-System ist eine suffiziente extrakorporale Kohlendioxidelimination möglich, die etwa 50 % der endogenen Produktion entspricht, während durch die HFOV eine Verbesserung der Oxygenierung erfolgt. Diese Kombinationstherapie ermöglicht die Anwendung hoher Oszillationsfrequenzen von 8–12 Hz bei geringer Oszillationsdruckamplitude von 40–60 mbar, wodurch das Risiko eines Baro-/Volutraumas minimiert wird ([57], [58]). Eine weitere rasche und anhaltende Verbesserung der Oxygenierung kann durch die zusätzliche Anwendung eines Rekruitmentmanövers erzielt werden [59]. Aber auch die Kombination mit anderen adjuvanten Therapieverfahren wie inhalativen Vasodilatatoren (Stickstoffmonoxid, Prostaglandinen) und Bauchlagerung kann als *Rescue-Therapie* in der Frühphase eines schweren hypoxämischen Lungenversagens in Erwägung gezogen werden [60].

Zusammenfassend kann gesagt werden, dass die HFOV eine sichere und effektive lungenprotektive Beatmungsstrategie in der Neonatologie darstellt. Mit der HFOV können die Prinzipien der lungenprotektiven Beatmung optimal umgesetzt werden, da dieses Beatmungsverfahren sozusagen eine Maximalvariante des „Open-Lung-Konzepts“ darstellt ([56], [61]).

Prognose – Outcome

Trotz der guten klinischen Effekte hinsichtlich Lungenprotektion und Gasaustausch konnte bislang keine höhere Überlebensrate unter Hochfrequenzoszillationsbeatmung (HFOV) im Vergleich zu einer konventionellen Beatmung nachgewiesen werden ([62], [63], [64], [65], [66], [67]). In 2 älteren Studien an ARDS-Patienten fand sich lediglich ein Trend zu einem besseren *Outcome* ([62], [63]).

In 2 großen Multicenter-Studien wurden erwachsene Patienten mit schwerem ARDS randomisiert entweder mit HFOV oder konventionell lungenprotektiv beatmet. Während sich in der einen Studie kein signifikanter Unterschied in der Sterblichkeit fand [64], musste die andere Studie vorzeitig abgebrochen werden, da sich eine deutlich höhere Mortalität in der HFOV-Gruppe abzeichnete [65].

Ob diese Daten auch auf die superponierte Hochfrequenz-Jet-Beatmung (SHFJV) übertragbar sind, kann derzeit aufgrund fehlender Studienergebnisse nicht beantwortet werden.

12.3 Applikation von Surfactant

Der in der gesunden Lunge von den Alveolarzellen Typ II (Pneumozyten Typ II) synthetisierte Surfactant ist ein Phospholipid-Apoproteinkomplex, der die Oberflächenspannung an der Grenzfläche zwischen Lungengewebe und Luft herabsetzt und auf diese Weise einen endexspiratorischen Kollaps von Alveolen verhindert (= Antiatelektasefaktor).

12.3.1 Klinische Auswirkungen einer Surfactant-Schädigung

Verschlechterung des pulmonalen Gasaustausches als Folge von:

- Zunahme der alveolären Oberflächenspannung
- Ausbildung von Atelektasen *(„Loss of Surfactant Atelectasis")*
- Zunahme des pulmonalen Rechts-Links-Shunts
- Verschlechterung des Ventilations-/Perfusionsverhältnisses
- Abnahme der Lungencompliance („steife Lunge")
- Abnahme der hypoxischen pulmonalen Vasokonstriktion
- Schädigung der alveolokapillären Membran ⇨
- Zunahme des oberflächenspannungsbedingten Sogdrucks zwischen Alveolen und Kapillaren ⇨
- Übertritt von plasmareicher Ödemflüssigkeit ⇨
- Ausbildung eines interstitiellen und alveolären Lungenödems
- Bildung von hyalinen Membranen
- weitere Inaktivierung von funktionstüchtigem Surfactant durch Plasmaproteine (= Inhibitorproteine)
- Gefahr der weiteren Schädigung durch „Auswaschung" von Surfactant aus den Alveolen in die Bronchiolen infolge inadäquater Beatmung mit zu hohen Tidalvolumina und inadäquat niedrigem PEEP

Beim *Atemnotsyndrom des Frühgeborenen (RDS = Respiratory Distress Syndrome)*, auch als hyalines Membransyndrom *(HMD = Hyaline Membrane Disease)* bezeichnet, liegt infolge Unreife der Lungen ein primärer Surfactant-Mangel vor. Die Surfactant-Produktion beginnt zwischen der 23. und 24. Gestationswoche und ist normalerweise ab der 34. Woche für ein extrauterines Leben ausreichend [68]. Die Inzidenz des neonatalen Atemnotsyndroms sinkt mit zunehmendem Gestationsalter. Die Symptome der akuten respiratorischen Insuffizienz treten unmittelbar nach der Geburt oder innerhalb der ersten Stunden post partum auf (vgl. Kap. 13).

> **Merke** M!
>
> Bis zu 60 % der Frühgeborenen mit einem Gestationsalter von weniger als 30 Wochen entwickeln ein neonatales Atemnotsyndrom [69].

Beim *ARDS des Erwachsenen* ist nicht „Unreife" des Surfactants der Trigger für die Auslösung eines akuten Lungenversagens, sondern ein „direktes" oder „indirektes Trauma" (z. B. Thoraxkontusion, Pneumonie, Sepsis, Schock) mit konsekutiver *sekundärer Surfactant-Schädigung*. Die pathophysiologischen Auswirkungen sind beim Neugeborenen und beim Erwachsenen gleich. Neben der *quantitativen* Verminderung des Surfactants kommt es auch zu *qualitativen* Veränderungen *(Surfactant-Dysfunktion)* aufgrund einer veränderten chemischen Zusammensetzung (⇨ verändertes Phospholipidmuster mit erniedrigtem Gesamtlipidanteil) sowie zu einer *Inaktivierung von Surfactant* durch Übertritt von Plasmaproteinen (= Inhibitorproteine) in die Alveolen. Als *Inhibitorproteine* sind Fibrinspaltprodukte, Fibrinogen, Albumin, Elastasen und Proteasen zu nennen.

Sauerstoffradikale führen infolge von Phospholipid-Peroxidation zu einer weiteren Schädigung von Surfactant. Auch Mekonium inaktiviert Surfactant.

12.3.2 Klinische Wirkungen von exogen appliziertem Surfactant

- Verbesserung der Oxygenierung durch
  - Reduktion der alveolären Oberflächenspannung mit konsekutiver
  - Rekrutierung von atelektatischen Lungenarealen
  - Verbesserung des Ventilations-/Perfusionsverhältnisses
  - Verbesserung der Compliance

Diese klinischen Wirkungen ermöglichen:

- Reduktion des inspiratorischen Beatmungsdrucks (Pinsp ⇩)
- Reduktion der inspiratorischen Sauerstoffkonzentration (FiO_2 ⇩)
- Verminderung der beatmungsinduzierten Lungenschädigung (Volu-/Barotrauma ⇩)
- Verkürzung der Beatmungsdauer

Beim neonatalen Atemnotsyndrom (RDS) mit primärem Surfactant-Mangel hat sich die Applikation von Surfactant zu einer etablierten Therapie entwickelt, die auch mit einer Verbesserung der Überlebensrate einhergeht ([70], [71]).

Die *Indikation* zur Surfactant-Applikation ist bei Neugeborenen mit Atemnotsyndrom bereits bei einem Sauerstoffbedarf mit einer FiO_2 > 40 % gegeben und stellt ein *kausales Therapiekonzept* dar [72].

Praxis

Empfehlungen zur postnatalen Surfactant-Behandlung

(nach C. P. Speer [69])

- Prophylaktische Surfactant-Behandlung:
  - bei allen Frühgeborenen < 28 Gestationswochen Applikation innerhalb der ersten halben Stunde post partum *(„Early Rescue Therapy")*
- frühe Surfactant-Substitution:
  - bei Frühgeborenen < 32 Gestationswochen mit klinischen Zeichen des RDS, maschineller Beatmung und einem Sauerstoffbedarf mit einer FiO_2 > 40 %
- spätere Surfactant-Substitution:
  - bei „reiferen" Frühgeborenen mit klinischen Zeichen des RDS, maschineller Beatmung und einem Sauerstoffbedarf mit einer FiO_2 > 50–60 %

- Initialdosis für die Behandlung: 100–200 mg/kg KG intratracheal
  - Frühgeborene bis 1500g: 200 mg/kg KG
  - Frühgeborene über 1500g: 100 mg/kg KG
- wiederholte Gabe bei unzureichender respiratorischer Stabilisierung, d. h. erneuter Anstieg des Sauerstoffbedarfs mit einer FiO_2 von > 30 % und maschinelle Beatmung: Dosierung 50–100 mg/kg KG intratracheal

12.3.3 Surfactant-Präparate

Folgende Surfactant-Präparate stehen für den klinischen Gebrauch zur Verfügung:

- natürliche Surfactant-Präparate, die durch Extraktion oder aus der Lavageflüssigkeit tierischer Lungen (Schwein oder Rind) gewonnen werden (z. B. Curosurf, Survanta, Alveolfact)
- synthetische (z. B. Exosurf), zum Teil gentechnologisch hergestellte (= rekombinante) Surfactant-Präparate (z. B. Venticute)

Die Vorteile von synthetischem Surfactant sind die unbegrenzte industrielle Herstellungsmöglichkeit, die geringere Immunogenität und das niedrigere Infektionsrisiko.

12.3.4 Dosierung

Es werden initiale Dosen zwischen 100 und 200 mg/kg KG intratracheal oder endobronchial über einen im Endotrachealtubus liegenden Applikationskatheter (z. B. Nabelvenenkatheter, Magensonde) verabreicht [73]. Eine Wiederholung der Dosis innerhalb von Stunden ist indiziert, wenn der Sauerstoffbedarf (FiO_2) erneut auf ≥ 30–40 % angestiegen ist ([69], [74]).

Nach der Surfactant-Applikation muss in der Regel beim Frühgeborenen unter Beobachtung der Thoraxexkursion der Beatmungsdruck kurzfristig erhöht werden, bis sich der Thorax eindeutig hebt, um trachealen bzw. bronchialen Obstruktionen vorzubeugen [75].

Die Verbesserung der Oxygenierung tritt beim *„Responder"* innerhalb von 15 min ein, sodass bei diesen Patienten die FiO_2 und der Inspirationsdruck (Pinsp) bereits kurz nach der Applikation reduziert werden müssen, um eine Überdehnung von Alveolen aufgrund der verbesserten Lungencompliance zu vermeiden.

Ein Nichtansprechen auf die erste Dosis *(„Nonresponder“)* wird auf die Absättigung von Inhibitorproteinen zurückgeführt, sodass möglicherweise erst die 2. Dosis eine klinische Wirkung zeigt.

Die Substitutionstherapie mit natürlichem oder künstlichem Surfactant beim ARDS des Erwachsenen ist nach wie vor Gegenstand klinischer Untersuchungen. Aus ökonomischer Sicht stellen v. a. die hohen Kosten einer Surfactant-Therapie einen limitierenden Faktor in der Erwachsenenintensivmedizin dar. Trotz guter klinischer Effekte konnte bislang beim ARDS des Erwachsenen keine Verbesserung der Überlebensrate *(Outcome)* nach Applikation von exogenem Surfactant nachgewiesen werden [76]. Im Gegensatz zum neonatalen Atemnotsyndrom (RDS), bei dem die Substitution von Surfactant eine kausale Therapie darstellt, ist nach derzeitigem Stand der Literatur die Applikation von exogenem Surfactant beim ARDS des Erwachsenen als eine *„Rescue-Therapie“* anzusehen.

Weiterführende Literatur

[1] Karagiannidis C, Strassmann S, Philipp A et al. Veno-venous extracorporeal CO_2 removal improves pulmonary hypertension in acute exacerbation of severe COPD. Intensive Care Med 2015; 41: 1509–1510

[2] Sklar M, Beloncle F, Katsios C et al. Extracorporeal carbon dioxide removal in patients with chronic obstructive pulmonary dieseae: a systemic review. Intensive Care Med 2015; 41: 1752–1762

[3] Müller T, Lubnow M, Bein T et al. Extrakorporale Lungenunterstützungsverfahren beim ARDS des Erwachsenen: eine Standortbestimmung. Intensivmed 2009; 46: 109–119

[4] Peek GJ, Killer HM, Reeves R et al. Early experience with a polymethyl pentene oxygenator for adult extracorporeal life support. ASAIO J 2002; 48: 480–482

[5] Müller T, Philipp A, Luchner A et al. A new miniaturized system for extracorporeal membrane oxygenation in adult respiratory failure. Crit Care 2009; 13 (6): R205

[6] Meinhardt JP, Quintel M. Extrakorporale Membranoxygenierung (ECMO) im Erwachsenenalter. Intensivmed 2002; 39: 694–706

[7] Mejak B, Giacomuzzi C, Heller E. Argatroban usage for anticoagulation for ECMO in a post-cardiac patient with heparin induced thrombocytopenia. J Extra Corpor Technol 2004; 36: 178–181

[8] Burstein B, Wieruszewski P, Zhao YJ. Anticoagulation with direct thrombin inhibitors during extracorporeal membrane oxygenation. World J Crit Care Med 2019; 16 (8): 87–98

[9] Sanfilippo F, Asmussen S, Maybauer D. Bivalirudin for alternative anticoagulation in extracorporeal membrane oxygenation: a systematic review. J Intensive Care Med 2017; 32: 312–319

[10] Jyoti A, Maheshwari A, Daniel E et al. Bivalirudin in venovenous extracorporeal membrane oxygenation. J Extra Corpor Technol 2014; 46: 94–97

[11] Gattinoni L, Pesenti A, Mascheroni D et al. Low-frequency positive-pressure ventilation with extracorporeal CO_2-removal in severe respiratory failure. JAMA 1986; 256: 881–886

[12] Lennartz H. Die extrakorporale CO_2-Elimination und niedrigfrequente Überdruckbeatmung (ECCO2-R + LFPPV) in der Behandlung des schweren Lungenversagens als Alternative zur künstlichen Beatmung. Intensivbehandlung 1990; 15: 167–170

[13] Terragni PP, del Sorbo L, Mascia L et al. Tidal volume lower than 6 ml/kg enhances lung protection: role of extracorporeal dioxide removal. Anesthesiology 2009; 111: 826–835

[14] Kopp R, Henzler D, Dembinski R et al. Extrakorporale Membranoxygenierung beim akuten Lungenversagen. Anaesthesist 2004; 53: 168–174

[15] Bein T, Weber-Carstens S. Lungenversagen – Einsatz extrakorporaler Lungenunterstützungsverfahren. Anästhesiol Intensivmed Notfallmed Schmerzther 2008; 11–12: 786–791

[16] Bein T, Philipp A, Zimmermann M et al. Extrakorporale Lungenunterstützung. Dtsch Med Wochenschr 2007; 132: 488–491

[17] Deja M, Hommel M, Weber-Carstens W et al. Evidence-based therapy of severe acute respiratory distress syndrome: an algorithm-guided approach. J Int Med Res 2008; 36: 211–221

[18] Küstermann J, Brederlau J, Kranke P. Lungenersatzverfahren – Einsatz und Management extrakorporaler Lungenersatzverfahren. Anästhesiol Intensivmed Notfallmed Schmerzther 2012; 47: 646–653

[19] Combes A, Hajage D, Capellier G et al for the EOLIA Trial Group, REVA, and ECMOnet. Extracorporeal membrane oxygenation for severe acute respiratory distress syndrome. N Engl J Med 2018; 378: 1965–1975

[20] Köstenberger M, Hasibeder W, Dank D et al. SARS-CoV-2: recommandations for treatment in intensive care medicine. Wien Klin Wochenschr 2020; 132 (21–22): 664–670

[21] Aissaoui N, El-Banayosy A, Combes A. How to wean a patient from veno-arterial extracorporeal membrane oxygenation. Intensive Care Med 2015; 41: 902–905

[22] Schuerer DJ, Kolovos NS, Boyd KV et al. Extracorporeal membrane oxygenation: current clinical practice, coding and reimbursement. Chest 2008; 134: 176–184

[23] Peek GJ, Mugford M, Tiruvoipati R et al. Efficacy and economic assessment of conventional ventilatory support versus extracorporeal membrane oxygenation for severe adult respiratory failure (CESAR): a multicentre randomised controlled trial. Lancet 2009; 374: 1351–1363

[24] Von Mach MA, Kaes J, Omogbehin B et al. An update on interventional lung assist devices and their role in acute respiratory distress syndrome. Lung 2006; 184: 169–175

[25] Terragni PP, Rosboch G, Tealdi A et al. Tidal hyperinflation during low tidal volume ventilation in acute respiratory distress syndrome. Am J Respir Crit Care 2007; 175: 160–166

[26] Lotz C, Muellenbach RM. Extrakorporale Membranoxygenierung. Anästh Intensivmed 2018; 59: 316–325

[27] Bein T, Weber F, Philipp A et al. A new pumpless extracorporeal interventional lung assist in critical hypoxemia/hypercapnia. Crit Care Med 2006; 34: 1372–1377

[28] John S, Willam C. Lungen- und Nierenveragen – Pathogenese, Wechselwirkungen und Therapie. Med Klin Intensivmed Notfallmed 2015; 110: 452–458

[29] Bein T, Zimmermann M, Hergeth K et al. Pumpless extracorporeal removal of carbon dioxide combined with ventilation using low tidal volume and high end-expiratory pressure in a patients with severe acute respiratory distress syndrome. Anaesthesia 2009; 64: 195–198

[30] Müller T, Lubnow M, Philipp A et al. Extracorporeal pumpless interventional lung assist in clinical practice: determination of efficacy. Eur Respir J 2009; 33: 551–558

[31] Fisher S, Simon AR, Welte T et al. Bridge to lung transplantation with the novel pumpless interventional lung assist device Nova Lung. J Thorac Cardiovasc Surg 2006; 131: 719–723

[32] Bein T, Scherer MN, Philipp A et al. Pumpless extracorporeal lung assist (pECLA) in patients with acute respiratory distress syndrome and severe brain injury. J Trauma 2005; 58: 1294–1297

[33] Bein T, Wittmann S, Philipp A et al. Successful extubation of an „unweanable" patient with severe ankylosing spondylitis (Bechterew's disease) using a pumpless extracorporeal lung assist. Intensive Care Med 2008; 34: 2313–2314

[34] Bein T, Prasser C, Philipp A et al. Pumpless extracorporeal lung assist using arterio-venous shunt in severe ARDS. Experience with 30 cases. Anaesthesist 2004; 53: 813–819

[35] Ruberto F, Pugliese F, D'Alio A et al. Extracorporeal removal CO_2 using a venovenous, low flow system (Decapsmart) in a lung transplanted patient: a case report. Transplant Proc 2009; 41: 1412–1414

[36] Bein T, Weber-Carstens S, Goldmann A et al. Lower tidal volume strategy (≈ 3 ml/kg) combined with extracorporeal CO_2 removal versus „conventional" protective ventilation (≈ 6 ml/kg) in severe ARDS: the prospective randomized Xtravent-study. Intensive Care Med 2013; 39: 847–856

[37] Hecker M, Bandorski D, Hecker A. Extrakorporale Lungenunterstützungsverfahren. Med Klin Intensivmed Notfallmed 2012; 107: 491–501

[38] Luecke T, Hermann P, Quintel M. Hochfrequenzoszillationsventilation (HFOV) bei akuter Lungenschädigung und ARDS. Anaesthesist 2000; 49: 972–980

[39] Hummler HD, Thome U, Schulze A. Neue Beatmungsstrategien in der Neonatologie. Monatsschr Kinderheilkd 2002; 150: 669–682

[40] Ihra G, Aloy A. On the use of Venturi's principle to describe entrainment during jet ventilation. J Clin Anesth 2000; 12: 417–418

[41] Biro P, Wiedemann K. Jetventilation und Anästhesie für diagnostische und therapeutische Eingriffe an den Atemwegen. Anaesthesist 1999; 48: 669–685

[42] Aloy A, Schachner M, Cancura W. Tubeless translaryngeal superimposed jet ventilation. Eur Arch Oto Rhinolaryngol 1991; 248: 475–478

[43] Ihra G, Hieber C, Kraincuk P et al. Klinische Erfahrung mit der Doppel-Jet Technik: die superponierte Hochfrequenz-Jet-Ventilation in der Larynxchirurgie. Anästhesiol Intensivmed Notfallmed Schmerzth 2000; 35: 509–514

[44] Mausser G, Friedrich G, Schwarz G. Airway management and anesthesia in neonates, infants and children during endolaryngotracheal surgery. Pediatric Anesthesia 2007; 17: 942–947

[45] Veres J, Slavei K, Errhalt P et al. The Veres adapter: clinical experience with a new device for jet ventilation via a laryngeal mask airway during flexible bronchoscopy. Anesth Analg 2011; 112: 597–600

[46] Padosch SA, Polarz H. Anästhesiologisches Management bei laserchirurgischen Eingriffen in der Hals-Nasen-Ohren-Heilkunde. Anaesthesist 2001; 50: 721–737

[47] Juri O, Frochaux D, Rajan GP et al. Entflammungs- und Brandverhalten von biologischem Gewebe bei In-vitro-Bestrahlung mit dem CO_2-Laser. Anaesthesist 2006; 55: 541–546

[48] Rezaie-Majd A, Bigenzahn W, Denk DM et al. Superimposed high frequency jet ventilation (SHFJV) for endoscopic laryngotracheal surgery in more than 1500 patients. Br J Anaesth 2006; 96: 650–659

[49] Lubnow M, Karagiannidis C, Pfeifer M et al. Sinnvoller Einsatz neuer Beatmungstechniken bei akutem Lungenversagen. Intensivmed 2008; 45: 476–488

[50] Chan K, Stewart T, Metha S. High-frequency oscillatory ventilation for adult patients with ARDS. Chest 2007; 131: 1907–1916

[51] Muders F, Pfeifer M, Müller T. Methodik und Anwendung der Hochfrequenzoszillationsventilation bei akuter Lungenschädigung und ARDS. Intensivmed 2003; 40: 515–522

[52] Stachow R. Hochfrequenzbeatmung – Grundlagen und praktische Anwendung. Lübeck: Dräger-Medizintechnik; 1995

[53] Berger TM, Stocker M. Beatmung von Neugeborenen und Säuglingen. Anaesthesist 2004; 53: 690–701

[54] Thome U, Töpfer A, Schaller P et al. Effect of mean airway pressure on lung volume during high frequency oscillatory ventilation of preterm infants. Am J Respir Crit Care Med 1998; 157: 1213–1218

[55] Bouchut JC, Godard J, Claris O. High frequency oscillatory ventilation. Anesthesiology 2004; 100: 1007–1012

[56] Fessler HE, Hager DN, Brower RG. Feasibility of very high-frequency ventilation in adults with respiratory distress syndrome. Crit Care Med 2008; 36: 1043–1048

[57] Muellenbach RM, Wunder C, Nuechter DC et al. Early treatment with arteriovenous extracorporeal lung assist and high-frequency oscillatory ventilation in a case of severe acute respiratory distress syndrome. Acta Anaesthesiol Scand 2007; 51: 766–769

[58] Lubnow M, Luchner A, Philipp A et al. Combination of high frequency oscillatory ventilation and interventional lung assist in severe acute respiratory distress syndrome. J Crit Care 2010; 25: 436–444

[59] Ferguson N, Chiche JD, Kacmarek RM et al. Combining high-frequency oscillatory ventilation and recruitment maneuvers in adults with early acute respiratory distress syndrome: the treatment with oscillation and open lung strategy (TOOLS) trial pilot study. Crit Care Med 2005; 33: 479–486

[60] Fan E, Metha S. High-frequency oscillatory ventilation and adjunctive therapies: inhaled nitric oxide and prone positioning. Crit Care Med 2005; 33: 182–187

[61] Lachmann B. Open up the lung and keep the lung open. Intensive Care Med 1992; 18: 319–321

[62] Derdak S, Metha S, Stewart TE et al. The Multicenter oscillatory Ventilation for acute Respiratory Distress Syndrome Trial Study I. High frequency oscillatory ventilation for acute respiratory distress syndrome in adults: a randomized, controlled trial. Am J Respir Crit Care Med 2002; 166: 801–808

[63] Bollen CW, van Well GT, Sherry T et al. High frequency oscillatory ventilation compared with conventional mechanical ventilation in adult respiratory distress syndrome: a randomized controlled trial. Crit Care 2005; 9: R430

[64] Young D, Lamb SE, Shah S et al. High frequency oscillation for acute respiratory distress syndrome. N Engl J Med 2013; 368: 806–813

[65] Ferguson ND, Cook DJ, Guyatt GH et al. High frequency oscillation in early acute respiratory distress syndrome. N Engl J Med 2013; 368: 795–805

[66] Xiao-ling G, Guan-nan W, Yan-wen W et al. Is high frequency oscillation more effective and safer than conventional protective ventilation in adult acute respiratory distress syndrome patients? A meta-analysis of randomized controlled trials. Crit Care 2014; 18: R111

[67] Maitra S, Bhattacharjee S, Khanna P et al. High frequency ventilation does not provide mortality benefit in comparison with conventional lung protective ventilation in acute respiratory distress syndrome: a metaanalysis of the randomized controlled trials. Anesthesiology 2015; 112: 841–851

[68] Breschan C, Likar R. Anästhesiologische Aspekte in der Neu- und Frühgeborenenchirurgie. Anaesthesist 2006; 55: 1087–1098

[69] Speer CP. Neonatales Atemnotsyndrom. In: Reinhardt D, Hrsg. Therapie der Krankheiten im Kindes- und Jugendalter. Berlin: Springer; 1996

[70] Seger N, Soll R. Animal derived surfactant extract for treatment of respiratory distress syndrome. Cochrane Database Syst Rev 2009; 15: CD007 836

[71] Soll R, Ozek E. Prophylactic protein free synthetic surfactant for preventing morbidity and mortality in preterm infants. Cochrane Database Syst Rev 2010; 20: CD001 079

[72] Kachel W. Respiratorische Insuffizienz bei Neugeborenen sowie bei Säuglingen und Kleinkindern. Intensivmed 1999; 36 (Suppl. 1): 43–45

[73] Stubbig K, Schmidt H, Böhrer H et al. Surfactantapplikation bei akutem Lungenversagen. Anaesthesist 1992; 41: 555–558

[74] Walmrath D, Günther A, Ghofrani HA et al. Bronchoscopic surfactant administration in patients with severe adult respiratory distress syndrome and sepsis. Am J Respir Crit Care Med 1996; 154: 57–62

[75] Arenz S, Roitmaier A, Lipowsky G et al. Kurzzeiteffekte der Surfactanttherapie auf Lungenfunktion und intrapulmonalen Druckverlauf. Monatsschr Kinderheilkd 2001; 149: 926–932

[76] Spragg RG, Lewis JF, Walmrath HD et al. Effect of recombinant surfactant protein C-based surfactant on the acute respiratory distress syndrome. N Engl J Med 2004; 351: 884–892

13 Beatmung in der Neonatologie und Pädiatrie

13.1 Anatomische und physiologische Besonderheiten des kindlichen Respirationstrakts

Definition

Definitionen nach Altersgruppen und Geburtsgewicht

- Frühgeborene: Geburt vor der 37. Gestationswoche
- Neugeborene: Geburt nach der 37. Gestationswoche, durchschnittliches Geburtsgewicht des reifen Neugeborenen: etwa 3500 g

Definitionen nach WHO

- „Low Birth Weight Infants": Neugeborene mit Geburtsgewicht < 2500 g
- „Very Low Birth Weight Infants": Neugeborene mit Geburtsgewicht < 1500 g
- „Extremely Low Birth Weight Infants": Neugeborene mit Geburtsgewicht < 1000 g

Altersgruppen – post partum

- Neugeborenenperiode: vom 1. bis zum 28. Lebenstag, Gewicht bis 5 kg KG
- Säugling: Kinder vom 2. bis zum 12. Lebensmonat, Gewicht 5–10 kg KG
- Kleinkinder: Kinder im Vorschulalter: Gewicht 10–20 kg KG
- Schulkinder: Gewicht > 20 kg KG

Da Säuglinge physiologischerweise *Nasenatmer* sind, führen Verlegungen der Nase zu erheblichen obstruktiven Ventilationsstörungen. Die Nasengänge sind relativ eng, das Gleiche gilt für die tiefergelegenen Atemwege (Kehlkopf, Trachea, Bronchialsystem). Die Schleimhäute sind in diesem Bereich sehr empfindlich und reagieren auf Irritation leicht mit Ödembildung, wodurch der Strömungswiderstand zusätzlich erhöht wird.

Info

Bei Säuglingen führt eine Verminderung des Durchmessers der Nasengänge um nur 1 mm bereits zu einer 50 %igen Reduktion des Luftstroms.

Aus diesem Grund ist es ist gerade beim Säugling besonders wichtig, die Nasenwege möglichst freizuhalten! Auch vergrößerte Adenoide und Tonsillen behindern die Atmung.

Ein *kurzer Hals*, eine *große Zunge* sowie eine lange *U-förmige Epiglottis* sind weitere Merkmale bei Säuglingen und Kleinkindern, sodass das Einstellen der Stimmritze mit dem Laryngoskop erschwert sein kann. Ein Intubationskissen ist beim Säugling unnötig, da dieses durch den großen Hinterkopf „bereits eingebaut" ist.

Der *Kehlkopf* liegt in Höhe des 3.–4. Halswirbels und damit etwa einen Wirbelkörper höher als beim Erwachsenen. Der Kehlkopf ist trichterförmig, die engste Stelle ist bis zum Alter von 8–10 Jahren nicht im Bereich der Stimmbänder, sondern subglottisch im Bereich des Ringknorpels.

Die *Trachea* ist kurz, sie hat beim Neugeborenen eine Länge von 4 cm, bei einem 2-jährigen Kind von rund 5 cm und bei einem 6-jährigen Kind von ca. 6 cm. Der Trachealdurchmesser beträgt beim Neugeborenen 4–6 mm, beim Kleinkind 11 mm. Diese engen anatomischen Verhältnisse sind dafür verantwortlich, dass entzündliche Schleimhautschwellungen unterschiedlicher Genese (z. B. Epiglottitis, Laryngitis subglottica) zu lebensbedrohenden Erstickungsanfällen mit inspiratorischem Stridor (= pfeifendes Atemgeräusch) führen können.

Die Abgänge der Hauptbronchien sind etwa gleichwinkelig (symmetrische Trachealbifurkation), sodass es aufgrund dieser alterstypischen Anatomie bei zu tiefer Tubuslage sowohl zu rechtswie auch zu linksseitiger endobronchialer Intubation kommen kann.

Das *Bronchialsystem* des Säuglings und Kleinkinds ist zwar im Vergleich zu dem des Erwachse-

Tab. 13.1 Norm- und Grenzwerte für die Atemfrequenz.

Altersgruppe	Norm (AF/min)	Grenzwert (AF/min)
Neugeborene	40–50	60
Säuglinge	30–40	50
Kleinkinder	20–30	40
Schulkinder	15–20	35

nen relativ weit, jedoch absolut eng (▶ Tab. 13.1). Aufgrund dieser anatomischen Gegebenheiten resultiert ein erhöhter Atemwegswiderstand. Schleimhautschwellungen oder Bronchospasmen (z. B. Asthma bronchiale, Bronchiolitis) führen zu einer weiteren Erhöhung des Atemwegswiderstands mit Zunahme der Atemarbeit. Daher zeigen obstruktive Ventilationsstörungen bei Säuglingen und Kleinkindern besonders schwere Verläufe.

Die *Compliance* der Lunge ist bei Früh- und Neugeborenen sehr niedrig und nimmt erst mit steigendem Alter zu (s. ▶ Tab. 13.1). Die Alveolaroberfläche beträgt 1 m^2/kg KG. Bei Neugeborenen und Säuglingen ist der Alveolardurchmesser mit 50–70 µm wesentlich kleiner als bei Erwachsenen (200–300 µm). Der alveolenstabilisierende Effekt des Surfactants ist daher von besonderer Bedeutung.

Info

Lungencompliance von Früh- und Neugeborenen

Normalwerte:

- Faustregel: 1 ml/mbar/kg KG
- Frühgeborenes mit 32 Wochen: 1,5 ml/mbar
- Neugeborenes mit 37 Wochen: 2,0 ml/mbar
- Neugeborenes mit 40 Wochen: 3,0–5,0 ml/mbar

Die *Rippen* verlaufen bei Säuglingen und Kleinkindern horizontal, die *Interkostalmuskulatur* ist bei Weitem noch nicht so stark entwickelt wie bei großen Kindern oder beim Erwachsenen. Sie tragen dadurch kaum zur Atemexkursion des Thorax bei.

Der Hauptatemmuskel ist das *Zwerchfell*, welches bei Neugeborenen noch in Entwicklung ist. Im Vergleich zum Erwachsenen weist die Atemmuskulatur des Neugeborenen und Säuglings einen noch geringen Anteil an Typ-I-Muskelfasern (⇨ hohe oxidative Kapazität bei geringer Ermüdbarkeit) auf.

Behinderungen der Zwerchfellatmung durch einen erhöhten intraabdominellen Druck, z. B. im Rahmen eines Ileus, eines Abdominaltumors oder einer Überblähung des Magens durch Maskenbeatmung, führen infolge erhöhter Atemarbeit relativ rasch zur Erschöpfung der Atemmuskulatur mit der Gefahr der respiratorischen Insuffizienz. Insgesamt ist der knöcherne Thorax sehr elastisch und gibt bei forcierten Atemzügen (⇨ verstärkte Zwerchfellkontraktion) leicht nach, wodurch die Effektivität der Zwerchfellexkursionen reduziert wird. Deshalb kommt es bei Kindern relativ rasch zu paradoxen Atembewegungen („interkostale Einziehungen", „Schaukelatmung") mit insuffizienter Ventilation.

Info

Vermehrte Atemanstrengungen führen infolge des elastisch-instabilen Thorax zu *inspiratorischen Einziehungen* (⇨ interkostal, substernal, epigastrisch).

13

Die *zentrale Atemregulation* erfolgt wie beim Erwachsenen durch den Sauerstoffpartialdruck (PaO_2), den Kohlendioxidpartialdruck ($PaCO_2$) und den pH-Wert:

- Anstieg des $PaCO_2$ führt zur hyperkapnischen Stimulation des Atemzentrums.
- $PaO_2 > 100$ mmHg führt zur kompensatorischen Hypoventilation.
- Die Reaktion auf eine Hypoxämie ist altersabhängig:
  - Neugeborene und Säuglinge reagieren auf Hypoxämie zunächst mit einer *kompensatorischen Hyperventilation*, die jedoch kürzer anhält als bei größeren Kindern. Danach folgt

eine Hypoventilation oder direkt eine *Apnoe*. Besteht neben der Hypoxämie gleichzeitig eine Hypothermie, bleibt die initiale Hyperventilation aus, es kommt sofort zur Hypoventilation bzw. zum Atemstillstand.
  - Typischerweise neigen Früh- und Neugeborene zu einer unregelmäßigen oder periodischen Atmung, d. h. zu einem Wechsel zwischen schnellen Atemphasen mit anschließenden Atempausen von 5–10 s. Als Ursache für dieses Atemmusters wird eine Unreife des medullären Atemzentrums diskutiert.
- Voraussetzung für eine intakte zentrale Atemregulation ist eine normale Körpertemperatur (Normothermie).

Merke

M!

Hypothermie führt zu Hypoventilation mit Gefahr der Hypoxie und Azidose.

13.1.1 Lungenvolumina und Atemfrequenz

Neugeborene und Säuglinge haben ein großes Abdomen und „kleine Lungen“. Die *funktionelle Residualkapazität (FRC)* ist mit 30 ml/kg KG etwas kleiner als beim Erwachsenen (35 ml/kg KG) [1].

Die elastische Thoraxwand (⇨ hohe Thoraxwandcompliance) weist gegenüber dem nach innen gerichteten elastischen Retraktionsdruck der Lunge eine nur geringe, nach außen gerichtete Gegenkraft auf, wodurch der endexspiratorische Kollaps der kleinen Atemwege mit Ausbildung von Atelektasen begünstigt wird. Des Weiteren ist das elastische Fasergerüst der Lunge erst nach der Pubertät voll ausgebildet, wodurch der endexspiratorische Kollaps der kleinen Atemwege begünstigt wird. Daher soll bei der maschinellen Beatmung auch von lungengesunden Säuglingen und Kindern grundsätzlich ein niedriger positiver endexspiratorischer Druck (PEEP) angewendet werden [1].

Merke

M!

Auch für die Narkosebeatmung lungengesunder Säuglinge und Kinder soll ein niedriger PEEP von 3–5 mbar zur Anwendung kommen, da sich Atelektasen in dieser Altersgruppe schnell ausbilden!

Die im Vergleich zum Erwachsenen etwas kleinere FRC und der höhere Sauerstoffverbrauch (s. u.) führen zu einer besonders schnellen Ausschöpfung der pulmonalen Sauerstoffreserve, die bei Atemwegsverlegung den Säugling schnell hypoxisch und in der Folge bradykard werden lässt. Aufgrund der extrem niedrigen Rückstellkraft der Thoraxwand ist daher bei Säuglingen der alveolenstabilisierende Effekt des Surfactants von besonderer Bedeutung.

Info

- Das *Atemzugvolumen (VT)* ist mit 6–7 ml/kg KG in jedem Lebensalter gleich.
- Das *anatomische Totraumvolumen* beträgt 2,2 ml/kg KG in jedem Lebensalter und entspricht etwa einem Drittel des Atemzugvolumens.
- Das *alveoläre Tidalvolumen* beträgt 4 ml/kg KG in jedem Lebensalter.

Die Totraumventilation ($\dot{V}D$), ausgedrückt als Minutenventilation, ist das Produkt aus Totraumvolumen (VD) und Atemfrequenz (f). Die Totraumventilation nimmt demnach mit der Atemfrequenz zu.

$$\dot{V}D = VD \times f$$

Zahlenbeispiele: Neugeborenes, 3 kg KG
- AF: 30/min ⇨ $\dot{V}D = 6 \times 30 = 180$ ml
- AF: 50/min ⇨ $\dot{V}D = 6 \times 50 = 300$ ml

13

Tab. 13.2 Sauerstoffverbrauch und Kohlendioxidproduktion bei Neugeborenen und Erwachsenen.

Altersgruppe	Normalwerte für den Sauerstoffverbrauch (VO_2)	Normalwerte für die Kohlendioxidproduktion (VCO_2)
Neugeborene	6–8 ml/kg KG	6 ml/kg KG
Erwachsene	3–4 ml/kg KG	3 ml/kg KG

Merke

Mit steigender Atemfrequenz (f) nimmt die Totraumventilation ($\dot{V}D$) zu.

Die *alveoläre Ventilation ($\dot{V}A$)* ist das Produkt aus alveolärem Tidalvolumen (= Tidalvolumen minus Totraumvolumen [VT – VD]) und Atemfrequenz (f), d. h. der Anteil der Ventilation, der tatsächlich pro Minute in die Alveolen gelangt. Bei Neugeborenen beträgt die alveoläre Ventilation etwa 100–150 ml/kg KG. Sie ist damit etwa doppelt so hoch wie beim Erwachsenen mit 50–60 ml/kg KG (vgl. Kap. 2.15).

$$\dot{V}A = (VT - VD) \times f$$

Die hohe alveoläre Ventilation hat ein schnelleres An- und Abfluten von volatilen Anästhetika zur Folge.

Info

Verhältnis von alveolärer Ventilation ($\dot{V}A$) zu funktioneller Residualkapazität (FRC)

- Neugeborene und Säuglinge: 5 : 1
- Erwachsene: 1,5 : 1

Folge: Bei Neugeborenen und Säuglingen schnelleres An- und Abfluten von Inhalationsanästhetika als bei Erwachsenen!

In der *Pädiatriebeatmung von Kindern unter 20 kg KG* müssen ein spezielles Zubehör mit kleinstmöglichem Totraum und Schläuche mit möglichst geringem Volumen und geringer Dehnbarkeit (Compliance) verwendet werden.

Im Gegensatz zum Erwachsenen haben Neugeborene und Kinder eine erhöhte *Spontanatemfrequenz*. Die Ursache ist in einem *höheren O_2-Verbrauch* begründet, der bezogen auf das Körpergewicht etwa 2- bis 3-mal höher ist als beim Erwachsenen. Gleiches gilt für die Kohlendioxidproduktion (► Tab. 13.2).

Neugeborene und Säuglinge haben im Vergleich zum Erwachsenen aufgrund des höheren Sauerstoffverbrauchs nur eine sehr *geringe pulmonale Sauerstoffreserve* und in der Folge nur eine *geringe Hypoxietoleranz*! Die Hypoxie führt zu einer reflektorischen *Bradykardie* mit Abfall des Herzzeitvolumens.

Die verminderte O_2-Reserve wird zusätzlich durch die ausgeprägte Abnahme der FRC nach Narkoseeinleitung eingeschränkt, die beim Säugling bis zu 60 % ausmachen kann. Beim Kind beträgt die narkosebedingte Abnahme der FRC etwa 30–40 %, beim Erwachsenen etwa 20–30 % [2].

Info

Narkoseeinleitung führt beim Säugling zu einer Abnahme der FRC bis zu 60 %.

Beispiel:
Kind mit 15 kg KG, FRC: 30 ml/kg KG
FRC = 30 × 15 = 450 ml (intrapulmonaler O_2-Speicher)
⇨ O_2-Verbrauch/min: 6 × 15 = 90 ml/min

Bei Auftreten einer Apnoe und bei einem Sauerstoffverbrauch von 6 ml/kg/min wäre die intrapulmonale Sauerstoffreserve nach mehrminütiger Präoxygenierung mit 100 % Sauerstoff (⇨ Auffüllen der FRC mit Sauerstoff) theoretisch erst nach 5 min aufgebraucht. Durch die narkosebedingte Abnahme der FRC ist dieses Zeitfenster um bis zu 50 % reduziert!

Merke

Die *Apnoetoleranz* ist beim Säugling aufgrund des ungünstigen Verhältnisses von Sauerstoffverbrauch und FRC sehr kurz!

Säuglinge können aufgrund ihres elastischen Thorax nicht wie ältere Kinder oder Erwachsene ihr Atemzugvolumen steigern, sondern müssen ihre Atemfrequenz erhöhen, um das Atemminutenvolumen zu steigern.

Info

Die *Regulation des Atemminutenvolumens (AMV)* erfolgt bei Neugeborenen und Säuglingen über die Atemfrequenz.

Beim Einsatz von augmentierenden Atemhilfen muss die Atemfrequenz kontinuierlich beobachtet werden, um die Effektivität der Atemhilfe zu beurteilen, da eine pathologisch hohe Atemfrequenz (Tachypnoe) das klinische Leitsymptom einer drohenden respiratorischen Insuffizienz ist. Bei der Beurteilung der Atemfrequenz müssen daher die altersspezifischen Norm- und Grenzwerte beachtet werden (s. ▶ Tab. 13.1).

▶ Tab. 13.3 fasst die atemphysiologischen Kenngrößen bei Neugeborenen, Säuglingen und Kindern zusammen.

Merke

Neugeborene, Säuglinge und Kleinkinder haben im Vergleich zu Erwachsenen eine *höhere Resistance* und eine *niedrigere Compliance.*

13.1.2 Blutgase

Neugeborene haben im Vergleich zu Erwachsenen aufgrund von pulmonalen Verteilungsstörungen niedrigere PaO_2- und $PaCO_2$-Werte. Ein PaO_2 von 50–80 mmHg ist beim Neugeborenen als normal anzusehen.

Info

Blutgaswerte von Neugeborenen

10–60 min post partum

Normalwerte:

- PaO_2: 45–60 mmHg
- $PaCO_2$: 40–50 mmHg
- pH: 7,2–7,35

≥ 24 h post partum

Normalwerte:

- PaO_2: 70–80 mmHg
- $PaCO_2$: 33–45 mmHg
- pH: 7,35–7,45

Tab. 13.3 Atemphysiologische Kenngrößen.

Kenngröße	Neugeborene	Säuglinge	Kleinkinder	Schulkinder
Atemfrequenz (min^{-1})	40–50	30–40	20–30	15–20
Atemzugvolumen (ml/kg KG)	6–7	6–7	6–7	6–7
Atemminutenvolumen (l/min)	0,5–1,5	1–2	2,5–3,5	4–7
Resistance (mbar/l/s)	30–50	20–30	20	1–3
Compliance (ml/mbar)	3–5	10–20	20–40	70–100

Halbsättigungsdruck P_{50}: (= PaO_2, bei dem eine 50%-ige Sättigung des Hämoglobins vorliegt)
- Neugeborene: PaO_2 von 20 mmHg notwendig
- Erwachsene: PaO_2 von 28 mmHg notwendig

Auch die O_2-Affinität des Hämoglobins ist beim Neugeborenen höher als beim Erwachsenen (⇨ 80% fetales Hämoglobin; HbF), sodass es zu einer *Linksverschiebung* auf der O_2-Dissoziationskurve kommt (vgl. Kap. 2.18.2).

13.2 Indikationen für maschinelle Atemhilfen

Unterschiedliche Ursachen wie pulmonale und extrapulmonale Erkrankungen, gestörter Atemantrieb oder Obstruktion der oberen Atemwege können zu der vorübergehenden Notwendigkeit einer maschinellen Atemhilfe bei Neugeborenen, Säuglingen oder Kindern führen (▸ Tab. 13.4).

Info

Klinische Symptome der akuten respiratorischen Insuffizienz
- Tachypnoe (Atemfrequenz > 40–60/min; altersabhängig!)
- epigastrische interkostale und substernale Einziehungen (⇨ Beeinträchtigung der inspiratorischen Ausdehnung der Lunge gegenüber der Ausdehnung des Thorax)
- paradoxe Atmung (⇨ Schaukelatmung mit inspiratorischer Einziehung des Abdomens als Ausdruck einer Zwerchfellschwäche)
- „Nasenflügeln“ (⇨ Einsatz der Atemhilfsmuskulatur)
- exspiratorisches Stöhnen (⇨ reflexgesteuerte Einengung der Stimmritze, die dem exspiratorischen Alveolarkollaps entgegenwirkt)
- abgeschwächtes Atemgeräusch
- blassgraues Hautkolorit (⇨ Mikrozirkulationsstörung)
- Zyanose

Tab. 13.4 Indikationen für den Einsatz von maschinellen Atemhilfen.

Indikation	Ursache
Oxygenationsstörungen (Parenchymversagen)	• neonatales Atemnotsyndrom (Respiratory Distress Syndrome [RDS]) • Mekoniumaspiration • Postasphyxiesyndrom • konnatale Pneumonie • bronchopulmonale Pneumonie • lobäres Emphysem • bronchopulmonale Dysplasie
Ventilationsstörungen (Atempumpversagen)	• hochgradige Obstruktion der Atemwege (z. B. Bronchiolitis, Epiglottitis) • Status asthmaticus
pulmonale Perfusionsstörungen	• persistierende pulmonale Hypertension des Neugeborenen (PPHN) • kongenitale Vitien
Störungen des Atemantriebs – Atemregulationsstörungen	• Intoxikationen • Enzephalopathie/Enzephalitis • erhöhter Hirndruck • wiederholte Apnoeanfälle • Pertussisinfektion • RSV-Infektion („Respiratory syncytial Virus“)
postoperative Nachbeatmung nach großen chirurgischen Eingriffen	• postoperative Schwellung im Bereich der oberen Atemwege (z. B. Lippen-Kiefer-Gaumen-Spalte)

Definition

Definition der akuten respiratorischen Insuffizienz anhand der Blutgasanalyse

- PaO_2: > 50 mmHg bei einer FiO_2 > 0,4
- $PaCO_2$: > 60 mmHg (Frühgeborene > 50 mmHg)

13.2.1 Wahl der Tubusgröße für die endotracheale Intubation

Nach gängiger Lehrmeinung sollten bis etwa zum 8. Lebensjahr endotracheale Tuben *ohne Cuff* verwendet werden. Gemäß allgemeiner Empfehlung liegt eine korrekte Tubusgröße vor, wenn bei einem Beatmungsdruck von > 20 mbar ein Luftleck hörbar ist. Ist dies der Fall, kann davon ausgegangen werden, dass der Außendurchmesser des Tubus im Verhältnis zum Innendurchmesser des Krikoidrings nicht zu groß ist. Das Auftreten von lokalen Druckschäden kann dadurch aber nicht mit Sicherheit verhindert werden [3].

Die Verwendung von endotrachealen Tuben *mit Cuff* wird bei Säuglingen und Kleinkindern kontrovers diskutiert, wobei derzeit ausschließlich mikrodünnwandige Polyurethancuffs empfohlen werden (Microcuff). Diese ermöglichen eine suffiziente Abdichtung der Trachea bei niedrigen Cuffdrücken zwischen 8 und 15 mbar. Zur Prophylaxe von Schleimhautschäden muss bei Anwendung ungeblockter Tuben der Cuffdruck kontinuierlich kontrolliert werden [3].

► Tab. 13.5 fasst die Vor- und Nachteile von Tuben mit Cuff im Vergleich zu ungeblockten Tuben zusammen [3].

Die geeigneten Tubusgrößen für die endotracheale Intubation in Abhängigkeit vom Alter sind in ► Tab. 13.6 zusammengestellt [3].

Tab. 13.5 Vor- und Nachteile von Tuben mit Cuff (im Vergleich zu ungeblockten Tuben).

Vorteile	Nachteile
• Tubuswechsel selten nötig • Beatmung ohne Leckage sicher möglich • geringe Kontamination der Umwelt durch volatile Anästhetika • exaktes Monitoring von endtidalem CO_2 und der Konzentration volatiler Anästhetika • reduziertes Aspirationsrisiko • Einsatz von niedrigem Frischgasflow möglich ⇨ Kosteneinsparung	• potenzielle Schleimhautschäden wegen zu hohen Cuffdrucks • Tubusinnendurchmesser meist kleiner • Cuffdruck muss überwacht und reguliert werden • potenziell zu hoher Cuffdruck wegen Diffusion von Lachgas • korrekte Platzierung des Tubus schwieriger • Materialkosten für Tuben höher

Tab. 13.6 Wahl der Tubusgröße in Abhängigkeit vom Geburtsgewicht und Alter.

Altersgruppe	Innendurchmesser (ID) des Tubus (mm)	
	ohne Cuff	mit Cuff
Frühgeborene < 1500 g	2,5	–
Frühgeborene > 1500 g	3,0	–
Neugeborene > 3 000 g	3,5	–
6–18 Monate	4,0	3,5
> 18 Monate	(16 + Alter)/4	(12 + Alter)/4

Merke

Faustregel zur Tubusgröße
- Durchmesser des kleinen Fingers
- Einführtiefe oral in cm: „ID × 3"

Da der Tubuswiderstand v. a. durch den jeweiligen Innendurchmesser determiniert ist, resultiert aus der Verwendung von vergleichsweise kleineren Tuben mit Cuff ein erhöhter Strömungswiderstand. Der erhöhte Tubuswiderstand hat für das spontan atmende Kind eine erhöhte Atemarbeit zur Folge.

13.2.2 Indikationen zur Intubation

- Primäre Intubation:
  Frühgeborene ≤ 26. Gestationswoche mit RDS, schwere respiratorische Insuffizienz („weiße Asphyxie"), Kreislaufschock unterschiedlicher Genese
- sekundäre Intubation:
  nach primär nicht-invasiver Atemhilfe (n-CPAP) sowie bei persistierenden RDS-Zeichen
- tertiäre Intubation:
  bei schleichender respiratorischer Insuffizienz unter nicht-invasiver Atemhilfe

13.3 Grundprinzipien der maschinellen Beatmung in der Neonatologie und Pädiatrie

Die maschinelle Beatmung im Kindesalter hat sich an den speziellen physiologischen Besonderheiten des Kindes, v. a. des Neugeborenen, zu orientieren:

Früh- und Neugeborene werden in der Regel mit Constant-Flow-Respiratoren (⇨ Continuous-Flow-System) beatmet, ab einem Körpergewicht von > 10 kg KG kommen auch Erwachsenenrespiratoren zum Einsatz. Heutige Generationen an Intensivrespiratoren verfügen auch über einen *Neugeborenenmodus*, sodass auch mit diesen Geräten eine Beatmung von Neugeborenen und Frühgeborenen möglich ist.

In diesem Kapitel wird v. a. auf das Funktionsprinzip des Constant-Flow-Respirators eingegangen, insbesondere auf die Pädiatrierespiratoren Babylog 8 000plus (Fa. Dräger) und FabianHFO (Acutronic).

13.3.1 Beatmungsparameter

Atemhubvolumen

Bei Narkose- und Intensivrespiratoren wird in volumenkonstanten Beatmungsmodi das Atemhubvolumen direkt eingestellt.

Bei druckgeregelten Beatmungsmodi ist die Höhe des Atemhubvolumens abhängig von
- der Höhe des effektiven Inspirationsdrucks (Pinsp *über* PEEP) und
- den atemmechanischen Eigenschaften der Lunge (Compliance und Resistance).

Bei druckbegrenzten, zeitgesteuerten *Constant-Flow-Respiratoren* ist das applizierte Tidalvolumen von folgenden Faktoren abhängig:
- Inspirationsdruck (Pinsp = PIP)
- positiver endexspiratorischer Druck (PEEP)
- Inspirationsdauer (TI)
- Flow ($\dot{V}$)

sowie von den atemmechanischen Größen:
- Compliance
- Resistance

Der Inflationsdruck (= Druckamplitude) ist die Differenz von eingestelltem Inspirationsdruck minus PEEP.

Info

Inflationsdruck (= Druckamplitude)

$$\text{Inflationsdruck} = \text{Pinsp-PEEP}$$

Jede Änderung einer dieser Komponenten verändert auch das Tidalvolumen.

Bei sich verschlechternder Atemmechanik benötigt man demnach einen höheren Inspirationsdruck, um das gleiche Atemhubvolumen applizieren zu können. Es gilt aber:

Da die Inspirationszeit (TI) und der inspiratorische Flow ($\dot{V}$) vorgegeben werden, kann aus diesen 2 Faktoren das verabreichte Tidalvolumen (ungeachtet des Leckagevolumens!) berechnet werden, sofern die Druckbegrenzung nicht erreicht wird. Sobald die Drucklimitierung erreicht wird, entweicht Atemgas über die Membran des Exspirationsventils. Folge ist, dass das applizierte Tidalvolumen kleiner ist als das errechnete.

$$VT = \dot{V} \times TI$$

Beispiel:
$\dot{V}$ = 6 l/min, TI = 0,6 s
⇨ VT = (6 : 60) × 0,6 = 0,06 l = 60 ml
Da der Flow in l/min und TI in s angegeben werden, muss zunächst in l/s umgerechnet werden.

Das Atemhubvolumen soll bei Neugeborenen und Säuglingen in Abhängigkeit vom Krankheitsbild etwa 5–7 ml/kg KG betragen. Beim Atemnotsyndrom des Frühgeborenen werden Atemhubvolumina von 4–6 ml/kg KG angestrebt, um die Gefahr eines Baro-/Volutraumas zu minimieren [1].

Merke

Beim neonatalen Atemnotsyndrom beträgt das Ziel-Tidalvolumen 4–6 ml/kg KG.

Wegen der *inneren Compliance des Respirators* (= kompressibles Volumen in den Beatmungsschläuchen und im pneumatischen Teil) wird praktisch nie das eingestellte Volumen an die Lungen abgegeben, sodass Korrekturen des VT anhand des endexspiratorischen CO_2 bzw. des $PaCO_2$ erforderlich sind.

Aufgrund der geringen Volumenverschiebungen hat die innere Compliance des Respirators in der Pädiatriebeatmung einen wesentlich höheren klinischen Stellenwert als in der Erwachsenenbeatmung. Das kompressible Volumen des Beatmungsgeräts gewinnt immer mehr an klinischer Bedeutung, je kleiner die Atemvolumina sind, und muss daher entsprechend berücksichtigt werden.

Am Respirator muss als Folge der *inneren Compliance des Respirators* (Dehnbarkeit der Schläuche) ein höheres VT eingestellt werden.

Das effektiv zugeführte Volumen kann nach folgender Formel berechnet werden [4]:

$$VTeff = VT_{del} - V_{komp}$$

VTeff ist das dem Patienten tatsächlich zugeführte Volumen, VT_{del} das vom Respirator abgegebene (engl. *to deliver*) und V_{komp} das kompressible Volumen, das die Beatmungsschläuche ausdehnt.

Formel

Kompressionsvolumen

Kompressionsvolumen (ml/min) =
Innere Compliance × Plateaudruck × Frequenz

Zahlenbeispiel:
- innere Compliance: 0,5 ml/mbar
- Inspirationsdruck: 15 mbar
- Beatmungsfrequenz: 30/min

Entsprechend der Formel beträgt das kompressible Volumen 7,5 ml/Atemhub bzw. 225 ml/min.

Info

Je höher die *innere Compliance* des Respirators, desto größer ist die Differenz zwischen eingestelltem und effektivem Atemhubvolumen.

Bei den heutigen Generationen von Narkose- und Intensivrespiratoren wird die während der Dichtheitsprüfung ermittelte innere Compliance des Respirators am Display angezeigt und bei der Applikation von volumenkontrollierten Beatmungshüben automatisch korrigiert *(⇨ automatische Compliancekorrektur).*

Leckagen im Beatmungssystem oder am ungeblockten Tubus führen zu einem mehr oder weniger starken Abfall des Atemminutenvolumens, insbesondere bei volumenkonstanter Beatmung. Bei Constant-Flow-Respiratoren können kleine bis mittlere Undichtigkeiten durch Erhöhung des inspiratorischen Flows kompensiert werden, bei größeren Leckagen wird der vorgewählte Inspirati-

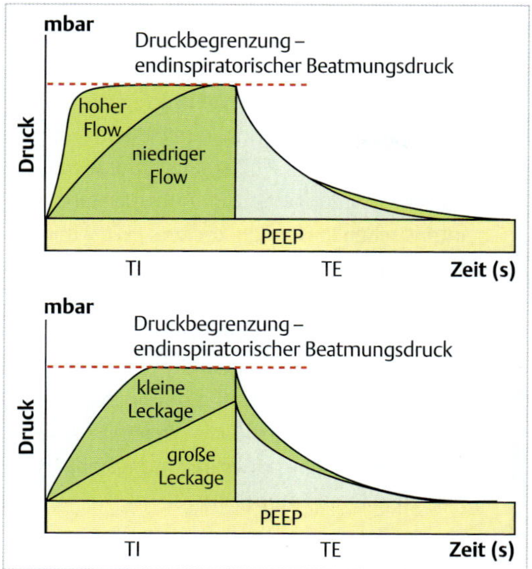

Abb. 13.1 Druck-Zeit-Diagramme bei Constant-Flow-Respiratoren.

onsdruck trotz eines höheren Flows nicht mehr erreicht, ein Abfall des Atemhubvolumens ist die Folge. Die Beatmung ist so lange effizient, wie ein inspiratorisches Druckplateau bestehen bleibt (▶ Abb. 13.1).

Inspirationsdruck – inspiratorische Druckbegrenzung

In der Neonatologie- und Pädiatriebeatmung ist wegen der Gefahr der Überdehnung von Alveolen und des Auftretens eines Baro-/Volutraumas die Druckbegrenzung besonders wichtig.

Je nach Gewicht des Früh- bzw. Neugeborenen und Schweregrad der Lungenerkrankung sollte der Inspirationsdruck (PIP) 20–30 mbar nicht überschreiten [4]. Das Vorhandensein größerer Tubusleckagen kann allerdings eine Beatmung mit höheren Inspirationsdrücken erforderlich machen.

Neben der Blutgasanalyse erfolgt die Optimierung des Inspirationsdrucks anhand klinischer Zeichen wie Thoraxexkursion und Auskultationsbefund der Lunge.

> **Praxis**
>
> Der Inspirationsdruck wird in 1- bis 2-mbar-Schritten erhöht oder erniedrigt.

Der Inspirationsdruck soll so gewählt werden, dass bei sichtbaren Thoraxexkursionen ein *Atemhubvolumen* von etwa 5–6 ml/kg KG resultiert.

Bei Vorliegen einer *bronchopleuralen Fistel* sowie bei der *primär pulmonalen Hypertonie* des Neugeborenen (PPHN) muss die Beatmung mit möglichst niedrigen Beatmungsdrücken erfolgen!

Beatmungsfrequenz

Ist der Inspirationsdruck vorgegeben, erfolgt die weitere Steuerung der alveolären Ventilation über die Beatmungsfrequenz. Während der *Narkosebeatmung* werden bei Neugeborenen und Säuglingen meist Frequenzen von 30–40/min, bei Kleinkindern Frequenzen von 20–25/min, bei größeren Kindern Frequenzen von 15–20/min eingestellt *(⇨ „Normofrequenzbeatmung")* [4].

> **Merke**
>
> Die Steuerung der Ventilation ($PaCO_2$) erfolgt primär über die Beatmungsfrequenz und nicht über den Inspirationsdruck.

Lungenerkrankungen mit vorwiegend erniedrigter Compliance bei nur wenig veränderter Resistance haben kleine Zeitkonstanten und ermöglichen eine maschinelle Beatmung mit hohen Beatmungsfrequenzen.

Die Zeitkonstante τ ist ein Maß für die Füll- bzw. Entleerungsgeschwindigkeit eines Lungenkompartiments. Darunter versteht man ein Lungenareal mit einer bestimmten Resistance (R) und Compliance (C).

$$\tau = R \times C$$

Die Zeitkonstante eines gesunden Neugeborenen beträgt 0,12 s (⇨ $\tau = 40 \times 0{,}003$). Für eine komplette Ausatmung des Tidalvolumens ist eine Zeitdauer von 5 Zeitkonstanten notwendig, dies entspricht einer minimalen Exspirationszeit von 0,6 s, um das Auftreten eines intrinsischen PEEP *(„Inadvertent PEEP“)* zu vermeiden (vgl. Kap. 2.17).

Frühgeborene mit RDS haben wesentlich kleinere Zeitkonstanten von etwa 0,05 s (⇨ $\tau = 50 \times 0{,}001$).

Merke

- Früh- und Neugeborene haben „schnelle“ Alveolen mit kleiner Zeitkonstante.
- Bei kleiner Zeitkonstante werden hohe Beatmungsfrequenzen gut toleriert.

In der neonatologischen Intensivbeatmung wird demnach in Abhängigkeit vom Alter des Kindes und vom Schweregrad der zugrundeliegenden pulmonalen Erkrankung zumeist mit Frequenzen zwischen 40 und 60/min beatmet. Bei *Frühgeborenen* mit Atemnotsyndrom kommen auch wesentlich höhere Frequenzen von > 60–80/min zur Anwendung [5].

Praxis

Die Beatmungsfrequenz wird in Stufen zu 5/min erhöht oder erniedrigt.

Cave

- Hohe Beatmungsfrequenzen von > 60–80/min in Verbindung mit einem I:E-Verhältnis von < 1 : 2 können infolge zu kurzer Exspirationszeit zum Auftreten eines intrinsischen PEEP *(= „Inadvertent PEEP“)* mit konsekutivem *„Air Trapping“* führen.
- Bei volumenkonstanten Beatmungsmodi besteht die Gefahr des *„Aufschaukelns“* des *intrinsischen PEEP* mit konsekutiver Lungenüberblähung und Auftreten akuter „Air-Leak“-Komplikationen *(Baro-/Volutrauma)* sowie der Ausbildung eines beatmungsinduzierten lobären Emphysems.

Atemzeitverhältnis (I:E-Verhältnis)

Je nach Respiratortyp wird das I:E-Verhältnis in unterschiedlicher Weise eingestellt:
- direkte Einstellung der Inspirations- und Exspirationszeit (I:E = TI:TE)
- direkte Einstellung des I:E-Verhältnisses
- Einstellung der Beatmungsfrequenz (f) und der Inspirationszeit (Tinsp)

$$f = 60/(TI + TE)$$

Praxis

Initial wird am Respirator ein I:E-Verhältnis von 1:2 eingestellt.

In der Akutphase eines schweren neonatalen Atemnotsyndroms *(Respiratory Distress Syndrome [RDS])* kann eine vorübergehende Verlängerung der Inspirationszeit mit einem I:E-Verhältnis von 1:1 zu einer Verbesserung des pulmonalen Gasaustausches infolge alveolärer Rekrutierung führen.

Andererseits müssen bei *obstruktiven Ventilationsstörungen* die Inspirationszeit verkürzt, die Exspirationszeit verlängert werden, damit eine vollständige Exspiration erfolgen kann.

Meistens werden Inspirationszeiten zwischen 0,4 und 1,0 s am Respirator eingestellt, bei Frühgeborenen mit schwerem neonatalem Atemnotsyndrom kommen auch kürzere Inspirationszeiten zwischen 0,2 und 0,4 s und Exspirationszeiten zwischen 0,4 und 0,6 s zur Anwendung, entsprechend einer Beatmungsfrequenz von 60–80/min (im Extremfall auch > 80/min) ([4], [5]). Durch Verlängerung der Inspirationszeit werden das inspiratorische Druckplateau verlängert und der Atemwegsmitteldruck (MAP) erhöht. Um ein unbeabsichtigtes *„Air Trapping"* als Folge unvollständiger Ausatmung zu vermeiden *(„Inadvertent PEEP")*, sollte die minimale Exspirationszeit 0,35 s nicht unterschreiten.

Cave

Bei zu kurzen Exspirationszeiten besteht die Gefahr des Auftretens eines *„Inadvertent PEEP"* (= „Auto-PEEP") mit konsekutivem *„Air Trapping"*.

Bei *volumenkonstanten Beatmungsformen* besteht die Gefahr des *Aufschaukelns* des *intrinsischen PEEP* mit konsekutiver Lungenüberblähung und Auftreten akuter „Air-Leak"-Komplikationen *(Baro-/Volutrauma)* sowie der Ausbildung eines beatmungsinduzierten lobären Emphysems. Klinisch ist darauf zu achten, dass der Thorax des Kindes vor der erneuten Inspiration seine Atemruhelage erreicht hat. Ist dies nicht der Fall, besteht die Gefahr des *„Air Trappings"* und das Beatmungsmuster muss modifiziert werden.

Bei *druckgeregelten Beatmungsformen* kommt es zur Abnahme der Ventilation, da das Atemhubvolumen Freiheitsgrad ist.

Atemgasfluss (Flow)

Der Flow ($\dot{V}$) ist ein Maß für die *Strömungsgeschwindigkeit*, mit der das Atemgas während der Inspiration verabreicht wird.

Info

Unter ruhiger *Spontanatmung* beträgt der inspiratorische Flow eines Neugeborenen etwa 2–2,5 l/min (Erwachsener: etwa 25 l/min).

Bei druckgeregelten, zeitgesteuerten *Constant-Flow-Respiratoren* bestimmt die Höhe des kontinuierlichen Atemgasflusses (Flow) die Steilheit des Druckanstiegs bis zum Erreichen des vorgegebenen Inspirationsdrucks.

Je höher der Flow gewählt wird, desto früher wird das inspiratorische Druckniveau (Pinsp) erreicht. Die Dauer des inspiratorischen Druckniveaus und damit der mittlere Atemwegsdruck (MAP) können somit auch über die Höhe des Flows reguliert werden. Wird der Flow zu niedrig gewählt, kann in der vorgegebenen Inspirationszeit (Tinsp = TI) der eingestellte Inspirationsdruck nicht erreicht werden.

Die Höhe des Atemgasflusses (Flow) wird anhand der inspiratorischen Flowkurve eingestellt. Der konstante inspiratorische Flow soll über mehr als ¾ der Inspirationszeit bestehen. Daraus ergibt sich eine Druckkurve mit rampenartigem Anstieg und kurzer Plateauphase (► Abb. 13.2).

Merke

Faustregel

Das inspiratorische Druckplateau soll etwa 20 % der Inspirationszeit betragen.

Bei gleicher inspiratorischer Druckbegrenzung werden die Dauer des Inspirationsdrucks und damit die Höhe des Beatmungsmitteldrucks (MAP) sowie das Atemhubvolumen ganz wesentlich von der Höhe des Atemgasflusses bestimmt (s. ► Abb. 13.2).

Bei Oxygenationsstörungen ist die Flowerhöhung eine Maßnahme zur Steigerung des Atemwegsmitteldrucks (s. u.).

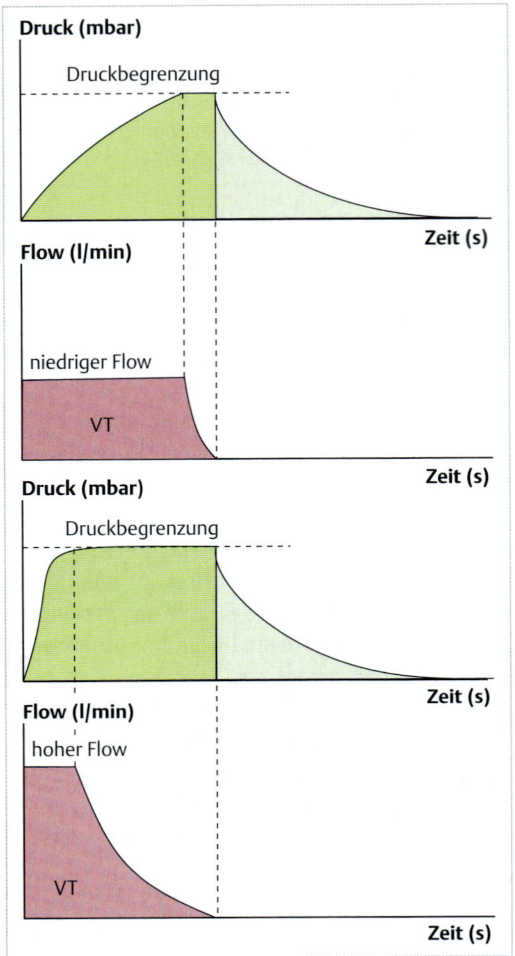

Abb. 13.2 Constant-Flow-Respirator. Druck-Zeit- und Flow-Zeit-Diagramme. Die violette Fläche ist ein Maß für das applizierte Tidalvolumen (VT).

Bei *CPAP-Atmung* muss der am Gerät eingestellte kontinuierliche Flow immer größer sein als der vom Patienten generierte Atemgasfluss, damit während der Inspiration kein Druckabfall im Beatmungssystem entsteht.

PEEP

Durch die Anwendung eines positiven endexspiratorischen Drucks (PEEP) soll ein endexspiratorischer Alveolarkollaps vermieden werden. Die Anwendung von PEEP führt zu einer Erhöhung der funktionellen Residualkapazität, einer Abnahme des intrapulmonalen Rechts-Links-Shunts, Stabilisierung des Surfactants und Erhöhung der Compliance. Daraus resultiert eine Verbesserung der Oxygenierung.

Info

Die Steigerung des PEEP führt zu einer Verbesserung der Oxygenierung mit dem Ziel, die FiO_2 auf < 0,4 zu reduzieren (⇨ Minimierung der Sauerstofftoxizität).

Bei Früh- und Neugeborenen mit Gasaustauschstörungen kommen initiale PEEP/CPAP-Werte von 5–6 mbar zur Anwendung. In Abhängigkeit von der Schwere der Oxygenationsstörung wird der PEEP/CPAP stufenweise bis auf 8–9 mbar gesteigert [1].

Praxis

- Früh- und Neugeborene mit pulmonalen Gasaustauschstörungen werden mit initialen PEEP-Werten von 5–6 mbar beatmet.
- Änderungen des PEEP-Niveaus werden in 1-mbar-Schritten vorgenommen.

In der neonatologischen Intensivmedizin kommen in Abhängigkeit von der Schwere der zugrundeliegenden Lungenerkrankung nur selten PEEP-Werte von ≥ 10 mbar zur Anwendung.

Cave

Bei Früh- und Neugeborenen werden PEEP-Werte ≥ 10 mbar aus hämodynamischen Gründen schlecht toleriert. Die Erhöhung des Beatmungsmitteldrucks (MAP) führt über eine Erhöhung des intrathorakalen Drucks zu einem verminderten venösen Rückstrom aus den Jugularvenen.

⇨ Gefahr von intrazerebralen Stauungsblutungen!

Die Steigerung des PEEP-Niveaus kann bei *volumenkontrollierter Beatmung* zu einer Überblähung der Lunge *(⇨ Volu-/Barotrauma)* mit konsekutiver Beeinträchtigung der Lungenperfusion und Zunahme der Totraumventilation führen.

Die Steigerung des PEEP-Niveaus ohne gleichzeitige Erhöhung des Inspirationsdrucks (Pinsp) führt bei *druckkontrollierter Beatmung* zu einer Abnahme der Ventilation (⇨ ΔP nimmt ab), da das Atemhubvolumen Freiheitsgrad ist. Soll der Pinsp wegen der Gefahr eines Volu-/Barotraumas nicht weiter gesteigert werden, muss zur Aufrechterhaltung einer ausreichenden Ventilation die Beatmungsfrequenz erhöht werden.

Entscheidend für die Oxygenierung, aber auch für die hämodynamischen Nebenwirkungen, ist der *Gesamt-PEEP* ($PEEP_{total}$). Dieser ist die Summe aus dem am Respirator eingestellten externen PEEP (PEEPe) und einem durch hohe Atemfrequenzen bzw. Verlängerung des I:E-Verhältnisses generierten intrinsischen PEEP (PEEPi):

$$PEEP_{total} = PEEPe + PEEPi$$

Bei Kindern und Jugendlichen mit akutem Lungenversagen (ARDS) unterschiedlicher Genese kommen auch PEEP-Werte von > 10 mbar zur Anwendung (ähnliche Größenordnungen wie bei Erwachsenen).

Des Weiteren hat sich bei schweren Gasaustauschstörungen im Früh- und Neugeborenenalter die Hochfrequenzoszillation (HFOV) als alternatives Beatmungsverfahren zur konventionellen Beatmung im Sinne einer *„Rescue Therapy"* etabliert.

Nicht-invasive Atemhilfe – CPAP

Unter *CPAP (Continuous Positive Airway Pressure)* versteht man eine Form der *Spontanatmung mit kontinuierlichem positivem Atemwegsdruck* während des gesamten Atemzyklus, d. h. während der In- und Exspiration. Der Patient atmet spontan auf einem in Bezug auf den atmosphärischen Druck erhöhten Atemwegsdruckniveau (= PEEP-Niveau) (vgl. ▶ Abb. 4.67).

Definition

CPAP

Spontanatmung auf einem vorgegebenen PEEP-Niveau.

In der Neonatologie werden folgende nicht-invasive CPAP-Applikationen unterschieden:

- nasaler CPAP (n-CPAP)
- nasopharyngealer CPAP (np-CPAP)

Der n-CPAP wird über kurze, binasale Silikonkanülen *(„Nasal Prongs")* verabreicht, beim np-CPAP wird ein kurzer nasaler Tubus in den Epipharynx vorgeschoben, bis die Spitze unter dem weichen Gaumen erscheint *(= nicht-invasiver CPAP)* [1].

Bei einem *Continuous-Flow-CPAP-System* wird ein unterschiedlich hoher kontinuierlicher Frischgasfluss (Flow) benötigt, um einen kontinuierlichen positiven Druck (CPAP) im respiratorischen System aufrechtzuerhalten. Deckt der kontinuierliche Frischgasfluss nicht den inspiratorischen Spitzenflow des Patienten ab, d. h., ist der vom Patienten generierte Atemgasfluss größer als der eingestellte Frischgasfluss (Flow), sinkt der Atemwegsdruck während der Inspiration unter Umständen sogar bis auf negative Werte ab, d. h., der Patient „zieht sich den PEEP weg" (vgl. Kap. 4.3.6 unter „Spontanatmung mit kontinuierlichem positivem Atemwegsdruck) [1].

Die Höhe des kontinuierlichen Atemgasflusses (Flow) muss so hoch gewählt werden, dass Druckstabilität erreicht wird. In Abhängigkeit der Größe einer Leckage (⇨ „offener Mund") kann der notwendige Flow auch > 10 l/min betragen.

Beim Atemnotsyndrom des Frühgeborenen wird ein initialer PEEP von 5–8 mbar eingestellt, welcher in Abhängigkeit der Oxygenierung und des Thoraxröntgens auf maximal 9–10 mbar erhöht werden kann.

Eine FiO_2 von 40 % sollte nicht überschritten werden, um einen PaO_2 von 50–70 mmHg zu erreichen. $PaCO_2$-Werte zwischen 45 und 55 mmHg (maximal 60 mmHg) bei einem pH > 7,2 werden toleriert (⇨ permissive Hyperkapnie).

13

Cave

- Bei nasaler oder nasopharyngealer CPAP-Atmung kann ein hoher Flow infolge von aktivem Luftschlucken zu Magenüberblähung und konsekutiver Verschlechterung der Oxygenierung führen ⇨ Kompressionsatelektasen durch Zwerchfellhochstand.
- Auch die liegende Magensonde kann zu einer partiellen Insuffizienz des Ösophagussphinkters beitragen.

Mittlerer Atemwegsdruck (MAP)

Der mittlere Atemwegsdruck (MAP) stellt den gemittelten Druck dar, der auf die Lungen während eines Atemzyklus einwirkt.

Im Druck-Zeit-Diagramm entspricht dem mittleren Atemwegsdruck die Fläche unter der Kurve dividiert durch die Atemzykluszeit (Ttotal) (s. ▶ Abb. 13.2).

Näherungsweise kann der MAP aus der folgenden Formel berechnet werden:

$$MAP = ([Pinsp \times TI] + [PEEP \times TE])/Ttotal$$

Der Atemwegsmitteldruck (MAP) wird durch folgende Beatmungsparameter bestimmt:

- Inspirationsdruck (Pinsp/PIP)
- positiver endexspiratorischer Druck (PEEP)
- inspiratorischer Atemgasfluss (Flow) ⇨ Auswirkungen auf die Dauer des inspiratorischen Druckplateaus
- Inspirationszeit bzw. Atemzeitverhältnis I:E

Ein höherer Atemwegsmitteldruck (MAP) führt zu einer

- Verbesserung der Oxygenierung
- Zunahme der hämodynamischen Nebenwirkungen (⇨ intrathorakaler Druck ⇧)

Tab. 13.7 Schweregrad der Gasaustauschstörung nach dem Oxygenierungsindex (OI).

Schweregrad der Gasaustauschstörung	Oxygenierungsindex (OI)
leichte Gasaustauschstörung	< 10
mittelschwere Gasaustauschstörung	10–30
schwere Gasaustauschstörung	> 30

Info

Die Oxygenierung ist primär eine Funktion des Atemwegsmitteldrucks.

Merke

Die Erhöhung des PEEP ist die effektivste Methode, den Atemwegsmitteldruck anzuheben.

Intensivmedizinische pulmonale Krankheitsbilder wie z. B. das neonatale Atemnotsyndrom benötigen MAP-Werte bis 15 mbar.

Der Schweregrad einer Oxygenationsstörung kann mit dem Oxygenierungsindex (OI) abgeschätzt werden (▶ Tab. 13.7):

$$OI = (MAP \times FiO_2 \times 100)/PaO_2$$

Beispiel:

MAP: 14 mbar, FiO_2: 0,6, PaO_2: 60 mmHg
⇨ OI = 14

In den Oxygenierungsindex gehen das Beatmungsmuster (FiO_2, MAP) und dessen Auswirkungen auf die Oxygenierung ein.

Wenn unter maximaler konventioneller Beatmung und supportiven Maßnahmen wie Lagerungstherapie, Applikation von inhalativen Vasodilatatoren (Stickstoffmonoxid bzw. Prostaglandine) der Oxygenierungsindex über mehr als 2 h ≥ 40 beträgt, ist die Indikation zur extrakorporalen Membranoxygenierung (ECMO) gegeben.

Inspiratorische Sauerstoffkonzentration (FiO_2)

Da hohe inspiratorische O_2-Konzentrationen > 0,6 – über längere Zeit verabreicht – lungentoxisch sind, muss das Ziel der Beatmungstherapie sein, die FiO_2 so hoch wie erforderlich, jedoch so gering wie möglich zu wählen, d. h., der PaO_2 soll im altersentsprechenden Normbereich liegen.

Die inspiratorische Sauerstoffkonzentration soll daher nur so hoch gewählt werden, dass der PaO_2 beim Neugeborenen zwischen 60 und 80 mmHg, beim Säugling und Kleinkind etwa 100 mmHg beträgt.

Praxis

Zielgrößen in der Blutgasanalyse
- Frühgeborene: PaO_2: 50–70 mmHg
- Neugeborene: PaO_2: 60–80 mmHg
- Säuglinge und Kinder: PaO_2: 80–100 mmHg

Die Sauerstofftoxizität entsteht durch Bildung von Superoxidanionen und Wasserstoffperoxid infolge Hyperoxie. Diese Sauerstoffradikale (= negativ geladene Sauerstoffmoleküle) führen zu einer Funktionsbeeinträchtigung von Enzymen mit Sulfhydrylgruppen. Die noch mangelhaft ausgebildeten Redoxsysteme zum Abbau dieser Radikale erklären die besondere Sauerstofftoxizität im Früh- und Neugeborenenalter, die sich besonders auf die Gefäßendothelzellen der Retina *(⇨ extrapulmonale Sauerstofftoxizität)* und auf die Alveolarzellen Typ I der Lunge *(⇨ pulmonale Sauerstofftoxizität)* auswirken ([6], [7]).

Besondere Risikogruppen für das Auftreten einer retrolentalen Fibroplasie sind v. a. Frühgeborene mit einem Geburtsgewicht unter 1500 g (daher auch die Bezeichnung *Retinopathia praematurorum*). Die Inzidenz einer akuten *Retinopathia praematurorum* beträgt bei Frühgeborenen unter 1000 g etwa 50 %, bei Frühgeborenen unter 1500 g etwa 20 %.

Info

PaO_2-Werte > 80 mmHg (= Hyperoxie) führen bei Frühgeborenen zur *„retrolentalen Fibroplasie“* (⇨ fibrovaskuläre Proliferation).

Bei Früh- und Neugeborenen ist das *kontinuierliche transkutane PO_2-Monitoring* obligat.

13.3.2 Beatmungsformen – Beatmungsmuster

In der Neonatologie und Pädiatrie kommen sowohl *kontrollierte* als auch *augmentierende Beatmungsformen* zur Anwendung. Die Art der maschinellen Beatmung kann *invasiv* über einen Endotrachealtubus oder *nicht-invasiv* über binasale „Prongs“ (= gabelförmige Silikonkanülen), über einen nasal in den Pharynx eingeführten Tubus oder über spezielle Nasenmasken erfolgen.

Im Rahmen der nicht-invasiven Beatmung (NIV = Non-Invasive Ventilation) kommen folgende Atemhilfen zur Anwendung:
- CPAP (Continuous Positive Airway Pressure)
- BiLevel-CPAP
- CPAP-PS (CPAP mit Pressure Support)
- NIPPV (Non-Invasive Intermittent Positive Pressure Ventilation)

Aufgrund der positiven physiologischen Effekte sind auch in den Constant-Flow-Respiratoren zunehmend augmentierende (= synchronisierte) Beatmungsmodi implementiert, sodass fast alle aus der Erwachsenenmedizin bekannten Beatmungsformen auch in diesen Altersgruppen zur Anwendung kommen.

Neben den Constant-Flow-Respiratoren kommt zunehmend auch der Infant-Flow-SiPAP zum Einsatz. Hierbei handelt es sich um ein spezielles, für die nicht-invasive Beatmung entwickeltes, 2-phasiges nasales Continuous-Flow-CPAP-System, bei dem die Möglichkeit der Spontanatmung auf 2 unterschiedlichen CPAP-Niveaus besteht (= synchronisiertes BiLevel-CPAP-Verfahren).

Neben der konventionellen Beatmung ist die Hochfrequenzoszillation (HFOV) ein seit vielen Jahren etabliertes Beatmungsverfahren in der Neonatologie (vgl. Kap. 12.2.2 unter „Hochfrequenzoszillationsbeatmung“).

Merke

M!

Jede Beatmungsstrategie muss individuell an den Patienten angepasst werden. Sie ist bei Weitem wichtiger als der Respirator, mit dem sie umgesetzt wird.

Bei *unsynchronisierten (= kontrollierten) Beatmungsformen* wiederholt sich das Beatmungsmuster periodisch entsprechend den vorgegebenen Beatmungsparametern. Bei der kontrollierten Beatmung unterscheidet man zwischen

- druckkontrollierter Beatmung (⇨ Inspirationsdruck ist vorgegeben, Freiheitsgrad ist das Atemvolumen)
- volumenkontrollierter Beatmung (⇨ Atemhubvolumen ist vorgegeben, Freiheitsgrad ist der Inspirationsdruck

Der Respirator übernimmt die gesamte Atemarbeit.

Bei *kontrollierten Beatmungsformen* wird die Beatmungsfrequenz über die Spontanatemfrequenz des Kindes eingestellt (⇨ initial je nach Altersgruppe zwischen 30 und 60/min). Die Beatmung ist zeitgesteuert und unabhängig von einer eventuellen Eigenatmung des Patienten.

13

Nachteile unsynchronisierter (kontrollierter) Beatmungsformen:

- Auftreten von aktiver Exspiration (= Exspiration während einer mandatorischen Inspiration ⇨ Asynchronität mit dem Respirator ⇨ *„Fighting the Respirator“*!)

Folgen von aktiver Exspiration:

- höherer Sauerstoffverbrauch
- Verschlechterung des Gasaustausches
- Gefahr von „Air-Leak“-Komplikationen (⇨ Pneumothorax, pulmonal interstitielles Emphysem, Pneumomediastinum)
- höherer intrathorakaler Druck ⇨ Abnahme des HZV ⇨ hämodynamische Instabilität
- Gefahr intraventrikulärer Blutungen („Stauungsblutungen“)
- erhöhter Bedarf an Analgosedierung ⇨
- Verlängerung der Weaning-Phase

Bei *synchronisierten (= augmentierenden) Beatmungsformen* wird durch eine spontane Atemanstrengung des Patienten (Einatembemühung) mittels eines *Triggermechanismus* ein mandatorischer Atemhub mit einer vordefinierten inspiratorischen Druckunterstützung oder einem vordefinierten Atemhubvolumen ausgelöst. Der Respirator übernimmt nur einen Teil der Atemarbeit.

Der *Vorteil* synchronisierter (augmentierender) Beatmungsmodi besteht in der besseren Adaptation des Respirators an die Ventilationsbedürfnisse des Patienten und damit in einer besseren Synchronisation zwischen Patient und Respirator ([8], [9]).

Folgende synchronisierte (augmentierende) Beatmungsformen kommen zur Anwendung:

- S-CMV (= S-IPPV [Synchronized Intermittent Positive Pressure Ventilation])
- A/C (Assist-Control Ventilation)
- BIPAP/APRV (Biphasic Positive Airway Pressure/Airway Pressure Release Ventilation)
- SIMV (Synchronized Intermittent Mandatory Ventilation)
- PSV (Pressure Support Ventilation)
- PPS (Proportional Pressure Support) = PAV (Proportional Assist Ventilation)
- NAVA (Neurally Adjusted Ventilatory Assist)
- Hybridbeatmungsformen (= druckgeregelter Beatmungsmodus mit Volumengarantie); *Beispiel*: PSV-VG
- BiLevel-CPAP (Biphasic Positive Airway Pressure/Continuous Positive Airway Pressure)

Das Funktionsprinzip der einzelnen Beatmungsformen wird im Kap. 4.3 genau beschrieben.

Die Beatmungsoption *Volumengarantie (VG)* ist eine weitere Option bei der Beatmung von Neugeborenen. Die VG-Beatmung ist eine Form der druckregulierten, volumenkonstanten Beatmung (= Hybridverfahren) [9].

Diese Beatmungsoption ist in der heutigen Generation von *Constant-Flow-Respiratoren* verfügbar (z. B. FabianHFO, Babylog 8 000plus, Stephanie).

Das *Funktionsprinzip* besteht darin, dass ein bestimmtes Atemhubvolumen (VTset) und eine Druckbegrenzung (= maximal möglicher Inspirationsdruck) am Respirator einstellt werden. Der während eines Atemhubs aufgebaute Inspirationsdruck ist Freiheitsgrad und von den atemmechanischen Eigenschaften der Lunge sowie vom eingestellten Beatmungsmuster abhängig. Der Inspirationsdruck kann demnach von Atemhub zu Atemhub variieren, um das vorgegebene Tidalvolumen zu applizieren (⇨ Volumenkonstanz).

Eine volumenkonstante Beatmung ist nicht gewährleistet, wenn

- die Druckbegrenzung erreicht ist,
- der kontinuierliche Flow zu niedrig ist (⇨ inspiratorisches Druckplateau wird nicht erreicht),
- die Inspirationszeit zu kurz ist.

Der *Vorteil* dieser Beatmungsoption besteht darin, dass der Patient mit dem niedrigstmöglichen Inspirationsdruck beatmet wird, der für die Applikation des eingestellten Tidalvolumens (⇨ VTset = 4–6 ml/kg KG) notwendig ist (► Abb. 13.3) ([10], [11], [12]).

Die Verbesserung der Lungencompliance nach exogener Surfactant-Gabe führt unter druckkontrollierter Beatmung zu einer Zunahme des Tidalvolumens, wenn der Inspirationsdruck nicht adäquat reduziert wird. Das erhöhte Tidalvolumen kann zu einer mechanischen Überdehnung von Alveolen führen *(⇨ Volu-/Barotrauma)*. Diese biophysikalische Schädigung führt in weiterer Folge zu einer Entzündungsreaktion *(⇨ Biotrauma)* mit erhöhter Bildung und Sekretion proinflammatorischer Mediatoren wie Interleukinen und Tumor-Nekrose-Faktor (vgl. Kap. 6) [13].

Unter Volumengarantie-Beatmung führt die Verbesserung der Compliance nach Surfactant-Applikation zu einer automatischen Reduktion des Inspirationsdrucks, um das Tidalvolumen konstant zu halten (► Abb. 13.4). Eine unbeabsichtigte Überdehnung von Alveolen wird auf diese Weise vermieden. Bei erneuter Verschlechterung der Compliance erhöht der Respirator automatisch den Inspirationsdruck, jedoch maximal bis zur eingestellten Druckbegrenzung.

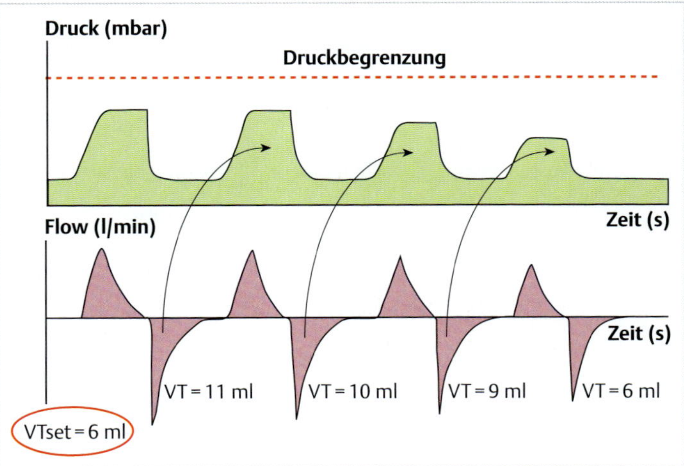

Abb. 13.3 Volumengarantie-Beatmung. Funktionsprinzip (Dräger Babylog 8 000plus).

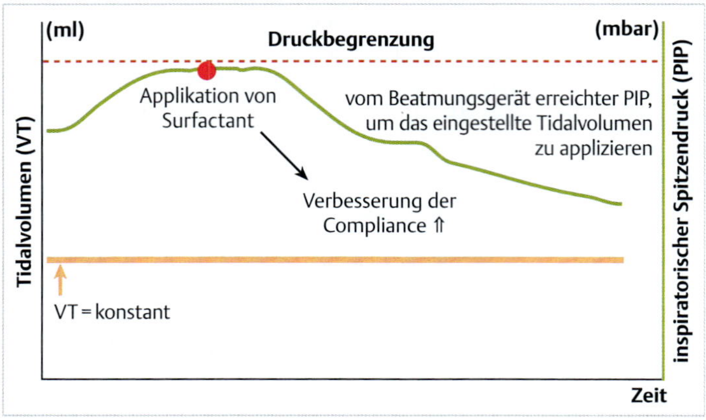

Abb. 13.4 Volumengarantie-Beatmung. Automatische Reduktion des Inspirationsdrucks (PIP) bei Verbesserung der Lungencompliance nach exogener Surfactant-Applikation.

Info

In der neonatologischen Intensivmedizin ist eine druckgeregelte Beatmungsform mit Volumengarantie das Beatmungsverfahren der Wahl.

Praxis

Volumengarantie-Beatmung:
Einstellung von VTset: 6 ml/kg KG.

Merke

Unabhängig von der gewählten Beatmungsform müssen aus Gründen der Patientensicherheit die *Alarmgrenzen* für Druck und Volumen *eng eingestellt* werden, um die Gefahr eines *Volu-/Barotraumas* zu minimieren.

▶ Tab. 13.8 fasst die Unterschiede zwischen den in der Pädiatrie häufig verwendeten Beatmungsformen zusammen.

Tab. 13.8 Unterschiede zwischen den in der Pädiatrie verwendeten Beatmungsformen.

Modus	Inspirationstrigger	Unterstützung jedes Atemzugs	Atemfrequenz am Respirator	Inspirationszeit	Inspirationsdruck
VC-CMV	Nein	Nein	vorgegeben	vorgegeben	variabel
PC-CMV	Nein	Nein	vorgegeben	vorgegeben	vorgegeben
S-CMV	Ja	Ja	variabel	vorgegeben	variabel
BIPAP	Ja	Nein	vorgegeben	vorgegeben	vorgegeben
PC-SIMV	Ja	Nein	vorgegeben	vorgegeben	vorgegeben
SIMV + VG	Ja	Nein	vorgegeben	vorgegeben	variabel
PSV	Ja	Ja	variabel	variabel	vorgegeben
PSV + VG	Ja	Ja	variabel	variabel	variabel
PPS/PAV	Ja	Ja	variabel	variabel	variabel
BiLevel-CPAP	Ja	Nein	vorgegeben	vorgegeben	vorgegeben

13.3.3 Grundeinstellung des Respirators

Die Grundeinstellung eines Constant-Flow-Respirators kann bei Früh-/Neugeborenen sowie bei Säuglingen mit respiratorischer Insuffizienz in folgender Weise vorgenommen werden ([1], [5]):

Allgemein

Praxis

Einstellung des Respirators beim Früh- und Neugeborenen
- Inspirationszeit (TI): 0,3–0,5 s
- Exspirationszeit (TE): 0,6–1,0 s
- Atemzeitverhältnis (I:E): 1 : 2
- Atemfrequenz (f): 40–65/min (nach $PaCO_2$ bzw. $tcPCO_2$)
- Inspirationsdruck (PIP): ≤ 20–25 mbar ⇨ Ziel-VT: 4–6 ml/kg KG bzw. nach Thoraxexkursion
- PEEP: 5–6 mbar (⇨ Steigerung auf 7–9 mbar, wenn $tcPO_2$ bzw. PaO_2 ⇩)
- inspiratorischer Flow ($\dot{V}$): 5–8 l/min (abhängig vom KG)
- FiO_2: 50 % (bzw. so hoch, dass SaO_2/$tcPO_2$ im *altersentsprechenden* Normbereich sind)

Kontinuierliches Monitoring mittels *transkutaner Messung* des *PO_2 ($tcPO_2$)* und des *PCO_2 ($tcPCO_2$)* bzw. *Pulsoxymetrie* und *Kapnometrie* ist obligat und stellt einen unverzichtbaren Sicherheitsstandard dar. Des Weiteren muss die Respiratoreinstellung durch regelmäßige *Blutgasanalysen* (= Goldstandard im Monitoring des Gasaustausches) kontrolliert werden.

Praxis

Einstellung des Respirators beim Säugling
- Inspirationszeit (TI): 0,7–0,8 s
- Exspirationszeit (TE): 1,0–1,2 s
- Atemfrequenz (f): 30–35/min (nach $PaCO_2$)
- Atemzeitverhältnis (I:E): 1 : 2
- Inspirationsdruck (PIP): ≤ 20–25 mbar ⇨ Ziel-VT: 6 ml/kg KG bzw. nach Thoraxexkursion
- PEEP: 5–6 mbar (⇨ Steigerung auf 7–9 mbar, wenn PaO_2 ⇩)
- inspiratorischer Flow ($\dot{V}$): 8–10 l/min
- FiO_2: 50 % (bzw. so hoch, dass SaO_2/PaO_2 im *altersentsprechenden* Normbereich sind)

Die Grundeinstellung des Respirators (⇨ druckgeregelter Beatmungsmodus) kann bei Kindern in folgender Weise vorgenommen werden:

Praxis

Einstellung des Respirators bei Kindern
- Atemfrequenz: 20–25/min bei Kleinkindern; 15–20/min bei älteren Kindern
- Inspirationsdruck (PIP): ≤ 20–25 mbar ⇨ Ziel-VT: 6 ml/kg KG
- PEEP: 5–6 mbar (⇨ schrittweise Steigerung auf > 10 mbar, wenn PaO_2 ⇩)
- I:E-Verhältnis: 1 : 2
- FiO_2: 50 % (bzw. so hoch, dass SaO_2/PaO_2 im Normbereich sind)

Die Beatmungsfrequenz wird der physiologischen Atemfrequenz des Kindes möglichst angepasst *(Normofrequenzbeatmung)*.

Beim akuten Lungenversagen (ARDS) im Kindesalter gelten bei der Einstellung der Beatmungsparameter (Tidalvolumen, Inspirationsdruck, PEEP) die gleichen Zielgrößen wie im Erwachsenenalter (vgl. Kap. 10.1) ([14], [15]).

Praxis

Für die **Narkosebeatmung** lungengesunder Säuglinge und Kinder ist in den meisten Fällen ein Inspirationsdruck von 10 mbar *über* PEEP ausreichend, um ein adäquates Atemhubvolumen von etwa 6–8 ml/kg KG zu generieren. Ein PEEP von 3–5 mbar soll eingestellt werden, da sich Atelektasen in dieser Altersgruppe schnell ausbilden (⇨ elastisches Fasergerüst der Lunge erst nach der Pubertät voll entwickelt).

Respiratoreinstellung in Abhängigkeit vom Alter und vom Schweregrad der Lungenerkrankung

Atemnotsyndrom des Frühgeborenen (Respiratory Distress Syndrome [RDS])

Der Einsatz von Atemhilfen erfolgt in Abhängigkeit vom klinischen Schweregrad nach einem *„Step by Step Approach“*:

Ein leichtes RDS wird mittels nasaler CPAP-Atmung mit PEEP-Werten von 5–9 mbar behandelt. Eine FiO_2 von 40 % sollte nicht überschritten werden, um einen PaO_2 von 50–70 mmHg zu erreichen. $PaCO_2$-Werte zwischen 45 und 55 mmHg (maximal 60 mmHg) bei einem pH-Wert > 7,2 werden toleriert (⇨ permissive Hyperkapnie).

Bei schwereren Verlaufsformen (⇨ Oxygenationsstörung mit einem Sauerstoffbedarf [FiO_2] > 40 %) sind die endotracheale Intubation und eine maschinelle positive Druckbeatmung erforderlich.

In manchen Zentren wird die sog. INSURE-Therapie (INtubate-SURfactant-Extubate) angewendet. Darunter versteht man eine Ausreizung der nichtinvasiven Atemhilfe mit n-CPAP bei einem O_2-Bedarf um die 30 % FiO_2. Bei dieser Behandlungsstrategie wird eine orotracheale Intubation durchgeführt, Surfactant verabreicht und nach einer Beutelbeatmung von 2–4 min wieder extubiert. Danach wird die nicht-invasive Atemhilfe mit n-CPAP fortgeführt. Diese Methode ist allerdings hinsichtlich der Komplikationsrate nicht unumstritten.

Der Schweregrad des RDS wird nicht nur nach dem O_2-Bedarf, sondern auch nach radiologischen Kriterien beurteilt [16]:

Info

Radiologische Stadieneinteilung des RDS

- Stadium I: feingranuläres Lungenmuster
- Stadium II: I + über die Herzkonturen hinausreichendes Aerobronchogramm
- Stadium III: II + Unschärfe oder partielle Auslöschung der Herz- und Zwerchfellkonturen
- Stadium IV: „weiße Lunge“

▸ Tab. 13.9 zeigt die initiale Beatmungseinstellung beim intubierten Frühgeborenen vor der Surfactant-Gabe und bei Früh- und Neugeborenen mit Pneumonie *(nach M. Wald, Universitätsklinik für Kinder- und Jugendheilkunde, Division für Neonatologie, Salzburg)*.

Diese Beatmungseinstellungen müssen innerhalb von 30 min *nach* der Intubation und/oder der Surfactant-Gabe an die geänderten atemmechanischen Verhältnisse adaptiert werden!

Adaptierung der Beatmung nach Surfactant-Substitution *(„Step by Step Approach“)*:

Bei Verbesserung der Oxygenierung (PaO_2 ⇧):
- Reduktion der FiO_2 ⇨ anhand von $tcPO_2/PaO_2$
- Reduktion des PEEP ⇨ wenn PEEP > 5–6 mbar

Bei Verbesserung der Ventilation ($PaCO_2$ ⇩):
- Reduktion des PIP (Pinsp) ⇨ anhand von $tcPCO_2$, Thoraxröntgen
- Reduktion der Frequenz (AF) ⇨ wenn AF > 60/min

Merke

Wegen der Gefahr der Lungenüberblähung *(Volu-/Barotrauma)* sollen nach Surfactant-Applikation lange Inspirationszeiten und hohe Atemfrequenzen vermieden werden.

13

Tab. 13.9 Beatmungseinstellung bei Frühgeborenen mit neonatalem Atemnotsyndrom und mit Pneumonie.

Parameter	FG < 750 g FG mit RDS (HMD) 3–4 C < 0,5 ml/mbar/kg	FG > 750 g FG mit RDS (HMD) 2–3 FG und NG mit Pneumonie C = 0,5–1 ml/mbar/kg
PIP (mbar)	25–35	20–25
PEEP (mbar)	7–8	6–7
VT (ml/kg KG)	4–5	5–6
AF (min^{-1})	60–65	40–55
Tinsp (s)	0,3–0,33	0,36–0,5
I:E-Verhältnis	1 : 2	1 : 2
Flow (l/min)	4–6	6–8
FiO_2	nach O_2-Bedarf*	nach O_2-Bedarf*

FG = Frühgeborenes, NG = Neugeborenes, RDS = Respiratory Distress Syndrome, HMD = Hyaline Membrane Disease
*Die FiO_2 ist so rasch wie möglich an die altersentsprechenden Zielgrößen des PaO_2 bzw. des $tcPO_2$ anzupassen (s. u.)!

Eine Beatmungsform mit *Volumengarantie* hat bei Surfactant-Applikation den Vorteil, eine unbeabsichtigte Überblähung der Lunge (Volu-/Barotrauma) nach der Surfactant-Gabe (⇨ Besserung der Atemmechanik) zu vermeiden.

Maßnahmen zur Verbesserung des pulmonalen Gasaustausches

Verbesserung der Oxygenierung (PaO_2):

- Erhöhung der FiO_2 (*Vorsicht:* O_2-Toxizität bei $FiO_2 > 0{,}5$)
- Erhöhung des PEEP (⇨ MAP ⇧)
- Erhöhung des Inspirationsdrucks (Pinsp ⇧ ⇨ MAP ⇧) ⇨ erst durchführen, wenn die oben genannten Maßnahmen bereits ausgeschöpft sind ⇨ *Vorsicht:* Volu-/Barotrauma!
- bei klinischen Zeichen der Überblähung keine weitere Erhöhung des Inspirationsdrucks (PIP) bzw. des Mitteldrucks (MAP), sondern die FiO_2 in Abhängigkeit vom PaO_2 gegebenenfalls bis auf 100 % erhöhen ⇨ Indikation zur HFOV evaluieren
- Erhöhung des Atemgasflusses (Flow ⇧ ⇨ MAP ⇧)
- Verlängerung der Inspirationszeit (TI ⇧ ⇨ MAP ⇧) ⇨ *Vorsicht:* „Inadvertent PEEP" (PEEPi)
- Lagerungsmaßnahmen

Merke

Die Erhöhung des Beatmungsmitteldrucks (MAP) korreliert direkt mit der Oxygenierung.

Cave

Je höher der MAP, desto höher ist der intrathorakale Druck.

Folge: Verminderung des venösen Rückstroms aus den Jugularvenen zum Herzen ⇨ Erhöhung des Hirnvenendrucks ⇨ Gefahr intrazerebraler Stauungsblutungen.

Die Ventilation und damit der $PaCO_2$ werden über Änderung des Atemminutenvolumens reguliert:

$$AMV = VT \times f$$

$$AMV = Druckamplitude \times f$$

Adaptierung der Ventilation ($PaCO_2$):

Bei Hypoventilation ($PaCO_2$ ⇧):
- Steigerung der Beatmungsfrequenz (f)
- Steigerung des Atemgasflusses (Flow)
- Steigerung des Inspirationsdrucks (PIP) ⇨ Druckamplitude ⇧

Bei Hyperventilation ($PaCO_2$ ⇩):
- Reduktion des Inspirationsdrucks (PIP) ⇨ Druckamplitude ⇩
- Reduktion des Atemgasflusses (Flow)
- Reduktion der Beatmungsfrequenz (f)

Praxis

Zielgrößen der Blutgase in der neonatologischen und pädiatrischen Intensivbeatmung

Frühgeborene
- PaO_2: 50–70 mmHg, entsprechend einer SaO_2 zwischen 88 und 93 %
- $PaCO_2$: 40–50 mmHg (⇨ *permissive Hyperkapnie:* $PaCO_2$: bis maximal 60 mmHg)

Neugeborene
- PaO_2: 60–80 mmHg, entsprechend einer SaO_2 zwischen 90 und 95 %
- $PaCO_2$: 35–45 mmHg (⇨ *permissive Hyperkapnie:* $PaCO_2$: bis maximal 60 mmHg)

Säuglinge und Kinder
- PaO_2: > 80 mmHg, entsprechend einer SaO_2 von > 95 %
- $PaCO_2$: 35–45 mmHg (⇨ *permissive Hyperkapnie:* $PaCO_2$: bis maximal 60 mmHg)

Schädel-Hirn-Trauma (SHT), primäre pulmonale Hypertension (PPHN)
- $PaCO_2$: 32–35 mmHg (⇨ geringe Hyperventilation)

Weaning-Phase
- $PaCO_2$: 45–55 mmHg

pH-Wert
- arteriell > 7,2

Merke

Bei der Beatmung von Neugeborenen müssen $PaCO_2$-Werte < 30 mmHg wegen der Gefahr einer periventrikulären Leukomalazie vermieden werden [17].

Im weiteren klinischen Verlauf sind folgende *Zielgrößen* so rasch wie möglich anzustreben:
- FiO_2: < 0,4
- PIP (Pinsp): < 20 mbar
- PEEP: 5 mbar

Maßnahmen:
- wenn PIP (Pinsp) > 25–30 mbar (Früh- bzw. Neugeborene) und FiO_2 > 0,6 ⇨ primär PIP (Pinsp) reduzieren *(⇨ Gefahr des Baro-/Volutraumas)*
- PIP (Pinsp) sofort reduzieren, wenn Thoraxexkursionen bei gleichzeitiger Verbesserung des pulmonalen Gasaustausches deutlich zunehmen (z. B. nach Surfactant-Therapie)

13.3.4 Entwöhnung vom Respirator (Weaning)

Unter *Entwöhnung* vom Respirator *(Weaning)* versteht man die Übertragung der Atemarbeit und der Atemregulation vom Beatmungsgerät auf den Patienten, d. h. die schrittweise Reduktion der Atemunterstützung durch den Respirator bis zur ausschließlichen Spontanatmung.

Die Entwöhnung vom Respirator soll so früh wie möglich eingeleitet werden, mitunter bereits nach gutem Ansprechen auf die Surfactant-Applikation *(„Responder“)*. Die Weaning-Phase erfordert viel klinische Erfahrung und sorgfältige Beobachtung der Spontanatmung des Patienten.

Als Atemhilfen kommen SIMV, PSV, BIPAP, PPS/PAV, VS und CPAP zur Anwendung ([18], [19]).

Bei der Beatmung mit *SIMV* sollen die spontanen Atemzüge immer mit einer Druckunterstützung *(PSV/ASB)* von 3–5 mbar *über* PEEP unterstützt werden, um die tubusbedingte Atemarbeit *(„Added Work of Breathing“)* möglichst gering zu halten.

Während der Weaning-Phase wird im SIMV-Modus die Inspirationszeit beibehalten, die verlängerte Exspirationszeit ermöglicht spontane Atemhübe mit niedriger Druckunterstützung (PSV/ASB).

Die Entwöhnung über n-CPAP erfolgt in 1-mbar-Schritten bis auf ein minimales PEEP-Niveau von 3–4 mbar.

Praxis

Weaning-Strategie mittels der Atemhilfen SIMV/PSV

„Step by Step Approach"

- Schrittweise Reduktion der FiO_2 auf ≤ 30 %
- schrittweise Reduktion des Beatmungsdrucks in 1- bis 2-mbar-Schritten bis ≤ 15 mbar ⇨ minimaler PIP (Pinsp): 10–14 mbar in Abhängigkeit vom Tubusdurchmesser (ID)!
- schrittweise Reduktion der SIMV-Frequenz bis auf 20/min
- PSV mit einer Druckunterstützung von 3–5 mbar > PEEP beibehalten
- schrittweise Reduktion des PEEP-Niveaus auf 5 mbar
- Spontanatmungsversuch (SBT) mit Tuben-CPAP über 3 min (*„CPAP-Trial"*) [19]

Wenn keine Zeichen der respiratorischen Erschöpfung während des *„CPAP-Trials"* (⇨ keine Verschlechterung der Oxygenierung und der Atemmechanik) ⇨ Extubation bei:

- SIMV-Frequenz von 15–20/min
- PIP (Pinsp) von ≤ 12–14 mbar (ID des Tubus 2–2,5 mm) bzw.
- PIP (Pinsp) von ≤ 10–12 mbar (ID des Tubus ≥ 3 mm)
- PEEP von 4–5 mbar
- vorhandenen Schutzreflexen (⇨ Husten beim Absaugen)

Nach der Extubation sofort weitere Stabilisierung der Lungenfunktion durch nasalen CPAP durchführen.

13.4 Respiratoren für die maschinelle Beatmung in der Neonatologie

Die heutigen Generationen von Intensivrespiratoren verfügen über einen *Neugeborenenmodus*, sodass mit diesen Geräten auch eine Beatmung von Früh- und Neugeborenen möglich ist.

Im Gegensatz zu den Constant-Flow-Respiratoren (s. u.) gibt es bei älteren Gerätegenerationen von Intensivrespiratoren keinen kontinuierlichen Frischgasfluss (= Basisflow) während des maschinellen Atemzyklus. Der Patient muss den Widerstand eines Demand-Ventils überwinden, damit Frischgas vom Respirator freigegeben wird *(⇨ Demand-Flow-System)*. Neue Gerätegenerationen verfügen zwecks besserer Triggersteuerung über einen kontinuierlichen Basisflow sowohl in der In- als auch in der Exspirationsphase (z. B. 6 l/min beim Dräger Intensivrespirator Babylog VN500). Der Respirator erkennt die Abnahme des Basisflows im Exspirationsschenkel (⇨ Flowtrigger), hervorgerufen durch die Einatembemühung des Patienten, und beginnt mit der inspiratorischen Druckunterstützung. Der Übergang zu den Constant-Flow-Respiratoren ist somit fließend.

Beispiele:

- Dräger Babylog VN500–800
- Dräger Evita4/XL-Neoflow
- Getinge/Maquet Servo-i und Servo-u

13.4.1 Constant-Flow-Respirator

Funktionsprinzip

Bis zu einem Körpergewicht von etwa 10 kg kommen v. a. zeitgesteuerte, druckgeregelte *Constant-Flow-Respiratoren* mit elektronischer Steuerung über Mikroprozessoren zur Anwendung, um die Atemarbeit für das Öffnen von Demand-Ventilen zu vermeiden (▶ Abb. 13.5).

Beispiele:

- Fabian HFO (Acutronic)
- Babylog 8 000/8 000plus (Dräger)
- Stephanie (Stephan)
- LeoniPlus (Heinen + Löwenstein)
- Infant Star (Infrasonics)

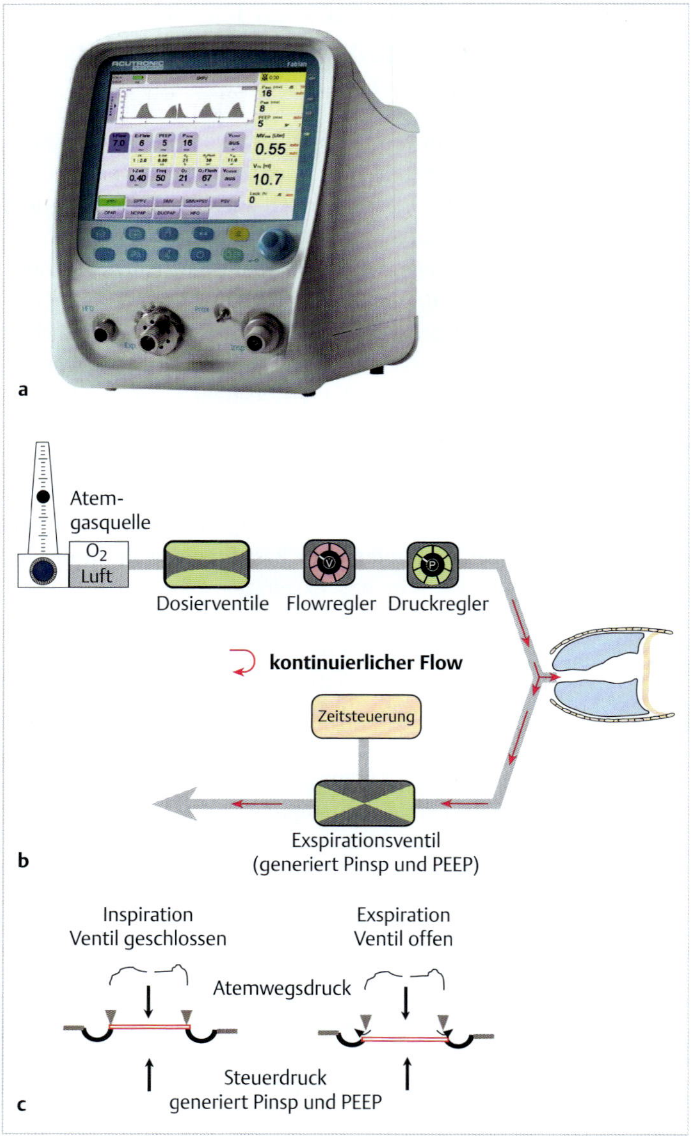

Abb. 13.5 Constant-Flow-Respirator.
a Fabian HFO. (Quelle: Mit freundlicher Genehmigung der Eumedics Medizintechnik und Marketing GmbH)
b Funktionsprinzip allgemein.
c Funktionsprinzip des Exspirationsventils.

Bei diesen Geräten fließt Atemgas (Sauerstoff/Luft) kontinuierlich, d. h. während der In- und Exspirationsphase (⇨ Continuous-Flow-System), über Filter und Rückschlagventile zu den Druckreglern, die für beide Atemgase einen konstanten Systemdruck erzeugen. Die Rückschlagventile verhindern ein Zurückströmen von Atemgas in die zentrale Gasversorgung.

Das von der zentralen Gasversorgung kommende Frischgas (Sauerstoff und Druckluft) wird im *Gasmischer* auf die eingestellte inspiratorische Sauerstoffkonzentration (FiO_2) zusammengemischt.

Der Fabian HFO hat als Gasmischer eine elektronische *Proportionalventilsteuerung* mit eingebauten Durchflusssensoren. Der Mikroprozessor steuert entsprechend der Einstellung des FiO_2-Reglers die Öffnungsweite (Querschnittsfläche) der beiden Atemgasdosierventile, sodass im Gasmischer ein Sauerstoff-Luft-Gemisch mit der eingestellten inspiratorischen Sauerstoffkonzentration (FiO_2) entsteht.

Beim Babylog 8 000plus erfolgt die Atemgasdosierung und Einstellung der inspiratorischen Sauerstoffkonzentration über eine elektronisch gesteuerte *digitale Ventilbank* (= elektronisch gesteuerte Dosierventile für Sauerstoff und Luft), die aus je 10 parallel geschalteten Dosierventilen mit unterschiedlichen Querschnittsflächen besteht. Durch unterschiedliche Kombination der Ventile werden ein präziser kontinuierlicher Frischgasfluss (Flow) und eine exakte inspiratorische Sauerstoffkonzentration (FiO_2) mit einer Toleranz (= Abweichung vom eingestellten Wert) von ± 1 % gewährleistet.

Das Frischgasgemisch (Sauerstoff/Luft) fließt über den Inspirationsschenkel, in dem die Atemgasklimatisierungseinheit zur Anfeuchtung und Erwärmung des Atemgases zwischengeschaltet ist, durch das Y-Stück zum Patienten. Vereinfacht besteht ein Constant-Flow-Beatmungssystem aus einer Atemgasquelle mit T-förmigem Schlauchsystem und einem Exspirationsventil, das den Druck (Pinsp/PIP und PEEP) im Beatmungssystem steuert (s. ► Abb. 13.5).

Durch Öffnen und Schließen des *Exspirationsventils* (= Membranventil), welches als Steuerventil fungiert, entstehen In- und Exspirationsphasen (s. ► Abb. 13.5):

Während der *Inspiration* wird über das Exspirationsventil in Abhängigkeit von der vorgegebenen Druckbegrenzung (= Steuerdruck) nur so viel Atemgas freigegeben, wie für die Aufrechterhaltung des vorgegebenen Inspirationsdrucks (Pinsp = PIP) notwendig ist und bis es zur Umleitung des Atemgases in die Lungen kommt. Die inspiratorische Drucklimitierung wird somit über die Membran des Exspirationsventils (= Membranventil) geregelt, die gerade so viel vom kontinuierlichen Atemgasfluss entweichen lässt, dass der Inspirationsdruck bis zum Ende der Inspirationszeit als Plateaudruck gehalten wird.

Die *Druckanstiegsgeschwindigkeit* ist von folgenden Faktoren abhängig:

- Höhe des kontinuierlichen Frischgasflusses (Flow)
- Compliance der Lunge und des Schlauchsystems
- eventuelle Leckagen infolge eines ungeblockten Endotrachealtubus

Während der *Exspiration* wird ein Steuerdruck an der Membran des Exspirationsventils generiert, sodass der Druck im Beatmungssystem auf *PEEP-Niveau* abfällt und das kontinuierlich fließende Atemgas durch das offene Exspirationsventil entweichen kann (s. ► Abb. 13.5).

Info

Aktives Exspirationsventil

Der Steuerdruck an der Membran des Exspirationsventils (= Membranventil) generiert während der Inspiration die inspiratorische Drucklimitierung (= inspiratorischer Plateaudruck [Pinsp/PIP]) und während der Exspiration den positiven endexspiratorischen Atemwegsdruck (PEEP).

Unabhängig von der Einstellung des konstanten inspiratorischen Flows kann der exspiratorische Basisflow variiert werden *(VIVE = Variable Inspiratory and Variable Expiratory Flow)*.

Drucksensoren messen den Atemwegsdruck am inspiratorischen und exspiratorischen Anschluss des Respirators.

Die Messung des Atemgasflusses (Flow) erfolgt mittels eines spezifischen *Flowsensors (2-fach-Hitzedraht-Anemometer)*, welcher patientennah am Y-Stück eingebaut ist. Das Funktionsprinzip des 2-fach-Hitzedraht-Anemometers wird im Kap. 14 erklärt.

Constant-Flow-Respiratoren verfügen über eine *Volumentriggerung*, d. h., der Respirator erkennt über den Flowsensor kleinste Volumenverschiebungen, um die gewünschte Druckunterstützung auszulösen. Aufgrund des Constant-Flow-Prinzips entfällt die ventilbedingte Atemarbeit für das Auslösen eines pneumatischen Triggermechanismus.

> **Info**
>
> In der Neonatologie kommen bevorzugt druckgeregelte *Constant-Flow-Respiratoren* zur Anwendung, um unnötige Atemarbeit für das Öffnen eines Demand-Ventils zu vermeiden.

Bei der heutigen Generation von Constant-Flow-Respiratoren sind mehrere Beatmungstechniken in einem Gerät vereint. Diese Beatmungsgeräte ermöglichen sowohl eine invasive konventionelle positive Druckbeatmung (druckgeregelte und volumengeregelte Beatmung) als auch eine Hochfrequenzoszillationsbeatmung (HFOV). Zusätzlich ist auch eine nicht-invasive CPAP-Atmung (n-CPAP) möglich. Über einen Einstellregler erfolgt das Wechseln zwischen den verschiedenen Beatmungsverfahren.

13.4.2 Leckagekompensation

Bei der maschinellen Beatmung mit nicht blockbaren Endotrachealtuben strömt im Allgemeinen eine geringe Menge an Atemgas zwischen Trachealwand und Tubus in die Umgebung ab. Über den Flowsensor misst der Respirator das inspiratorische und exspiratorische Minutenvolumen (MVi und MVe). MVe ist das am Display angezeigte exspiratorische Minutenvolumen. Die Differenz der beiden Minutenvolumina ergibt die distal des Y-Stücks auftretende Leckage, die als Prozentwert am Respiratordisplay angezeigt wird.

$$\text{Leckage } (\%) = ([\text{MVi-MVe}]/[\text{MVi} + \text{MVe}]) \times 100$$

Die heutigen Generationen von Intensivrespiratoren verfügen alle über eine *automatische Leckagekompensation.*

Funktionsprinzip

Der nicht blockbare Endotrachealtubus hat zur Folge, dass eine geringe Menge an Atemgas zwischen Tubus und Trachealwand in die Umgebung entweicht. Dieser „Leckflow“ wird messtechnisch als inspiratorischer Atemgasfluss (Flow) erfasst. Der Leckflow kann nun so hoch sein, dass das exspiratorische Umschaltkriterium zur Beendigung der Inspiration nicht erreicht werden kann. Während der Exspiration kann der Leckflow so hoch sein, dass er dem Respirator spontane Inspirationen vortäuscht und auf diese Weise Autotriggerungen auslöst.

Das Funktionsprinzip der automatischen Leckagekompensation besteht darin, dass der Respirator automatisch sowohl die Triggerempfindlichkeit (Triggerschwelle) als auch das exspiratorische Um-

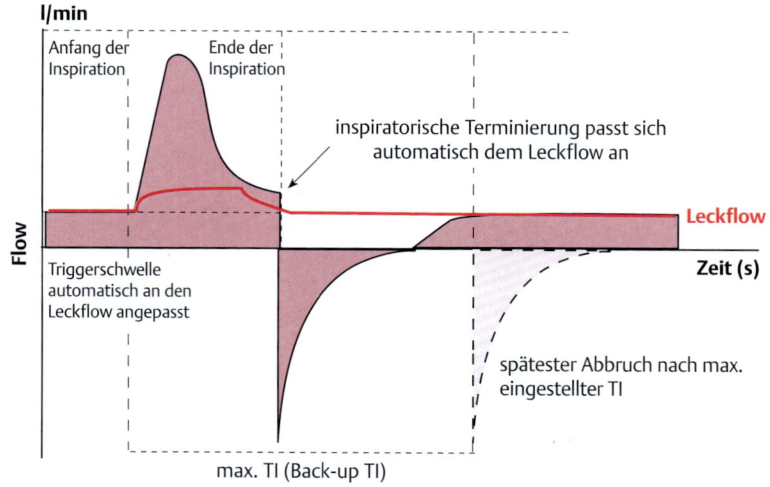

Abb. 13.6 Automatische Leckagekompensation. Funktionsprinzip. Das exspiratorische Umschaltkriterium wird automatisch an den Leckflow angepasst.

schaltkriterium an den aktuellen Leckflow anpasst, indem der inspiratorische Gasfluss erhöht wird (▶ Abb. 13.6).

M!

Merke

Leckagekompensation

Automatische Erhöhung des inspiratorischen Atemgasflusses (Gasfluss > Leckflow).

Auf diese Weise können auch größere Leckagen kompensiert werden. Zusätzlich kann die maximale Dauer der Druckunterstützung manuell eingestellt werden (= übergeordnete Zeitsteuerung = „*Back-up-Time*").

Weiterführende Literatur

[1] Berger TM, Stocker M. Beatmung von Neugeborenen und Säuglingen. Anaesthesist 2004; 53: 690–701

[2] Frei FJ, Ummenhofer W. Besonderheiten bei der Prä-Oxygenierung von Kindern. Anästhesiol Intensivmed Notfallmed Schmerzther 1994; 29: 233–235

[3] Erb T, Frei FJ. Die Wahl des endotrachealen Tubus beim Säugling und Kleinkind: Mit oder ohne Cuff? Anaesthesist 2001; 50: 395–400

[4] Kowald B, Simons F. Konventionelle Beatmungstechniken im Kindesalter. Anästhesiol Intensivmed Notfallmed Schmerzther 1992; 27: 426–431

[5] Kachel W. Respiratorische Insuffizienz bei Neugeborenen sowie bei Säuglingen und Kleinkindern. Intensivmed 1999; 36 (Suppl. 1): 43–45

[6] Bougle D, Vert P, Reichart E et al. Retinal superoxide dismutase activity in newborn kittens exposed to normobaric hyperoxia. Effect of vitamin E. Pediatr Res 1982; 16: 400–402

[7] Wispe JR, Roberts RJ. Molecular basis of pulmonary oxygen toxicity. Clin Perinatol 1987; 14: 651–666

[8] Hummler HD, Thome U, Schulze A. Neue Beatmungsstrategien in der Neonatologie. Monatsschr Kinderheilkd 2002; 150: 669–682

[9] Greenough A. Update on modalities of mechanical ventilators. Arch Dis Child Fetal Neonatal Ed 2002; 87: 3–6

[10] Sinha SK, Donn SM. Volume-controlled ventilation. Variation on a theme. Clin Perinatol 2001; 28: 547–560

[11] Cheema IU, Ahluwalia JS. Feasibility of tidal volume guided ventilation in newborn infants. A randomised, crossover trial using the volume guarantee modality. Pediatrics 2001; 107: 1323–1328

[12] Keszler M, Abubakar K. Volume guarantee: stability of tidal volume and of hypocarbia. Pediatr Pulmonol 2004; 38: 240–245

[13] Lista G, Colnaghi M, Castoldi F et al. Impact of targeted-volume ventilation on lung inflammatory response in preterm infants with respiratory distress syndrome. Pediatr Pulmonol 2004; 37: 510–514

[14] Randolph AG. Management of acute lung injury and acute respiratory distress syndrome in children. Crit Care Med 2009; 37: 2448–2454

[15] Turner DA, Cheifetz IM. Pediatric acute respiratory failure: areas of debate in the pediatric critical care setting. Expert Rev Respir Med 2011; 5: 65–73

[16] Giedion A, Haeflinger H, Dangl P. Acute pulmonary x-ray changes in hyaline membrane disease treated with artificial ventilation and positive endexpiratory pressure. Pediatric Radiol 1973; 1: 145

[17] Ambalavanan N, Carlo WA. Hypocapnia and hypercapnia in respiratory management of newborn infants. Clin Perinatol 2001; 28: 517–531

[18] Donn SM, Nicks JJ, Becker MA. Flow-synchronized ventilation in preterm infants with respiratory distress syndrome. J Perinatol 1994; 14: 90–94

[19] Kamlin COF, Cavis PG, Morley CJ. Predicting successful extubation of very low birthweight infants. Arch Dis Child Fetal Neonatal Ed 2006; 91: 180–183

14 Technologie der Beatmungsgeräte

14.1 Gasversorgung

14.1.1 Zentrale Gasversorgung

Die Versorgung von Respiratoren mit den Atemgasen Sauerstoff, Luft oder Stickoxydul (N_2O) erfolgt über eine *zentrale Gasversorgungsanlage*. Gasflaschen werden heutzutage nur mehr als Reserve bei Ausfall der zentralen Gasversorgungsanlage eingesetzt.

Nach einer ersten Druckminderung liegen die Drücke an den Entnahmestellen der zentralen Gasversorgung bei 5 bar. Bei Druckabfall in der zentralen Sauerstoffleitung auf unter 2 bar ertönt ein Sauerstoff-Gasmangelalarm *(O_2-Mangelsignal)*. Außerdem wird bei einem Druckabfall in der Sauerstoffhochdruckleitung auf unter 2 bar die Lachgaszufuhr in der Hochdruckleitung automatisch unterbunden *(Lachgassperre)* [1].

Im Narkoserespirator findet über Reduzierventile eine weitere Druckminderung auf etwa 1,5 bar statt. Zuletzt erfolgt über Feinregulierventile eine Druckreduktion auf 0,2 bar für die Dosierung der Atemgase über die Strömungsmischer (s. u.).

Das gereinigte und getrocknete Atemgas kann nur über gasart- und farbkodierte *Steckkupplungen* (Steckverbindungen) aus der zentralen Gasversorgungsanlage entnommen werden (▶ Abb. 14.1). Diese Steckkupplungen sind zusätzlich mit Rückschlagventilen gesichert, um ein Rückströmen von Gas zu verhindern. Zur Vermeidung von folgenschweren Verwechslungen ist die Entnahme eines bestimmten Gases über eine Schlauchleitung prinzipiell nur mittels der zugehörigen Steckkupplung möglich, die in der Formgebung gasartspezifisch und damit unverwechselbar ist. Nachträgliche Manipulationen oder Umbauten an Schläuchen und Steckverbindungen sowie der Einsatz unspezifischer Adapter sind gesetzlich verboten [2].

Zur Vermeidung von Verwechslungen und zur Identifizierung von Schlauchleitungen und Anschlüssen sind die gasführenden Teile von Narkose- und Intensivrespiratoren mit *gasartspezifischen Farbkodierungen* versehen. Aufgrund der derzeitigen Gesetzeslage können sich daraus Probleme ergeben, da derzeit unterschiedliche Farbkodierungen zulässig sind:

Die nicht mehr gültige deutsche Industrienorm (DIN) 13 252 schrieb für Sauerstoff blaue, für Lachgas graue, für Druckluft gelbe und für Vakuum weiße Gaskennzeichnungen vor. Durch neue Europanormen (EN 739 = Europäische Norm für Niederdruck-Gasversorgungsschläuche und -anschlüsse, EN 740 = Europäische Norm für Anästhesiearbeitsplätze) wurde europaweit die farbliche Kennzeichnung von verschiedenen Gasarten vereinheitlicht und der internationalen Farbkennzeichnung (Norm ISO 32) angepasst. Von der Farbkennzeichnung betroffen sind Geräte, Schläuche, Wandauslässe und Rohrleitungen.

Die Gültigkeit der Kennfarben nach DIN 13 252 für medizinische Gase lief am 30. Juni 2006 ab. Die neuen europäischen Gaskennfarben (EN 739) orientieren sich an der internationalen Norm ISO 32, in der für Sauerstoff die Farbe Weiß, für Lachgas

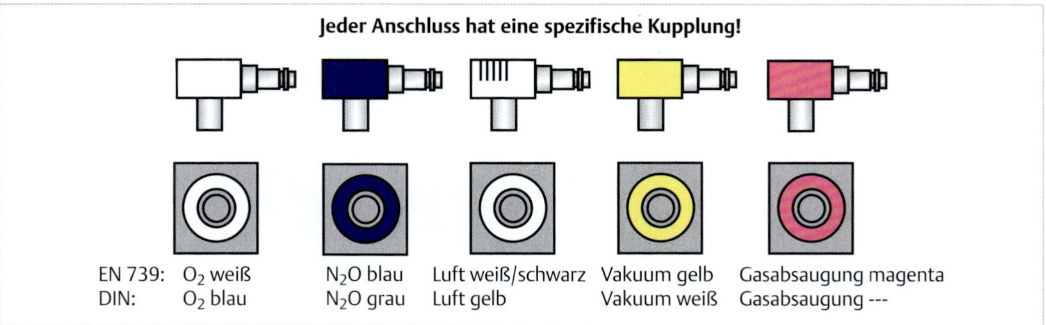

Abb. 14.1 Zentrale Gasversorgung. „Alte" und „neue" gasartspezifische Farbkodierungen (DIN 13 252 und EN 739).

die Farbe Blau, für Druckluft die Farbe Weiß/ Schwarz und für Vakuum die Farbe Gelb festgelegt wurde (s. ▶ Abb. 14.1).

In der EN 740 ist eine gasartspezifische Farbkennung jedoch nur optional gefordert: Alternativ ist auch eine farbneutrale gasartspezifische Kennung möglich. Farbneutral bedeutet, dass weder die Hintergrundfarbe noch die Beschriftungsfarbe Rückschlüsse auf die Gasart zulassen (⇨ weiße Schrift auf schwarzem Grund oder schwarze Schrift auf weißem Grund) ([3], [4]). Seit 1. Juli 2006 sind demnach für Farbkodierungen entweder die Farben nach EN 739 oder eine farbneutrale Kennzeichnung zu verwenden. Sollen die Medien farbig gekennzeichnet werden, ist die EN 739 bindend.

Es ist auch eine Mischverwendung aus farbneutralen und laut EN 739 gekennzeichneten Produkten möglich, so z. B. farbneutrale Schläuche und ein bereits nach EN 739 ausgeführtes Gerät (Displayfarben, Messröhrenkennzeichnung).

14.1.2 Transportrespiratoren

Bei Transportrespiratoren erfolgt die Bereitstellung von Sauerstoff über Gasflaschen, die unter hohem Druck stehen (bis 200 bar!). Reduzierventile vermindern den Gasdruck auf etwa 5 bar.

Da Sauerstoff in Flaschen gasförmig vorliegt, errechnet sich der Vorrat in l nach dem *Boyle-Mariotte-Gasgesetz* durch Multiplikation des Rauminhalts der Flasche mit dem am Manometer angezeigten Druck.

Formel

Boyle-Mariotte-Gasgesetz

$$\text{Volumen} \times \text{Druck} = \text{konstant}$$

$$\text{Gasvorrat (l)} = \text{Füllungsvolumen (l)} \times \text{Füllungsdruck (bar)}$$

Beispiel:

- Inhalt der Gasflasche: 2,5 l Sauerstoff
- Druck in der Gasflasche: 200 bar

⇨ verfügbare Sauerstoffmenge: 2,5 × 200 = 500 l

Die in der Notfallmedizin üblicherweise verwendeten 2,0-l-Flaschen beinhalten bei einem Flaschendruck von 200 bar demnach 400 l Sauerstoff.

Unter pneumatischer Betriebszeit versteht man, wie lange ein Patient mit einem Transportrespirator und einer O_2-Druckflasche beatmet werden kann. Sie wird nach folgender Formel berechnet:

Praxis

Pneumatische Betriebszeit (min)

$$\frac{\text{Gasvorrat(l/min)}}{\text{AMV(l)} + O_2\text{-Eigenverbrauch (l/min)}} \times \frac{100}{FiO_2(\%)}$$

In der Formel ist der O_2-Eigenverbrauch (= Gasverbrauch für die interne Steuerung des Transportrespirators) berücksichtigt *(⇨ pneumatischer Antrieb).*

Bei Transportrespiratoren beträgt der Gasverbrauch für die interne Steuerung zwischen 0,3 und 1 l/min (z. B. Oxylog 1000: 1 l/min, Oxylog 2000/ 3 000[plus]: 0,5 l/min, Weinmann Medumat: 0,3 l/ min).

Beim Transportrespirator Oxylog 3 000(plus) wird der aktuelle Sauerstoffverbrauch am Display angezeigt.

Beispiel:
Wird ein Patient mit einem Atemminutenvolumen (AMV) von 9 l/min und einer FiO_2 von 75 % beatmet und beträgt der O_2-Eigenverbrauch 0,5 l/min, reicht der O_2-Vorrat bei Verwendung einer 2l-Flasche für etwa 56 min aus.
⇨ pneumatische Betriebszeit = (400 : 9,5) × (100 : 75) = 56,1

Wird der Transportrespirator auf die Betriebsart *„Air-Mix“* (FiO_2 ≈ 60 %) gestellt, erhöht sich die Betriebszeit auf etwa 70 min, da der Respirator zusätzlich Umgebungsluft ansaugt *(⇨ Venturi-Prinzip).*

Beispiele: Dräger Produktlinie Oxylog, Weinmann Produktlinie Medumat

Transportrespiratoren mit Turbinenantrieb (Flowgenerator) haben den Vorteil, dass sie komplett unabhängig von Druckluft arbeiten. Die Betriebszeit des Beatmungsgeräts hängt von der Akkukapazität ab (je nach Hersteller zwischen 5 und 9 h).

Beispiele: Hamilton T 1, Monnal T 60 (Air Liquide), EVE (Stephan)

14.2 Gasmischer

Der Gasmischer hat eine einstellbare Sauerstoffkonzentration (FiO_2) im Atemgas zu gewährleisten. Die Ausgangsgase (Sauerstoff und Luft oder Sauerstoff und Lachgas) sollen so gemischt werden, dass die gewünschte Konzentration entsteht. Drei Arten von Gasmischern werden unterschieden:

- Druckgasmischer
- Frischgasmischer
- Injektormischer

14.2.1 Druckgasmischer

Die Gase werden direkt aus der Zentralversorgung über Dosierventile für Sauerstoff und Luft zusammengemischt. Die O_2-Konzentration wird über einen Regler am Respirator eingestellt und am Display abgelesen.

Das Gasgemisch kann auch als Antrieb verwendet werden, da hohe Drücke möglich sind (⇨ pneumatischer Antrieb).

Beispiel: Dräger Respiratoren Savina und Carina

Bei den Intensivrespiratoren vom Typ Dräger Evita erfolgen die Applikation der eingestellten Sauerstoffkonzentration (FiO_2) und die Volumendosierung über 2 Gasdosierventile, sog. High-Pressure-Servoventile (HPSV). Diese beiden Ventile steuern:

- den Atemgasfluss ($\dot{V}$)
- das Atemhubvolumen (VT)
- die inspiratorische Sauerstoffkonzentration (FiO_2)

Das *HPS-Ventil* besteht aus einer Lochblende, in der eine Rubinkugel beweglich gelagert ist. In Abhängigkeit vom Abstand zwischen Kugel und Lochblende entsteht eine unterschiedlich große Ringspaltfläche, durch die eine bestimmte Atemgasmenge pro Zeiteinheit (= Flow) fließt (▶ Abb. 14.2). Die HPS-Ventile werden bis zu 20 000-mal/min nachreguliert.

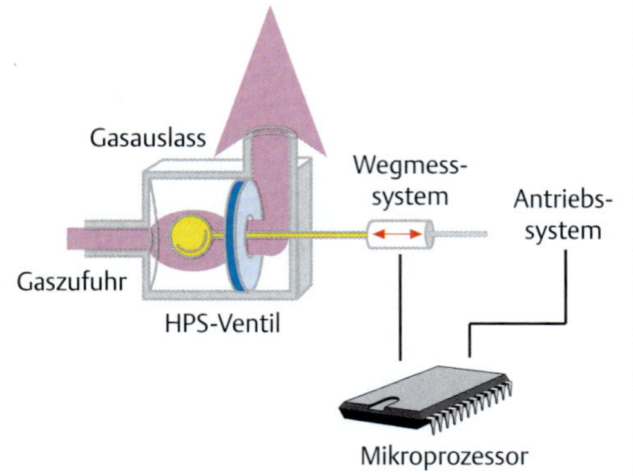

Abb. 14.2 Gasdosierventil. Aufbau eines High-Pressure-Servoventils (HPS-Ventil).

Beim Pädiatrie-Intensivrespirator *Dräger Babylog 8 000/8 000plus* und beim Narkoserespirator *Dräger Zeus* erfolgt die Applikation der eingestellten Sauerstoffkonzentration (FiO_2) und des Atemgasflusses (Flow) über eine *digitale Ventilbank* (= elektronisch gesteuerte Dosierventile für Sauerstoff und Luft), die aus mehreren parallel geschalteten Dosierventilen mit unterschiedlicher Querschnittsfläche besteht. Aus der Zahl und der Größe der geöffneten Ventile ergeben sich die vorgegebene FiO_2 sowie die Höhe des Atemgasflusses. Die digitale Ventilbank ermöglicht eine präzise Einstellung des kontinuierlichen Atemgasflusses (Flow) und der inspiratorischen Sauerstoffkonzentration (FiO_2) mit einer Toleranz (= Abweichung vom eingestellten Wert) von ± 1 %.

14.2.2 Strömungsmischer (Frischgasmischer)

In Narkoserespiratoren erfolgt nach Reduzierung der Gasdrücke auf 0,2 bar die Mischung von Sauerstoff/Luft bzw. Sauerstoff/Lachgas über *mechanische/pneumatische* oder *elektronische Frischgasmischer.*

Mechanische/pneumatische Frischgasdosierung

Bei *mechanischen/pneumatischen Frischgasmischern* erfolgt die Mischung der Atemgase über *Feinregulierventile* in Gasflussröhren (Rotameter). Diese bestehen aus senkrecht angeordneten Glasröhren mit einem Schwimmer (= Schwebekörper), der in Abhängigkeit vom Gasfluss steigt oder sinkt und damit Messung und Kontrolle des Gasflusses erlaubt (▶ Abb. 14.3). Der Gasfluss wird an der oberen Kante des Schwimmers abgelesen. Die Toleranzen werden von den Herstellern mit ± 3 % angegeben [2]. Aufgrund des niedrigen Flows können Strömungsmischer nicht als Antriebssystem verwendet werden.

Beispiele:

Narkoserespiratoren: Dräger Fabius, GE-Healthcare Aespire, Heinen + Löwenstein Leon

Elektronische Frischgasdosierung

Bei einer *elektronisch gesteuerten Gasdosierung* werden die Atemgase (Sauerstoff/Luft bzw. Sauerstoff/Lachgas) über Gaseinlassventile (Regelventile) entsprechend dem eingestellten Mischungsverhältnis (= eingestellte FiO_2) in den Gasmischtank geleitet. Die Ventile werden zeitgesteuert geöffnet und geschlossen. Flow und Druck der einströmenden Atemgase werden überwacht, sodass der elektronisch gesteuerte Mischer unabhängig von den Versorgungsdrücken arbeitet. Der Gesamtfrischgasfluss wird mithilfe eines Proportionalventils (= Flow-Regelventil) gesteuert (▶ Abb. 14.4). Alle Parameter erscheinen numerisch am Respiratordisplay.

Beispiele:

Narkoserespiratoren: Dräger Perseus, Atlan, Primus; GE-Healthcare Aisys, Avance; Carestation 650;

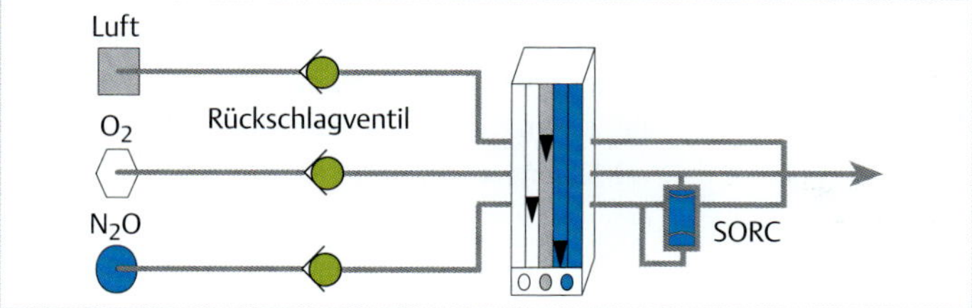

Abb. 14.3 Frischgasmischer. Mechanische/pneumatische Frischgasdosierung – Gasmischung über Gasflussröhren (Rotameter). SORC = Sensitive Oxygen Ratio Controller.

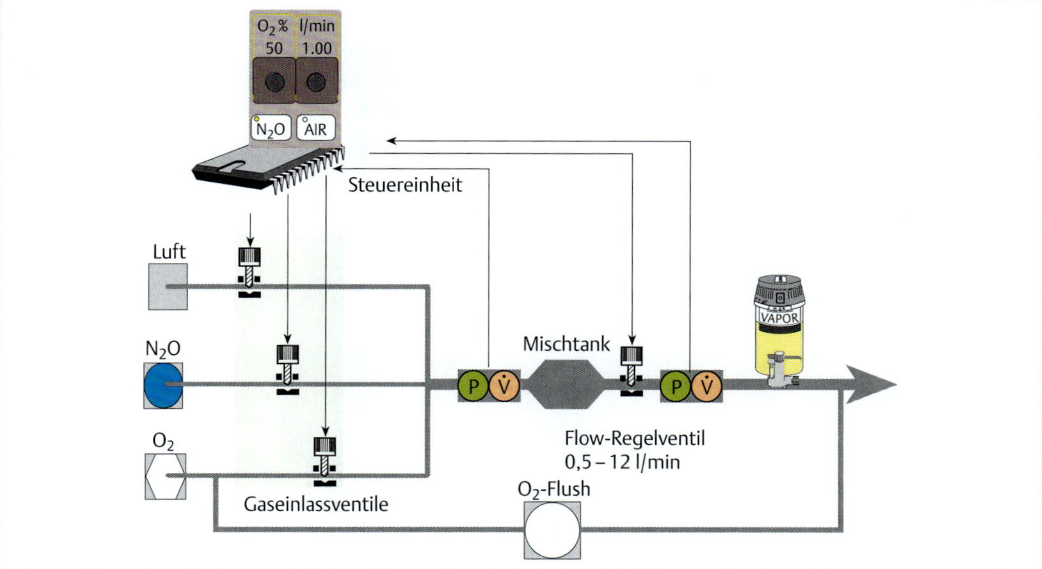

Abb. 14.4 Elektronische Frischgasdosierung.

Getinge/Maquet Flow-*i*; Heinen + Löwenstein Leon-Plus

Vorteile elektronischer Frischgasmischer:

- einfache Bedienung
- präzise Einstellung des Frischgasflusses
- schneller und einfacher Wechsel von „High-Flow-Anästhesie“ zu „Low-Flow-Anästhesie“
- Sauerstoffanteil unabhängig vom Trägergas
- Voreinstellungen möglich
- alle Gasausfälle werden angezeigt und alarmiert
- O_2-Verhältnisregelung (SORC = Sensitive Oxygen Ratio Controller)

Um die Applikation hypoxischer Gasgemische zu verhindern, haben Narkoserespiratoren als *Sicherheitseinrichtung* eine Lachgassperre *(= Oxygen Ratio Controller [ORC])* eingebaut. Darunter versteht man ein Steuerelement, welches den Zufluss von Lachgas in Abhängigkeit vom Sauerstoff-Flow automatisch über ein O_2-Flow-Regelventil (Proportionalventil) reduziert, sodass eine Sauerstoffkonzentration im Frischgas von mindestens 25 Vol.-% gewährleistet ist.

Die heutigen Generationen der Narkoserespiratoren sind mit einer *O_2-Verhältnisregelung (SORC = Sensitive Oxygen Ratio Controller)* ausgestattet, um eine O_2-Konzentration von mindestens 25 Vol.-% auch bei einem O_2-Flow < 0,5 l/min zu gewährleisten.

Die O_2-Verhältnisregelung begrenzt den N_2O-Flow in Abhängigkeit vom O_2-Flow. Die an den Feindosierventilen *(Proportionalventile)* eingestellten O_2- und N_2O-Flows erzeugen an 2 Drosseln Steuerdrücke für die Steuermembranen des SORC (▶ Abb. 14.5). Das Druckverhältnis an den Steuermembranen reguliert den N_2O-Flow. In Abhängigkeit der Höhe des eingestellten Frischgasflusses wird der N_2O-Flow begrenzt:

Info

SORC-System

- Frischgasfluss von > 1 l/min ⇨ O_2-Anteil beträgt mindestens 25 Vol.-%.
- Frischgasfluss von 0,25–1 l/min ⇨ O_2-Anteil beträgt mindestens 250 ml/min.
- Bei einem Frischgasfluss ≤ 250 ml/min beträgt die Sauerstoffkonzentration 100 %.

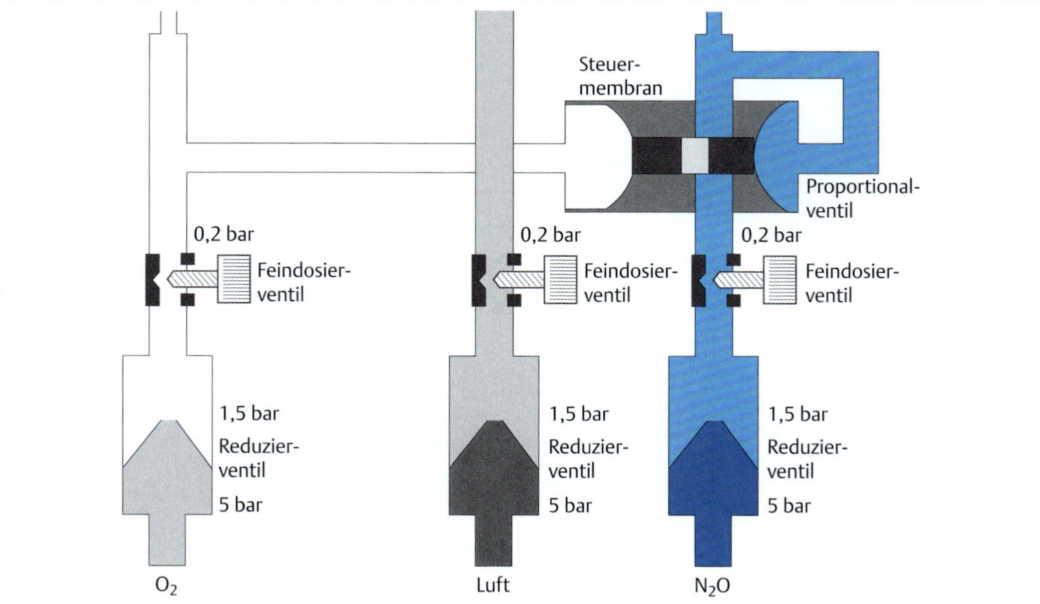

Abb. 14.5 SORC-System. Sensitive Oxygen Ratio Controller (SORC): Funktionsprinzip.

Cave

- SORC ist kein sauerstoffspezifisches Überwachungssystem ⇨
- kein sicherer Schutz vor hypoxischen Gasgemischen, insbesondere bei hohem Rückatmungsanteil!

14.2.3 Injektormischer

Der Sauerstoff tritt als Jet-Strahl in eine Venturi-Düse ein, wobei zusätzlich Umgebungsluft in den Gasmischer angesaugt wird.

Nachteil: nur Air-Mix (FiO_2 etwa 60 %) oder No-Air-Mix (FiO_2 100 %) möglich

Beispiele:

Transportrespiratoren: Dräger Oxylog 1000, 2000, Weinmann Medumat Standard

Definition

Venturi-Effekt

Strömt Gas (z. B. Sauerstoff) durch eine sich verengende Röhre (= Düse), so erhöht sich einerseits die Geschwindigkeit, mit der das Gas die Düse verlässt, andererseits kommt es infolge der Expansion des Gases zu einem Druckabfall hinter der Düse. Ist an dieser Stelle der statische Druck kleiner als der atmosphärische Druck, entsteht eine *Sogwirkung*: Raumluft wird angesaugt (s. ▶ Abb. 14.7).

Die Menge der angesaugten Raumluft in das Venturi-System ist vom inspiratorischen Beatmungsdruck abhängig. Es gilt:

Info

Je höher der inspiratorische Beatmungsdruck, desto weniger Raumluft wird über den Venturi-Effekt angesaugt.

14.3 Klassifizierung der Respiratoren nach dem Steuerprinzip

Zur Realisierung unterschiedlicher Beatmungsformen sind in Narkose- und Intensivrespiratoren differenzierte *Ventilsteuerungen* notwendig.

Die *Steuerung („Cycling")* setzt die vorgegebenen Einstellwerte in Maschinendaten um. Sie befehligt die Richtungsventile und legt fest, zu welchem Zeitpunkt die Umschaltung von Inspiration auf Exspiration und umgekehrt durch Öffnen und Schließen des Exspirations- bzw. des Inspirationsventils erfolgt (▶ Abb. 14.6).

Merke

Die **Steuerung** sorgt für die Richtung des Atemgasstroms während der Inspiration und der Exspiration sowie für den zeitlichen Ablauf des Atemzyklus.

Folgende Einstellgrößen können als *„Steuerungsparameter" (= Zyklusvariable)* fungieren:

- Zeit
- Beatmungsdruck
- Flow
- Atemhubvolumen

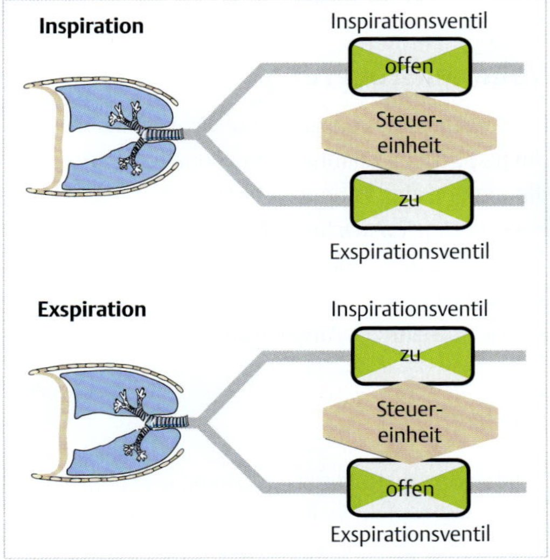

Abb. 14.6 Ventilstellung während des Atemzyklus.

14

14.3.1 Inspiratorische Steuerungen

Folgende Steuerungsparameter können die Inspiration beenden:

Zeitsteuerung

Der Ablauf einer vorgegebenen Zeit beendet die Inspiration. Die Umschaltung von Inspiration auf Exspiration erfolgt ausschließlich durch ein Signal vom Respirator unabhängig von der Eigenatmung des Patienten *(=Maschinensteuerung)*. Diese Form der Steuerung findet sich bei kontrollierten (mandatorischen) Beatmungshüben. Intensiv- und Narkoserespiratoren sind primär zeitgesteuert.

Drucksteuerung

Das Erreichen bzw. Überschreiten der *oberen Druckbegrenzung* beendet die Inspiration. Die Drucksteuerung ist eine *Sicherheitseinrichtung* von Respiratoren und der Zeitsteuerung übergeordnet. Sie findet sich bei kontrollierten und augmentierenden Beatmungsformen.

Flowsteuerung

Das Unterschreiten eines fix vorgegebenen oder variabel einstellbaren Inspirationsflows (z. B. 25 % des Spitzenflows) beendet die Inspiration. Diese Form der Steuerung kommt bei der *Beatmungsform PSV/ASB* zur Anwendung.

Volumensteuerung

Die Abgabe eines vorgewählten Volumens beendet die Inspiration, unabhängig davon, ob das Atemgas die Lungen des Patienten erreicht hat oder durch eine Leckage entwichen ist.

Die Volumensteuerung kommt in den heutigen Generationen von Intensiv- und Narkoserespiratoren nicht mehr zur Anwendung.

> **Info**
>
> Intensiv- und Narkoserespiratoren sind primär *zeitgesteuert* und verfügen als Sicherheitseinrichtung über eine übergeordnete Drucksteuerung.

14.3.2 Exspiratorische Steuerungen

Folgende Steuerungsparameter beenden die Exspiration:

Zeitsteuerung

Der Ablauf einer vorgegebenen Zeit beendet unabhängig von einer Eigenatmung des Patienten die Exspiration *(=Maschinensteuerung)*. Diese Form der Steuerung findet sich bei *kontrollierten Beatmungshüben*.

Patiententrigger

Den Startpunkt für die Inspiration erhält die Steuerung durch das elektronische Schaltelement *Trigger*. Das Auslösen eines Triggers bewirkt die Öffnung des Inspirationsventils und der Patient erhält die am Respirator eingestellte Atemunterstützung. Diese Form der Steuerung findet sich bei *augmentierenden Beatmungsformen*.

Parallelsteuerung (Mischsteuerung)

In Respiratoren sind mehrere Steuerungskriterien miteinander kombiniert, um steuerungsspezifische Nachteile zu kompensieren und die Patientensicherheit zu erhöhen.

PSV/ASB

- *Flowsteuerung:* Öffnen des Exspirationsventils, wenn der Inspirationsflow einen bestimmten Wert (z. B. 25 %) des inspiratorischen Spitzenflows unterschritten hat.
- *Zeitsteuerung:* Öffnen des Exspirationsventils nach Ablauf eines bestimmten Zeitintervalls (z. B. Dräger Intensivrespirator Typ Evita nach 4 s, Getinge/Maquet Intensivrespirator Typ Servo nach 2,5 s [⇨ Vorliegen einer Leckage]). Bei manchen Intensivrespiratoren kann eine übergeordnete Zeitsteuerung auch manuell eingestellt werden (z. B. „NIV-Modus“ beim Dräger Intensivrespirator Typ Evita).
- *Drucksteuerung:* Bei Erreichen bzw. Überschreiten der oberen Druckalarmgrenze (z. B. durch Gegenatmung, „Pressen“ oder Husten) schaltet der Respirator auf Exspiration um.

CMV, SIMV, BIPAP

- *Zeitsteuerung:* Die mandatorischen Beatmungshübe sind primär zeitgesteuert, als Sicherheitseinrichtung fungiert eine übergeordnete Drucksteuerung.
- *Drucksteuerung:* Bei Erreichen bzw. Überschreiten der oberen Druckalarmgrenze (z. B. durch Gegenatmung, „Pressen" oder Husten) schaltet der Respirator auf Exspiration um.

14.4 Triggerung

Der Trigger ist ein *Schaltelement* des Beatmungsgeräts, welches die Interaktion zwischen Patient und Respirator ermöglicht. Über einen spezifischen Steuermechanismus (Messsignal) erkennt der Respirator spontane Einatembemühungen des Patienten und löst einen maschinellen Beatmungshub aus *(patientengetriggerte augmentierte Beatmung).* Löst der Patient den Trigger nicht aus, erfolgt in Abhängigkeit von der eingestellten Beatmungsform eine zeitgesteuerte (= maschinengesteuerte) volumen- oder druckkontrollierte Beatmung entsprechend den eingestellten Parametern

Merke

- Bei Ausbleiben der Patiententriggerung erfolgt in Abhängigkeit von der eingestellten Beatmungsform die Umschaltung von Inspiration auf Exspiration und umgekehrt entsprechend der Zeitsteuerung des Respirators (= Maschinensteuerung).
- Bei druckunterstützten Spontanatmungsverfahren (PSV/ASB, VS, PPS/PAV, NAVA) erfolgt bei Ausbleiben der Patiententriggerung nur dann eine maschinell kontrollierte Beatmung, wenn ein „Back-up-Modus" (⇨ Apnoeventilation) aktiviert ist!
- Wird die Triggervariable vom Respirator ausgelöst, darf nicht von Triggerung im Sinne der augmentierten Beatmung gesprochen werden, da der Inspirationsbeginn durch die Zeitsteuerung des Respirators – und nicht vom Patienten – ausgelöst wird.

14.4.1 Pneumatikabhängige Triggerung

Die Auslösung der Inspiration wird durch Messung eines bestimmten Druck-, Flow- oder Volumensignals ausgelöst. Demnach können 3 Arten von Triggermechanismen *(= Triggervariable)* unterschieden werden:

- Drucktrigger
- Flowtrigger
- Volumentrigger

Elektronische *Drucktrigger* arbeiten mit *Drucksensoren*, die den negativen Druck unter PEEP als Startkriterium benützen und in elektrische Spannung umwandeln, wobei das Inspirationsventil bei entsprechender Signalstärke öffnet. Die *Triggerschwelle (Triggerempfindlichkeit)* ist der Betrag, um den der Druck unter den Bezugsdruck (= PEEP) abfallen muss, damit eine Inspiration ausgelöst wird (*relativer Drucktrigger*; s. u.). Je nach Gerätetyp und Software kann die Triggerschwelle für die Drucktriggerung manuell eingestellt werden oder sie ist fix vorgegeben.

Praxis

Empfohlene Triggerschwelle: 1 mbar unter PEEP.

- *Absoluter Drucktrigger:* Triggerschwelle bezieht sich auf den Atmosphärendruck (= Druck 0 mbar) ⇨ Zur Auslösung der Inspiration muss der PEEP überwunden werden.
  Cave: Änderungen der Einstellung des PEEP-Niveaus haben Auswirkungen auf die Höhe der Triggerschwelle.
- *Relativer Drucktrigger:* Triggerschwelle bezieht sich auf den PEEP. Änderungen der Einstellung des PEEP-Niveaus haben keine Auswirkungen auf die Triggerschwelle.

Cave

Ein intrinsischer PEEP erhöht die Triggerschwelle!

Die heutigen Generationen von Intensivrespiratoren verfügen über relative Drucktrigger.

Bei einer *Flowtriggerung* werden bereits geringste Veränderungen des inspiratorischen Gasflusses über den Flowsensor direkt gemessen und als Startkriterium benutzt. Die Triggerschwelle wird als Flowäquivalent in l/min am Respirator eingestellt. Die heutigen Generationen von Intensivrespiratoren verfügen praktisch alle über Flowtrigger, da die zur Auslösung des Triggers notwendige Atemarbeit *(Triggerarbeit)* geringer ist als bei einem Drucktrigger [5].

Praxis

Empfohlene Triggerschwelle: 2–5 l/min

Bei der *Volumentriggerung* erkennt der Respirator über einen spezifischen Flowsensor *(2-fach-Hitzedraht-Anemometer)* kleinste Volumenverschiebungen, um die gewünschte Druckunterstützung auszulösen. Beim *Dräger Babylog 8 000/8 000plus* können *Triggervolumina* zwischen 0,02 und 3 ml entsprechend einer relativen Skalierung von 1–10 eingestellt werden. Aufgrund des Constant-Flow-Prinzips entfällt die ventilbedingte Atemarbeit für das Auslösen des Triggermechanismus.

Eine zu *hohe Triggerschwelle*, insbesondere bei COPD-Patienten, führt zu Erhöhung der isometrischen Atemarbeit mit der Gefahr der respiratorischen Erschöpfung.

Bei zu *niedriger Triggerschwelle* kann es zur *„Selbsttriggerung“ („Autotriggerung“)* kommen: Geringe Schwankungen von Druck, Flow oder Volumen, z. B. durch Bewegung des Patienten (Pflegemaßnahmen, Lagerungsmanöver) oder der Atemschläuche, können bereits eine unerwünschte geräteseitige Inspiration auslösen. In diesem Fall muss die Triggerschwelle erhöht werden.

Unter *Triggerlatenz* versteht man die Zeitverzögerung zwischen Erreichen der Triggerschwelle und der Auslösung des maschinellen Beatmungshubs. Die Triggerlatenz ist gerätespezifisch. Sie soll kleiner als 100 ms sein (z. B. Dräger Babylog 8 000/8 000plus: 40–60 ms).

Die Triggerfunktion ist nur innerhalb eines bestimmten *Erwartungszeitfensters („Triggerfenster“)* aktiv.

Beispiele:

- Beatmungsform BIPAP: Die letzten 25 % der Phasenzeiten.
- Beatmungsform SIMV: 5 s ⇨ bei Exspirationszeiten < 5 s erstreckt sich das Triggerfenster über die gesamte Exspirationszeit.

14.4.2 Pneumatikunabhängige Triggerung

Im Unterschied zu einer konventionellen pneumatischen Triggerung, bei der die Auslösung des Triggers durch Fluss- oder Druckänderungen im Beatmungssystem erfolgt (Flow- bzw. Drucktriggerung), wird bei einer pneumatikunabhängigen Triggerung die Innervierung des Zwerchfells als Triggerimpuls verwendet *(= neuronale Triggerung)*. Die Ableitung des elektrischen Zwerchfellsignals *(= Electrical Activation of Diaphragmatic Impulse [Edi])* erfolgt über eine modifizierte Magensonde, an deren Ende 10 Elektroden angebracht sind (vgl. Kap. 4.3.8 unter „Neurally Adjusted Ventilatory Assist“).

Die inspiratorische Druckunterstützung beginnt unmittelbar mit der Zwerchfellkontraktion, d. h. mit der Registrierung des elektrischen Zwerchfellsignals (Edi) im Respirator *(= neuroventilatorische Kopplung)*.

Merke

- Die inspiratorische Druckunterstützung beginnt unmittelbar mit der Registrierung des elektrischen Zwerchfellsignals, d. h. mit der Innervierung des Zwerchfells.
- NAVA ist das einzige Beatmungsverfahren, bei dem die inspiratorische Druckunterstützung unabhängig von einem pneumatischen Steuersignal ausgelöst wird *(= neuronale Triggerung)*!

Die neuronale Triggerschwelle (= Trigger-Edi) zur Auslösung der inspiratorischen Druckunterstützung wird nicht als Absolutwert eingestellt, sondern als Signalstärke (in µV) über der minimalen abgeleiteten Edi (s. ▶ Abb. 4.104).

Beispiel:
Wird die Trigger-Edi auf 0,5 µV eingestellt und beträgt die minimale abgeleitete Edi 0,2 µV, wird die inspiratorische Druckunterstützung bei einer abgeleiteten Edi von 0,7 µV ausgelöst.

Flow- bzw. Drucktrigger bleiben auch im NAVA-Modus aktiviert und können weiterhin einen augmentierten Atemhub auslösen, falls das Edi-Signal nicht erkannt wird. So ist sichergestellt, dass z. B. bei Dislokation der Sonde eine pneumatische Triggerung durch das Beatmungsgerät erfolgt.

14.5 Klassifizierung der Respiratoren nach dem Antriebsprinzip

Der *Antrieb* ist die Energieversorgung des Respirators und gewährleistet die Atemgasapplikation.

14.5.1 Antriebsarten (Energiequellen)

Pneumatisch

Diese Respiratoren werden entweder mit *Druckluft* oder mit *Sauerstoff* angetrieben. Sie benötigen eine zentrale Druckluftversorgungsanlage oder eine Druckluft- bzw. Sauerstoffflasche. Da sie unabhängig vom elektrischen Strom einsetzbar sind, sind sie in speziellen Situationen wie z. B. Beatmung während des Patiententransports, in der Überdruckkammer oder bei Stromausfall von Bedeutung.

Beispiele:
- Narkoserespiratoren: GE-Healthcare Aisys, Avance, Aespire; Getinge/Maquet Flow-*i*; Heinen-Löwenstein Leon/LeonPlus
- Transportrespiratoren: Dräger Produktlinie Oxylog, Weinmann Produktlinie Medumat

Beim pneumatischen Antrieb ist bei Narkoserespiratoren ein Balg in einer druckdichten Kammer befestigt („Bag-in-Bottle"-Prinzip), welcher in der Inspirationsphase durch Einströmen von Druckluft komprimiert wird (s. ▶ Abb. 14.11).

Elektrisch

Intensivrespiratoren sowie einige Narkoserespiratoren und Transportrespiratoren benützen diese Energiequelle. Der elektrische Antrieb erfolgt entweder über *Wechselstrom* (Stromnetz) oder über Gleichstrom (Akku).

Bei Narkoserespiratoren mit *elektrischem Antrieb* wird das Atemgas über eine Kolben-Zylinder-Einheit (= Kolbenventilator) oder über eine Turbine (= Turbinenventilator) appliziert.

Beispiele:
- Intensivrespiratoren: Dräger Produktlinie Evita; Maquet Produktlinie Servo, Löwenstein Medical Produktlinie Elisa, GE Carescape R 860, Hamilton G5, C 6
- Narkoserespiratoren: Dräger Zeus, Perseus, Atlan, Primus, Fabius
- Transportrespiratoren: Hamilton T 1, Monnal T 60 (Air Liquide), EVE (Stephan)

14.6 Klassifizierung der Respiratoren nach dem Atemgasdosierprinzip (Funktionsprinzip)

Für die Atemgasapplikation kommen folgende Funktionsprinzipien zur Anwendung:
- Constant-Flow-System
- Demand-Flow-System
- intermittierendes Constant-Flow-System („Flow-Zerhacker")
- Atemgasdosierung über ansteuerbare Hochdruckdosierventile („High-Pressure-Servoventile")
- Atemgasdosierung über Proportionalventile
- Balg-System
- Kolbenventilator-System
- Reflektor-System
- Blower-System (Turbinen-System)

14.6.1 Constant-Flow-System

Bis zu einem Körpergewicht von etwa 10 kg kommen v. a. zeitgesteuerte, druckregulierte *Constant-Flow-Respiratoren* mit elektronischer Steuerung über Mikroprozessoren zur Anwendung, um die Atemarbeit für das Öffnen von Demand-Ventilen zu vermeiden (s. ▶ Abb. 13.5).

Der Dräger Intensivrespirator Babylog VN500 verfügt zwecks besserer Triggersteuerung über einen ständigen Basisflow von 6 l/min. Der Übergang zu den Constant-Flow-Respiratoren ist somit fließend.

Folgende Pädiatrierespiratoren arbeiten nach dem Constant-Flow-Prinzip:

- Babylog 8 000/8 000plus (Dräger)
- Fabian HFO (Acutronic)
- LeoniPlus (Heinen + Löwenstein)
- Stephanie (Stephan)
- Infant Star (Infrasonics)

Bei diesen Geräten fließt Atemgas (Sauerstoff/Luft) *kontinuierlich*, d. h. während der In- und Exspirationsphase *(⇨ Continuous-Flow-System)*, über Filter und Rückschlagventile zu den Druckreglern, die für beide Atemgase einen konstanten Systemdruck erzeugen. Die Rückschlagventile verhindern ein Zurückströmen von Atemgas in die zentrale Gasversorgung.

Das von der zentralen Gasversorgung kommende Frischgas (Sauerstoff und Druckluft) wird im Gasmischer entsprechend der eingestellten inspiratorischen Sauerstoffkonzentration (FiO_2) zusammengemischt.

Der Respirator Fabian HFO hat als Gasmischer eine elektronische *Proportionalventilsteuerung* mit eingebauten Durchflusssensoren. Der Mikroprozessor steuert entsprechend der Einstellung des FiO_2-Reglers die Öffnungsweite (Querschnittsfläche) der beiden Atemgasdosierventile, sodass im Gasmischer ein Sauerstoff-Luft-Gemisch mit der eingestellten inspiratorischen Sauerstoffkonzentration (FiO_2) entsteht.

Beim Babylog 8 000plus erfolgt die Atemgasdosierung und Einstellung der inspiratorischen Sauerstoffkonzentration über eine elektronisch gesteuerte *digitale Ventilbank* (= elektronisch gesteuerte Dosierventile für Sauerstoff und Luft), die aus je 10 parallel geschalteten Dosierventilen mit unterschiedlichen Querschnittsflächen besteht. Durch unterschiedliche Kombination der Ventile werden ein präziser kontinuierlicher Frischgasfluss (Flow) und eine exakte inspiratorische Sauerstoffkonzentration (FiO_2) mit einer Toleranz (= Abweichung vom eingestellten Wert) von ± 1 % gewährleistet.

Das Frischgasgemisch (Sauerstoff/Luft) fließt über den Inspirationsschenkel, in dem die Atemgasklimatisierungseinheit zur Anfeuchtung und Erwärmung des Atemgases zwischengeschaltet ist, durch das Y-Stück zum Patienten. Vereinfacht besteht ein Constant-Flow-Beatmungssystem aus einer Atemgasquelle mit T-förmigem Schlauchsystem und einem Exspirationsventil, das den Druck (Pinsp und PEEP) im Beatmungssystem steuert (s. ▶ Abb. 13.5).

Durch Öffnen und Schließen des *Exspirationsventils* (= Membranventil), welches als Steuerventil fungiert, entstehen In- und Exspirationsphasen (s. ▶ Abb. 13.5):

Während der *Inspiration* wird über das Exspirationsventil in Abhängigkeit von der vorgegebenen Druckbegrenzung (= Steuerdruck) nur so viel Atemgas freigegeben, wie für die Aufrechterhaltung des vorgegebenen Inspirationsdrucks (Pinsp) notwendig ist und bis es zur Umleitung des Atemgases in die Lungen kommt. Die inspiratorische Drucklimitierung wird somit über die Membran des Exspirationsventils (= Membranventil) geregelt, die gerade so viel vom kontinuierlichen Atemgasfluss entweichen lässt, dass der Inspirationsdruck bis zum Ende der Inspirationszeit als Plateaudruck gehalten wird.

Während der *Exspiration* wird ein Steuerdruck an der Membran des Exspirationsventils generiert, sodass der Druck im Beatmungssystem auf PEEP-Niveau abfällt und das kontinuierlich fließende Atemgas durch das offene Exspirationsventil entweichen kann (s. ▶ Abb. 13.5 und ▶ Abb. 14.8c).

Da die Inspirationszeit (TI) und der inspiratorische Flow ($\dot{V}$) vorgegeben werden, kann aus diesen 2 Parametern das verabreichte Tidalvolumen (ungeachtet des Leckagevolumens!) berechnet werden, sofern die Druckbegrenzung nicht erreicht wird. Sobald die Drucklimitierung erreicht wird, entweicht Atemgas über die Membran des Exspirationsventils. Folge ist, dass das applizierte Tidalvolumen kleiner ist als das errechnete.

$$VT = \dot{V} \times TI$$

Beispiel:
Flow 10 l/min, Tinsp 0,7 s
Da der Flow in l/min und TI in s angegeben wird, muss zunächst in l/s umgerechnet werden:
⇨ VT = (10 : 60) × 0,7 = 0,12 l. Das Tidalvolumen beträgt 120 ml.

Unabhängig von der Einstellung des konstanten inspiratorischen Flows kann der exspiratorische Flow (Basisflow) variiert werden, um den dynamischen Widerstand bei der Ausatmung zu reduzieren (⇨ exspiratorischer Flow < inspiratorischer Flow). Die exspiratorische Floweinstellung erfolgt beim Dräger Babylog 8 000/8 000plus über die Funktionstaste „VIVE" *(= Variable Inspiratory and Variable Expiratory Flow)* im Respiratormenü.

Die Messung des Atemgasflusses (Flow) erfolgt mittels eines spezifischen Flowsensors (2-fach-Hitzedraht-Anemometer), welcher patientennah am Y-Stück eingebaut ist.

Constant-Flow-Respiratoren verfügen über eine Volumentriggerung, d. h., der Respirator erkennt über den Flowsensor kleinste Volumenverschiebungen, um die gewünschte Druckunterstützung auszulösen. Aufgrund des Constant-Flow-Prinzips entfällt die ventilbedingte Atemarbeit für das Auslösen des Triggermechanismus.

Drucksensoren messen den Atemwegsdruck am inspiratorischen und exspiratorischen Anschluss des Respirators.

14.6.2 Demand-Flow-System

Dieses System kommt in allen Intensivrespiratoren als „Demand-Flow-CPAP" oder „Maschinen-CPAP" zur Anwendung. Bei einem Demand-Flow-System wird nur dann Atemgas geliefert, wenn der Patient einatmet, d. h., der Patient muss den Gasfluss „anfordern" (engl.: *to demand*). Der Respirator misst den Druck im Beatmungssystem mittels eines Differenzdrucksensors *(⇨ „Soll-Ist-Vergleich")*. Sinkt der gemessene Druck unter das eingestellte CPAP-Niveau *(⇨ Patient atmet ein)*, öffnet ein *Demand-Ventil* (Inspirationsventil) und dosiert einen Inspirationsflow in der Höhe, der erforderlich ist, um das eingestellte CPAP-Niveau zu halten *(= „Bedarfsflow")*. Ist das gewünschte Druckniveau erreicht, so wird kein Atemgas mehr geliefert. Es wird damit nur so viel Atemgas verbraucht, wie der Patient tatsächlich atmet (s. ▶ Abb. 4.8; vgl. Kap. 4.3.6 unter „Spontanatmung mit kontinuierlichem positivem Atemwegsdruck").

Definition

Unter einem **Demand-Ventil** versteht man ein Regelventil (= Proportionalventil), dessen Funktion es ist, gerade so viel Atemgas zu liefern, dass der Druck im Beatmungssystem konstant bleibt.

Da das Öffnen des Inspirationsventils vom Patienten getriggert werden muss, erfolgt der Gasfluss zeitverzögert (⇨ Triggerlatenz).

Während der Exspiration übersteigt der Atemwegsdruck das eingestellte Druckniveau, das Demand-Ventil ist geschlossen. Die Ausatmung erfolgt über das Exspirationsventil, das gleichzeitig die Funktion eines PEEP-Ventils erfüllt (s. ▶ Abb. 4.71).

Vorteile:
- geringerer Atemgasverbrauch
- Möglichkeit der exspiratorischen Atemvolumenmessung

Nachteile:
- Triggerung des Inspirationsflows erfolgt nicht verzögerungsfrei ⇨
- Patient muss bei jeder Inspiration zumindest eine geringe zusätzliche Atemarbeit zur Triggerung des Demand-Ventils leisten (⇨ bei den heutigen Generationen von Intensivrespiratoren klinisch vernachlässigbar).

14.6.3 Intermittierendes Constant-Flow-System (Flow-Zerhacker-Prinzip)

Beim Flow-Zerhacker-Prinzip liefert der Respirator einen konstanten, fest vorgegebenen Atemgasfluss, der durch die Steuereinheit über das Inspirationsventil an- und abgeschaltet wird. Während der Inspiration wird Atemgas vom Beatmungsgerät zum Patient geleitet, während der *Exspiration* wird der konstante *Gasstrom unterbrochen („zerhackt")*, damit nicht Atemgas ungenützt in die Atmosphäre abgegeben wird. Das vom Patienten ausgeatmete Atemgas wird direkt über das Exspirationsventil an die Umgebung abgegeben. Die Beatmung erfolgt, indem über die Steuereinheit während der Inspiration das Inspirationsventil geöffnet, das Exspirationsventil geschlossen und während der Exspiration das Inspirationsventil geschlossen, das Exspirationsventil geöffnet wird (▶ Abb. 14.7).

Über ein Proportionalventil wird der Flow geregelt, dessen Höhe vom eingestellten Atemhubvolumen und vom I:E-Verhältnis abhängt. Über ein PEEP-Ventil wird der endexspiratorische Druck gesteuert. Der maximale Beatmungsdruck (Pmax) kann über ein einstellbares Sicherheitsventil begrenzt werden.

Bei Schalterstellung „Air-Mix" wird dem Inspirationsgas (Sauerstoff) über eine Venturi-Düse Luft zugemischt, sodass eine inspiratorische Sauerstoffkonzentration (FiO_2) von 60 % resultiert. Fällt die Gasversorgung aus, wird über ein Notluftventil Umgebungsluft angesaugt.

Beispiele:
Transportrespiratoren Dräger Oxylog 1000/2000 (plus), Weinmann Medumat Standard

14.6.4 Atemgasdosierung über ansteuerbare Hochdruckdosierventile („High-Pressure-Servoventile")

Bei Respiratoren mit 2 ansteuerbaren *Hochdruck-Gasdosierventilen (High-Pressure-Servoventile [HPSV])* übernimmt ein *Mikroprozessor* (= Rechenanlage des Computers bestehend aus Halbleiterplättchen [= Funktionsspeicher]) sowohl die Steuerung des inspiratorischen Atemgasflusses als auch die Gasmischung (Sauerstoff, Luft) entsprechend der eingestellten O_2-Konzentration (FiO_2).

Der Aufbau und das Funktionsprinzip eines HPS-Ventils sind im Kap. 14.2.1 beschrieben (vgl. ▶ Abb. 14.2).

Nach dem Funktionsprinzip der *Doppelventiltechnik* arbeiten die Dräger Intensivrespiratoren vom Typ Evita 1–4/XL.

Die ▶ Abb. 14.8 beschreibt schematisch das Funktionsprinzip dieses Gerätetyps.

Ein *Mikroprozessor* steuert entsprechend der Respiratoreinstellung die HPS-Ventile (= Inspirationsventile). Aus der Summe der beiden Gasflüsse für Sauerstoff und Luft resultieren die Gasmischung (FiO_2), der Gesamtatemgasfluss und damit das applizierte Atemhubvolumen.

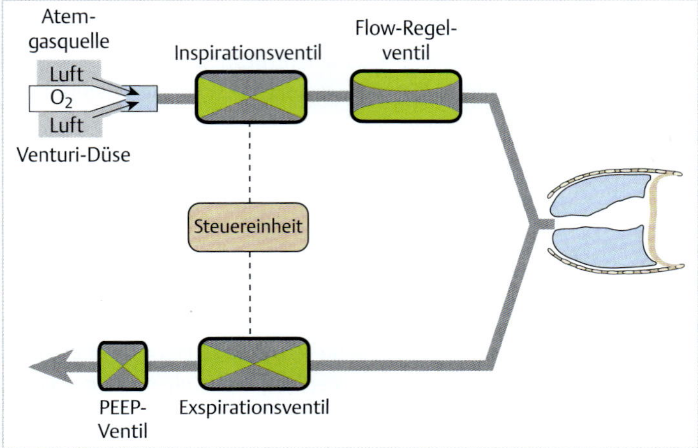

Abb. 14.7 Flow-Zerhacker-Prinzip. Intermittierender Constant-Flow-Respirator (Flow-Zerhacker): Funktionsprinzip Oxylog 1000.

Info

Eine mikroprozessorgesteuerte Regeleinheit besteht aus Dosierventil, Flowsensor und Drucksensor.

Während der *Inspiration* strömt das Atemgas über den Inspirationsschenkel, in welchem die Atemgasbefeuchtung zwischengeschaltet ist, durch das Y-Stück zum Patienten. Schaltet die Steuerung des Respirators auf Exspiration um, wird das Exspirationsventil geöffnet, das Inspirationsventil geschlossen und das Mischsystem abgeschaltet.

Während der *Exspiration* wird ein Steuerdruck an der Membran des Exspirationsventils (= Membranventil) generiert, sodass ein kontinuierlicher positiver Atemwegsdruck (PEEP) im Beatmungssystem aufrechterhalten wird (s. ▸ Abb. 14.8).

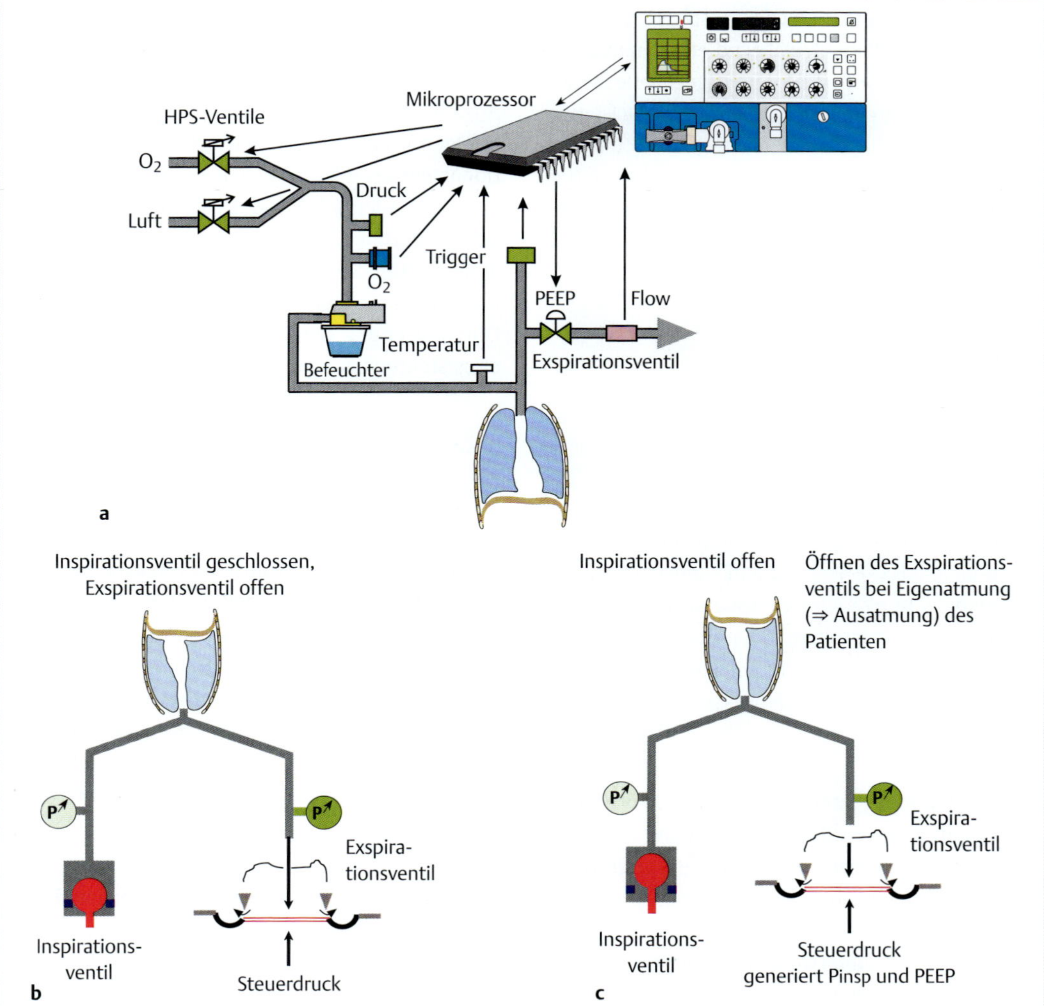

Abb. 14.8 Intensivrespirator Dräger Evita 1–4/XL.
a Funktionsprinzip allgemein.
b Funktionsprinzip des Exspirationsventils.
c Regulierung des Exspirationsventils bei der Beatmungsform BIPAP („offenes System“).

Das *offene System* in der *Beatmungsform BIPAP/BiLevel* wird durch Regulierung des Exspirationsventils realisiert, indem das exspiratorische Membranventil bereits auf geringes Ansteigen des Atemwegsdrucks infolge Spontanatemaktivität des Patienten reagiert. Atmet der Patient während einer mandatorischen Inspiration aus, gibt das exspiratorische Membranventil über einen Regelmechanismus gerade so viel Atemgas frei, dass der Beatmungsdruck (Pinsp) im System konstant gehalten wird (s. ► Abb. 14.8c). Auf diese Weise wird eine ungehinderte (simultane) Spontanatmung auch während der mandatorischen Inspiration ermöglicht. Atmet der Patient während einer mandatorischen Inspiration ein, d. h., der vorgegebene Steuerdruck unterschreitet den Atemwegsdruck, wird vom Respirator Atemgas nachgeliefert, um den Atemwegsdruck im System konstant zu halten (vgl. Kap. 4.3.6 unter „Druckkontrollierte Beatmung mit der Möglichkeit der ungehinderten Spontanatmung – Biphasic Positive Airway Pressure").

Info

Aktives Exspirationsventil

- Darunter versteht man ein Membranventil mit variabler Auslassöffnung entsprechend den Druckverhältnissen im System.
- Der Steuerdruck an der Membran des Exspirationsventils (= Membranventil) generiert während der Inspiration die inspiratorische Drucklimitierung (= inspiratorischer Plateaudruck) und während der Exspiration den positiven endexspiratorischen Atemwegsdruck (= PEEP).

Das ausgeatmete Atemgasvolumen strömt über das Exspirationsventil und über einen zwischengeschalteten Flowsensor, der das exspiratorische Atemgasvolumen misst, aus der Lunge in die Umgebung ab.

Druck-, *Flow-*, *Sauerstoff-* und *Temperatursensoren* geben ihre Messwerte an den Mikroprozessor zur Steuerung, Datenberechnung und Anzeige am Respiratordisplay weiter. Bei den heutigen Generationen von Intensivrespiratoren erfolgt eine automatische Kalibrierung von Flow- und Sauerstoffsensor alle 24 h, eine manuelle Abgleichung ist jederzeit möglich.

Eine *automatische Gasumschaltung* schaltet bei Ausfall eines Versorgungsgases (Sauerstoff oder Druckluft) automatisch auf das andere um. Bei Ausfall der Druckluftversorgung oder bei Stromausfall öffnet ein Pneumatikventil zur Atmosphäre, ein Sicherheitsüberdruckventil öffnet bei Beatmungsdrücken ≥ 100 mbar.

14.6.5 Atemgasdosierung über Proportionalventile

Die Mischung der Sauerstoffkonzentration und die Abgabe der Atemgasmischung an den Patienten erfolgen im gleichen Arbeitsschritt über 2 Proportionalventile (= Atemgasdosierventile). Diese steuern die Sauerstoff- und Druckluftentnahme aus der zentralen Gasversorgungsanlage gemäß der eingestellten Sauerstoffkonzentration. Eine kurze Mischstrecke gewährleistet die gleichmäßige Durchmischung des Atemgases entsprechend der eingestellten Sauerstoffkonzentration.

Definition

Proportionalventile

Proportionalventile sind mikroprozessorgesteuerte Atemgasdosierventile mit variabler Öffnungsweite (Querschnittsfläche) zur Dosierung von Sauerstoff und Druckluft entsprechend der eingestellten inspiratorischen Sauerstoffkonzentration (FiO_2) und der Höhe des Frischgasflusses zum Patienten. Die präzise Ventilsteuerung basiert auf einer Parallelität zwischen Atemgasabgabe und Stromstärke.

Die mikroprozessorgesteuerten Proportionalventile werden zeitgesteuert geöffnet und geschlossen. Während der *Inspiration* steuert der Mikroprozessor entsprechend der Einstellung des FiO_2-Reglers die Öffnungsweite (Querschnittsfläche) der beiden Atemgasdosierventile, sodass ein Sauerstoff-Luft-Gemisch mit der eingestellten inspiratorischen Sauerstoffkonzentration (FiO_2) entsteht.

Gleichzeitig regeln die Proportionalventile die Höhe des abzugebenden inspiratorischen Frischgasflusses (= Gesamtgasflow). Die schnelle und präzise Ventilsteuerung erlaubt, während der Inspiration so viel Atemgas zu liefern, dass bei einer druckgeregelten Beatmungsform der eingestellte Inspirationsdruck, bei einer volumengeregelten Beatmungsform der eingestellte Flow konstant gehalten wird (▶ Abb. 14.9).

Beispiele: Intensivrespiratoren Dräger Produktlinie Evita V300–800/Babylog VN500, Getinge/Maquet Produktlinie Servo, Löwenstein Medical Produktlinie Elisa, GE-Carescape R860

Während der *Inspiration* strömt das Atemgas über den Inspirationsschenkel, in welchem die Atemgasbefeuchtung zwischengeschaltet ist, durch das Y-Stück zum Patienten. Schaltet die Steuerung des Respirators auf Exspiration um, wird das Exspirationsventil geöffnet, die Proportionalventile (= Inspirationsventile) werden geschlossen bzw. das Atemgasmischsystem abgeschaltet.

Im Exspirationsschenkel befinden sich das Exspirationsventil (= Membranventil) und ein Rückschlagventil sowie der Flowsensor, welcher den exspiratorischen Atemgasfluss nach dem Messprinzip der Hitzdraht-Anemometrie oder der Druckdifferenzmessung misst.

Beim Intensivrespirator Babylog VN500 ist der neonatale Flowsensor am Y-Stück des Patienten angebracht und misst den inspiratorischen und exspiratorischen Atemgasfluss.

Während der *Exspiration* wird ein Steuerdruck an der Membran des Exspirationsventils (= Membranventil) generiert, sodass ein positiver endexspiratorischer Atemwegsdruck (PEEP) im Beatmungssystem aufgebaut wird (vgl. ▶ Abb. 14.8). Die Regulierung des Exspirationsventils in der Beatmungsform BIPAP/BiLevel ist im vorigen Kapitel beschrieben (vgl. ▶ Abb. 14.8). Das exspiratorische Atemgas entweicht über das Exspirationsventil in die Atmosphäre.

In die Inspirationseinheit des Respirators sind ein Sicherheitsventil und 2 Rückschlagventile zwischengeschaltet. Im normalen Betrieb ist das Sicherheitsventil geschlossen. Das Sicherheitsventil hat die Funktion eines Notluftventils, welches sich bei einem Funktionsausfall des Respirators sowie bei Spontanatmung des Patienten durch den während der Inspiration entstehenden Unterdruck öffnet und auf diese Weise die Einatmung von Raumluft ermöglicht.

Eine *automatische Gasumschaltung* schaltet bei Ausfall eines Versorgungsgases (Sauerstoff oder Druckluft) automatisch auf das andere Gas um. Bei Ausfall der Druckluftversorgung oder bei Stromausfall öffnet ein Pneumatikventil zur Atmosphäre, ein Sicherheitsüberdruckventil öffnet bei Beatmungsdrücken $\geq$ 100 mbar.

Druck-, *Flow-*, *Sauerstoff-* und *Temperatursensoren* geben ihre Messwerte an den Mikroprozessor zur Steuerung, Datenberechnung und Anzeige am Respiratordisplay weiter. Die automatische Kalibrierung der O_2-Sensoren erfolgt je nach Hersteller monatlich bis einmal jährlich.

Atemwegsdruckmessung

Bei den Dräger-Respiratoren vom *Typ Evita* erfolgt die *Atemwegsdruckmessung* über je einen Drucksensor im Inspirations- und im Exspirationsschenkel, wobei die Beatmungsschläuche als Druckmessleitung dienen. Im Respirator messen die beiden Drucksensoren jeweils in der *flowlosen Phase*, d. h. während der Inspiration im Exspirationsschenkel bzw. während der Exspiration im Inspirationsschenkel des Beatmungssystems *(⇨ Aufbau einer statischen Drucksäule)* (▶ Abb. 14.10).

Volumenmessung

Zur exspiratorischen *Volumenmessung* stehen unterschiedliche Technologien wie Hitzdrahttechnik, Druckdifferenzmessung oder Ultraschallmessung zur Verfügung.

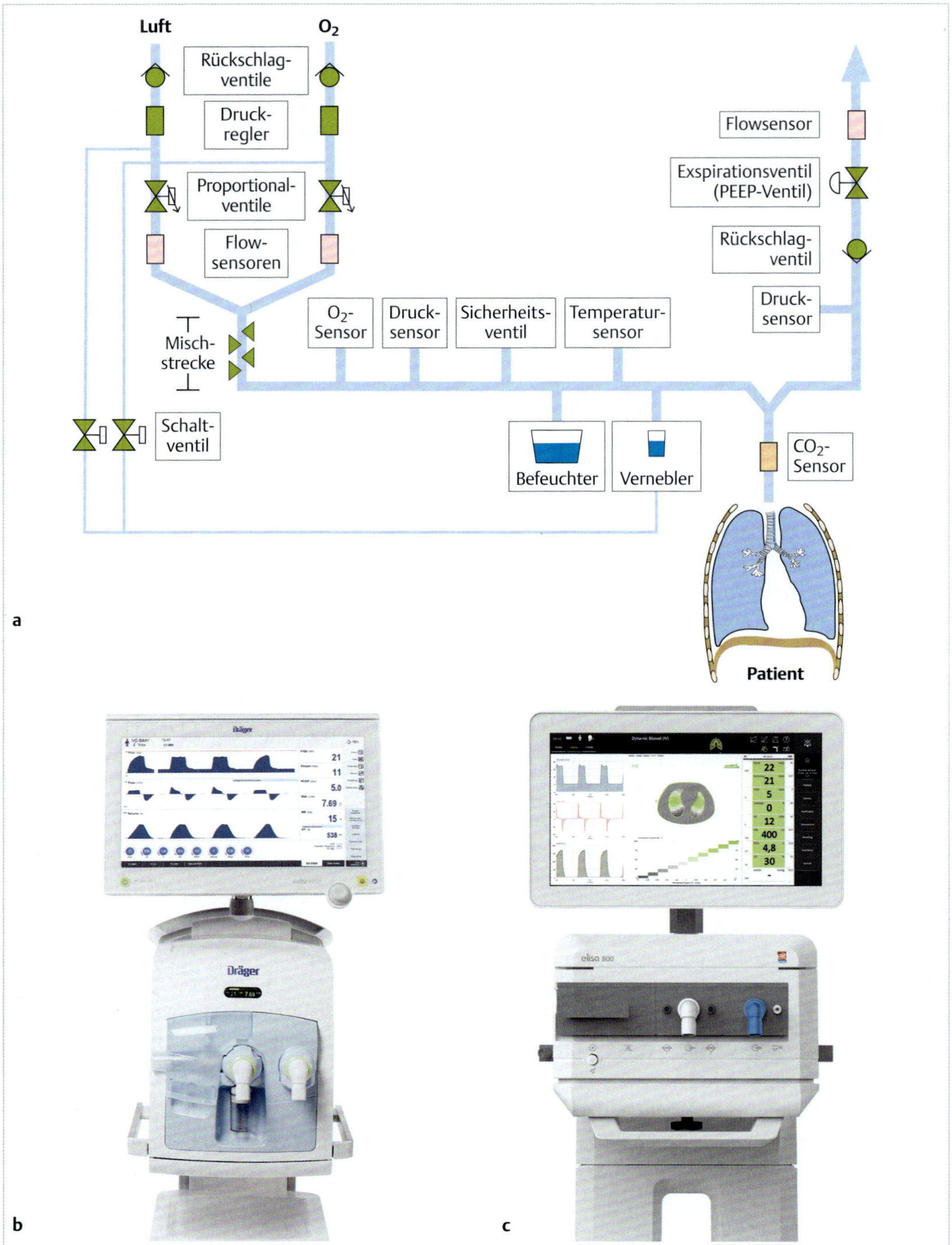

Abb. 14.9 Atemgasdosierung über Proportionalventile.
a Funktionsprinzip.
b Intensivrespirator Evita V800. (Quelle: Mit freundlicher Genehmigung von © Drägerwerk AG & Co. KGaA, Lübeck)
c Intensivrespirator Elisa 800. (Quelle: Mit freundlicher Genehmigung von Löwenstein Medical Austria GmbH)

14

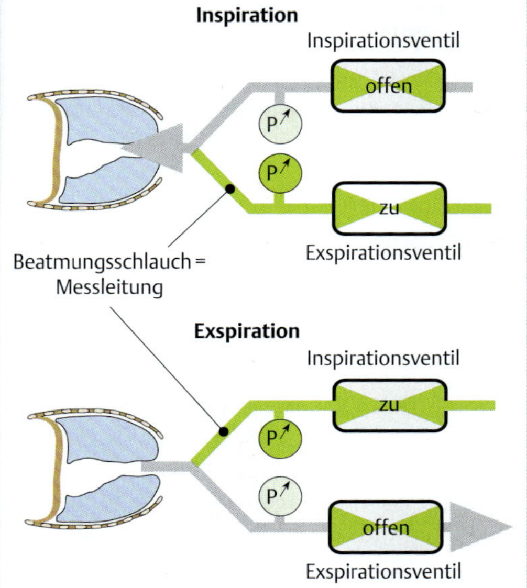

Abb. 14.10 Atemwegsdruck. Atemwegsdruckmessung am Y-Stück während der Inspiration und der Exspiration (Dräger Typ Evita).

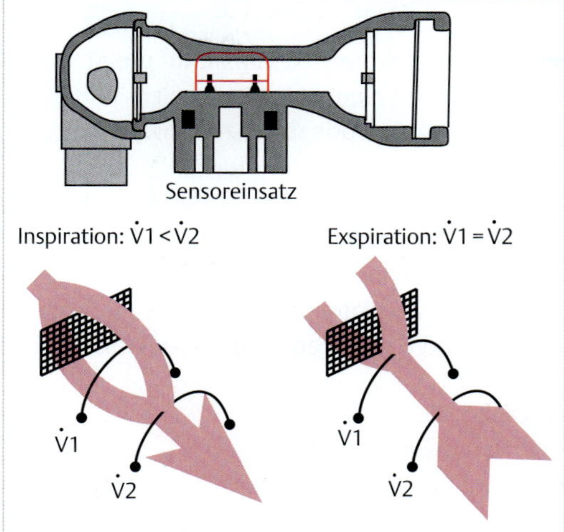

Abb. 14.11 Hitzdraht-Anemometrie. Funktionsprinzip.

Bei Dräger-Respiratoren erfolgt die Volumenmessung über einen spezifischen *Flowsensor (2-fach-Hitzdraht-Anemometer)*, welcher den Gasfluss misst. Das Hitzdraht-Anemometer besteht aus 2 kleinen Platindrähten, die durch elektrischen Strom auf 180 °C erhitzt werden. Strömt nun Atemgas durch den Flowsensor, kommt es zur Abkühlung der Platindrähte, wobei der Grad der Abkühlung zum Atemgasfluss direkt proportional ist (▶ Abb. 14.11). Durch einen Regelkreis wird die Temperatur der Platindrähte konstant gehalten, sodass die erforderliche Stromstärke als Maß für die Höhe des Atemgasflusses benutzt werden kann. Ein hoher Atemgasfluss erfordert demnach eine höhere Stromstärke, um die Temperatur konstant zu halten bzw. umgekehrt. Durch elektronische Integration der Stromstärke über die Zeit wird das Atemgasvolumen berechnet.

Merke

M!

Je höher der Atemgasfluss (Flow) ist, desto größer ist die Abkühlung der Platindrähte und desto mehr Strom wird benötigt, um eine konstante Drahttemperatur von 180 °C zu halten.

Bei den Dräger-Respiratoren *Babylog 8 000/ 8 000plus*, *Evita 4/XL Neoflow* und *Evita VN500–800* erfolgt zusätzlich die Richtungserkennung des Atemgasstroms mittels einer Strömungsblende, welche während der Inspiration durch Ablenkung des Inspirationsflows eine unterschiedliche Abkühlung der beiden Platindrähte bewirkt (s. ▶ Abb. 14.11).

Die Differenz zwischen inspiratorisch und exspiratorisch berechnetem Atemminutenvolumen ergibt das Leckagevolumen, welches als prozentualer Messwert am Respiratordisplay angezeigt wird.

Die Notwendigkeit der Kalibrierung des Flowsensors unterliegt unterschiedlichen Gegebenheiten (⇨ Art der Atemgasklimatisierung, Medikamentenvernebelung).

14.6.6 Narkosesysteme

Bei *Narkoserespiratoren* kommen für die Atemgasapplikation als Volumendosiereinheit *(= Ventilator)* mehrere Funktionsprinzipien zur Anwendung (vgl. Kap. 14.7):

1. Balg-Ventilatoren („Bag-in-Bottle" bzw. „Bellows-in-Bottle"-Ventilatoren)
2. Kolben-Zylinder-Ventilatoren
3. Reflektor-Ventilatoren
4. Turbinen-Ventilatoren („Blower"-Ventilatoren)

Beispiele ad 1:

- (Dräger Sulla*, Julian*)
- GE-Healthcare Aisys, Avance, Aespire, ADU*
- Heinen + Löwenstein Leon/LeonPlus

Beispiele ad 2:

- Dräger Fabius, Atlan, Primus, (Cato*, Cicero*)

Beispiel ad 3:

- Getinge/Maquet Flow-*i*

Beispiel ad 4:

- Dräger Perseus, Zeus, Savina

Die mit * markierten Geräte sind nur noch von historischer Bedeutung, da nicht mehr produziert; die Geräte werden aber erwähnt, da möglicherweise vereinzelt auf klinischen Abteilungen noch in Verwendung.

Balg-Ventilatoren

Balg-Ventilatoren sind pneumatisch angetriebene Ventilatoren mit einem hängenden oder stehenden Faltenbalg als Volumendosiereinheit.

Balgsysteme werden unterteilt in:

- Balgsysteme mit fallendem (deszendierendem) Balg (z. B. Leon/LeonPlus, Sulla*, Julian*)
- Balgsysteme mit stehendem (aszendierendem) Balg (z. B. Aisys, Avance, Aespire, ADU)

Die mit * markierten Geräte sind nur noch von historischer Bedeutung, da nicht mehr produziert; die Geräte werden aber erwähnt, da möglicherweise vereinzelt auf klinischen Abteilungen noch in Verwendung.

Bei *Balgsystemen mit fallendem Balg* ermöglicht der in der Exspirationsphase *fallende gewichtsbelastete Balg* eine widerstandslose Ausatmung und füllt sich von selbst mit Atemgas (▶ Abb. 14.12). Bei konventionellen Kreissystemen, d. h. ohne Frischgasentkopplung, muss jedoch auf mögliche negative Druckphasen infolge eines zu niedrigen Frischgasflusses oder zu großer Leckagen geachtet werden (*Vorsicht:* Wechseldruckbeatmung!). Frischgasentkoppelte Systeme sind wegen des zusätzlichen Atemgasreservoirs diesbezüglich unproblematisch, solange das Reservoir ausreichend mit Frischgas gefüllt ist (vgl. Kap. 14.7.2 unter „Atemsysteme mit teilweiser Rückatmung").

Balgsysteme mit stehendem Balg ermöglichen während der Exspirationsphase einerseits eine gute Leckageerkennbarkeit (⇨ Höhe des Balges) und andererseits eine gute Diskonnektionserkennung (⇨ Kollaps des Balges). Bei einem stehendem Balgsystem wird ein niedriger PEEP von etwa 3 mbar generiert.

Definitionsgemäß versteht man unter einem *„Bellows-in-Bottle"-System* (engl. „Bellows" = Balg; „Bottle" = Kammer) ein Balgsystem, bei dem sich während der Exspiration der Faltenbalg aufgrund

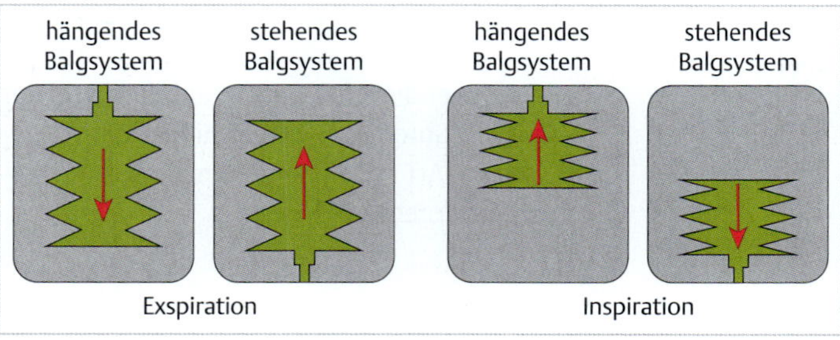

Abb. 14.12 Balgsysteme. Funktionsprinzip eines „fallenden" und „stehenden" Balgsystems.

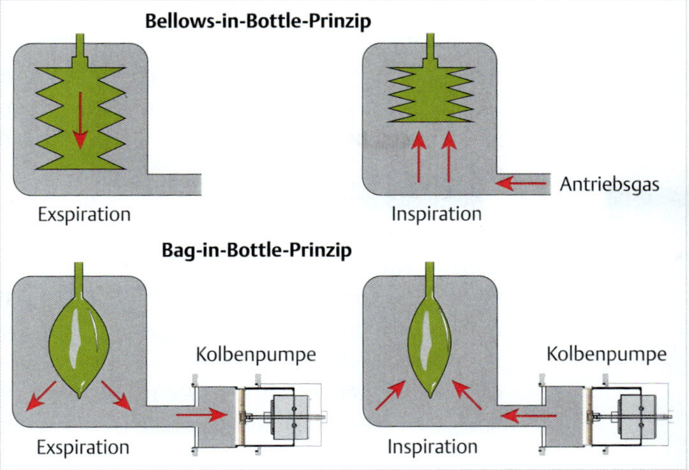

Abb. 14.13 Balgsysteme. Unterschied zwischen einem „Bellows-in-Bottle"-System und einem „Bag-in-Bottle"-System.

seines Eigengewichts mit Atemgas füllt. Während der Inspiration fließt Druckluft als Antriebsgas in die Druckkammer und bewirkt durch den erzeugten Überdruck die Kompression des Balges (▶ Abb. 14.13).

Bei einem *„Bag-in-Bottle"-System* (engl. „Bag" = Beutel, Balg) erzeugt während der Exspiration eine Kolbenpumpe in der Druckkammer einen Unterdruck, wodurch sich der Balg mit Atemgas füllt. Ein Rückschlagventil verhindert das Auftreten eines Unterdrucks in den Atemwegen des Patienten. Während der Inspiration wird durch die Kolbenpumpe ein Überdruck in der Druckkammer erzeugt, wodurch der Balg komprimiert wird und das Atemgas aus dem Balg zum Patienten strömt (s. ▶ Abb. 14.13).

In der täglichen Praxis werden diese Begriffe oft als Synonyma gebraucht.

Der *Arbeits- oder Entleerungsdruck*, ob fix vorgegeben oder frei wählbar, ist der konstante Druck in der Druckkammer („Bottle"), mit dem der Beatmungsbalg komprimiert wird. Der Arbeitsdruck bestimmt die Entleerungsgeschwindigkeit des Faltenbalgs sowie den Druckverlauf in den Atemwegen und begrenzt gleichzeitig den maximalen Beatmungsdruck.

Merke M!

Arbeitsdruck und Beatmungsdruck dürfen nicht gleichgesetzt werden!

Durch die pneumatische Kopplung kommt es zu einer vollkommenen Trennung zwischen Antriebseinheit (Primärsystem) und Patientensystem (Sekundärsystem). Auf diese Weise wird eine Kontamination der Antriebseinheit durch ausgeatmetes Atemgas vermieden, sodass zwischen den Narkosen lediglich das Patientensystem aufbereitet werden muss, sofern keine Atemgasfilter verwendet werden.

Kolben-Zylinder-Ventilatoren

Der *Kolben-Zylinder-Ventilator („Piston-Ventilator"; [piston: engl.: Kolben])* ist eine elektrisch angetriebene Kolben-Zylinder-Einheit (E-Vent), bei der ein Kolben mittels eines Drehgewindes in einem Zylinder bewegt wird (▶ Abb. 14.14). Diese Gerätetechnologie ist technisch aufwendiger als ein Balgsystem, ermöglicht jedoch eine äußerst exakte Volumendosierung sowie ein Ausatmen ohne Generierung eines gerätespezifischen niedrigen endexspiratorischen Drucks (PEEP). Aufgrund der exakten Volumendosierung ist dieser Ventilatortyp besonders zur volumenkontrollierten Beat-

14

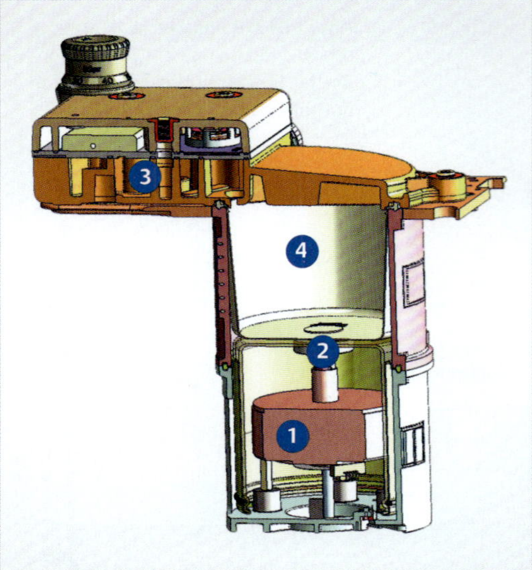

Abb. 14.14 Kolben-Zylinder-Ventilator (Piston-Ventilator). Funktionsprinzip. 1 = Elektromotor, 2 = Kolben, 3 = Atemsystem, 4 = Zylinder. (Quelle: Mit freundlicher Genehmigung von © Drägerwerk AG & Co. KGaA, Lübeck)

mung mit niedrigen Tidalvolumina (bereits ab 5 ml) geeignet.

Beispiele: Dräger Narkoserespiratoren Fabius, Atlan, Primus

Reflektor-Ventilatoren

Bei einem Reflektor-Ventilator wird das Frischgas über 3 elektronische Gasmodule (O_2, Luft, N_2O) zugeführt.

Das ausgeatmete Atemgas wird in einem langen, schneckenförmigen Rohrstück, dem *Volumenreflektor*, gespeichert. Der Volumenreflektor ersetzt das herkömmliche Balgsystem. Der wesentliche Unterschied zu einem Balgsystem besteht darin, dass der Volumenreflektor ein starres Reservoir ohne bewegliche Teile bildet, dessen Volumen 1,2 l beträgt (vgl. ▸ Abb. 14.30).

Während der *Exspiration* wird dem Atemsystem Frischgas zugeführt und der Volumenreflektor dient in Analogie zum Balgsystem als Atemgasreservoir. Das zuströmende Frischgas strömt in den Volumenreflektor und das im Volumenreflektor befindliche Reflektorgas (= Sauerstoff) wird dabei zurückgedrängt. Überschüssiges Reflektorgas entweicht durch das Exspirationsventil (PEEP-Ventil) in die Atmosphäre (vgl. ▸ Abb. 14.31). Die *exspiratorische Füllung* des Volumenreflektors erfolgt somit einerseits durch das exspiratorische Atemgas des Patienten, andererseits durch das während der Exspiration zuströmende Frischgas.

Während der *Inspiration* wird das im Volumenreflektor gespeicherte Atemgasvolumen in das Kreissystem zurückgegeben. Hierfür verwendet dieser Ventilatortyp als „Treibgas" (Reflektorgas) reinen Sauerstoff. Sowohl Frischgas als auch das im Volumenreflektor gespeicherte Atemgas strömen zum Patienten. Ein Injektor mischt die Narkosegase in der Inspiration hinzu. Je niedriger der Frischgasfluss ist, desto mehr ausgeatmetes Atemgas wird in das Kreissystem aus dem Volumenreflektor verabreicht.

Beispiel: Getinge/Maquet Flow-*i*

Turbinen-Ventilatoren („Blower"-Ventilatoren)

Beim *Turbinensystem (TurboVent)* fungiert eine Turbine als elektrisch gesteuerte Antriebsquelle (Druckquelle). In Abhängigkeit von der Umdrehungszahl pro Minute wird ein unterschiedlich hoher Druck im Atemsystem aufgebaut. Die Turbine besteht aus einem „Schaufelrad" (= Atemgasverdichterrädchen), welches von einem Gleichstrommotor elektrisch angetrieben wird und auf bis zu 85 000 Umdrehungen pro Minute beschleunigt werden kann (▸ Abb. 14.15). Der Elektromotor fährt für jeden Atemhub die Drehzahl innerhalb von Millisekunden von einer Mindestdrehzahl (zur Aufrechterhaltung eines eingestellten PEEP-Niveaus) auf die für das vorgegebene Atemhubvolumen bzw. für den vorgegebenen Beatmungsdruck benötigte Drehzahl hoch. So baut z. B. eine Drehzahl von 20 000 Umdrehungen pro Minute einen Beatmungsdruck von 15 mbar auf. Durch Verminderung der Turbinendrehzahl während der Expiration wird der eingestellte PEEP generiert.

Der Atemgasfluss erfolgt kontinuierlich während der Inspiration und der Exspiration über das Kreissystem (vgl. ▸ Abb. 14.35). Diese Gerätetechnologie ermöglicht auch die freie Durchatemmöglichkeit während der Narkosebeatmung auf einem definierten PEEP-Niveau sowohl in einem volu-

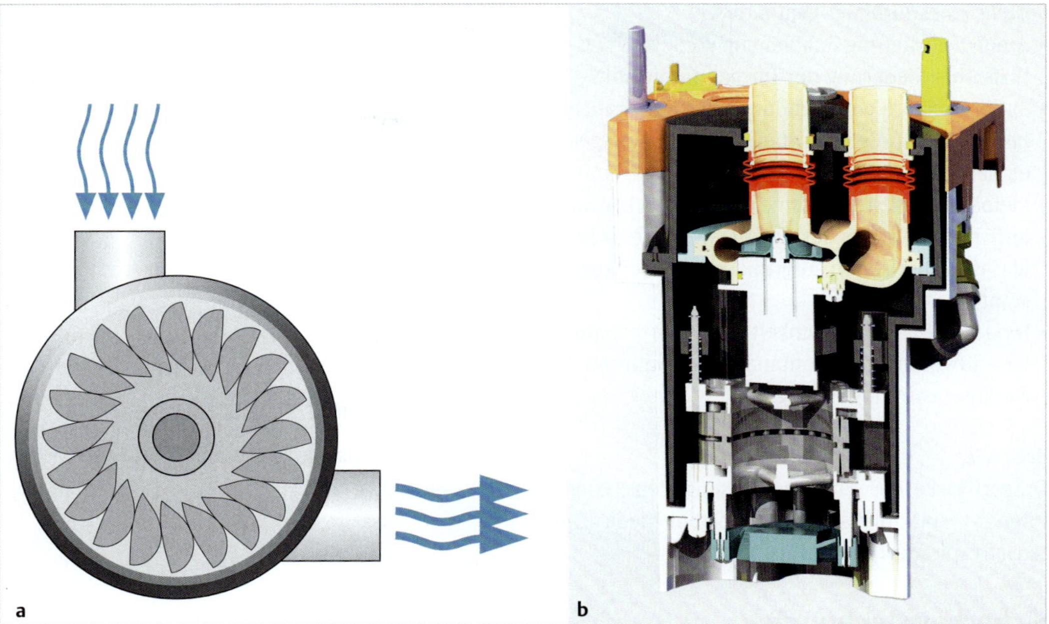

Abb. 14.15 Turbinen-Ventilator – Funktionsprinzip. Das „Schaufelrad“ (Atemgasverdichterrädchen) wird von einem Elektromotor angetrieben und auf bis zu 85 000 Umdrehungen pro Minute beschleunigt, um die eingestellten Beatmungsparameter (Druck bzw. Volumen) zu generieren.
a Turbine.
b Turbinenventilator (Querschnitt). (Quelle: Mit freundlicher Genehmigung von © Drägerwerk AG & Co. KGaA, Lübeck)

menkontrollierten (Volume Mode Autoflow) als auch in einem druckkontrollierten Beatmungsmodus (Pressure Mode [entspricht dem BIPAP/Bi-Level-Modus im Intensivrespirator]). Druckschwankungen durch spontane Atemzüge werden von der Ventilatorsteuerung erkannt und durch Erhöhung der Turbinendrehzahl ausgeglichen, sodass der Atemwegsdruck konstant bleibt und der Patient auf dem eingestellten Druckniveau frei durchatmen kann.

Ein wesentlicher *Vorteil* eines Turbinen-Ventilators ist, dass das Kreissystemvolumen im Vergleich zu anderen Ventilatortechnologien deutlich reduziert ist, da kein Atemgasvolumen verschoben wird, sondern das im Kreissystem zirkulierende Atemgas angetrieben wird. Es entfällt somit der Hubraum eines Balgs, einer Kolben-Zylinder-Einheit oder eines Volumenreflektors. Auf diese Weise werden auch bei niedrigem Frischgasfluss schnelle Gaswechselzeiten mit kleinen Zeitkonstanten erreicht.

Als weiterer Vorteil eines Turbinen-Ventilators ist anzuführen, dass diese Gerätetechnologie auch ohne Frischgasentkopplungsventil frischgasunabhängig arbeitet, da die Frischgasentkopplung über die Steuerung der Turbinendrehzahl erfolgt. Änderungen des Frischgasflusses werden durch Drehzahländerungen korrigiert. Ist der Frischgasfluss für die Generierung der eingestellten Beatmungsparameter unzureichend, wird dem Handbeatmungsbeutel während der Inspiration Frischgas entnommen. Während der Exspirationsphase strömt Frischgas wieder in den Handbeatmungsbeutel, bei dessen vollständiger Füllung entweicht Atemgas über das Überschuss-Gasventil (vgl. Kap. Einteilung der Rückatmungssysteme unter „Rückatmungssysteme mit Frischgasentkopplung oder Frischgaskompensation“).

Vorteile eines Turbinen-Ventilators:

- Atemgasdosierung unabhängig vom Frischgasfluss über Steuerung der Turbinendrehzahl
- äußerst exakte Volumendosierung, daher auch besonders für die Beatmung von Neonaten geeignet
- kleines Kreissystemvolumen durch den kontinuierlichen Kreisfluss des Atemgases, daher schnelle Gaswechselzeiten aufgrund kleiner Zeitkonstanten
- freie Durchatemmöglichkeit am Narkoserespirator – ungehinderte Spontanatmung während der Narkosebeatmung möglich

Beispiele:
Dräger-Narkoserespiratoren Perseus, Zeus, Dräger Intensivrespirator Savina, Löwenstein Medical Intensivrespirator Produktlinie Elisa

Sicherheitstechnische Anforderungen

Die derzeit gültigen sicherheitstechnischen Anforderungen für den Betrieb von Narkosegeräten sind in der EN 740 (EN = Europäische Norm für Anästhesiearbeitsplätze) definiert. Danach muss ein Narkosegerät folgende Sicherheitselemente aufweisen:

Stromausfallsignal

Alarmsignal bei Ausfall der externen Stromversorgung.

Sauerstoffmangelsignal

Alarmsignal bei Ausfall der Sauerstoffversorgung bzw. bei Unterschreitung eines vom Hersteller angegebenen Mindestdrucks (2,2 bar).

Ursachen: Ausfall oder Störung der zentralen Gasversorgung, leere Sauerstoffflasche am Narkosegerät, Diskonnektion der Sauerstoffkupplung

Merke M!

Dieser Alarm erfolgt durch eine mechanische/pneumatische Stimmpfeife und ist unabhängig vom elektrischen Strom!

Lachgassperre

Automatische Unterbrechung der Lachgaszufuhr bei Ausfall der Sauerstoffversorgung.

Gasartspezifische Anschlüsse

Profilkodierte Gasstecker, unterschiedliche Gewindegrößen.

Info

NIST-Anschlüsse
Non Interchangeable Screw Threaded Connectors: nicht vertauschbare Anschlussverschraubung ⇨ für jede Gasart unterschiedliche Innenabmessungen bei gleichem Außendurchmesser.

Sauerstoffverhältnisregelung (ORC = Oxygen Ratio Controller)

Technische Vorrichtung zur Verhinderung von hypoxischen Gasgemischen. Durch die „Lachgaskopplung“ wird gewährleistet, dass eine minimale inspiratorische Sauerstoffkonzentration (FiO_2) von 25 % im Frischgas nicht unterschritten wird.

Cave

Kein sicherer Schutz vor hypoxischen Gasgemischen, insbesondere bei hohem Rückatmungsanteil!

Sauerstoffbypass (O_2-Flush)

Eine vom Gasdosiersystem unabhängige Sauerstoffquelle, um Sauerstoff unter Umgehung des Narkosemittelverdampfers mit einem hohen Frischgasfluss bis 70 l/min applizieren zu können (z. B. bei drohender Hypoxie des Patienten, aber auch zum Spülen des Narkosesystems).

Inspiratorische Sauerstoffmessung

Messung der Sauerstoffkonzentration im Inspirationsschenkel; akustischer Alarm bei Unterschreiten einer einstellbaren unteren Alarmgrenze.

Atemwegsdruckmessung

Überwachung des Drucks im Atemsystem; einstellbarer oberer und unterer Grenzwert mit akustischem Alarm (= Stenosealarm – Diskonnektionsalarm).

Diskonnektionsalarm: akustischer Alarm bei Diskonnektion, entweder über Atemwegsdruck, endexspiratorisches Kohlendioxid oder exspiratorisches Atemgasvolumen.

Schutzmodul für maximalen Atemwegsdruck

Einstellbare Druckbegrenzung des maximalen Atemwegsdrucks, Umschaltung auf Exspiration bei Erreichen eines vordefinierten Atemwegsdrucks (= Drucksteuerung).

Messung des Exspirationsvolumens

Messung des Atemminutenvolumens im Exspirationsschenkel.

Kohlendioxidmessung im Atemgas

Messung der inspiratorischen und exspiratorischen CO_2-Konzentration; Alarm bei Über- oder Unterschreiten der eingestellten Alarmgrenzen.

Messung der Narkosegaskonzentration

Messung der inspiratorischen und exspiratorischen Konzentration des volatilen Anästhetikums; Alarm bei Unter- oder Überschreiten der eingestellten Alarmgrenzen.

14.7 Atemsysteme für die intraoperative Beatmung

14.7.1 Komponenten eines Narkoserespirators

Narkoserespiratoren (▶ Tab. 14.1) sind nicht nur für die maschinelle und manuelle Beatmung konzipiert, sondern sie verfügen zusätzlich über Vorrichtungen zur Applikation von Lachgas und volatilen Anästhetika. Von Intensivrespiratoren unterscheiden sie sich hauptsächlich durch die Möglichkeit der partiellen bzw. kompletten Rückführung von Atem- und Narkosegasen nach Absorption von Kohlendioxid über spezifische CO_2-Absorber.

Tab. 14.1 Komponenten eines Narkoserespirators.

Komponente	Funktion
Eingabeeinheit	Verbindungsstelle zwischen Anwender und Beatmungsgerät*)
Beatmungseinheit	
• Antrieb	Energiequelle des Respirators
• Steuerung	reguliert die Umschaltung von Inspiration auf Exspiration und umgekehrt
• Volumendosiereinheit (Atemgasdosierprinzip)	gewährleistet die Atemgasdosierung
• Atemsystem mit Frischgaszufuhr	Verbindung des Patienten mit dem Beatmungssystem
Medikamentendosiereinheit	Applikation von O_2, N_2O und volatilen Anästhetika
Überwachungseinheit	Monitoring der Beatmungsparameter

*) Sie dient der Einstellung der Beatmungsform und des Beatmungsmusters. Die Eingabe der Parameter kann dabei direkt erfolgen, d. h., jede Änderung wird von der Steuereinheit sofort an den Patienten weitergegeben, oder indirekt, d. h., jede Änderung wird von der Steuereinheit erst dann an den Patienten weitergegeben, wenn sie vom Anwender nochmals durch Drücken eines Drehknopfs bestätigt wurde.

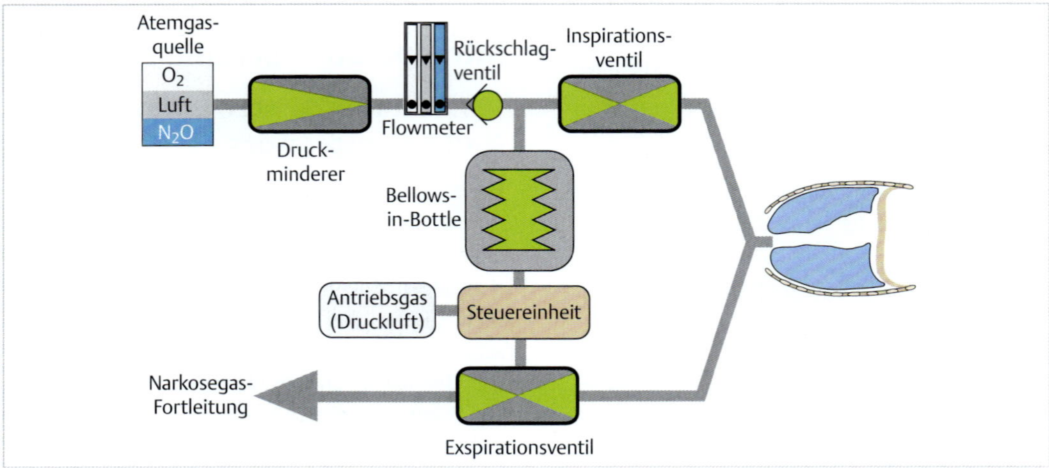

Abb. 14.16 „Bellows-in-Bottle". Funktionsprinzip.

Tab. 14.2 Einteilung der Narkoserespiratoren nach Antrieb und Steuerung.

Antrieb	Steuerung	Respirator
pneumatisch	pneumatisch	(Sulla*, Livius*)
pneumatisch	elektronisch	Aisys, Avance, Aespire, (ADU*), Flow-*i*; Leon/LeonPlus
elektrisch	elektronisch	Zeus, Perseus, Atlan, Primus, Fabius, (Cato*, Cicero*)

* Nur mehr von historischer Bedeutung, da nicht mehr produziert; die Geräte werden aber erwähnt, da möglicherweise vereinzelt noch in Verwendung.

Die *Steuerung* setzt die vorgegebenen Einstellwerte in Maschinendaten um. Sie befehligt die Ventile und legt fest, zu welchem Zeitpunkt die Umschaltung von Inspiration auf Exspiration und umgekehrt erfolgt (vgl. Kap. 14.3).

14

Der *Antrieb* ist jener Teil des Respirators, der die Atemgasapplikation gewährleistet (vgl. Kap. 14.5).

Beim *pneumatischen Antrieb* befindet sich der mit Atemgas gefüllte Balg in einer Druckkammer *(„Bellows-in-Bottle"-Prinzip)* und wird während der Inspirationsphase durch Einströmen von Druckluft ausgedrückt (▶ Abb. 14.16; s. ▶ Abb. 14.13). Die Geschwindigkeit, mit der der Balg ausgedrückt wird, wird je nach Gerätetyp entweder direkt über den Flowregler oder indirekt über den endinspiratorischen Pausenregler gesteuert

Beim *elektrischen Antrieb* wird das Atemgas über eine Kolben-Zylinder-Einheit (= Kolben-Ventilator) oder über eine Turbine (= Turbinen-Ventilator) appliziert. Der Kolben-Ventilator wird über einen Elektromotor angetrieben.

Die *Volumendosiereinheit* gewährleistet die Atemgasdosierung (vgl. Kap. 14.6).

▶ Tab. 14.2 gibt einen Überblick über die Einteilung der Narkoserespiratoren nach Antrieb und Steuerung.

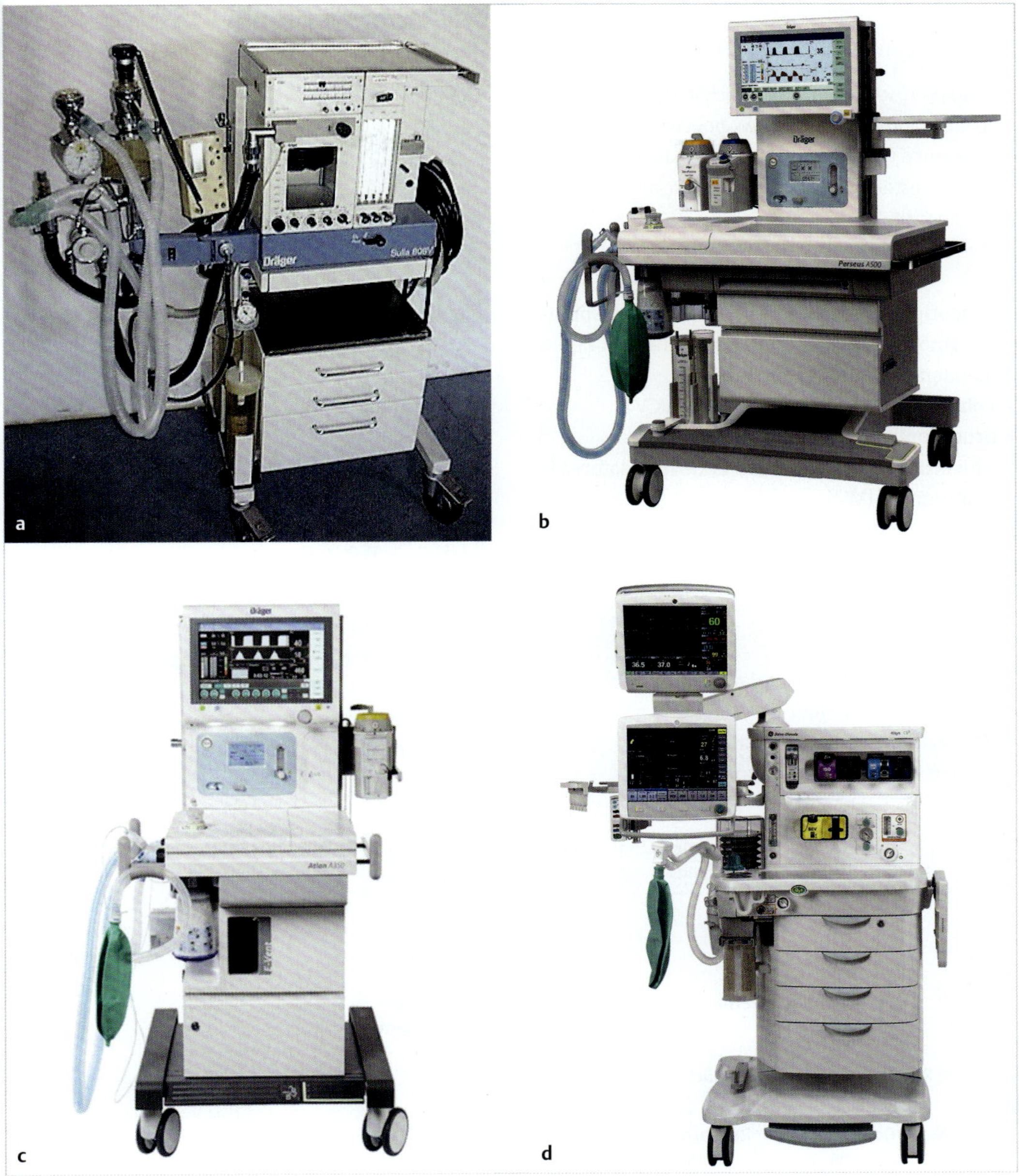

Abb. 14.17 Narkoserespiratoren im Wandel der Zeit.

- **a** Narkoserespirator Sulla 808 mit Ventilog. (Quelle: Mit freundlicher Genehmigung von © Drägerwerk AG & Co. KGaA, Lübeck)
- **b** Narkoserespirator der neuesten Generation: Narkoserespirator Perseus. (Quelle: Mit freundlicher Genehmigung von © Drägerwerk AG & Co. KGaA, Lübeck)
- **c** Narkoserespirator der neuesten Generation: Narkoserespirator Atlan. (Quelle: Mit freundlicher Genehmigung von © Drägerwerk AG & Co. KGaA, Lübeck)
- **d** Narkoserespirator der neuesten Generation: Narkoserespirator Aisys. (Quelle: GE Healthcare LCS, Madison)

> **Info**
>
> Narkoserespiratoren haben sich in den vergangenen Jahren von einfachen, pneumatisch betriebenen Geräten zu hochkomplexen mikroprozessorgesteuerten Systemen entwickelt (▶ Abb. 14.17).

Die heutigen Generationen von Narkoserespiratoren ermöglichen die maschinelle Beatmung mit folgenden *Beatmungsformen*:

- volumenkontrollierte Beatmung (VCV)
- druckkontrollierte Beatmung (PCV)
- synchronisierte intermittierende mandatorische Beatmung (SIMV)
- druckunterstützte Spontanatmung (PSV)
- Biphasic Positive Airway Pressure (BIPAP/BiLevel) ⇨ Dräger Perseus, Zeus

Beispiele:

- Dräger Fabius, Primus, Atlan, Perseus, Zeus
- Getinge/Maquet Flow-*i*
- GE Healthcare Aespire, Avance, Aisys
- Heinen + Löwenstein Leon/LeonPlus

Indikationen für eine druckunterstützte Beatmung (PSV) in der Anästhesie

- Elektive Operationen, bei denen eine Relaxierung nicht erforderlich ist (z. B. operative Eingriffe an den Extremitäten, Operationen, bei denen keine Körperhöhle eröffnet wird)
- Kompensation der narkosebedingten Atemdepression
- pulmonaler Risikopatient (z. B. höhergradige COPD, Adipositas permagna)
- kreislaufstabile, normotherme Patienten
- latent hypovolämer Patient (⇨ geringere Kreislaufbelastung

14.7.2 Klassifizierung der Atemsysteme

Das Atemsystem stellt das apparative Bindeglied zwischen dem Narkoserespirator und dem Patienten zur Bereitstellung von Frischgas dar.

Die Atemsysteme für die Narkosebeatmung werden unterteilt in (▶ Abb. 14.18):

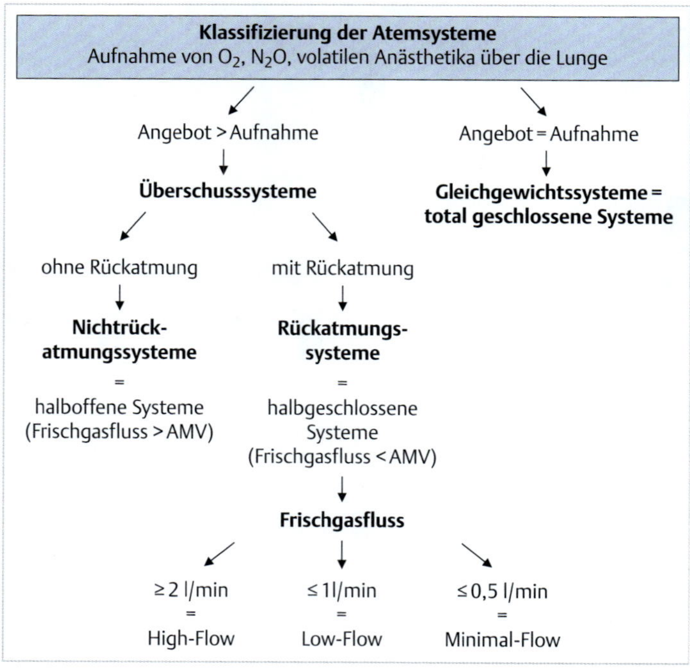

Abb. 14.18 Klassifizierung der Atemsysteme.

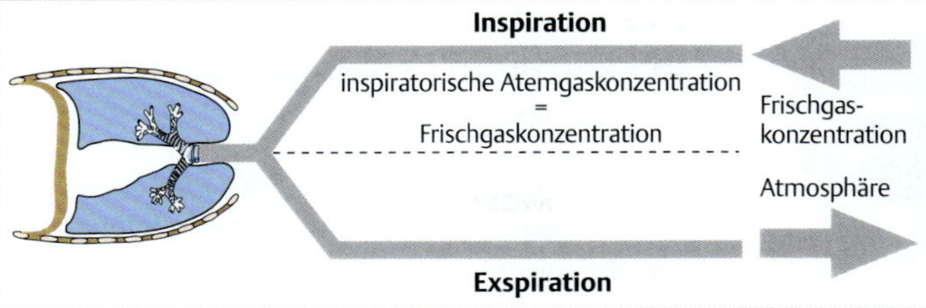

Abb. 14.19 Klassifizierung der Atemsysteme. Atemsystem ohne Rückatmung („halboffenes System“).

- Atemsysteme ohne Rückatmung (= halboffene Atemsysteme)
- Atemsysteme mit teilweiser Rückatmung (= halbgeschlossene Atemsysteme)
- Atemsysteme mit vollständiger Rückatmung (= geschlossene Atemsysteme)

Atemsysteme ohne Rückatmung (= Nichtrückatmungssysteme = halboffene Atemsysteme)

Bei Atemsystemen ohne Rückatmung atmet der Patient definitionsgemäß ausschließlich Frischgas. Wie bei Intensivrespiratoren erfolgt keine Aufbereitung und Rückführung des ausgeatmeten Gasgemischs, die gesamte Ausatemluft gelangt in die Atmosphäre (► Abb. 14.19).

> **Merke**
>
> **Charakteristika eines Atemsystems ohne Rückatmung**
> - Vollständige Trennung zwischen Inspirations- und Exspirationsgasen
> - Frischgasfluss > Atemminutenvolumen (= Überschusssystem)
> - Patient erhält ausschließlich Frischgas ⇨
> - inspiratorische Atemgaskonzentration = Frischgaskonzentration
> - gesamtes Exspirationsgas gelangt über die Narkosegasfortleitung in die Atmosphäre
>
> *Folgen:*
> - hoher Frischgasverbrauch
> - hohe Exposition für medizinisches Personal und Umwelt

Nichtrückatmungssysteme werden unterteilt in:
- flowgesteuerte Nichtrückatmungssysteme
- ventilgesteuerte Nichtrückatmungssysteme

Flowgesteuerte Nichtrückatmungssysteme (z. B. Kuhn-System) sind als *Handbeatmungssysteme* konzipiert und haben keine Ventile. Das Frischgas wird mit einem kontinuierlichen hohen Flow patientennah appliziert *(= Constant-Flow-System)*. Der Frischgasfluss muss mindestens das 2- bis 3-Fache des Atemminutenvolumens betragen, um eine Rückatmung von kohlendioxidreichem Exspirationsgas zu vermeiden *(= Überschusssystem)*. Das exspiratorische Atemgas entweicht gemeinsam mit dem Frischgas durch ein Loch im Handbeatmungsbeutel, welches während der manuellen Beatmung (Inspiration) zugehalten wird (► Abb. 14.20).

Beatmungssysteme ohne Rückatmung wurden früher bei Säuglingen bzw. Kleinkindern < 20 kg KG verwendet, da der bei größeren Kindern erhöhte Frischgasverbrauch aufgrund der erhöhten Exposition des medizinischen Personals nicht zu tolerieren gewesen wäre. Heutzutage sind diese Systeme auch für diese Altersgruppe nicht mehr in Verwendung und daher nur mehr von historischer Bedeutung.

Bei *ventilgesteuerten Nichtrückatmungssystemen* (z. B. Bain-System) werden durch ein patientennahes *Nichtrückatemventil* Frischgas und Exspirationsgas streng voneinander getrennt. Der Frischgasfluss muss größer oder zumindest gleich dem Atemminutenvolumen des Patienten sein. Überschüssiges Frischgas entweicht über ein Überdruckventil in die Atmosphäre *(= Überschusssystem)* (► Abb. 14.21). Auch dieses System ist heute nur mehr von historischer Bedeutung.

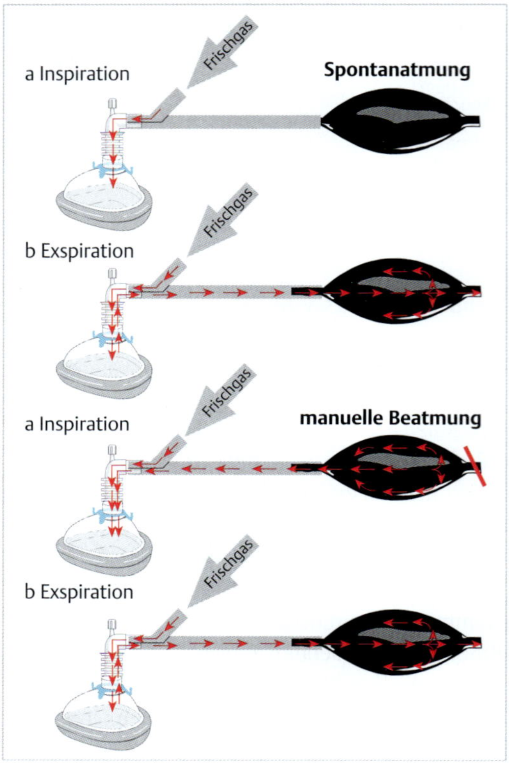

Abb. 14.20 Flowgesteuertes Nichtrückatmungssystem (Kuhn-System). Die Frischgaszufuhr erfolgt patientennah, eine Rückatmung kann nur durch einen hohen Frischgasfluss verhindert werden.

Atemsysteme mit teilweiser Rückatmung (= halbgeschlossene Atemsysteme)

Atemsysteme mit teilweiser Rückatmung des Exspirationsgases sind die meistverwendeten Systeme, die für die Narkosebeatmung zur Anwendung kommen.

Für die Anwendung von Rückatmungssystemen ist das Zwischenschalten eines *CO_2-Absorbers* (Atemkalk) Voraussetzung.

Das Ausmaß der Rückatmung ist abhängig von der Frischgaszufuhr: Je höher der Frischgasfluss, desto geringer ist der Rückatemanteil.

Die Rückführung von Exspirationsgas in den inspiratorischen Gasfluss ermöglicht, dass der Frischgasfluss (l/min) deutlich unter das Atemminutenvolumen (l/min) reduziert werden kann, er muss jedoch größer als die Gasaufnahme durch den Patienten *(Gas-Uptake)* und Verluste durch Leckagen sein. Auch bei diesem Atemsystem wird das Atemgasgemisch im Überschuss zugeführt, d. h., das Atemgasangebot ist *größer* als die *Atemgasaufnahme* durch den Patienten (= *Überschusssystem)* (▶ Abb. 14.22).

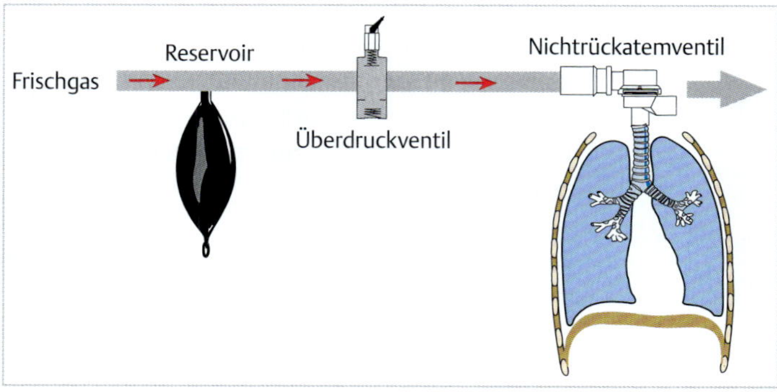

Abb. 14.21 Ventilgesteuertes Nichtrückatmungssystem. Ein patientennahes Ventil verhindert die Rückatmung.

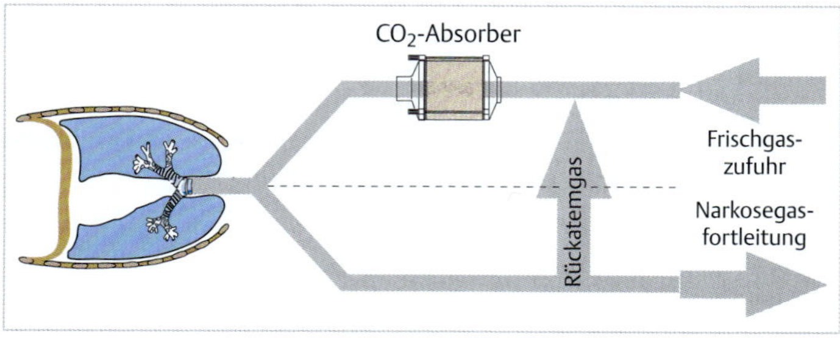

Abb. 14.22 Halbgeschlossene Atemsysteme. Atemsystem mit teilweiser Rückatmung („halbgeschlossenes System").

Merke

M!

Charakteristika eines Atemsystems mit teilweiser Rückatmung

- Frischgasfluss < Atemminutenvolumen
- Frischgasfluss > Atemgasaufnahme des Patienten (= Überschusssystem)
- Rückatemgas (= Exspirationsgas) enthält CO_2 ⇨ CO_2-Absorber notwendig
- je geringer der Frischgasfluss, desto höher der Anteil an Rückatemgas

Vorteile:

- geringerer Frischgasverbrauch ⇨ Einsparung von Kosten
- geringere Umweltbelastung
- verbesserte Atemgaskonditionierung (Anfeuchtung und Erwärmung), v. a. bei langer Narkosedauer

Die notwendige Frischgaszufuhr (FG) muss mindestens so groß sein wie die Summe aus Gasaufnahme und Gasverlusten (▶ Abb. 14.23).

Ist der Frischgasfluss deutlich höher als das Atemminutenvolumen, ist der Rückatemanteil zu vernachlässigen und es entsteht ein *„funktionell halboffenes System"*.

Kreissystem des Narkoserespirators

Atemsysteme mit teilweiser oder vollständiger Rückatmung sind als *Kreissysteme* konzipiert (▶ Abb. 14.24). Darunter versteht man die *kreisförmige Anordnung* der einzelnen Komponenten des Atemsystems.

Bauteile des Kreissystems:

- Frischgasanschluss
- kreisförmig angeordneter In- und Exspirationsschenkel mit dazugehörigem in- bzw. exspiratorischem Atemgasschlauchsystem
- Y-Stück
- Ventile: In- und Exspirationsventil (= Richtungsventile), pneumatisches Umschaltventil für maschinelle und manuelle Beatmung bzw. Spontanatmung, Druckbegrenzungsventil *(„APLV" = Adjustable Pressure Limiting Valve)*
- CO_2-Absorber (Atemkalk plus pH-Farbindikator)
- Beatmungsbeutel (für manuelle Beatmung, fungiert gleichzeitig als Atemgasreservoir)
- Narkosegasabsaugung
- passiver Befeuchter – Heat and Moisture Exchanger (HME = Wärme- und Feuchtigkeitstauscher bzw. Bakterienfilter)

Die heutigen Generationen von Narkoserespiratoren sind als sog. *Kompaktatemsysteme* (= Kompaktkreissysteme) konstruiert (▶ Abb. 14.25).

Notwendige Frischgaszufuhr

FG-Zufuhr = Gasaufnahme + Gasverluste

Überschussgas	=	FG	–	(Gasaufnahme	+ Gasverluste)
↓		↓		↓	↓
Überdruckventil		Respirator		Patient	Leckage

Abb. 14.23 Notwendige Frischgaszufuhr.

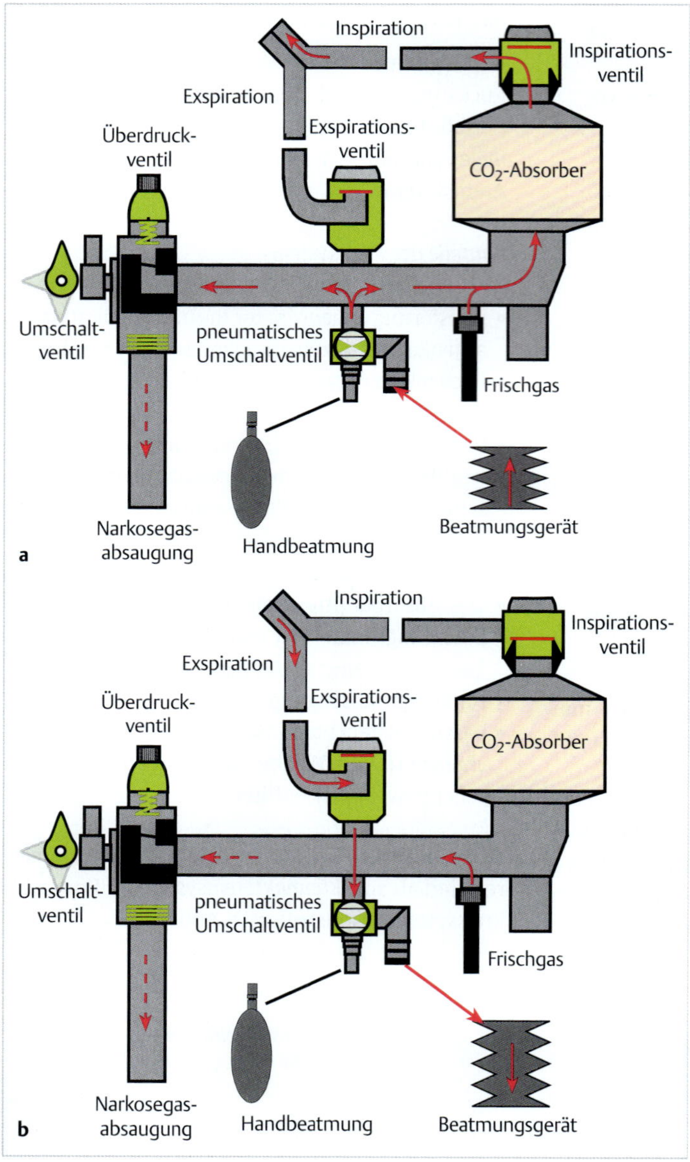

Abb. 14.24 Konventionelles Kreissystem. Rückatmungssystem ohne Frischgasentkopplung (Dräger Sulla 808).

a Gasfluss – Inspirationsphase.

b Gasfluss – Exspirationsphase.

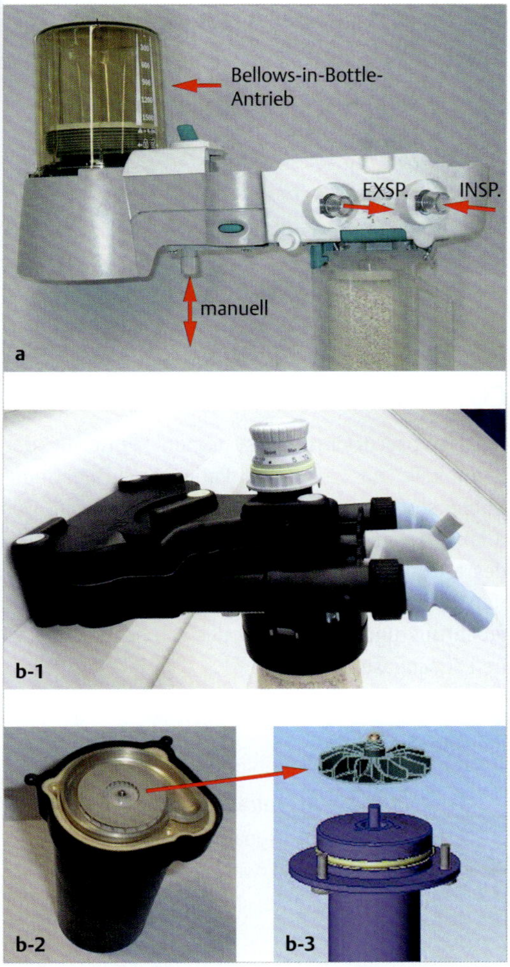

Abb. 14.25 Kompaktatemsysteme mit dazugehörigen Antriebssystemen.

a Respirator Aisys mit pneumatischem Bellows-in-Bottle-Antrieb. (Quelle: Mit freundlicher Genehmigung der Sanitas GmbH)

b Respirator Perseus mit elektrischem Turbinenantrieb. (Quelle: Mit freundlicher Genehmigung von © Drägerwerk AG & Co. KGaA, Lübeck)

Info

Eigenschaften eines Kompaktatemsystems

- Kompakte Einheit aller patientengasführenden Teile von Atemsystem und Ventilator
- integrierte pneumatische und elektrische Schnittstelle ⇨ einfache Entnahme und einfaches Einsetzen, keine externen Schläuche oder Kabel
- frischgasentkoppelt bzw. frischgaskompensiert ⇨ Durchführung von Niedrigflussnarkosen
- hohe Dichtigkeit
- CO_2-Absorbervolumen bis 1,5 l ⇨ optimiert für Niedrigflussnarkosen
- Möglichkeit der aktiven Beheizung ⇨ suffiziente Atemgaskonditionierung
- komplett entnehmbar ⇨ leicht zu transportieren
- hergestellt aus Kunststoff ⇨ einfache Reinigung, geringes Gewicht, korrosionsfrei

Das Kreissystemvolumen hat direkte Auswirkungen auf

- die Zeitkonstante der volatilen Anästhetika, d. h. auf das An- und Abflutverhalten des Narkosegases bei Veränderungen der Frischgaszusammensetzung

Die Zeitkonstante τ ist die Zeit, die benötigt wird, bis Konzentrationsänderungen im Frischgas (FG) zu den entsprechenden Konzentrationsänderungen im Inspirationsschenkel des Atemsystems führen (vgl. Kap. 14.8).

Merke

Die **Zeitkonstante τ** ist direkt proportional zum Kreissystemvolumen und indirekt proportional zur Höhe des Frischgasflusses.

Vorteile eines möglichst kleinen Kreissystemvolumens:

- Je kleiner das Kreissystemvolumen, umso niedriger kann der Frischgasfluss eingestellt werden, um eine im Vergleich zu einem größeren Kreissystemvolumen zeitgleiche An- bzw. Abflutung des Narkosegases zu erreichen, d. h.:

- Je kleiner das Kreissystemvolumen, desto schneller ist das An- und Abfluten des volatilen Anästhetikums bei Konzentrationsänderungen in der Frischgaszusammensetzung *(⇨ kleinere Zeitkonstante!)*.
- Je niedriger der verwendete Frischgasfluss, umso geringer ist die Menge, die über die Narkosegasabsaugung in die Umwelt gelangt. Bei Narkoserespiratoren, die über einen *endtidalen Sauerstoff- und Narkosegasdosiermodus* (= elektronische Steuerung der Atemgasdosierung und Atemgaszusammensetzung) verfügen, kommt es nur zu einem minimalen überschüssigen Verbrauch an Sauerstoff und Narkosegas. Das Funktionsprinzip basiert auf der manuellen Einstellung einer endexspiratorischen (endtidalen) Zielkonzentration für Sauerstoff und für das volatile Anästhetikum (= MAC-gesteuerte Anästhesie). Über die elektronische Gasdosiereinheit wird immer nur so viel an Sauerstoff und Narkosegas (Anesthetic Agent [AA]) in das zirkulierende Atemgasgemisch abgegeben, wie nötig ist, um die festgelegten endtidalen Zielwerte für Sauerstoff (etFiO_2) und Narkosegas (etAA) aufrechtzuerhalten *(= „Closed-Loop-Feedback-System“)*.
- Je kleiner das Kreissystemvolumen ist, umso rascher werden die vorgegebenen Zielkonzentrationen erreicht. Nach Erreichen der endexspiratorischen Zielwerte („Steady-State“) werden der Sauerstoff und das volatile Anästhetikum mit dem niedrigstmöglichen Frischgasfluss verabreicht, wobei ein manuell eingestellter Mindestfrischgasfluss nicht unterschritten werden kann *(⇨ Kostenersparnis und geringere Umweltbelastung!)*.

Beispiele:

- et-Control (Automated endtidal-Control) – GE Healthcare Narkoserespirator Aisys CS^2
- AGC (Automated Gas Control) – Maquet Narkoserespirator Flow-*i*

M!

Merke

- Aus Umwelt- und Kostengründen soll ein Narkoserespirator ein möglichst kleines Kreissystemvolumen haben.
- Je kleiner das Kreissystemvolumen ist, umso rascher werden die vorgegebenen Zielkonzentrationen für Sauerstoff und für das volatile Anästhetikum im Atemsystem erreicht.

CO_2-Absorber (Atemkalk)

In Narkoserückatmungssystemen entfernt der „Atemkalk“ das durch den Patienten ausgeatmete Kohlenstoffdioxid aus dem Narkosesystem. Der *Atemkalk (= CO_2-Absorber)* ist in das Kreissystem des Narkoserespirators integriert und sorgt nicht nur für die CO_2-Elimination, sondern auch für Anfeuchtung und Erwärmung des kalten und trockenen Frischgases.

M!

Merke

Funktion des Atemkalks

- Absorption von ausgeatmetem CO_2
- Anfeuchtung und Erwärmung des Frischgases

Atemkalk besteht zu über 80 % aus Kalziumhydroxid ($Ca[OH]_2$), bis zu 5 % aus Natriumhydroxid (NaOH) und zu etwa 12–19 % aus Wasser (H_2O).

M!

Merke

Die Absorptionsleistung des Atemkalks ist wesentlich von dessen Wassergehalt abhängig!

Das ausgeatmete CO_2 wird im CO_2-Absorber durch eine chemische exotherme Reaktion mit *Atemkalk (Absorberkalk)* eliminiert, wobei Wasser und Wärme entstehen, die dem Patienten im Sinne der Atemgaskonditionierung teilweise wieder zugeführt werden.

Info

1000 g Atemkalk binden zwischen 120 und 140 l CO_2.

CO_2-Absorber – chemische Gleichungen

Lösen von CO_2:

$$CO_2 + H_2O \Rightarrow H_2CO_3$$

Säure-/Basenneutralisation:

$$2\ NaOH + H_2CO_3 \Rightarrow Na_2CO_3 + 2\ H_2O + \text{Wärme}$$

Umsetzung:

$$Na_2CO_3 + Ca(OH)_2 \Rightarrow 2\ NaOH + CaCO_3$$

Summenreaktionsgleichung:

$$CO_2 + Ca(OH)_2 \Rightarrow CaCO_3 + H_2O + \text{Wärme}$$

Ist das gesamte Kalziumhydroxid ($Ca[OH]_2$) in Kalziumkarbonat ($CaCO_3$), den eigentlichen „Kalk", umgewandelt, ist der Absorber erschöpft, trocken und violett verfärbt.

Beispiel: Patient, 70 kg
CO_2-Produktion: 200 ml/min ⇨ 200 × 60 = 12 l/h
CO_2-Absorptionskapazität von 1 kg Atemkalk (z. B. Drägersorb): 140 l
⇨ 140 : 12 = 11,6
⇨ Die CO_2-Absorptionskapazität von 1 l Atemkalk ist nach etwa 11½ h erschöpft ⇨ Farbumschlag von weiß nach violett, der Atemkalk wird trocken und hart.

Dem Atemkalk ist als Farbindikator meistens Ethylviolett beigemengt, welches in Abhängigkeit vom pH-Wert seine Farbe ändert (= qualitatives CO_2-Monitoring). Bei zunehmender Erschöpfung des Atemkalks kommt es zu einer Anhäufung von Kohlensäure mit konsekutiver Abnahme des pH-Wertes und in der Folge zu einem Farbumschlag von Weiß in Blauviolett (▶ Abb. 14.26). Dieser Farbumschlag ist allerdings bei *natriumhydroxidhaltigem Atemkalk* temporär bzw. reversibel, d. h., kommt der Atemkalk über einige Stunden nicht mit CO_2 in Kontakt, verschwindet die Verfärbung wieder. Bei erneuter Exposition mit CO_2 verändert der Atemkalk jedoch wieder seine Farbe zu Blauviolett, allerdings weniger intensiv.

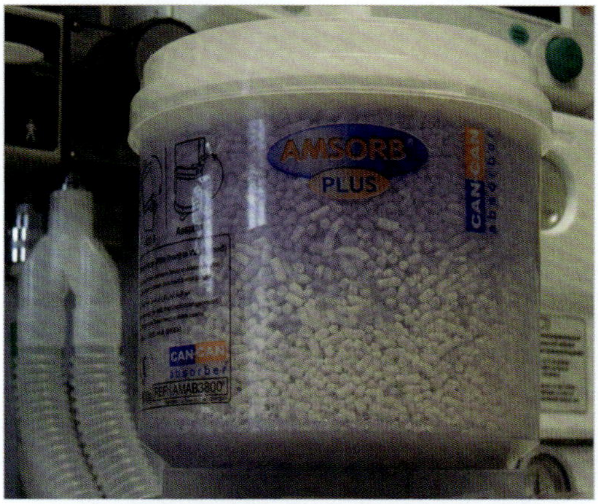

Abb. 14.26 CO_2-Absorber. Atemkalk mit irreversiblem Farbumschlag in Blauviolett (AmsorbPlus). (Quelle: Mit freundlicher Genehmigung der Eumedics Medizintechnik und Marketing GmbH)

Für die Praxis der Narkosebeatmung muss daher betont werden, dass der Farbindikator als qualitatives Kriterium eine unverlässliche Methode darstellt, um den Erschöpfungsgrad des Atemkalks zu beurteilen. Bei Rückatmungssystemen muss daher die Messung der inspiratorischen CO_2-Konzentration obligatorisches Standardmonitoring sein (vgl. 7.2).

Merke

Die einzig sichere Methode zur Überwachung einer ausreichenden Kohlendioxidabsorption ist die Messung der inspiratorischen CO_2-Konzentration im Atemgas mittels eines Gasanalysators (= quantitatives CO_2-Monitoring).

Bei Verwendung von Atemkalk ist die Messung der inspiratorischen CO_2-Konzentration nach DIN EN 80 601–2-13 obligat.

Die Zumischung von Natriumhydroxid (NaOH) und von Kaliumhydroxid (KOH) als Katalysatoren hat zum Ziel, die CO_2-Absorptionskapazität zu erhöhen sowie den Feuchtigkeitsgehalt des Atemkalks konstant zu halten bzw. die Wärmeentwicklung während der CO_2-Absorption zu vermindern.

Andererseits sind es aber gerade diese beiden Katalysatoren, v. a. das KOH, die für die chemische Reaktion mit volatilen Anästhetika unter Bildung toxischer Metaboliten verantwortlich sind (s. u.). Daher werden heutzutage nur mehr KOH-freie Atemkalke angeboten.

Derzeit stehen 2 Arten von CO_2-Absorbern je nach Katalysator zur Verfügung:

- natriumhydroxidhaltiger Atemkalk:

Dieser Atemkalk enthält als Katalysator 3–5 % Kalziumchlorid ($CaCl_2$) und 2–4 % Natriumhydroxid (NaOH), aber kein Kaliumhydroxid (KOH).

Beispiel: DrägersorbFree (Dräger)

- kalziumhydroxidhaltiger Atemkalk

Dieser Atemkalk ist frei von Alkalimetallhydroxiden (⇨ enthält weder NaOH noch KOH). Als Katalysator werden 1–3 % Kalziumchlorid ($CaCl_2$) verwendet. Die Beimengung von Kalziumsulfat verbessert die CO_2-Absorptionskapazität, welche mit konventionellem Atemkalk vergleichbar ist.

Der Vorteil dieses Atemkalks besteht darin, dass er weder im feuchten noch im ausgetrockneten Zustand mit volatilen Anästhetika reagiert ([6], [7], [8], [9]). Vor allem aber ist hervorzuheben, dass dieser Atemkalk zu einem irreversiblen Farbumschlag führt. Als Farbindikator wird der Proteinfarbstoff *„Crystal Violet“* verwendet.

Beispiel: AmsorbPlus (Amstrong Medical; in Österreich Vertrieb über Eumedics Medizintechnik)

Cave

- Bei natriumhydroxidhaltigen Atemkalken ist der Farbumschlag nach Beenden der CO_2-Exposition reversibel ⇨ Rückfärbung nach Weiß!
- Eine „weiße“ Farbe ist bei Narkosebeginn somit *keine* Garantie dafür, dass der Atemkalk unverbraucht ist.

Chemische Reaktion mit Inhalationsanästhetika

Bei Kontakt mit *trockenem Atemkalk* (⇨ Wassergehalt ≤ 5 %) unterliegen alle halogenierten Inhalationsanästhetika einem chemischen Zerfall zu zahlreichen, zum Teil chemisch noch nicht identifizierten Reaktionsprodukten. Zu den bekanntesten Metaboliten zählen bei Anwendung von Sevofluran *Compound A–D* (konzentrationsabhängiges Nephrotoxin bei Ratten, klinisch nicht nachgewiesen für den Menschen) und bei Anwendung aller anderen volatilen Anästhetika entstehen *Kohlenmonoxid (CO)* und Fluorwasserstoff (HF), wobei Desfluran das größte Potenzial zur Kohlenmonoxidbildung besitzt. Außerdem entsteht bei Kontakt von Sevofluran mit trockenem Atemkalk *Formaldehyd*, das Übelkeit und Erbrechen hervorrufen kann. Bei den Reaktionen entstehen sehr hohe Temperaturen, die bei Sevofluran 120 °C erreichen können. Die inspiratorische Konzentration des volatilen Anästhetikums steigt nicht mehr oder nur mehr sehr langsam an und der Absorbertopf wird heiß. Da zurzeit keine Feuchtigkeitsindikatoren für Atemkalk verfügbar sind, hat dies zur Folge, dass in der klinischen Praxis die Feuchtigkeit des Atemkalks nicht bestimmt werden kann ([6], [10], [11]).

Merke

Regelmäßiger Wechsel des Atemkalks ist unerlässlich, da keine Feuchtigkeitsindikatoren verfügbar sind.

Laut Mitteilung der Kommission für Normung und technische Sicherheit der Deutschen Gesellschaft für Anästhesiologie und Intensivmedizin (DGAI) reagieren alle Inhalationsanästhetika vom Typ der halogenierten Kohlenwasserstoffe, insbesondere Sevofluran und Desfluran, mit *„nicht kalziumchloridhaltigen“ Atemkalken* zu Compound A (potenzielles Nephrotoxin) oder Kohlenmonoxid. Besonders zu betonen ist, dass diese Reaktionen durch abnehmenden Feuchtegehalt des Atemkalks begünstigt werden. Daher wird vom Gebrauch dieser CO_2-Absorber abgeraten, v. a. wenn Maßnahmen gegen akzidentelles Austrocknen nicht garantiert werden können [12].

Bei Verwendung von *kalziumchloridhaltigen CO_2-Absorbern* (AmbsorbPlus, DrägersorbFree) ist nach derzeitigem Kenntnisstand keine Bildung toxischer Produkte wie Compound A oder Kohlenmonoxid zu erwarten. Dies gilt explizit auch bei extremer Austrocknung des Atemkalks ([12], [13])! Der Zusatz von Kalziumchlorid bindet Wasser und es bildet sich eine Hydrathülle, die eine Austrocknung des Atemkalks und in der Folge eine Zersetzung mit konsekutiver Bildung von Compound A–D und Kohlenmonoxid verhindert. Darüber hinaus muss selbstverständlich darauf geachtet werden, dass der Atemkalk nicht akzidentell austrocknet.

Merke

M!

Bei Verwendung von *kalziumchloridhaltigen CO_2-Absorbern* (AmbsorbPlus, DrägersorbFree) kommt es zu keiner Bildung toxischer Produkte wie Compound A oder Kohlenmonoxid. Dies gilt explizit auch für ausgetrockneten Atemkalk!

Praxis

Vorsichtsmaßnahmen zur Vermeidung der Austrocknung von Atemkalk

- Konsequente Verminderung des Frischgasflusses in Rückatmungssystemen.
- Nach Beendigung der Narkose Frischgaszufuhr ganz abdrehen! *Vorsicht:* Aufgedrehter Frischgasfluss über Nacht oder über das Wochenende ⇨ Feuchtigkeitsgehalt des Atemkalks sinkt dramatisch ab!
- Falls vergessen wurde, die Frischgaszufuhr über Nacht abzudrehen, muss in der Früh vor der ersten Narkose der Atemkalk gewechselt werden!
- Bei sichtbarem Farbumschlag von mehr als ⅔ des Behälters oder bei einer inspiratorischen CO_2-Konzentration ≥ 5 mmHg muss der Atemkalk gewechselt werden (⇨ inspiratorisches CO_2-Monitoring!).
- *Empfehlung:* Regelmäßiger Wechsel des Atemkalks zumindest einmal pro Woche, in „dezentralen Bereichen“ mit nicht täglich durchgeführten Narkosen zumindest einmal pro Monat (laut Herstellerangaben).
- *Empfehlung:* Routinemäßiger Wechsel des Atemkalks einmal pro Woche, wenn kein inspiratorisches CO_2-Monitoring verfügbar ist.
- Kennzeichnung des Atemkalks mit Befülldatum, sofern nicht Einmalabsorber verwendet werden, welche unbedingt zu empfehlen sind. Atemkalk gut verschlossen lagern!
- Bestehen Zweifel am Wassergehalt des Atemkalks, sollte dieser gewechselt werden ⇨ Vorsicht an selten genutzten Anästhesiearbeitsplätzen.
- Werden wiederauffüllbare CO_2-Absorber im klinischen Alltag verwendet, sind bestimmte Schutzmaßnahmen wie das Tragen von Handschuhen, Mund-Nasen-Maske und Schutzbrille obligatorisch einzuhalten! Absorberbehälter luftdicht mit Originalverschlüssen verschließen.

Lithiumhydroxidhaltiger Atemkalk

Lithiumhydroxid (LiOH) als Kohlendioxidabsorbens- stellt eine vielversprechende Alternative zu den derzeit verwendeten CO_2-Absorbern dar. In der CO_2-Absorptionskapazität übertrifft LiOH (Lytholyme) die derzeit gebräuchlichen Atemkalke. Vor allem aber konnte in klinischen Untersuchungen gezeigt werden, dass bei Verwendung von Lithiumhydroxid kein Compound A aus Sevofluran gebildet wird. Ein weiterer Vorteil von Lithiumhydroxid besteht darin, dass die Funktionsfähigkeit nicht an einen bestimmten Feuchtigkeitsgehalt gebunden ist *(„wasserfreier Atemkalk“)*. Nachteile von Lithiumhydroxid sind sein höherer Preis sowie die erschwerte Handhabung. Lithiumhydroxid ist ätzend, sein Staub löst Hustenreiz aus ([9], [14]).

Narkosemittelverdunster

Physikalische Grundlagen

Die meisten Inhalationsanästhetika liegen bei Raumtemperatur und Atmosphärendruck als Flüssigkeiten vor. Die Umwandlung vom flüssigen in den gasförmigen (volatilen) Aggregatzustand erfolgt im Narkosemittelverdunster (Vapor). Dabei gelten folgende physikalische Gesetzmäßigkeiten:

Begriffsdefinition:

- *Verdunstung:* Umwandlung eines Stoffes vom flüssigen in den gasförmigen Aggregatzustand ohne Erreichen der Siedetemperatur.
- *Verdampfung:* Umwandlung eines Stoffes vom flüssigen in den gasförmigen Aggregatzustand durch Erreichen der Siedetemperatur; *Beispiel:* Wasser hat eine Siedetemperatur von 100 °C.

In einem geschlossenen Gefäß verdunstet eine Flüssigkeit nicht vollständig, sondern es stellt sich ein Gleichgewicht zwischen flüssiger und gasförmiger Phase ein, d. h., der Raum über der Flüssigkeit ist mit Gas gesättigt (= Sättigungskonzentration) (► Abb. 14.27).

Definition

Der **Dampfdruck** einer Substanz gibt Auskunft, in welchem Ausmaß ein Stoff bei Raumtemperatur in den gasförmigen Zustand übergeht. Der Druck, den dieser Stoff in seinem gasförmigen Zustand auf die darunterliegende Flüssigkeit ausübt, wird als Dampfdruck bezeichnet.

Unter Sättigungskonzentration versteht man das Verhältnis von Dampfdruck zu Luftdruck.

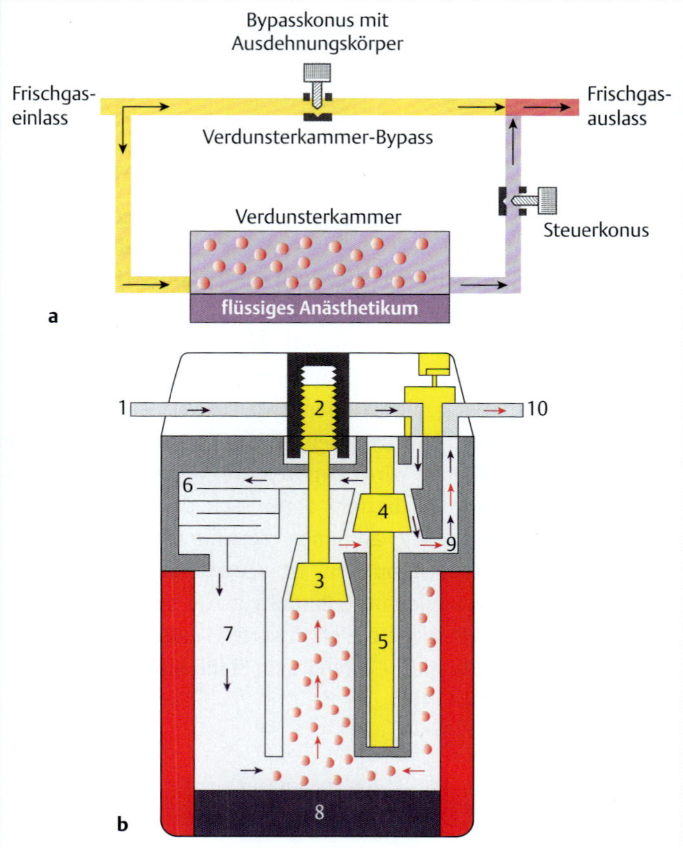

Abb. 14.27 Narkosemittelverdunster.
a Oberflächenverdunster nach dem Flow-Bypass-Prinzip.
b Dräger Vapor (Aufbau). 1 = Frischgaseinlass, 2 = Handrad zur Dosierung, 3 = Steuerkonus, 4 = Bypasskonus mit 5 = Ausdehnungskörper zur Temperaturkompensation, 6 = Druckkompensation, 7 = Verdunsterkammer, 8 = flüssiges Anästhetikum, 9 = Mischkammer, 10 = Frischgasauslass ⇨ Frischgas (FG) ⇨ mit Anästhetikum aufgesättigtes FG.

Formel

Sättigungskonzentration

$$\text{Sättigungskonzentration} = \frac{\text{Dampfdruck}}{\text{Luftdruck}}$$

- Die Verdunstung einer Substanz ist temperaturabhängig. Mit steigender Temperatur verdunstet mehr flüssiges Anästhetikum und umgekehrt, d. h., der Dampfdruck steigt bzw. sinkt.
- Die einzelnen Inhalationsanästhetika haben bei Raumtemperatur unterschiedliche Dampfdrücke. Darum muss für jedes Anästhetikum ein spezieller Vapor verwendet werden.
- Die Verdunstung ist ein energieverbrauchender Prozess: Die Verdunstungsenergie wird dem flüssigen Anästhetikum als Wärme entzogen. Darum kühlt sich das Anästhetikum bei der Verdunstung ab.

Funktionsprinzip

Die am häufigsten verwendeten Narkosemittelverdunster arbeiten nach dem *Flow-Bypass-Prinzip* (s. ► Abb. 14.27):

Im ausgeschalteten Zustand (= Einstellrad in Nullstellung) ist der *Vaporeingang* mit dem *Vaporausgang* kurzgeschlossen, d. h., Frischgas durchströmt den Verdunster über eine eigene Bypassleitung, ohne mit der Verdunsterkammer in Berührung zu kommen.

Durch Drehen des Dosierrads wird der Vapor eingeschaltet (⇨ Einstellrad zeigt die Konzentrationseinstellung in Vol.-%). Ein Teil des Frischgases strömt nun über eine Zuleitung in die mit flüssigem Anästhetikum gefüllte *Verdunsterkammer*, in der das Frischgas mit dem gasförmigen Anteil des Inhalationsanästhetikums aufgesättigt wird, während der übrige Teil des Frischgases über den Verdunsterkammerbypass den Vapor ohne Kontakt mit dem Narkosemittel verlässt.

Im Ausgang der Verdunsterkammer befindet sich ein *Steuerkonus*, der den Ausgang der Verdunsterkammer bis auf einen Kapillarspalt verschließt. Durch Drehen des Dosierrads wird der Steuerkonus bewegt und die Weite des Kapillarspalts reguliert. Der Steuerkonus stellt für den Frischgasfluss einen variablen Strömungswiderstand dar. Je höher das Dosierrad eingestellt ist, desto größer wird der Kapillarspalt und desto mehr Frischgas kann durch die *Verdunsterkammer* strömen. In der Verdunsterkammer wird das Frischgas mit dem gasförmigen (= volatilen) Inhalationsanästhetikum aufgesättigt.

Der mit dem volatilen Anästhetikum gesättigte Frischgasanteil vermischt sich mit dem ungesättigten Frischgasanteil, welcher den Verdunsterkammerbypass passiert hat. Das Frischgasgemisch strömt über den *Vaporausgang* in den Inspirationsschenkel des Atemsystems (s. ► Abb. 14.27).

Definition

Flow-Bypass-Prinzip

Der Frischgasfluss wird durch einen Steuerkonus, welcher durch das Dosierrad reguliert wird, in 2 Teilströme aufgeteilt. Ein Teil des Frischgases strömt durch die Verdunsterkammer und wird mit dem volatilen Anästhetikum gesättigt, während der andere Frischgasanteil durch die Bypassleitung fließt und den Verdunster ohne Kontakt mit dem Narkosemittel verlässt.

$$\dot{V}_{GF} = \dot{V}_V + \dot{V}_B$$

$\dot{V}_{GF}$ = Gesamtfrischgasfluss durch den Vapor
$\dot{V}_V$ = Frischgasfluss durch die Verdunsterkammer
$\dot{V}_B$ = Frischgasfluss durch den Verdunsterkammerbypass

Die Konzentration des Inhalationsanästhetikums am Vaporausgang wird durch das Verhältnis der beiden Frischgasflüsse bestimmt, d. h. den Gasfluss durch die Verdunsterkammer und den Gasfluss durch die Bypassleitung.

Da der Dampfdruck des flüssigen Anästhetikums von der Umgebungstemperatur abhängt, muss auch der Temperatureinfluss auf die Sättigungskonzentration kompensiert werden. Dies geschieht durch das Zwischenschalten eines *Bypasskonus* (= variabler Strömungswiderstand) im Verdunsterkammerbypass.

Info

Der *Steuerkonus* und der *Bypasskonus* sind technische Bauteile, die die Form eines Kegelstumpfs aufweisen und als variable Strömungswiderstände fungieren.

Die Temperaturkompensation basiert auf der thermischen Ausdehnung eines thermoempfindlichen Körpers (= Ausdehnungskörpers), der mit dem Bypasskonus verbunden ist. Bei Erwärmung dehnt sich der Ausdehnungskörper aus, bei Abkühlung zieht er sich zusammen, wodurch der Bypasskonus nach oben oder unten bewegt wird. Diese minimalen Verschiebungen des Bypasskonus bewirken die temperaturabhängigen Veränderungen der Größe des Kapillarspalts und damit die Veränderung des Strömungswiderstands im Verdunsterkammerbypass. Je enger der Kapillarspalt, d. h., je höher der Strömungswiderstand in der Bypassleitung ist, desto mehr Frischgas strömt durch die Verdunsterkammer (s. ▶ Abb. 14.27).

Einteilung der Rückatmungssysteme

Rückatmungssysteme werden in Abhängigkeit von der Art der Frischgaszufuhr in das Atemsystem unterteilt:

- Rückatmungssysteme ohne Frischgasentkopplung *(= frischgasflussabhängige Rückatmungssysteme)* ⇨ Atemminutenvolumen ist vom Frischgasfluss abhängig.
- Rückatmungssysteme mit Frischgasentkopplung oder Frischgaskompensation *(= frischgasflussunabhängige Rückatmungssysteme)* ⇨ Atemminutenvolumen ist vom Frischgasfluss unabhängig.

Rückatmungssysteme ohne Frischgasentkopplung

Rückatmungssysteme ohne Frischgasentkopplung sind nur mehr von historischer Bedeutung, da die heutigen Generationen von Narkoserespiratoren praktisch alle über ein Rückatmungssystem mit Frischgasentkopplung oder Frischgaskompensation verfügen. Trotzdem wird aus didaktischen Gründen dieses System angeführt, um dem Leser auch die technische Weiterentwicklung der Narkosesysteme näherzubringen. Möglicherweise sind derartige Geräte auch an manchen Anästhesiearbeitsplätzen noch vereinzelt in Verwendung oder dienen als Reservegeräte. Das Kapitel ist daher bewusst in der Gegenwartsform geschrieben.

Bei Rückatmungssystemen ohne Frischgasentkopplung fließt *Frischgas* kontinuierlich, d. h. während der In- und der Exspiration, in den Inspirationsschenkel des Kreissystems. Das verabreichte Atemhubvolumen ist demnach von 3 Faktoren abhängig:

- Einstellung des Balgvolumens am Respirator (z. B. VT-Skalierung am Dräger-Ventilog)
- Höhe des Frischgasflusses
- Inspirationszeit

Da während der Inspiration einerseits Atemgas aus dem Faltenbalg, andererseits auch kontinuierlich Frischgas aus der Atemgasquelle zum Patienten fließt, ist das applizierte Atemgasvolumen die Summe aus Balgvolumen plus Frischgasvolumen (s. ▶ Abb. 14.24).

Konventionelle Atemsysteme sind als „Bellows-in-Bottle"-Systeme („Bag-in-Bottle-Systeme") mit pneumatischem Antrieb konstruiert: Während der Exspiration wird der in einer druckfesten Kammer *(Bottle)* befindliche gewichtsbelastete Faltenbalg des Respirators *(Bellows)* einerseits aus der Atemgasquelle mit Frischgas, andererseits durch das vom Patienten ausgeatmete Atemgas gefüllt. Je höher der Frischgasfluss, desto kleiner wird das Rückatemvolumen (s. ▶ Abb. 14.24).

Schaltet die Steuerung des Narkoserespirators auf Inspiration, fließt Druckluft (= Antriebsgas) in die Kammer (⇨ pneumatischer Antrieb). Der entstehende Überdruck drückt den Faltenbalg aus und das Atemgas strömt über das inspiratorische Plättchenventil (= Richtungsventil) in die Lunge des Patienten. Der Inspirationsdruck im Kreissystem hält das exspiratorische Plättchenventil geschlossen (s. ▶ Abb. 14.24).

Den Druck, mit dem der Balg ausgedrückt wird, bezeichnet man als Arbeitsdruck. Bei volumenkontrollierter Beatmung begrenzt der Arbeitsdruck demnach den maximalen Beatmungsdruck (Pmax).

Wie bereits erwähnt, wird bei Rückatmungssystemen ohne Frischgasentkopplung das am Narkoserespirator eingestellte Atemhubvolumen um den während der Inspirationsphase fließenden Frischgasanteil erhöht.

Zahlenbeispiel:
Bei einem Frischgasfluss von 3 l/min und einem Atemzeitverhältnis von 1 : 2 würde sich das Atemminutenvolumen um 1 l/min erhöhen. Beim *Dräger Ventilog* ist jedoch die Skalierung für das Atemhubvolumen auf einen Frischgasfluss von 4 l/ min kalibriert, um die Differenz zwischen eingestelltem und appliziertem Atemgasvolumen zu minimieren.

Info

Wird bei einem **Rückatmungssystem ohne Frischgasentkopplung** ein *zu niedriger Frischgasfluss* gewählt, so kann der Beatmungsbalg während der Exspirationsphase nicht vollständig gefüllt werden, d. h. bis zu dem an der Volumenskala eingestellten Atemhubvolumen. ⇨ Die *Folge* ist das Auftreten einer Wechseldruckbeatmung.

Bei zu niedrigem Frischgasfluss kommt es zum Auftreten eines *Gasvolumenmangels* mit konsekutiver Änderung der Ventilationsparameter:

- Abnahme des Atemhubvolumens
- Abnahme des Spitzen- und Plateaudrucks
- Übergang in eine *Wechseldruckbeatmung* (Positiv-Negativ-Druckbeatmung)

Die exspiratorische Zwangsentfaltung durch das Eigengewicht des Beatmungsbalgs führt zum Aufbau eines Unterdrucks (Sog) im Atemsystem mit konsekutiver Wechseldruckbeatmung. Dieser Effekt wird bei leckagebedingten Volumenverlusten verstärkt und führt zu einer Inkonstanz des eingestellten PEEP-Niveaus.

Beispiel:
Narkoserespirator *Dräger Sulla 800/808* mit *Ventilog* (Kreissystem 7a/8 ISO)

Info

Bei einem *Rückatmungssystem ohne Frischgasentkopplung* ist ein Frischgasfluss von 2–4 l/min erforderlich, um das *Auftreten negativer Druckspitzen* während der Exspiration zu minimieren, da ansonsten der fallende Balg einen Unterdruck im Beatmungssystem aufbauen würde.

Beim Dräger-Kreissystem 7a/8 ISO (International Organization for Standardization) ist ein federbelastetes *Überdruckventil* in ein *pneumatisches Umschaltventil* (⇨ Wechsel zwischen manueller und maschineller Beatmung) integriert. Folgende *Ventilstellungen* sind möglich (s. ▶ Abb. 14.24):

Steht der *Knebel des Umschaltventils waagerecht*, ist das Überdruckventil geschlossen. Während der maschinellen Beatmung kann kein Atemgas aus dem Kreissystem entweichen, der Druckausgleich erfolgt über ein Überdruckventil im Respirator, welches bei einem Systemdruck von 80 mbar öffnet.

Ist der *Knebel des Umschaltventils nach oben* gerichtet, ist die am Überdruckventil eingestellte Druckbegrenzung aktiv, wodurch gefährliche Druckanstiege im Kreissystem verhindert werden. Überschüssiges Atemgas entweicht über das Überdruckventil in die Narkosegasabsaugung.

Ist der *Knebel des Umschaltventils nach unten* gerichtet, wird das Beatmungssystem zur Narkosegasabsaugung bzw. zur Atmosphäre geöffnet, d. h., es kann sich im Kreissystem kein positiver Druck aufbauen, da sowohl das Ausatemgas als auch das Frischgas statt in den Handbeatmungsbeutel über die Narkosegasabsaugung in die Atmosphäre entweichen. Manuelle Beatmung ist nicht mehr möglich, für Spontanatmung ist ein hoher Frischgasfluss notwendig.

> **Merke**
>
> **Charakteristika eines Rückatmungssystems ohne Frischgasentkopplung**
> Frischgas strömt *kontinuierlich*, d. h. während der Inspiration und Exspiration, in den Inspirationsschenkel des Kreissystems.
>
> *Folge:* Atemgasvolumen zum Patienten = Balgvolumen + Frischgasvolumen
>
> ⇨ Atemminutenvolumen ist abhängig von der Höhe des Frischgasflusses!

Rückatmungssysteme mit Frischgasentkopplung oder Frischgaskompensation

Die heutigen Generationen von Narkoserespiratoren sind in der Inspirationsphase von der Gasdosiereinheit entkoppelt, damit das applizierte Atemhubvolumen nicht vom Frischgasfluss beeinflusst wird.

Frischgasflussunabhängige Beatmungssysteme werden unterteilt in:

- Rückatmungssysteme mit Frischgasentkopplung
- Rückatmungssysteme mit Frischgaskompensation

Diese beiden Ausdrücke werden häufig als Synonyma gebraucht, in technischer Hinsicht sind diese Begriffe jedoch in Bezug auf die Art der Frischgaszufuhr in das Atemsystem zu unterscheiden.

Rückatmungssysteme mit Frischgasentkopplung

Bei Rückatmungssystemen mit Frischgasentkopplung fließt das *Frischgas diskontinuierlich* in das Atemsystem, d.h. nur während der Exspiration. Während der Inspiration wird das Frischgas (FG) in ein Gasreservoir (= Handbeatmungsbeutel) geleitet. Die diskontinuierliche Frischgaszufuhr in das Atemsystem wird durch ein sog. Frischgasentkopplungsventil (= FGE-Ventil) gesteuert. Dabei handelt es sich um ein Umschaltventil, welches während der Inspirationsphase geschlossen, während der Exspirationsphase geöffnet ist (► Abb. 14.28).

Das FGE-Ventil ermöglicht, dass das Atemhubvolumen unabhängig vom eingestellten Frischgasfluss dem Patienten verabreicht wird. Eine Reduktion des Frischgasflusses von z. B. 4 auf ≤ 1 l/min führt zu keiner Änderung des Atemminutenvolumens, solange das Reservoir mit Atemgas gefüllt ist.

Das FGE-Ventil entkoppelt das Atemsystem von der pneumatischen Gasdosiereinheit des Narkoserespirators, sodass bei Narkoserespiratoren mit hängendem (fallendem) Balg während der Exspiration kein Unterdruck mit konsekutiver Wechseldruckbeatmung entstehen kann ([2], [15], [16]).

Das Gleiche gilt für die Dräger-Respiratoren *Atlan*, *Primus* und *Fabius*, bei denen ein elektrisch betriebener Kolbenventilator (E-Vent; s. ► Abb. 14.28), sowie für den Dräger-Respirator *Perseus*, bei dem eine Turbine (TurboVent) als Antriebseinheit fungiert.

Der nicht mehr produzierte Dräger-Respirator *Julian* hat ein klassisches „Bag-in-Bottle"-System, welches nur während der Exspiration Frischgas liefert und so die Frischgasentkopplung realisiert. Dieses Narkosegerät wird deshalb angeführt, weil es möglicherweise noch vereinzelt auf Anästhesieabteilungen in Verwendung ist oder als Reservegerät dient.

Die *exspiratorische Füllung* des Beatmungsbalgs bzw. des Kolben-Ventilators erfolgt

- durch das exspiratorische Atemgas des Patienten,
- durch das während der Exspiration zuströmende Frischgas sowie
- durch das Atemgasvolumen aus dem Reservoir.

Kurzfristige Volumenimbalancen werden durch Veränderung der Reservoirfüllung ausgeglichen. Ist der Frischgasfluss zu niedrig, so nimmt das Beatmungsvolumen erst dann ab, wenn das Atemgasreservoir vollständig entleert ist ([15], [16]). *Frischgasmangel* tritt auf, wenn die Frischgaszufuhr in das Atemsystem kleiner wird als die Summe aus Atemgasaufnahme durch den Patienten und Verluste durch etwaige Leckagen (⇨ Alarmmeldung des Respirators).

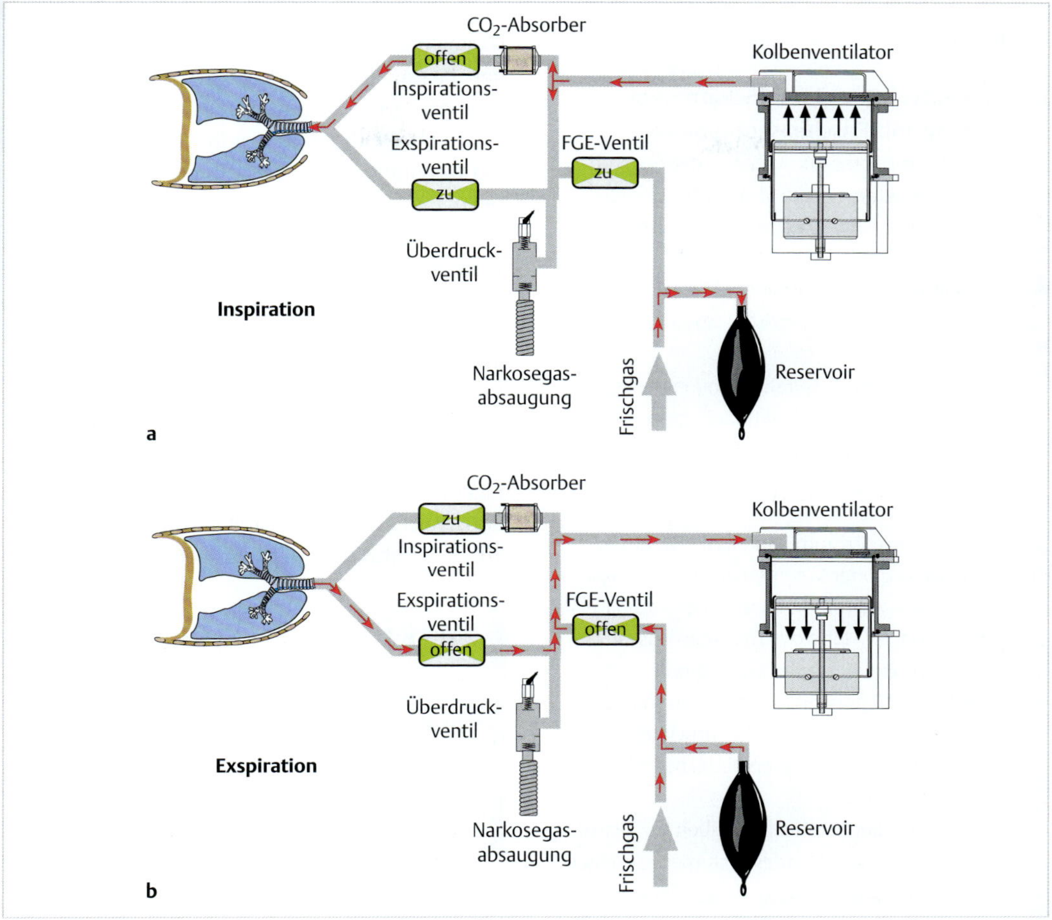

Abb. 14.28 Rückatmungssystem mit Frischgasentkopplung. Kompaktatemsystem (z. B. Dräger Primus, Fabius).
a Gasfluss – Inspirationsphase.
b Gasfluss – Exspirationsphase.

Technische Realisierung frischgasentkoppelter Beatmungssysteme:

- Die *Frischgaszufuhr* erfolgt *diskontinuierlich* in das Atemsystem, d. h.:
  - Während der Exspiration fließt Frischgas in den Beatmungsbalg bzw. in den Kolben-Ventilator (E-Vent) oder in die Kolben-Zylinder-Einheit des Narkoserespirators.
  - Während der Inspiration fließt Frischgas in ein Reservoir (= Handbeatmungsbeutel).

Beispiele: Dräger Atlan, Primus, Fabius, Cato*, Cicero* (* Geräte werden nicht mehr produziert); Heinen + Löwenstein Leon/LeonPlus

- Die Frischgaszufuhr erfolgt intermittierend, d. h.:
  - Der Frischgasfluss wird über ein Proportionalventil (= Regelventil) so gesteuert, dass nur während der Exspiration Frischgas in den Beatmungsbalg des Narkoserespirators fließt.
  - Während der Inspiration erfolgt *keine* Frischgaszufuhr in das Atemsystem.
  - Während der Inspiration wird der mit Frischgas und Rückatmungsgas gefüllte Beatmungsbalg ausgedrückt.

Beispiel: Dräger Julian* (* Gerät wird nicht mehr produziert)

Merke

Charakteristika eines Rückatmungssystems mit Frischgasentkopplung

- Frischgas strömt nur während der Exspiration in das Atemsystem (= diskontinuierliche Frischgaszufuhr) ⇨ *exspiratorisch gesteuertes Dosiersystem.*
- Während der Inspiration wird Frischgas in ein Gasreservoir geleitet (= Handbeatmungsbeutel).
- Inspiration und Exspiration sind in Bezug auf die Frischgaszufuhr funktionell voneinander getrennt (⇨ „entkoppelt").

Folge:
Atemgasvolumen zum Patienten = Volumen aus dem Balg oder Volumen aus dem Kolben-Ventilator ⇨ Atemminutenvolumen ist unabhängig von der Höhe des Frischgasflusses!

- Keine Veränderung der Ventilationsparameter bei Undichtigkeit im Atemsystem und kein Auftreten einer Wechseldruckbeatmung, solange das Reservoir nicht vollständig entleert ist.
- Frischgasmangel führt bei Kolben-Ventilatoren oder Kolben-Zylinder-Systemen zu keiner Wechseldruckbeatmung, da der Rücklauf des Ventilatorkolbens unterbrochen wird (⇨ Alarmmeldung).

Rückatmungssysteme mit Frischgaskompensation

14

Bei *Rückatmungssystemen mit Frischgaskompensation* erfolgt die *Frischgaszufuhr kontinuierlich* in das Atemsystem, d. h. während der Inspiration und der Exspiration.

Diese Rückatmungssysteme sind als Balg-Systeme mit *stehendem Balg* konzipiert, wobei das endinspiratorisch im Balg verbleibende Atemgasvolumen das *Atemgasreservoir* bildet. Volumenimbalancen werden über dieses Atemgasreservoir ausgeglichen.

Während der Inspiration wird Antriebsgas (Druckluft) in die Druckkammer geleitet, wodurch der Beatmungsbalg komprimiert wird und das Atemgas zum Patienten fließt (► Abb. 14.29a). Während der Exspiration wird der Beatmungsbalg mit Exspirationsgas (Rückatmungsgas) des Patienten und mit Frischgas gefüllt (► Abb. 14.29b).

Die *Frischgaskompensation* erfolgt durch ein *inspiratorisch gesteuertes Dosiersystem.* Obwohl Frischgas (FG) kontinuierlich in das Atemsystem einströmt, ist das Atemminutenvolumen unabhängig von der Höhe des Frischgasflusses. Das Atemgasvolumen aus dem Balg wird in Abhängigkeit von der Höhe des Frischgasflusses elektronisch gesteuert, d. h., je höher der Frischgasfluss, desto weniger Atemgas fließt aus dem Balg zum Patienten. Bei Erreichen des eingestellten Atemhubvolumens wird die Zufuhr von Atemgas beendet.

Merke

Das aus dem Balg applizierte Atemgasvolumen ist abhängig von der Höhe des Frischgasflusses, d. h., je höher der Frischgasfluss, desto weniger Atemgas strömt aus dem Balg und umgekehrt.

Die variable Entleerung des Beatmungsbalgs, welcher als Reservoirbeutel fungiert, ermöglicht, dass etwaige Volumenimbalancen durch Veränderung der Reservoirfüllung kompensiert werden. Ist der Balg nicht ausreichend gefüllt, nimmt das Atemgasvolumen infolge Frischgasmangels ab.

Beispiele: Narkoserespiratoren GE-Healthcare Aisys, Avance, Aespire, ADU* (* Gerät wird nicht mehr produziert)

Im *Getinge/Maquet-Narkoserespirator Flow-i* ersetzt ein sog. *Volumenreflektor* das herkömmliche Balg-System. Der wesentliche Unterschied zu einem Balg-System besteht darin, dass der Volumenreflektor ein starres Reservoir ohne bewegliche Teile bildet, dessen Volumen 1,2 l beträgt (► Abb. 14.30).

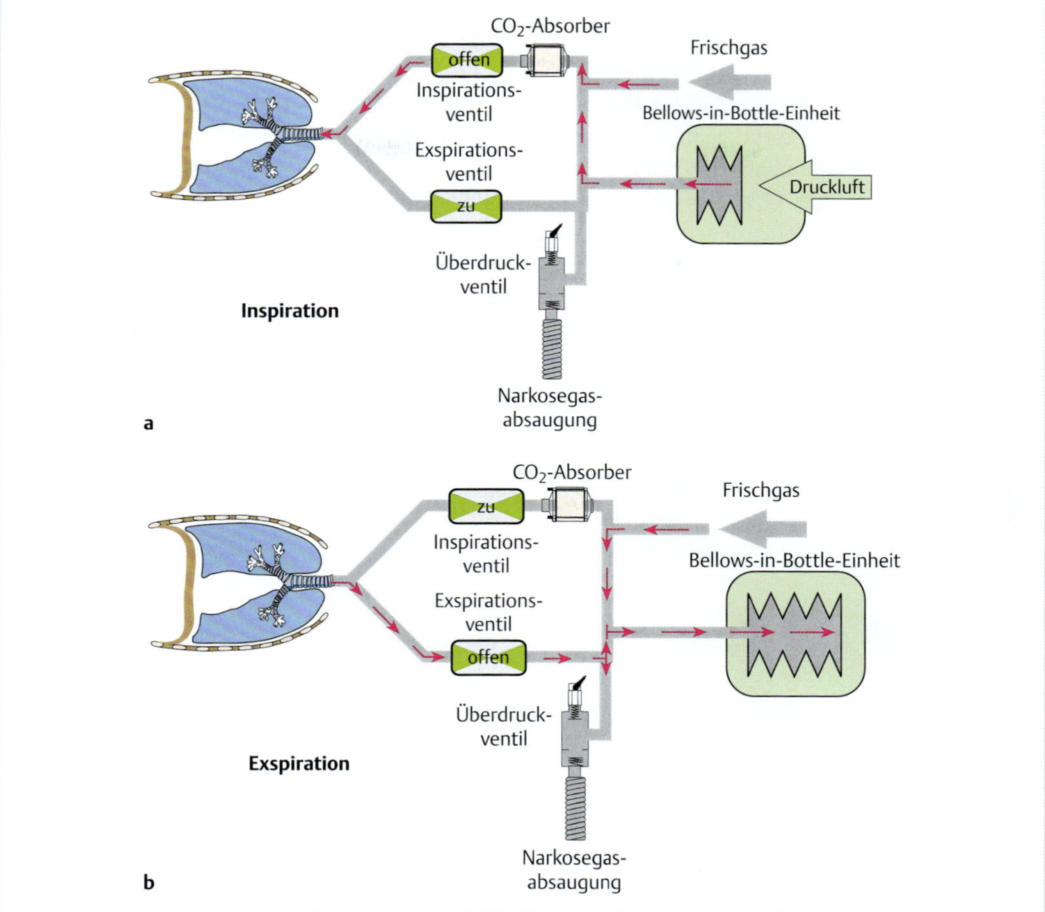

Abb. 14.29 Frischgaskompensation. Rückatmungssystem mit Frischgaskompensation (z. B. GE-Healthcare Aisys, Avance, Aespire).
a Gasfluss – Inspirationsphase.
b Gasfluss – Exspirationsphase.

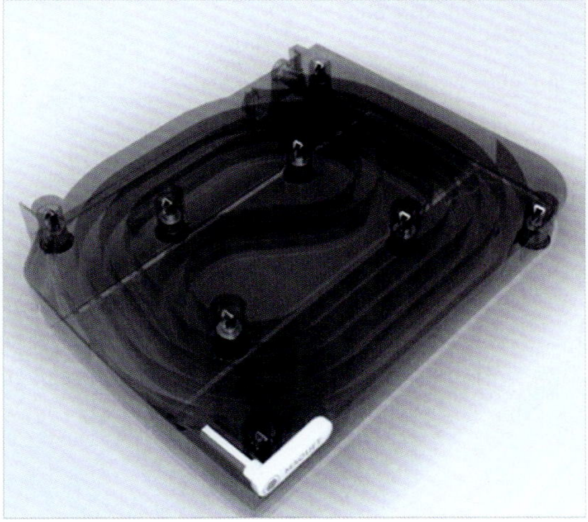

Abb. 14.30 Volumenreflektor. Narkoserespirator Getinge/Maquet Flow-*i*. (Quelle: Mit freundlicher Genehmigung der MAQUET GmbH & Co. KG, Rastatt)

14

Während der Exspiration wird dem Atemsystem Frischgas zugeführt und der Volumenreflektor dient in Analogie zum Balg-System als Atemgasreservoir. Das im Volumenreflektor befindliche Reflektorgas (= Sauerstoff) wird dabei zurückgedrängt und entweicht durch das Exspirationsventil (PEEP-Ventil) in die Atmosphäre (▶ Abb. 14.31).

Die *exspiratorische Füllung* des Volumenreflektors erfolgt

- einerseits durch das exspiratorische Atemgas des Patienten,
- andererseits durch das während der Exspiration zuströmende Frischgas.

Während der Inspiration strömen nun sowohl Frischgas als auch das Atemgas aus dem Volumenreflektor zum Patienten. Bei Erreichen des eingestellten Atemhubvolumens wird die Zufuhr von Atemgas beendet. Dabei strömt das Atemgas durch den CO_2-Absorber, bevor es erneut dem Patienten verabreicht wird (⇨ Rückatmungssystem). Das Atemgas wird durch das zuströmende Reflektorgas

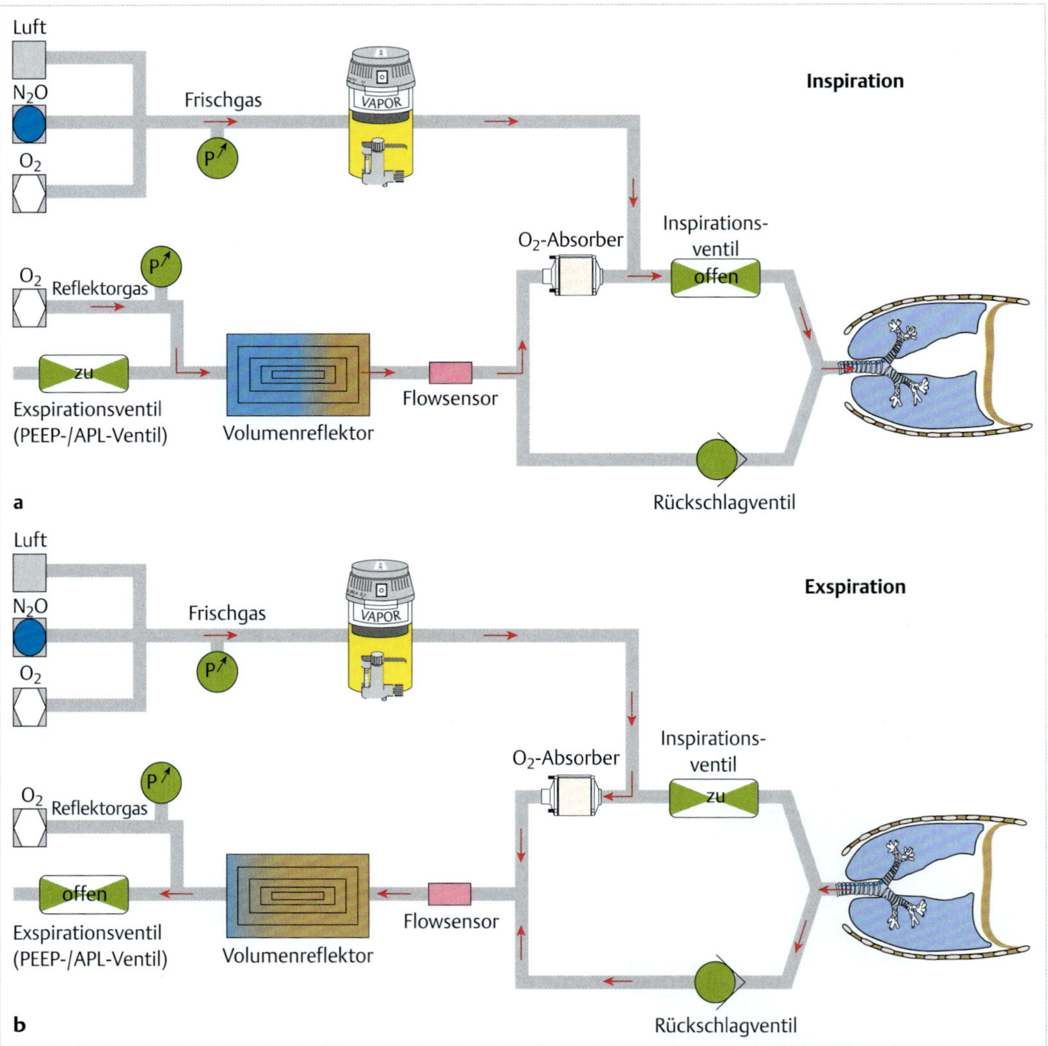

Abb. 14.31 Frischgaskompensation. Rückatmungssystem mit Frischgaskompensation (Getinge/Maquet Flow-*i*).
a Gasfluss – Inspirationsphase.
b Gasfluss – Exspirationsphase.

mechanisch in das Atemsystem zurückgeleitet (s. ► Abb. 14.31).

Das Atemgasvolumen zum Patienten (= Tidalvolumen) setzt sich aus der Summe von Frischgasvolumen (FG-Volumen) plus Atemgasvolumen (AG-Volumen) aus dem Volumenreflektor zusammen.

$$\text{Tidalvolumen} = \text{FG-Volumen} + \text{AG-Volumen aus Volumenreflektor}$$

Obwohl das Frischgas kontinuierlich in das Atemsystem einströmt, wird das Atemhubvolumen nicht von der Höhe des Frischgasflusses beeinflusst, da das Atemgasvolumen aus dem Volumenreflektor in Abhängigkeit von der Höhe des Frischgasflusses elektronisch gesteuert wird, d. h., je höher der Frischgasfluss, desto weniger Atemgas aus dem Volumenreflektor fließt zum Patienten.

Zahlenbeispiel:
AMV = 6 l/min, I:E = 1 : 2
1. FG-Fluss = 0,9 l/min
2. FG-Fluss = 6 l/min

ad 1: Pro Minute fließen 5,7 l aus dem Balg oder dem Volumenreflektor zum Patienten.
ad 2: Pro Minute fließen 4 l aus dem Balg oder dem Volumenreflektor zum Patienten.

Für die Durchführung von *Niedrigflussnarkosen*, d. h. von Narkosen mit einem Frischgasfluss ≤ 1 l/min, sind ausschließlich Narkoserespiratoren mit Frischgasentkopplung bzw. Frischgaskompensation geeignet (vgl. Kap. 14.8).

M!
Merke

Charakteristika eines Rückatmungssystems mit Frischgaskompensation
- Frischgas strömt *kontinuierlich* in das Atemsystem, d. h.:
  - während der Inspiration in den Inspirationsschenkel des Atemsystems,
  - während der Exspiration in einen Balg oder in einen Volumenreflektor.

Folge:
Atemgasvolumen zum Patienten = Frischgasvolumen + Volumen aus dem Balg oder dem Volumenreflektor.
- Das aus dem Balg oder dem Volumenreflektor applizierte Atemgasvolumen ist abhängig von der Höhe des Frischgasflusses, d. h., je höher der Frischgasfluss, desto weniger Atemgasvolumen strömt aus dem Balg oder aus dem Volumenreflektor und umgekehrt.
- Das applizierte Atemgasvolumen aus dem Balg bzw. aus dem Volumenreflektor ist variabel ⇨ *inspiratorisch gesteuertes Dosiersystem* ⇨ Atemminutenvolumen ist unabhängig von der Höhe des Frischgasflusses!

Atemsysteme mit vollständiger Rückatmung (= geschlossene Atemsysteme)

Bei Atemsystemen mit vollständiger Rückatmung des Exspirationsgases in das Patientensystem wird nur so viel Sauerstoff zugeführt, wie vom Patienten tatsächlich verbraucht wird, d. h., das Atemgasangebot ist *gleich* der *Atemgasaufnahme (= Gleichgewichtssystem)* (► Abb. 14.32). Als Frischgas müs-

14

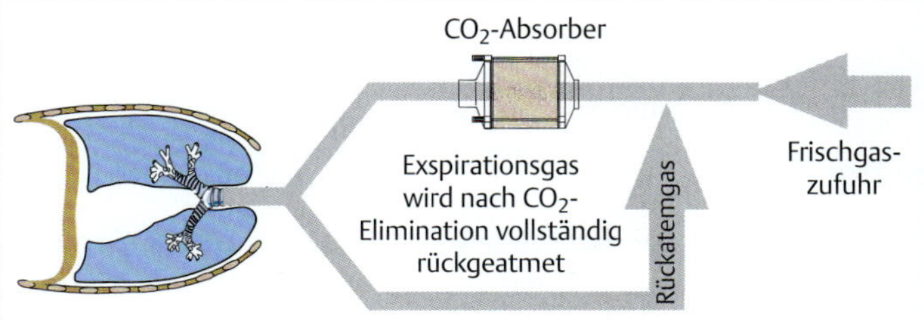

Abb. 14.32 Geschlossene Atemsysteme. Atemsystem mit vollständiger Rückatmung.

sen die für den Metabolismus erforderliche Sauerstoffmenge (3–4 ml/kg/min) und die vom Patienten aufgenommene Narkotikamenge sowie Verluste durch etwaige Leckagen zugeführt werden. Dies entspricht einer Frischgaszufuhr von etwa 3 ml/kg/min Sauerstoff.

Gerätetechnische Voraussetzungen:
- absolute Dichtigkeit des Atemsystems
- präzise Frischgasdosierung
- kontinuierliche Überwachung der inspiratorischen und exspiratorischen Atemgas- und Narkosegaskonzentration (O_2, CO_2, volatiles Anästhetikum)
- Überwachung des Sauerstoffverbrauchs (VO_2)
- Überwachung der Atemvolumina und der Atemwegsdrücke

Unter *quantitativer Anästhesie* versteht man die kontinuierliche Anpassung des Frischgasvolumens an den jeweiligen Sauerstoff-, Lachgas- und Narkosegasverbrauch des Patienten. mit

Beispiel: Dräger Narkoserespirator Zeus

M!

Merke

Charakteristika eines Atemsystems mit vollständiger Rückatmung

- Vollständige Rückatmung des Exspirationsgases nach CO_2-Elimination durch den Absorber:
  - quantitative Anästhesie: Frischgasmenge = Gasaufnahme.
- Im Gleichgewicht ist nur die Zufuhr von Sauerstoff entsprechend dem Metabolismus notwendig:
  - metabolisches Gleichgewichtssystem: O_2-Zufuhr = O_2-Verbrauch = 3–4 ml/kg/min.
- Metabolisches Monitoring ist möglich (O_2-, N_2O-, Narkosegasverbrauch).
- Kein Überschussgas.

Funktionsprinzip – Narkoserespirator Zeus

Bei diesem Narkoserespirator ermöglicht eine innovative Gebläsetechnologie *(TurboVent)* die freie Durchatemmöglichkeit während der Narkosebeatmung auf einem definierten PEEP-Niveau sowohl in den volumenkontrollierten *(= Volume Mode Autoflow)* als auch in den druckkontrollierten/druckunterstützenden Beatmungsformen (= *Pressure Mode* [⇨ entspricht dem BIPAP-Modus im Intensivrespirator] und *CPAP/Pressure Support Mode*) (▶ Abb. 14.33).

Die Frischgasdosierung erfolgt über *digitale Ventilbanken* (für Sauerstoff, Luft, Lachgas), die aus je 6 parallel geschalteten Dosierventilen mit unterschiedlicher Querschnittsfläche bestehen und durch unterschiedliche Kombination der Ventile eine präzise Einstellung des Atemgasflusses (Flow) und einer exakten inspiratorischen Sauerstoffkonzentration (FiO_2) ermöglichen (▶ Abb. 14.34).

Die Atemgasapplikation erfolgt mittels einer Gebläsetechnologie, wobei als Gebläse eine Turbine *(TurboVent)* fungiert, deren Schaufelrad zwischen 500 und 36 000 Umdrehungen pro Minute (U/min) leisten kann *(= Gebläseantrieb)* (▶ Abb. 14.35). Die Turbine verdichtet mit hoher Drehzahl das Gasgemisch und wirkt somit als Druckquelle *(= Turbinen-Ventilator)*. Sie saugt Gas aus dem Handbeatmungsbalg an und erzeugt einen konstanten Druck, dessen Größe von der Drehzahl abhängt. In Abhängigkeit von der Umdrehungszahl pro Minute wird ein unterschiedlich hoher Druck im Atemsystem generiert. Der Elektromotor fährt für jeden Atemzug die Drehzahl von einer Mindestdrehzahl (⇨ abhängig vom PEEP-Niveau) auf die für das eingestellte Atemhubvolumen benötigte Drehzahl hoch. Eine Drehzahl von z. B. 20 000 U/min wird in 100 ms erreicht und baut einen Beatmungsdruck von 15 mbar auf. Der maximale Plateaudruck von 50 mbar wird bei 36 000 U/min erreicht. Die minimale Einstellung bei Spontanatmung beträgt 500 U/min.

Die CO_2-Elimination erfolgt über einen in das Kreissystem integrierten *CO_2-Absorber*.

Die Abwärme des Gebläses *(TurboVent)* wird gleichzeitig zur Heizung des Kompaktatemsystems genutzt *(„passive" Heizung)*. Durch den kontinuierlichen Kreisflow in allen Beatmungsmodi ist das Atemgas stets warm, sodass keine Kondensation im Atemsystem erfolgt.

Die Narkosemitteldosierung erfolgt elektronisch direkt in das Atemsystem *(DIVA = Direct Injection of Volatile Anesthetics)*, wobei das volatile Anästhe-

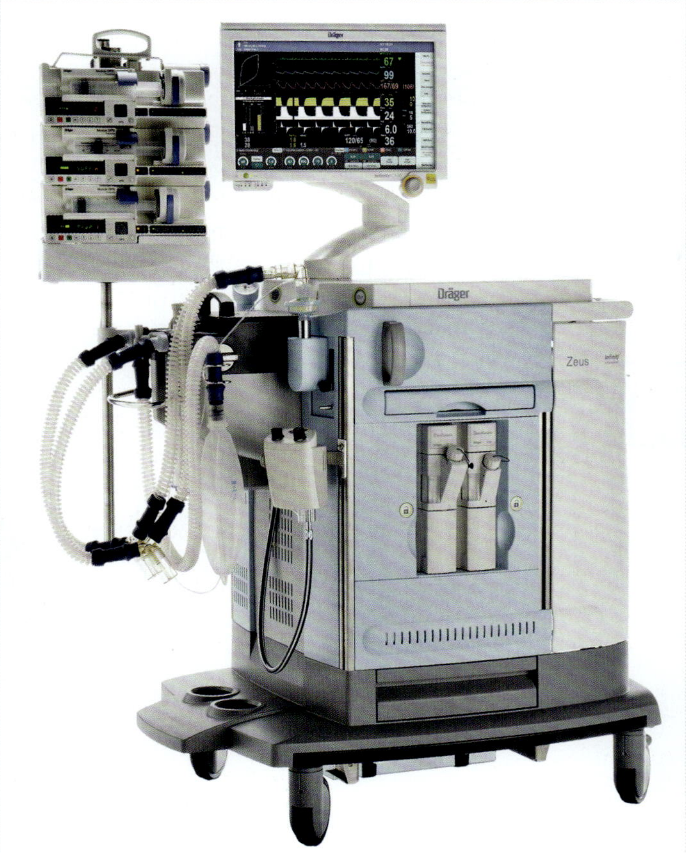

Abb. 14.33 Narkoserespirator Zeus. Atemsystem mit vollständiger Rückatmung. (Quelle: Mit freundlicher Genehmigung von © Drägerwerk AG & Co. KGaA, Lübeck)

tikum dampfförmig über das DIVA-Modul verabreicht wird. DIVA-Module sind für alle volatilen Anästhetika verfügbar. Neben der manuellen Einstellung der Frischgasdosierung *(Dosiermodus „Frischgas“)* bietet der Narkoserespirator Zeus auch die Möglichkeit der automatischen Steuerung *(TCA = Target Controlled Anesthesia)* von Sauerstoff, Trägergas und volatilen Anästhetika im geschlossenen Regelkreis *(Dosiermodus „Auto“)*. Im Dosiermodus „Auto“ werden die inspiratorische Sauerstoffkonzentration und die exspiratorische Konzentration des volatilen Anästhetikums als Zielwerte für die Regelkreise eingestellt *(= Konzentrationsregelkreis)*. Über einen Drucksensor wird der Füllgrad des Atembeutels bestimmt und über einen *Volumenregelkreis* konstant gehalten. Auf diese Weise können in Verbindung mit dem Konzentrationsregelkreis für Sauerstoff der „Uptake“ des Patienten und eventuell vorhandene Leckagen ausgeglichen werden. Befindet sich zu viel Atemgas im Atemsystem, fließt dieses Überschussgas über die Narkosegasfortleitung ab.

Als zusätzliche Beatmungsoption verfügt der Narkoserespirator Zeus über einen Closed-Loop-Beatmungsmodus, welcher als „Smart Ventilation Control“ (SVC) bezeichnet wird.

Smart Ventilation Control (SVC)

Definition

Smart Ventilation Control (SVC) ist ein Closed-Loop-Beatmungsmodus, bei dem der hinterlegte Algorithmus entsprechend einem vorgegebenen Beatmungsziel *Beatmungsparameter automatisch anpasst*, sodass eine intraoperative lungenprotektive Beatmung gewährleistet wird.

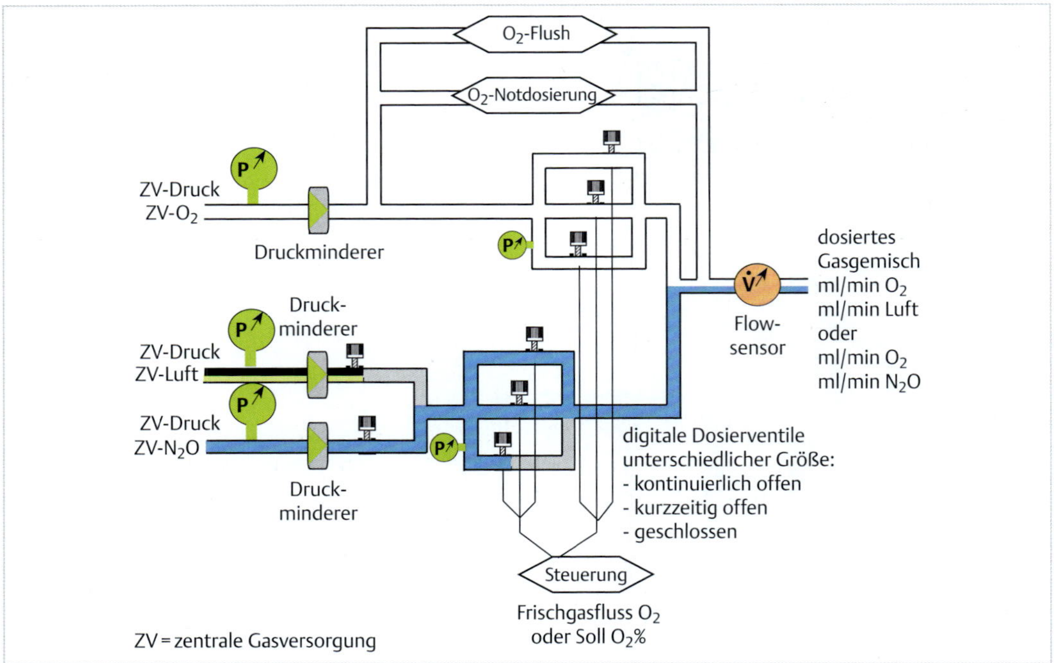

Abb. 14.34 Narkoserespirator Zeus. Digitale Ventilbanken.

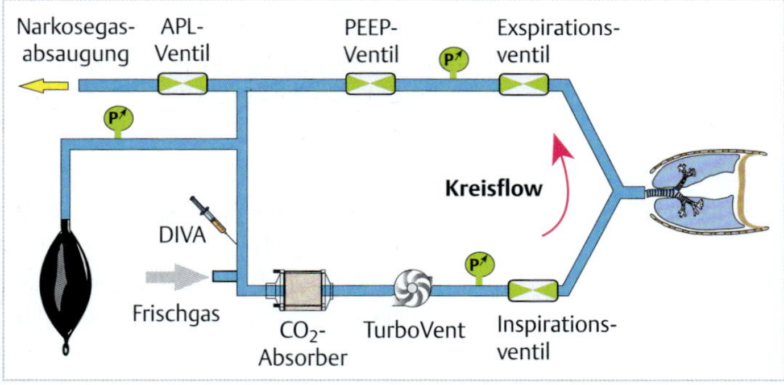

Abb. 14.35 Narkoserespirator Zeus. Funktionsprinzip.

Funktionsprinzip

Das Funktionsprinzip beruht auf der *automatischen Anpassung der Beatmungsparameter* Inspirationsdruck und Atemfrequenz, um ein vom Anwender vorgegebenes Beatmungsziel zu erreichen.

Bevor das Beatmungsverfahren Smart Ventilation Control (SVC) aktiviert werden kann, müssen folgende Daten in den Respirator eingegeben werden:

- Körpergröße (cm) zur Berechnung des idealen Körpergewichts (IBW [Ideal Body Weight])
- Beatmungsziel
- Zielbereich Tidalvolumen (ml/kg IBW)
- Zielbereich endtidales CO_2 (mmHg)

Tab. 14.3 Smart Ventilation Control (SVC): Beatmungsziele und Grundeinstellungen.

Beatmungsziel	Erklärung	Ziel-VT (ml/kg)	Ziel-$etCO_2$ (mmHg)	Beatmungsmodus
kontrolliert	keine Spontanatmung erwünscht	7–10	32–42	PCV
augmentiert	Beginn mit zusätzlicher Spontanatmung erwünscht	4–8	32–42	synch. PCV + PSV
Spontanatmung anregen	augmentierte Spontanatmung erwünscht	4–6	42–52	PSV
Extubation vorbereiten	Narkoseausleitung	4–6	42–52	PSV oder CPAP

Als Beatmungsziele (▶ Tab. 14.3) können definiert werden

- kontrollierte Beatmung (⇨ druckkontrollierter Modus)
- augmentierte Beatmung (⇨ synchronisierter druckkontrollierter Modus und druckunterstützte Spontanatmung)
- Spontanatmung anregen ⇨ druckunterstützte Spontanatmung)
- Extubation vorbereiten (⇨ zunehmende Spontanatmung ⇨ CPAP)

Smart Ventilation Control (SVC) analysiert kontinuierlich die Messwerte und adaptiert selbstständig die Ventilationsparameter Inspirationsdruck (Pinsp und/oder ΔPsupp) und Atemfrequenz (AF), um die vorgegebenen Zielbereiche des Tidalvolumens (VT) und des endtidalen CO_2 ($etCO_2$) zu erreichen.

Merke

M!

Nach Definition des Beatmungsziels steuert der Respirator selbstständig sowohl die Beatmungsform als auch die Beatmungsparameter Inspirationsdruck und Atemfrequenz, um die vorgegebenen Zielbereiche für Tidalvolumen und endtidales CO_2 einzuhalten.

Mit nur einem Tastendruck kann das Beatmungsziel geändert werden, z. B. von kontrollierter Beatmung auf Förderung der Spontanatmung bis hin zur Vorbereitung auf die Extubation. In der Folge wird vom Closed-Loop-System die Ausleitung der Narkose selbstständig eingeleitet.

Tab. 14.4 Automatische Adaptierung der Druckunterstützung und der Beatmungsfrequenz.

Parameter	Analyseintervall	Maximale Adaptierung pro Änderungsvorgang
Inspirationsdruck	alle 15 s	± 2 mbar
Beatmungsfrequenz	1 × /min	± 2 (1/min)

Um die Zielwerte zu erreichen, erfolgt eine automatische Anpassung von Inspirationsdruck und Beatmungsfrequenz durch den Respirator (▶ Tab. 14.4).

Die übrigen Beatmungsparameter (FiO_2, PEEP und die obere Druckbegrenzung [Pmax]) werden nicht über SVC adaptiert und müssen vom Anwender manuell eingestellt werden.

Der Stellenwert dieser Beatmungsoption wird derzeit klinisch erprobt.

14.8 Niedrigflussnarkosen

14.8.1 Verfahrensspezifische Besonderheiten

Definition

Eine Niedrigflussnarkose ist eine Narkose über ein Rückatmungssystem mit einem Frischgasfluss ≤ 1 l/min, bei der der Rückatemanteil mindestens 50 % beträgt.

Klassifizierung nach der Höhe des Frischgasflusses

In Abhängigkeit von der Höhe des verwendeten Frischgasflusses unterscheidet man:

- High-Flow-Anästhesie ⇨ Frischgasfluss 2–4 l/min
- Low-Flow-Anästhesie ⇨ Frischgasfluss 1 l/min
- Minimal-Flow-Anästhesie ⇨ Frischgasfluss 0,5 l/min

Technische Voraussetzungen

- Hohe Dichtigkeit des Rückatmungssystems (⇨ Leckage von maximal 100 ml bei einem Systembinnendruck von 20 mbar!)
- frischgasentkoppeltes bzw. frischgaskompensiertes Rückatmungssystem
- exakte Frischgasdosierung bei niedrigem Frischgasfluss
- inspiratorisches und exspiratorisches Atemgasmonitoring für O_2 und CO_2
- inspiratorisches und exspiratorisches Narkosegasmonitoring für volatile Anästhetika

Funktionsprinzip von Niedrigflussnarkosen

Niedrigflussnarkosen werden mit einem Frischgasfluss durchgeführt, der deutlich kleiner als das Atemminutenvolumen des Patienten ist. Der Frischgasfluss ist jedoch sowohl bei der Low-Flow-Anästhesie als auch bei der Minimal-Flow-Anästhesie immer noch größer als der individuelle „Uptake", d. h. diejenige Menge an Sauerstoff und Narkosegas, die vom Patienten tatsächlich aufgenommen wird.

Mit der Reduktion des Frischgasflusses erhöht sich das Rückatmungsvolumen bei gleichzeitiger Abnahme des Überschussgasvolumens.

> **Merke** M!
>
> Je niedriger der Frischgasfluss ist, desto größer wird das Rückatmungsvolumen und desto geringer das Überschussgasvolumen (▸ Abb. 14.36).

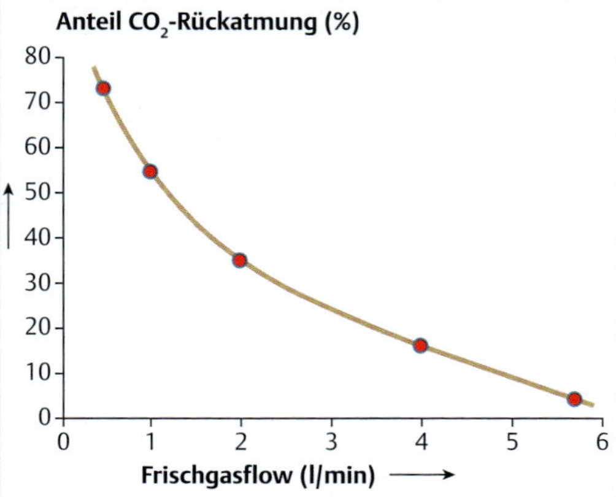

Abb. 14.36 Zusammenhang zwischen der Höhe des Rückatmungsanteils von CO_2 und der Höhe des Frischgasflusses. [17].

Bei Niedrigflussnarkosen wird wegen des hohen Rückatmungsanteils die Zusammensetzung des inspiratorischen Atemgases im Narkosesystem bei abnehmendem Frischgasfluss zunehmend von der Zusammensetzung des Exspirationsgases (Ausatemluft) bestimmt. Bei hohem Frischgasfluss entspricht die Narkosegaszusammensetzung im Inspirationsschenkel des Atemsystems annähernd der des Frischgases. Je niedriger allerdings der Frischgasfluss wird, desto größer ist die Differenz zwischen der Gaszusammensetzung im Atemsystem und der des Frischgases. Dies gilt gleichermaßen für die Sauerstoff- und die Narkosegaskonzentration, wobei die Konzentrationen an Sauerstoff und volatilem Anästhetikum im Inspirationsschenkel des Atemsystems geringer sind als die im Frischgasschenkel

> **Info**
>
> Bei Niedrigflussnarkosen sind die *Zusammensetzung des Frischgases* und die *Zusammensetzung des inspiratorischen Atemgases* unterschiedlich. Die Narkosegaszusammensetzung im Atemsystem kann bei niedrigem Frischgasfluss daher nur schwer aus der Frischgaszusammensetzung abgeschätzt werden.

14

Infolge des hohen CO_2-haltigen Rückatmungsanteils ist die Belastung des ***CO_2-Absorbers*** bei Durchführung von Niedrigflussnarkosen verfahrensspezifisch größer als bei Narkosen mit hohem Frischgasfluss. Bei einem Frischgasfluss von 0,5 l/min nimmt der Verbrauch von Atemkalk etwa um das 4-Fache zu [18].

Info

Bei einem Frischgasfluss von 0,5 l/min werden etwa 80 %, bei einem Flow von 4,0 l/min hingegen nur 20 % des ausgeatmeten CO_2 über den CO_2-Absorber geleitet.

Infolge des hohen Rückatmungsanteils ist die Sauerstoffkonzentration im Inspirationsschenkel des Rückatmungssystems niedriger als die Sauerstoffkonzentration in der Frischgasleitung. Für die Aufrechterhaltung einer bestimmten ***inspiratorischen O_2-Konzentration*** im Atemsystem muss zum Zeitpunkt der Frischgasreduktion die O_2-Konzentration des Frischgases erhöht werden. Bei niedrigem Frischgasfluss wird die Konzentrationsdifferenz von Sauerstoff im Rückatmungssystem und in der Frischgasleitung zunehmend vom individuellen Sauerstoffverbrauch ***(„O_2-Uptake“)*** bestimmt.

Merke

Je niedriger der Frischgasfluss, desto höher muss die Sauerstoffkonzentration des Frischgases eingestellt werden.

Die inspiratorische O_2-Konzentration im Atemsystem lässt sich nach folgender Formel berechnen:

$$FiO_{2AS} = \frac{\dot{V}_{O_2} - V_{O_2}}{\dot{V}_{Gesamt} - V_{O_2}}$$

FiO_{2AS} = inspiratorische O_2-Konzentration im Atemsystem

$\dot{V}_{O2}$ = eingestellter O_2-Flow am Respirator in l/min (= O_2-Angebot)

$\dot{V}_{Gesamt}$ = eingestellter Gesamtfrischgasflow am Respirator in l/min

V_{O2} = Sauerstoffverbrauch (l/min)

Beispiel:

$\dot{V}_{O2} = 0{,}5$ l/min, $\dot{V}_{Gesamt} = 1$ l/min, $V_{O2} = 250$ ml/min = 0,25 l/min

⇨ $FiO_{2AS} = (0{,}5 - 0{,}25) : (1 - 0{,}25) = 0{,}33$

Info

Bei der **Low-Flow-Anästhesie** mit einer Frischgaszufuhr von 1 l/min beträgt die standardisierte Frischgaszusammensetzung 0,5 l/min Sauerstoff und 0,5 l/min Lachgas.

Daraus resultiert bei einem Sauerstoffverbrauch von 250–300 ml/min eine inspiratorische Sauerstoffkonzentration von etwa 30 %.

Dies bedeutet, dass bei einer Low-Flow-Anästhesie das Sauerstoffangebot noch deutlich über dem Sauerstoffverbrauch des Patienten von etwa 3–4 ml/kg KG/min liegt.

Info

Bei der **Minimal-Flow-Anästhesie** mit einer Frischgaszufuhr von 0,5 l/min beträgt die standardisierte Frischgaszusammensetzung 0,3 l/min Sauerstoff und 0,2 l/min Lachgas.

Bei einer gemessenen $FiO_2 < 30$ % muss der O_2-Flow am Respirator um 10 % erhöht, der N_2O-Flow um den gleichen Wert erniedrigt werden.

▶ Tab. 14.5 fasst die Unterschiede zwischen Low-Flow- und Minimal-Flow-Anästhesie zusammen [16].

Ist der *Verdampfer (Vapor)* in den Frischgasstrom eingeschaltet, so wird proportional zur Verminderung des Frischgasflusses eine verminderte Menge des Inhalationsanästhetikums in das Atemsystem abgegeben.

Folge: Bei Verminderung des Frischgasflusses muss die Verdampfereinstellung erhöht werden.

Beispiel:

Soll die während der Initialphase im Atemsystem erreichte Sevoflurankonzentration von z. B. 2 Vol.-% aufrechterhalten werden, muss die Verdampferein-

Tab. 14.5 Unterschiede zwischen Low-Flow- und Minimal-Flow-Anästhesie.

Parameter	Low-Flow-Anästhesie	Minimal-Flow-Anästhesie
Frischgasfluss	konstant 1 l/min	konstant 0,5 l/min
Frischgaszusammensetzung	50 % O_2, 50 % N_2O	60 % O_2, 40 % N_2O
Rückatmung	partiell	weitestgehend
Überschussgas	gering	minimal
Narkosesystem	Rückatmungssystem	
Narkosegaszusammensetzung	verändert sich im zeitlichen Verlauf der Narkose	

stellung nach Reduktion des Frischgasflusses auf 1 l/min auf etwa 3 Vol.-% erhöht werden (⇨ Narkosegasmonitoring!).

Da bei *Niedrigflussnarkosen* mit vergleichsweise hohen volatilen Anästhetikakonzentrationen im Frischgas gearbeitet wird, besteht v. a. beim Wechsel von einem niedrigen Frischgasfluss auf einen normalen Frischgasfluss die *Gefahr der akzidentellen Überdosierung.*

Die Konzentrationsdifferenz zwischen dem Atemgas im Rückatmungssystem und dem Frischgas wird von der individuellen Narkosegasaufnahme *(Uptake)* bestimmt. Während der Sauerstoffverbrauch im Wesentlichen vom Körpergewicht abhängt, wird der Uptake der Inhalationsanästhetika zusätzlich von deren Löslichkeit und Metabolismus bestimmt (s. u.).

Hauptfaktoren für den Verbrauch von Inhalationsanästhetika sind:

- Höhe des Frischgasflusses (FGF)
- Höhe der Verdampferkonzentration (Vapor)

Je höher der Frischgasfluss und je höher die eingestellte Vaporkonzentration, desto höher sind der Verbrauch und die Kosten. Als *Faustregel* zur Berechnung für den Verbrauch bzw. die Kosten eines Inhalationsanästhetikums kann folgende Formel verwendet werden [19]:

Praxis

Faustregel

$$\text{Anästhetikum (ml/h)} = \text{FGF (l/min)} \times 3 \times \text{Vol.-\%}$$

Aufnahme der Atemgase (Sauerstoff, Lachgas, Inhalationsanästhetika)

Während einer Inhalationsnarkose wird Sauerstoff vom Patienten kontinuierlich in der Menge aufgenommen, die seinem metabolischen Bedarf entspricht. Unter stabilen Kreislaufverhältnissen kann die *Sauerstoffaufnahme (VO_2)* als annähernd konstant angenommen werden (▶ Abb. 14.37).

Als *Faustregel* für die Sauerstoffaufnahme gilt:
$VO_2 = 3–4$ ml/kg KG/min

Beispiel: Patient, 70 kg
⇨ $VO_2 \approx 250$ ml/min

Die Sauerstoffaufnahme kann während der Narkose unter *„Steady-State"*-Bedingungen mit folgender Formel abgeschätzt werden:

$$VO_2 = (FinspO_2\text{-}FexspO_2)/100 \times AMV$$

$FinspO_2$ = inspiratorische Sauerstoffkonzentration in %

$FexspO_2$ = exspiratorische Sauerstoffkonzentration in %

AMV = Atemminutenvolumen in ml

14

Beispiel:
$FinspO_2$ = 35 %, $FexspO_2$ = 31 %, AMV = 5 500 ml
⇨ VO_2 = (35 – 31)/100 × 5 500 = 220 ml/min.
Die Sauerstoffaufnahme beträgt 220 ml/min.

Die Lachgasaufnahme (V_{N2O}) sowie die Aufnahme der Inhalationsanästhetika (V_{AN}) folgen einer Exponentialfunktion, da mit zunehmender Sättigung der Anästhetika im Blut die alveolokapilläre Partialdruckdifferenz abnimmt (s. ▸ Abb. 14.37).

Info

Die Aufnahme der Inhalationsanästhetika und von Lachgas ist nicht konstant, sondern nimmt einer Exponentialfunktion folgend ab.

Die *Zeitkonstante τ* ist ein Maß für die Geschwindigkeit, mit der volatile Anästhetika ein- bzw. ausgewaschen werden. Sie beschreibt die Zeit, in der Veränderungen der Frischgaszusammensetzung zu entsprechenden Veränderungen der Gaszusammensetzung im Atemsystem führen. Die Zeitkonstante τ ist direkt proportional zum Systemvolumen (= Kreissystem- und Lungenvolumen) und indirekt proportional zum Frischgasfluss, d. h., je höher der Frischgasfluss, desto kleiner ist die Zeitkonstante und umgekehrt ([15], [16]).

Info

Die Zeitkonstante τ ist indirekt proportional zum Frischgasfluss.

Bei hohem Frischgasfluss ist die Zeitkonstante eines Narkosesystems klein, d. h., eine Veränderung der Frischgaszusammensetzung führt unmittelbar zu einer entsprechenden Veränderung der Narkosegaskonzentration im Atemsystem. Bei niedrigem Frischgasfluss führen Veränderungen der Frischgaszusammensetzung erst nach längerer Latenz zu entsprechenden Änderungen der Gaszusammensetzung im Atemsystem.

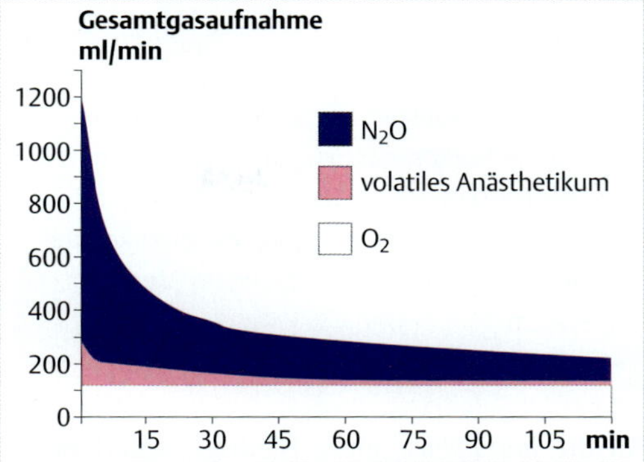

Abb. 14.37 Atemgasaufnahme. Aufnahme der Atemgase (Sauerstoff, Lachgas, Inhalationsanästhetikum; nach Baum).

Die Zeitkonstante τ wird nach der Formel von Conway berechnet [20]:

Formel

Formel nach Conway

$$\tau = \frac{Vol_{System}}{\dot{V}_{FG} - Vol_{Uptake}}$$

Vol_{System} = Systemvolumen (Kreissystem- und Lungenvolumen) in l
$\dot{V}_{FG}$ = Frischgasfluss in l/min
Vol_{Uptake} = Gesamtgasaufnahme in l/min

Als *Richtwerte* gelten
- Bei einem Frischgasfluss von 4 l/min beträgt die Zeitkonstante 2 min,
- bei einem Frischgasfluss von 1 l/min beträgt sie 11 min und
- bei einem Frischgasfluss von 0,5 l/min 50 min.

Entsprechend der exponentiellen Gesetzmäßigkeit sind 3–5 Zeitkonstanten notwendig, damit die im Frischgas vorgenommene Konzentrationsänderung auch zu einer entsprechenden Veränderung der Anästhetikakonzentration im Atemsystem führt.

Info

- Große Zeitkonstante ⇨ schlechte Steuerbarkeit der Narkosegaszusammensetzung im Atemsystem
- kleine Zeitkonstante ⇨ gute Steuerbarkeit der Narkosegaszusammensetzung im Atemsystem

Für die *Initialphase* einer Niedrigflussnarkose ist jedoch ein hoher Frischgasfluss aus folgenden Gründen notwendig:

- suffiziente Denitrogenisierung (= Auswaschen von Stickstoff)
- rasche Vertiefung der Narkose ⇨ Einwaschen der gewünschten Narkosegaszusammensetzung
- Verminderung von Gasvolumenimbalancen

Ein *Inhalationsanästhetikum* ist für die Durchführung von Niedrigflussnarkosen umso geeigneter,

- je niedriger der individuelle Uptake,
- je geringer der Metabolismus und
- je größer die maximale Abgabeleistung des substanzspezifischen Vapors ist.

Sevofluran und *Desfluran* sind wegen ihrer geringen Löslichkeit (⇨ kleiner Blut-Gas-Verteilungskoeffizient) und der hohen Maximalabgabe der substanzspezifischen Narkosemittelverdunster für die Durchführung von Niedrigflussnarkosen besonders geeignet (⇨ kleine Zeitkonstante) ([19], [20]).

Aufgrund ihrer geringen Löslichkeit fluten Sevofluran und Desfluran während der Narkoseeinleitung und -ausleitung schnell an bzw. ab, sodass die Ein- und Ausleitungsphasen kurz gehalten werden können. Der Frischgasfluss kann bereits innerhalb von 10 min auf 1 bzw. 0,5 l/min reduziert werden ([17], [21]).

14

Monitoring

Das Monitoring bei Niedrigflussnarkosen umfasst neben dem routinemäßigen Monitoring von Beatmungsdruck, Atemvolumen, FiO_2, SaO_2 und $etCO_2$ zusätzlich auch das Monitoring der *inspiratorischen* und *exspiratorischen Anästhetikakonzentration.*

Die untere Alarmgrenze für die FiO_2 sollte bei 30 % eingestellt werden, um frühzeitig eine zu niedrige inspiratorische Sauerstoffkonzentration zu erkennen. Eine FiO_2 von etwa 30 % kann nur dadurch aufrechterhalten werden, indem zum Zeitpunkt der Flowreduktion die Sauerstoffkonzentration im Frischgas auf ≥ 50 % gesteigert wird [15].

Bei Auftreten eines Gasvolumenmangelalarms mit Abnahme des Spitzendrucks und des Atemminutenvolumens muss das Narkosegasreservoir durch kurzfristige Erhöhung des Frischgasflusses aufgefüllt werden. Die Ursache für diese Alarmmeldung ist eine Leckage im Atemsystem (⇨ Schraub- oder Steckverbindungen sowie Ventil- und Absorberdichtungen überprüfen!).

Vorteile von Niedrigflussnarkosen

- Verbesserung der Atemgaskonditionierung durch Verminderung des Anteils an kaltem und trockenem Frischgas und Zunahme des Anteils an rezirkulierendem angefeuchtetem und erwärmtem Atemgas ⇨ Funktionserhaltung der mukoziliären Clearance
- Kosteneinsparung durch Verminderung des Narkosegasverbrauchs – Senkung der Kosten für Narkosegase zwischen 50 und 75 % in Abhängigkeit von der Narkosedauer, dem Ausmaß der Frischgasreduktion und dem gewählten volatilen Anästhetikum
- Verminderung der Umweltbelastung durch Lachgas und volatile Anästhetika (⇨ Treibhauseffekt, Zerstörung der Ozonschicht) ([15], [16])

Kontraindikationen für Niedrigflussnarkosen

Kontraindikationen für die Durchführung von Niedrigflussnarkosen ergeben sich aus der Akkumulation von Fremdgasen mit hoher Fett- und Wasserlöslichkeit (⇨ Azeton, Alkohol) bzw. mit hoher spezifischer Gewebsaffinität (⇨ Kohlenmonoxid) ([15], [16]):

- Ketoazidose bei „entgleistem" Diabetes mellitus
- Alkoholintoxikation
- Kohlenmonoxidintoxikation

Außerdem nicht geeignet für die Durchführung von Niedrigflussnarkosen sind:

- kurz dauernde Maskennarkosen
- Verfahren mit unzureichender Abdichtung der Atemwege (z. B. Bronchoskopien mit dem starren Bronchoskop)
- unzureichende technisch-apparative Ausrüstung mit Leckageverlusten
- unzureichendes Monitoring (s. o.)

14.8.2 Praktische Durchführung von Niedrigflussnarkosen

Für die praktische Durchführung von Niedrigflussnarkosen mit *Sevofluran* und *Desfluran* kann folgendes *praktisches Vorgehen nach Baum* empfohlen werden. Es handelt sich bei diesen Standardeinstellungen um Dosierungsempfehlungen, die im Einzelfall an die klinischen Gegebenheiten adaptiert werden müssen ([17], [21]).

Niedrigflussnarkosen mit Lachgas

Einleitung und Aufrechterhaltung der Narkose

In üblicher Weise, keine verfahrensspezifischen Anforderungen.

Initialphase

Während der Initialphase wird zunächst für die Dauer von etwa 10 min ein hoher Frischgasfluss von 4–5 l/min eingestellt, um möglichst rasch eine suffiziente Denitrogenisierung und eine ausreichende Narkosetiefe zu erreichen (⇨ Monitoring der Narkosetiefe):

- Sauerstoff: 1,5 l/min
- Lachgas: 3,0 l/min
- Sevofluran: 2,0–2,5 Vol.-%
- Desfluran: 4,0–6,0 Vol.-%

Reduktion des Frischgasflusses

Wegen der raschen Anflutung von Sevofluran und Desfluran kann bereits innerhalb von 10 min der Frischgasfluss vermindert werden.

Bei der Durchführung einer Low-Flow-Anästhesie wird der Frischgasfluss auf 1 l/min vermindert und die Sauerstoffzufuhr auf 0,5 l/min eingestellt. Bei einer Minimal-Flow-Narkose wird der Flow auf 0,5 l/min reduziert und eine Sauerstoffzufuhr von 0,3 l/min gewählt:

- Sauerstoff: 0,5 bzw. 0,3 l/min
- Lachgas: 0,5 bzw. 0,2 l/min

Gleichzeitig muss die Vaporeinstellung adäquat erhöht und an den individuellen Bedarf des Patienten angepasst werden:

Vaporeinstellung:

- Sevofluran: 3–3,5 Vol.-%
- Desfluran: Steigerung um 1,0–1,5 Vol.-% gegenüber dem Ausgangswert

Veränderungen der Frischgaseinstellung

FiO_2 erreicht untere Alarmgrenze von 30 %:

- O_2-Flow um 50 ml steigern
- N_2O-Flow um 50 ml reduzieren

Narkose rasch vertiefen

Soll die Konzentration von Sevofluran oder Desfluran im Atemsystem rasch gesteigert werden, braucht der Frischgasfluss nicht verändert zu werden, da die hohe Abgabeleistung des Sevofluran- bzw. Desfluranvapors zusammen mit dem niedrigen individuellen Uptake kleine Zeitkonstanten gewährleistet:

- niedrigen Frischgasfluss von 0,5 bzw. 1 l/min beibehalten
- Vaporeinstellung um 1–2 Vol.-%, gegebenenfalls bis zur Maximalkonzentration, erhöhen
- nach Erreichen der gewünschten Narkosetiefe Vaporeinstellung zurücknehmen
- Vapor auf einen Wert von etwa 0,5 Vol.-% höher als den Ausgangswert einstellen

Alternativ kann zur raschen Vertiefung der Narkose ein Hypnotikum (z. B. Propofol-Bolus) und/ oder ein Analgetikum (z. B. Fentanyl-Bolus, Erhöhung der Remifentanil-Perfuserdosierung) appliziert werden.

Narkose rasch abflachen

Für die rasche Abflachung der Narkose muss für etwa 5 min auf einen hohen Frischgasfluss gewechselt werden und die Vaporkonzentration auf einen Wert 0,5–1,0 Vol.-% niedriger als die angestrebte inspiratorische Konzentration eingestellt werden:

- Vapor auf den angestrebten inspiratorischen Sollwert einstellen
- Frischgasfluss auf 4–5 l/min erhöhen
- inspiratorische Sauerstoffkonzentration auf mindestens 40 % einstellen
- nach Erreichen der gewünschten Narkosetiefe ⇨
- erneute Reduktion des Frischgasflusses auf 0,5 bzw. 1 l/min
- Vaporkonzentration auf etwa 1–1,5 Vol.-% unter dem Ausgangswert einstellen

Besonders rasch und effizient erfolgt die Vertiefung bzw. Abflachung einer Narkose bei Narkoserespiratoren, die über einen automatischen *endtidalen Sauerstoff- und Narkosegasdosiermodus* (= elektronische Steuerung der Atemgasdosierung und Atemgaszusammensetzung) verfügen. Das Funktionsprinzip basiert auf der manuellen Einstellung einer endexspiratorischen (endtidalen) Zielkonzentration für Sauerstoff und für das volatile Anästhetikum (= MAC-gesteuerte Anästhesie). Über die elektronische Gasdosiereinheit wird immer nur so viel an Sauerstoff und Narkosegas (Anesthetic Agent [AA]) in das zirkulierende Atemgasgemisch abgegeben, dass die festgelegten endtidalen Zielwerte für Sauerstoff (etFiO_2) und Narkosegas (etAA) aufrechterhalten werden *(= „Closed-Loop-Feedback-System“)*.

Beispiele:

- et-Control (Automated Endtidal-Control) – GE Healthcare Narkoserespirator Aisys CS²
- AGC (Automated Gas Control) – Maquet Narkoserespirator Flow-*i*

14

Ausleitung der Narkose

Ungefähr 15–20 min vor der Extubation wird der Vapor geschlossen. Das Atemsystem wird für 5–10 min vor der Extubation mit einem hohen Frischgasfluss von etwa 5 l/min gespült, um auf diese Weise das Inhalationsanästhetikum und das Lachgas auszuwaschen:

- Vapor etwa 15–20 min vor Beendigung des Eingriffs schließen
- niedrigen Frischgasfluss von 0,5–1,0 l/min beibehalten
- Überführen des Patienten zur Spontanatmung
- Spülen des Systems mit etwa 5 l/min Sauerstoff für 5–10 min vor der Extubation
- postoperative Betreuung des Patienten

Niedrigflussnarkosen ohne Lachgas

Bei *Niedrigflussnarkosen ohne Lachgas* muss eine höhere Konzentration an Inhalationsanästhetika eingestellt und die Analgesie durch eine höhere Dosis an Opioiden sichergestellt werden. Ansonsten gelten die gleichen Regeln der Low-Flow- und Minimal-Flow-Anästhesie [22].

Einleitung und Aufrechterhaltung der Narkose

In üblicher Weise, keine verfahrensspezifischen Anforderungen.

Initialphase

Während der Initialphase wird zunächst für die Dauer von etwa 10 min ein hoher Frischgasfluss von 4 l/min eingestellt, um möglichst rasch eine ausreichende Narkosetiefe zu erreichen:

- Sauerstoff: 1,0 l/min
- Luft: 3,0 l/min

Vaporeinstellung:

- Sevofluran: 2,5–3,5 Vol.-%
- Desfluran: 5,0–6,0 Vol.-%

Bei entsprechend hoher Vaporkonzentration (z. B. Sevofluran 8 Vol.-%) ist eine Low-Flow-Anästhesie auch mit Beginn der Narkose möglich (⇨ Rücknahme der Vaporkonzentration bei Erreichen der gewünschten Narkosetiefe ⇨ Monitoring der Narkosetiefe obligat).

Reduktion des Frischgasflusses

Wegen der raschen Anflutung von Sevofluran und Desfluran kann bereits innerhalb von 10 min der Frischgasfluss auf 0,5 l/min vermindert werden. Gleichzeitig muss die Vaporeinstellung adäquat erhöht und an den individuellen Bedarf des Patienten angepasst werden:

- Sauerstoff: 0,3 l/min
- Luft: 0,2 l/min

Vaporeinstellung:

- Sevofluran: 5,0 Vol.-%
- Desfluran: 8,0 Vol.-%

Bei den meisten Patienten ergeben sich unter dieser Standardeinstellung inspiratorische O_2-Konzentrationen von ≥ 35 % sowie exspiratorische Anästhetikakonzentrationen im Bereich des MAC-Wertes (⇨ bei Sevofluran etwa 2,0–2,2 Vol.-%, bei Desfluran etwa 5 Vol.-%).

Ausleitung der Narkose

Ungefähr 10–15 min vor der Extubation wird der Vapor geschlossen. Das Atemsystem wird für 5–10 min vor der Extubation mit einem hohen Frischgasfluss von etwa 5 l/min gespült, um auf diese Weise das Inhalationsanästhetikum auszuwaschen:

- Vapor etwa 10–15 min vor Beendigung des Eingriffs schließen
- niedrigen Frischgasfluss von 0,5 l/min beibehalten
- Überführen des Patienten zur Spontanatmung
- Spülen des Atemsystems mit etwa 5 l/min Sauerstoff für 5–10 min vor der Extubation
- postoperative Betreuung des Patienten

Unter *„Coasting"* versteht man das *„langsame Auswaschen"* des volatilen Anästhetikums unter Low-Flow-Bedingungen nach Beendigung der Narkosegaszufuhr.

Vorteil:

Gleichmäßiges Abfluten des volatilen Anästhetikums aus den verschiedenen Körperkompartimenten.

Bezüglich der Narkoseführung mit oder ohne Lachgas sowie der seit Jahren geführten Diskussion über den routinemäßigen Einsatz von bzw. vollständigen Verzicht auf Lachgas sei auf die einschlägige anästhesiologische Fachliteratur verwiesen [23].

Praxis

Besonderheiten einer lachgasfreien Niedrigflussnarkose

- Keine Kontraindikationen für ein Trägergasgemisch Sauerstoff/Luft
- keine Denitrogenisierung notwendig
- Dauer der Initialphase mit hohem Frischgasfluss nur durch die physikochemischen Eigenschaften des Inhalationsanästhetikums bestimmt
- bei Verwendung von Sevofluran bzw. Desfluran Reduktion des Frischgasflusses auf 0,5 l/min innerhalb von 10 min möglich, da weder die Denitrogenisierung noch der N_2O-Uptake die Dauer der Initialphase beeinflussen
- hypnotische und analgetische Effekte von Lachgas adäquat ersetzen durch:
  ⇨ supplementierende Applikation niedriger Dosen von Opioiden (z. B. Fentanyl) oder Erhöhung der Remifentanil-Perfusordosis
  ⇨ Erhöhung der volatilen Anästhetikakonzentration um etwa das 0,2- bis 0,25-Fache des MAC-Wertes [24]
- Zunahme des Überschussgasvolumens und Abnahme des Rückatmungsvolumens, da der Patient nur noch Sauerstoff und Inhalationsanästhetikum aufnimmt
  Folge: bessere Gasfüllung des Atemsystems und geringeres Risiko für das Auftreten eines Gasvolumenmangels
- geringfügig höhere Kosten durch die Verwendung von Sauerstoff/Luft als Trägergasgemisch; die Mehrkosten sind auf den höheren Bedarf an Opioiden und Inhalationsanästhetika zurückzuführen [25]
- keine Umweltbelastung durch Lachgas

Weiterführende Literatur

[1] Wallroth CF. DIN 13252 – Inhalationsnarkosegeräte. Medizintechnik 1984; 104: 46–49

[2] Rathgeber J. Narkosegeräte und -respiratoren. Anaesthesist 1993; 42: 885–909

[3] EN 740: Anästhesie-Arbeitsplätze und ihre Module – Besondere Festlegungen. Europäisches Komitee für Normung; 1998

[4] Achtung: Umstellung der Gaskennfarben an Anästhesiearbeitsplätzen. Anästhesiol Intensivmed 1997; 5: 268–269

[5] Rathgeber J. Beatmungsgeräte in der Intensivmedizin. Anaesthesist 1993; 42: 396–417

[6] Murray JM, Renfrew CW, Bedi A et al. Amsorb: a new carbon dioxid absorbent for use in anesthetic breathing systems. Anesthesiology 1999; 91: 1342–1348

[7] Higuchi H, Adachi Y, Arimura S et al. Compound A concentrations during low-flow Sevoflurane anesthesia correlate directly with the concentrations of monovalent bases in carbon dioxid absorbents. Anesth Analg 2000; 91: 434–439

[8] Yamakage M, Yamada S, Chen X et al. Carbon dioxid absorbents containing potassium hydroxide produce much larger concentrations of compound A from Sevoflurane in clinical practice. Anesth Analg 2000; 91: 220–224

[9] Loscar M, Conzen P. Volatile Anästhetika. Anaesthesist 2004; 53: 183–197

[10] Janshon GP, Dudziak R. Interaktion von trockenem Atemkalk mit Enfluran und Sevofluran. Anaesthesist 1997; 46: 1050–1053

[11] Förster H, Dudziak R. Über die Ursache der Reaktion zwischen trockenem Atemkalk und halogenierten Inhalationsanästhetika. Anaesthesist 1997; 46: 1054–1063

[12] Atemkalk: Hinweise zu korrektem Umgang und fachgerechter Nutzung. Stellungnahme der Kommission für Normung und technische Sicherheit der DGAI. Anästh Intensivmed 2010; 51: 49–52

[13] Struys MM, Bouche MP, Rolly G et al. Production of compund A and carbon monoxide in circle systems: an in vitro comparison of two carbon dioxide absorbents. Anaesthesia 2004; 59: 584–589

[14] Förster H, Behne M, Warnken UH et al. Die Anwendung von Lithiumhydroxid als Kohlendioxidabsorbens verhindert das Entstehen von Compound A während Sevofluirananästhesie. Anaesthesist 2000; 49: 106–112

[15] Baum J. Niedrigflussnarkosen. Anaesthesist 1994; 43: 194–210

[16] Baum J. Die Inhalationsnarkose mit niedrigem Frischgasfluss. 2. Aufl. Stuttgart: Thieme; 1992

[17] Baum J, Stanke HG. Low Flow- und Minimal Flow-Anästhesie mit Sevofluran. Anaesthesist 1998; 47 (Suppl.): 70–76

[18] Bengtson JP, Sonander H, Stenqvist O. Comparison of costs of different anaesthetic techniques. Acta Anaesthesiol Scand 1988; 32: 33–35

[19] Bach A. Kosten von Sevofluran im gesamten perioperativen Umfeld. Anaesthesist 1998; 47 (Suppl. 1): 87–96

[20] Conway CM. Closed and low flow systems. Theoretical considerations. Acta Anaesth Belg 1984: 34: 257–263

[21] Baum J, Berghoff M, Stanke HG et al. Niedrigflussnarkosen mit Desfluran. Anaesthesist 1997; 46: 287–293

[22] Baum J, Sievert B, Stanke HG et al. Lachgasfreie Niedrigflussnarkosen. Anaesthesiol Reanimat 2000; 25: 60–67

[23] Schirmer U. Lachgas – Entwicklung und heutiger Stellenwert. Anästhesist 1998; 47: 245–255

[24] Röpcke H, Schwilden H. Interaction of isoflurane and nitrous oxide combinations similar for median electroencephalographic frequency and clinical anesthesia. Anesthesiology 1996; 84: 782–788

[25] Baum J. Lachgas – unverzichtbar? In: Refresher Course – Aktuelles Wissen für Anästhesisten. Deutsche Akademie für Anästhesiologische Fortbildung. Berlin: Springer; 2000: 97–105

15 Hyperbare Oxygenierung

15.1 Physikalische Grundlagen

Unter *hyperbarer Oxygenierung (HBO)* versteht man die Behandlung eines spontan atmenden oder maschinell beatmeten Patienten mit reinem Sauerstoff in einer Überdruckkammer mit einem Umgebungsdruck von ≥ 2 bar (= ≥ 200 kPa).

Der Sauerstofftransport erfolgt unter physiologischen Bedingungen überwiegend durch die chemische Bindung von Sauerstoff an das Hämoglobin (Hb) der Erythrozyten (vgl. Kap. 2.18).

Für den Sauerstoffgehalt (CaO_2) des arteriellen Blutes gilt die folgende Gleichung, wobei 1,39 die *Hüfner-Zahl* ist, die aussagt, dass 1 g Hb maximal 1,39 ml O_2 binden kann und 0,0031 der *Bunsen-Löslichkeitskoeffizient* von Sauerstoff ist.

Formel

Sauerstoffgehalt

$$CaO_2 = (1,39 \times \text{Hämoglobinkonzentration } \%) \times \text{arterielle Sauerstoffsättigung} + (\text{Sauerstoffpartialdruck} + 0,0031)$$

Wie die Tauchmedizin, aus der die Hyperbarmedizin entstanden ist, unterliegt auch die Therapie mit Sauerstoff unter Überdruck den folgenden physikalischen Gesetzen:

15.1.1 Gesetz von Dalton

Der Gesamtdruck eines Gasgemischs (z. B. Luft) ist die Summe der Teildrücke (= Partialdrücke) der verschiedenen Einzelgase.

Formel

Gesetz von Dalton

$$\text{Pgesamt} = \text{P1} + \text{P2} + \text{P3} \ldots \text{Pn}$$

Das Gesetz von Dalton bildet die Grundlage für die Umrechnung zwischen der üblichen Volumenprozentangabe (Vol.-%) und dem Partialdruck (mmHg).

Der Partialdruck (Px) eines Gases errechnet sich aus dem Produkt des Gasdrucks (P) und der fraktionellen Konzentration (Fx), d. h. seines prozentualen Volumenanteils (1 % = 0,01):

Formel

Partialdruck eines Gases

$$\text{Px} = \text{P} \times \text{Fx}$$

Beispiele:
Sauerstoffpartialdruck in der Luft (PO_2):

$$PO_2 = 760 \times 0,21 = 159 \text{ mmHg}$$

Sauerstoffpartialdruck der Inspirationsluft in der Lunge (PiO_2) bei Luftatmung und bei Atmung mit 100 % Sauerstoff (FiO_2 = 1,0):

$$PiO_2 = (760 - 47) \times 0,21 = 150 \text{ mmHg}$$

$$PiO_2 = (760 - 47) \times 1,0 = 713 \text{ mmHg}$$

Für die Berechnung des Sauerstoffpartialdrucks in der Lunge ist eine Umrechnung von physikalischen Normalbedingungen *(= „Standard Temperature Pressure Dry" [STPD]*, 760 mmHg bei 0 °C) auf Körperbedingungen notwendig *(= „Body Temperature Pressure Saturated" [BTPS]*, 713 mmHg bei 37 °C). Der Unterschied ergibt sich aus dem Wasserdampfdruck (= 47 mmHg) bei 37 °C. Aus diesem Gasgesetz lässt sich ableiten, dass der Sauerstoffpartialdruck in der Lunge bei Atmung mit reinem Sauerstoff bei Atmosphärendruck maximal 713 mmHg betragen kann.

15.1.2 Gesetz von Henry

Die Konzentration (C) eines in Flüssigkeit gelösten Gases (x) ist bei konstanter Temperatur zum herrschenden Partialdruck (P) des Gases über der Flüssigkeit und zu seinem Löslichkeitskoeffizienten (K) für diese Flüssigkeit proportional. Mit steigender

Temperatur nimmt die Löslichkeit eines Gases in der Flüssigkeit ab. Es gilt:

Formel

Gesetz von Henry

$$Cx = Kx \times Px$$

Erhöht man demnach den Gasdruck über der Flüssigkeit, so geht mehr von dem Gas in gelöster Form in die Flüssigkeit über.

Die im Blut gelöste Sauerstoffmenge ist bei konstanter Temperatur direkt proportional zum alveolären Sauerstoffpartialdruck.

Bei einem arteriellen Sauerstoffpartialdruck von 100 mmHg beträgt der im Blut physikalisch gelöste Sauerstoffanteil 0,3 ml/100 ml (= 0,3 Vol.-%) Blut.

Erhöht man den alveolären Sauerstoffpartialdruck auf 2000 mmHg, resultiert eine Menge von 6 ml physikalisch gelöstem Sauerstoff pro 100 ml Blut. Diese Menge entspricht der arteriovenösen Sauerstoffgehaltsdifferenz (= Differenz von arteriellem und gemischt-venösem Sauerstoffgehalt) unter physiologischen Bedingungen, sodass unter Überdruckbedingungen im Plasma genügend Sauerstoff in physikalisch gelöster Form transportiert werden kann, um den Sauerstoffbedarf der Körpergewebe auch ohne Erythrozyten zu decken *(„Life without Blood")* ([1], [2]).

Beispiele:

Bei einem Hämoglobinwert von 14 g pro 100 ml (= 14 g%) beträgt die maximal gebundene Sauerstoffmenge 1,39 × 14 = 19,5 ml O_2 pro 100 ml Blut. Bei einer gemischt-venösen Sauerstoffsättigung von 70 % beträgt der chemisch gebundene Sauerstoffgehalt 1,39 × 14 × 0,7 = 13,6 ml pro 100 ml Blut. Bei einer arteriovenösen Sauerstoffdifferenz von 30 % werden demnach ca. 6 ml Sauerstoff pro 100 ml Blut für Stoffwechselvorgänge verbraucht (19,5 – 13,6 = 5,9).

Somit kann der Organismus bei einer normalen Sauerstoffausschöpfung unter hyperbaren Bedingungen den Sauerstoffbedarf ohne Hämoglobin decken. Durch die hohe Sauerstoffpartialdruckdifferenz zwischen Kapillare (etwa 2000 mmHg) und Gewebe (30–40 mmHg) steigt die Rate der Diffusion von Sauerstoff in die Zellen auf etwa das 4-Fache an.

Der chemisch an Hämoglobin gebundene Sauerstoffanteil lässt sich durch Erhöhung des alveolären Sauerstoffanteils kaum noch steigern, da bereits bei einem Sauerstoffpartialdruck von 150 mmHg eine maximale Sauerstoffsättigung von 100 % vorliegt.

Druck ist definiert als Kraft pro Fläche und wird in bar bzw. in Pa angegeben:
Es gilt:
1 bar = 1000 mbar = 100 kPa = 750 mmHg
1 atm = 760 mmHg = 1013 mbar = 1,013 bar

In der Praxis wird der atmosphärische Druck mit 1 bar gleichgesetzt.

▸ Tab. 15.1 beschreibt den Zusammenhang zwischen atmosphärischem Druck, arteriellem Sauerstoffpartialdruck und physikalisch gelöstem Sauerstoff pro 100 ml Blut [3].

15

Tab. 15.1 Zusammenhang zwischen atmosphärischem Druck, arteriellem Sauerstoffpartialdruck und physikalisch gelöstem Sauerstoff pro 100 ml Blut.

bar	Druck in mmHg	Gas	arterieller PaO_2	gelöster O_2
1	760	Luft	100 mmHg	0,3 ml pro 100 ml
1	760	100 % O_2	670 mmHg	2,1 ml pro 100 ml
2	1500	100 % O_2	1430 mmHg	4,4 ml pro 100 ml
3	2280	100 % O_2	2200 mmHg	6,8 ml pro 100 ml

Info

- Ein Umgebungsdruck von 2 bar entspricht einer Wassertiefe von 10 m.
- Ein Umgebungsdruck von 3 bar entspricht einer Wassertiefe von 20 m.

15.1.3 Gesetz von Boyle-Mariotte

Das Produkt aus Druck (P) und Volumen (V) einer definierten Gasmenge ist bei gleichbleibender Temperatur konstant.

Formel

Gesetz von Boyle-Mariotte

$$P \times V = \text{konstant}$$

Eine Zunahme des Drucks führt zu einer entsprechenden Abnahme des Volumens mit Verminderung der Gasdichte (= Moleküldichte). So führt eine Verdreifachung des auf eine bestimmte Gasmenge wirkenden Drucks zu einer Verkleinerung des Gasvolumens auf ein Drittel.

Neben dem Gesetz von Henry stellt das Boyle-Mariotte-Gasgesetz die Grundlage für die Behandlung der *„Stickstoffbläschen-Krankheit“ (= „Caisson-Krankheit“)* dar. Die Stickstoffbläschen, die im Rahmen der Caisson-Krankheit entstehen, werden durch den erhöhten Umgebungsdruck in der hyperbaren Kammer verkleinert und die Sauerstoffversorgung in den minderperfundierten Geweben steigt an. Vor allem diffundiert der gelöste Stickstoff schneller ab, da die Partialdruckdifferenz des Stickstoffs zwischen Blut und Alveole durch Atmung mit reinem Sauerstoff deutlich zunimmt *(⇨ Fick-Diffusionsgesetz)*.

Formel

Fick-Gesetz

$$\frac{\Delta n}{\Delta t} = -K \times F \times \frac{\Delta c}{d}$$

$\Delta n/\Delta t$ = Anzahl der Moleküle, die pro Zeiteinheit von den Kapillaren in das Gewebe bzw. umgekehrt diffundieren
Δc = Konzentrationsgradient
K = Diffusionskonstante als Maß für die Durchlässigkeit der alveolokapillären Membran
F = Diffusionsfläche
d = Dicke der alveolokapillären Membran

Entsprechend dem Fick-Diffusionsgesetz kommt es durch Erhöhung der O_2-Konzentrationsdifferenz (Δc) zwischen Blut und Gewebe zu einer Zunahme der pro Zeiteinheit diffundierenden Sauerstoffmenge. Andererseits kann eine Verlängerung der Diffusionsstrecke (d) durch einen erhöhten Konzentrationsgradienten kompensiert werden.

15.2 Pathophysiologische und biochemische Grundlagen

Das Kreislaufsystem reagiert auf hyperbaren Sauerstoff mit einer generalisierten *Vasokonstriktion. Bradykardie* und Verminderung des *Herzminutenvolumens* um etwa 10–20 % sind die Folge.

Da die arterioläre Vasokonstriktion nur in normal durchbluteten Geweben, jedoch nicht in ischämischen Geweben auftritt, kommt es zu einer mikrozirkulatorischen Blutumverteilung zugunsten der ischämischen Gewebsareale *(= Inverse Steal Phenomenon oder Robin-Hood-Effekt)* [4].

Darüber hinaus führt die arterioläre Vasokonstriktion zu einem Anstieg des präkapillären Widerstands mit konsekutiver Abnahme des hydrostatischen Kapillardrucks, wodurch ein antiödematöser Effekt durch die HBO erzielt wird [4].

Da unter hyperbaren Bedingungen die Deckung des Sauerstoffbedarfs weitgehend aus dem physikalisch gelösten Sauerstoffanteil erfolgt, findet eine Reduktion des oxygenierten Hämoglobins nur in eingeschränktem Maße statt, sodass das anfallende Kohlendioxid überwiegend in physikalisch gelöstem Zustand aus dem Gewebe abtransportiert wird.

Durch die unter Überdruck erhöhte Dichte des Atemgases kommt es zu einer Zunahme des *bronchialen Strömungswiderstands* und der *Atemarbeit*.

Die *Phagozytosefähigkeit* der Leukozyten (neutrophile Granulozyten) ist vom Sauerstoffpartialdruck abhängig, da der erhöhte Sauerstoffpartialdruck auch zu einer vermehrten Bildung von Sauerstoffradikalen (Peroxide, Superoxide) mit bakterizider Wirkung führt ([5], [6], [7]).

Die hyperbare Oxygenierung führt über Hemmung von β_2-Integrin zu einer Abnahme der Adhäsion von neutrophilen Granulozyten an ischämisch geschädigten Endothelzellen und infolgedessen zu einer verminderten Freisetzung von freien Radikalen und Proteasen. Die durch die HBO induzierte Inhibierung der Leukozytenadhäsion führt somit auch zu einer Verringerung eines Reperfusionsschadens [7].

Gasbrand ist eine myonekrotische anaerobe Infektion einer traumatisch oder chirurgisch infizierten Wunde, hervorgerufen durch Clostridium perfringens, die ohne frühzeitige Behandlung einen fulminanten septischen Verlauf mit hoher Letalität nimmt. Die Hauptwirkung der hyperbaren Oxygenierung besteht in der Inaktivierung des α-Exotoxins (⇨ Lecithinase, die zur Zerstörung von Zellmembranen und in der Folge zu einer Erhöhung der Gefäßpermeabilität führt) durch den hohen Sauerstoffpartialdruck. Die Erzielung von Gewebssauerstoffpartialdrücken um 400 mmHg wirkt auf anaerobe Bakterien wachstumshemmend aufgrund der Bildung freier Sauerstoffradikale [8].

Die hyperbare Oxygenierung kommt auch bei anderen nekrotisierenden Weichteilinfektionen wie z. B. der *nekrotisierenden Fasziitis* und der *Fournier-Gangrän* zur Anwendung [9].

Die HBO-Therapie verstärkt die *bakterizide Aktivität* von Antibiotika, die in einer hypoxischen Wunde nur schwach wirksam sind ([6], [10]).

Die HBO-Therapie führt zu einer Zunahme der Durchlässigkeit der Blut-Hirn-Schranke, wodurch die Diffusion systemisch verabreichter Antibiotika erhöht wird. Dieser Effekt wird bei der Behandlung intrakranieller Abszesse genutzt [11].

Eine Gewebehypoxie mit Sauerstoffpartialdrücken unter 30–40 mmHg verhindert die Proliferation von Fibroblasten und den Aufbau einer Kollagenmatrix, der Grundsubstanz für die Angioneogenese [6]. Intermittierende HBO-Behandlungen stimulieren die *Angiogenese* (⇨ vermehrte Synthese von *Vascular Endothelial Growth Factor [VEGF]*) und die *Fibroplasie* (⇨ vermehrte Synthese von *Fibroblast Growth Factor [FGF]*) durch ein *„Sauerstoff-Gradienten-Phänomen"*: Der steile Sauerstoffgradient zwischen dem zentralen Anteil einer Wunde (PO_2: 0–5 mmHg) und dem umliegenden gesunden Gewebe (PO_2: 50–60 mmHg) übt einen chemotaktischen Effekt auf Makrophagen aus ([12], [13], [14]).

Im *osteomyelitischen Knochen* bewirkt die HBO-Therapie eine Verstärkung der Osteoklastenaktivität, der Fibroblastenaktivität und der Angiogenese ([6], [15], [16]).

Auch bei *Problemwunden* (= Wunden, bei denen das übliche medizinische und/oder chirurgische Management versagt) wurde die HBO-Therapie mit Erfolg eingesetzt, z. B. bei diabetischer Wundheilungsstörung an der unteren Extremität ([16], [17], [18], [19]).

Bei der *Kohlenmonoxidvergiftung* kommt es zu einer kompetitiven Verdrängung des Sauerstoffs aus dem Hämoglobinmolekül, da Kohlenmonoxid (CO) eine etwa 300-mal stärkere Affinität zum Hämoglobin aufweist als Sauerstoff. In den Mitochondrien führt Kohlenmonoxid zu einer Blockierung der Atmungskette an der Zytochromoxidase. Die hyperbare O_2-Therapie senkt die Halbwertszeit von CO-Hämoglobin von 4–6 h bei Raumluftatmung auf 15–30 min und bewirkt eine Verdrängung von Kohlenmonoxid von der mitochondrialen Zytochromoxidase ([6], [8], [20], [21]).

15.2.1 Dekompressionskrankheit (Caisson-Krankheit)

Die *Caisson-Krankheit (franz.: Caisson = Senkkasten)* tritt v. a. bei Tauchern auf, die mit Druckluftgeräten atmen. Durch den erhöhten Druck (> 1 bar) steigt unter anderem auch der Partialdruck von Stickstoff (N_2), sodass entsprechend dem Gesetz von Henry mehr Stickstoff im Blut gelöst wird als unter normalen physiologischen Bedingungen. Bei zu raschem Auftauchen entstehen *Stickstoffmikrogasblasen*, da mit Abfall des Umgebungsdrucks die Löslichkeit von Stickstoff im Blut abnimmt *(kritische Übersättigung)*.

Bei Tauchtiefen > 10 m muss der Taucher beim Auftauchen auf festgelegten Tiefenstufen bestimmte Zeitintervalle verweilen („Dekostops"), um das Auftreten von klinisch bedeutsamen Gasblasen zu verhindern („Sprudelflaschen-Effekt") [22].

Die Caisson-Krankheit (Dekompressionskrankheit) kann in anderer Form auch bei plötzlichem Druckabfall in der Flugzeugkabine in Reiseflughöhe auftreten.

In Abhängigkeit davon, in welchem Organ die Gasblasen zu einer mechanischen Verlegung der Mikrozirkulation (Mikroembolien) führen, kann es zu verschiedenen Organmanifestationen kommen ([8], [23], [24]).

Symptome:

- Haut: Rötung, Marmorierung, Ödeme, Juckreiz *(„Taucherflöhe")*
- Muskulatur und Knochen: Muskel- und Knochenschmerzen *(„Bends")*
- ZNS: Dysästhesien (Ameisenlaufen, Taubheitsgefühl) bis zum klinischen Bild des apoplektischen Insults (Lähmungen, Seh-, Hör-, Sprachstörungen), Bewusstseinsstörungen
- Lunge: klinisches Bild der Lungenembolie, Atembeschwerden
- Herz: klinisches Bild des Myokardinfarkts
- Harnblase: Entleerungsstörungen
- allgemeine Symptome wie Müdigkeit, Schwäche, Übelkeit und Krankheitsgefühl

Freie Gasblasen im Körper induzieren eine immunologische und prokoagulatorische Reaktion unterschiedlicher Ausprägung. Die Gasblasen führen zu einer mechanischen Irritation am Gefäßendothel mit konsekutiver Adhäsion von Thrombozyten und Leukozyten. Zusätzlich kommt es zu einer Aktivierung

- der plasmatischen Gerinnung,
- enzymatischer Prozesse und
- von Immunglobulinen.

Darüber hinaus sorgen die *Aktivierung des Komplementsystems* (Anaphylatoxine C 3a und C 5a) sowie die Aktivierung von neutrophilen Granulozyten, die sich sowohl an das geschädigte Gefäßendothel als auch an die Gasblasen anlagern *(Adhäsion)*, für eine weitere Zunahme der Perfusionsstörung und des Gewebeschadens. Die aktivierten Anaphylatoxine C 3a und C 5a führen zu einer Stimulation von Mastzellen, die ihrerseits durch Freisetzung von Histamin die Gefäßpermeabilität erhöhen. Die Ausbildung bzw. Verstärkung von Gewebsödemen ist die Folge. *Aktivierte Granulozyten* setzen proteolytische Enzyme, aktive O_2-Metaboliten sowie Spaltprodukte der Arachidonsäure frei, die eine zusätzliche Schädigung des Gefäßendothels verursachen [23].

Die hyperbare O_2-Therapie bewirkt durch den *„Oxygen-Window-Effekt"* eine Verkleinerung der Gasblasen: Der hohe O_2-Partialdruckgradient (Diffusionsgradient) bewirkt eine „Eindiffusion" von O_2 in die Gasblase und eine „Ausdiffusion" von Stickstoff sowie eine rasche Metabolisierung des Sauerstoffs im umgebenden ischämischen Gewebe. Auf diese Weise wird die Gasblase mit O_2 durchwandert, bei gleichzeitiger Abnahme des Stickstoffs in der Gasblase, wodurch die Gasblase schrumpft [23].

15.3 Indikationen für eine HBO-Therapie

Nach der Gesellschaft für Tauch- und Überdruckmedizin (GTÜM), nach dem Europäischen Komitee für hyperbare Medizin (ECHM) sowie nach der amerikanischen Gesellschaft für Tauch- und hyperbare Medizin (Undersea Medical and Hyperbaric Society [UHMS]) ([9], [16], [22], [24], [25]):

- Dekompressionserkrankung (Caisson-Krankheit) – Tauchunfall
- akute Luft- oder Gasembolie
- Kohlenmonoxidvergiftung
- Gasbrand
- akute lebensbedrohliche Anämie
- nekrotisierende Weichteilinfektionen
- therapierefraktäre Osteomyelitis
- Wundheilungsstörungen von Problemwunden (z. B. Ulcus diabeticum)
- Strahlennekrose von Knochen und Weichteilen
- Crushsyndrom – Kompartmentsyndrom
- Verbrennungen
- gefährdete Haut- und Weichteiltransplantate
- intrakranielle Abszesse (in 95 % der Fälle anaerobe Infektion)
- zentraler retinaler Arterienverschluss
- idiopathischer akuter Hörverlust
- Tinnitus (nur GTÜM)

Bei den Indikationen zur HBO-Therapie handelt es sich um:

- Krankheitsbilder, bei denen es zum Auftreten von Gasblasen (Stickstoffblasen oder Luftblasen) mit konsekutiver mechanischer Verlegung der Gefäßstrombahn kommt
- Krankheitsbilder, bei denen eine hohe Sauerstoffanreicherung im Blut oder im Gewebe die maßgebende Therapie darstellt (Kohlenmonoxidvergiftung bzw. Anaerobierinfektion)

Bei den folgenden Erkrankungen ist der *frühzeitige Einsatz* der HBO-Therapie, d. h. innerhalb von Stunden nach Diagnosestellung, indiziert, da ein verzögerter Therapiebeginn zu irreversiblen Organschäden führt:

- Dekompressionskrankheit
- akute Gas- bzw. Luftembolie
- Kohlenmonoxidvergiftung
- Gasbrand

15.4 Nebenwirkungen und Komplikationen der HBO-Therapie

Nebenwirkungen und Komplikationen der HBO-Therapie treten auf infolge:

- erhöhten Umgebungsdrucks *(⇨ Barotrauma)*
- erhöhter Sauerstoffkonzentration *(⇨ Sauerstofftoxizität)*

Die möglichen Nebenwirkungen der HBO-Therapie sind spezifisch für jede Phase der Kammerfahrt [2]:

15.4.1 Kompressionsphase

Gefahr des Barotraumas von luftgefüllten Hohlräumen ⇨ Trommelfellruptur, Mittelohr- und Innenohrbarotrauma, Druckausgleichsprobleme der Nasennebenhöhlen.

Prophylaxe: sorgfältig durchgeführter Druckausgleich durch aktives Öffnen der Tubenkanäle mittels Schluckbewegungen (Valsalva-Manöver ⇨ Erzeugen eines Überdrucks im Nasen-Rachen-Raum); beim narkotisierten und beatmeten Patienten: Parazentese obligat ([6], [26]).

15.4.2 Isopressionsphase

Gefahr der Sauerstofftoxizität in Abhängigkeit vom PO_2 und von der Dauer der Einwirkung von hyperbarem Sauerstoff; kritische Organe ([27], [28]):

- Lunge: tracheobronchiale Irritation mit Husten und Thoraxschmerz, Abnahme der Vitalkapazität
- ZNS:
  - *Frühsymptome:* Übelkeit, Erbrechen, Schweißausbrüche, Tachykardie, Halluzinationen, Verwirrtheitszustände
  - *Spätsymptome:* zerebrale Krampfanfälle ⇨ sofortiges Sistieren nach Absetzen der Sauerstoffzufuhr ohne Residuen
- Auge: Einengung des Gesichtsfelds mit reversibler Myopie (v. a. Diabetiker, Alter > 50 Jahre)

15.4.3 Dekompressionsphase

Gefahr eines Barotraumas in luftgefüllten Hohlräumen und der Luftembolie:

- Pneumothorax (funktioneller Verschluss der kleinen Atemwege infolge des erhöhten Strömungswiderstands mit konsekutiver Ruptur der Alveolarmembran)
- Barodontalgie (starke Schmerzen durch kapilläre Hohlräume unter defekten Zahnfüllungen)
- Trachealläsion infolge luftgefüllter Cuffs (*Prophylaxe* durch wiederholtes Entblocken oder Füllung des Cuffs mit H_2O)
- Luftembolie bei Applikation von Infusionen (*Prophylaxe* durch zusätzliche Entlüftung von Glas- oder Plastikflaschen)

Die Therapie mit hyperbarem Sauerstoff stellt bei richtiger Indikationsstellung und korrekter Anwendung ein sicheres Behandlungsverfahren dar, da die erwähnten Nebenwirkungen und Komplikationen bei Beachtung der empfohlenen Therapieschemata eine sehr niedrige Inzidenz aufweisen.

15.5 Kontraindikationen für eine HBO-Therapie

Absolut: [3]

- unbehandelter Pneumothorax
- vorausgegangene Therapie mit Doxorubicin (⇨ Gefahr von Herzrhythmusstörungen bis Asystolie)

Relativ [3]:

- Lungenzysten
- schwere COPD (Emphysem) ⇨ bei vitaler Indikation: Risikoabwägung!
- Schwangerschaft
- Klaustrophobie
- Status post Spontanpneumothorax
- Status post thoraxchirurgischem Eingriff

15.6 Behandlungsschemata

Die Anzahl der Behandlungsschemata ist groß, wobei jede Indikation einen speziellen Therapieplan benötigt, abgestimmt auf die individuelle Situation des Patienten.

In den meisten Zentren werden die Patienten in Abhängigkeit vom Krankheitsbild *ein- bis 3-mal täglich* einer HBO-Therapie unterzogen. Je nach HBO-Protokoll atmen die Patienten reinen Sauerstoff unter Umgebungsdrücken zwischen *2 und 2,8 bar (= 1–1,8 bar Überdruck).* Eine HBO-Therapiesitzung dauert *zwischen 60 und 180 min.* Luftpausen von 5–15 min, in denen der Patient Raumluft atmet, vermindern die Sauerstofftoxizität und die Inzidenz an Nebenwirkungen. In Abhängigkeit von der Indikation werden zwischen einer (z. B. Kohlenmonoxidvergiftung) und 30–40 solcher Einzelbehandlungen (z. B. Radionekrose) in der hyperbaren Druckkammer durchgeführt ([24], [29], [30]).

Einen Sonderfall stellt die Behandlung schwerer Tauchunfälle (Dekompressionskrankheit) dar, die Kammerfahrten von 5–8 h erforderlich machen (► Abb. 15.1) [24].

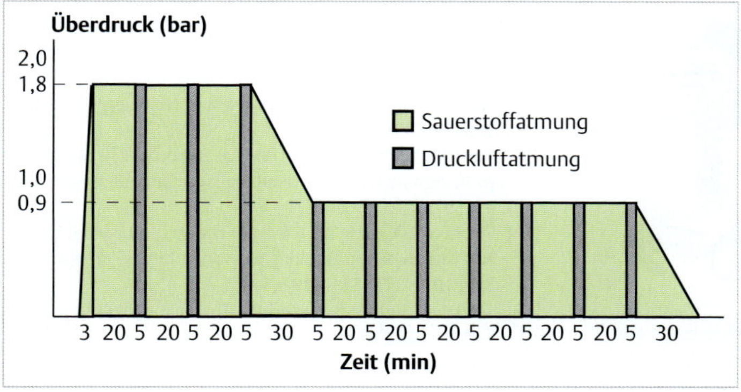

Abb. 15.1 HBO-Therapie. Beispiel für ein Behandlungsschema bei Dekompressionskrankheit.

15.7 Technische Anlagen

Die Behandlung mit hyperbarem Sauerstoff erfordert spezielle Einrichtungen, sog. Überdruckkammern.

Zwei Formen von Überdruckkammersystemen werden unterschieden [6]:

- Einpersonendruckkammer
- Mehrpersonendruckkammer

Einpersonendruckkammern können sowohl mit Druckluft als auch mit Sauerstoff gefüllt werden. Wird die Druckkammer mit Druckluft betrieben, muss der Patient den Sauerstoff über eine Maske atmen. Mehrpersonenkammern werden immer mit Druckluft gefüllt.

> **Cave**
>
> Sauerstoff ist unter Überdruck hochentzündlich ⇨ Gefahr eines explosionsartigen Kammerbrands!

Die Überdruckkammern der Produktlinie SIGMA bieten einen völlig neuen Standard in der hyperbaren Sauerstofftherapie (▶ Abb. 15.2).

Merkmale der Überdruckkammer SIGMA:

- platzsparende Therapiemöglichkeiten für kleinere Behandlungsräume
- Kammeratmosphäre maximal 23 % Sauerstoff

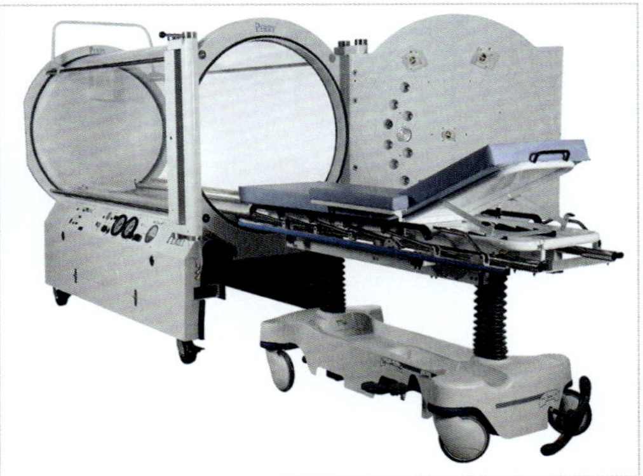

Abb. 15.2 Hyperbare Einpersonendruckkammer des Zentrums für Hyperbare Medizin, Wien. (Quelle: Mit freundlicher Genehmigung der Carl Reiner GmbH)

- CPAP-System mit Atemmaske bei Druckluftbetrieb
- optimale Sichtverhältnisse ⇨ kein Beengungsgefühl durch 340°-Sicht aus der Druckkammer
- Infotainment zur Entspannung mit großem, externem Bildschirm (optional)
- günstige Investitionskosten
- umfangreiche Studien sichern die Therapie ab

Weiterführende Literatur

[1] Frey G, Lampl L, Radermacher P et al. Hyperbare Oxygenation. Anaesthesist 1998; 47: 269–289

[2] Moon RE, Mielke L, Breinbauer B et al. Hyperbare Oxygenierung (HBO) Therapie mit Sauerstoff im Überdruck. Anästhesiol Intensivmed Notfallmed Schmerzther 1996; 31: 97–99

[3] Jain KK. Textbook of hyperbaric Medicine. 5th revised and updated ed. Göttingen: Hogrefe Huber; 2009

[4] Haltern C, Siekmann U, Rump A et al. Hyperbare Oxygenationstherapie (HBO): eine Standortbestimmung. Anaesthesiol Intensivmed Notfallmed Schmerzther 2000; 35: 487–502

[5] Klebanoff SJ. Oxygen-dependent cytotoxic mechanisms of phagocytes. In: Gallin JI, Fauci AS, eds. Advances in host defence mechanisms. New York: Raven; 1982: 111–162

[6] Henze C, Heß C. Hyperbare Therapie und Tauchmedizin – Druckkammer im Einsatz. Anaesthesiol Intensivmed Notfallmed Schmerzther 2015; 50: 648–654

[7] Thom SR. Oxidative stress is fundamental to hyperbaric oxygen therapy. J Applied Physiol 2009; 106: 988–995

[8] Mielke L, Breinbauer B, Kling M et al. Indikationen für den primären oder frühzeitigen Einsatz der HBO. Anästhesiol Intensivmed Notfallmed Schmerzther 1996; 31: 100–102

[9] Jüttner B, Tetzlaff K. Hyperbare Therapie und Tauchmedizin – Hyperbare Therapie Teil 1: evidenzbasierte Akutversorgung. Anaesthesiol Intensivmed Notfallmed Schmerzther 2015; 50: 618–625

[10] Breinbauer B, Mielke L, Stolp BW et al. Indikationen für HBO bei chronischen Erkrankungen. Anästhesiol Intensivmed Notfallmed Schmerzther 1996; 1: 102–105

[11] Lampl L, Frey G, Fischer G et al. Hyperbare Oxygenation – Stellenwert in der Intensivtherapie – Teil 2. Anaesthesiol Intensivmed Notfallmed Schmerzther 2009; 44: 652–658

[12] Knighton DR, Hunt TK, Schenestuhl H. Oxygen tension regulates the expression of angiogenesis factor by macrophages. Science 1983; 221: 1283–1289

[13] Knighton DR, Oredsson S, Banda M. Regulation of repair: Hypoxic control of macrophage mediated angiogenesis. In: Hunt TK, Heppenstall RB, Pines ER, eds. Soft and hard tissue repair: biological and clinical aspects. New York: Praeger Scientific; 1984: 41–49

[14] Wattel F, Mathieu D, Coget JM et al. Hyperbaric oxygen therapy in chronic vascular wound management. Angiology 1990; 41: 59–65

[15] Stephens FO, Hunt TK. Effects of changes in inspired oxygen and carbon dioxid tensions on wound tensile strength. Ann Surg 1971; 173: 515–518

[16] Tetzlaff K, Jüttner B. Hyperbare Therapie und Tauchmedizin – Hyperbare Therapie Teil 2: adjuvante Therapieoptionen. Anaesthesiol Intensivmed Notfallmed Schmerzther 2015; 50: 628–635

[17] Baroni G, Porro T, Faglia E et al. Hyperbaric oxygen in diabetic gangrene treatment. Diabetes Care 1987; 10: 81–86
[18] Davis JC. The use of adjuvant hyperbaric oxygen in the treatment of the diabetic foot. Clin Pediatr Med Surg 1987; 4: 429–437
[19] Oriani G, Meazza D, Favales F. Hyperbaric oxygen therapy in diabetic gangrene. J Hyperbaric Med 1990; 5: 171–175
[20] Meyers RAM, Thom SR. Carbon monoxid and cyanide poisoning. In: Kindwall E, ed. Hyperbaric medicine practice. Flagstaff: Best Publishing Company; 1994: 344–372
[21] Min SK. A brain syndrome associated with delayed neuropsychiatric sequelae following acute carbon monoxide poisoning. Acta Psychiatr Scand 1986; 73: 80–86
[22] Undersea Medical Society Publication No 30. Hyperbaric oxygen therapy – a committee report. Bethesda, Md.: Undersea Medical Society; 1983
[23] Winkler B, Muth CM, Piepho T. Hyperbare Therapie und Tauchmedizin – Tauchmedizin: Status quo und Ausblick. Anaesthesiol Intensivmed Notfallmed Schmerzther 2015; 50: 638–645
[24] Jüttner B, Wölfel C, Liedtke H et al. Diagnostik und Behandlung von Tauchunfällen. Neue „Leitlinie Tauchunfall 2014–2017“. Anaesthesist 2015; 64: 463–468
[25] European Comittee for Hyperbaric Medicine. 7th European Consensus Conference on Hyperbaric Medicine. Lille; 2004
[26] Davis JC, Dunn JM, Heimbach RD. Hyperbaric medicine: patient selection, treatment procedures, and side effects. In: Davis JC, Hunt TK, eds. Problem wounds: the role of oxygen. New York: Elsevier; 1988: 225–235
[27] Clark JM. Oxygen toxicity. In: Bennet PB, Elliot DH, eds. The physiology and medicine of diving. 4th ed. Philadelphia: WEB Saunders; 1993: 121–169
[28] Kindwall E. A history of hyperbaric medicine. In: Kindwall E, ed. Hyperbaric medicine practice. Flagstaff: Best Publishing Company; 1994: 1–17
[29] Hipp R, Frey G, Mielke L et al. Technische Voraussetzungen, personelle Anforderungen und praktische Durchführung der hyperbaren Sauerstofftherapie. Anästhesiol Intensivmed Notfallmed Schmerzther 1996; 31: 108–110
[30] Wattel F, Mathieu D. 1st European Consensus Conference on Hyperbaric Medicine. Lille, 19–21.09.1994. Lille: European Underwater & Baromedical Society; 1994

Sachverzeichnis

A

Atemgasapplikation, Narkoserespirator 674

B

C

D

E

I

J

K

L

M

N

O

P

Q

R

S

T